NUESTROS CUERPOS, NUESTRAS VIDAS

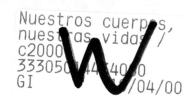
NUESTROS CUERPOS, NUESTRAS VIDAS

Por la Colectiva del Libro de Salud de las Mujeres de Boston

Siete Cuentos Editorial / Nueva York

DESCUENTO PARA CLÍNICAS: El costo de *Nuestros cuerpos, nuestras vidas* para clínicas y grupos que ofrecen servicios de salud es $7.20 US más el costo del flete. Los pedidos deben ser de 12 o más ejemplares acompañado con el pago (se acepta cheque o tarjeta de crédito). Se necesita enviar con el pedido documentación verificando el status de clínica o servicio de salud con el número del permiso de la IRS extentando impuestos. El documento debe ser copia de una declaración hecha al gobierno federal o estatal confirmando que la función primaria de la organización es de proveer servicios de salud. Para hacer su pedido o para información, sirvase llamar a Siete Cuentos Editorial/Seven Stories Press (212 226 8760).

Ejemplares que se compran bajo estos términos no pueden ofrecersen a la venta.

© 2000 The Boston Women's Health Book Collective

Primera edición: Mayo de 2000

Seven Stories Press/Siete Cuentos Editorial
140 Watts Street
New York, NY 10013
http://www.sevenstories.com

En Canada: Hushion House, 36 Northline Road, Toronto, Ontario M4B 3E2

En G.B.: Turnaround Publisher Services Ltd., Unit 3, Olympia Trading Estate, Coburg Road, Wood Green, London N22 6TZ

En Australia: Tower Books, 9/19 Rodborough Road, Frenchs Forest NSW 2086

Library of Congress Cataloging-in-Publication Data

Our bodies, ourselves. Spanish
      Nuestros cuerpos, nuestras vidas / The Boston Women's Health Book Collective.
—Seven Stories Press 1st ed.
        p.cm.
      Includes index.
      ISBN 1-58322-024-0 (paper)
      1. Women—Health and hygiene. 2. Women—Diseases. 3. Women—Psychology.
I. Boston Women's Health Book Collective. II. Title.

RA778 .N4918 2000
613'.04244—dc21

                              99-461970

9 8 7 6 5 4 3 2 1

Profesores de universidad pueden obtener ejemplares para revisión sin costo alguno, por un periodo de seis (6) meses, directamente de Siete Cuentos Editorial/Seven Stories Press. Para hacer su pedido, por favor ir al www.sevenstories.com/textbook, o enviar un fax en el papel oficial de la universidad al 212 226 1411.

Diseño carátula por Cindy LaBreacht

Impreso en EEUU.

CONTENIDO

DEDICATORIA

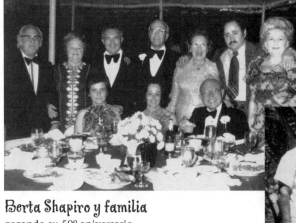

Adela Rok y familia,
Varadero Cuba, 1962,
saludando a su hija y familia
en Miami.

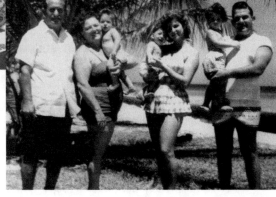

Berta Shapiro y familia
gozando su 50º aniversario
de boda, 1973.

Yo, Ester Rebeca Shapiro Rok, dedico mi trabajo a mis dos abuelas, Berta Shapiro y Adela Rok, incansables luchadoras para el bienestar de nuestras familias tantas veces transplantadas. Me inspiraron a trabajar para un futuro mejor, y siempre me acompañan.—ESTER REBECA SHAPIRO ROK

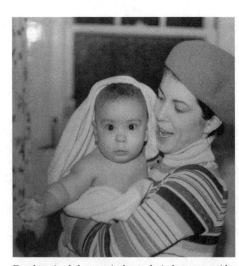

Desde mi adolescencia he trabajado con pasión para efectuar cambio social, y por justicia social y económica. Pero fue cuando nació mi hijo que realmente pude apreciar la nececidad de enfocar mis energias, mi pasión, mis destrezas y recursos para el bien de las mujeres.—MARIA AGUIAR

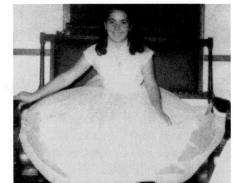

Mi mamá, Antonia Marmo,
siempre fué y sigue siendo una mujer con sus propias ideas. Ella mantuvo una vida profesional exitosa y al mísmo tiempo crió una familia sana y felíz, primero en Uruguay, y después en los Estados Unidos. Ella y mi papá, Vincente Marmo, siempre me ayudaron a ver lo maravilloso en la vida. Con ellos en mi corazón, trabajé en este libro.—MARIA SKINNER

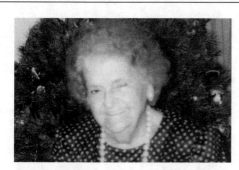

Margot Vilar Nielsen (1911-1998)

Pionera puertorriqueña que, en la década de los 30, dejó el calor de su isla, sus padres y sus siete hermanos para irse a Nueva York a estudiar leyes, luego tecnología médica.

En una época en donde era muy poco común que una mujer latina abandonara su rol tradicional de hija, futura esposa y "ama de casa", mi mamá ya estaba abriendo brecha en el campo del feminismo.

A ella le debo la formación de mi carácter de feminista, así como mi interés por la medicina, las leyes y sobre todo, mi amor por el lenguaje.

Durante toda mi vida y especialment durante los últimos cuatro años, sus consejos y apoyo fueron instrumentales para mí. Hasta el momento de su muerte en Octubre de 1998, me estuvo ayudando con esta edición de *Nuestros cuerpos, nuestras vidas.*

A su memoria dedico este libro.

¡Gracias, mami! —VERONICA NIELSEN VILAR

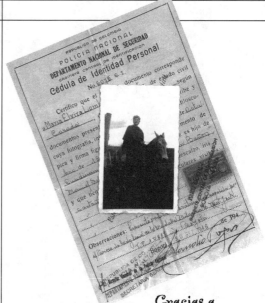

Gracias a Dios por mi abuelita Elvirita.

Su gran amor y apoyo a la familia, abarcaba colombianos que encontraba en las calles, tranvías y autobuses que pronto se convertían en parte de nuestra familia. Nos hacía sentir enrraizados en nuestra cultura a punto de ajiaco y sus fiestas bailando cumbia toda la noche.

De esta manera confrontabamos esta nueva cultura norteamericana. Mi trabajo es una extención de su vida.

—ELIZABETH MACMAHON-HERRERA

Lourdes Maribal de Canetti

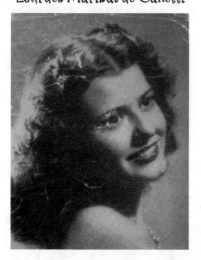

Amanda Canetti

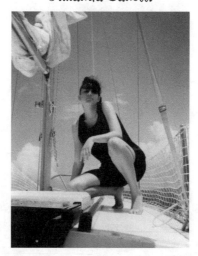

Mi trabajo para la publicación del libro *Nuestros cuerpos, nuestras vidas,* hecho una realidad, va dedicado especialmente a mi madre Lourdes Maribal de Canetti y a mi hija Amanda Canetti, las dos han sido grandes inspiradoras para continuar la lucha por un mundo mejor, de igualdad y paz para todas las mujeres del mundo.—CON CARIÑO, MAYRA CANETTI.

Dedico este libro

a la memoria

de mi tía,

Roas Muñoz-Rivera

quien en 1951,

a los 17 años,

murió a causa

de un aborto ilegal

e involuntario

en Puerto Rico.

—ROSIE MUÑOZ-LÓPEZ

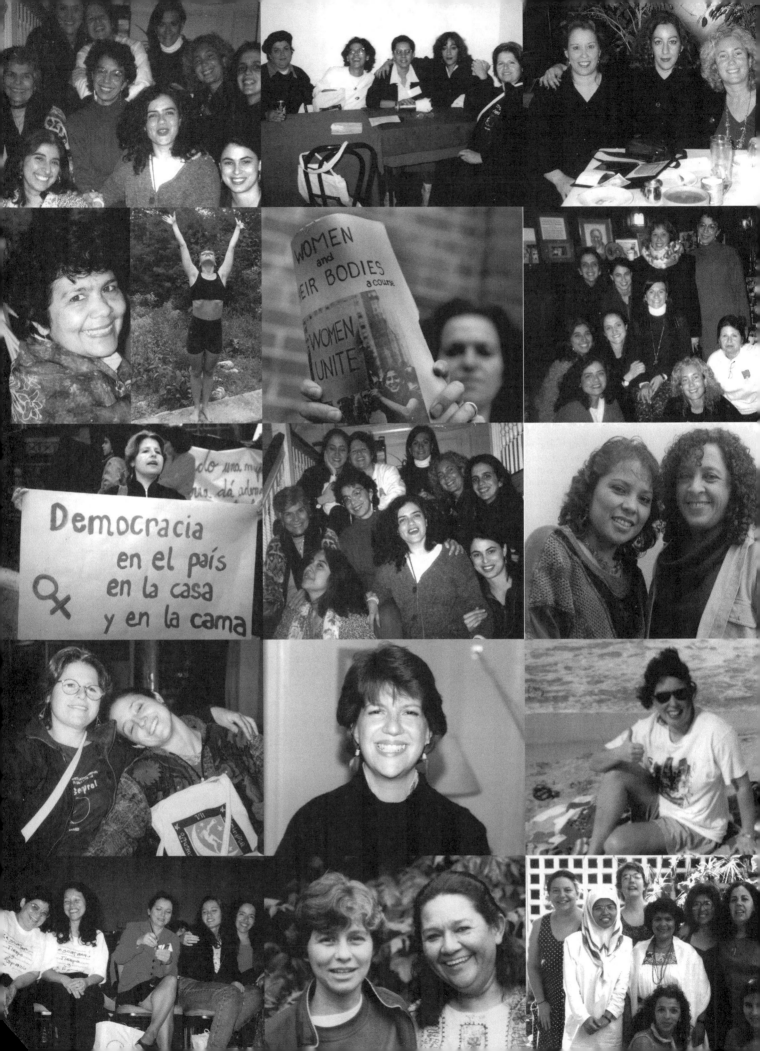

RECONOCIMIENTOS

Gracias a todas nuestras escritoras, editoras, colaboradoras, y adaptadoras, citadas al principio de cada capítulo.

El equipo de producción para Nuestros cuerpos, cuestras vidas

EDITORA LITERARIA (Y LA VOZ DE *NUESTROS CUERPOS, NUESTRAS VIDAS*): Veronica Nielsen-Vilar

EDITORA COORDINADORA: Ester Shapiro Rok

DIRECTORAS DEL PROYECTO: Mayra Canetti y Rosie Muñez-Lopez

EDITORA DE PRODUCCIÓN: Maria Marmo Skinner

COLABORADORAS EN AMERICA LATINA Y EL CARIBE: AVESA, Venezuela; Casa de la Mujer, Colombia; Centro de Apoyo Aquelarre, República Dominicana; Centro de Estudios de La Mujer, Argentina; Centro de la Mujer, Perú; Centro Mujer y Sociedad, Perú; CETAAR, Argentina; CIDHAL, México; Comité Nacional de Defensa de los Derechos Reproductivos, Bolivia; Comité Regional La Corriente, Nicaragua; Dirección Nacional de Equidad para las Mujeres, Colombia; FEIM, Argentina; Feministas en Marcha, Puerto Rico; Grupo de Mujeres de San Cristóbal de las Casas, México; ISIS International, Chile; Movimiento Manuela Ramos, Perú; Mujer Ahora, Uruguay; Red de Salud de las Mujeres Latinoamericanas y del Caribe, Chile; SIPAM, México; y Taller Salud, Puerto Rico

EQUIPO EDITORIAL DE REDACCIÓN: Elena Brauchy, Mayra Canetti, Miriam Hernandez Jennings, Maria Marmo Skinner, Maria Morison Aguiar, Rosie Muñez-Lopez, Lucia Ortiz Ortiz, yEster Shapiro Rok

CORRECTORA: Claudia Lee

REVISORES DEL MANUSCRITO: Marjorie Agosín, Elena Gascon, Antonia Marmo, y Alan West Duran

AMIGAS LATINAS EN ACCION PRO-SALUD: Elizabeth MacMahon-Herrera y Maria Morison Aguiar

COMADRONA: Nirvana González, Taller Salud, Puerto Rico

OTRAS COORDINADORAS: Gabriela Canepa, Judith Lennett, Claudine Mussuto, y Judy Norsigian

RECURSOS EN AMÉRICA LATINA: Isabel Duques de ISIS en Chile, Adriana Gómez de la Red de Salud Para La Mujer de América Latina y el Caribe, y Leopoldina Rendón de CIDHAL

OTRAS CONTRIBUIDORAS: Alba Bonilla, Vilunya Diskin, Maggie Merced, Wendy Sanford, y Norma Swenson

VOLUNTARIAS Y MUJERES EN PRÁCTICAS: Ivanna Bergese, Vivian Duprey, Jenipher Gooding, Alexandra Huttinger, Gisela Pinto, Liza Avinami, y Frankie Rivera

Y GRACIAS TAMBIÉN A: Marjorie Agosín, Ginny Faber, Elsa Gómez Gómez, Jill Kneerim, Aracely Panameño y Sandy Taylor y Curbstone Press

A ALAS DURANTE LOS ÚLTIMOS AÑOS: Lolly Carrillo, Iris García, Caty Laignel, María Lourdes Mattei, Mirza Lugardo, Vicky Nuñez, Migdalia Rivera, Maria Rolof, Miriam Salomé Havens, y Raquel Shapiro

Gracias a todas las escritoras, editoras, y colaboradoras de *Our Bodies, Ourselves for the New Century*

A nuestras amigos trabajadores en Siete Cuentos Editorial: Dan Simon, Juana Ponce de León, Jon Gilbert y al resto de la gente en Siete Cuentos Editorial, y a las diseñadoras Cindy LaBreacht y Carolyn Quan

A los miembros activos de la Junta Directiva de BWHBC desde 1998 hasta ahora: Adrienne Asch, Urmi Bhaumik, Pamela Bridgewater, Laurie Carter Noble, Cassandra Clay, June Cooper, Joan Ditzion, Paula Doress-Worters, Diane Hamer, Ruth Hubbard, Mirza Lugardo, Mary Jo Marion, Judy Norsigian, Marjorie O'Reilly, Jane Pincus, Rita Raj, Michele Russell, Wendy C. Sanford, Ruth Seidman, Ester Shapiro Rok, y Sally Whelan

A las fundadoras de BWHBC: Ruth Bell-Alexander, Pamela Berger, Joan Ditzion, Vilunya Diskin, Paula Doress-Worters, Nancy Miriam Hawley, Elizabeth MacMahon-Herrera, Pamela Morgan, Judy Norsigian, Jane Pincus, Esther Rome (1945-1995), Wendy C. Sanford, Norma Swenson, y Sally Whelan

A las mujeres del personal de BWHBC desde 1998 hasta ahora: Saminaz Akhter, Maria Baéz, Alba Bonilla, Mayra Canetti, Cindy Irvine, Judith Lennett, Maria Marmo Skinner, Maria Morison Aguiar, Claudine Mussuto, Judy Norsigian, Jamie Penney, Anna Pohl, Norma Swenson, April Taylor, Latricia Tillman-Reardon, Alfee West, Sally Whelan, y Jennifer Yanco

Y a nuestras familias, amigas y amigos que nos dieron tanto respaldo.

INTRODUCCIÓN

por Ester Shapiro

La Colectiva de Mujeres de Boston y Nuestro Libro (Boston Women's Health Book Collective), dedicado a la salud de la mujer: veinticinco años de logros

La lucha por la justicia en nuestras vidas como mujeres está entrelazada a las realidades diarias de nuestros cuerpos. En un mundo que les ofrece toda clase de privilegios a los hombres, a nosotras nos pide que logremos mucho a cambio de poco. Todas las mujeres en el mundo entero, con todas nuestras diferencias culturales e individuales necesitamos información, apoyo y solidaridad política de otras mujeres para mejorar nuestras vidas y las vidas de nuestras familias. En los EEUU, un movimiento político de mujeres en específico ha logrado impulsar significativamente los derechos de la mujer en el área del trabajo, la familia y la salud. En 1969, un grupo de mujeres en Boston se reunió para discutir sus experiencias negativas con el sistema de salud vigente. Como resultado, en 1972, nació el primer libro sobre la salud de la mujer con un enfoque político y feminista titulado *Our Bodies, Ourselves*. La primera edición del libro nos brindó información básica sobre temas específicos de la salud de la mujer en un contexto social. Esto fue un adelanto significativo para nosotras, ya que en aquella época aún se le daba todo el control de nuestros cuerpos a los hombres, ya fueran éstos nuestros médicos o maridos. La primera edición del libro nos educó sobre temas de los cuales muchas no nos atrevíamos a hablar, ya que se consideraban tabú. Sus temas fueron una gran ayuda para comprender y manejar nuestra propia sexualidad, nuestras decisiones sobre la reproducción y los métodos anticonceptivos. *Our Bodies, Ourselves* despertó una serie de inquietudes que culminaron en una comunicación más

abierta entre nosotras mismas. Esta labor de cobrar conciencia que comenzó en 1972, hoy día continúa con la última edición, publicada en 1998.

A raíz del intercambio entre las mujeres de los EEUU y su comunicación con las mujeres de otras partes del mundo, el libro continúa expandiéndose y cambiando con el fin de incluir experiencias diversas e información médica actualizada que refleje la transformación de las condiciones políticas que afectan los derechos humanos y la salud de la mujer. Por ejemplo, cuando la Colectiva de Mujeres de Boston comenzó su trabajo, el aborto

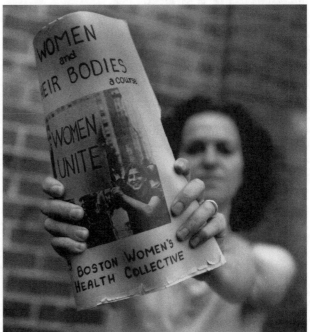

FOTO DE MARIA SKINNER CON LA PRIMERA VERSION DE "WOMEN AND THEIR BODIES." Kathleen Dooher

todavía era ilegal en los EEUU. A pesar de que en este país, el aborto se legalizó en 1973, la lucha política para preservar este derecho continúa hoy día, y este proceso ha quedado plasmado en las ediciones posteriores del libro. Cuando el libro se publicó por primera vez, el sistema médico, compuesto en su mayoría por hombres, dominaba el mundo de la salud con una autoridad y un poder prácticamente absolutos. Hoy en día, compañías privadas con fines de lucro dominan casi por completo el mercado de salud, el cual mueve billones de dólares. Estas organizaciones privadas, buscando mayores ganancias, tratan de controlar el uso del sistema médico, limitando el acceso a los servicios de salud a aquellos grupos de personas más pobres y necesitadas. A la vez, nos dicen que sin la industria biomédica, no podemos mantener una buena salud. En realidad, el 90% de los índices de buena salud depende de nuestras condiciones de vida, tales como la nutrición, la vivienda, la educación, los recursos económicos y el apoyo social. En los EEUU, durante las últimas tres décadas, ha crecido el abismo entre ricos y pobres, y la mayoría de estos últimos son mujeres con niños, afro-americanas y latinas. Para mantener un sistema de vida con tanto privilegio para tan pocos, se exporta una ideología económica que glorifica la riqueza de unos pocos e ignora la miseria de muchos; se importa la fuerza laboral de inmigrantes legales e ilegales para los trabajos más miserables y peligrosos, rechazando toda responsabilidad por su presencia humana entre nosotros. Aunque hemos logrado mucho en el campo de la salud de la mujer, necesitamos más que nunca que nuestras voces se unan para preservar los logros, para incluir a todas las mujeres, y para seguir luchando por la justicia económica y racial como parte integral de la justicia para las mujeres.

En los EEUU, el libro en inglés ha creado una revolución en cuanto a como la mujer utiliza los recursos de salud que tiene a su disposición en su vida diaria, y en como usa los recursos del sistema médico, cuando son necesarios. Al vincular la salud de la mujer a su vida diaria por medio de los procesos de concientización y solidaridad política, el libro satisface unas necesidades esenciales, y es enormemente popular. Se han vendido millones de ejemplares en todas sus ediciones, siendo la más reciente la de 1998, y se ha traducido a docenas de idiomas. Al ofrecer el libro a un precio módico, para lugares tales como clínicas de mujeres y bibliotecas públicas, se ha logrado ampliar el acceso a una información valiosa sobre la salud. El libro le ha brindado información y respaldo a muchísimas mujeres y de esta forma les ha ayudado a comprender mejor sus propias necesidades de salud y su sexualidad, para que se sientan en control cuando tienen que tomar decisiones sobre sus propias vidas. La información del libro, que se puede usar como enciclopedia, nos ayuda a evaluar mejor cuando es necesario acudir al doctor y cuando no. Cuando necesitamos acudir al médico, la información que ofrece el libro, con su voz de respeto y apoyo, nos ayuda a entender mejor y a participar activamente en las decisiones de salud que son tan importantes para nuestras propias vidas. *Our Bodies, Ourselves* se unió al movimiento feminista, concientizando a miles de mujeres sobre sus derechos personales y políticos y creando un movimiento de consumidores que vigila los intereses individuales en contra de las compañías que ponen en peligro nuestras vidas para su propio lucro. Este libro reconoce que para todas las mujeres, el cuidado de nuestros seres queridos tiene altísima prioridad, pero que para cuidar a otros tenemos también que cuidarnos a nosotras mismas.

A pesar de que este libro está escrito para todas las mujeres, reconocemos que quizás sea más fácil de usar para aquellas que están acostumbradas a leer libros o manuales de este tamaño. Muchas de nosotras preferimos aprender de nuestras abuelas, madres, amigas o en grupos de apoyo, especialmente cuando se trata de los temas más íntimos de nuestras vidas y cuerpos. La utilidad del libro es aun mayor cuando se usa como herramienta educativa sobre la salud en grupos comunitarios dedicados a ayuda mutua, superación personal, concientización política y acción colectiva. Incluso, hay grupos de educación para mujeres adultas que han utilizado la versión en inglés para alfabetizar. El libro sigue cambiando gracias a la participación de muchas mujeres que continúan compartiendo sus experiencias para transformarlo.

Lenguaje y contexto cultural: de la traducción a la adaptación

A lo largo de los 25 años de su publicación, *Our Bodies, Ourselves* se ha convertido en una enciclopedia de la salud para las mujeres de los EEUU. A su vez, ha creado la necesidad de versiones nuevas que reflejen las necesidades de la salud de otros países. Nos hemos dado cuenta de que una simple traducción no comunica el contexto cultural y social en donde las mujeres, sus vidas y su salud se desenvuelven. Hemos trabajado con grupos de mujeres para crear adaptaciones que contengan información básica y útil para cualquier mujer en su propio país, y que a la vez reconozca las grandes diferencias económicas, sociales y culturales que afectan las vidas y la salud de las mujeres. Idealmente, este trabajo de adaptación ocurre directamente en los países con grupos de mujeres activistas y organizadas que han transformado el libro para que les sea de utilidad en el contexto actual de sus vidas y luchas. Esto ha ocurrido en países tan parecidos a EEUU como Alemania, y en otros tan diferentes como Tibet. Una colectiva de mujeres en Egipto adaptó el libro con la participación de mujeres de todas las edades y clases sociales, e incluyendo sus valores religiosos. Utilizaron un marco musulmán, respaldadas por las palabras del Corán, para confrontar el sexismo en su país y sus creencias religiosas. Sin una adaptación que reconozca las diferencias entre las vidas de las mujeres en sus propios países y en los EEUU, la información basada en experiencias de algunas norteamericanas limita su utilidad y puede ser potencialmente destructiva. Una información que no refleje las condiciones de vida actuales de las mujeres de otros países y sus contextos sociales, implícitamente comunica la idea de que la realidad de las mujeres norteamericanas es más importante que la de otras mujeres en otras partes del mundo.

La adaptación de acuerdo a cada cultura es necesaria para no volver a crear las condiciones que hicieron el libro necesario, y para que no solamente escuchemos las voces de las mujeres norteamericanas sino también las de las demás mujeres del mundo.

NUESTROS CUERPOS NUESTRAS VIDAS: EL PROCESO DE ADAPTACIÓN

Desde la primera publicación de *Our Bodies, Ourselves* en 1972, la Colectiva de Mujeres de Boston (BWHBC, por sus siglas en inglés) ha reconocido la importancia de llevar esta información en español a las mujeres latinoamericanas, ya sea que éstas vivan dentro o fuera de sus países. En 1976, una traducción con formato no comercial fue preparada por Raquel Scherr-Salgado y Leonor Taboada. Luego, en 1979, le siguió una segunda edición. Grupos de latinas que trabajaban en Boston revisaron las traducciones *e* incluyeron algunos aspectos culturales. Tanto para las versiones en inglés como para las traducciones, se les pidió a las mujeres que quisieran participar que ofrecieran sus propias experiencias, críticas, y comentarios. Esta invitación siempre ha sido parte del libro, con el fin de que éste se pueda ir adaptando y cambiando según las diferentes experiencias de las mujeres que lo leen. Recibimos muchas cartas con reacciones positivas al libro, con testimonios personales y relatos de cómo se utiliza en situaciones muy diversas. Tanto las mujeres latinas que viven en sus países de origen como aquellas que viven en los EEUU, ofrecieron comentarios acerca de su utilidad para grupos de educación y ayuda mutua, en comunidades de base.

Después de la publicación de las ediciones en español de 1976 y 1979, un grupo de mujeres latinoamericanas de Boston se unieron para desarrollar una segunda etapa de adaptación del libro en español. En este grupo estaban María Lourdes Mattei, Lolly Carrillo, y Elizabeth McMahon Herrera. Un grupo de ellas, organizadas por Elizabeth McMahon-Herrera, fundó el grupo ALAS, Amigas Latinas en Acción Pro-Salud, que se ha dedicado al trabajo de salud para la mujer en la comunidad latina de Boston. Desde sus comienzos, ALAS siempre ha trabajado con una base de compromiso comunitario, y en colaboración con agencias que trabajan con latinas. Elizabeth McMahon y el grupo original de ALAS, que incluyó a Iris García, Vicky Nuñez, Miriam Salomé Havens, María Rolof, Mygdalia Rivera y Raquel Shapiro trabajaron jun-

tas para crear una forma de trabajar con las mujeres latinas de Boston de una manera que respete e incluya sus valores culturales. Desde un principio, ellas reconocieron que la información sobre la salud de la mujer se puede utilizar con mayor provecho si esta les llega a través de sus mismas comunidades. Las ideas y comentarios de estos grupos se integraron a las nuevas ediciones del libro en inglés, para que el libro pudiera reflejar las vidas y voces de las latinas y latinoamericanas que viven en los EEUU. En este proyecto el libro no fue la única herramienta de educación e inspiración; Elizabeth, Caty Leignel y Mirza Lugardo utilizaron el teatro y el vídeo.

El deseo de publicar una adaptación al español basándose directamente en las experiencias de mujeres en países de America Latina, culminó con la integración de dos grupos en México, CIDHAL en Cuernavaca y Grupo de Estudios de Mujeres Rosario Castellanos en Oaxaca, las cuales trabajaron con las ediciones de los años 80 y empezaron su propio proceso de traducción y adaptación. Este proyecto resultó ser demasiado grande, porque limitaba el tiempo que ellas necesitaban para el trabajo de comunidad. Debido a las grandes diferencias nacionales y regionales que caracterizan a Latinoamérica y a la enormidad del libro en sus nuevas ediciones, no había surgido la oportunidad de entregarle el libro a un grupo de mujeres en cada país para que éstas lo transformaran dentro de sus comunidades y de acuerdo a sus experiencias. Para que este libro fuera verdaderamente útil para las mujeres en América Latina, tenía que responder a las grandes diferencias nacionales y regionales de dichos países. Las mujeres en el Caribe Hispano, Centroamérica, y el Cono Sur viven con enormes diferencias entre sí, independientemente de la homogeneidad del idioma, la historia del colonialismo, y las condiciones que se derivan del poder exclusivo de los hombres que prejudican su salud. En toda América Latina, la mayoría de las mujeres vive bajo condiciones económicas de gran pobreza, y en una realidad muy diferente a la de las mujeres de clase alta y clase media de sus mismos países. Hasta el mismo idioma es un vehículo de prácticas racistas y destructivas, y es muy fácil olvidarnos que para las mujeres indígenas de América Latina, el español es un segundo idioma que confluye forzosamente con muchas otros dialectos indígenas.

UN PASO HACIA ADELANTE: LA TRADUCCIÓN CON UNA ADAPTACIÓN COLABORATIVA

En 1990, Esther Rome y Norma Swenson del BWHBC, asistieron al Quinto Encuentro de Mujeres de América Latina y el Caribe en Argentina, para discutir una posible colaboración de un grupo de mujeres de la región que estuvieran interesadas en participar en el proceso de traducción y adaptación. Una vez allí, se identificaron grupos dispuestos a adaptar los capítulos traducidos del inglés para que éstos reflejaran las realidades de las experiencias de la mujer latina. En 1992, la fundación Noyes otorgó fondos para la traducción al español de la edición de *The New Our Bodies, Ourselves* de ese año. Esta traducción se organizó bajo la dirección de Gabriela Canepa. En 1993, la Fundación Ford proporcionó fondos para la colaboración con grupos de mujeres latinoamericanas que trabajaran en el campo de la salud de la mujer, con el fin de que éstas participaran en una adaptación del libro, empezando con dicha traducción y utilizando una perspectiva que reflejara las realidades en sus propios países. En 1993, un equipo de latinas de diversos países (Perú, Puerto Rico, Colombia, Chile, Cuba, Venezuela y El Salvador) que viven en EEUU, se dedicó a coordinar esa colaboración con sus hermanas en América Latina. Rosie Muñoz López fue la directora del proyecto de 1994-1996, y gracias a su visión, conocimiento, organización, y energía el plan irrealizable se logró. Ella identificó los grupos más apropiados para lograr las adaptaciones de los capítulos, escogiéndolos por su conocimiento y activismo en salud de la mujer en todas las regiones de América Latina y el Caribe. Rosie logró la dura tarea de establecer vínculos a larga distancia con nuestras colaboradoras para la adaptación. Como mujer puertorriqueña que se crió tanto en la isla como en los EEUU, Rosie entendía muy bien la complejidad de vivir entre dos mundos. Gracias a su creatividad y a su conocimiento de las dos comunidades, resolvimos el gran problema de cómo crear un libro que fuera adecuado tanto para mujeres en el norte como en el sur. Fue idea suya incluir en el libro voces y experiencias de diversas mujeres de las Américas, y de las latinas que viven en los EEUU.

Mayra Canetti trabajó con el proyecto desde el principio, ofreciendo asistencia administrativa pero también como integrante del grupo editorial de Latinas en Boston. Su dominio del español y su conciencia política como puertorriqueña viviendo en los EEUU contribuyeron enormemente a la calidad del libro. Mayra leyó todos los capítulos e hizo recomendaciones para cada uno de ellos. Ella dirigió el proyecto de enero a agosto del 1997, e inició la organización de los recursos bibliográficos y materiales de grupos norte y sur que tanto han enriquecido el libro. Alba Bonilla, salvadoreña, fue nombrada como asistente del proyecto y Liza Avinami, colombiana, estudiante de la Universidad de Tufts, contribuyó con la organización de la bibliografía y las otras tareas que se presentaban. Un grupo de la junta directiva y de la administración de BWHBC apoyó el trabajo de nuestro grupo editorial, compuesto en diferentes épocas por Elizabeth McMahon Herrera, Ester Shapiro, Judy Norsigian, Judith Lennett, Norma Swenson, y Claudine Mussuto.

En la primera etapa de la adaptación, 19 grupos de 12 países latinoamericanos presentaron sus adaptaciones de uno o varios capítulos que ellas mismas seleccionaron. Cada capítulo fue adaptado por al menos un grupo e idealmente por dos, para ofrecer varias perspectivas de las diferencias nacionales en Latinoamérica. Algunos capítulos, por ejemplo, los que se dedican a la información fisiológica sobre anatomía y reproducción o embarazo y parto, se cambiaron muy poco. Otros capítulos, como los del aborto y el SIDA, ofrecen cambios radicales que reflejan las enormes diferencias políticas y médicas en Latinoamérica. Cada capítulo fue revisado por un grupo editorial de latinas de Boston. Este grupo editorial, compuesto en sus diferentes etapas por Rosie Muñoz, Mayra Canetti, Elena Brauchy, Lucia Ortiz-Ortiz, Miriam Hernández Jennings, Ester Shapiro, María Laura Skinner, y María Morison Aguiar, organizó los comentarios y cambios ofrecidos por los grupos latinoamericanos y añadió información sobre latinas en los EEUU incorporando información, materiales y recursos de muchos grupos de toda la región. Colaboramos con varios grupos que tienen centros de documentación o bases de datos de América Latina y el Caribe, e incorporamos sus materiales para enriquecer la perspectiva y los recursos que ofrece el libro. Muchas mujeres nos brindaron materiales y apoyo. Este libro no hubiera sido posible sin la generosidad, creatividad y compromiso de los grupos que luchan por la justicia para la mujer en América Latina y el Caribe. Agradecemos especialmente a Nirvana González de Taller Salud, a Leopoldina Rendón de CIDHAL, a Isabel Duques de ISIS en Chile, y a Adriana Gómez de la Red de Salud Para La Mujer de América Latina y el Caribe.

Después de esos múltiples procesos de adaptación, Verónica Nielsen-Vilar fue nombrada editora del libro en español, para darle consistencia al lenguaje y a la voz. Verónica demostró un gran espíritu de colaboración. Ella insistió para que cada oración fuera lo más directa y simple posible para facilitar el uso de tanta información, y conservar su contenido y marco social. La voz de este libro es su voz; paciente y lírica. Gracias a su extraordinario talento como traductora, hemos creado un libro que reconoce las diferencias regionales del español, pero logra comunicarse de una manera más universal.

Una decisión que debatimos apasionadamente fue la de si dirigir la palabra a las lectoras del libro usando el "tú" o el "usted". La costumbre en muchos de nuestros países es la de usar el "usted" como símbolo de respeto, y más todavía en un contexto médico. Nosotras decidimos que un libro como éste, cuya utilidad depende tanto de establecer una conversación sobre los temas más privados de nuestras vidas, necesitaba la intimidad del "tú". También, queríamos comunicarnos de una manera que expresara respeto mutuo, solidaridad e igualdad entre todas las que compartimos una lucha en común. Teniendo en cuenta lo importante que es el respeto en nuestra cultura, también reconocemos los lazos que nos unen, y con esa confianza nos hablamos como amigas y hermanas.

Durante el proceso de edición y adaptación, se nos preguntó si el libro podía ser utilizado por las latinas en los EEUU, o si veíamos la necesidad de crear otra adaptación en español para aquellas latinas y latinoamericanas en este país. Sin embargo, no quisimos dividir nuestras energías ni nuestras comunidades, al crear dos libros separados en español; además pensamos que en las nuevas diásporas latinas en los EEUU tenemos unos lazos muy estrechos con nuestros países de origen. Muchas de nosotras, inmigrantes de segunda y tercera generación, valoramos nuestro lenguaje, cultura e identidad latinoamericana, aunque a veces prefiramos ciertos aspectos de la vida norteamericana. Reconocemos además, que el individualismo del feminismo norteamericano no nos satisface en nuestras relaciones íntimas y sociales. Parte de nuestros propios movimientos políticos surgen de un interés por combinar las dos culturas para vivir con lo mejor de cada una. Nuestras propias experiencias como inmigrantes, refugiadas o exiliadas, son temas útiles en el norte, el sur y el centro de las Américas. Al explorar las implicaciones políticas y las prácticas de la vida de inmigrantes, podemos crear un libro que reconozca tanto nuestras similitudes como nuestras diferencias. Nos damos cuenta de que lo que nos une como mujeres del norte y del sur es el vínculo del idioma y los mestizajes culturales de Europa, Africa y las culturas indígenas de nuestro continente. Para las latinas en los EEUU, el libro ofrece una manera de conocer los movimientos de las mujeres en pro de la salud de América Latina, y con ese conocimiento, alimentar nuestra comprensión propia y activismo político. Todas las mujeres del mundo hemos aprendido del heroísmo de las madres de los desaparecidos en Argentina, Chile, y Uruguay y de la guatemalteca Rigoberta Menchú, exilada por muchos años. Todas estas mujeres crearon revoluciones políticas reclamando justicia para sus hijos, hermanos, padres, y familiares. Sus ejemplos han transformado nuestras ideas de lo que es posible lograr con movimientos políticos aun bajo circunstancias de represión y peligro mortal. La decisión de dedicarnos a una adaptación en español para ambas comunidades nos ayudó a comprender que el libro iniciaría conversaciones con posibilidades de transformar las relaciones entre los dos mundos, y de unirnos profundamente.

Porque el libro se escribió en Español, y también por consideraciones de espacio, presentamos muy poco del extraordinario trabajo de nuestras compañeras en Brasil. Sus muchos grupos activistas en salud y justicia para la mujer están nombrados en nuestra lista de grupos y organizaciones, al final del Capítulo 4. Sabemos la enorme pérdida que esta decisión representa, y esperamos que en un futuro se desarrolle una edición en Portugués basada en los proyectos y las experiencias de las mujeres brasileñas.

Después que los capítulos fueron adaptados y editados, iniciamos una última etapa de adaptación, para abarcar una visión conjunta. Ester Shapiro, cubana criada en Miami, empezó con el proyecto en 1993, y ofreció una visión de como adaptar el libro inspirada por el trabajo de nuestro gran maestro Paolo Freire. Partiendo de que el libro no se podía reescribir por completo, queríamos invitar a la lectora a participar críticamente en su propia lectura. Por eso nos dedicamos a cambiar capítulos claves que permitirán un diálogo entre el texto y las situaciones actuales y diversas de nuestras lectoras. Empezando en 1998, María Laura Skinner, uruguaya criada en Long Island, Nueva York, trabajó como coordinadora editorial y nos hizo posible la última etapa de incorporar tanto del buen trabajo de nuestras compañeras en América Latina, el Caribe, cómo el de las latinas de los EEUU. Ella también nos trajo su conocimiento y creatividad en el campo de la salud integral. Por su propio trabajo como bailarina, yerbera, y bruja, experta en la vida entre mundos, ella sabe bien como apoyar la salud de la mujer utilizando todas las herramientas de nuestra sabiduría cultural. María Morison Aguiar, brasileña adoptada por Puerto Rico y la coordinadora de ALAS, trajo a nuestro trabajo sus tres décadas de activismo político dedicado a la justicia social, y 20 años de experiencia en salud pública basada en la comunidad. Con cariño y humor, siempre insistió en que lo más útil era lo más simple y directo. Alan West Durán, cubano criado en Puerto Rico y marido de Ester Shapiro trabajó traduciendo y editando los capítulos que se adaptaron en esa última fase. Su experiencia como poeta, maestro y activista así como traductor, nos ayudaron a mantener un alto nivel de expresión lírica y política. Alan y Marjorie Agosín nos ayudaron a escoger muchas de las poesías que utilizamos en varios capítulos. Antonia Marmo, una maestra de español uruguaya y la madre de María Skinner, siempre estuvo disponible para nuestras muchas preguntas de contenido y de expresión. Nos ayudó especialmente a refinar la redacción de muchos de los capítulos terminados.

El trabajo de adaptación que hemos creado con la colaboración de los grupos latinoamericanos ha logrado mucho más que el ofrecer una nueva perspectiva del libro. Nos ha hecho ver lo mucho que podemos aportar al movimiento de salud para la mujer en EEUU con la sabiduría proveniente de las experiencias de nuestras compañeras en América Latina. Muchas de estas mujeres pusieron sus vidas en peligro al discutir y al confrontar las realidades políticas, sociales, culturales y religiosas que afectan adversamente sus vidas. En nuestros países el tema del aborto es clandestino y peligroso, sólo en Cuba y Puerto Rico el aborto es legal. El tema de la violencia doméstica en nuestros países de gobiernos represivos y violentos se ignora porque el control del hombre sobre la mujer forma parte integral de su control sobre la sociedad. Los grupos adaptaron éstos y otros capítulos para acoger la perspectiva de nuestras hermanas latinoamericanas. En América Latina y el Caribe, la perspectiva de la salud de la mujer forma parte integral de los movimientos de los derechos humanos y la justicia económica. Muchas veces, los "expertos" de los EEUU piensan que sus conocimientos del "primer mundo" son conceptos superiores que se pueden utilizar para elevar a los del "tercer mundo" de un estado primitivo a un nivel superior. Nosotras tenemos bien claro que para nuestras hermanas en Latinoamérica sus relaciones sociales y políticas son una fuente de riqueza, concepto que en los EEUU ya que es un país individualista donde todo está en venta y hasta las relaciones sociales se tienen que comprar o reinventar. Es decir, tenemos mucho que compartir, y mucho que aprender juntas.

Las limitaciones del libro surgen de las dificultades que existen en una colaboración a larga distancia, coordinada por un grupo de Boston; ya que es problemático trabajar por teléfono y fax. Al libro todavía le faltan conversaciones y colaboraciones que creemos ideales y necesarias, para presentar una verdadera perspectiva latinoamericana. Para ello, contamos con todas ustedes, las nuevas lectoras del libro en los países de Latinoamérica, y las mujeres latinas que lo leen en los EEUU. Necesitamos que a partir de esta adaptación compartan con nosotras sus experiencias y nos ayuden a cambiar y a mejorar las futuras ediciones.

Primeros pasos en una nueva conversación

Al luchar con las dificultades de crear una adaptación de "Nuestros Cuerpos, Nuestras Vidas" para uso en América Latina, hemos llegado a comprender que nuestras vidas como mujeres latinoamericanas, estemos viviendo en nuestros países o en los EEUU, tienen mucho en común. Entre las mujeres de América Latina que ayudaron a preparar la adaptación y las latinas de Boston que han participado en la coordinación, se ha abierto un diálogo. Este diálogo es el primer paso en la conversación que mantendremos entre mujeres latinoamericanas. Esta nueva conversación nos ha permitido utilizar los recursos y las ideas organizadas inicialmente para el libro en inglés, y transformarlas de acuerdo a las experiencias de los grupos en América Latina y de las numerosas mujeres latinas en Boston y en el resto de los EEUU. Consideramos que esta primera edición de la adaptación en español es solamente el primer paso en un proceso de organización política que reconoce lo mucho que tenemos en común y lo mucho que podemos aprender reflexionando críticamente sobre nuestras diferencias. Pensamos que con la publicación de un libro en español sobre la salud de la mujer, que se pueda utilizar tanto en América Latina como por las latinas en los Estados Unidos, podremos afrontar nuestras necesidades comunes como mujeres. Si exploramos nuestra diversidad racial, de nacionalidad, clase social, educación, acceso a sistemas médicos, a la medicina tradicional, y la presencia o ausencia de organizaciones políticas de la mujer que tomen en cuenta nuestras realidades, en un diálogo abierto, crítico y respetuoso, estaremos enriqueciéndonos y aprendiendo unas de otras.

Organización de *Nuestros cuerpos, nuestras vidas*: cómo utilizar este libro

Para la colectiva de mujeres en Boston, el libro ha sido no sólo un recurso de apoyo personal y político sino también una colección de información esencial. Explorar nuestras necesidades, sabiendo que otras mujeres les han dado voz a experiencias en común y esperan con respeto e interés oír las nuestras, sigue siendo un proceso de transformación. El libro ofrece una conversación que promueve la conexión, la autodeterminación, la concientización y la justicia política entre nosotras dentro de nuestras propias comunidades y en colaboración con las comunidades de solidaridad. Hay que reconocer que el libro sigue basado fundamentalmente en las realidades de las mujeres norteamericanas, y que cierta información tiene más sentido en el sistema de salud y la vida social estadounidense. El proyecto de adaptación empezó con el libro en inglés, traducido al español, preservando la organización básica de las ediciones de 1992 y 1998. No les preguntamos a los grupos latinoamericanos que participaron en la adaptación si querían añadir nuevos capítulos. En esta edición cambiamos el orden de los capítulos, porque decidimos empezar el libro en español con perspectivas internacionales y políticas, para devolverle a la mujer el poder de evaluar el sistema médico y utilizar éste (con todos sus defectos) con un marco más amplio para afirmar sus capacidades y responsabilidades. El libro en inglés empieza con capítulos sobre la imagen del cuerpo, la nutrición y el ejercicio, temas que enfocan a la mujer individualmente, y que interesan primordialmente a las mujeres de condiciones económicas privilegiadas en países con sistemas económicos estables. También, tuvimos que abreviar ciertos capítulos, ya que el texto en español es más largo que en inglés. El capítulo más recortado fue el #24, el más largo del libro en inglés, el cual trata de las condiciones médicas comunes y no comunes que pueden afectar a las mujeres, incluyendo, por ejemplo, la artritis y el cáncer. En la adaptación, preservamos algunas secciones de alta importancia, pero les dimos prioridad a fuentes de información como publicaciones o recursos del internet. También, informamos sobre grupos con los cuales se puede establecer comunicación por teléfono o por computadora, dispuestos a colaborar para diseminar información sobre la salud. De esta manera, las mujeres podrán ponerse en contacto con centros de salud en sus países que les proporcionen información reciente y directa. Para que el libro sea también útil para las latinas en los EEUU, hemos hecho todo lo posible para comunicarnos con las redes de salud para la mujer latina. Con la publicación de esta adaptación, estamos comenzando un proceso de comunicación y recopilación de información que nos sirva de base para que las futuras ediciones sean más completas y útiles.

Pasos hacia el futuro: escribamos juntas un nuevo libro

La participación de todas ustedes en una conversación abierta y sincera nos ayudará a transformar el libro. Para quienes trabajamos con el proyecto en Boston, este primer paso de crear una conversación más amplia entre mujeres que luchamos por la salud de la mujer en las Américas ha sido un gran incentivo. Confiamos que la publicación del libro nos brinde una nueva manera de aprender acerca de nuestras hermanas y compañeras latinoamericanas. Una vez que lean el libro, nos gustaría saber qué piensan ustedes acerca del libro, qué materiales encontraron útiles y qué quisieran cambiar para ediciones futuras. Estamos comenzando un nuevo proceso de comunicación, crítica y colaboración para incorporar de una manera más completa las experiencias en nuestra comunidad. Esperamos que ustedes se unan a nosotras para compartir este proceso.

PARTE I

SABER ES PODER

SABER ES PODER

Introducción por Ester Shapiro Rok y María Morison Aguiar

Empezamos el libro con el dicho "saber es poder" porque toda nuestra tarea compartida como mujeres para mejorar la salud empieza con lo que sabemos y aprendemos juntas. La frase es en sí una pequeña muestra de transculturación (de idiomas), ya que nos gusta el doble sentido del vocablo poder y a propósito hemos tomado cierta libertad con la gramática para expresarnos. Si tenemos acceso a la educación e información sobre nuestra salud, podemos hacer mucho para mejorar las condiciones de vida básicas y necesarias para que nuestra salud y la de nuestras familias y comunidades sea buena. Saber es poder aprender, poder cambiar, poder estar en desacuerdo, explorar y gozar. Saber es poder ser libre e independiente y también poder amar y apoyar el bienestar de todos los que nos rodean; y en fin, ser mujer, con plenos poderes.

No es una coincidencia que el acceso a la educación y a la alfabetización sean unas de las puertas primordiales que se nos cierran a todas por igual cuando una sociedad no reconoce nuestra dignidad humana y soberanía. Cuando una sociedad injusta no quiere compartir o perder el poder, utiliza el poder de las palabras para convertirnos en sus colaboradoras, a veces para oprimirnos entre nosotras mismas, y en ocasiones como partícipes silenciosas de la opresión de otras. Mientras en la sociedad se asume que las puertas hacia la educación y la participación política están abiertas para todos, al mismo tiempo se construyen barreras que resaltan nuestras limitaciones e incapacidades. Nosotras mismas colocamos barreras con nuestro silencio y falta de compromiso.

Por eso la educación y la información que nos ofrecen los libros son solamente unas de las herramientas indispensables para crear un mundo más justo. Necesitamos también el apoyo de otras mujeres que valoren nuestras experiencias, compartan nuestras necesidades y comprendan nuestros compromisos. Hay quienes dicen que el poder masculino es el poder sobre otros, la dominación a la fuerza. El poder femenino es el poder sobre nosotras mismas y nuestra, la soberanía es el poder que surge cuando exigimos nuestros derechos humanos y participación política, y rechazamos seguir cooperando con nuestra propia opresión. El momento cuando comenzamos a rechazar las tiranías públicas e íntimas de manera absoluta, es un momento en el que se nos abren los ojos y las puertas, y se nos devuelve nuestro poder personal y colectivo. Tenemos derecho a incluir nuestras voces en la construcción de la democracia. Tenemos derecho a usar nuestras propias experiencias para comprender e interpretar nuestro propio mundo. Tenemos derechos sexuales y reproductivos: el derecho de gozar del tiempo y el espacio para nuestras necesidades y nuestro placer, y no solamente atender a las necesidades y a los placeres de otros. Tenemos el derecho a decidir de acuerdo con nuestras necesidades propias y no sólo teniendo en cuenta las de otros. Tenemos derecho a decidir cuándo queremos y podemos tener hijos y a atenderlos como se merecen. En un mundo acostumbrado a nuestros sacrificios para el bienestar de los demás, se nos acusa de transgresoras de las normas sociales y familiares cuando pensamos en nosotras mismas, porque nos juzgamos y se nos juzga desde la perspectiva masculina del poder.

En el campo de la salud, podemos ver los terribles efectos de las ideologías económicas y políticas polarizadas y de las tiranías que surgen de ellas. Solamente los gobiernos pueden hablar en términos absolutos del Capitalismo como sistema defensor de la libertad personal y del Comunismo como defensor de la justicia colectiva. Una de las autoras de esta introducción, cubana criada en los EEUU, vivió en carne propia la Guerra Fría y comprendió por qué nadie gana bajo dichas polarizaciones. Todavía sufrimos la resaca de la Guerra Fría: un mundo limitado entre sistemas, ideologías, géneros y razas. En vez de límites, las mujeres ofrecemos orillas, la costura donde el mar y la tierra conversan y se abrazan, el contrapeso y el umbral donde confluyen lo que es para uno y lo que es para otros.

La vida diaria en nuestras familias y comunidades nos enseña claramente que nuestra capacidad de ser responsables, y nuestro poder para ejecutar y resolver, surgen del apoyo y de los recursos que nos ofrecen las demás. Por eso rechazamos la ideología individualista y egoísta que promueve el capitalismo, la cual desplaza la conciencia social e insiste en que todo lo puede lograr un individuo solo, si tiene suficiente motivación. En un mundo donde hay más y más pobres, la mayoría mujeres y niños, sabemos que dichas afirmaciones esconden una realidad muy compleja. No podemos esperar a que los gobiernos nos entreguen un mundo donde existe la justicia; tenemos que luchar para crearla y hacerla parte de nuestras vidas diarias, tanto dentro de la familia como en la comunidad.

Desde que este libro se publicó por primera vez en los años 70, la situación de la mujer ha cambiado mucho y, sin embargo, nos falta mucho camino por recorrer. Somos muchas más trabajando fuera de casa, algunas por necesidad, otras por interés. Pero todavía nos toca la triple jornada de manejar nuestros hogares y ocuparnos de las necesidades y emociones de nuestras familias. Ya no oímos tanto aquello de que la mujer no tiene derecho a expresar su opinión, o de que debe pasar de la protección de su padre a la de su marido; pero todavía nos dicen que valen más las opiniones de otros que las nuestras, porque no es femenino contradecir a otros e insistir en nuestro punto de vista. Todavía nos dicen que aunque seamos maltratadas, es nuestra responsabilidad mantener el hogar unido. Precisamente porque tenemos tantas responsabilidades, somos nosotras quienes debemos decidir cuáles son las condiciones de vida que necesitamos para cumplirlas.

Los primeros capítulos ofrecen una visión de lo que podemos lograr juntas, en grupos pequeños y participando en movimientos más amplios, en pro de la justicia económica y social. También ofrecemos una crítica al sistema biomédico que hace parte de nuestras sociedades dominadas por hombres y que limita nuestra participación en la salud y la sociedad. En América Latina, el feminismo está entrelazado con otros movimientos de justicia social. Creemos que los cambios son necesarios tanto para los hombres como para las mujeres. Nuestras escritoras, artistas, poetas, y músicos son como fuerzas de aliento para nuestros movimientos políticos, porque sus palabras y sus cantos reflejan otras posibilidades liberadoras que nos inspiran a seguir la lucha. Ellas nos ofrecen espacios bellos y sagrados, llenos de música y poesía, con fragancias de flores y olores de cazuelas generosamente repletas de guisados que anuncian con su aroma que es hora de comer. Celebremos juntas lo que podemos lograr juntas.

Capítulo 1

PERSPECTIVA INTERNACIONAL

Por Vilunya Diskin y Ester Shapiro Rok, con la adaptación de Ingrid Kossman y Rita Merlo (CETAAR), y de Gloria Bonder (Centro de Estudias de la Mujer, Argentina), María Teresa Blandón y Klemen Altamirano (Comité Regional de la Corriente, Nicaragua), Nirvana González (Taller Salud, P.R.).

Con agradecimientos especiales a las contribuidoras de las ediciones previas: Norma Swenson, Judy Norsigian, Anita Anand, Asoka Bandarage, Elizabeth Coit, Jane Cottingham, Betsy Hartmann, H. Patricia Hynes, Marilee Karl, Una MacLean, Annie Street, y Nalini Visranathan.

Ser mujer: una consciencia internacional

Como feministas, sentimos un vínculo entrañable con todas las mujeres. Creemos que la perspectiva política del feminismo debe trascender las fronteras nacionales para que juntas enfrentemos los problemas que nos afectan a todas. Sistemáticamente, a las mujeres se nos ha negado el acceso a la información crucial sobre nuestros cuerpos; seamos oriundas de Norte América, Africa, Australia, América Latina o Europa. Todas compartimos las mismas necesidades básicas: agua, comida, techo y aire para respirar. Sin embargo, hay que reconocer que la clase social, el color de la piel y hasta nuestra cultura nos divide y limita el nivel de acceso a dichas necesidades. Nuestras culturas y costumbres impiden que tengamos voz propia al negarnos nuestras opiniones y al descartar nuestras experiencias; nos dicen que querer conocer nuestros cuerpos es pecado; limitan nuestro acceso a la información necesaria para proteger mejor nuestras vidas; nos niegan el derecho a decidir cómo y cuándo podemos ofrecerles un futuro bueno y sano a nuestros hijos.

La negación de los derechos reproductivos, la violencia doméstica, la violación, el hostigamiento sexual en el trabajo y en la comunidad, el racismo, el sexismo, la represión contra las lesbianas, los riesgos laborales, la explotación económica y los estragos de la guerra—son tristes realidades que nos impiden trascender las fronteras culturales y políticas. Un grupo rural de salud y educación para las mujeres dice lo siguiente:

Cuando leemos acerca de mujeres como nosotras, de áreas rurales de otras partes del mundo, comenzamos a sentir que las mujeres vivimos realidades semejantes en todo el mundo. Aunque difiera el contexto cultural, la explotación de la mujer es igual en todas partes.

La situación de las mujeres en América Latina

Las mujeres de América Latina, al igual que todas las mujeres del mundo, llevamos una vida más pobre que los hombres y tenemos menos control sobre nuestras vidas. Las mujeres trabajamos las tres cuartas partes de las horas laborales a nivel mundial pero sólo recibimos el 10% de los ingresos totales por este trabajo. Menos de 1% de las propiedades en el mundo están en manos de las mujeres, y nuestro nivel de analfabetismo forzado son las dos terceras partes del analfabetismo a nivel global. Una de las causas de este analfabetismo, al igual que de nuestra pobreza a nivel mundial, son las cargas impuestas sobre nosotras por la sociedad paternalista: siempre nos toca el cuidado de nuestras familias, sin ninguna retribución social ni económica. Dependemos de los hombres para tener acceso a los recursos necesarios para llevar a cabo la dura tarea de criar y cuidar a nuestros hijos. Vivimos en un mundo neoliberal; donde se predica la libertad, pero donde vale más la libertad del dinero que la de los pueblos. Vivimos tiempos difíciles, con ter-

Canción de la pura verdad

por Julia de Burgos

Ya las gentes murmuran que yo soy tu enemiga
porque dicen que en verso doy al mundo tu yo.

Mienten, Julia de Burgos. Mienten, Julia de Burgos.
La que se alza en mis versos no es tu voz: es mi voz
porque tú eres ropaje y la esencia soy yo;
y el más profundo abismo se tiende entre las dos.

Tú eres fría muñeca de mentira social,
y yo, viril destello de la humana verdad.

Tú, miel de cortesanas hipocresías; yo no;
que en todos mis poemas desnudo el corazón.

Tú eres como tu mundo, egoísta; yo no;
que en todo me lo juego a ser lo que soy yo.

Tú eres sólo la grave señora señorona;
yo no, yo soy la vida, la fuerza, la mujer.
Tú eres de tu marido, de tu amo; yo no;
yo de nadie, o de todos, porque a todos, a todos,
en mi limpio sentir y en mi pensar me doy.

Tú te rizas el pelo y te pintas; yo no;
a mí me riza el viento; a mí me pinta el sol.

Tú eres dama casera, resignada, sumisa,
atada a los prejuicios de los hombres; yo no;
que yo soy Rocinante corriendo desbocado
olfateando horizontes de justicia de Dios.

Tú en ti misma no mandas; a ti todos te mandan;
en ti mandan tu esposo, tus padres, tus parientes,
el cura, la modista, el teatro, el casino,
el auto, las alhajas, el banquete, el champán,
el cielo y el infierno, y el qué dirán social.

En mí no, que en mí manda mi solo corazón,
mi solo pensamiento; quien manda en mí soy yo.
Tú, flor de aristocracia; y yo, la flor del pueblo.
Tú en ti lo tienes todo y a todos se lo debes,
mientras que yo, mi nada a nadie se la debo.

Tú, clavada al estático dividendo ancestral,
y yo, un uno en la cifra del divisor social,
somos el duelo a muerte que se acerca fatal.

Cuando las multitudes corran alborotadas
dejando atrás cenizas de injusticias quemadas,
y cuando con la tea de las siete virtudes,
tras los siete pecados, corran las multitudes,
contra ti, y contra todo lo injusto y lo inhumano,
yo iré en medio de ellas con la tea en la mano.

ribles contradicciones. Mientras nuestros países y culturas glorifican la niñez, abandonan a las mujeres y a sus hijos. Los gobiernos quisieran vernos trabajando fuera del hogar, sin ofrecernos los servicios públicos y sociales que necesitamos para cuidar a nuestras familias. Nos dicen que los servicios de educación y salud cuestan demasiado, sin admitir que somos nosotras quienes tenemos gran parte de esta responsabilidad y muy pocos recursos.

Si somos latinoamericanas y vivimos en los EEUU, la sociedad dominante descarta nuestra individualidad cultural, todas somos "Latinas" independientemente de nuestro país de origen. A pesar de que estamos conscientes de que el hecho de poseer una identidad común tiene mucho valor político y de que ésta nos ayuda a proteger nuestra dignidad, se distorsionan las diferencias, y las historias y caminos particulares que definen nuestras vidas entre dos mundos. Las latinas estadísticamente somos las mujeres más pobres, y con el menor nivel de educación en los EEUU. Somos chicanas y tejanas orgullosas de nuestras raíces milenarias culturales. A pesar de que formamos parte de la sociedad vital y productiva, aún no disfrutamos de igualdad social. Somos puertorriqueñas, con una historia íntimamente ligada al país del cual hemos sido colonia por más de 100 años y sin embargo se nos ignora por completo. Nos vemos obligadas a aferrarnos a nuestra cultura y, por generaciones hemos vuelto a inventar nuestra isla en barrios donde todavía se habla más el español que el inglés, donde huele a sofrito y a frituras y donde las banderas boricuas anuncian la vitalidad de nuestra patria.

Muchas de nosotras luchamos para mantener a nuestras familias en nuestros países de origen, enviándoles lo poco que ganamos. Trabajamos en oficios peligrosos y miserables que aquí nadie quiere o se atreve a hacer; trabajos en los cuales se explotan nuestros cuerpos, y en el proceso, se rechaza nuestra presencia humana.

En los EEUU se predica la igualdad y la democracia mientras que el racismo y la pobreza les cierran las puertas de las oportunidades a las minorías. Nuestros hijos van a escuelas donde no saben valorar sus 2 lenguas y culturas. Las escuelas tratan de vender una ideología falsa de igualdad y oportunidad. Nos prometen que si aprendemos el inglés, nos vamos a convertir en verdaderos estadounidenses y a sobreponernos a la pobreza y al racismo. Pero la realidad es otra cosa; te marcan como extranjera si tienes la piel oscura, un rostro indígena o un apellido latino. Al reconocer estas duras realidades, nos vemos obligadas a crear nuevas comunidades para preservar nuestros valores. Insistimos que somos parte de este país, pero sin tener que olvidarnos de nuestra lengua y cultura. Mantenemos lazos fuertes con la familia dispersa en otros países y continentes. En nuestros hogares, nuestros hijos aprenden un concepto de lealtad y compañerismo hacia nuestra gente para así crear nuevos espacios que incorporen nuestras raíces diversas y que expresen la complejidad, creatividad y oportunidad de nuestras vidas entre culturas diferentes.

Un gran problema a nivel mundial es la división norte-sur. Los países ricos del norte gastan la mayoría de los recursos naturales del mundo para mantener su alto nivel de vida. Todas hemos visto que el derrumbe de la muralla de la Unión Soviética se ha interpretado como el triunfo del capitalismo. En este mundo contemporáneo, la libertad de los mercados vale más que la libertad y la dignidad del pueblo. Los países del norte se consideran superiores por su tecnología avanzada. El norte exporta la tecnología y los conocimientos "superiores" del desarrollo, e importa la mano de obra a precios ínfimos. Los movimientos feministas mundiales predominantes asumen que las mujeres del sur, sencillamente aspiran a tener la misma vida material y los mismos valores que sus compañeras del norte. Sin embargo, existen innumerables aspectos de la vida en comunidades tradicionales que merecen preservarse; valores que son esenciales para mantener la salud. En el sur, a pesar de las enormes dificultades que conlleva la pobreza, se mantienen los lazos familiares, las tradiciones, el respeto y la responsabilidad hacia otros. A pesar de que estos aspectos sean contrarios al individualismo tan realzado en la vida moderna del norte, son primordiales para la supervivencia de la familia. En el norte este apoyo emocional se obtiene con el dinero o, a través del sistema médico de salud.

Como feministas del sur, vemos que a las mujeres les sigue correspondiendo la mayor parte de la responsabilidad de preservar la salud de sus familias y sus comunidades dentro de un mundo cada vez más frío y cruel. En estos tiempos neoliberales, se busca la libertad de los mercados económicos, como si éstos nos garantizaran la libertad humana. En este nuevo mundo, las mujeres trabajan jornadas dobles y triples. Tenemos que traer pan y tortilla a la casa, servirlos y fregar los platos. En el campo de la salud, los países del norte han empezado a darse cuenta de que un sistema de salud que usa una tecnología moderna, elimina el trato humano, crece en costos, y las condiciones de salud no mejoran. En el sur, los modelos de salud pública y el uso de la educación popular mantienen activa la participación de las comunidades y de esta manera la gente misma ayuda a mejorar sus condiciones de vida. Especialmente para nosotras, las mujeres latinoamericanas que vivimos en los EEUU, este libro acerca del movimiento en pro de la salud de la mujer, nos presenta alternativas que son consistentes con nuestros valores culturales.

A nosotras, el feminismo norteamericano nos ha inspirado, nos ha servido de ejemplo y nos ha hecho pensar en las posibilidades de cambio. Hemos aprendido que ciertas de nuestras costumbres glorifican nuestro sacrificio personal y limitan nuestra participación social. Sin embargo, como movimiento político para mejorar la salud de la mujer, el movimiento feminista norteamericano tiene una gran limitación: le da demasiada importancia al individualismo, el cual está muy arraigado en esta sociedad. De todas maneras, el apoyo, la solidaridad y la consciencia política compartida con mujeres de otros movimientos que reclaman la justicia política y económica, son importantes para que surjan nuevos modelos de relaciones entre hombres y mujeres. Nos sentimos más libres cuando podemos hablar del costo del abuso del poder hacia los sectores más vulnerables, como lo son las mujeres y los niños, al mismo tiempo no podemos olvidar que hay muchos hombres pobres, indígenas, y negros quienes también son víctimas de estos abusos. Nuestro movimiento para la salud de la mujer se centra en cambiar las relaciones de poder, teniendo en cuenta, no sólo los roles sociales, sino también las relaciones íntimas de hombre y mujer. No queremos reproducir estas injusticias sociales en nuestros hogares. Los académicos y las luchadoras por los derechos de la salud, consideran el estudio de las relaciones entre mujeres y hombres como una perspectiva de género. Dicha perspectiva nos ayuda a entender cómo nuestras vidas sociales y privadas (casa, trabajo, escuela, iglesia), sean amplias o estrechas en experiencias, se pueden convertir en lugares donde aprendamos cuáles son nuestras posibilidades humanas. Vemos como nuestros derechos sexuales y reproductivos están entrelazados con nuestros derechos humanos, y este hecho nos une a otros movimientos por la justicia. En América Latina, hemos desarrollado una perspectiva feminista y un activismo muy singular, donde las injusticias que surgen de nuestras vidas como mujeres, van íntimamente ligadas a las luchas de hombres y mujeres por un mundo más justo.

Hoy en día, la unión de nuestras fuerzas como mujeres latinoamericanas ha desarrollado movimientos políticos únicos. Nunca perdimos nuestras fuertes costumbres de conversación y conexión entre mujeres, y estos lazos los dirigimos hacia intercambios de experiencias e información que nos permiten transformar nuestras

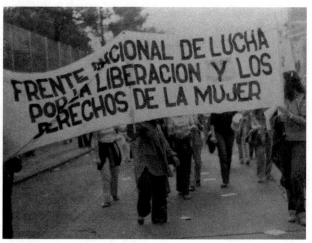

CIDHAL

vidas y sociedades. Al preparar este libro, hemos aprendido de muchísimas organizaciones y mujeres extraordinarias. A algunas las hemos conocido, a través de los años, por el apoyo mutuo en proyectos compartidos; a otras las hemos conocido en reuniones internacionales, y a muchas otras las hemos conocido por sus publicaciones en revistas y páginas de la red mundial. En este libro, ofrecemos los datos para poder ponerse en contacto con varios grupos que trabajan para la salud de la mujer. A continuación ofrecemos información sobre algunos de los grupos que nos pueden servir de modelos de organización y acción política. Partiendo del primer

tema de este libro, "Saber es Poder", estos grupos comparten información que las mujeres pueden aplicar a sus vidas diarias y en su capacitación colectiva. Para poder utilizar esta información, se necesita un apoyo social y político además del apoyo de otras mujeres que vivan las mismas experiencias. También ofrecemos información sobre campañas claves en el activismo de salud para la mujer. Partiendo de la base de que los derechos humanos nos pertenecen a todos, se han desarrollado campañas exigiendo el derecho de la mujer a vivir sin temor a la violencia, a escoger libremente cuando tener hijos y a elegir un aborto legal, si lo necesita.

DEMOGRAFÍA

Country/Region	Población femenina total (en millones) 1998	Mujeres de 15 a 49 años (en millones) 1998	2020	Esperanza de vida (en años) H	M	Tasa global de fecundidad	% de hogares con mujeres como cabezas de familia 1985/1996	% de mujeres casadas que usan anticonceptivos Todos	Modernos	Métodos de más usados de planificación familial 1990/1996
América del Norte	**154.0**	**77.0**	**78.0**	**73.0**	**79.0**	**1.9**	**35.0**	**76**	**71**	
Canada	15.2	7.9		7.6	75.0	81.0	1.6	30		est.(f)
Estados Unidos	138.7	69.6	70.6	73.0	79.0	2.0	36.0	76	71	est.(f)
América Latina/Caribe	**252.0**	**134.0**	**172.0**	**66.0**	**72.0**	**3.0**	**20.0**	**67**	**57**	
America Central	**66.0**	**34.0**	**48.0**	**68.0**	**74.0**	**3.5**	**18.0**	**60**	**52**	
Costa Rica	1.8	0.9	1.3	73.0	78.0	2.8	20.0	31	65	est.(f)
El Salvador	3.1	1.6	2.4	65.0	70.0	3.9	27.0	53	48	est.(f)
Guatemala	5.7	2.7	5.1	62.0	67.0	5.1	20.0	31	27	est.(f)
Honduras	3.0	1.5	2.7	65.0	70.0	5.2	20.0	47	34	est.(f)
México	48.3	25.8	33.7	70.0	76.0	3.1	17.0	65	56	est.(f)
Nicaragua	2.2	1.1	1.9	64.0	69.0	4.6	24.0	49	45	est.(f)
Panama	1.4	0.7	0.9	71.0	75.0	2.8	22.0	NA	NA	est.(f)
Caríbe	**18.0**	**10.0**	**11.0**	**67.0**	**71.0**	**2.7**	**28.0**	**55**	**49**	
Cuba	5.5	3.0	2.6	74.0	77.0	1.5	28.0	70	68	DIU
Haití	3.8	1.9	2.9	48.0	52.0	4.8	30.0	18	13	pil, est.(f)
Jamaica	1.3	0.7	0.8	71.0	76.0	2.6	NA	66	60	pil
Puerto Rico	2.4	1.0	1.1	70.0	79.0	2.1	32.0	NA	NA	est.(f)
República Dominicana	4.4	2.2	2.7	68.0	72.0	3.2	25.0	63	52	est.(f)
Trinidad Y Tobago	0.6	0.3	0.4	68.0	73.0	2.0	28.0	53	44	pil
América del Sur	**167.0**	**90.0**	**112.0**	**65.0**	**72.0**	**2.8**	**20.0**	**72**	**61**	
Argentina	18.4	9.0	11.5	68.0	76.0	2.8	22.0	NA	NA	NA
Bolivia	4.0	1.9	3.2	59.0	62.0	4.8	25.0	45	18	rit
Brasil	83.5	46.3	54.5	64.0	70.0	2.5	18.0	77	70	est.(f)
Chile	7.5	3.9	4.6	69.0	76.0	2.4	25.0	NA	NA	NA
Colombia	19.0	10.2	12.9	67.0	72.0	3.0	24.0	72	59	est.(f)
Ecuador	6.1	3.2	4.5	66.0	71.0	3.6	15.0	57	46	est.(f)
Guyana	0.4	0.2	0.3	60.0	66.0	2.6	24.0	NA	NA	pil
Paraguay	2.6	1.3	2.2	66.0	71.0	4.5	21.0	51	41	pil
Perú	12.5	6.6	9.1	64.0	69.0	3.5	15.0	59	33	rit
Uruguay	1.7	0.8	0.9	69.0	76.0	2.3	23.0	NA	NA	NA
Venezuela	11.5	6.0	8.6	69.0	75.0	3.1	21.0	NA	NA	pil

El sexismo

El sexismo, o la discriminación en base al sexo, es un problema universal. Aunque existan diferencias en cuanto a la forma y el grado, todas las sociedades dominadas por los hombres en torno a sus actividades y metas limitan los derechos básicos y las oportunidades de las niñas y las mujeres. Estas barreras impiden que desarrollemos nuestras capacidades, talentos y energías y que por lo tanto la sociedad no se beneficie de las contribuciones que podamos aportar. En los EEUU, las luchas contra el sexismo se centran en la situación individual de la mujer mientras en Latinoamérica, el movimiento por la justicia en la vida de la mujer, enfatiza mucho más las relaciones entre hombres y mujeres, y todas las expresiones culturales que perpetúan el abuso del poder. Los patrones de socialización entre nuestras hijas e hijos, empiezan desde la cuna y continúan hasta la muerte. Nuestros movimientos feministas reconocen los efectos devastadores de las imágenes negativas de la mujer. Apreciamos el trabajo de las escritoras y artistas que se unen a nosotras para producir nuevas imágenes donde se valoran más nuestras vidas como mujeres.

SALUD REPRODUCTIVA DE LA MUJER			EDUCACIÓN						POBLACIÓN ACTIVA				
% de nacimientos con ayuda de persona especializado 1996	Muertas maternas por cada 100,000 nacidos vivos	Política sobre el aborto 1996/1997	% de (analfabetización) (edades de más de 15 años) 1995		% de inscripción en escuelas secundarias 1980		% de inscripción en escuelas secundarias 1995		% de mujeres inscritas en escuelas secundarias por cada 100 varones 1995	% en la población activa (edades de más de 15 años) 1995		% de la población activa en el sector agrícola 1990	
			H	M	H	M	H	M		H	M	H	M
99	8				88	90	97	97	101	73	57	4	2
99	4	legal			93	93	106	105	99	75	59	4	3
99	8	legal			88	90	96	97	101	73	57	4	1
75	180		87	85	41	43	51	58	114	82	40	32	13
67	140		87	82	45	42	54	55	102	84	37	39	12
97	24	en casos	95	95	44	51	48	52	109	82	35	34	6
87	300	ilegal	73	70	26	23	30	34	114	84	41	50	7
25	200	ilegal	62	49	20	17	26	24	91	88	32	64	16
47	220	ilegal	73	73	29	30	29	36	123	86	37	48	25
69	110	ilegal	92	87	50	46	61	61	101	83	37	35	12
61	160	ilegal	65	67	39	45	43	50	118	86	44	38	9
84	55	ilegal	91	90	58	65	65	70	107	79	41	37	3
79	350		79	78			52	59	112	79	47	35	19
99	42	legal	96	95	79	83	78	82	105	77	47	24	8
20	1000	ilegal	48	42	14	13	24	23	96	82	57	76	57
92	120	en casos	81	89	62	71	66	74	112	81	69	34	15
99	20	legal	NA	NA	NA	NA	NA	NA	NA	66	33	6	0
90	110	ilegal	82	82	NA	NA	37	52	140	86	37	31	9
98	62	en casos	99	97	73	75	67	80	120	76	42	14	6
77	190		88	87	38	42	50	59	119	82	41	29	13
96	50	en casos	96	96	53	62	70	75	108	77	32	16	3
46	650	en casos	91	76	40	31	42	36	87	83	47	48	45
73	220	ilegal	83	83	31	36	41	54	134	85	44	28	14
98	44	ilegal	95	95	49	56	66	73	109	78	35	24	6
85	100	ilegal	91	91	40	41	62	72	115	80	46	34	13
64	150	en casos	92	88	51	51	52	54	104	85	30	39	16
93	NA	NA	99	97	55	58	69	85	122	85	40	28	8
66	160	ilegal	93	91	29	29	40	42	105	87	35	51	8
53	280	en casos	95	83	62	55	72	67	93	79	32	41	22
96	85	en casos	97	98	61	62	74	90	120	73	46	21	4
97	120	ilegal	92	90	18	25	29	42	142	81	40	17	2

H: hombres M: mujeres

El sexismo está también presente en las prácticas de salud. Los médicos han interpretado los malestares femeninos sin considerar los factores de orden social, político, económico y de género al analizarlos, y como consecuencia, siempre terminan tratándolos como si fueran problemas biológicos o psicológicos. De esta manera el sistema de salud colabora en legitimar la subordinación y opresión de las mujeres. Prueba de ello es la aceptación generalizada de que sea "obvio" y "natural" que exista una mayor ocurrencia de síntomas psicopatológicos en las mujeres. Tan "obvio" que es una forma de explicar que sean precisamente las mujeres las que más consumen psicofármacos.

Las mujeres de diferentes partes del mundo enfrentan la obligación de tener hijos y educarlos; de asumir las responsabilidades básicas de la casa, y en muchos casos, no cuentan con ningún tipo de apoyo para cumplir con ellos. Las diferentes culturas nos valoran como reproductoras, amas de casa y consumidoras pero raro es el caso de que se nos valore como trabajadoras y productoras. Si consideramos que la participación de las mujeres en la fuerza de trabajo agrícola es entre el 50 y el 90% a nivel mundial, esta "invisibilidad" es absurda. Las mujeres producen el 60% de los alimentos del mundo; preparan, procesan y almacenan alimentos y son parte integral de los sistemas locales de distribución. Cuando se requiere acarrear agua, son las niñas y las mujeres quienes lo hacen. Además, en muchas culturas, las mujeres juegan un papel muy importante en el comercio de los alimentos.

LOS DERECHOS REPRODUCTIVOS EN MANOS DE LA MUJER/COMUNIDAD

El control de nuestro propio cuerpo es un tema central del feminismo. Ya sea que se trate de la esterilización forzada en Puerto Rico, o de la negativa a esterilizar en Francia, de los centros de "planificación familiar" en la India o del acceso restringido al aborto en los EEUU, el maltrato a las esposas, la esclavitud sexual, los "crímenes pasionales"—el resultado es siempre el mismo: las mujeres no tienen la libertad para controlar su propio cuerpo. El caso de Nicaragua y su ley 150 del Código Penal es un buen ejemplo: si el violador asume la paternidad, se le niega a la mujer el derecho de optar por el aborto terapéutico. La dominación comienza con la autoridad de los hombres sobre el cuerpo de las mujeres. Según las palabras de una mujer de la India:

Se nos educa para que despreciemos y escondamos nuestro cuerpo, con lo cual terminamos con una imagen pobre de nosotras mismas. Se nos enseña a considerar nuestra existencia misma como mujeres como una desgracia; no entendemos cómo funciona nuestro cuerpo y siempre sentimos temor o vergüenza de nuestras funciones naturales; como la menstruación, el embarazo, y el parto.

Una actitud sana hacia nuestro cuerpo nos ayudaría a desarrollar el respeto por nosotras mismas; esta autoconciencia es el primer paso para poder jugar un papel activo en nuestra comunidad, para cambiar las estructuras injustas de las cuales formamos parte.

Según las palabras de una mujer de Argentina:

Cuando niñas no se nos permitió conocer y explorar nuestros cuerpos, nuestros genitales en general no se nombraban; bajo el término "colita" se denominaban la vulva, el clítoris, el ano y la uretra. Los varones tenían más permiso para mostrar su cuerpo, se nos decía los nenes tienen pitito, las nenas no; pero no nos decían las nenas tienen conchita.

A esta negación constante se suman las enseñanzas de la iglesia—"Cuidado, Dios te ve en todas partes y te castiga si eres "mala". Nos alejaron de nuestro cuerpo y de nuestras sensaciones, y lo poco que sobrevivió, fue considerado sucio, pecaminoso e indigno para una joven. Las mujeres católicas no tenemos forma de ser aceptadas por Dios; el modelo que se nos propone es la Virgen María, virgen y madre, imposible para una mujer común cumplir esto, siempre estaremos en falta. De esto se deriva el que no sintamos el derecho a la sexualidad; el que creamos que el sexo por placer es pecado. Nos lleva años de terapia, de reflexión conjunta con otras mujeres o de darnos la cabeza contra las paredes para descubrir que merecemos y podemos disfrutar del sexo sin temer un embarazo o tener un nuevo hijo; sólo hasta ese momento nos permitimos aprovechar los anticonceptivos que existen.

Cuando decimos que las mujeres debemos tener libertad reproductiva, implicamos que nosotras mismas debemos tener la posibilidad de controlar de manera real y práctica—es decir sin coerciones económicas, sociales ni legales—si queremos procrear y bajo qué condiciones.

Cada vez más, las mujeres de diferentes partes del mundo consideran los asuntos relacionados con los derechos reproductivos como parte central de la autodeterminación. Ya que las fuerzas que manipulan la reproducción de la mujer son muchas y muy poderosas—los gobiernos, las corporaciones multinacionales, las instituciones de control poblacional, las iglesias, las instituciones médicas y las organizaciones en contra del aborto—necesitamos fortalecer y ampliar las redes internacionales que logren contrarrestarlas de manera efectiva.

El control natal y poblacional *no* son la misma cosa. Debemos plantear muchas preguntas sobre los programas de control natal en el extranjero: ¿quién controla el programa? ¿quién lo auspicia y cuáles son las condiciones para el financiamiento? ¿quién distribuye los anticonceptivos y de qué tipo son? ¿qué tipo de información e instrucciones se ofrecen? Y lo más importante, ¿cuánto control natal en verdad quiere la gente y de qué tipo? ¿que nivel de decisión, real, consciente e informada tienen las mujeres?

A pesar de lo que argumentan los grupos en contra del aborto, los anticonceptivos y la esterilización jamás pueden llegar a reemplazar los servicios del aborto legal y seguro. Se calcula que entre medio millón y un millón de mujeres de países en vías de desarrollo mueren cada año producto de abortos ilegales y demás causas relacionadas con la protección contra el embarazo.

La mortalidad materna es la tercera causa de muerte entre las mujeres de Latinoamérica y el Caribe. Entre el 30 y el 50% de estas muertes se deben a complicaciones del aborto realizados en la clandestinidad. En Colombia se realizó un estudio que demostró que el 94% de las muertes maternas estudiadas se hubiesen podido evitar si se hubiesen desarrollado por servicios de salud profesionales.

Incluso en los países donde el aborto es legal, como Cuba, Puerto Rico, Guyana, Barbados, la India e Italia; sabemos por medio de los grupos de mujeres que aún allí la situación puede ser peligrosa e injusta. En la India son pocas las mujeres que tienen consciencia de que el aborto es legal; menos mujeres aun tienen acceso al aborto y las que lo tienen a menudo reciben un trato deplorable. En Italia y Grecia, muchos doctores se niegan a efectuar abortos, arguyendo razones morales; sin embargo logran superar sus escrúpulos si se les paga una buena cantidad de dinero en su consulta particular. En los EEUU, los cortes presupuestales efectuados por la institución Medicare en los servicios de aborto implican que muchas mujeres pobres y pertenecientes a grupos minoritarios terminan optando por la esterilización, cuando no era lo que deseaban en primer lugar. Las jóvenes y adolescentes tienen acceso limitado a los servicios de aborto y a los métodos anticonceptivos debido a los prejuicios y a la presión social.

Las instituciones de salud pública internacionales le han dado un nuevo enfoque a la mortalidad materna, y un gran número de países en desarrollo han seguido sus pasos; aunque son los grupos de mujeres a nivel mundial los que han hecho un planteamiento público de la mortalidad materna en el contexto de los derechos reproductivos. En la actualidad existen más grupos de mujeres que exigen servicios de aborto seguro, legalización y despenalización del aborto, fin al abuso de la esterilización y métodos y servicios de control natal más seguros y de mayor calidad; y sus esfuerzos están siendo coordinados por la Red Mundial de Mujeres para los Derechos Reproductivos. Los grupos se mantienen en contacto, reconocen que enfrentan una oposición seme-

jante y comparten sus estrategias en un compromiso común para ponerles fin a las muertes innecesarias de las mujeres.

EXPORTACIÓN DE PRIORIDADES MAL ORIENTADAS

El desarrollo

La palabra *desarrollo* por lo general significa modernización. Aquí nos referimos al desarrollo como la exportación consciente del proceso de modernización, según el modelo occidental. La teoría del desarrollo se basa en la historia de la industrialización occidental y presupone que los países del Tercer Mundo pueden y quieren escoger el mismo camino de crecimiento económico. Los "expertos en desarrollo", en su gran mayoría hombres occidentales, estudian la pobreza, la baja productividad y el desempleo como "problemas del subdesarrollo". Conceptualizan programas para paliar estos "problemas" después de hablar con los voceros (hombres también) de los países involucrados. Luego tratan de conseguir que los gobiernos individuales o las agencias internacionales/multinacionales como las Naciones Unidas o el Banco Mundial (a las cuales a menudo pertenecen) financien sus programas; ya sea con préstamos *de bajo interés o ayuda gratuita*. Las consecuencias de este tipo de ayudas tienden a ser un endeudamiento externo enorme de los países en desarrollo y la dependencia de los bienes nacionales de los fondos extranjeros.

Las mujeres en todo el mundo critican este tipo de política de desarrollo, que en gran medida ignora el papel que juegan las mujeres en la sociedad. No sólo son las principales productoras de alimentos, sino también las principales víctimas junto a sus niños y niñas, de los efectos devastadores de la política desarrollista. Estos programas tienden a conceder los títulos de propiedad exclusivamente a los hombres—ya que el modelo occidental presupone que son sólo los hombres quienes trabajan en la agricultura—con lo cual les niegan el acceso a las mujeres a sus terrenos, que tradicionalmente han dedicado a la subsistencia familiar.

En la gran mayoría de países africanos, por ejemplo, las mujeres básicamente están a cargo de la alimentación de los niños (es decir, cultivan los alimentos, los cosechan y los preparan), pagan las colegiaturas y compran la ropa y las provisiones. ¿Cómo pueden lograr todo esto si se les quitan sus tierras? La calidad de vida de la comunidad se disminuye ya que lo que se consume son las cosechas de subsistencia (que están a cargo de las mujeres), mientras que lo que se vende son las cosechas comerciales (a cargo de los hombres). Los hombres controlan el dinero obtenido a través de las cosechas comerciales y no tienden a gastarlo en alimentos o en la familia, como lo hacen las mujeres. Tanto en las zonas rurales como en las zonas urbanas, les limitan el acceso a la vivienda.

En Argentina, los trabajadores rurales establecen una asociación con los propietarios de las tierras denominado Mediería. A través de la misma, el hombre cobra la mitad de los ingresos netos de la producción y los trabajos los realiza toda la familia, incluyendo la mujer y los hijos. Esta asociación es injusta desde todo punto de vista, pues no reconoce la realidad de la ley laboral; ya que en ella la mujer queda absolutamente desprotegida y a merced de la buena voluntad de su marido: no tiene salario y no está reconocida como trabajadora, por lo cual no tiene beneficio social alguno; ni cobertura de salud, ni jubilación, ni antigüedad, ni indemnización por accidente o despido.

Además, los programas de desarrollo, por lo general, ofrecen planes de extensión y de formación exclusivamente a los hombres, con lo cual les niegan a las mujeres las oportunidades de adquirir conocimientos nuevos. En los casos en los que se contrata a las mujeres, no se toma en cuenta la doble jornada. Por ejemplo, en el caso del cultivo de granos de alto rendimiento que exigen más horas para deshierbar y cosechar; a los planificadores y a las agencias financieras, les cuesta trabajo entender que las mujeres necesitan trabajo remunerado y les exigen permanentemente trabajo voluntario. Como escribiera una mujer de la India:

> Prevalece un mito de que las mujeres viven parasitariamente de los ingresos de sus esposos, pero de hecho encontramos que es al revés. Las mujeres que llegan a Saheli (un centro de mujeres en Delhi, la India) son mujeres que han trabajado antes y después de casadas—se ganaban su propia vida y a menudo habían contribuido materialmente a sus nuevos hogares (a través de la dote)—sin embargo, al romperse su matrimonio, muchas veces lo pierden todo.

En Nicaragua, pese a la participación que la mujer campesina tiene en la producción y en subsistencia familiar, poco se ha tomado en cuenta como beneficiaria de la reforma agraria y de las políticas de fomento. Una publicación realizada por el CIPRES (Centro para la Investigación, la Promoción, el Desarrollo Rural y Social. Nicaragua) titulada: "El acceso de la mujer a la tierra en Nicaragua", destaca que son pocas las mujeres que han recibido tierra bajo forma individual a pesar de que el marco jurídico institucional establece la igualdad de derechos para hombres y mujeres. Generalmente las que han sido beneficiadas, lo han sido bajo formas cooperativas, así en 1989 el 11% del total de socios, eran mujeres.

El hecho de no ser propietarias de la tierra, ha impedido que las mujeres tengan acceso a beneficios como el crédito y la asistencia y capacitación técnica promovido por el gobierno. Algunos expertos académicos promueven una forma de desarrollo al estilo occidental, en nombre de la liberación de las mujeres. Esta teoría de desarrollo, sin embargo, jamás beneficiará a las mujeres si no enfrenta la cuestión de propiedad y no cuestiona la visión androcéntrica (el hombre como medida) de la sociedad.

La aceptación social de la dominación masculina impregna los trabajos del desarrollo. Aunque a nivel de discurso en los círculos de desarrollo dominados por los hombres se hable de manera extensa sobre la participación igualitaria de las mujeres, a nivel real son pocos los esfuerzos e ideas que apuntan a compartir verdaderamente el poder con las mujeres.

Necesitamos una nueva teoría del desarrollo que reconozca el papel central de las mujeres en la producción y que cuestione los sistemas económicos y políticos que oprimen a las mujeres. Debe involucrarse un número significativo del diseño e implementación de programas, para que estos sean más flexibles, satisfagan necesidades y reflejen su papel productivo tanto en el hogar como fuera de él; que construya un planeta sano, teniendo en cuenta a todas las personas y nuestras diferencias.

Las Organizaciones No Gubernamentales (ONG) del Pacto de Acción—ACTO DE ACCIÓN ECOLÓGICA DE AMÉRICA LATINA Y EL CARIBE

Ponencia:

➤La salvación del planeta y de sus pueblos presentes y futuros exige la creación de una nueva civilización fundada sobre una ética que determine y se base en los limites, la prudencia y el cuidado y respeto por la diversidad, la solidaridad, la justicia y la libertad. Para ello resulta imprescindible la creación de una sociedad ecológicamente sostenible, socialmente justa y políticamente participativa.
➤Debemos respetar la diversidad biológica y cultural y la interdependencia de todos los seres vivos. Promover formas de vida a escala humana, modelos de producción y consumo y de organización comunitaria que aseguren la autonomía y la gestión de las condiciones y expresiones emergentes de la vida social.

Asímismo, consideramos que incluir el enfoque de género en nuestras prácticas y discursos es imprescindible para la sustentabilidad del proceso.

Es necesario que todas/os tomemos consciencia de que la cultura dominante ha generado un esquema de pensamiento que nos impide ver integralmente, valorar las diferencias y trabajar solidariamente. Es casi automático pensar y planificar ignorando gran parte de la realidad de los dominados, de aquellos que no tienen voz en la sociedad. Esos dominados sin voz incluyen a la mujer, y también a los grupos sociales considerados inferiores; a las minorías étnicas, y en fin, a la misma naturaleza.

Por ello es necesario que cada una de nosotras observe a diario nuestra transformación y tenga claro que estamos viviendo un tiempo de transición en el cual todos los aportes son fundamentales.

Las corporaciones multinacionales

Las corporaciones multinacionales (CMN) a las que nos referimos, son aquellas que tienen sucursales en diferentes países aunque retienen la concentración de capital y la autoridad en el occidente industrializado. El salario percibido por el trabajo en estas corporaciones, a menudo es la única fuente de ingresos de las mujeres; pero sin embargo estos trabajos ejercen un efecto básico negativo sobre la vida de las mujeres del Tercer Mundo.

Las CMNs obligan a las mujeres a competir entre sí. Las mujeres en los EEUU, por ejemplo, compran productos manufacturados por las mujeres del Tercer Mundo, los cuales son elaborados bajo condiciones muy duras. Cuando las mujeres (de Corea del Sur, por ejemplo) comienzan a organizarse para obtener mejores sueldos y condiciones de trabajo, las industrias levantan el vuelo y se trasladan a otro país. Al mismo tiempo, las mujeres de los EEUU y de otros países, enfrentan condiciones de desempleo porque estas industrias norteamericanas se reubican en el Tercer Mundo.

Las industrias manufactureras, de productos electrónicos, y las agroindustrias son 3 ejemplos de industrias que se ubican en países en desarrollo debido a los incentivos fiscales y a la promesa de contar con una fuerza de trabajo barata y dócil. Son mujeres las que efectúan entre un 80 y un 90% de los trabajos de maquila de baja calificación. Las CMNs pagan salarios bajos por largas horas de trabajo, sin ofrecer las mismas condiciones de trabajo que están obligados a procurar en los países del norte, y luego reivindican que están "liberando" a las mujeres al darles trabajo.

En las Filipinas… los salarios mínimos en las plantas electrónicas de propiedad norteamericana varían entre $36 y $46 dólares por mes, y el costo de vida asciende a $37 dólares al mes; en Indonesia, los salarios mínimos están a $7 dólares al mes por debajo del costo de vida. Las necesidades de "vida" se interpretan en su mínima expresión: una dieta de arroz, pescado seco y agua, una casa—habitación de un solo cuarto para 4 adultos o más y los niños, mientras. una coca cola cuesta el salario de medio día de trabajo.

Además de que, como dijimos anteriormente, las mujeres trabajadoras ganan entre 30 y 60% menos que los hombres a nivel mundial, las solteras a menudo se van a trabajar para estas corporaciones porque sus familias necesitan de estos ingresos desesperadamente. Su traslado a las áreas urbanas produce grandes trastornos—pierden los lazos con las amistades y la comunidad y no reciben ningún tipo de protección salarial, ni beneficios laborales, ni prioridades por antigüedad. Estas mujeres son el sector más explotado de la fuerza de trabajo formal.

En Argentina, pese a la lucha feminista, las mujeres aún son más pobres que los hombres.

Algunas de las causas de esta situación son:
➤Aumento notable de la disponibilidad del trabajo para mujeres, sin el aumento correspondiente en sueldo.
➤Falta de mejores oportunidades, lo que las obliga a desempeñar los trabajos peor pagados del país en el área de servicios: la educación pública, la salud y la administración pública.
➤De cada 100 personas que ingresan a los hospitales públicos sin cobertura social, 60 son mujeres.
➤Esto ratifica que sigue existiendo una alta marginalidad en los trabajos femeninos.
➤También hay un crecimiento en el porcentaje de mujeres pobres, el cual pertenece a la categoría de "nuevas pobres" debido a separaciones, viudez o abandono. Los hombres con profesiones independientes o con sus propios negocios castigan a sus ex-mujeres negándoles los alimentos que por ley les corresponden y el sistema gubernamental puede hacer poco o nada al respecto, ya que no hay registro claro de sus ingresos.
➤Otro elemento que agobia a las mujeres, es la triple jornada que tienen que cumplir, el trabajo asalariado y el trabajo de la casa y de los hijos.

Los riesgos a la salud abundan en los centros de trabajo de las CMNs. En la industria de productos electrónicos, una de las industrias de exportación más segura y próspera, los químicos y solventes permanecen en contenedores abiertos con lo cual contaminan el aire de vapores tóxicos. Una trabajadora del Comité Americano de Servicios de los Amigos (CASA) en el norte de México se enteró de casos en los cuales entre 10 y 12 trabajadoras se desmayaban a la vez. Según los diarios, son casos de "histeria de masas".

La tensión de tener que asomarse a un microscopio para ver pequeños cables entre 7 y 9 horas seguidas, esforzándose por alcanzar cuotas predeterminadas, y con un pago de 2 dólares por día, basta para que cualquiera se vuelva histérica. Las trabajadoras de la electrónica a menudo pierden la visión de 20/20 que se les exigió para obtener el empleo.

En Bolivia, las mujeres de las minas trabajan en condiciones insalubres. Trabajan en ambientes de bajas temperaturas, secos y ventosos; lavan el mineral completamente descalzas, en agua fría y sin protección alguna. Estas condiciones son causantes de numerosas enfermedades que aquejan frecuentemente a estas mujeres. (Red de Salud—Cuaderno 2, p.38).

En Nicaragua y otros países centroamericanos, se han instalado las maquilas (fábricas que se dedican a completar procesos de producción de artículos de exportación y que operan en las zonas francas). En 1993, más de 850 obreras nicaragüenses impulsaron la primera huelga organizada en la empresa taiwanesa Fortex. Protestaban por las condiciones inhumanas de trabajo y la constante violencia física y psíquica a la que estaban sometidas. Las obreras reportaron que estaban sujetas al acoso sexual, a golpes, y a una vigilancia constante por parte de los supervisores, quienes, además, les restringían el uso del servicio sanitario. Tenían que almorzar en el suelo y a la intemperie, ya que lo que antes era el comedor, lo llenaron de maquinaria. También denunciaron que, a la salida de la fábrica tenían que pasar de 5 en 5 por un cuarto donde las desvestían completamente para asegurarse de que no estaban robándose nada.

Esta situación se debe a que luego de la derrota del Frente Sandinista, el nuevo gobierno cerró las empresas estatales, despidió a todos los trabajadores y comenzó a buscar inversión extranjera, ofreciendo exenciones de todo tipo de impuestos, incluyendo el impuesto a las ganancias. Muchas multinacionales aceptaron la oferta y se instalaron en Nicaragua, disfrutando no sólo de las excenciones sino también importado la maquinaria sin impuestos y llevándosela cuando se van del país.

Las condiciones en la industria textil y del vestido rivalizan con las condiciones de cualquier fábrica del siglo pasado. Las trabajadoras se amontonan en cuartos mal iluminados en los cuales las temperaturas en el verano llegan a más de 38 grados centígrados; el aire se llena con el polvo de los textiles, los cuales pueden provocar daños permanentes en los pulmones; los pedidos de última hora exigen trabajar un tiempo extra de hasta 48 horas seguidas, y en estos casos, la administración provee anfetaminas en cápsulas o inyectadas conforme se vayan necesitando. Estas condiciones injustas se repiten donde quiera que existan estas multinacionales. Una operadora de máquina de coser de Corea del Sur, de 30 años de edad, describe en su diario—publicado en una revista que ha sido prohibida por el gobierno—las condiciones laborales de la fábrica donde trabaja desde las 7 de la mañana hasta las 11 de la noche.

Cuando los aprendices sacuden la ropa para deshacerse de los hilos de desecho, todo el cuarto se llena de polvo y se dificulta respirar. Desde que trabajamos con el aire tan lleno de polvo, ha habido cada vez más personas con tuberculosis, bronquitis y enfermedades de los ojos… Me parece que nadie se da cuenta de que nuestra sangre se disuelve en los hilos y las costuras, con nuestros suspiros y pesares.

Debido a la desocupación y las necesidades económicas, las trabajadoras de la industria de la costura siguen sufriendo nuevas formas de explotación. En Buenos Aires, se ha denunciado en los últimos años la proliferación de talleres clandestinos en los que se contrata a mujeres provincianas o bolivianas y se les hace trabajar sin descanso de 16 a 18 horas diarias; éstas viven hacinadas en un cuarto y trabajan en fábricas donde no existen ventilación adecuada, ni extractores pare sacar la pelusa flotante.

La tensión es quizás el riesgo más odioso a la salud. Es un privilegio poder ir al baño; en algunos casos, las trabajadoras deben levantar la mano para obtener permiso para ir al baño y a veces deben esperar hasta media hora. El patrón de sueño se trastorna totalmente al trabajar durante el día una semana, y durante la noche la semana siguiente. Los dolores estomacales y los problemas nerviosos reflejan las ansiedades interiorizadas y las presiones para llegar a las cuotas de producción. La administración en muchas industrias obliga una alta tasa de productividad pero como los salarios aumentan según la antigüedad, resulta más barato entrenar muchachas jóvenes, que pagarles a las mujeres "mayores" con más experiencia (es decir mujeres de 23 o 24 años).

Las CMNs dicen que contribuyen al desarrollo, pero lo que las lleva a un país determinado es la mano de obra barata y cuando las obreras reclaman sus derechos, se trasladan a otro país. ¿Qué tipo de desarrollo es aquel que depende de la pobreza del pueblo? Saralee Hamilton, empleada de CASA, institución dedicada al estudio de la relación entre las mujeres y las corporaciones globales explica:

Las corporaciones multinacionales deliberadamente se proponen explotar a las mujeres. Si el feminismo quiere lograr algo para mejorar la calidad de vida de las mujeres de todo el mundo, tendrá que encontrar nuevas formas de enfrentar el poder corporativo a nivel internacional.

Impacto de la industria farmacéutica sobre las mujeres del Tercer Mundo.

La industria farmacéutica, bajo el dominio de las corporaciones multinacionales más poderosas y lucrativas del mundo, continúa explotando los sistemas de salud del Tercer Mundo. Para 1980, en los EEUU, ya se habían vencido las patentes de la mayoría de los 200 medicamentos de mayor venta. Al haber explotado el mercado nacional por completo, las firmas norteamericanas buscaron de manera más agresiva nuevos consumidores en los países en desarrollo—sobre todo mujeres. El gobierno norteamericano promovió la exportación de medicamentos como medio de mejorar la balanza internacional de pagos. Las restricciones casi inexistentes de los países en desarrollo implicaron que estas compañías pudieran promover sus productos con impunidad. Para las mujeres del Tercer Mundo, esto fue una mala noticia. Más aún, en el pasado los esfuerzos por encontrar medicamentos seguros para las mujeres de los EEUU a menudo implicaban probarlos primero en las mujeres pobres y del Tercer Mundo. La píldora anticonceptiva de alta dosis fue probada por primera vez en las mujeres (por lo general pobres y analfabetas) de Puerto Rico y posteriormente de El Salvador; a veces sin su conocimiento y con consecuencias graves para su salud.

Las compañías farmacéuticas desarrollan medicamentos para las enfermedades de los "países ricos", tales como las enfermedades del corazón, la depresión, el insomnio y el cáncer. Sin embargo, casi no investigan las enfermedades tropicales que afectan aproximadamente a mil millones de personas en el Tercer Mundo. Se deshacen de los medicamentos que no se pueden vender en los EEUU debido a los reglamentos o a las quejas de los consumidores y envían una gran cantidad de representantes al Tercer Mundo para promoverlos, gastando a veces más en la publicidad que el monto del presupuesto de salud de los países del Tercer Mundo. Promueven muchos productos farmacéuticos que son inútiles o que se aplican a las enfermedades erróneas, en cuyo caso su uso puede resultar peligroso. Aún a los médicos mismos a cargo de recetar los medicamentos, les dan la información mínima sobre los efectos negativos y las contraindicaciones. Mucha menos información recibe el público.

Las activistas de la salud y las coaliciones de consumidores han estado trabajando contra estos abusos. En el mes de mayo de 1981 se estableció el grupo de Acción Internacional de la Salud (AIS) en Ginebra, con el fin de coordinar actividades y compartir ideas y recursos a nivel internacional entre los consumidores y los grupos de desarrollo e interés publico, así como de crear un marco para las campañas internacionales. AIS ha establecido una agencia internacional que brinda información sobre la estructura de la industria farmacéutica, sus propietarios y prácticas de ventas, y ha establecido una red de consultoría sobre productos de consumo internacional; es una especie de Interpol del consumidor. Sus esfuerzos han sido exitosos ya que tienen muy preocupados a los de la industria farmacéutica. El 17 de julio de 1981, en el boletín informativo, *Food and Drug Letter, carta sobre alimentos y medicamentos* (de Washington Business Information Inc.) se refirieron a un grupo de activistas que estudiaban las prácticas de ventas de la industria de la leche en fórmula para lactantes, lo que atrajo la atención al problema de la venta de medicamentos a los consumidores de los países del Tercer Mundo". (17) A la *Carta Informativa* le preocupa que el AIS conduzca una campaña en los medios de comunicación en contra de las compañías farmacéuticas multinacionales semejante al boicot a la Nestlé. Pero lo que más les preocupa es la posibilidad de que el AIS pueda influir sobre la OMS para que adopte una reglamento similar al código que rige las ventas de leche en fórmula. La Federación Internacional de Asociaciones Productoras de Farmacéuticos (FIAPF— IFPMA por sus siglas en inglés), ha desarrollado un Código provisional y voluntario para la Práctica de las Ventas de Fármacos, en un esfuerzo por desviar la crítica cre-

ciente y evitar los reglamentos. El código de la FIAPF es ambiguo, incompleto y difícil de interpretar o controlar. No hace referencia a las muestras y obsequios, al contenido de la publicidad, los métodos de producción o la responsabilidad de la producción. Además, los requisitos son tan amplios que es fácil prever que nada cambie.

El turismo

El turismo es una fuente cada vez más importante de ingresos para los países del Tercer Mundo. En algunos casos, el turismo llega a ocupar desde el segundo (como es el caso de Cuba y Costa Rica), el tercero o hasta cuarto lugar en la captación de divisas. Un gran incentivo para el turismo en estos países es la oferta de mujeres prostitutas que actúen de forma encubierta como edecanes, cabareteras, artistas porno, anfitrionas y meseras en los clubes. El negocio de "descanse y relájese" que prolifera en los alrededores de muchas de las bases militares permanentes de los EEUU en Asia y Panamá, por ejemplo, se relaciona estrechamente con la industria del turismo sexual. Las industrias del turismo sexual explotan a la mayoría de sus trabajadoras, tanto sexualmente como económicamente. Las mujeres entran en este tipo de empleo forzadas por la necesidad económica y la falta de alternativas. No sólo están forzadas a hacer este trabajo, sino que también, estas mujeres son criminalizadas y penalizadas por el sistema legal.

> Un grupo de mujeres de origen aymará, inmigrantes de la ciudad de El Alto, designó a una mujer para que hablara en la presentación de nuestro libro. Ella, en forma muy emotiva, habló sobre el atropello constante y la violencia de que son objeto. Por pocos pesos tienen que sufrir abuso de manos del cliente, al que no se le encarcela y si viene borracho tienen que recibirlo. Pero si a una de ellas la encuentran ebria, o participando en una pelea que no ha provocado, la detienen inmediatamente. Esto es criminalizar a las mujeres, imponerles todo el peso de la sanción moral de una sociedad hipócrita mientras que a los clientes se les perdona todo.

Los hombres que usan estos servicios raramente son penalizados. Además, los que ganan más dinero no son las mujeres, sino los patrones o los chulos, que casi siempre son hombres. La mayor parte de los ingresos obtenidos por el turismo sexual va a las agencias de turismo, a los hoteles, a los dueños de clubes, guías turísticos, padrotes y demás organizadores de los negocios. Las agencias de turismo y las aerolíneas de los países industrializados cosechan ganancias exorbitantes. Algunos gobiernos condonan el turismo sexual o lo promueven directamente, ya que lo consideran una fuente importante de ingresos; ¡algunos funcionarios incluso exhortan a las mujeres a prostituirse como forma de gran patriotismo! Los ejemplos más patentes son las Filipinas, Corea del Sur, Tailandia y los países del Caribe. Alrededor de 700 mil mujeres trabajan en los salones de masajes, casas de té, centros nocturnos, burdeles y restaurantes-disco de Bangkok. La publicidad de una agencia de viajes holandesa anuncia:

> ...Tailandia es un mundo lleno de posibilidades sin límite. En este exótico país puede pasar cualquier cosa, sobre todo en lo que se refiere a las chicas. . . Sin embargo, puede ser difícil para los visitantes encontrar lugares apropiados donde entregarse a placeres desconocidos. Es frustrante tener que preguntarle a la recepcionista del hotel, en mal inglés, dónde levantarse una chica bonita.

Los hombres de Holanda abordan vuelos charter de Amsterdam a Bangkok donde pueden adquirir una mujer por 25 guilders la noche (US $12.50), o cien guilders la semana. Las "chicas" por su cuenta, ganan alrededor de 80 guilders al mes, cuando encuentran trabajo. El hecho de que el 70% de las mujeres sufra de enfermedades transmitidas por vía sexual no es freno alguno; al vuelo de vuelta a Holanda lo llaman "gonorrea express".

Los hombres de negocios del Japón a menudo vuelan a Corea del Sur en viajes *Kisaeng* (sexuales) de una noche. El siguiente anuncio increíble apareció en una revista japonesa:

> Hay tan solo dos tipos de personas que no duermen con mujeres sudcoreanas: los que no tienen dinero y a los que algo raro les pasa con cierta parte de su cuerpo.

Un joven japonés le escribió a la misma revista:

> Me han dicho que se puede hacer lo que se quiera con las mujeres sudcoreanas. ¿Es así? Si viajo a ese país, me gustaría probar las mujeres en pleno, así que me gustaría saber un poquito más acerca del "servicio" de las sudcoreanas.

La revista le contestó:

> No, no es exageración alguna decir que Corea del Sur merece la reputación de ser un "Paraíso para los Hombres". Estos viajes especiales cuestan un poco más, pero se puede comprar una mujer por tan solo US$75. Además estas chicas coreanas, a pesar de ser jóvenes, entre los 18 y los 25 años, son muy maduras. Si quieres nuestro consejo, vé al "Paraíso de los Hombres" en Corea del Sur.

Grupos eclesiásticos y de mujeres en Asia han protestado por estas actividades, y muchos de ellos han buscado la solidaridad internacional. En respuesta a estos llamados, otros grupos de mujeres en el Japón y en otros países han organizado campañas para denunciar y tomar acción en contra de las agencias de turismo implicadas.

Las mujeres de Corea del Sur organizaron una manifestación en el aeropuerto donde aterrizan los aviones *Kisaeng*. Portaban plancartas en japonés que decían: "Si vienen, los echaremos en el mar, monstruos japoneses del sexo".

Una de las causas de la prostitución son las imposiciones económicas del Fondo Monetario Internacional (FMI) a los países deudores, para cubrir las enormes deudas a las que se han encadenado las economías regionales. Aunque el dinero de los préstamos haya beneficiado a unos pocos, las férreas tenazas de pago de intereses y otras condiciones, impuestas, repercuten sin piedad sobre la mayoría de la población que tiene que recurrir a formas variadas de sobrevivencia.

Actualmente, la modalidad de subsistencia de la población femenina en estado de pobreza crítica es la prostitución, la cual ya está arrastrando a la población infantil. La prostitución infantil es el nuevo cáncer que se expande en nuestras sociedades, no sólo en Latinoamérica sino también en los países asiáticos. Las conclusiones de un estudio realizado por una feminista venezolana indican que Chile posee el mayor índice de prostitución infantil. Aunque algunas feministas argumentan que las trabajadoras sexuales se deben de respetar y organizar; la prostitución infantil no nos permite esas ambigüedades.

En 1992, en el Semanario Brecha de Uruguay, apareció una noticia que revelaba la existencia de una red mafiosa en Milán (Italia) con conexiones en Uruguay que involucraba a jóvenes uruguayas y las obligaba a ejercer la prostitución. Los datos causaron asombro en la población. El tiempo confirmó los hechos y la justicia italiana procesó y condenó a 21 uruguayos vinculados a la explotación de la prostitución.

"HABLAR DE FEMINISMO ES HABLAR EN SERIO"

Las organizaciones internacionales de mujeres, como ISIS y la Red Mundial de Mujeres por los Derechos Reproductivos, unidos a cientos de grupos locales en cada región de cada uno de los continentes, revelan los esfuerzos feministas por organizar la poderosa presencia internacional de las mujeres. Debemos nutrir y ampliar estos grupos para que las mujeres puedan realmente aprender acerca de las vidas de sus hermanas a través del intercambio de información, de experiencias y de esperanzas. El gran número de revistas existentes promueve el logro de estas metas. *Broadsheet* (Nueva Zelanda), *Manushi* (India), *Spare Rib* (Inglaterra), *Courage* (Alemania), *FemPress* (Chile), *El Boletín* (Nicaragua) y *Off Our Backs* (Estados Unidos), son tan solo unas cuantas de nuestras voceras.

La Hermandad es poderosa:
La Hermandad internacional de mujeres es aún más poderosa

Las últimas décadas han sido testigo del desarrollo de muchas organizaciones nuevas de mujeres. A continuación mostramos unos *pocos* ejemplos de lo que hemos hecho las mujeres para entrelazarnos a nivel internacional.

Redes y Grupos:
ISIS

Isis es un servicio de información y comunicación de las mujeres fundado en 1974. Este servicio tiene el objetivo de lograr la plena participación de las mujeres en los procesos de desarrollo. ISIS promueve la formación de redes y canales de comunicación para el intercambio de conocimientos y experiencias de las mujeres en los diferentes países del mundo y está estrechamente ligada a otras dos organizaciones regionales, Isis International en Manila, Filipinas e Isis-Wicce en Kampala, Uganda; pero funcionan con autonomía, respondiendo a las condiciones actuales de sus regiones. Mantienen un Centro de Información y Documentación (CIDOC) que incluye documentos y publicaciones creados por grupos de mujeres que trabajan en sus comunidades; publicaciones de académicos y de otras instituciones. Ofrecen sus propias publicaciones y análisis de información en sus bases de datos, incluyendo la revista *Agenda Salud*, que se publica 6 veces al año. Otras publicaciones incluyen compendios de ensayos importantes agrupados por temas, por ejemplo *Vidas sin violencia: nuevas voces, nuevos desafíos* (1998) editada por Isabel Duque y Ana María Portugal. Isis también es el hogar para la Red Feminista Latinoamericana y del Caribe contra la Violencia Doméstica y Sexual (vean la campaña 25 de noviembre, Día internacional de la no-violencia contra las mujeres).

RED SALUD DE LAS MUJERES LATINOAMERICANAS Y DEL CARIBE

Es una agrupación cuyos miembros incluyen mujeres individuales, diversos grupos, y redes de activistas. Con su publicación de la revista *Mujer Salud*, y su mantenimiento de una base de datos de organizaciones y sus áreas de actividades; permiten que diversos grupos se enteren de las actividades de otros grupos que están trabajando en sus países y regiones con metas comunes. La RSMLAC fue creada en 1984 durante el Primer Encuentro Regional de Salud de las Mujeres realizado en Tenza, Colombia. "La Red" se formó en una instancia de coordinación a nivel regional que unió las actividades de los grupos en torno a objetivos comunes, tales como promover la salud y los derechos de las mujeres, y mejorar su calidad de vida. En su primera década de vida, la Red consolidó un sistema de información y difusión a través de sus boletines y revistas donde se compartieron ideas y experiencias; impulsó conjuntamente con otras redes, campañas de activismo internacionales y regionales sobre temas centrales en la salud de la mujer, tales como la mortalidad materna y el aborto; y apoyó la formación de redes nacionales. Utilizando esas conexiones de información y apoyo mutuo, la Red se ha dedicado a la formulación de estrategias de acción en salud de las mujeres; la promoción de la capacitación de recursos humanos en salud integral de la mujer con

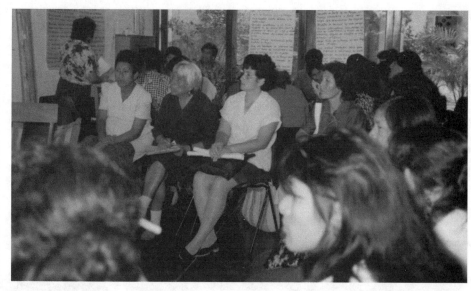

TALLERES DE SALUD.
Flora Tristán

perspectiva de género; e impulsar la formulación de políticas públicas favorables a las mujeres; y el monitoreo de la implementación de las Cumbres de El Cairo y Pekín, procesos donde la Red participó activamente. Los objetivos generales que la Red de Salud se ha propuesto son, entre otros: Promover la salud, los derechos y la ciudadanía de las mujeres a través de todo su ciclo vital, desde la niñez hasta la vejez.

CIDHAL, CUERNAVACA

Comunicación, Intercambio y Desarrollo Humano en América Latina, Centro para Mujeres (CIDHAL), es una Organización No Gubernamental (ONG) sin fines de lucro. Fundada en 1969, es uno de los primeros grupos de mujeres en la región que ha luchado por la salud de la mujer y utilizado métodos participativos, respetando la dignidad de las mujeres, su diversidad y sus comunidades. Se dedican a la vez, a trabajos personalizados utilizando una perspectiva de salud integral, y un trabajo de organización de materiales de educación y apoyo de organización política. Trabajan mayormente en el estado de Morelos, en particular con mujeres de escasos recursos de los sectores urbanos y rurales. Implementan 3 programas: uno de servicios directos en salud integral, un centro de documentación-comunicación dedicado a salud de la mujer, y un programa dedicado a problemas de pobreza y medio ambiente. Ofrecen programas de educación y capacitación que favoren la participación de las mujeres en procesos organizativos, proyectos económicamente rentables, y el respeto y protección de los recursos naturales en la Región Centro-Sur de México. Utilizan los 3 programas y sus diversas prácticas y metodologías para establecer alianzas y asociaciones que apoyen nuevas políticas públicas que favorezcan la salud integral y el respeto a los derechos humanos en toda su amplitud.

TALLER SALUD, PUERTO RICO

Taller Salud es una agrupación feminista que trabaja en pro de la salud de la mujer en Puerto Rico; que celebra sus 20 años de existencia en Diciembre del 1999. Taller Salud ofrece talleres de capacitación y educación en salud de la mujer, con la meta de democratizar el acceso a la educación de la salud y a la obtención de los servicios respectivos. Taller Salud auspicia, entre otros programas, Mujeres Jóvenes por la Paz y el Desarrollo, que promueve cambios en torno a la sexualidad, el embarazo y la violencia doméstica; y Rescatando Tiempo y Espacio para la prevención del VIH/SIDA en mujeres jóvenes y adultas. Utilizando esa base de participación en la comunidad, también participan en foros y redes nacionales e internacionales (lee el cap. 3).

PUNTOS DE ENCUENTRO, NICARAGUA

La fundación Puntos de Encuentro (para transformar la vida cotidiana), organiza grupos de mujeres jóvenes y lleva a cabo actividades educativas en pro de la salud de la mujer. Sus diversas actividades utilizan la imagen de Puntos de Encuentro para expresar opiniones y experiencias diversas, y así promover la construcción de una sociedad inclusiva, amplia y justa. Publican la revista *El Boletín*, y ofrecen un Centro de documentación. Reúnen grupos de jóvenes y mujeres para que ellos mismos decidan cuáles son sus propias necesidades e intereses. Esta fundación está dedicada, tanto a la transformación de las mujeres participantes, como de la sociedad en general. Ofrecen servicios directos de consulta en sala. También organizan La Universidad de las Mujeres, un programa en el que participan mujeres que quieren aprender y compartir sobre los diferentes métodos para asegurar que su trabajo contribuya al desarrollo de las mujeres, y cómo lograr una mayor participación y poder de decisión sobre las cosas que les afectan. Las participantes no tienen que ser graduadas de bachillerato para asistir. Este programa se diseñó para que contribuyera a la formación sistemática de mujeres líderes, dirigentas y promotoras locales, consultoras, técnicas y otras mujeres interesadas. Cada año ofrecen cursos y talleres sobre diferentes temas, como por ejemplo: desarrollo, cultura, política, fortalecimiento institucional, uso del correo electrónico, y metodología para el trabajo de género en ámbitos mixtos, desde una perspectiva feminista, anti-adultista y no discriminativa.

INSTITUTO NACIONAL DE LATINAS PRO SALUD REPRODUCTIVA

INLPSR es una organización en los EEUU que surgió en colaboración con Católicas para el Derecho a Elegir. La misión de INLPSR es de mejorar la calidad de vida de la mujer latina, especialmente su salud reproductiva, por medio del cabildeo, trabajo en red y coaliciones, impactando la política pública y por medio de la información, educación y comunicación. En todas sus actividades, promueven el acceso a la información y servicios apropiados y amplios para latinas, dirigidos a educación sobre la sexualidad, la planificación familiar y la anticoncepción, el aborto, las enfermedades del sistema reproductivo, la esterilización, violencia doméstica, y otros temas relacionados. Publican el boletín bilingüe: *Instantes sobre la salud reproductiva de la mujer*. En los últimos años, se han dedicado a organizar foros regionales con mujeres activistas en salud reproductiva, con la meta de apoyar la organización de una red nacional con sus raíces en las actividades regionales. (lee el cap. 3)

Estrategias de acción:

CELEBRACIÓN EN 1998 DEL 50º ANIVERSARIO DE LA DECLARACIÓN UNIVERSAL DE DERECHOS HUMANOS DE LAS NACIONES UNIDAS.

Esta campaña aportó a la Campaña Mundial por los Derechos Humanos de las Mujeres lanzada por el Centro para el Liderazgo Global de las Mujeres (Center for Women's Global Leadership), de EEUU. Dicha campaña busca enfatizar, específicamente, la salud de las mujeres como un derecho humano y un derecho civil. Muchos países, incluyendo varios latinoamericanos y caribeños, han establecido un reconocimiento teórico de algunos de éstos en sus leyes y políticas vinculadas a la salud. Sin embargo, la realidad demuestra que llevar esto a la práctica conlleva muchos obstáculos. Efectivamente, en la mayoría de nuestros países—con un sistema económico neoliberal en marcha- la crisis del sector salud es dramáticamente evidente, afectando en especial a los sectores más necesitados de la población. La reducción del gasto en salud, ha determinado que las usuarias de los servicios públicos no vean satisfechas sus necesidades más apremiantes; persisten grandes desigualdades en el acceso a los servicios, a los recursos y a la información, en tanto que el esquema privatizador de la salud invade, paralelamente, los escenarios nacionales. En este contexto, es difícil asegurar la real vigencia del derecho a la salud, de los derechos sexuales y reproductivos.

DÍA INTERNACIONAL DE ACCIÓN POR LA SALUD DE LAS MUJERES, 28 DE MAYO.

Desde 1987, el Movimiento de Salud Internacional se ha comprometido cada 28 de mayo a la campaña del Día Internacional de Acción por la Salud de las Mujeres. La primera Campaña para la Prevención de la Mortalidad y Morbilidad Maternas fue vital para impulsar a los gobiernos y organismos internacionales a prestar mayor atención a las diversas causas de enfermedades y muertes relacionadas con el embarazo y el parto, incluyendo las complicaciones del aborto clandestino. Durante 1995 y 1996, la Red Mundial respondió con nuevas estrategias al cambiante escenario mundial y a los nuevos desafíos que enfrentan las mujeres. En la región de América Latina y el Caribe, tras una reunión de evaluación realizada en Cuenca, Ecuador; los grupos integrantes de la Red de Salud decidieron trabajar hasta el año 2000 en una Campaña "Por el Ejercicio de los Derechos Sexuales y Reproductivos", con un llamado a la acción por el "Acceso a la Atención de Calidad en Salud. Un Derecho de las mujeres", vigente en 1997 y 1998.

DÍA POR LA DESPENALIZACIÓN DEL ABORTO EN AMÉRICA LATINA Y EL CARIBE, 28 DE SEPTIEMBRE.

En el 5º Encuentro Feminista Latinoamericano y del Caribe, realizado en 1990, el Movimiento Feminista Latinoamericano decidió declarar el 28 de septiembre como Día por la despenalización del aborto en esta región. Sus propósitos son la defensa de los derechos sexuales y reproductivos; la humanización de los servicios de atención a la salud reproductiva; la lucha por la disminución de la morbi-mortalidad materna; y la promoción de la maternidad voluntaria; es decir, garantizar que las mujeres tengan la opción de decidir libremente si quieren o no ser madres y en qué momento. El aborto es ilegal en la mayoría de los países latinoamericanos y caribeños, salvo en Cuba, Guyana, Barbados y Puerto Rico. Sin embargo, en esta región se realizan más de 4.5 millones de abortos al año en condiciones de clandestinidad, por lo cual las complicaciones de estos procedimientos inseguros continúan siendo la principal causa de mortalidad y morbilidad materna. El Centro de Información y Desarrollo de la Mujer, CIDEM, de Bolivia, coordinó esta campaña durante 1997 e hizo lo mismo en 1998. Para mayor información, el correo electrónico de de CIDEM es: cidem@utama.bolnet.bo

DÍA INTERNACIONAL DE LA NO-VIOLENCIA CONTRA LAS MUJERES, 25 DE NOVIEMBRE.

En 1981 se propuso la creación de un día para celebrar o exigir la no violencia hacia las mujeres. La idea surgió en Bogotá, Colombia, durante el Primer Encuentro Feminista Latinoamericano y del Caribe. La propuesta era un homenaje a las hermanas Minerva, Patria y María Teresa Mirabal, quienes fueron asesinadas el 25 de noviembre de 1960, durante la dictadura militar de Rojas Pinilla en aquel país. Desde entonces hasta la fecha, la lucha por reconocer la violencia hacia las mujeres como un atentado contra los derechos humanos y por exigir que cese, se ha convertido en baluarte del movimiento feminista internacional. Varias redes, entre ellas la Red Feminista Latinoamericana y del Caribe contra la violencia doméstica y sexual, y la Red de Salud de la Mujer, buscan poner en evidencia el impacto de la violencia de género en la salud y calidad de vida de mujeres y niñas. Durante 1997, con el apoyo de UNIFEM, la Red de Salud lanzó la campaña "Por el derecho a vivir sin violencia", con el Llamado a la Acción "Protejamos nuestra salud integral— Digamos NO a la violencia". En estas campañas, grupos regionales realizaron talleres, foros-debates y conferencias de prensa para denunciar la violencia contra las mujeres como una violación a sus derechos humanos. Las actividades se dirigieron a sensibilizar a la opinión pública en general, a los legisladores y al personal de salud en particular, sobre este tema.

OTROS PROYECTOS DE ACTIVISMO EN LA REGIÓN:

Los grupos feministas de América Latina y el Caribe que participaron activamente en el proceso hacia la Conferencia Internacional sobre Población y Desarrollo de Naciones Unidas (CIPD, El Cairo, 1994), se han dedicado a hacer un seguimiento y monitoreo—desde la sociedad civil- de la implementación de sus acuerdos. Por ello—con el apoyo del Fondo de Población de Naciones Unidas, FNUAP- han llevado adelante el Proyecto de Seguimiento de la Implementación del Programa de Acción de la CIPD en 5 países: Brasil, Chile, Colombia, Nicaragua y Perú, cuyo principal objetivo es contribuir a la puesta en marcha de sus acuerdos. Entre otras cosas, buscan fomentar la formación de una Comisión Nacional de Población y Desarrollo, con participación de la sociedad civil, en especial, del movimiento de mujeres. Se seleccionaron 6 ejes temáticos para evaluar la implementación del programa: mejorar las condiciones de las niñas; promover la responsabilidad masculina; promover la participación de las organizaciones de mujeres en políticas y programas de población y desarrollo; incrementar la calidad de servicios de salud reproductiva, con especial énfasis en las zonas y grupos más desprotegidos; facilitar servicios de salud reproductiva y educación sexual para adolescentes; y el tratamiento humanitario del aborto clandestino.

Este tipo de intercambio puede ayudar a reducir algunas de las barreras de nacionalidad, raza, clase y temor que actualmente nos dividen, y puede fortalecer nuestras semejanzas. Como escribiera la trabajadora coreana de la industria del vestido en su diario citado en la página 36: "Todas tenemos la misma vida difícil. Estamos unidas por un mismo hilo". Para concluir citemos a una mujer de la India:

> Podemos sacar fuerza de todos nuestros esfuerzos si todas las mujeres permanecemos unidas, convencidas de nuestro valor, y enfurecidas ante nuestra opresión.

Conferencias Internacionales

1976

El Tribunal Internacional de Crímenes contra las Mujeres se efectúa en Bruselas, Bélgica. La Red Feminista Internacional (IFI) surgió de este encuentro. La IFI, coordinada por ISIS, es un canal de comunicación a través del cual las mujeres de un país pueden pedirles ayuda a las mujeres en otros países – por medio de telegramas y cartas expresando la solidaridad con sus acciones, por ejemplo.

1977

1) Se efectúa la Primera Reunión Internacional de Mujeres y Salud en Roma, Italia.

2) Como parte de la Década Internacional de la Mujer, se efectúa una Conferencia Nacional de las Mujeres en Houston, Tejas a la cual asistieron 20 mil mujeres. Estuvo presente una delegación de la Campaña Internacional de Salarios para el Trabajo Doméstico. Wilmette Brown, del grupo de Mujeres Negras a favor de los Salarios para el Trabajo Doméstico de los EEUU, afirmó: "Nuestra lucha por tener nuestro propio dinero no es para poder unirnos al *hombre* que se encuentra encima del mundo. Nuestra victoria es una invitación abierta a compartir la riqueza".

1979

Se realiza la Conferencia Feminista en Bangkok, Tailandia. Las participantes del Tercer Mundo decidieron adoptar el término *feminismo* a pesar de la imagen distorsionada que le han dado los medios de comunicación. Se reconoce la existencia de un *feminismo nativo* que consiste en el cuestionamiento que hacen las mujeres del Tercer Mundo del concepto de "desarrollo" y en preguntarse si las mujeres realmente *querían* integrarse a este proceso a respecto de los términos igualitarios. Estas mujeres definieron el feminismo en términos de dos metas a largo plazo: uno, el logro de la igualdad, la dignidad y la libertad de decisión de las mujeres a través del poder de controlar nuestros cuerpos y vidas en el hogar y fuera de él; y dos, la eliminación de cualquier forma de desigualdad y, opresión por medio de la creación de un orden económico y social más justo a nivel nacional e internacional.

1980

En Copenhaguen se realiza la Conferencia de Mediados de la Década, de la Mujer de las Naciones Unidas. Hubo además un Foro de los ONGs, una conferencia paralela que contó con la asistencia de 8 mil mujeres. El tema fue el Desarrollo, la Igualdad y la Paz.

1980

Se efectúa la Segunda Reunión Internacional de Mujeres y Salud en Hanover, Alemania.

1981

Se realiza el Tercer Encuentro Internacional de Mujeres y Salud en Ginebra, Suiza. Fue organizado por ISIS y Dispensaire de Femmes. Se reunieron 500 mujeres que trabajan en el campo de la auto-ayuda de 35 países diferentes para intercambiar conocimientos, experiencias e ideas.

1981

Se efectúa la Primera Reunión Feminista de América Latina y el Caribe en Bogotá, Colombia.

1982

Tiene lugar la Conferencia Nacional de Salud de la Mujer de Nueva Zelandia.

1983

Se convoca la Segunda Reunión Feminista de América Latina y el Caribe en Lima, Perú

1984

Se realiza la Reunión sobre los Derechos Reproductivos de la Mujer y el Tribunal Internacional de la Mujer en Amsterdam, Holanda.

1985

1) Se realiza la Tercera Reunión Feminista de América Latina y el Caribe en Brasil.

2) Se efectúa el Foro de las ONGs de Mujeres en Nairobi, Kenya coincidiendo con la Conferencia del Fin de la Década de la Mujer. La Década Internacional de la Mujer sirvió fundamentalmente para crear más conciencia en todas nosotras, de la magnitud de la *exclusión* de las mujeres del proceso político en cada continente. El reto de las siguientes décadas es mantener una conciencia de la necesidad del cambio y de la plena participación de las mujeres, así como de impulsar la implementación de los logros que con tantas dificultades hemos ido obteniendo.

1987

Se realiza la Quinta Reunión Internacional de Mujeres y Salud en San José, Costa Rica. Se reunieron más de 600 mujeres de los 5 continentes. Fue la primera vez que se efectuó esta reunión feminista internacional fuera de Europa.

Se realiza el IV Encuentro Feminista Latinoamericano y del Caribe en Taxco, México.

1990

Se realizó la Sexta Reunión Internacional de Mujeres y Salud en Manila, Filipinas. Asistieron más de 400 mujeres de 60 países diferentes.

Se realizó el V Encuentro Feminista Latinoamericano y del Caribe, en San Bernardo, Argentina. Durante el mismo, se elaboró la Declaración de San Bernardo: El aborto como un derecho. Se declaró el día 28 de septiembre "Día del derecho al aborto de las Mujeres de América Latina y el Caribe". Desde ese momento, cada 28 de septiembre en toda América se realizan campañas e infinidad de actividades por la despenalización del aborto y la concientización de la sociedad.

1992

Primer Encuentro Feminista Centroamericano, que se desarrolla en Nicaragua, con la participación de 500

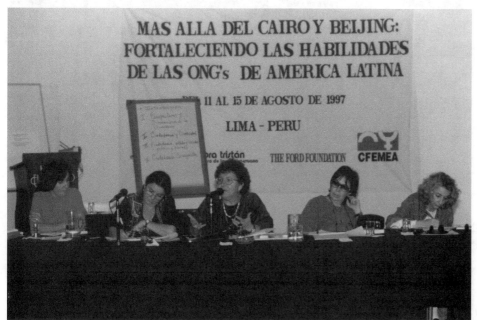

Flora Tristán

mujeres del área C.A. bajo el lema "Historia de Género en Centroamérica; una nueva mujer, un nuevo poder".

Conferencia de las Naciones Unidas sobre el Medio Ambiente y el Desarrollo, Río, Brasil. La agenda de mujeres creada durante la conferencia el año anterior en Miami fue aceptada por los países presentes.

1993

Conferencia de las Naciones Unidas sobre los Derechos Humanos. Reconociendo los derechos de las mujeres como derechos humanos, esta conferencia agregó los temas que afectan a las mujeres—violencia, abuso sexual, y abusos de nuestros derechos reproductivos—en la declaración de los derechos humanos de las Naciones Unidas.

Séptima Reunión Internacional de Mujeres y Salud, Kampala, Uganda. Esta fue una oportunidad para la participación de las mujeres africanas.

1994

Conferencia Internacional de las Naciones Unidas sobre la Población y el Desarrollo (ICPD), Cairo, Egipto. El concepto de la salud reproductiva reemplazó el foco sobre control del crecimiento de la población y su lenguaje, "alcanzar la reducción de la fertilidad", que deshumaniza a las mujeres y permite prácticas abusivas para las mujeres.

1995

Reunión cumbre, Copenhaguen, Dinamarca. Las mujeres fueron una parte integral de la primera conferencia, enfocándose en los temas de justicia social. Durante la Reunión de Copenhaguen sobre la Justicia Económica y los Derechos Humanos de las Mujeres se presentaron testimonios de mujeres de todo el mundo.

Cuarto Encuentro Internacional de Mujeres, Pekin, República Popular de China, Se reitera la importancia de la justicia de género y la igualdad en la casa y en el trabajo, en la producción (trabajo pagado), y la reproducción (trabajo y responsabilidades domésticas).

1996

U.N. Habitat Conference, Istanbul, Turquía, enfatiza los derechos de vivienda para todos, y destaca la importancia de que los grupos de mujeres a nivel popular y los grupos basados en la comunidad, se unan con las autoridades locales y los sectores privados y públicos. Se efectúa la Séptima Reunión Ferminista de América Latina y el Caribe en Chile.

1997

Octavo Encuentro Internacional de Mujeres y Salud, Río de Janeiro, Brasil. Se comparan los logros para la salud de las mujeres desde los encuentros anteriores, contra las realidades de la vida cotidiana de las mujeres. Se hace un llamado para la transformación del estado a través de una discusión pública y de nuevas leyes, y para una mayor responsabilidad del sector privado. Se señala la necesidad de desarrollar nuevas formas de solidaridad, y se establece que el aborto y el SIDA/VHI no sólo son temas de salud, sino también de género.

1999

Se efectúa la Octava Reunión Feminista de América Latina y el Caribe en Santo Domingo, República Dominicana.

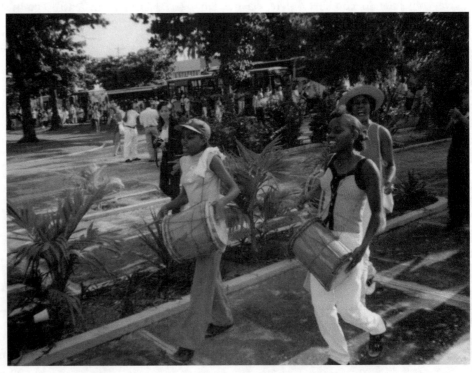

TUMBADORAS EN EL ENCUENTRO VIII R.D.
Tess Ewing

CONTROL DE LA NATALIDAD

Después de casi 20 años de oposición feminista y progresista, el control de la natalidad sigue siendo un elemento dominante en la estrategia del desarrollo y uno de los objetivos básicos de los programas internacionales es la promoción de los métodos anticonceptivos o de anticoncepción. La vieja noción poblacionista sigue viva en el Banco Mundial, las Naciones Unidas, la Agencia Norteamericana de Desarrollo Internacional (ANDI) y toda una gama de agencias públicas y privadas. Aunque a menudo estas instituciones incorporan el lenguaje de los derechos de las mujeres a sus objetivos—al exigir la educación para las mujeres, por ejemplo—es raro que exijan cambios estructurales básicos como la reforma agraria, la redistribución del poder económico y político, o que reconozcan los graves problemas de la deuda internacional. Al enfocar primordialmente la cuestión de la población, a menudo se esconden las causas principales de la pobreza, la degradación del ambiente y los trastornos económicos y políticos del nuevo orden internacional.

Como cualquier ideología, el control de la natalidad ha evolucionado y cambiado con el tiempo. Como respuesta al fracaso de los esfuerzos anteriores por implementar la planificación familiar, ha surgido un sector reformista que exige mejores servicios de salud para la mujer y la expansión de los programas dirigidos a los aspectos de la reproducción. Aunque se les da la bienvenida a estas reformas, la visión no ha cambiado esencialmente. Además no logra cuestionar la premisa básica de las políticas de control poblacional: que el crecimiento acelerado de la población que argumenta, es una de las causas principales del subdesarrollo del Tercer Mundo.

Con el tiempo esta premisa se ha ido ajustando a los problemas de la época y se ha culpado al crecimiento acelerado de la población de una gran variedad de problemas graves: en la década de los 70 se le responsabilizó del hambre y la pobreza, en los 80 del desempleo y la crisis económica y ahora en los 90 de la degradación ambiental. En la actualidad se considera que los pobres y las mujeres en particular, son responsables no sólo de su propia pobreza sino además de la destrucción de la totalidad del planeta.

Hoy en día en los EEUU, las organizaciones ambientales convencionales como el Sierra Club, la Federación Nacional de la Fauna (National Federation of Wildlife) y la Sociedad Audubon han formado una alianza política con las agencias poblacionales en torno a los peligros de las altas tasas de natalidad y de la necesidad de incrementar la ayuda a la población norteamericana de manera masiva. Según la "Declaración de Prioridades de la Población" que circula entre las comunidades poblacionales y ambientalistas: "El crecimiento poblacional, tiene un impacto perjudicial cada vez mayor sobre los sistemas ecológicos globales, y amenaza con derrocar cualquier logro efectuado para mejorar las condiciones de vida". El documento hace un llamado para aumentar masivamente la ayuda para la planificación familiar.

Estos grupos minimizan las principales causas de la crisis ambiental: los sistemas económicos dominantes que derrochan los recursos naturales y humanos al centrarse en las ganancias a corto plazo; el desplazamiento de los campesinos y los pueblos indígenas de sus tierras, presionados por las agroindustrias y las empresas madereras, mineras y de energía; las políticas de las instituciones de crédito internacional, y los patrones de consumo derrochador de los países industrializados y de las elites acaudaladas del mundo.

Aunque las mujeres de muchos países podrían beneficiarse con el acceso cada vez mayor al control de la natalidad y al aborto, la forma en que se define el problema poblacional afecta la naturaleza de los métodos de control de la natalidad desarrollados y los programas que los distribuyen. El Banco Mundial y otras agencias, por ejemplo, a menudo promueven los programas de planificación masiva y el detrimento de otros servicios de salud igualmente importantes como condición para ofrecer la ayuda económica.

En la actualidad, la ayuda internacional a las comunidades está concentrando sus esfuerzos por controlar el índice de crecimiento en la zona del sub-Sahara del África donde según el Banco Mundial, la planificación de la familia debería ser la "piedra angular" de las políticas de salud y de desarrollo. La Oficina de Población de la ANDI, por ejemplo, ha incrementado su ayuda al África de manera considerable, por lo cual el continente recibe más de un tercio de los fondos para el servicio de planificación familiar y la mitad del gasto de la división de pólizas.

El uso de incentivos es uno de los aspectos de los programas de planificación familiar de mayor controversia. Según uno de los textos de trabajo del Banco Mundial, "Ethical Approaches to Family Planning in Africa" ("Enfoques éticos a la planificación familiar en Africa"), los incentivos y desincentivos "pueden tener su lugar en los programas de planificación familiar, pero jamás deberán tener efectos discriminatorios ni coercitivos". Luego los autores pasan a afirmar mostrando una asombrosa lógica retorcida que: "Por su naturaleza, los incentivos y desincentivos se dirigen básicamente a los pobres ya que son los pobres los que fundamentalmente son susceptibles a ellos".

En muchos casos, los elaboradores de políticas han abogado por un enfoque extremadamente "informal" hacia las pruebas y seguimientos médicos de anticonceptivos muy efectivos, pero a la vez riesgosos para la mujer. En una carta, por ejemplo, de la Oficina de Población de la ANDI dirigida a la Federación Internacional de Paternidad Planificada, afirma:

Desde nuestro punto de vista, los programas de planificación familiar imponen muchísimas barreras al servicio, las cuales estamos seguros de que obstaculizan la efectividad y el impacto de los programas, sobre todo de los anticonceptivos hormonales. Un ejemplo común de lo que queremos implicar con el concepto de barreras médicas es el pensamiento conservador médico (por ejemplo, retirarle la píldora a una mujer por un tiempo si desarrolla dolores de cabeza, tan solo por irse a la "segura"... preferimos ni siquiera usar el término... contraindicaciones ... ya que puede tener connotaciones extremadamente negativas. . .).

Los peligros concretos de tal enfoque de "caballeros" hacia la seguridad de los anticonceptivos se ilustra con el caso de Norplant en Indonesia. El Consejo de Población de Nueva York desarrolló Norplant, un sistema de implante de progestina que se inserta bajo la piel de uno de los brazos de la mujer para evitar el embarazo por 5 años por lo menos (lee el cap. 18). Tanto para insertar el implante, como para retirarlo, es necesario aplicar anestesia local y requiere una gran destreza médica. El uso ético del medicamento depende de las pruebas y el seguimiento médico adecuado y, lo que es más importante aún, tener acceso al personal y al equipo apropiado para retirar el implante cuando se requiera.

Un informe interno del Consejo de Población revela muestras escalofriantes del abuso de Norplant por parte de los administradores del programa de población de Indonesia. A menudo se les insertó Norplant a casi medio millón de mujeres sin prevenirles sobre los efectos secundarios ni plantearles alternativas, sin pruebas de embarazo, ni esterilización los equipos. A muchas ni se les explicó que se debían retirar el implante 5 años después.

Peor aún, al pedirlo no se les garantizó que se les retiraría, no sólo por falta de personal adecuado sino, lo cual es aún más importante, para alcanzar los objetivos demográficos del gobierno de Indonesia. Como afirmara un funcionario de las oficinas de población de Indonesia: "Se les dice que tiene que durar 5 años, y dan su palabra de honor... y las personas de las áreas rurales jamás se retractan de una promesa. Si solicitan que se les retire el implante, se les recuerda que dieron su palabra de honor".

A la vez que enfrentan programas de control poblacional extremadamente celosos, las mujeres deben además luchar contra un movimiento en contra del aborto y los anticonceptivos bien financiado, que pretende negarles el acceso al control básico de la natalidad y a los servicios de aborto. Entre ambos extremos, el control poblacional convencional puede parecer razonable a muchas de ellas. Sin embargo, el enfoque estrecho sobre las *cifras* humanas oculta los *sistemas* humanos de explotación—la explotación de las mujeres por parte de los hombres, de los pobres por los ricos, de los negros por los blancos—que crearon esas cifras elevadas. El control poblacional jamás reemplazará la justicia social.

Este artículo es una versión actualizada y ampliada del discurso "Una evaluación feminista de las políticas y programas poblacionales" leído por Betsy Hartmann ante la plenaria de la Sexta Reunión Internacional de Mujeres y Salud en Manila, Las Filipinas, el 5 de noviembre de 1990. Hartmann escribió *Reproductive Rights and Wrongs: The Global Politics of Population Control and Contraceptive Choice*, (*Aspectos positivos y negativos de la reproducción: La Política Global sobre el Control Poblacional y las decisiones sobre los anticonceptivos*) , Nueva York: Harper & Row, 1987.

En Chile se estuvo investigando el uso del Norplant en 6 centros de salud. Las mujeres que lo recibieron manifestaron lo siguiente: Un tercio de ellas dijo que el implante se les notaba y que eso las molestaba; las que amamantaban no detectaron efectos secundarios en el lactante pero un 45% de ellas informaron que sangraban esporádicamente, y un grupo de estas mujeres informó que los médicos se habían negado a retirarles el Norplant. (Este es uno de los principales abusos de las políticas de control de la población).

En Argentina se ha dado una situación diferente al resto de los otros países latinoamericanos, las políticas de población fueron pronatalistas, debido a que había una baja densidad de población. Por lo tanto, el tener muchos hijos era considerado un acto de patriotismo y por ley se prohibió el asesoramiento sobre métodos anticonceptivos en los hospitales y centros de salud públicos. Actualmente esta ley fue derogada, pero no se ha organizado ningún programa de asesoramiento de planificación familiar. En algunos hospitales existen servicios que brindan información sobre el tema gracias a la iniciativa de algunos profesionales. También existen centros privados gratuitos o de bajo precio de asesoramiento en planificación familiar. Lamentablemente, muchos de estos lugares privados o públicos no brindan un asesoramiento integral, sino que imponen sus ideologías, independientemente de lo dañino que pueda ser para las clientas.

Capítulo 2

SISTEMAS DE SALUD Y LA POLÍTICA DE LA MUJER

Por Ester Shapiro Rok, Maria Aguiar (BWHBC), y Nirvana González (Taller Salud, P.R.).
Basado en el capítulo de Norma Swenson, Wendy Sanford, Judy Norsigian, George Annas, Carol Sakala, Hilary Salk, y Judith Dickson Luce.

Con agradecimientos especiales a Nancy Krieger. Contribuidoras a las ediciones previas: Nancy Krieger, Anne Kasper, Ellen Shaffer, Steffi Wolhandler, Karen Kahn, Jacqueline Lapidus, Arnold Relman, Philip R. Lee, Roz Feldberg, Julie Friesen, Anne-Emmanuelle Birn, Marianne Whatley, Sherry Leibowitz, Joan Rachlin, David Banta, Gene Bishop, Mary Fillmore, Mary Howell, Judy Norsigian, Sheryl Ruzek y Karen Wolf. Revision de1992 de Amy Alpern, Robin Blatt, David Clarke, Kathy Simmonds, Norma Swenson, Nancy Worcester, Barbara Perkins, Lucy Candib, Nancy Todd, y Mary Stern.

El sistema de salud y las mujeres

El objetivo que está implícito en el feminismo es el siguiente: lograr una sociedad que esté organizada alrededor de las necesidades humanas, una sociedad en la cual la curación no sea una mercancía distribuída conforme a los dictámenes del lucro, sino que sea parte integral de la vida comunitaria... en la cual la sabiduría sobre la vida diaria no sea dominio exclusivo de los "expertos", o distribuída como una mercancía, sino que surja de la experiencia de toda la gente y que sea libremente compartida. Barbara Ehrenreich y Deirdre English, Para su propio bienestar, 1978.

El sistema de mercado, transformado en credo neoliberal, aunque se realiza en el ámbito mercantil, ha modificado la cultura invadiendo los sentimientos, las emociones, la política, la estética y la ética de nuestras sociedades. Ha cambiado las formas de valorar, de desear, de soñar, de amar, de sufrir, de trabajar, de gozar, de trascender, de enfermarse y de morir. Ha impuesto un nuevo paradigma donde todo cambia. Cambia la vida cotidiana y cambia la historia; también la forma de concebir el desarrollo, y la forma de entender la salud y garantizarla. Como en el modelo actual la pobreza se feminiza, son las mujeres quienes viven la cara más amarga de la deshumanización del modelo. María Isabel Matamala, Revista Mujer Salud, 3/97.

Estamos viviendo unos cambios constantes en el campo de salud. El mundo entero está de acuerdo en que la democracia como ideal político depende de la salud y educación de los pueblos. En los foros nacionales e internacionales, se habla mucho de justicia e igualdad como ideales democráticos; pero siguen existiendo tremendas diferencias en el acceso al servicio de salud y a las condiciones de vida que apoyan la buena salud. Las políticas neoliberales, que glorifican la libertad para los mercados económicos, han tratado de convencernos de que los mercados capitalistas sin restricciones son la única solución para el bienestar social. La dura realidad nos enseña que estos sistemas benefician más al pequeño porcentaje de personas ricas que a la gran mayoría. Cada vez hay más pobres en el mundo, la mayoría de ellos mujeres, niñas y niños. Las familias de clase media descubren que para sobrevivir y adelantar un poco tienen que trabajar más que nunca. Las expectativas de los trabajos en el nuevo mundo neoliberal nos exigen que sacrifiquemos la calidad de nuestras relaciones humanas que tanto valoramos en nuestras culturas. Los gobiernos se dedican menos a proteger a sus ciudadanas y ciudadanos, y más a proteger las industrias privadas. La privatización de los servicios de salud, significa convertirlos en negocios con fines de lucro. Para los países de América Latina que lucharon contra las dictaduras para establecer sociedades más justas, las nuevas injusticias de las economías de mercado no son más que un engaño cruel.

En los EEUU, se conoce lo que ocurre cuando el sistema de salud se entrega a manos de los médicos y las industrias con fines de lucro. Aunque la medicina en EEUU se declara la mejor del mundo, las cifras revelan que dicha afirmación es una mentira. El sistema médico gasta más dinero que en otros países industriales y su servicio es de inferior calidad. El sistema funciona de una manera diferente para los ricos que para los pobres y una mujer con recursos económicos, tiene que protegerse de operaciones e intervenciones innecesarias o destructivas, recomendadas por los médicos y hospitales en beneficio propio. Si tú eres latina, lo más probable es que las únicas personas que hablen tu lengua estén en el equipo de limpieza y que lo más probable sea que no te ofrezcan los servicios de un traductor.

El sistema médico encareció tanto y es tan complicado de manejar que se crearon algunas reformas. En la década de los 80, se desarrollaron nuevos sistemas llamados organizaciones para el mantenimiento de la salud (OMG) . Estas organizaciones controlan los gastos, pero sin ningún compromiso hacia el bienestar de los pacientes. Hoy en día en los EEUU, hay muchísima controversia sobre cómo lograr un cambio en el sistema que de verdad beneficie la salud de la gente. Y son los mismos modelos de privatización de la salud (como si fuera una mercancía cualquiera) los que forman parte de las reformas económicas que se están imponiendo como condición para otorgar préstamos dedicados a la supuesta modernización de nuestros países. Nosotras vemos más claro que nunca, como los modelos económicos neoliberales que aceptan la injusticia social perjudican a las mujeres. Todo lo que se ha perdido en ayudas sociales, se convierte en una obligación para las mujeres, carga que repercute negativamente en tu salud.

Afortunadamente, las herramientas para mejorar nuestra salud y nuestras vidas siempre han estado, y siguen estando, en las manos de las mujeres. Nuestros conocimientos, nuestro cariño, nuestra creatividad y compromiso para lograr las tareas de la vida cotidiana con amor, nuestras reservas de energía que siempre se descubren cuando más las necesitamos, son los hilos que siguen remendando el tejido de valores humanos cada vez más y más dañados. Este libro se dedica a tus necesidades como mujer de América Latina, no importa donde vivas. Vamos a conversar juntas de tus enormes responsabilidades como mujer comprometida al cuidado de otros. Vamos a hablar de la sobrecarga de trabajos que llevas, y de algunas soluciones que han descubierto otras mujeres. Estas soluciones empiezan contigo misma, de

cómo cuidarte mejor para poder seguir cuidando a otros. Pero también vamos a dialogar sobre cómo cambiar la manera en que cuidamos a otros, para exigir que no nos quedemos solas con las preocupaciones y obligaciones de los vulnerables en nuestros hogares y comunidades. Tanto los cambios personales como los cambios en nuestras relaciones se pueden lograr solas. Al unirnos con otras mujeres, compartir experiencias y luchar juntas para lograr cambios, afirmamos nuestros valores fundamentales. Nuestras familias, nuestras comunidades, el mundo entero necesita nuestra energía y nuestra visión.

En este capítulo, vamos a hablar de los sistemas de salud, de cómo entenderlos y evaluarlos para poder utilizarlos al máximo en nuestro beneficio. El capítulo correspondiente del libro en inglés, se enfoca exclusivamente en el sistema médico de los EEUU. Aunque muchas personas ven ese sistema como un servicio de lujo, nosotras lo analizamos críticamente, y encontramos que es como cualquier otro sistema injustamente dominante, que utiliza las ideologías humanísticas para promover su imagen aunque las traicione en la práctica. Esos sistemas necesitan un sinnúmero de mentiras para explicar por qué los problemas de salud que no se curan con la medicina biomédica, son la culpa del paciente. Lo más importante para las mujeres en cualquier país y región, es aprender cómo usar todos los recursos disponibles, empezando con nosotras mismas. A continuación ofrecemos otra manera de entender cómo mantener la buena salud partiendo de un enfoque de salud integral. Nuestra visión de la salud respeta y aprecia la sabiduría tradicional de las mujeres. Reconocemos el enorme valor de nuestras contribuciones a las familias y sociedades, las cuales ofrecemos con amor y sin pago. Nuestra visión también reconoce las injusticias sociales, que son en gran parte, las verdaderas causas de la mala salud.

En la sección de recursos de este capítulo, detallamos fuentes de información que permiten aprender más sobre cada país y su sistema de salud. La Organización Panamericana de la Salud (OPS) recién publicó su nuevo informe *La Salud en las Américas, Vols. I y II*, que contiene un resumen de los sistemas de salud públicos y privados en el hemisferio. Pero poca de esa información se dedica a la situación de la mujer, y de cómo las supuestas reformas económicas perjudican sobre todo a las mujeres. Dentro de la OPS, el programa Mujer, Salud y Desarrollo se ha dedicado a las experiencias de las mujeres, y tiene sus propias publicaciones y recursos de capacitación, (lee recursos y bibliografía al final del capítulo) y están en proceso de evaluar las reformas económicas y cómo han afectado la salud y el bienestar de las mujeres.

Cuando se habla de sistemas de salud, enseguida las mujeres pensamos en el servicio médico, como si el tratamiento médico fuera el elemento más importante para mantener nuestra salud. Hay que tener en cuenta lo pequeño que es su efecto comparado a otros aspectos de la vida y a la salud integral. Solamente el 10% de la buena salud se debe al contacto con el sistema de salud oficial en todas sus ramas. El otro 90% surge del tejido completo de nuestras condiciones de vida y relaciones humanas: alimentos sanos, agua potable para beber y aire puro para respirar, la calidad de la educación, el trabajo, las condiciones de vivienda, la red familiar y las amistades con quienes compartimos amor, apoyo, descanso y ejercicio. A muchas nos hacen falta algunos (o todos) de estos elementos vitales para la buena salud. La mujer en el mundo moderno tiene más y más trabajo con menos y menos ayuda. Muchas veces trabajamos uno y 2 trabajos en la calle, con otra jornada cuando regresamos a nuestros hogares, además de cuidar a nuestras familias. También nos toca bregar con las preocupaciones financieras porque los ingresos no alcanzan para las necesidades.

Si el sistema biomédico afecta una proporción tan pequeña de nuestra salud, ¿cómo logró tener tanta importancia en las economías e imaginaciones de tantos países? El discurso del neoliberalismo ahora dominante a nivel mundial insiste en que el individuo, al luchar por su propio beneficio, logra a su vez un beneficio para la sociedad. Pero las condiciones del sistema médico en los EEUU nos enseñan que cuando la medicina se practica con fines de lucro, se gasta más dinero, sin obtener una mejoría correspondiente en salud. La medicina enfatiza los tratamientos basándose de tecnologías caras y no otorgan importancia a los aspectos integrales de la salud, ni al valor de las relaciones humanas, a menos que se les pueda sacar algún beneficio económico. La medicina ha llegado a constituir más del 20% de la actividad económica, con resultados inferiores a los de otros países donde se gasta menos. Es un sistema muy bien preparado para responder a emergencias médicas que muestren síntomas específicos; pero tratan a las personas como si las partes del cuerpo fueran algo aislado y enfermo, utilizando soluciones costosas y de alta tecnología, sin considerar muchos de los aspectos que nos ayudan a mantener la salud. En los países de América Latina, el sector público tradicional estaba más involucrado en proveer servicios de salud, pero con las ideologías neoliberales, la privatización de los sectores de servicios públicos ha disminuido esa participación gubernamental. Han ido surgiendo servicios médicos privados para los pocos que los pueden pagar, y para los demás, los servicios de salud públicos están cada vez más limitados.

El sistema de salud se fundamenta en una autoridad absoluta que niega y limita las responsabilidades y capacidades de quienes lo utilizan. Las mujeres, a quienes siempre les toca luchar para proteger y mantener sus familias con escasos recursos, saben bien lo que es responsabilizarse por la sobrevivencia de otros. Las contradicciones entre la ideología económica y nuestra realidad social, perjudican nuestras condiciones de salud. Para recuperar nuestra buena salud bajo estas condiciones necesitamos estar conscientes de los juegos de poder que tanto hablan de justicia e igualdad, pero que

en la práctica trabajan para su proprio beneficio y perpetúan la desigualdad. La mujer que se siente respetada y capacitada para participar en las decisiones de su propia vida, que recibe el apoyo de otras personas en sus tareas para el cuidado de otros, y que sabe identificar los pasos a seguir para mejorar sus condiciones de vida, es la que más goza de una buena salud.

El movimiento feminista y su participación en los aspectos de salud para la mujer

El movimiento feminista ofrece una manera alternativa para entender cómo mantener nuestra salud. Taller Salud en Puerto Rico empezó en 1979, formado por un grupo de mujeres que se había unido para luchar contra los abusos de la esterilización involuntaria. Nirvana González, de Taller Salud, nos cuenta por qué ellas como, colectiva feminista, se dedicaron al tema de salud de la mujer.

¿Por qué la salud? "Al reflexionar, investigar y capacitarnos en temas como la salud reproductiva, relación médico-paciente, sexualidad, las cirugías abusivas o la violencia médica y auto-ayuda como punto de partida, nos convencimos de que la salud era y sigue siendo un instrumento eficaz para agrupar a las mujeres e iniciar el proceso de cobrar consciencia sobre nuestra opresión. Y si bien acudimos al llamado de todas las mujeres, les damos prioridad a las mujeres de escasos recursos por ser las que menos posibilidades tienen de obtener información y un servicio médico adecuado".

"La experiencia nos iba confirmando que habíamos tomado el camino adecuado, ya que todas las mujeres, de una forma u otra, ya sea por nuestra capacidad reproductiva o nuestra condición de género, hemos sufrido de la discriminizacion y del trato abusivo y paternalista de la industria médica. Y la lista de ejemplos que podemos señalar no es nada nuevo para ustedes: histerectomías, mastectomías, cesáreas y episiotiomías innecesarias, la falta de acceso a la información adecuada para tomar decisiones conscientes, la "opción" del aborto sólo para quienes lo puedan pagar, las nuevas tecnologías reproductivas, las grandes campañas para someternos a las terapias de reemplazo hormonal en la etapa de la menopausia, sin mencionar todo el enriquecimiento de las grandes farmacéuticas y de muchos profesionales de la salud que se aprovechan de toda esta situación. Las políticas públicas de salud son elaboradas en base a los intereses económicos de los médicos, hospitales, farmacéuticas y el resto de la industria médica. La mayoría de la investigación y experimentación sobre anticonceptivos y fertilidad se realiza con mujeres, sin su pleno conocimiento de que están sirviendo de conejillas de indias. Por otro lado, la mayoría de la investigación médica no-reproductiva se realiza con hombres y sus resultados son aplicados a las mujeres. En ambas instancias las mujeres nunca conocen los riesgos ni los beneficios de las drogas o medicamentos que toman".

"El tema de salud nos abrió puertas para explorar áreas complejas de la salud de la mujer que hasta ese momento apenas se mencionaban sin embargo, en el debate feminista comenzaron a aparecer, tales como: la salud reproductiva, la salud ocupacional y la salud mental, las cuales se adoptaron por la colectiva como temas de trabajo, para luego centralizar los esfuerzos en el área de los derechos reproductivos".

La medicina como institución, se ha convertido en un instrumento de control social, que afecta particularmente la vida de las mujeres. Si consideramos la frecuencia con la que una mujer solicita servicios de salud a lo largo de su vida, podríamos coincidir con nuestras compañeras de la Colectiva de Boston, en que la vida de las mujeres está "medicalizada". Cuando nos relacionamos sexualmente con otras personas, se espera que acudamos a una médica o un médico para iniciar métodos anticonceptivos y/o recibir algún consejo acerca del sexo. Cuando estamos embarazadas hay que acudir al/la obstetra durante todo el embarazo para asegurarnos de que todo esté normal y a casi ninguna mujer se le brinda otra opción que no sea el hospital para dar a luz a su criatura. A esto le sumamos toda la medicalización del proceso del parto y del cuidado del/la bebé, que con el desarrollo de tanta tecnología, las mujeres cada vez tenemos menos control en este proceso natural, aunque nos hagan creer lo contrario".

"Cuando atravesamos por depresiones, como consecuencia de los problemas en nuestras relaciones personales, la violencia y la sobrecarga de trabajo de nuestra vida cotidiana, se nos recomienda acudir a un psiquiatra. Desafortunadamente, la psiquiatría tradicional lo que hace es medicar aún más a las mujeres, con sus tranquilizantes, antidepresivos, ansiolíticos, etc".

"Cuando llegamos a la menopausia, proceso natural de nuestro cuerpo y nuestra vida, hay que acudir al médico para que nos "sustituya" las hormonas "perdidas". Todas conocemos la cantidad y variedad de propagandas y tratamientos médicos que se han montado para que las mujeres podamos afrontar la menopausia de la manera en que el sistema cree que es más "saludable".

"Si a estos encuentros con médicos o médicas les sumamos todos aquellos que realizamos por otras circunstancias de salud, más cuando llevamos de la mano a hijas e hijos y demás familiares, podríamos concluir que las mujeres hemos desarrollado a lo largo de nuestras vidas una dependencia extrema del sistema médico y de sus profesionales, que usualmente son hombres o entrenadas por ellos. Y esto es así porque creemos en la palabra y el criterio médico como si fuera un Dios. No se cuestiona, no se duda, no se le exige, más bien se le sigue. Todo esto sienta las bases y las condiciones para que la relación médico-paciente sea paternalista y en muchos casos abusivos; para que este ejercicio de poder

se preste una vez más a la práctica de la medicina abusiva para las mujeres, y que por ser una medicina masculina y poderosa, va acompañada de un trato sexista que nunca ha tomado en cuenta las necesidades ni particularidades de nuestro género, ni para el diseño de las políticas públicas de la salud. El movimiento feminista no ha sido nunca una amenaza porque la salud siempre ha sido vista, tal como la enfermedad, como la curación de unos síntomas, y no como un instrumento de lucha, mucho menos de lucha feminista. Y en este aspecto, también nos costó otro tanto, hacerle ver a compañeras del movimiento feminista, que la salud de las mujeres es un asunto feminista y político, que incide en todas las esferas de la vida de una mujer y es la razón de ser de un complejo médico industrial y dominado por hombres que lucra y se enriquece a costa de nosotras."

"Hoy reafirmamos que el trabajo en salud es asunto político-feminista porque la salud ha comenzado a ser, nuevamente, un ámbito de mujeres. Tradicionalmente esta sabiduría había estado en manos de mujeres (magas, curanderas, comadronas, brujas). Con el tiempo se fue masculinizando cuando los hombres se percataron de que tanto el control y la explotación de nuestros cuerpos, como nuestra capacidad reproductiva podría enriquecerlos. Se apropiaron del conocimiento y por lo tanto del poder sobre nuestros cuerpos y nuestras vidas. Las mujeres somos las que ocupamos el mayor número de posiciones de trabajo dentro del sistema de salud y las que más consumimos sus servicios. Sin embargo, nuestra presencia en las esferas del poder de decisión sobre la organización y las políticas de salud es casi invisible. Somos las proveedoras de la salud de nuestras familias, comunidades y sociedad. Velamos por la salud de nuestros hijas e hijos, nuestras parejas, nuestras madres, nuestros padres, las abuelas, el suegro, la suegra y seguimos ejerciendo la función de curanderas, brujas o enfermeras y no tenemos casi ningún poder para cambiar y/o influenciar el sistema médico. En las luchas por mantener o restablecer la salud ambiental en nuestras comunidades estamos en primera fila. La lucha por la continuidad social, la salud emocional y espiritual de nuestras familias y comunidades comienza en nuestros hogares y se extiende a toda la sociedad".

"Con esta filosofía, el movimiento feminista toma parte en la salud de las mujeres. Es un movimiento que ha logrado poner en tela de juicio la "sabiduría" incuestionable de los/as médicos/as, que siempre les han dicho a las mujeres lo que pueden preguntar, exigir, denunciar; imponiendo así, otra relación más de poder en sus vidas. Se ha informado a las mujeres sobre sus derechos como pacientes para que dejen de ser objetos y pasen a ser participantes activas en sus vidas, sus cuerpos y su salud. Le hace llegar a las mujeres "la otra cara de la moneda" en lo que respecta a medicamentos, drogas y tratamientos. Ya no hay que seguir al médico como las niñas que obedecen a su padre. Ahora las mujeres tenemos que asumir una función más consciente, activa y responsable con nuestra salud, a partir de nosotras y para nosotras, porque la salud de la humanidad comienza siempre por la salud de las mujeres".

VISITAS AL MÉDICO EN UN SISTEMA DOMINADO POR HOMBRES

Los países de las Américas, tanto como los del Caribe, ofrecen sistemas médicos y de salud pública muy diferentes. Como no podemos hablar de cada uno de ellos en específico, quisiéramos poder ofrecer un apoyo para las mujeres que viven dentro de sistemas de diversas índoles. Ya sabemos que en los EEUU el sistema de salud está dominado por la medicina particular o privada. A muchas mujeres que necesitan servicios médicos no se las toma en serio ni se les trata como participantes, simplemente se les receta medicamentos o se les hace una cirugía, a fin de callarlas.

Repetidamente he descrito mis síntomas desconcertantes a los médicos. Menciono sólo algunos: paro repentino de la menstruación, temperatura elevada, pérdida de peso, ansiedad, fatiga extrema, náuseas, dolor en las articulaciones, vértigo; pero los doctores sólo han hecho el único diagnóstico que los explica todos, es decir, la "menopausia", sin apoyarse en ninguna prueba. Me han aconsejado ir a una consejería, esperando que yo viva con eso, a pesar del hecho de haberles dicho que los síntomas parecen extremos, que van en aumento y han perjudicado y reducido mi trabajo y mis estudios, mis relaciones personales.

Soy extremadamente bien informada, bien conectada, verbalmente agresiva y sin embargo, tuve que usar todos mis recursos para obtener lo que quería para mi tratamiento de cáncer de pecho: un cuidado médico que fuera consistente con los descubrimientos científicos más recientes y que tomara en cuenta mis necesidades como mujer.

Como una mujer joven, interesada en tener una familia algún día, nunca me informaron que la Cimetidina no debe usarse en pacientes embarazadas o con posibilidades de embarazarse, a no ser que, a juicio del médico, los beneficios inmediatos contrapesen los riesgos potenciales. Debieron haberme informado de esto y debieron haberme dado la oportunidad de tomar la decisión. Esta es una indicación de que mi cuerpo y mis derechos fueron violados. Mi familia me crió para confiar en los doctores, pero ya no confío en ellos.

Las mujeres utilizamos el sistema de atención médica 2 veces más frecuentemente que los hombres. A nosotras nos toca organizar el cuidado médico para los hijos e hijas, los esposos o los parientes ancianos. Somos el 85% de quienes trabajan en atención médica en los hospitales y el 75% del sistema médico como un todo. Llevamos a cabo la mayoría de las órdenes de los doctores—regímenes de tratamiento como dietas especiales, medicamentos y períodos de reposo, entre otros—trabajamos a sus órdenes con o sin sueldo. En casa usualmente somos las primeras a las que si alguien nos dice que no se siente bien, ayudamos a decidir qué hacer. Algunos analistas de la salud incluso nos llaman "trabajadoras primarias de atención de la salud" o "la persona de confianza en el equipo". La mayoría de la comunicación del "paciente" para y con los miembros de la familia fluye a través de la mujer: reportamos signos y cambios, síntomas, respuestas a los tratamientos y a los medicamentos. El sistema también depende de la mujer: nuestros informes directos forman la base de mucho de lo que la medicina llama "resultados científicos".

Estamos comprometidas a promover un modelo de salud integral basado en la sabiduría de las mujeres y sus propias comunidades y culturas. Quisiéramos mostrar cómo el orden médico establecido sigue funcionando al suprimir estas alternativas (los nacimientos en las casas y las parteras, por ejemplo). En los EEUU, el monopolio médico es hasta ilegal, porque es contrario a las leyes antimonopolizadoras de este país. Somos pesimistas sobre el sistema actual, pero creemos en los poderes curativos que tenemos todas nosotras. Tenemos la habilidad para ayudarnos unas a otras al poder escuchar, hablar, cuidar y tocar. Tenemos el poder de unirnos en grupos pequeños como fuentes que comparten información, apoyo y curación. Tenemos el poder de unirnos a los movimientos para cambiar el sistema de salud. Todavía creemos que nosotras, como mujeres, somos las mejores expertas en nosotras mismas. Pero para reclamar esa sabiduría, necesitamos comprender bien cómo el sistema biomédico nos perjudica. Necesitamos unirnos con otras mujeres, y comprender bien que la educación, el apoyo mutuo y la justicia económica son los fundamentos de la buena salud.

En este capítulo, les prevenimos sobre algunos de los peligros de este sistema y ofrecemos algunas estrategias para manejarlos lo mejor posible. Esperamos que ustedes quieran pedir más información sobre su salud y necesidades médicas, que sean más capaces de distinguir cuándo deben buscar a los profesionales, que se sientan más fortalecidas en que pueden cuidarse a sí mismas, y que estén más profundamente convencidas de que la buena salud es un derecho fundamental por el cual hay que luchar.

LAS MUJERES COMO SANADORAS

La historia de la mujer como sanadora es nuestra historia; nos dice de dónde venimos y arroja una luz reveladora sobre nuestra condición actual. Nos pone en contacto con un poder que ha pertenecido a la mujer a través de los tiempos y que ahora reclamamos legítimamente. Sin el pasado, nuestra imagen es incompleta y buena parte de lo que somos se pierde.

Estamos apenas comenzando a descubrir la verdadera historia de la mujer y la curación, porque la historia, tal como ha sido escrita por los hombres, ha pasado por alto a las mujeres. En particular, las comadronas y las "mujeres sabias" (las sanadoras) han sido principalmente pobres y de la clase trabajadora, y como tales, su aporte no ha sido reconocido como significativo para la historia. La investigación de la historia de la mujer está vedada por piezas que faltan y este mismo hecho nos enseña de nosotras mismas de la forma como los clérigos y los hombres médicos han visto a las mujeres. Muchas hemos interiorizado estas perspectivas. Lo que ha sucedido en la evolución y supresión de las mujeres como sanadoras, es crítico para nuestra comprensión de la relación entre la medicina y la mujer de hoy. Nos ayuda a ver la gran diferencia entre medicina y sanación (lee también el próximo capítulo, Salud integral).

EL PODER DE LA MEDICINA EN LA SOCIEDAD

¿Por qué la mayoría de la gente tiene una creencia casi religiosa en la medicina? A pesar de muchas experiencias malas o frustrantes, muchas mujeres dicen: "Tiene que ser mi culpa" o "Era el doctor equivocado". No estamos acostumbradas a admitir que el sistema mismo tiene faltas muy serias. Nos tratan sin respeto, nos niegan información, y después nos acusan de ser irresponsables si no obedecemos sus instrucciones pasivamente. La institución y la ideología médicas han penetrado tanto en la médula de nuestras vidas que la mayoría de nosotras no estamos conscientes de su influencia. Su poder descansa principalmente en algunos mitos que han sido creados para mantener el poder del sistema biomédico. Al principio, es difícil darnos cuenta de cuán influenciadas (y a veces manipuladas) hemos estado por la propaganda médica. Los mitos sobre la medicina se han propagado por el mundo entero, pero el origen de sus promesas exageradas sigue siendo los EEUU. En ese país las industrias biomédicas y farmacéuticas se han unido a un sistema de mercadeo muy poderoso y sumamente perfeccionado. Los negocios de publicidad conocen todas las vulnerabilidades de sus pueblos y las manipulan para vender productos inútiles y hasta peligrosos. Se valora de sobremanera el mantenerse joven. Para lucir joven, el cuerpo maduro se tiene que transformar con drogas, ejercicio y cirugía plástica. Se promete falsamente que si se siguen las instrucciones y se compran los productos que venden los expertos, no se envejece, y casi prometen que si sigues todas las instrucciones de tus médicos, hasta puedes evitar la muerte.

Primero, te venden el mito de que la atención médica en los EEUU es la mejor del mundo. En realidad, gastan más dinero en la atención médica, usan más tecnología médica per cápita que cualquier otro país en el mundo y tienen uno de los porcentajes más altos de doctores y hospitales, pero en realidad se quedan rezagados si se compraran con otros países industrializados con respecto a la expectativa de vida y la tasa de mortalidad infantil; 2 indicadores cruciales y básicos de la salud de la población general. También insisten en que la atención médica ha sido responsable de las mayores mejoras en la salud mundial. En realidad, muchas de las enfermedades infecciosas se empezaron a erradicar en los países desarrollados en el siglo pasado debido a una mejor nutrición y a unas condiciones higiénicas mejores, no por la atención médica. Sus tasas de incidencia ya estaban decayendo cuando se introdujeron el tratamiento médico y las vacunas. La desaparición de estas enfermedades en los países desarrollados, y su disminución en los países en desarrollo, es la causa más importante del aumento en la expectativa de vida en este siglo. La mayoría de las enfermedades crónicas, que son las principales causas de muerte hoy en día en países desarrollados, ha permanecido virtualmente sin cambio a través del siglo. Estudios cuidadosos indican que la atención médica no ha sido el factor más importante para el mejoramiento de las tasas de mortalidad infantil. Factores como la educación, ingresos y raza, nutrición, y control de la fertilidad, han contribuido principalmente a la reducción de la tasa de mortalidad neonatal.

La medicina basa mucho su poder, en la idea de que todas sus recomendaciones surgen de una ciencia rigurosa, y aseguran que está comprobado que los tratamientos médicos son seguros y efectivos. En realidad, la mayoría de los tratamientos, las terapias y las tecnologías médicas aceptados hoy en día, nunca han sido científicamente evaluados en términos de "beneficio". Los monitores fetales y las mastectomías radicales son sólo 2 ejemplos de tecnología ampliamente practicados, antes de evaluarse completamente. La evaluación científica es difícil, consume mucho tiempo y trabajo, es cara y se fundamenta muy poco en fuentes públicas. La mayoría de los doctores no tiene entrenamiento científico o tecnológico y, frecuentemente basan sus recomendaciones en lo que ellos creen que pueda funcionar. Como es difícil hacer experimentos médicos con seres humanos, muchos de ellos se han hecho con pacientes pobres, inmigrantes, o minorías. A las mujeres se les recetan tratamientos solamente evaluados con hombres, mientras modelos de salud integral, o métodos utilizados en otras culturas como yerbas y acupuntura, se rechazan por no ser comprobables científicamente. Nuevas investigaciones sugieren que es el modelo científico en sí el que requiere de un estudio pormenorizado de las actividades curativas, para poder comprobar sus efectos. Por años, la medicina ha insistido en que la religión no es parte del mundo científico y que no tiene nada que ofrecernos en cuanto al saneamiento. Al contrario, estudios rigurosos están comprobando lo que la gente siempre ha sabido: que las oraciones, las creencias religiosas, la espiritualidad, y la participación en comunidades religiosas mejoran la salud de los enfermos y mantienen la salud de todos.

Los médicos nos dicen que la atención médica nos mantiene saludables cuando en realidad, nuestra salud es el resultado de lo que comemos, del agua que tomamos, del aire que respiramos, del ambiente en que vivimos, del trabajo que hacemos y de los hábitos que formamos. Estos factores a su vez son principalmente el resultado de la educación que recibimos, del dinero que podemos ganar y de otros recursos de los que podamos disponer. El control sobre la vida personal, la influencia sobre las fuerzas mayores que cunden en nuestras vidas, las amistades afectuosas y una comunidad que nos apoya son elementos esenciales para la buena salud. Los médicos saben curar enfermedades enfocándose en partes del cuerpo, de manera particular, no miran la salud integral en su tejido social. Para lograr una visión más amplia de la salud, tienen que suceder primero cambios radicales en la sociedad (lee el próximo capítulo).

Cuando vamos al médico, a la clínica o al hospital, cada uno de estos mitos nos anima a confiar en los profesionales, a apoyarnos en lo que aseguran y a seguir sus órdenes. Más aún, cuando estamos enfermas, lo único que hacemos es confiar y quejarnos; estar enfermas nos atemoriza y necesitamos sentirnos consoladas. Nosotras tenemos que ser lo más críticas que podamos, obtener toda la información posible y pedir a nuestra familia y a nuestros amigos que nos ayuden a serlo, ya que los médicos profesionales ofrecen promesas falsas más frecuentemente de lo que pensamos.

LA POBREZA, EL RACISMO Y LA SALUD

La pobreza es la causa básica de la mala salud y de la muerte temprana en nuestra sociedad. Las personas pobres, en su mayoría mujeres, infantes y casi siempre gente de color, tienen más enfermedades y mueren mas jóvenes que la gente con más ingresos y educación. Muchos de sus problemas de salud son enfermedades que resultan de una mala nutrición, peligros en el lugar de trabajo, vivienda inadecuada, contaminación ambiental o estrés excesivo. Las mujeres pobres trabajan una triple jornada: tienen sus trabajos agotantes y mal pagados, y a veces peligrosos en la calle; tienen el cuidado de sus familias en la casa; y les toca administrar el poco dinero que les entra para alimentar a sus familias y pagar el alquiler sin que les corten la luz o la calefacción. Aunque trabajan durísimo, también tienen que vivir con los prejuicios de sus sociedades, que ven a la mujer pobre con hijos como alguien que no trabaja lo suficientemente duro, o que no sabe superarse. Si es cabeza de familia, se le culpa por no tener marido, aunque lo más probable es que él la haya abandonado, emocional y económicamente a ella y a sus propios hijos.

El sistema médico culpa a la gente pobre por sufrir los efectos de la pobreza; es decir, acusa a las mujeres pobres de no cuidarse apropiadamente y de hacer lo mismo con

sus hijos e hijas, y ven el alcoholismo y la depresión en las familias de clase trabajadora como fracasos individuales y previsibles. El presupuesto para los programas Medicaid (Ayuda Médica) y Medicare (Cuidado Médico), que por lo menos ofrecían a las personas pobres y a las personas ancianas un mínimo acceso a la atención médica, han sido drásticamente recortados y tomará décadas recuperarlos. También fueron eliminados los programas como el entrenamiento laboral y los programas de asistencia alimenticia y educación en salud comunitaria, que disminuyen la necesidad de la gente de acudir a la atención médica costosa. El resultado casi inevitable será el incremento de las enfermedades y la muerte entre las personas pobres. Los EEUU y Sur Africa son las únicas naciones modernas e industrializadas sin un servicio de salud pública o un programa nacional de salud. Las mujeres pobres son las que están más alejadas de las facilidades de salud.

El racismo, más aún que la clase social, es una amenaza seria para la salud. En muchos casos, crea más barreras para obtener la atención necesaria. Por ejemplo, dentro de la misma clase social mueren más bebés negros que blancos. La respuesta de la medicina a la brecha creciente de mortalidad infantil entre los que tienen una nutrición adecuada y servicios prenatales y aquéllos que no los tienen, es el proponer centros neonatales aún más costosos. Lo que necesitamos no son máquinas más caras, sino una actitud seria de oposición a los efectos del racismo y de la discriminación de clases en los servicios de salud que reciben las madres gestantes. Pero el liderazgo para tal esfuerzo no vendrá del orden médico establecido, ya que éste está involucrado en las soluciones tecnológicas y farmacológicas a los problemas de salud y a sus enormes ganancias económicas y no les conviene un cambio social.

Aunque la gente de color necesita la atención médica más frecuentemente que los blancos, tiene menos acceso a ella. La gente negra recibe menos tratamiento moderno especializado y permanente para el cáncer y no sobrevive tanto tiempo después del diagnóstico del mismo. De igual forma, y aunque la hipertensión es 82% más alta entre mujeres de color, éstas no reciben mayor tratamiento que las mujeres blancas. Las mujeres pobres y las de color frecuentemente reciben una atención más abusiva y dañina que las demás. Es más probable que sean usadas como "material de enseñanza" en los hospitales, para que así los médicos en entrenamiento puedan practicar las destrezas que usarán luego con pacientes adinerados y en consultas privadas. El abuso de la esterilización es mucho más frecuente. Cuando las clientes no hablan un inglés fluido, son a menudo tratadas como si fueran estúpidas. Así, los estereotipos gobiernan las respuestas de los practicantes. Un paciente pobre o de minorías, que tiene los mismos síntomas que una persona blanca de clase media, recibirá un diagnóstico y un tratamiento diferentes. En las palabras de una mujer de la película: "Apropiándonos de nuestros cuerpos":

> No les importó por qué vine, me enviaron directamente a la clínica "L" ("L" es el código para las enfermedades venéreas). Dijeron: Ella es negra, tiene problemas de la vejiga o una infección vaginal, tiene que ser una prostituta; envíenla a la clínica L.

Cuando tratan mal a las mujeres pobres, éstas no tienen dinero para demandarlos y temen reclamar confiadamente porque creen que no serán atendidas del todo, ya que la atención gratuita puede ser suspendida en cualquier momento. Paradójicamente, cuando las mujeres deciden no volver al servicio, su ausencia da lugar a la acusación común de los administradores de salud: "Ellas simplemente no vendrán, aunque los servicios estén disponibles". De nuevo, culpan a la mujer. Las mujeres pobres también tienen poco acceso a las prácticas alternativas porque también son costosas.

Aunque no estamos de acuerdo con todas las practicas del sistema médico actual, insistimos que cada mujer, no importa su ingreso o raza, tiene derecho a recibir atención. Queremos promover programas sociales que reduzcan la necesidad de acudir a intervenciones médicas caras. Necesitamos trabajar por cambios sociales más profundos, con vistas a eliminar la pobreza y el racismo.

LA RELACIÓN MÉDICO-PACIENTE

Usualmente, la relación entre una mujer y su médico es de profunda desigualdad a todo nivel. Esa relación agrava el desbalance del poder inherente a casi todas las relaciones hombre-mujer en nuestra sociedad. Mayor es el desbalance si el médico es un ginecólogo obstetra con poder sobre nuestro cuerpo en lo más íntimo, o un psiquiatra con la autoridad de evaluarnos como locas o cuerdas, y quien puede decidir si podemos conservar a nuestros hijos o no. Frecuentemente los doctores dudan de nuestra palabra simplemente porque somos mujeres. En nuestra relación con el médico, como en cualquier relación en la que somos menos poderosas, tendemos a culparnos nosotras mismas si algo no va bien.

Es muy importante cambiar este desbalance y mejorar la comunicación. Nuestras historias son cruciales para lograr diagnósticos correctos y también para obtener control sobre las opciones de tratamiento. Los miembros del sistema médico oficial no te lo harán fácil, porque se han acostumbrado a asumir el poder sin tener que considerar a la mujer paciente con igualdad en la relación. A manera de iniciar cambios, podemos presionar para obtener respuestas reales a nuestras preguntas, usando otras fuentes de información además de nuestros doctores (libros, revistas, amigos, enfermeras), buscar segundas opiniones (no de un doctor que es un colega cercano al tuyo, que forma parte del personal del mismo hospital o de la misma especialidad) y llevar a una amiga a las visitas médicas. Inmersos en la propaganda sobre la "necesidad" de dependencia de la mujer, y conformes con el desempeño de su rol paternal y autoritario, muchos médicos reaccionan con sorpresa y hostilidad a nuestra "agresividad" cuando insistimos en tomar parte en las decisiones sobre nuestra salud y atención médica. No tenemos que dejar que esas reacciones nos impidan persistir en nuestros esfuerzos.

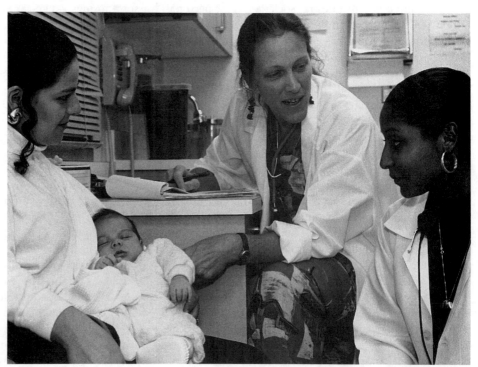

Ann Dowie/The Picture Cube

ABUSO SEXUAL

El abuso sexual a las pacientes es una manifestación violenta del abuso del poder. Apoyadas por el movimiento feminista, las mujeres han denunciado un número creciente de casos de violación por parte de sus doctores. También entre el 5 y el 10% de los doctores han admitido, en encuestas y entrevistas, haber tenido relaciones sexuales con sus pacientes. Algunos de ellos dijeron que esas relaciones no eran dañinas, que por el contrario eran beneficiosas o "terapéuticas" para las mujeres. Cuando una mujer es enviada al psiquiatra, se le culpa de haber "causado " el abuso. Se requiere de mucho valor para poder hablar sobre el abuso sexual de los doctores; frecuentemente, nadie les cree. Los pocos casos que efectivamente llegan a afectar profesionalmente a los doctores, frecuentemente se alargan por meses y luego se resuelven con controles inadecuados para prevenir el abuso futuro.

A pesar del hecho de que el juramento hipocrático y los códigos de ética de todas las sociedades médicas prohiben específicamente las relaciones sexuales con los pacientes, los doctores no han hecho un esfuerzo serio para disciplinar a aquéllos que violan el código. De hecho, la profesión médica se preocupa más por encubrir al colega delictivo, a lo que tibiamente se denomina "indiscreciones".

En las palabras de una psiquiatra:

> Yo denuncié ante la sociedad médica a un psiquiatra que había tenido relaciones sexuales con 2 de sus pacientes. Volví a llamar 2 meses después para averiguar qué habían hecho y me dijeron que el doctor lo había negado todo y era su palabra contra la de las pacientes; entonces abandonaron el caso. Cuando insistí, el presidente del comité de ética me dijo: "Sabes, querida, no somos una organización de consumidores".

Los mismos médicos se ocupan de que un médico problemático se vaya a otra comunidad, sin informarle a la nueva comunidad de su conducta abusiva. En un caso famoso, los miembros de la facultad de la escuela de medicina escribieron cartas de recomendación para un violador condenado que se había ido a una nueva comunidad. Es común que se trate de persuadir a las mujeres abusadas sexualmente de que su doctor se enamoró de ellas. No es una cuestión de inocencia de parte del doctor, ni de psicopatología de parte nuestra, éstos abusan de la confianza que ponemos en ellos (lee también el cap. 11).

Queremos animar a las mujeres a que tomen nota de cualquier conducta peculiar o irresponsable de parte de un médico u otro trabajador en el sistema de salud, a que discutan estas experiencias con otras mujeres, para sentirse respaldadas a tomar acciones si fuera necesario. Se deben escribir minuciosas notas de lo que sucedió, llamar a un grupo local de mujeres o a un centro salud y consultar con un abogado de confianza sobre estas experiencias.

EL LUCRO COMO FUERZA MOTRIZ
EN LA ATENCIÓN MÉDICA

¿Por qué el sistema médico actual no provee servicios que puedan pagarse, ni enfatiza la prevención y la atención primaria? El lucro como fuerza motriz tiene que ser la razón principal. La atención médica es una industria en sí misma—la segunda más grande en el país—y un monopolio. En la última década, ha habido un gran incremento en la "corporatización" de la atención médica, es decir, la creación de cadenas de atención médica comercializadas, salas de emergencia, dispositivos portátiles, CAT de exploración y demás, además de hospitales y asilos—una proliferación de servicios departamentalizados exclusivamente para obtener ganancias. Los centros académicos, las escuelas médicas y los hospitales docentes han creado ellos mismos nuevos contratos y arreglos comerciales sin precedente, equivalentes a millones de dólares, con laboratorios farmacéuticos, todo en nombre de la "investigación científica", pero en realidad conforme a los intereses del complejo médico-académico-industrial. Aquéllos que se benefician de nuestra enfermedad están políticamente bien organizados. Usan sus amplios recursos para mantener el sistema médico libre de la intervención gubernamental. Asociaciones de cabildeo ("lobby") médico como la Asociación de Medicina Americana en los EEUU, la industria farmacéutica, las asociaciones de hospitales, todos apoyan la ganancia como la fuerza motriz de sus operaciones, el sistema de reembolso de honorarios por servicio y el modelo médico de atención por urgencias.

El cuidado de la salud se ha convertido en una mercancía o un bien económico con la ganancia como meta evidente y legítima. Cierta participación del gobierno estadounidense hizo posible que evaluáramos parcialmente el sistema. Esto incrementó el acceso al sistema de los más necesitados en algunas regiones. Los gobiernos que mantienen un compromiso con el bienestar público nos ayudan a vigilar o controlar algunos de los abusos más flagrantes de los sistemas privados. Pero con los nuevos modelos económicos neoliberales, esa participación gubernamental se está debilitando, tanto en los EEUU como en otros países. En el nombre de la modernización, modelos destructivos que manejan la medicina como una mercancía se están imponiendo a los modelos tradicionales de los países de América Latina. Los bancos internacionales dicen que los gobiernos (y su manejo del presupuesto público) de América Latina son ineficientes. Los bancos alegan que dichos gobiernos ofrecen servicios a sus respectivos pueblos que no están a su alcance. Además, los bancos dicen que los ciudadanos tienen que ser más responsables por sus propias necesidades. La privatización de los servicios de salud y la eliminación de programas de salud pública, serán eventualmente parte de nuevas sociedades donde todas vamos a sufrir sus consecuencias. Ya se han perfilado los resultados de esas mentiras en América Latina y en los mismos EEUU, donde los ricos usan su dinero para alejarse más de la creciente población de pobres. Nuestra mayor esperanza estriba en formar grupos de ciudadanos y activistas en nuestras comunidades (lee cap. 3).

EL SEGURO MÉDICO

Como el tratamiento médico es tan caro, muchos ciudadanos le pagan una mensualidad a una compañía de seguros, para garantizar que cuando tengan alguna necesidad médica el seguro se ocupe de cubrir los gastos. En algunos países como Argentina y Brasil, los sindicatos obreros ofrecen su proprio programa de servicio médico. En los EEUU, la mayoría de los seguros médicos privados se obtienen por intermedio de la empresa de trabajo. Eso ha creado una enorme inseguridad para los trabajadores, que se tienen que preocupar porque al perder su trabajo, pierden también su servicio médico. Muchos países ofrecen algún sistema de servicio médico para los pobres, pero en casi todos los sitios este sistema es de inferior calidad. En los EEUU se ofrecen programas federales de seguro médico para los más pobres (Medicaid) y para los ancianos (Medicare). En una época el sistema de seguros recompensaba a los doctores y a los hospitales solamente por servicios de consulta e intervenciones en los hospitales, situación que hizo que el médico recomendara exámenes y cirugías para así obtener salarios altos, mientras las compañías de seguros sencillamente subían sus precios para asegurarse de su propia ganancia. En realidad, los grandes beneficiados del sistema de seguros son los doctores y los inversionistas de las compañías de seguros, cuyos ingresos y beneficios están garantizados en este proceso de espiral ascendente.

LA INDUSTRIA DE LOS FÁRMACOS

En 1996, las ventas de fármacos fueron estimadas en cerca de $85 billones, con un promedio de 20 recetas médicas por familia en los EEUU. Gastan $12.5 billones en publicidad, la mayoría dirigida a los médicos. Es una industria con tremendo poder, y en la cual la filosofía del capitalismo domina con una mínima responsabilidad por el bienestar del público, las compañías farmacéuticas regularmente alcanzan una rentabilidad por inversión de más del 26%, destacándose por encima de cualquier otro sector industrial. Los americanos tienen que pagar más del doble y del triple en fármacos de lo que pagan en Canadá y en Europa. Aunque algunos fármacos salvan vidas y mejoran la calidad de vida para mucha gente enferma, las investigaciones revelan que un número creciente de fármacos, tanto nuevos como viejos, son peligrosos o inútiles. La GAO (Oficina de Contabilidad General del Gobierno) informa que Medicare/Medicaid pagan $40 millones al año en fármacos cuya ineficacia ha sido demostrada. Cada año, por lo menos 1.5 millones de personas van al hospital porque tienen reacciones adversas a los fármacos. Las mujeres reciben dos tercios de todas las recetas medicas, y los fármacos industriales más lucrativos son los anticonceptivos orales, los anticonceptivos inyectables (como Depo-Provera) y los tranquilizantes. Todos conllevan riesgos y son destinados principalmente para las mujeres. Cuando el Departamento de Drogas y Alimentos (FDA) decide que una droga presenta demasiados riesgos, las compañías simplemente la venden en otros países (mira el cap. 1).

La industria compra a los médicos desde que están en las escuelas de medicina. Les ofrece oportunidades de "investigación y viajes de lujo a simposios, tanto como el patrocinio de programas de educación en hospitales y en escuelas". Como ya el entrenamiento de las escuelas de medicina en farmacología es muy inadecuado, los doctores dependen permanentemente de las compañías de medicamentos para la información (o desinformación). Como resultado, los médicos a menudo no pueden o no quieren protegernos de medicamentos ineficientes o peligrosos. Frecuentemente ellos no saben los posibles efectos negativos, y si los saben, muchas veces siguen recetándolos de todas formas. Los doctores también tienden a recetar las marcas de medicamentos anunciados en la publicidad, que son más rentables para las compañías, en lugar de usar medicamentos genéricos que son más baratos para quienes los consumen. Frecuentemente le dicen al paciente que una visita al médico no es completa sin una receta para "resolver" el problema. Muchas veces, los médicos prefieren callar al paciente con una receta y no dedicarle el tiempo para profundizar su conocimiento de la situación. Si los problemas de salud reflejan un aspecto social, con más razón lo quieren callar con una receta médica. Aunque hay leyes y activismo de consumidores respaldando las agencias gubernamentales que supuestamente protegen al público, éstas muchas veces no funcionan. En este caso, como en tantos otros, es importante que te unas con otras personas en tus comunidades (y países) activas en la lucha de la protección al público contra la industria farmacéutica.

Alternativas: modelos ejemplares de servicio médico nacional en Cuba

Algunos países en las Américas con sistemas de salud ejemplares como Cuba, Costa Rica y Canadá, tienen un plan de salud nacional como compromiso con sus gentes. Piensan que sus ciudadanos tienen el derecho humano básico de mantener una buena salud. No aceptan el credo neoliberal que uno merece vivir o morir según sus ingresos. En Cuba, el sistema de medicina antes de la revolución ya era uno de los más desarrollados en América Latina y el Caribe. La mayoría del pueblo cubano, antes y después de la revolución, siempre había apoyado el acceso a la salud y a la educación como bienes sociales. Con la revolución, en 1959, el sistema de salud se conceptualizó como eje central de participación ciudadana en la reconstrucción del país, consistentemente con sus compromisos sociales. Siguiendo la exitosa campaña de alfabetización, grupos de participación popular se organizaron y movilizaron para llegar a todas las comunidades y hogares con la educación de salud, y programas de prevención. La Federación de Mujeres Cubanas (FMC), una organización nacional que fomenta la participación de la mujer en la sociedad y la revolución, ha apoyado varias de las campañas nacionales de salud para la mujer. Las mujeres de la FMC se entrenaron como brigadistas sanitarias en las policlínicas, y fueron parte de un programa extenso para asegurar que toda mujer embarazada recibiera atención médica y educación. También las mujeres de la FMC colaboraron con las policlínicas en programas de detección temprana de cáncer del seno, de la matriz y del útero.

Cuba replanteó las relaciones del médico con sus comunidades iniciando un programa del Médico de familia, en 1984. El médico de familia es el doctor o la doctora encargado del cuidado primario en la comunidad, cuya responsabilidad es vigilar la buena salud de todos sus ciudadanos y no sólo la de los enfermos. El programa coloca a un médico de familia y a una enfermera en una casa del vecindario y allí ofrecen sus servicios médicos. Con ese contacto íntimo con la comunidad, ambos pueden recibir pacientes en sus consultas pero también pueden visitar a los ancianos o darles apoyo domiciliario a pacientes en sus hogares. Los médicos de familia están entrenados tanto en medicina general como en salud pública, y parte de su trabajo es evaluar patrones de salud en sus comunidades y colaborar con los grupos de participación popular para diseñar campañas de educación y prevención. Cuando el paciente necesita un cuidado más especializado, se envía a una policlínicas. Estas clínicas también ofrecen sus servicios de salud con un concepto de participación, prevención, y educación. La práctica de psicología en el país está completamente integrada a los centros de salud. Hay psicólogos que visitan las oficinas del médico de familia y ofrecen sus consultas en la misma comunidad. Otros participan en las policlínicas, ofreciendo servicios de salud mental y trabajando en consultoría con los especialistas médicos. La crisis económica desde el 1991, y el embargo de los EEUU, han limitado el acceso a algunas medicinas y tecnologías que se tienen que comprar en el extranjero. Pero Cuba sigue ofreciendo un sistema de salud accesible y participativo. Han desarrollado un amplio conocimiento en métodos y curativos naturales, que incluyen el uso de yerbas indígenas y métodos de la medicina china. En su compromiso con la salud como parte de una sociedad justa y equitativa, Cuba sigue ofreciendo un ejemplo único en el mundo.

LAS MUJERES COMO TRABAJADORAS DEL SISTEMA DE ATENCIÓN MÉDICA

El sistema médico en los EEUU es una pirámide, con la mayoría de los médicos y administradores varones bien pagados en la cima y con las mujeres—malpagadas y subestimadas—formando la amplia base. Mientras que cerca del 83% de los doctores son hombres, más del 80% de los trabajadores en la atención médica son mujeres: enfermeras, terapistas físicas, técnicos en medicina, secretarias y otras trabajadoras religiosas y personal de servicio y mantenimiento, etc. En los hospitales encontramos que la mayoría de las personas de servicio son mujeres, y que su posibilidad de ofrecer atención y curación está frecuentemente limitada por la carencia de poder.

Las trabajadoras de la salud son parte de un sistema médico del cual tenemos muchas criticas; como la mayoría de los médicos, algunas de ellas están muy "medicalizadas", centradas en la tecnología, muy ocupadas y poco cariñosas. Pero muchas de estas mujeres trabajan dentro de una estructura sobre la que tienen poco o ningún control, lo que les significa mucha frustración y exceso de trabajo. Queremos apoyar a estas mujeres en su lucha dentro del sistema para que sean capaces de brindar una atención más humana y personalizada, para que tengan mejores condiciones de trabajo y para que obtengan mayor control sobre su trabajo.

LA ENFERMERÍA

Desde que los hombres se apoderaron de la salud y la atención médica a principios de siglo, la enfermería ha sido una de las pocas opciones abiertas a las mujeres que quieren un trabajo constructivo y útil, relacionado con la salud. Hoy, de un millón de enfermeras-registradas (RMs) y auxiliares con licencia (LPNs)—el 95%, son mujeres. La enfermería ha sido históricamente una ocupación de bajo estatus. Las enfermeras han sido vistas como las sirvientas y las criadas de los doctores, y la relación doctor-enfermera ha personificado lo peor de la desigualdad hombre-mujer: la mujer tiene que ser obediente y dependiente, mientras que el hombre es (o pretende ser) conocedor y tiene prestigio y poder. Las diferencias de clases exageran este desbalance: la mayoría de las enfermeras vienen de clases media y baja; la mayoría de los médicos de clase alta o media-alta.

Los hospitales, que emplean a la mayoría de las enfermeras en los EEUU, ahora ofrecen mejores salarios pero no mejores condiciones de trabajo. Las enfermeras todavía tienen un control inadecuado sobre los servicios de enfermería y las reglas, que frecuentemente se establecen según los intereses de conveniencia, ganancia y prestigio para los doctores y hospitales. Las condiciones de trabajo para las enfermeras son a menudo pobres, con severa y creciente falta de personal, riesgos laborales e insuficiente movilidad laboral. Dentro de los hospitales, las enfermeras son las principales coordinadoras, administradoras y monitoras de la salud de los pacientes. A pesar de esta enorme responsabilidad, les falta poder administrativo, lo mismo que a las trabajadoras de otros departamentos hospitalarios.

Las mismas enfermeras ven la enfermería como algo diferente a la medicina. En la dicotomía "atención vs. curación", que divide la atención médica hoy, las enfermeras dan la atención diaria: trabajan conjuntamente con los pacientes y sus familias, escuchan, inyectan, enseñan y a la vez hacen énfasis en la prevención. En parte porque los hospitales subvaloran su trabajo, las enfermeras que quieren promociones u obtener un mejor salario tienen que cambiarse a un rol de supervisoras o administradoras. Las enfermeras activistas, que trabajan por el cambio, dicen que ellas quieren cuidar directamente a los pacientes y ser valoradas y pagadas bien por este trabajo. Ellas creen que con este cambio, la atención médica mejorará dramáticamente, pues el cuidado tiene un papel más importante en la "curación" que lo que actualmente la medicina quiere admitir.

A las enfermeras se les ha ido delegando funciones médicas—hacer exámenes físicos, pruebas de conducción, de sangre, comenzar las infusiones de suero, entre otros. Pero ellas hacen este trabajo médico sin mucho conocimiento o control. Por ejemplo, muchas mujeres son hábiles en el uso de máquinas de diagnóstico y tratamiento; muchas ven esto como una pericia que las ayudará profesionalmente. Pero los médicos controlan quién usa la tecnología, cuándo y qué diagnóstico se hace. Todavía es peligroso ir más allá de las "órdenes de los doctores".

Mi amiga Juana trabaja en una casa de cuidados. Uno de sus pacientes tenía un caso terrible de úlcera del cúbito. Ambas hemos usado Aloe Vera para curarnos de semejantes irritaciones de piel. Le sugerí que usara ese remedio. "De ninguna manera", dijo, "me despedirían si uso algo que no ha sido recetado por el doctor.

Las enfermeras, quienes permanecen con los pacientes mucho más que los médicos, han tomado decisiones en los diagnósticos por años, pero se protegen con trucos sutiles para que el médico siga pensando que toma las decisiones, aun cuando la decisión haya sido tomada por ellas. Aún peor, se puede responsabilizar a una enfermera si hace algo que le cause daño al paciente, aunque sólo esté siguiendo las órdenes del doctor.

Muchas enfermeras están sin trabajo, y muchas escuelas de enfermería están cerrando. Como hay escasez de enfermeras las condiciones de trabajo son aún más difíciles. Los problemas económicos han reducido el personal hospitalario y mantenido bajo este volumen.

La frustración de las enfermeras por su dependencia profesional es creciente. El movimiento de mujeres ha afirmado a la mujer en sus capacidades y su valor, y la ha inspirado a expresar su necesidad de obtener mejores condiciones. Dentro de la enfermería ha habido un movimiento hacia la profesionalización. La más influyente de las asociaciones profesionales de enfermería en los EEUU, la Asociación de Enfermeras Americanas, recomienda que todas las enfermeras terminen el bachillerato y estudien enfermería como ciencia en 4 años de estudios universitarios. Están luchando para eliminar el entrenamiento de enfermeras a nivel de técnico. Las enfermeras parteras, anestesistas y auxiliares han desarrollado más destrezas y una fuerte identidad profesional. Desgraciadamente, esa fortaleza las ha impulsado para que traten a otras mujeres trabajadoras de la misma manera que las han tratado los doctores a ellas. En su esfuerzo por sobrevivir en un sistema donde dominan los hombres y los médicos, se prestan a contribuir con un sistema fragmentado, competitivo y jerárquico, en contra de los valores más profundos de la profesión. Muchos aspectos de la profesionalización son controversiales entre las enfermeras mismas, porque éstos enfatizan la educación y las credenciales, y crean una barrera semejante a la del médico con los pacientes. La profesionalización no garantiza el control sobre las condiciones de

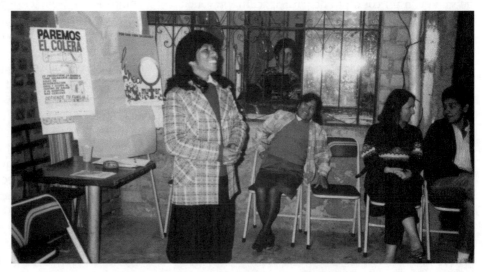

Flora Tristan

trabajo, la seguridad del trabajo y el acceso a los clientes. Cuando las enfermeras especializadas amenazan competir con los médicos—cuando, por ejemplo, las enfermeras parteras o las enfermeras auxiliares atraen la misma afluencia de clientes que antes llenaba las oficinas privadas de los médicos—en lugar de ser fieles a las comunidades pobres en donde la mayoría de los médicos no quieren hacer consulta— su existencia se vuelve precaria.

OTRAS TRABAJADORAS PROFESIONALES EN EL SISTEMA DE SALUD

Las terapeutas físicas y ocupacionales, trabajadoras sociales, nutricionistas y otras trabajadoras de la salud, tienen una posición tan baja en la jerarquía médica, en términos de sueldo y control, que el público usualmente las ve como menos valiosas o hábiles que los doctores. Claro está, cada una es una parte diferente de la medicina, que establece sus propios estándares y que entrena a quienes trabajan en ellos, en distintas y vitales destrezas. Estas trabajadoras nos pueden ayudar a hacer los cambios diarios necesarios para lograr verdaderas curaciones y para prevenir las enfermedades. Sus técnicas apresuran la curación, nos ayudan a vivir con limitaciones físicas y a hacer más fácil la incapacidad, la soledad y el temor que acompaña a la enfermedad. Pero raramente pueden usar sus conocimientos y habilidades. El sistema no permite el acceso fácil del paciente a ellas y frecuentemente no conocen sus servicios a no ser que el doctor les diga: Usted tendrá que aprender más sobre lo que ellas hacen. Puedes solicitar ver a una de estas trabajadoras, si crees que te puede ser útil.

PROGRAMAS DE SALUD EN LAS COMUNIDADES

Muchas personas piensan que debemos tratar de negociar para reducir las enormes inversiones de dinero y el prestigio profesional que tienen los participantes en el sistema médico en beneficio de la comunidad, pero, es imposible que estas personas quieran rebajar sus condiciones para ofrecer algo nuevo para mantener nuestra salud. Tienen demasiado que perder a cambio. Para eso, contamos con otras visiones de salud que se basan en un modelo de salud integral. Pero en países desarrollados, donde todo se vende, esos servicios también son motivados por fines de lucro. Los programas de salud en las comunidades, especialmente los que brindan una crítica social y cultural, están creando nuevos modelos de educación y participación en la salud. Esas clases de programas se ven mas en América Latina y el Caribe. En los EEUU, se utilizan cada vez más en programas de salud pública para los pobres de las comunidades Latinas, Afro-Americanas, y Asiáticas. Estos programas utilizan miembros de las mismas comunidades, que conocen sus situaciones actuales, y quienes participan en el diseño y organización de los programas. En muchos de estos programas, el trabajo con individuos y grupos se incluye como parte de un proceso de desarrollo de la comunidad para mejorar sus condiciones

económicas. A nivel del individuo, enfatizan la importancia de aprender a cuidarse uno mismo y a tomar responsabilidad para mejorar la salud. Esa educación del individuo se realiza a través de su participación en su comunidad y su cultura. Los programas presentan información en Español, utilizando vínculos con la música, la comida, y el baile; reconoce la importancia de relaciones informales y compañerismo, y respetan los vínculos familiares a sabiendas de que para mejorar la vida del individuo, se tiene que transformar la comunidad. Estos modelos de participación, que utilizan miembros de las mismas comunidades para transmitir información y apoyo, son más efectivos en lograr cambios, que los programas de educación en salud sin ese contexto cultural y comunitario. Estos modelos también reconocen la importancia de trabajar con mujeres y con jóvenes para poder llegar a la nueva generación en su formación de valores.

CÓMO APRENDER A MANEJAR EL SISTEMA: ESCOGER Y USAR LA ATENCIÓN MÉDICA, DÓNDE ENCONTRAR (Y NO ENCONTRAR) LA INFORMACIÓN QUE NECESITAMOS

Necesitamos información en lo que se refiere a nuestros cuerpos y a nuestro sistema de atención médica, para así tener algún control sobre nuestras vidas. Este conocimiento nos permite hacer elecciones y nos da algo del control que deseamos. Frecuentemente, cuando visitamos a los doctores, lo que realmente buscamos es información sólida y real, no atención médica. Cuando obtenemos la información real apropiada y algún consejo útil o algunas herramientas, podemos enfrentar pequeñas emergencias y decidir si realmente necesitamos gastar tiempo y dinero en una visita médica. Enfermedades tales como el shock del síndrome tóxico, la enfermedad pelviana inflamatoria, la infección de garganta y algunas infecciones del oído pueden tener serias complicaciones, así que debemos ser conscientes de los síntomas y tratarlos a tiempo. Muchas infecciones simples y aún las más complejas, tales como las enfermedades transmitidas sexualmente, son hasta cierto punto evitables.

Hoy en día, hay mucha más información médica referente a la salud que la que había hace 15 años; alguna es confiable, otra no. Esta sección ofrece una guía de las fuentes más confiables. Es crucial para nuestra salud que obtengamos información de las fuentes que son directas e independientes, fuentes capaces de evaluar el material desde las perspectivas técnicas, feministas y del consumidor.

NOSOTRAS MISMAS

Sabemos bastante de nuestros cuerpos y por lo tanto debemos escuchar y confiar en lo que éstos nos dicen. El enterarnos de algún cambio en nosotras mismas o en nuestros niños es el primer indicador y el más importante de la enfermedad. La mayoría de lo que los doctores saben sobre nosotras es lo que les decimos. Aprendemos mucho de las mujeres en nuestras vidas: nuestras madres, hermanas, tías, abuelas y amigas.

LECTURA

La lectura es importante y podemos empezar en nuestra biblioteca del vecindario. Sin embargo, nos debemos asegurar de que nuestras fuentes sean tan confiables como sea posible. Las revistas y los periódicos, una fuente común, no presentan información completa. Asegúrate de consultar también las guías del consumidor. Cuidado con los folletos y panfletos en la oficina de tu doctor, que muchas veces están preparadas por las compañías farmacéuticas u otros grupos con fines de lucro. Confía más en información preparada por grupos de mujeres en tus propias comunidades (Lee recursos en cap. 3). Hoy en día hay mucha información publicada en la red mundial (lee cap. 4). Ahí también, tienes que tener cuidado en evaluar de dónde viene la información, para asegurarte de que es confiable y correcta.

GRUPOS DE AYUDA MUTUA

Estos son una de las fuentes más importantes, tanto de información como de apoyo emocional. Estos grupos pequeños de mujeres se reúnen para ayudarse mutuamente. Sus temas incluyen aprender sobre el control de la natalidad, el conocimiento de la fertilidad, la menopausia, el cáncer de pecho, DES, autoexamen cérvico, además de muchos otros temas. Aunque algunos de estos grupos se reúnen en las clínicas y los hospitales, muchos de éstos se emplean como manera de asegurarse que las mujeres están siguiendo las instrucciones de los médicos. Evalúa el grupo con cuidado, para asegurarte de que te apoya en tus propias necesidades y que su filosofía

refleja valores importantes para tí. Estos grupos no son jerárquicos: cada miembro desempeña un papel igual. La información es gratis. La base de estos grupos es la creencia de que podemos comprender la información médica, y que ésta nos "pertenece" legítimamente. Las experiencias de los miembros del grupo son una fuente importante de información sobre la salud, la enfermedad y el tratamiento. A través del compartir y del intercambio de historias con otras mujeres, aprendemos mejor cómo usar la información que obtenemos tanto de las fuentes médicas como de las no médicas. Independientes de las instituciones de cuidado médico y de los profesionales, estos grupos pueden explorar libremente las terapias no médicas y evaluar críticamente las recomendaciones médicas. Cuando los grupos se enfocan un tema específico, frecuentemente son más capaces que muchos médicos de estar al tanto de los tratamientos más recientes. Algunos grupos ya existen. (Lee "Recursos" en cap. 4). Tenemos que iniciar otros conforme la necesidad aumente. Cuando te encuentres una ó 2 mujeres que se quieren reunir, éste será un buen comienzo.

LOS MEDIOS DE COMUNICACIÓN

Hoy en día los medios de comunicación contienen mucha información médica sobre la salud de la mujer. Pocos artículos de la mujer en revistas y en programas de televisión son excelentes, bien investigados y responsables en sus perspectivas. Frecuentemente "un médico experto" presenta solamente su punto de vista, sin presentar las ideas del consumidor. Los reporteros, influenciados por la "pericia médica", pueden divulgar errores repitiendo textualmente como hechos lo que son solamente las opiniones del doctor o asumiendo que el doctor está siempre al día en su información. Algunas veces,

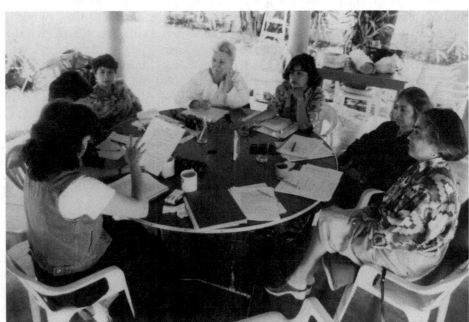

MUJERES ALREDEDOR DE UNA MESA. CIDHAL

las firmas de relaciones públicas contratadas por las compañías de medicamentos o por grupos médicos especializados pagan por dichos programas y artículos en la T.V. y los medios complacen la fascinación humana con el drama, enfatizando las "curaciones" y los tratamientos espectaculares, la cirugía más atrevida, los procedimientos más costosos y altamente tecnológicos. La cobertura de los medios usualmente perpetúa la suposición errónea de que la medicina y la tecnología médica espectacular ofrecen el mejor servicio de una buena salud. Es importante buscar información y presentaciones que ofrezcan soluciones a tu alcance y recuerda que los expertos tienen diferentes opiniones.

CENTROS DE INFORMACIÓN DE SALUD

Hay pocos centros buenos (y relativamente estables) e independientes de información sobre la salud donde las mujeres pueden acudir. Algunos ejemplos son el Centro de Información sobre la Salud de la Mujer de nuestra Colectiva en Boston, que forma parte de una red mundial de Centros de información para la salud de la mujer. En estos centros, cualquiera puede ir a leer y a aprender de dichos materiales informativos. Allí se encuentra información sobre cuáles son las controversias, los remedios caseros que las mujeres han utilizado por años, los riesgos y las posibilidades de los diversos tratamientos alternativos y no médicos. Muchos de estos centros también tienen información sobre algunos practicantes de salud tradicional y de salud integral y de cómo establecer contacto con mujeres que han sobrevivido situaciones similares a las tuyas. En dichos centros para mujeres en América Latina, existe un fuerte compromiso con las metodologías de educación popular y el uso de información para capacitación de mujeres en la comunidad. En esos centros existe un modelo de salud integral, una perspectiva política y social, y un compromiso tanto al apoyo mutuo como al cambio social. Estos elementos ayudan a la mujer a utilizar la información, al mismo tiempo que sus propias fortalezas y las de otras mujeres. Lee las descripciones de grupos como Taller Salud en Puerto Rico, CIDHAL en Cuernavaca, Puntos de Encuentro en Nicaragua, y ALAS en Boston (En los capítulos 1 y 3).

TRES PASOS PARA COMENZAR A OBTENER UNA MEJOR ATENCIÓN MÉDICA

Todas nosotras necesitamos apoyo cuando hacemos una visita médica sobre un tema serio. Cualquiera de nosotras que conoce de temas médicos pierde mucha de esa confianza cuando se trata de su propia salud o la de un ser querido. La situación se pone peor cuando existen diferencias en el lenguaje y la cultura. Prepárate bien para aprovechar la visita, hacer las preguntas necesarias, y participar activamente en tu propia salud.

PASO 1: ANTES DE TU VISITA: Habla con otras mujeres sobre los doctores y las clínicas que estás utilizando. Contacta grupos de mujeres o grupos de consumidores para obtener una mayor información sobre los costos, las actitudes y la competencia médica de un grupo de practicantes o clínicas. Pídele a algún pariente o amiga que te acompañe. Es especialmente útil si es alguien de confianza y que se siente cómoda con el lenguaje médico, y no tiene miedo al hacer preguntas. Si necesitas servicios de traducción, averigua si hay servicio de intérprete médico disponible para tu visita. En los EEUU, estos servicios son obligatorios por ley, pero no siempre se ofrecen sin solicitarse. Averigua sobre tu propia historia médica y la de tu

CÓMO EVALUAR LOS ESTABLECIMIENTOS DE ATENCÍON MÉDICA Y SALUD

1. ¿Quién está a cargo? (dueños, administradores, equipo)

¿Tienen los consumidores una voz fuerte en el planeamiento y la evaluación de los servicios?

¿Es la dirección suministrada por una corporación externa controlada por una junta o por gente dentro de la misma institución médica?

¿Quién realiza las decisiones en lo que se refiere al cuidado, los servicios, el personal, etc., y quiénes son responsables de tomar las decisiones?

¿Cómo se convierte uno en miembro de la junta?

¿Publican reportes y registros públicos?

2. ¿Hay un mecanismo que reúna a los consumidores para que discutan intereses comunes y los presenten ante la dirección o al personal?

¿Se reúnen los clientes con la dirección?

3. ¿Hay algún procedimiento de denuncia, y si es así, cómo funciona?

¿Se incluyen los que no son médicos en la revisión de los juicios de los médicos?

¿Cuál es el último recurso para un cliente insatisfecho?

4. ¿Cómo se seleccionan los miembros del personal, cómo se evalúan, y qué potencial tienen?

¿Cuáles son las condiciones de trabajo del personal?

5. ¿Hay un directorio que describa el entrenamiento y los antecedentes de los proveedores y los empleados?

6 ¿Cambian los costos y la calidad del cuidado con el tiempo?

Estas son solamente algunas de las preguntas que debes hacer.

familia. Si es posible, lleva esta información escrita por si tienes un problema, escribe cuándo comenzaron los síntomas, etc. Haz una lista de preguntas.

PASO 2: DURANTE TU VISITA: Pídele firmemente al practicante que explique su evaluación del problema, su plan de tratamientos, exámenes y medicamentos en una forma clara y comprensible. Toma notas, o pídele a tu amiga que lo haga. Pídele al doctor que te recete los medicamentos por sus nombres genéricos en lugar de sus marcas (Ej.: aspirina, no Bayer). Esto te ahorrará dinero. Habla con las enfermeras y los asistentes. Usualmente estos son fuentes de valiosa información y apoyo y podrían explicar las cosas mejor que los doctores. Pide un resumen escrito de los resultados de tu visita y de cualquier examen de laboratorio. Tienes derecho a una segunda opinión. Si te recomiendan una serie de exámenes costosos o una cirugía, le puedes decir al doctor que vas a esperar hasta que consultes a otro doctor. Esto podría evitar un tratamiento innecesario. No te olvides: es tu vida y tu cuerpo. Tienes derecho a tomar decisiones sobre los medicamentos, tratamientos, métodos anticonceptivos, etc.

PASO 3: Después de la visita, escribe notas sobre lo que ha sucedido. Asegúrate de que sabes el nombre del doctor y la otra gente involucrada, la fecha, el lugar, etc. Discute tus opciones con otras personas. Compara precios en las farmacias. Hay estudios que han demostrado que muchas farmacias de los vecindarios más pobres cobran más que aquéllas de los vecindarios más ricos. Pide en la farmacia que te muestren las indicaciones y contraindicaciones médicas que tiene el fármaco. Solicita información detallada sobre las reacciones con comidas, bebidas, alcohol, aspirinas y otros medicamentos. Pide también las advertencias que están incluidas en el recipiente de la medicina. Asegúrate de que la botella tenga instrucciones claras escritas sobre su etiqueta, ya que existe el riesgo de que otros lo tomen por error o de que cuando viajes al exterior seas acusada de la posesión de drogas. Si recibes un tratamiento deficiente, si te dan los medicamentos equivocados, y si no escuchan tus quejas, es necesario por tu propio bien y el de otras mujeres, que protestes.(Lee "Nuestros derechos como pacientes"). Escribe una carta describiendo el incidente a una o varias de las siguientes personas: El doctor involucrado; el doctor que te refirió; el administrador o director de la clínica u hospital; el director de relaciones con la comunidad de la clínica u hospital; la sociedad médica local; la organización que pagará por tu visita o tratamiento (Ej.: tu sindicato, plan de seguro médico o Medicare); organizaciones que quizás le pagan a este doctor para que atienda a otros pacientes (tales como Medicaid o Medicare); el departamento de salud local; el consejo de salud de la comunidad o agencias comunitarias; grupos locales de mujeres, revistas, periódicos.

Reconocemos que es difícil para una mujer trabajar sola, porque la profesión médica y las instituciones de la salud son muy fuertes y poderosas y se defenderán siempre de las quejas que provienen de afuera. Las pacientes deben trabajar juntas para obtener el tratamiento y los servicios que necesitan. Así que para que los cambios ocurran:

TRABAJA CON UN GRUPO...
ENCUENTRA O EMPIEZA UNO

Organizaciones para el mantenimiento de la salud

Respondiendo a los altos gastos de la medicina, y a las divisiones por especialidades, en la última década se han creado nuevos sistemas de cuidado para la salud, llamadas Organizaciones para el Mantenimiento de la Salud (OMS). Muchas de las primeras se organizaron sin fines de lucro. Los miembros se matriculan para en un seguro anual pagado anticipadamente y, excepto por las visitas que requieren tratamiento especial, las visitas de consultorio o ambulatorias y hospitalizaciones están cubiertas. En principio, las ventajas son obvias: "las visitas de medicina general" están cubiertas por un honorario nominal; un precio fijo y predeterminado. Si necesitas servicios especializados, tu OMS organizará y los coordinará como lo haría cualquier practicante de atención primaria.

Las OMS funcionan exitosamente en ciertos aspectos de la salud. Las tasas de hospitalización son más bajas, y probablemente nos protegen de hospitalizaciones no necesarias. Son más baratos que pagar por un seguro hospitalario convencional. Las investigaciones preliminares sugieren que el cuidado médico, evaluado en términos de la salud de sus participantes, son tan buenos como aquellos asociados con los servicios médicos convencionales. Críticos de los OMS insisten que sus servicios cuestan menos porque se ocupan sólo de la "crema", o sea, sus participantes han sido mayormente personas jóvenes y saludables. Pero también hay evidencia de que los costos más bajos tienen que ver con un estilo hospitalario menos intenso.

Las OMS controlan sus costos principalmente a través de estos mecanismos:
➤Cirugías en clínicas en vez de hospitales.
➤Cuidadosas evaluaciones de las admisiones al hospital (para asegurarse de que son necesarias).
➤Pagos a los médicos por salario y no por numero de operaciones.
➤Incentivos a los médicos por mantener bajos costos.
➤Servicios en la casa o en centros no hospitalarios.
➤Decisiones cuidadosas sobre los días que se queda el paciente en el hospital.
➤Evaluaciones de la utilización y calidad de los programas.

Declaración de derechos (De Consorcio Mujer, Perú)

**DERECHOS Y RESPONSABILIDADES
DE LAS USUARIAS DE LOS SERVICIOS
DE SALUD REPRODUCTIVA**

1. Recibir una atención de salud:

Accesible, es decir cerca de donde vivimos y con costos de acuerdo a nuestras posibilidades. Que considere nuestro idioma, costumbres, valores y nos ofrezca las explicaciones que requerimos sobre nuestros problemas de salud; que se nos escuche.

Oportuna, en el momento en que la necesitamos.

Apropiada, que resuelva nuestra consulta, recibiendo atención de personas técnicas y profesionalmente capacitadas.

Digna, es decir, que se nos trate con respeto, consideración y cuidado, promoviendo nuestra estima y valoración personal, y sin ser discriminadas por nuestra raza, situación económica, condición civil, edad o preferencia sexual.

Personalizada, que se nos llame por nuestro nombre, se nos dé confianza y seguridad para hablar de nuestras preocupaciones sin temor. A tener una atención integral que tome en cuenta nuestras características físicas y emocionales así como las culturales, sociales y económicas.

2. Exigir privacidad, es decir que se nos atienda en ambientes reservados y que se nos deje decidir si autorizamos o no la presencia de otras personas durante la consulta. Que la información sobre nuestra situación de salud sea confidencial, salvo en las situaciones en que legalmente se establece que no sea así.

3. Recibir Información veraz, oportuna, completa y en lenguaje claro sobre:

➤las condiciones en que ofrecen los servicios del establecimiento tales como horario, tipo de servicios y nombres de los profesionales que atienden, procedimientos específicos, etc.

➤los costos de la atención y el costo aproximado del tratamiento que requerimos.

➤la enfermedad, problema de salud o necesidad de atención que tenemos; para qué sirven los exámenes que se nos hacen; en qué consiste el tratamiento que se nos recomienda, sus costos, duración, efectos colaterales y riesgos; así como las consecuencias de rechazar o interrumpir el tratamiento. Nuestras preguntas y dudas deben ser respondidas con claridad.

➤si existen otros tratamientos posibles, y de qué manera podemos incorporar lo que sentimos y sabemos de acuerdo a nuestra experiencia y cultura.

➤las acciones o medidas que debemos tomar para asumir con responsabilidad el cuidado, prevención y recuperación de nuestra salud, tomando las decisiones más convenientes a nuestras necesidades de salud.

➤tenemos derecho a recibir, una copia de nuestra historia clínica o informe de alta si estuviéramos hospitalizadas.

4. A elegir habiendo recibido la información necesaria, tenemos derecho a decidir de acuerdo a nuestras necesidades, posibilidades e intereses sobre:

➤el establecimiento de salud y los profesionales que deseamos para la atención.

➤el tipo de tratamiento que se nos proporcionará.

➤cualquier procedimiento o intervención médica, incluyendo los métodos anticonceptivos. Tenemos derechos a dar nuestro consentimiento o negarnos a cualquier tratamiento o intervención.

5. A participar de manera individual u organizada en los programas de promoción y mejoramiento de la salud individual o colectiva en defensa de nuestros derechos. A opinar sobre la atención recibida en los establecimientos de salud, presentando nuestras sugerencias, quejas o reclamos por cualquier irregularidad que veamos en la calidad de atención, aún cuando ésta no haya ocasionado perjuicio alguno; y nuestras felicitaciones si el servicio es bueno. Podemos pedir que todo servicio tenga una persona responsable para recibir nuestras sugerencias y reclamos.

Las OMS pueden también moderar sus costos limitando la elección del proveedor de atención y salud. El trabajar con proveedores seleccionados, permite a la OMS negociar tarifas de pago más bajas, y en cambio les garantizan a los proveedores cierto numero de pacientes.

Estos ahorros los aprovecha el consumidor en forma de pagos más bajos del seguro para la salud. Pero lo más importante es que al negociar solamente con proveedores seleccionados, las OMS se pueden asegurar de que estos proveedores cumplirán ciertos patrones de calidad para todos sus miembros. Los aseguradores tradicionales son incapaces de hacer esto, y el sistema de honorarios por servicio debe confiar ciegamente en la revisión igualitaria y de acreditación voluntaria, por encima del estatus o licencia.

Hemos hablado con gente de las OMS de diferentes partes del país. Algunas observan que es un sistema mucho mejor en el cuidado preventivo y el cuidado durante las enfermedades pasajeras. Sin embargo, muchas describen incidentes aterradores y desagradables de las veces que intentaron obtener un tratamiento durante una crisis; o no pudieron pasar un cuadro de costos que según la administración era sobrecargado o fueron desanimadas por las recepcionistas o los doctores por teléfono. Muchas encontraron que condiciones médicas serias habían sido ignoradas. A otras que tuvieron que recibir cuidado de emergencia en lugares diferentes a los designados, se les negó posteriormente una extensión de la póliza del plan, aun cuando las emergencias parecían ser justificadas. Otras lamentaron que no podían elegir porque cuando preferían usar un servicio diferente, tenían que pagar, lo mismo cuando trataban de obtener algún cambio en el procedimiento durante la hospitalización por maternidad o atención pediátrica. Algunos practicantes de OMS excluyen exámenes importantes porque son muy costosos. Ahora que muchos OMS funcionan con fines de lucro, encontramos que hemos cambiado un sistema en el que nos daban demasiados tratamientos para ganar más dinero, por otro en lo que nos niegan los tratamientos necesarios para ganar más dinero.

Con tanto interés en controlar los gastos en salud, las OMS están funcionando mayormente como compañías con fines de lucro. La privatización y el control de gastos en la salud están empeorando los servicios médicos. Los estados y el gobierno federal, también interesados en limitar los gastos de salud para los pobres y los ancianos, han introducido contratos privados y han cerrado muchas de las clínicas y hospitales públicos. Más que nunca, es importante que las mujeres se organicen para asegurarse de que haya una voz del público en la evaluación de las OMS como servicios de salud. Vemos que las OMS tienen el potencial de mejorar la salud de la mujer porque ofrecen mejor atención primaria y modelos de educación y prevención. Tendremos que esforzarnos dentro de nuestros lugares de trabajo y comunidades así como presionar a nuestros gobiernos para que las consumidoras participen en las juntas de las OMS o en las juntas de las corporaciones que las controlan, y pedir que los planes ofrezcan flexibilidad en los programas que podemos escoger. Tenemos que insistir que las OMS ofrezcan intérpretes competentes, e información consistente con nuestros lenguajes y culturas.

Nuestros derechos como pacientes

Cada una de nosotras tiene derechos legales que nos protegen en nuestra vida diaria, entre los cuales se incluyen un número de derechos particulares como consumidoras de los servicios de salud. Pero sabemos bien que aunque exista una ley, eso no significa que se cumpla. Por eso tenemos que estar bien informadas, y trabajar juntas para asegurarnos de que nuestros derechos legales y humanos se respeten.

En el establecimiento médico, tu derecho más importante es el de controlar lo que le sucede a tu cuerpo. Esto incluye el derecho a estar informada. Eso significa que antes de que empiecen cualquier tratamiento, estés completamente informada de (1) lo que se está planeando, (2) los riesgos y los beneficios potenciales del tratamiento y, (3) las alternativas del tratamiento incluyendo la opción y posibilidades de seguir sin ningún tratamiento. Esta información te la deben comunicar de manera que la entiendas. Si necesitas intérprete en español, esa persona tiene que ser entrenada para esa función y no cualquiera que se encuentra en el pasillo. Tienes derecho de hacer todas las preguntas que tengas y a que éstas sean contestadas claramente antes de que se proceda. Debes pedir un reporte escrito del plan de tratamiento y si el caso no es una emergencia médica, toma todo el tiempo que necesites para decidir. Puedes tomar una decisión y luego cambiar de opinión, ya que el consentimiento informado incluye el derecho a rechazar cualquier tratamiento a último momento. Tienes que estar completamente de acuerdo sin sentirte forzada o presionada por tu médico, miembros de familia u otros.

A pesar de que es un deber legal del médico asegurarse del consentimiento informado, muchos doctores y hospitales no lo hacen. Insiste en una conversación sin presiones. Es común que a los pacientes no se les diga nada o se les diga poco sobre los riesgos de los tratamientos y medicamentos. Una vez que decidas buscar atención médica o estés admitida en algún centro, corres el riesgo de que algunos de tus derechos sean cambiados. Algunas veces los hospitales te dirán que a menos de que firmes

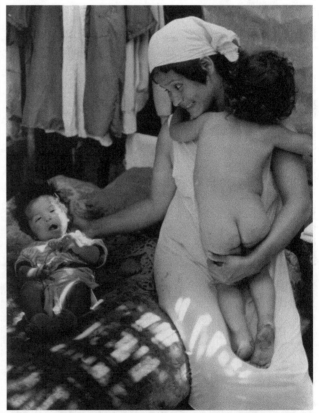

MUJER CON UN BEBITO AÚPA Y OTRO EN LA CAMA AL LADO DE ELLA. Movimiento Manuela Ramos

un formulario en blanco, la cual autoriza al hospital o al médico a hacer lo que considere "necesario", no serás admitida. Los médicos y los hospitales frecuentemente se aprovechan de las pocas excepciones legales que existen para cumplir con los requisitos del consentimiento informado. Es necesario leer cualquier forma de consentimiento muy detenidamente y preguntar sobre los términos técnicos y vagos antes de firmar, ya que tu firma sugiere—incorrectamente algunas veces—que estabas informada. Algunos hospitales piden a los pacientes que escriban su comprensión del procedimiento propuesto en sus propias palabras. Puedes tachar, rechazar o modificar el formulario preparada antes de firmar. Insiste en una segunda opinión si tienes alguna duda sobre el tratamiento propuesto o la cirugía. Recuerda que el firmar un consentimiento general o en blanco no evita que rechaces un tratamiento en cualquier momento o que entables un juicio después. Asegúrate de pedir una copia de cualquier formulario que firmes.

¿Por qué ocurren los abusos? Las escuelas médicas enseñan poco sobre el consentimiento informado o el respeto de los derechos de los pacientes. Algunos médicos creen que estos derechos contradicen sus conocimientos superiores, mientras que otros resienten la pérdida del control total. Algunos temen que con una información precisa y completa el paciente no aceptará el tratamiento o se irá a otra parte. Otros prefieren también discutir las opciones de tratamiento con la familia del paciente. Muchos dicen: "Estoy simplemente muy ocupado para sentarme con cada persona y entrar en una explicación detallada". Algunas cortes o legislaturas estatales han especificado cuál es la obligación del médico en relación con el consentimiento del paciente, pero generalmente depende de nosotras, las pacientes, insistir en la información adecuada y cuidadosa. Somos las mejores y en la mayoría de las situaciones, las únicas defensoras disponibles.

EXPERIMENTACIÓN

Bajo ciertas condiciones, el personal médico está obligado, legalmente y éticamente, a darnos una información mucho más completa y detallada antes de que demos nuestro consentimiento para un tratamiento. Así, cuando:

➤El proveedor utiliza un tratamiento médico, quirúrgico y psiquiátrico no probado (experimental) y el resultado en este caso será por lo tanto desconocido.

➤El estudio que se está llevando a cabo, podría involucrar el no darle a cierta gente un buen tratamiento, para poder comparar los resultados con un tratamiento más nuevo.

➤Se está usando una droga en un proyecto de investigación para un propósito que no ha sido aprobado por el FDA (La institución que aprueba la venta de medicinas y alimentos). Esta situación es extremadamente común entre las mujeres, ya que la mayoría utilizan rutinariamente medicamentos, drogas obstétricas, muchos compuestos hormonales, y algunas drogas y fármacos psiquiátricos aplicados para propósitos no aprobados específicamente por el FDA.

Debido a que se hace mucha investigación en los hospitales de enseñanza, es importante determinar si serás tratada con terapias aprobadas o experimentales. Además, la línea entre el tratamiento y la experimentación es frecuentemente difusa, y debido a que los investigadores son deficientemente preparados o renuentes a protegernos, debemos continuamente hacer preguntas sobre los tratamientos recomendados para que sea evidente que no estamos participando en la investigación sin saberlo. Las situaciones experimentales requieren que los investigadores mantengan un registro de nuestros comentarios, de que entendemos y estamos de acuerdo con el experimento, y de que nos damos cuenta de que la probabilidad de un buen resultado es incierta. Si la investigación tiene lugar en una institución que depende en parte del apoyo económico de los fondos públicos, las regulaciones federales requieren un comité especial llamado "Junta Institucional de Revisión", el cual incluye representantes, tanto del personal médico como de la comunidad no médica, para ser creado. Esta junta debe conceder primero el permiso para el proyecto y luego asegurarse de que estamos adecuadamente informadas y que aceptamos el tratamiento abiertamente. En esta muestra, el investigador está obligado a darte una copia de cualquier formulario de consentimiento informado que firmes.

¿QUE OTROS DERECHOS TENEMOS?

La ley aún no reconoce todos los derechos legales y derechos humanos que debemos tener, pero los activistas de la mujer y los de la salud del consumidor están trabajando para ampliar estos derechos a través de juicios y legislación. Creemos que los médicos y las instituciones deben reconocer todos nuestros derechos y no solamente los que están legalmente establecidos.

Ciertos derechos están garantizados por la Constitución, las leyes federales y estatales y en los EEUU la ley de casos antecedentes, la cual es desarrollada a través de juicios y regulaciones de la agencia federal o estatal (tales como aquellas del departamento de la Salud y los Servicios Humanos y el FDA "Medicare", "Medicaid", etc. de los Estados Unidos). Algunas decisiones tomadas por los hospitales u otros grupos privados pueden afectar también nuestros derechos como consumidoras.

DERECHOS REPRODUCTIVOS

La Constitución de los EEUU nos garantiza implícitamente a cada una de nosotras el derecho a la privacidad, y la Corte Suprema de los EEUU ha determinado que este derecho proteja la habilidad de la mujer para tomar decisiones personales en lo que concierne al aborto, la esterilización, los anticonceptivos y otros asuntos reproductivos. A pesar de que la Corte le ha delegado a cada uno de los 50 estados el derecho a limitar los derechos reproductivos de la mujer donde existe "un interés urgente", ha confirmado el derecho de la mujer a la privacidad en la búsqueda de un aborto. La Corte Suprema, sin embargo, ha determinado que este derecho a la privacidad no es absoluto, y que los 50 estados tienen cierto poder para limitar el ejercicio de este derecho. Hoy en día, tanto los gobiernos estatales como los federales intentan limitar el acceso de la mujer al aborto. Si ellos triunfaran, las opciones ya limitadas de la mujer como usuarias de los servicios relacionados con la reproducción serán aún más restringidos. (Ver cap.22). En América Latina y el Caribe, la lucha para establecer los derechos reproductivos como derechos humanos es eje central de muchas activistas (Lee cap. 1 y cap. 3).

EL DERECHO A RECHAZAR UN TRATAMIENTO

Cada una tiene el derecho legal de rechazar un tratamiento médico en cualquier momento, aun si lo hemos consentido previamente. En cuestiones de vida o muerte, sin embargo, los médicos y los hospitales se oponen a que la persona pueda rechazarlo. Muchos estados han pasado leyes, por medio del uso de una voluntad expresa o por otros medios, que les permiten a los pacientes terminales autorizar el llevar a cabo un tratamiento médico, aunque dicha decisión los pueda llevar a la muerte. Estos estatutos les permiten, tanto a los pacientes como a los familiares buscar una muerte con dignidad, y además proteger a los hospitales de las demandas que podrían tener lugar. Las cortes generalmente han decidido que el individuo competente tiene el derecho a rechazar aun un tratamiento que le pueda salvar la vida, y se han desarrollado procedimientos para determinar si una persona es competente para tomar tal decisión. Una persona es competente si comprende la naturaleza de su enfermedad, los riesgos y beneficios del tratamiento propuesto y el resultado sin un tratamiento. El hecho de no estar de acuerdo con la recomendación del médico no significa que seas incompetente.

Toda el área de la toma de decisiones médicas y la competencia se torna más difícil cuando se requieren decisiones sobre tratamientos para personas quienes claramente son incompetentes, como infantes o progenitores seniles o comatosos. Muchas cortes no permiten que los progenitores impidan un tratamiento que pueda salvar la vida de sus hijos. Este dilema es muy crítico en el caso de infantes o recién nacidos que están severamente impedidos.

Cuando busques servicios médicos en hospitales de enseñanza, debes saber que éste es un ambiente sutilmente coercitivo que te puede hacer difícil rechazar un tratamiento propuesto. En estos casos es difícil hacer valer tu derecho al rechazo, y debes estar preparada para explicar tu posición. Además recuerda que el aceptar una parte del plan de tratamiento no significa el

aceptarlo todo, y siempre tendrás el derecho de abandonar el hospital si tus deseos no son respetados. El apoyo de un familiar u otro defensor puede ser útil en tales situaciones.

EL DERECHO A LA SALUD

Las leyes de los EEUU no reconocen el derecho al tratamiento, excepto en el caso de las emergencias médicas y ya dentro de emergencias de un hospital. Si la transferencia amenazara o afectara la condición del paciente, entonces el tratamiento se debe suministrar, sin tener en cuenta su capacidad de pago.

La carencia de un derecho legal para el tratamiento, cuando se combina con los altos costos del servicio médico, significa que una mayoría recibe un cuidado inadecuado o no recibe cuidado alguno. Hay pocos programas para las mujeres embarazadas y de bajo ingreso y personas ancianas o impedidas; muchos de estos están siendo reducidos—por ejemplo, los pagos del "Medicare" y "Medicaid" son constantemente reducidos-, lo mismo que las ayudas del Seguro Social para aquellos que están temporalmente impedidos, sin importar la edad.

Todos los hospitales en los EEUU que han recibido dineros públicos para la construcción deben asignar cierta cantidad de dinero cada año para ofrecer servicios gratis. Comunícate con tu oficina local de servicios legales para que te envíen una lista completa de los diferentes programas y de los requisitos que se deben cumplir para utilizarlos.

Esperamos que algún día el derecho de cada una de recibir un cuidado de calidad sea garantizado; no obstante, reconocemos que esto no es fácil de obtener. Las activistas de la salud de la mujer y las organizaciones continuarán abogando por estos derechos. Mientras tanto, ofrecemos en este libro listas de las fuentes no gubernamentales, para que aquellas que son afectadas por las reducciones puedan obtener un servicio apropiado.

DERECHOS CONCERNIENTES A LAS HISTORIAS MÉDICAS

En la mayoría de los estados en los EEUU, los pacientes tienen derecho legal de ver, obtener o tener acceso a sus historias médicas. Pero en realidad, muchos pacientes nunca son informados de este derecho y les es difícil y costoso obtener sus registros. Además, muchas instituciones mantienen las historias médicas solamente por un período limitado especificado por la ley. Hay también diferencias de un estado a otro, en los registros médicos y los psiquiátricos, y en los registros de hospitales, doctores y enfermeras; también en los registros de personas menores y de personas adultas. Es importante tener copias de todas las citas médicas para futuras referencias.

Teóricamente, tus registros son privados y solamente el personal involucrado en tu cuidado los puede ver. Sin embargo, con el avance en los sistemas de computación y la gran cantidad de personal con acceso a los registros, las violaciones a los derechos de confidencialidad son cada vez más comunes. Por otro lado, los registros de los médicos son propiedad de los doctores. Algunos médicos te darán copias de tus registros y resultados de las pruebas si las solicitas, y algunos quizá te envíen reportes voluntariamente. De otra manera, tu único recurso será contratar un abogado que reclamará los registros a través de una carta o, en último caso, a través de un juicio. Cuando escojas un médico, pregúntale qué opina sobre el acceso a las historias médicas.

¿CÓMO PODEMOS HACER VALER NUESTROS DERECHOS?.

Nuestros derechos como pacientes significan muy poco si no somos capaces de hacerlos valer efectivamente. El tipo de método usado para hacer valer nuestros derechos dependerá de las leyes del estado y del país, y del tipo de derecho al que se refieren. A continuación damos una lista de las maneras más comunes para ejercer y hacer valer nuestros derechos.

DEFENSOR DEL PACIENTE

Una forma para salvaguardar tus derechos es el llevar a alguien como defensor para todas las citas médicas. Tu defensor puede ser una amiga o amigo, familiar o persona trabajadora de la salud de la mujer—cualquiera en quien confías lo suficiente como para compartir información confidencial. Antes de tu visita médica, discute con tu defensor lo que esperas y lo que quieres que suceda. Asegúrate de que ambos comprendan los tipos de exámenes, diagnósticos, tratamientos o cirugía que son propuestos. Trata de anticipar situaciones que en el pasado te hicieron sentirte impotente o mal informada. Haz una lista de las preguntas que deseas hacer. Si hay más de un médico involucrado en tu caso, tu defensor te puede ayudar a coordinar tu atención. Si el empleado médico tiene dudas sobre tu estabilidad emocional o psiquiátrica (y por lo tanto ignora tus intereses y quejas), un defensor puede hablar por tí.

Aunque a algunos médicos privados no les importa la presencia de un familiar o amigo durante las visitas o exámenes en consultorios, los hospitales pueden ser más estrictos. Sé tan firme como puedas en insistir que tu defensor esté presente, y si tu médico se rehusa sin razón, quizás te conviene hacer un cambio. Algunos hospitales tienen políticas específicas sobre los defensores.

Los grandes hospitales pueden emplear defensores del paciente o representantes del paciente que pueden ser útiles, aunque debido a que representan el hospital, no son libres para representar tus intereses cuando entran en conflicto con los intereses del hospital o del doctor. A pesar de que pueden ayudar con quejas limitadas o administrativas, generalmente no pueden suministrar el tipo de información y de control que son esenciales para hacer valer sus derechos.

MECANISMOS PARA PRESENTAR UNA QUEJA

Si no estás satisfecha con los resultados de una cita médica, no temas presentar una queja. Haz un registro escrito de los eventos tan pronto como ocurran y escribe una carta en borrador que estipule claramente lo que sucede y cuándo sucede. Si tus amigos o familiares tienen información de primera mano sobre los hechos, pídeles que anoten sus pensamientos y observaciones inmediatamente. Si tu queja es contra un profesional autorizado de la salud, envíala a una junta autorizada y apropiada, y envía una copia a la jurisdicción competente y a las sociedades estatales profesionales del Estado. Puedes también contactar un grupo local de salud de las mujeres, para obtener asistencia y apoyo. Cuando presentes una queja sobre una institución (hospital, sanatorio, clínica, etc.) que este autorizada por el Estado, localiza la agencia apropiada de autorización, así como la división para la protección del consumidor en la oficina de un abogado.

Algunas veces es útil discutir tus intenciones con el proveedor antes de presentar alguna queja, ya que esto podría suministrar el incentivo necesario para mejorar la situación. Sin embargo, asegúrate de que todos tus registros y material de apoyo están en orden antes de discutir el asunto con tu proveedor, ya que una vez que esté notificado de tu descontento, puede ponerse más defensivo y limitar o manipular la información incluida en tu historia.

LEGISLACIÓN

El cambiar o el promulgar una ley es un proceso difícil y largo. Requiere la habilidad necesaria para negociar el proceso legislativo y el rendimiento político que proviene de las alianzas que se forman entre los diversos grupos. Solamente un fuerte y continuo apoyo puede ayudarte a resistir los ataques de los oponentes, quienes están muy bien organizados y son poderosos pues han tenido que enfrentarse, en todo el país, a los abogados que defienden la salud de las mujeres. Aunque la vía legislativa es difícil, ésta ofrece la promesa de soluciones más permanentes y amplias que las que se pueden alcanzar a un nivel local.

Capítulo 3

CÓMO ORGANIZARNOS PARA LOGRAR UN CAMBIO

Por Mariana Fernández Guerrero, Graciela Freyermuth,
(Grupo de Mujeres de San Cristóbal Las Casas), Chiapas, México;
Adaptación de Ester Shapiro Rok y María Aguiar (BWHBC);
basado en el capítulo de Eugenia Acuña y Judy Norsigian.

Contribuidoras a ediciones previas: Judy Norsigian y
Rachel Lanzerotti.

ADAPTACIÓN DE MÉXICO, 1995: Graciela Freyermuth,
Mariana Fernández Guerra:

"La adaptación del presente capítulo se realizó a partir de
la información proporcionada por diversos grupos de
mujeres de América Latina y el Caribe, quienes
respondieron a una entrevista realizada a propósito y sin
la cual, no hubiera sido posible actualizar y ampliar la
información y los testimonios disponibles en los
archivos del Grupo de Mujeres de San Cristóbal Las
Casas. También, consultamos series completas de diversas publicaciones especializadas en la problemática de las
mujeres, entre las que destacan: las compilaciones del
Programa Interdisciplinario de Estudios de la Mujer
(PIEM), del Colegio de México, la revista Mujer/fempress,
FEM , el Boletín Internacional sobre Prevención y atención del SIDA y la Revista de la Fundación para Estudios
e Investigación de la Mujer (Argentina) y, por supuesto,
la revista de la Red de Salud/ISIS Internacional y distintas
publicaciones de las organizaciones hermanas con
quienes tenemos intercambio informativo. Esto nos permitió identificar elementos comunes a nuestra realidad
como mujeres latinoamericanas. Una vez que sistemati-
zamos las distintas experiencias para la adaptación de la
información, la selección de las experiencias a incluir se
realizó a partir de las distintas consideraciones de compañeras que participan en el Grupo de Mujeres. No
obstante lo anterior, hubo casos muy concretos, como
los referidos a las clínicas de salud de mujeres que realizan abortos, en los que nos fue imposible hacer las

adaptaciones al contexto, ya que la penalización del
aborto es una realidad que vivimos las mujeres en la
mayoría de nuestros países. Así mismo, fue imposible,
por limitaciones de tiempo y de recursos, llevar a cabo
una investigación respecto a la experiencia que tienen
los Grupos de Mujeres en cuyos países se ha despenaliza-
do el aborto total o parcialmente por un espacio de tiempo limitado o indefinido. El esfuerzo realizado para
poder cumplir con esta responsabilidad en el lapso señalado, sólo es comparable con la inmensa satisfacción que
sentimos al haber colaborado hacia un fin que, al tiempo
que nos trasciende como individuos, nos vierte en una
dimensión más amplia: la latinoamericana."

Mujeres unidas en la lucha por nuestra salud: fuentes de inspiración

La salud no es sólo la ausencia de enfermedades y
malestares. Como mujeres, nuestra salud requiere de un
estado de bienestar que mantenga en balance lo físico, lo
mental, lo emocional y lo espiritual, para que vivamos
en armonía con nuestras familias y comunidades. Para
lograr este estado de bienestar, necesitamos reconocer lo
dañina que es la injusticia social y económica y lo
saludable que es tomar acción para lograr el cambio individual y colectivo. Es un hecho indiscutible que las
mujeres juegan un papel importante en la protección de
la salud familiar y comunitaria. A raíz de esto, nos encontramos en la primera línea de lucha para promover mejoras sociales y económicas. Somos la inspiración y el
apoyo de incontables luchas históricas en Latinoamérica
y en las comunidades latinas en los EEUU. Para
realizarnos y crecer como mujeres, necesitamos mostrar
lo que somos: firmes en contra de la injusticia, audaces al

abogar a favor de los derechos humanos, implacables en lidiar con la violencia social y doméstica, y generadoras de una nueva consciencia social compasiva y consecuente.

En América Latina, los movimientos para mejorar la salud de la mujer se motivaron por otras necesidades y se alimentaron de otras fuentes que los de EEUU. Nuestros grupos de mujeres católicas, feministas y otras comprometidas con el trabajo en salud, decidimos comenzar este movimiento, debido al alto índice de mortalidad por aborto, a los altos niveles de frustración sexual a la incidencia de la Iglesia Católica en la cultura latinoamericana y a la necesidad de apoyo de las mujeres trabajando en salud. Nos propusimos realizar una reflexión sobre estas circunstancias. No ha sido una tarea fácil, ya que estamos cuestionando las mismas bases del poder, tanto de los gobiernos, como de la salud y de la iglesia en nuestro Continente. Fue y es una tarea dura, que a nivel personal produjo muchos cambios, ya que alguna gente cercana y especialmente la Iglesia, fueron separándose de nuestra compañía. Por otro lado, la tarea se hizo tan comprometida y apasionante que le dio un aire renovador a nuestras vidas y a las de nuestras familias. También en el grupo de trabajo se consolidaron lazos profundos de solidaridad y amistad.

Nos indigna la injusticia y la insensibilidad de las leyes, que a nivel del Continente en general, tienen los legisladores para no asumir sus responsabilidades. A su vez la jerarquía eclesiástica no quiere ver la injusticia social y de género, y su pasividad y exigencias religiosas les significan la muerte y la desnutrición infantil a los sectores más pobres; la muerte y esterilidad en muchos casos, a mujeres que tienen que interrumpir clandestinamente el embarazo no deseado, y la cantidad de niños y niñas, que por ser indeseados, nunca conocerán el amor y el afecto que necesitan para crecer sanos. Sabemos que contamos con las compañeras y amigas de lucha con quienes hemos trabajado estos años y en quienes confiamos. Juntas podremos desafiar el poder y el futuro. Creemos que nuestro trabajo es un compromiso ineludible como mujeres, como feministas y como católicas latinoamericanas.

Modelos de organización

La organización para lograr el cambio en nuestras vidas como mujeres puede y debe ocurrir en muchos niveles de acción. Depende mucho, también, de las necesidades propias y las condiciones actuales de vida. Algunas de nosotras nos inspiramos hacia la acción para mejorar condiciones de vida peligrosas o inseguras. En algunas partes de América Latina, todavía hay mujeres que se mueren durante sus partos por falta de acceso a una comadrona u otra ayuda básica. Hay mujeres que viven sin agua potable ni para ellas ni para sus familias. Otras, tenemos mejores condiciones de vida, pero tenemos que vivir soportando prejuicios o injusticias sociales que nos crean barreras para obtener servicios de salud. Es clave hablar con otras mujeres con quienes se comparten experiencias similares de familia y trabajo, para ver si ellas también sienten la necesidad de lograr cambios. Aunque nos han criado para apoyar a nuestros maridos y aguantar lo que sea para preservar nuestras familias, no debemos aceptar abusos físicos ni psicológicos ya que estos destruyen nuestro cuerpo y espíritu, y son dañinos para la formación de nuestros hijos. A muchas de nosotras, el feminismo como movimiento social nos ha brindado una manera de comprender mejor nuestras situaciones como mujeres, en nuestras vidas diarias y en nuestras sociedades. Es más fácil lograr cambios en nuestras vidas si nos unimos con otras mujeres y recibimos su apoyo. Para algunas de nosotras, los cambios a nivel personal

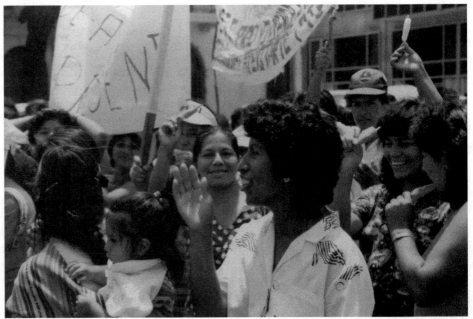

CEM

nos inspiran a unirnos con otras mujeres en acciones concretas para mejorar nuestras comunidades y nuestra sociedad. Hay muchas maneras diferentes de utilizar nuestros talentos y energías como mujeres.

El movimiento feminista para la salud de la mujer en los EEUU y los países europeos del norte nos ha inspirado y apoyado a las mujeres de lo que llaman el Tercer Mundo a crear movimientos internacionales para la salud de la mujer basados en nuestras culturas de América Latina y el Caribe; de Africa y de Asia. En los EEUU, las inmigraciones masivas desde América Latina y el Caribe han aportado algo muy especial con sus experiencias para formar organizaciones basadas en nuestra cultura, y al mismo tiempo han repercutido en la dinámica económica, racial y de justicia social vigente en nuestros países. A pesar de que nuestra voz como mujeres y como latinas todavía no se ha reconocido dentro de las estructuras políticas y organizativas en los EEUU, estamos presenciando una mayor confluencia de energías y métodos organizativos que a nivel mundial van a cambiar la relación tradicional entre el norte y el sur, además de hacer brotar nuevos feminismos participativos y democráticos.

Todas las que luchamos para mejorar las condiciones de vida y de salud con otras mujeres latinas y latinoamericanas reconocemos lo importante que ha sido el movimiento feminista en los EEUU al inspirar y apoyar el desarrollo de nuestra consciencia y acción política. A la vez, vemos que nuestras organizaciones, creadas para lograr el cambio, han surgido de otras realidades históricas, económicas y culturales, y que éstas representan otros valores y responden a otras condiciones de vida. Al contrario de la sociedad latinoamericana que valora la interdependencia, en los EEUU la sociedad valora más los logros y derechos de los individuos. Un ejemplo de ello es que en este país, se ganó el derecho al aborto utilizando las leyes que protegen la privacidad del individuo, y no los derechos reproductivos en sí. A pesar de este logro, la política nacional dominada por grupos religiosos opuestos al aborto, limita cada día más este derecho, al grado de que sólo las que tienen recursos económicos pueden pagarlo en efectivo o con seguro médico privado.

Como sociedad, los EEUU se centra en el presente, tiene poco conocimiento histórico, y glorifica el consumismo. Su concepto de núcleo familiar se fragmenta más y más, se ven muchas familias en las cuales las madres luchan con sus hijos e hijas solas, o de matrimonios aislados de otros lazos familiares y con poca relación con su comunidad. En los EEUU el movimiento feminista recibió mucho impulso de la participación de las mujeres de clase media que vivían aisladas en sus hogares, únicas responsables del cuidado de los niños, y del trabajo doméstico. Para mantener un alto nivel de vida y con alta tasa de consumo, han aceptado que todos los hombres y muchas mujeres trabajen largas horas en trabajos más y más exigentes.

Pañuelos
por Marjorie Agosín

Los pañuelos que atan, que se desatan, enloquecidos silban, besan, gimen. Denme un pañuelo contra la injusticia, denme una mano para extenderme, para hacerme un solo quejido cubriéndote. Denme un pañuelo contra la injusticia, para ser el blanco retazo de una ausencia, para no ser una extranjera de huesos mancos. Yo quiero un pañuelo contra la injusticia, para cubrirte, para danzarte en los lienzos alados de la paz, para llenarte de caricias y hacerte soñar en una memoria de tu cuerpo así muy junto al mío, como si fuéramos los natalicios de los ríos.

De puntillas se alzaban, ebrias en su fatalidad, y cada pisada dejaba las huellas de un insomnio. Extrañamente, sus pañuelos parecían ser alas o el sonido de la lluvia, transmutado en neblinas, y así iban las brujas de la verdad, deslizándose, inventando clarividencias ingenuas. Parecían ser una sola banda de aves, victimarias y magas. Ahí estaban detenidas, movedizas, extrañas forasteras. Y la plaza era una fiesta iluminada.

Comienzan a moverse, lentas, lentísimas. Alguien las suspende desde la altura misma de los pies. Parecen danzar y trenzarse hacia la deriva. Míralas cómo se estremecen para construir rondas y bailan cada vez más afiebradas, poseídas, en la raíz misma de una locura enfermiza. Bailan alrededor de los muertos, exigen espacios, piden saber, y bailan, y bailan como si fuera este baile el último round del alma.

El movimiento feminista de los EEUU ha logrado grandes avances para mejorar la calidad de vida de las mujeres. Feministas latinas como la chicana, Elizabeth Martínez, y la puertorriqueña, Helen Rodríguez-Trías, han participado en el movimiento por la salud de la mujer desde sus inicios en los años 60 y 70. Sin embargo, este movimiento sigue enfrentando grandes barreras para poder incluir mujeres pobres, inmigrantes, mujeres de raza negra o de culturas diversas. Muchas mujeres latinas de cualquier clase social, ven el feminismo de los EEUU con recelo porque parece rechazar valores básicos de compromiso con la familia, la comunidad y la religión. A pesar de la retórica de igualdad y la oportunidad para todos y todas, el gobierno legisla y apoya nuevos tipos de racismo, de resentimiento contra inmigrantes, y de esta manera promueve el aumento del número de personas pobres, la mayoría de éstas mujeres y niños. Cuando se deteriora el tejido humano, las mujeres siempre terminan cargando con la doble responsabilidad del trabajo y el hogar, bajo condiciones de creciente hostilidad.

Nuestras coaliciones latinas en los EEUU, tienden a

Instituto nacional de mujeres latinas por salud reproductiva

El Instituto nacional de mujeres latinas por salud reproductiva (National Latina Institute for Reproductive Health, or NLIRH) es una organización 501 (c) (3) fundada en 1994 cuya labor radica en promover el poder de la mujer latina con el fin de que ella misma pueda tomar decisiones bien documentadas sobre su salud reproductiva. Nuestra misión consiste en mejorar la calidad de vida de la mujer latina a nivel nacional—especialmente su salud reproductiva mediante la propugnación de sus derechos—, crear una red de conexiones, provocar un impacto a nivel político y proporcionar la adecuada información, educación y comunicación al respecto. Nuestro interés por la salud de la mujer latina ha adquirido mayor intensidad ya que el porcentaje de las mujeres latinas (15-49) en edad reproductiva en el área continental de los EEUU va en aumento. Por otro lado, la población latina está a punto de convertirse en la mayor población minoritaria de los EEUU. A mediados de 1996, las mujeres latinas en edad reproductiva alcanzaron la cifra aproximada de 10.7%. Para mediados del año 2050, se prevee una subida del 27%. Los escasos datos que existen sobre la mujer latina indican estadísticas alarmantes. Podemos afirmar que sólo un 59% de las mujeres latinas de los EEUU en edad reproductiva utilizan métodos anticonceptivos siendo el índice de natalidad por parte de las adolescentes latinas el más alto de la nación. Por otro lado, el 16% de todas las mujeres con SIDA son latinas.

Durante los últimos 5 años, el NLIRH ha emprendido la tarea de organizarse a nivel de base en todos los EEUU con el fin, no sólo de crear una agenda nacional sobre los derechos y la salud reproductiva de la mujer latina, sino también de formalizar una red de mujeres latinas que trabajen específicamente sobre estos asuntos. Debido a la amplia variedad de temas sobre la salud y a los factores sociopolíticos que afectan de forma desfavorable a la salud reproductiva de la mujer latina, el NLIRH ha desarrollado una agenda exhaustiva a favor de los derechos de reproducción que incluye programas tales como los relativos al HIV/SIDA, el embarazo no planeado en las adolescentes, el cáncer cervical y de las mamas, la salud maternal y del niño, la violencia doméstica, la reforma de la asistencia social (Welfare), la asistencia médica o Medicaid, las iniciativas que promueven el uso del inglés como único idioma asi como las consecuentes barreras del lenguaje y las reformas de immigración. El NLIRH se comprometió hace mucho tiempo a trabajar con todos los sectores para lograr un consenso amplio e influir activamente sobre los asuntos de la salud que más afectan a las mujeres latinas en los EEUU. Con el fin de alcanzar nuestro proposito, colaboramos frecuentemente con otros organismos nacionales y organizaciones de base para asegurarnos de que nuestros esfuerzos provoquen el mayor impacto posible. Hoy en día estamos trabajando al unísono con nuestra junta directiva—compuesta de hombres y mujeres latinos que representan la diversidad étnica y geográfica de nuestra circunscripción-, a fin de redactar un plan estratégico que sirva como guía de nuestro trabajo en los próximos 3 a 5 años.

En el año 1998, lanzamos el proyecto de coaliciones estatales "Latinas Unidas" para conocer el impacto creado por este proceso organizador y con el fin de crear coaliciones estatales auto-suficientes compuestas de líderes y organizaciones latinas sobre la salud reproductiva. El resultado esperado de este proyecto de "Latinas Unidas" consiste en una red nacional de mujeres latinas que puedan participar e influir en la sociedad civil, haciéndose cargo de sus propios derechos y salud reproductiva. El NLIRH ofrece a sus coaliciones asistencia técnica para diseñar su facultad institucional, proporciona remuneraciones para la mejora de sus actividades, ofrece entrenamiento especializado con el fin de aumentar sus aptitudes en la organización a nivel de base asi como en la planificación de movimientos estratégicos, programas públicos, medios de comunicación y recaudación de fondos. Asimismo, propociona educación sobre asuntos públicos y relativos a la salud reproductiva. En este momento, tenemos coaliciones en 10 estados y, de forma estratégica, ambicionamos aumentar esta cifra en un 17% para finales del año 2000. Tenemos como objetivo captar a varios estados—tales como Arizona, California, Colorado, Connecticut, Florida, Illinois, Kansas, Massachusetts, Michigan, New Mexico, New York, Oregon, Pennsylvania, Texas, Washington, District of Colombia y Puerto Rico, todos ellos áreas con un alto nivel de concentración de población latina y, por ello mismo, indispensables para nosotros. (Actualmente tenemos coaliciones o alguna actividad organizadora concentrada en nueve de estos estados). Hemos empezado a organizar nuestro sexto y último foro estratégico regional en el Sureste, Puerto Rico y las Islas Vírgenes, el cual tendrá lugar en Marzo del año 2000.

También lanzaremos nuestro proyecto "Descubriendo nuevos líderes" (Seeking New Leaders), donde empezaremos el proceso de identificar, cultivar y entrenar a nuestro nuevo liderazgo latino.

Emprenderemos una campaña diseñada con un doble propósito: (1) proveer educación, (2) reclutamiento, entrenamiento y mantenimiento de jóvenes miembros y líderes latinas. Ya hemos empezado a buscar información sobre las instituciones de orientación hispana con el objeto de captar a las estudiantes universitarias latinas. Otra estrategia para captar miembros y organizar la coalición en el próximo año se lleva a cabo a través de asociaciones con organizaciones nacionales que ofrecen educación al votante, incluyendo a Voters for Choice, National Association of Latino Elected and Appointed Officials, SPIN Media Project, ProChoice Resource Center y Center for Reproductive Law and Policy.

El NLIRH lanzó este año su inciativa oficial en materia política pensada para coincidir con la presencia de nuestras coaliciones de carácter oficial. Con este fin, contratamos a una directora de asuntos públicos en calidad permanente para mejorar el programa. La iniciativa política promueve la igualdad en los servicios del cuidado de la salud, los derechos básicos relativos a la salud y los programas globales de gran calidad sobre la salud de la mujer latina tanto a nivel local como nacional y estatal. Aunque siempre existirá una cantidad significativa de energía y recursos destinados al trabajo político reactivo, nuestra meta consiste en combinar nuestro trabajo reactivo a corto plazo con nuestra visión proactiva a largo plazo. Además de ser reponsables del análisis de la política a nivel nacional, la directora de asuntos públicos trabaja al unísono con los líderes de la coalición estatal para movilizar a las mujeres latinas en el análisis de asuntos públicos y su defensa a nivel estatal y nacional. Nosotras nos imaginamos a las coaliciones estatales interpretando un papel de suma importancia en los programas de asuntos públicos ya que éstas se esforzarán de igual modo en su propio campo. Aunque las coaliciones establecen sus propias agendas y programas también desarrollaremos un menú de opciones que deberá ser incluído como componente político en los planes de sus programas.

En el año 2000 nuestro proceso organizador de los últimos 5 años culminará en nuestra primera conferencia nacional. Planeamos atraer a 1.500 personas de todos los sectores, incluyendo a activistas trabajando a nivel de base, estudiantes, agencias gubernamentales, organizaciones latinas, organismos a favor del derecho de decisión, los medios de comunicación y el ámbito político. El objetivo de la conferencia consiste en educar, entrenar e inspirar a las mujeres latinas a hacerse cargo y promover su salud reproductiva atrayendo a las comunidades locales, nacionales y estatales. Éste será un evento sin precedentes, inspirador y educativo para las mujeres latinas de los EEUU. La conferencia consiste en dos tipos de talleres de trabajo: (1) la creación de habilidades relativas a la educación y prevención y (2) el diseño de programas de índole público, legal y ético. Además de esto, también nos hemos concentrado en dos focos de atención relativos al entrenamiento especializado: (1) los que abarcan asuntos de adolescentes y (2) los que se centran en el desarrollo de habilidades de liderazgo, ambos destinados a los miembros de nuestra coalición.

Dado que somos una organización nacional que promueve y asiste a un grupo demográfico compuesto de hablantes tanto de inglés como de español, uno de nuestros mayores desafíos es encontrar maneras de lograr que nuestro mensaje sea escuchado y comprendido por el mayor número posible de gente. Una de nuestras herramientas más eficaces es nuestro boletín bilingüe, "Instantes", el cual proporciona un análisis de las perspectivas latinas sobre la salud y los derechos reproductivos siendo a su vez un vehículo para la diseminación adecuada de información sobre la política actual y las tecnologías emergentes de nuestra creciente red de conexiones. Continuamos ofreciendo información sobre asuntos relativos a la salud reproductiva a la vez que mejoramos el perfil de NLIRH en los medios de comunicación en español en todos los EEUU y América Latina. A través de estos medios hemos podido alcanzar a más de 88 millones de lectores, televidentes y radioyentes en todos los EEUU y en 22 países de América Latina y el Caribe.

También estamos asociados de forma activa con muchas organizaciones tradicionales relativas a los derechos de decisión. Por ejemplo, trabajamos con El ProChoice Education Project para asegurarnos la exclusividad en sus campañas de los medios de comunicación dirigidas a mujeres jóvenes, con el Religious Coalition for Reproductive Choice en calidad de asesores de sus programas multiculturales y con el Alan Guttmacher Institute para asistirles en labores de investigación y documentación sobre los índices de salud en las comunidades latinas. También trabajamos con organizaciones para mejorar nuestra propia capacidad de asumir proyectos de mayor envergadura. En el último año llevamos a cabo una encuesta de los suscriptores de nuestro boletín "Instantes" para determinar las actitudes de las mujeres latinas con respecto al aborto. Esta encuesta, que carece de rigor científico, ha confirmado lo que ya sabemos: una gran mayoría de las mujeres latinas se identifica con nuestro mensaje sobre los derechos en favor de la reproducción. Estamos en las etapas preliminares de la planificación de una encuesta verdaderamente científica a este respecto.

existir a nivel regional, según grupos de nacionalidad común, o en proyectos de salud para latinos sin una perspectiva de género. Coaliciones como COSSMHO (Coalición de organizaciones de servicios sociales y salud mental) que existen a nivel nacional han desarrollado programas de servicios, información y activismo para latinos en los EEUU que incluyen algunos programas específicos para mujeres. El Instituto Nacional de Latinas Pro-Salud Reproductiva (Latina Institute for Reproductive Health, LIRH), es una coalición nacional con programas regionales y nacionales.

Para las mujeres que no están vinculadas con otras y quieren participar en algún aspecto de la lucha para mejorar la salud de la mujer, este libro ofrece información sobre muchísimas organizaciones y redes regionales, nacionales e internacionales. En los EEUU, las latinas se pueden unir a nivel nacional con el Instituto Nacional de Latinas por la Salud Reproductiva (National Latina Institute for Reproductive Health). También existen grupos locales y regionales que incluimos en la sección de Recursos del libro. En América Latina, aquellas mujeres interesadas, se pueden unir a una organización muy amplia como lo es la Red de Salud de las Mujeres Latinoamericanas y del Caribe o a una de las muchas redes nacionales existentes en casi todos los países. Para las que tienen acceso a una computadora, la experiencia de explorar el mundo del feminismo latinoamericano como y la cantidad de recursos nuevos disponibles en la red mundial (Internet) es extraordinario. El Internet hace posible la comunicación con muchas mujeres en diversas regiones y países del mundo de habla hispana (Lee cap. 4).

Como mujeres, es muy importante que participemos en grupos cuyos proyectos comparten nuestros valores, y cuyas maneras de manejar el poder son participativas y respetuosas. En los EEUU, las mujeres latinas se unen con frecuencia a otras coaliciones de mujeres diversas en el campo de la salud. Sin embargo, a veces encuentran que sus valores y perspectivas no se consideran importantes.

Existe mucha ignorancia entre el público norteamericano acerca de los valores y la fuerza de las mujeres latinas. Es importante guardar tu energía para las luchas que te sirvan para afirmar tus valores y compromisos, por lo menos dentro del mismo grupo.

En América Latina, las redes nacionales e internacionales ofrecen información sobre muchísimas organizaciones que trabajan para mejorar la salud de la mujer, con diversos enfoques de trabajo. La Asociación Venezolana para una Educación Sexual Alternativa (AVESA), fue creada a iniciativa de un equipo de mujeres que ejecutaba un programa de trabajo en el Centro de Orientación Familiar y Sexual (COF), de la maternidad pública "Concepción Palacios". El contacto permanente de estas mujeres con la problemática social, psicológica y económica de las usuarias y las limitaciones propias de las instituciones públicas, les planteó la necesidad de llevar adelante un proyecto alternativo que abordara el tema de la sexualidad desde una perspectiva integral y como un problema político. Desde su fundación, AVESA ha trabajado con especial énfasis por la opción libre a la maternidad y el derecho al aborto seguro.

GRUPOS DE AYUDA MUTUA Y TALLERES DE REFLEXIÓN: CAPACITACIÓN Y ACCIÓN

Como mujeres caribeñas y latinoamericanas, siempre hemos reconocido lo importante que es reunirnos con otras mujeres para compartir información y ayudarnos mutuamente. Estamos menos acostumbradas a utilizar nuestras capacidades para organizar cambios políticos y sociales. En los EEUU, en las décadas del 60 y 70, los grupos de conscientización para mujeres ayudaron a muchas amas de casas aisladas de otras mujeres a compartir sus experiencias de vida, a restablecer conexiones y explorar direcciones para el cambio. El enfoque individualista sigue siendo muy fuerte en EEUU, y este concepto se expresa en llamar a dichos grupos experien-

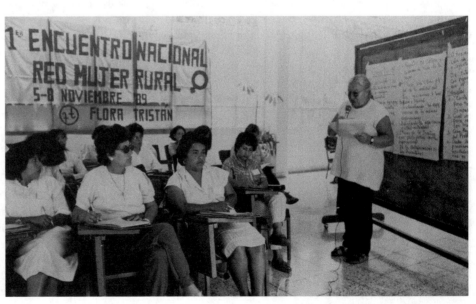

MUJERES EN TALLER DEL ENCUENTRO NACIONAL RED MUNDIAL RURAL.
Flora Tristán

cias de "auto ayuda". Preferimos hablar de grupos de ayuda mutua, porque reconocemos que nuestras capacidades como mujeres crecen alimentadas por el apoyo y amor de otras. Sabemos bien que lo que parece hecho por el individuo en las sociedades que glorifican lo individual, verdaderamente se logra con la labor invisible de muchas manos que abrieron camino. En América Latina, las mujeres han utilizado los modelos que vienen de la educación popular inspirados por Paolo Freire. En esa visión del grupo, las mujeres que se reúnen para compartir experiencias y movilizar acción política, invitan a otras mujeres para que participen y ofrecen adiestramiento. El programa de Mujer género y salud, de la Organización Panamericana de la Salud, publicó en 1992 el libro *Mujer, género y salud: Metodologías y material de capacitación*. Dicho libro fue inspirado por un seminario taller sobre esa metodología que se organizó en San José de Costa Rica, con participación internacional.

En Brasil, mujeres pertenecientes a la Fundación "Carlos Chagas", trabajaron en una experiencia similar durante casi 2 años, con mujeres de los suburbios de Sao Paulo. Elaboraron folletos educativos sobre sexualidad para mujeres de sectores pobres que carecían de educación formal y de información en salud y, realizaron talleres de autoexamen físico y examen físico mutuo. Sin embargo, aspectos como la menopausia, los temas de salud que atañen a las mujeres de mayor edad, y los problemas de discriminación por incapacidad física, no han sido abordados en América Latina desde la perspectiva de la auto-ayuda comunitaria. En los EEUU existen proyectos que abordan estos temas y que pueden servir de modelo para iniciar proyectos similares en la región. Entre ellos podemos mencionar el Colectivo de la Menopausia con sede en Boston.

Los conceptos básicos que se utilizan en los talleres utilizados en América Latina, enfatizan que al aprender juntas creamos una nueva base para comprender y

transformar nuestras vidas sociales. Explorar reflexiones compartidas basadas en experiencias concretas; utilizar esas experiencias para conscientizarnos de condiciones sociales; y efectuar la acción para lograr un cambio, nos fortalece como mujeres y nos permite participar en la creación de un mundo mas justo. También hay buena evidencia que asumir más control de nuestras vidas en sí nos mejora la salud. Podemos lograr mucho más si compartimos con otras mujeres asuntos de trabajo en nuestros propios campos de interés en las redes de información. De esa manera, utilizamos sus conocimientos y sus recursos y no perdemos energías inventando lo que otras han creado. Un buen ejemplo de estos procesos de capacitación viene de WHIC, el proyecto de documentación internacional para salud de la mujer. A principios de 1991, se inició un proyecto para compartir información llamado (WHIC), cuando representantes de los centros de documentación de ISIS, CIDHAL, BWHBC, y ARROW se reunieron en Boston. Mucha información se ha intercambiado por correo regular y por correo electrónico, y se ha facilitado la forma del poder ayudar mutuamente a desarrollar nuestros proyectos. Gracias a los programas de documentación que ponen a disposición el trabajo y documentos de activistas y académicos en toda la región, se han podido unificar campañas y combinar recursos para lograr más educación pública y cambio político. La Red de Salud salió de esa base de documentación, pero se independizó para poder enfocarse más en la comunicación y organización dedicada explícitamente a cambios sociales y políticos.

PROGRAMAS DE SALUD ORGANIZADOS POR Y PARA LAS MUJERES

Algunos de nuestros programas de salud para la mujer se han organizado fuera de las instituciones tradicionales biomédicas, para enfocarse en las necesidades de la mujer.

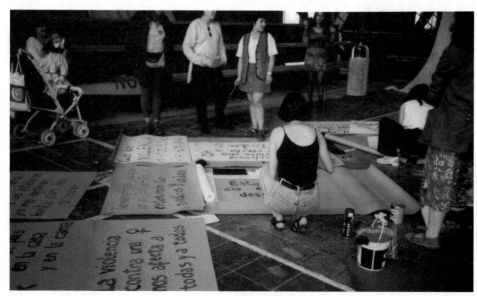

EN ECUENTRO VII, CHILE 1996
Rosie Muñoz

El Centro de Apoyo a Mujeres y Víctimas Menores de Violencia Sexual y Doméstica (CAMM) es un proyecto que surgió en el interior del Grupo de Mujeres de San Cristóbal Las Casas, en Chiapas, México, como una alternativa ante la falta de apoyos institucionales, cuando 2 de las integrantes del Grupo fueron nombradas Médica Legista y Ministerio Público en la Agencia Especial para Delitos Sexuales. Esta agencia se creó a partir de las demandas del Grupo ante el gobierno del estado. Actualmente, en forma independiente ofrece atención para emergencias, consejería médica y asesoría legal. El CAMM, cuenta con un Centro de Promoción, Educación y Atención en Salud Sexual y Reproductiva que incluye el control y seguimiento de embarazos, la canalización de embarazos de alto riesgo, el trabajo comunitario con mujeres indígenas de la zona y talleres con parteras y promotoras comunitarias de la salud, entre otras.

> Desde hace casi un año el CAMM no cuenta con los recursos para sostenerse. Sin embargo, lo hemos podido mantener gracias al apoyo incansable de las compañeras que realizan trabajo voluntario, quienes además de brindar la atención, organizan actividades diversas para conseguir donativos de hombres y mujeres realmente preocupados por estos problemas.

Un ejemplo que ilustra lo anterior lo constituye la respuesta popular y feminista que en 1987, impugnó en el Perú, el proyecto de Ley que modificaba, desfavorablemente para las mujeres, el Código Penal en relación al aborto. (En este movimiento participaron los clubes de madres gestantes y lactantes en poblaciones marginales, la experiencia "Vaso de Leche", el Movimiento Manuela Ramos, el Centro de la Mujer Peruana "Flora Tristán", Los Servicios Integrales de Salud de "Mujer y Sociedad" y el Centro de Estudios Sociales, CESIP.

En los EEUU, el Centro de Salud de las Mujeres de Santa Cruz creó un programa bilingüe para la comunidad latina que transformó sus prácticas en dicha comunidad. Utilizando una unidad de salud móvil, visitaron 3 comunidades latinas en el vecindario y ofrecieron servicios básicos de educación sanitaria, consejería, y remisión a servicios del Centro. Las experiencias que surgieron con esas visitas a la comunidad ayudaron a crear un Centro de Familias en el barrio de Santa Cruz, creado y mantenido por latinas, para latinas. Esos cambios en la práctica, que surgieron de otro modelo de participación con la comunidad, también provocaron cambios históricos en la diversificación de los trabajadores, participantes, y la junta directiva del Centro. El Proyecto Mamá en Roxbury, Massachusetts, un programa comunitario para madres latinas y afroamericanas que consumen drogas, también organizó sus programas de apoyo y consejería basados en experiencias de acercamiento directo a mujeres en las calles para escucharles y hablarles de sus experiencias y necesidades.

ALIANZAS Y COALICIONES

Algunos grupos, después de trabajar por un tiempo en torno a un problema específico, comienzan a trabajar en torno a otros asuntos. Conforme más aprendes y te solidarizas con más mujeres (y hombres) puedes crear o formar parte de alianzas, redes más amplias de grupos e individuos en las cuales se intercambia información e ideas, se comparan diferentes estrategias para el cambio y a veces, incluso se forma una organización más amplia o un movimiento. En algunas ciudades se reúnen grupos que sustentan diferentes puntos de vista para trabajar sobre cuestiones locales concretas. Estas coaliciones se forman y disuelven según las necesidades específicas del momento. La Coalición para la Libertad Reproductiva en Boston llegó a reunir a más de 30 grupos de abogadas, maestras, doctoras, y grupos de acción comunitaria.

En la región del Cono Sur de América Latina, se ha creado un espacio denominado "Red sur-sur de comunicación entre mujeres" que permite la reunión periódica de mujeres organizadas de uno y otro lado del Río de la Plata para discutir problemas y darse apoyo. En el Uruguay, el Grupo de Mujeres del Movimiento Paulina Luisi, ha sido motor de la reunión y organización de las mujeres que integran las distintas comunidades negras en Latinoamérica y el Caribe.

La Red de Mujeres por la Paz en Chiapas, México fue el resultado de la coalición de muy diversos grupos de mujeres de ese país con el fin de romper los cercos militares impuestos en la zona del conflicto armado, a fin de llevar alimentos y asistencia médica a las mujeres y menores que habían quedado aislados. Actualmente, en un contexto de indefinición del conflicto armado, la Red de Mujeres por la Paz en Chiapas, continúa realizando acciones de reflexión y movilización con grupos de mujeres campesinas indígenas en reclamo de sus derechos. Esta red se encuentra adscrita a un movimiento más amplio denominado Convención de Mujeres Chiapanecas.

En Nicaragua, una coalición de grupos de mujeres de diversa afiliación y militancia montaron (1992) una impresionante campaña nacional contra la mortalidad materna, realizando más de 2.000 actividades en 21 municipios del país con la participación de más de 3.000 personas. Esto permitió también, integrar a varias de las participantes en posiciones importantes de la Comisión Nacional Permanente contra la Mortalidad Materna. Esta coalición también actuó frente al deterioro en que se encontraban los servicios estatales de salud, promoviendo la creación de una gran cantidad de centros alternativos de salud para mujeres, los cuales, según estimaciones de la OPS, en un año habrían proporcionado en promedio 250 mil consultas. (Fuente: Mujer/Fempress número 145, noviembre 1993, pp. 3).

La Red Nacional Feminista de Salud y Derechos Reproductivos de Brasil fue el principal resultado del Seminario Nacional sobre Salud y Derechos Reproductivos, realizado por SOS Corpo y el Colectivo Feminista de Sexualidad y Salud en agosto de 1991, con apoyo de la Fundación MacArthur. De esta forma, la reunión de 36 grupos de mujeres de todo el país permitió consolidar su vinculación, que había permanecido en un segundo plano debido a las especificidades del trabajo de cada grupo. Su principal acción giró en torno al replanteamiento del Programa de Asistencia Integral a la Salud de la Mujer (PAISM). También ha realizado acciones alrededor de la lucha por la salud de la mujer y de los Derechos Reproductivos en el marco de los Derechos Humanos. La creación de la Red fue ratificada en el XI Encuentro Nacional Feminista cuando los grupos y militantes autónomos se incorporaron a ella, actualmente participan 59 grupos. (Los grupos fundadores de la Red fueron: Casa da mulher Catarina, Casa de Mulher do Grajaú, Casa Lilith da Mulher, CEDIM (Consejo Estadual da Condicao Feminina/RJ), CEMINA, Centro da Mulher do Cabo, Centro de Mulher Mineira de Juiz de Fora, Pro-Mulher, Casa da Mulher de Bela Vista, Centro de Defensa de dos Direitos da Mulher, CEPIA, Colectivo Feminista Sexualidad de e Saúde,, ECOS, GELEDES, SOS CORPO, Transas do Corpo, Cunha/Colectivo Feminista, Curumin, Grupo de Mulheres da Ilha, Grupo de Teatro María Vai Com As Autras, Regina Barbosa, MUSA, Núcleo de Estudos Interdisciplinar da Mulher/UFRA, NEPO, Núcleo de Saúde da Mulher de Ceres, Núcleo Temático da Mulher, Cidadanía/UFAL, Casa da Mulher da Boa Vista, Rede de Arte e Literatura Feminista, SOF, Uniao das Mulheres de Sao Paulo, Nós Mulheres, Núcleo de Estudos Pesquisa, Assisténcia em Saúde Integral da Mulher/Escola Paulista de Medicina, Idac, Nuss de Brasilia, Raíces).

Esta organización consiste en una Secretaría Ejecutiva Nacional con base en SOS Corpo, en Recife, con un mandato de 2 años. Tiene un Consejo Directivo formado por representantes de diversas regiones y estados. Cuenta con un boletín informativo—Jornal da Rede—que es un instrumento de divulgación y de articulación, que se publica cuatrimestralmente con un tiraje actual de 10.000 ejemplares con circulación en otros países.

El trabajo de la Red, ha sido realizado con el apoyo financiero de la cooperación internacional, a través de la International Women's Health Coalition, IWHC, y más recientemente de la Organización Panamericana de la Salud, (OPS) y UNIFEM.

En el último encuentro realizado en abril de 1998, se crearon 4 comisiones: Mortalidad Materna; VIH/SIDA; Maternidad y Género y Comunicación. Sin embargo, los temas abordados van más allá de los pertinentes a cada comisión. Por ejemplo, la Red ha concentrado su atención especialmente en la lucha por la implantación de PAISM y por la legalización del aborto. Otros temas que también han sido tratados son las tecnologías reproductivas y anticonceptivas, esterilización, políticas de población, salud laboral y calidad de los servicios. En el último año también comenzó a surgir como preocupación la salud mental y la violencia contra la mujer como factor epidemiológico. (Fuente: Revista de la Red de Salud/ISIS Internacional 2-3/94).

Dificultades que ha enfrentado la Red Nacional Feminista de Salud y Derechos Reproductivos de Brasil:

Las principales dificultades que hemos tenido que enfrentar son: el desmembramiento del aparato de Estado y la privatización de la salud, que va siendo operada desde la óptica de mercado; la reacción de sectores conservadores, especialmente la Iglesia, frente a la lucha por la despenalización del aborto; la incoherencia de las autoridades públicas frente al avance de la epidemia del VIH/SIDA. Paralela-

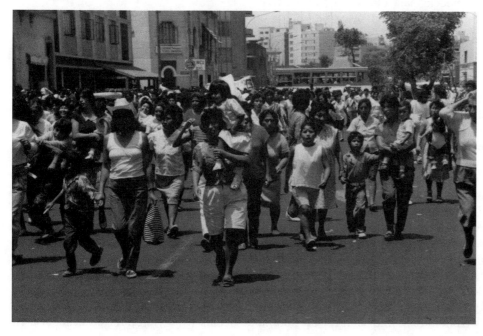

MUJERES EN UNA DEMONSTRACÍON EN PERÚ.
CEM

mente, la dimensión geográfica del país, junto con la escasa infraestructura de algunos grupos, dificulta la circulación de información y de un proceso de diálogo regional.

Entre las estrategias privilegiadas para enfrentar estos problemas, hay toda una labor de identificación de sectores (movimientos sociales, servicios de salud, administración pública, parlamento), para fortalecer el trabajo de cabildeo político; fomentar y alimentar el debate junto a la opinión pública; incidir directamente en la formulación y control de las políticas públicas. Hoy por hoy, la Red tiene representación en la Comisión Interministerial de Salud de la Mujer, órgano consultor del Consejo Nacional de Salud.

Rede Nacional Feminista de Saúde e Direitos Reprodutivos, Rue do Hospicio 859/AP 14, Recife PE 50050, Brasil. FAX (081) 221 3947.

ALAS (Amigas Latinas en Acción Pro-Salud) es un grupo de mujeres latinas radicadas en Boston. Esta red de activistas afiliadas con el Boston Women's Health Book Collective (o BWHBC, por sus siglas en inglés), fundada en 1981, ha desarrollado vínculos con mujeres latinas en EEUU, América Latina y el Caribe. Entre sus objetivos se encuentran charlas, talleres, distribución de información sobre la salud de la mujer en español y la traducción y adaptación de *Nuestros cuerpos, nuestras vidas*, proyecto en colaboración con activistas de la salud de América Latina y el Caribe. La oportunidad de trabajar con nuestras compañeras en América Latina nos ha enseñado mucho sobre concienciación, educación participativa y acción colectiva que hemos incluido en este libro y que nos ha inspirado para organizarnos como latinas viviendo en EEUU.

Para el Colectivo "BWHBC", esta nueva organización de ALAS representa un nuevo modelo para utilizar la información y los recursos del libro, y para crear nuevas oportunidades de organización y capacitación. Las metas organizativas inmediatas de ALAS son el crear una red de activistas, educadoras de salud y líderes naturales de nuestras comunidades latinas locales. Dicha red apoya un esfuerzo amplio, capaz de sostenerse a largo plazo, cuyo objetivo primordial es recopilar información y generar conocimiento por medio de un proceso colaborativo y mutuamente enriquecedor que engendre el poder, tanto feminino, como latino. Sabemos que tenemos que confrontar y trascender barreras de clase, raza y educación. Nuestros procesos organizativos se fundamentan en la riqueza de las experiencias de educación popular, acción directa y concienciación junto con las lecciones del feminismo latinoamericano y las lecciones del movimiento de la mujer y el desarrollo. Tenemos la oportunidad y la responsabilidad de promover las perspectivas exitosas de nuestros países. Somos ejemplo vivo de una nueva visión de trabajo y de unos nuevos discursos a favor de la salud de la mujer y la justicia social y económica. Como puente

entre las mujeres latinoamericanas progresistas y las mujeres latinas estamos creando las bases de un nuevo movimiento de mujeres latinas en los EEUU con vínculos activos y colaborativos con los movimientos a través de América Latina y el Caribe que cambien el espíritu y el movimiento de salud de la mujer.

También tenemos que estar conscientes de las implicaciones de nuestras nuevas posiciones de éxito y poder, ya que éstas nos pueden costar. En los EEUU, la consultoría sobre temas de cultura se ha convertido en una industria profesional, bien parecida a la profesionalización del trabajo de género de América Latina, fenómeno que analiza Sonia Álvarez, entre otras feministas de la región. Con esas nuevas posiciones de responsabilidad y poder, confrontamos el nuevo desafío de manejar los recursos y el poder de manera responsable en nuestras comunidades. Todas las que trabajamos para la justicia social hemos vivido los conflictos que surgen y que a veces hasta destruyen los grupos y sus buenos trabajos. En algunos momentos, grupos feministas han rechazado posiciones de poder y fondos de gobiernos porque temen perder su autonomía política. Nuestra mejor protección contra el uso del poder para mejorar nuestras propias posiciones y no las del movimiento es mantener tanto contacto "hacia arriba", con grupos de política nacional y transnacional como "hacia al lado" o "hacia abajo", manteniendo colaboraciones y participación de grupos de base. Si seguimos aprendiendo con nuestras compañeras más jóvenes, más pobres, con menos formación formal pero con la amplia educación de una dura vida, crearemos la mejor protección contra la corrupción que se forma del abuso de poder. Un movimiento feminista que no inspire a la nueva generación morirá con nosotras. Queremos ser madres que capacitemos a nuestras hijas para transformar el mundo en el cual a ellas les tocará vivir.

Recursos y tácticas

Para efectuar cambios, es esencial dedicar parte de nuestros esfuerzos a usar los medios de comunicación de manera efectiva—saber cuándo y cómo conseguir la publicidad que necesitamos en los medios de comunicación masivos ya que la mayoría se informa a través de los pe-riódicos, televisión, radio y revistas. Para conseguir una mejor cobertura en los medios de comunicación, es necesario desarrollar la capacidad de hablar en público para las conferencias de prensa y las entrevistas con los trabajadores y las trabajadoras de los medios de comunicación tanto formales como informales. También es importante que desarrollemos la capacidad de escribir comunicados de prensa y artículos periodísticos, además de la habilidad para el diseño gráfico, con el fin de elaborar volantes, carteles y folletos.

En septiembre de 1997, la Campaña "28 de septiembre" por la despenalización y legalización del aborto en

América Latina y el Caribe organizó un primer encuentro de periodistas sobre derechos sexuales y reproductivos. En esta reunión, feministas, profesionales que trabajan en salud de la mujer, y otras activistas compartieron con periodistas la información que pudiera apoyar los esfuerzos para legalizar el aborto en sus países (Vean Memoria en la bibliografía).

Las mujeres de San Cristóbal de las Casas nos cuentan sus experiencias:

En nuestro grupo muy pocas de nosotras teníamos experiencia en hablar en público ante los medios de comunicación. Así que dedicamos algunas reuniones para actuar, para practicar cómo hablar ante un grupo y aprender a decir las cosas más importantes en el menor tiempo posible. También practicamos cómo decirle a la gente las cosas que queríamos que escuchara el público aunque no se relacionaran con la pregunta inicial. Así se puede romper con la timidez inicial y con el pánico de encontrarse ante el público.

Trabajar con los medios de comunicación tiene sus inconvenientes. De manera inevitable se producen distorsiones aunque tengas mucho cuidado con lo que digas. Es probable que se te cite fuera de contexto o que se te cite de manera equivocada a tal grado que parezca que estás diciendo lo contrario de lo que quieres decir. Cuando esto te pase de manera reiterada es el momento de distanciarte por un tiempo. Sin embargo, vuelve a tratar; con el tiempo aprenderás a reconocer cuáles son los reporteros o reporteras en los cuales puedes confiar, los más responsables y solidarios.

Los aliados o las aliadas en el interior de las agencias gubernamentales e instituciones de salud pueden ser fuentes útiles de información (sobre próximas reuniones, por ejemplo, o propuestas para tecnologías nuevas y estudios relevantes) y te pueden ayudar a desarrollar estrategias para lograr metas concretas. Estos contactos a veces pueden ofrecer consejos inestimables en torno a la mejor forma de abordar a un funcionario clave. Al ofrecer ayuda "desde el interior", los hombres y mujeres que apoyan el movimiento de salud de las mujeres pueden colaborar de manera muy importante.

Un ejemplo de Colombia:

Nosotras hicimos que el proyecto denominado Salud para las Mujeres, Mujeres para la Salud aterrizara en la política del Ministerio. Esto ha sido posible por que en el Ministerio hay un grupo de mujeres que preparó esa política y le abre paso a su realización. (Testimonio de Sara Gómez, directora de Diálogo Mujer sobre como ha sido su experiencia de relación con el Ministerio de Salud, Colombia).

El escribir cartas a legisladores y legisladoras y a los funcionarios claves en referencia a la legislación, las políticas institucionales y las propuestas de regulación, es una manera efectiva de influir sobre aquellos que diseñan las políticas. Escribe de manera clara y concisa, como grupo o individuo, y señala porqué tu postura corresponde a los mejores intereses de las mujeres y quizás de los demás electores del distrito al cual corresponda el legislador en cuestión.

Un ejemplo de México:

Hemos elaborado un material especial para diputados con los argumentos legales, sociales y éticos a favor de la despenalización del aborto, los visitamos personalmente en la cámara, hacemos citas con fracciones parlamentarias para discutir la despenalización del aborto, organizamos desayunos/talleres para ellos. (Testimonio de Cecilia Olivares coordinadora de investigación y difusión del Grupo de Información en Reproducción Elegida, A.C. GIRE, México).

El crear coaliciones y redes, para que más grupos apoyen la misma meta política, fortalece los esfuerzos de todas. Las coaliciones ofrecen una buenísima manera de intercambiar información y establecer estrategias de acción. Finalmente, el utilizar nuevas tecnologías como el correo electrónico y el Internet hace posible que nos comuniquemos con cientos de personas a la vez, para avisarles de campañas políticas, y diseminar información clave.

Unos grupos de América Latina que han reconocido la importancia de estrategias compartidas en utilizar los medios de comunicación son los servicios feministas de información. Grupos como Comunicación e Información de la Mujer (CIMAC) y Servicio de Noticias de La Mujer (SEM, en Costa Rica) ofrecen información sobre las condiciones de las mujeres en América Latina y el Caribe. También existen grupos que utilizan la radio como método accesible de comunicación, que le llega a muchas mujeres que prefieren escuchar en lugar de leer información.

Por María Consuelo Mejía—antropóloga con maestría en Estudios Latinoamericanos, investigadora del Centro de Investigaciones Interdisciplinarias en Ciencias y Humanidades de la UNAM y directora de Católicas por el Derecho a Decidir.

Todas y todos estamos más o menos familiarizados con el debate público acerca del aborto y tenemos conciencia del antagonismo aparentemente irresoluble que lo caracteriza. Sabemos también que la jerarquía de la Iglesia Católica se ha constituido en una de las principales voces en esta polémica. En la encíclica "Evangelio de la Vida", el Papa Juan Pablo II elevó a rango de Magisterio Eclesial la posición sostenida por dicha jerarquía desde finales del siglo XIX, con lo que le confirió un peso teológico superior. En palabras del actual Papa: "En comunión con todos los obispos, declaro que el aborto directo, es decir, querido con fin o como medio, es siempre un desorden moral grave, en cuanto es la eliminación deliberada de un ser humano inocente". Incluso en el caso de que el embarazo sea producto de una violación, la Iglesia institucional sanciona con pena de excomunión actualmente éste a su entender " delito contra la vida humana".

La Iglesia, además, prohibe explícitamente el uso de métodos anticonceptivos, con excepción del ritmo o de la abstencia periódica, y no desaprovecha ocasión alguna para proclamarlo. En la IV Conferencia Mundial sobre la Mujer, celebrada en Pekín en 1995, por ejemplo, incluyó sus reservas a la Plataforma de Acción resultante, la siguiente declaración: "La Santa Sede de ninguna manera apoya la anticoncepción o el uso de condones, ni como método de planificación familiar, ni en los programas de prevención del VIH/SIDA". Duele confirmar, de paso, la paradójica posición de una Iglesia que promulga la misercordia y la compasión como valores humanos esenciales, y que a la vez permanece ciega ante la tragedia de miles de mujeres que mueren por abortos mal practicados y ante la pandemia letal del SIDA.

Las posiciones de la Iglesia oficial de nuestros días desconocen la riqueza y variedad de opiniones que ha habido en teología moral a través de la historia del catolicismo. Santo Tomás de Aquino (1127-1174), por ejemplo, creía en la hominización tardía—el ingreso del alma al cuerpo con retraso—del producto de la concepción y decía que "el aborto en las primeras etapas no es homicidio, pues ésta (la hominización) ocurre 40 días después de la concepción en varones, y 80 días después en mujeres". San Agustín (354-430), por su parte estaba seguro de que dicho fenómeno no se presentaba sino hasta un tiempo después de la concepción, y sostenía en consecuencia: "Según la ley, el acto del aborto no se considera homicidio, porque aún no se puede decidir que haya un alma viva en un cuerpo que carece de sensación, ya que todavía no se ha formado la carne y no está dotada de sentidos". Uno de los principales argumentos de esta teoría era que la santidad del alma, la forma sustancial, solamente puede estar presente en un cuerpo capaz de recibirla, un cuerpo que se ha desarrollado más allá de los niveles iniciales del embarazo; la mayoría de los teólogos de esa época compartía estas opiniones.

Pero también hubo quienes defendieron la teoría de la hominización inmediata del producto de la concepción, teoría que se convirtió en la posición oficial de la Iglesia desde 1869, cuando Pío IX publicó la Apostólica Sedis. Esta encíclica es el primer apoyo explícito de la Iglesia a la hominización inmediata, pues castiga el aborto en cualquier momento del embarazo con pena de excomunión y en todos los casos el aborto es un homicidio.

Más recientemente, en la "Declaración sobre el Aborto" promulgada en 1974 por la Sagrada Congregación de la Doctrina de la Fe (el Oficio de la Inquisición), la jerarquía admite que no sabe exactamente cuándo se convierte en ser humano el embrión, ya que "ni la ciencia ni la medicina han podido determinar este hecho". Es, dice el documento, una cuestión teológica sobre la cual no hay acuerdo en la Iglesia: los teólogos no saben cuándo el feto se convierte en persona. El mayor problema con esta enseñanza reside en que entra en conflicto con hechos biológicos reconocidos universalmente: la Iglesia afirma que existe una persona completa y única desde el momento de la concepción; sin embargo, la genética moderna muestra, por ejemplo, que determinado porcentaje de esas "personas completas" alcanza la edad getacional entre los 10 y los 14 días, y luego se divide para crear gemelos idénticos.

Por otra parte, en contraposición con la teoría de la guerra, no existe una teoría del aborto justo. El Papa nos dice que las mujeres cuyas vidas están amenazadas por un embarazo no se pueden defender; que las mujeres embarazadas por violación no pueden proteger la integridad de sus cuerpos y las mujeres que aman a sus hijos nacidos o que tienen planes importantes para el futuro no pueden considerarlos tan valiosos al menos que la potencialidad humana del feto. Puesto que la vida de las mujeres es, según esa posición, deleznable, podemos advertir que no prohibe matar, sino más bien que es una ética de la sexualidad y de las mujeres. Es una ética que expresa la hostilidad y contemporánea a las mujeres, al cuerpo, a la sexualidad y al placer que éstas llegan a representar.

Es necesario saber lo que la doctrina católica plantea cuando surgen posiciones encontradas entre los miembros de la Iglesia. Lo primero que habría que señalar es que dicha institución no está compuesta solamente por los obispos, los cardenales y el Papa. Iglesia somos todos los bautizados, el pueblo de Dios: laicos y laicas, sacerdotes y religiosas, teólogos y teólogas. Sobre todo hombres y mujeres que en su vida sexual y en las decisiones de su reproducción enfrentan día a día los más variados problemas derivados de la distancia cada vez mayor entre los dilemas éticos y las guías morales que les proporciona la Iglesia.

Pese a todo, la misma doctrina provee los principios del "probabilismo" y de la "primacía de la conciencia bien formada", según los cuales, católicas y católicos tenemos el derecho de disentir de las enseñanzas de la Iglesia que no han sido declaradas infalibles. Tal es el caso de los temas morales—sexualidad, reproducción y aborto—sobre los cuales no ha habido hasta ahora declaración de infabilidad papal debido a la presencia histórica de diversas posiciones teológicas respecto a ellos. Ante una dudosa obligación moral, existe la libertad de conciencia: "Donde hay duda, hay libertad" es el principio cardinal del probabilismo; es decir, la conciencia bien formada tiene primacía sobre las enseñanzas de la Iglesia.

El aborto, la interrupción de un proceso relacionado directamente con la vida humana, no puede ser considerado como bueno en sí mismo. Es cierto, pero la continuación de un embarazo indeseado, que muy probablemente representa una amenaza para la vida física y mental de la mujer, de la pareja, de la familia e incluso de la sociedad, no puede tenerse por deseable. Se trata entonces, como en muchas otras ocasiones en la vida, de un serio dilema ético, de un conflicto de valores en el que será necesario reducir los prejuicios al mínimo recurriendo a la regla del "mejor camino".

Uno de los objetivos centrales de Católicas por el Derecho a Decidir, organización a la que pertenezco, es defender los derechos sexuales y reproductivos de las mujeres. Nos identificamos con la definición de los derechos reproductivos que está integrada al Artículo 4o de la Constitución Mexicana y que se amplió en la Conferencia Internacional de Población y Desarrollo celebrada en El Cairo, Egipto en 1994, suscrita por nuestro país. Pero agregamos a este concepto el derecho de las mujeres a la interrupción de un embarazo que no desean. Acompañamos a las mujeres que se han visto enfrentadas a esta difícil decisión, convencidas de que si han seguido los dictados de su conciencia, han tomado una decisión moralmente válida.

América Latina, cuya población se declara mayoritamente católica, es una de las pocas regiones del mundo en donde el aborto es ilegal—con la excepción de Cuba y Puerto Rico. Esta condición jurídica convierte a un procedimiento médico relativamente sencillo, si se practica haciendo uso de las técnicas modernas, en una de las principales causas de morbilidad y mortalidad maternas. La realidad nos indica que muchas mujeres—y entre ellas un alto porcentaje de las mujeres católicas—abortan, y las poco fiables estadísticas hablan de números cuando menos escandalosos. Y lo seguirán haciendo, aun a riesgo de morir, mientras no sea posible realmente evitar embarazos indeseados.

Dar a conocer las posiciones católicas alternativas sobre la sexualidad, anticoncepción y aborto, contribuirá indudablemente a la rutura de los tabúes que ven al sexo como pecado y como un simple medio de reproducción. También contribuirá a derribar el mito de la maternidad como destino único e ineludible de las mujeres. Permitirá a todas las personas que enfrentan serios problemas en sus vidas sexuales y reproductivas reconocer el valor del placer y eliminar las culpas asociadas a la vivencia de las relaciones sexuales desligadas de la reproducción. Permitirá que puedan pensar en su vida sexual y planearla, evitando así enfermedades de transmisión sexual, embarazos indeseados y abortos. Permitirá, por lo tanto, a mujeres y hombres, vivir relaciones sexuales placenteras, responsables y sanas, y controlar su capacidad reproductiva.

Insistimos, por último, en que a pesar de que la condena a las relaciones sexuales y, sobre todo, al placer sexual ha sido parte permanente de las enseñanzas de la Iglesia en materia de anticoncepción y aborto, y hoy el debate se centra en el momento de la homonización del feto, lo que sigue estando detrás es la ancestral hostilidad a la autonomía e independencia de las mujeres. El conocimiento de los cambios históricos que ha habido en la Iglesia, y la variedad de posiciones que actualmente subsisten en su interior, debe llevarnos por lo menos a aceptar la carencia de un consenso teológico sobre la condena a todo aborto como homicidio directo. Debe llevarnos a entender, que mientras no se logre ese consenso, el aborto constituye un problema de justicia social—mueren las mujeres pobres—y de salud pública que debe atenderse. Debe también llevarnos a reafirmar el derecho de las mujeres a la maternidad voluntaria, a decidir sobre su capacidad reproductiva como un derecho humano fundamental.

México, D.F., febrero de 1998

Capítulo 4

INTRODUCCIÓN A LOS RECURSOS DE SALUD DE LA MUJER DISPONIBLES POR COMPUTADORA

Por Kiki Zeldes; traducido por Verónica Neilsen-Vilar.

Con agradecimiento especial a Carol Sakala y a Norma Meras Swenson.

El *Internet* es una vasta red de computadoras interconectadas que ofrece un tesoro de información y recursos gratuitos acerca de una variedad de diferentes aspectos de la salud de la mujer. Este servicio puede ser de gran ayuda para aquellas mujeres que buscan apoyo o información acerca de prácticamente cualquier tema: cuidado médico, cuidado preventivo, investigación, servicios para personas incapacitadas, sexualidad, política feminista, etc. A través de una computadora que tenga acceso al Internet, una mujer que está comenzando la menopausia puede indagar acerca de los más recientes tratamientos, así como aquellos servicios de autoayuda que están disponibles; una lesbiana embarazada puede comunicarse con otras lesbianas que son madres para discutir asuntos relevantes a la crianza de niños; una mujer que está recibiendo ayuda económica del estado ("Welfare" en los EEUU) puede encontrar organizaciones que pueden servirle de ayuda para obtener los servicios que necesita. Debido a que el Internet se ha convertido en un recurso tan popular y accesible en los últimos años, especialmente desde la última vez que *Nuestros cuerpos, nuestras vidas* fue revisado, las autoras decidieron incluir una breve introducción acerca de éste, además de un listado de algunos de los recursos más utiles que están disponibles en la actualidad.

Para aprovecharte de este gran recurso, lo primero que necesitas es una computadora que tenga acceso al Internet. (Si no tienes acceso a una computadora en casa, en la escuela o el trabajo, te daremos información más adelante). Si tienes una computadora, pero no estás conectada al Internet, puedes comprar este servicio de una variedad de compañías comerciales o proveedores de servicios de Internet locales (o ISP, por sus siglas en inglés). A partir del comienzo de 1998, el costo promedio por el acceso ilimitado al Internet era aproximadamente $20 mensuales. Sin embargo, tanto el costo por los servicios, como la tecnología cambian constantemente. Si necesitas más información acerca de cómo obtener dicha conexión, así como intrucciones acerca de cómo usar el Internet, existen libros tales como *"Internet for Dummies"* o *"Health Online"* que pueden servirte de gran ayuda.

SI NO TIENES UNA COMPUTADORA
(o jamás has usado una)

¡NO PASES ESTA PÁGINA! Es posible que todavía puedas aprovecharte de los grandes recursos disponibles mediante el Internet. Algunas bibliotecas y centros comunitarios tales como las universidades públicas, los talleres de información pública, los centros de adiestramiento para empleo y los canales de cable-televisión públicos ofrecen acceso e instrucciones gratuitas o a bajo costo acerca de como utilizar el Internet. Para enterarte si alguno de estos servicios está disponible en tu comunidad, trata de comunicarte con tu biblioteca local. Es posible que ésta tenga acceso gratuito al Internet o conozca algunos lugares donde puedas obtenerlo. Además, en los EEUU, existe una organización conocida como el Community Technology Centers Network o

"CTC" (por sus siglas en inglés) que mantiene una lista de más de 250 centros comunitarios a través del país que ofrecen acceso gratuito o a bajo costo a computadoras y a la tecnología relacionada a éstas como lo es el Internet.

Puedes comunicarte con esta organización llamando o escribiendo a:
Community Technology Centers Network
55 Chapel Street, Newton, MA 02158
Tel: (617) 969-7100, ext. 2727
E-mail: ctcnet@edc.org
Web site: http://www.ctcnet.org

La porción más visible y comúnmente usada del Internet se conoce como el *World Wide Web* (red mundial). Consiste de una variedad de archivos inmensos organizados en forma de página e identificados por una dirección (o URL en inglés). Estos archivos contienen toda clase de información proveniente de diferentes y variados medios de comunicación que incluyen texto, fotografía, imágenes de video y sonido. La *magia* de esta red consiste en que todos estos archivos o fuentes de información están conectados entre sí, de modo de que si una mujer con cáncer del seno lee acerca de la experiencia de otra mujer que optó por un tratamiento diferente al de ella, ésta puede obtener acceso a una revista médica con un artículo acerca del nivel de éxito de este tipo de tratamiento, sin importar en que parte del mundo fue generado este archivo. Existen otros recursos disponibles a través del Internet que son más interactivos. Entre éstos se encuentran: los grupos noticiosos, los listados de correspondencia y los espacios de charlas. Estos recursos te ayudan a comunicarte con otras personas para discutir un tema en específico. Por ejemplo, en el grupo noticioso que habla acerca de los servicios de auto-ayuda disponibles, puedes encontrar temas específicos acerca de condiciones tales como la depresión, donde puedes compartir experiencias personales con otras personas que sufren de esta condición, además de información acerca de cómo afrontar este problema y los tratamientos disponibles.

A pesar de que el Internet es un recurso para la salud y la información médica con tremendo potencial, la calidad de la información disponible en la actualidad varía grandemente. Acuérdate de considerar de dónde proviene la fuente informativa y evalúa ésta en forma crítica, así como lo harías con un artículo de periódico, revista o la televisión (ver recuadro más adelante). Cualquier persona con acceso al Internet puede crear un "Website" o espacio informativo, tanto para obtener, como para enviar información. Algunos espacios postulan información médica dudosa y a otros sólo les interesa venderte sus productos. También existen espacios (así como investigaciones clínicas) cuya información está influenciada en gran medida por las compañías farmacéuticas, sociedades profesionales o agencias publicitarias que los auspician. El Departamento de Drogas y Alimentos tiene unos espacios en el Internet que contienen artículos útiles, especialmente diseñados para personas que tienen este servicio. La dirección del Internet para obtener acceso a estos artículos es: http://www.fda.gov./fdac/features/596_info.html.

Debido a que existen tantos espacios del Internet referentes a la salud de la mujer, las autoras han escogido aquellos espacios generales que son excelentes lugares para comenzar a buscar la información que deseas. Al final de cada capítulo, en la sección de "Recursos" hay un listado con una muestra de espacios específicos rele-

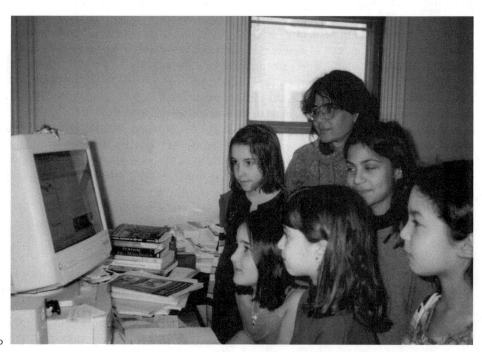

Ester Shapiro

vantes a los temas de cada capítulo. A medida que leas estos listados considera que debido a la rapidez en que cambia toda esta información, es posible que para cuando leas esta información algunos de estos espacios pueden haber cambiado o sencillamente ya no están disponibles. Por este motivo, es importante aclarar que las autoras no endorsan necesariamente dichos espacios ni sus contenidos.

Espacios feministas de salud u orientados hacia el consumidor

1. THE FEMINIST MAJORITY FOUNDATION ONLINE
http://www.feminist.org

Dicho espacio tiene una variedad de recursos disponibles para la mujer incluyendo el "Feminist Internet Gateway" que tiene un listado de los mejores espacios para temas feministas. Este espacio también incluye información extensa acerca de las mujeres y el trabajo, la violencia en contra de la mujer, asuntos de lesbianas y el feminismo global. Además, brinda un listado de recursos acerca de la salud física, con un enfoque en la salud reproductiva y del seno.

2. NOAH: NEW YORK ONLINE ACCESS TO HEALTH
http://www.noah.cuny.edu

Este espacio es un esfuerzo colaborativo impresionante de 4 organizaciones neoyorquinas que incluye, entre otras, la Biblioteca Pública y la Universidad de la Cuidad de Nueva York. Dicho espacio está comprometido a proveer información de salud válida, relevante, objetiva y sin prejuicios a un público vulnerable que normalmente tiene acceso limitado a este tipo de información. En la actualidad, esta información está disponible tanto en inglés como en español y tiene información de tópicos variados tales como la diabetes y los derechos del paciente.

3. WELLNESS WEB
http://www.wellweb.com

Este espacio fue creado mediante la colaboración entre consumidores y proveedores de salud. Este fue diseñado para ayudar a las personas a encontrar la mejor y más apropiada información médica, además de apoyo. Dicho espacio es muy fácil de utilizar y provee un balance equitativo entre los mejores tratamientos de la medicina occidental y los tratamientos de salud alternativos.

4. WOMEN'S HEALTH RESOURCES ONLINE
http://cwhn.ca/resource.html

Este espacio está auspiciado por el Canadian Women's Health Network (Red Canadiense de Salud de la Mujer) y contiene información y conexiones acerca de temas de la salud tales como el envejecimiento, el control de la fertilidad y la mujer y el sistema médico. La información provista a través de este espacio está disponible tanto en inglés como en francés.

5. WOMEN'S RESOURCES AND LINKS
http://feminist.com

Este es un espacio excelente creado por mujeres cuyas metas incluyen la conscientización, la educación, el activismo y la otorgación de poder. Dicho espacio tiene una base informativa de miles de recursos para la mujer que permiten la localización de servicios especializados locales tales como agencias de adopción, refugios para mujeres golpeadas y organizaciones dedicadas al servicio de personas con SIDA. La sección de salud tiene conexiones específicas con espacios que tratan de la salud general de la mujer, la salud reproductiva, el cáncer y el SIDA.

6. WWW VIRTUAL LIBRARY FOR WOMEN
http://www.nwrc.org/vlwomen.htm

Este espacio fue creado por el National Women's Resource Center (Centro nacional de recursos para la mujer) y es una guía excelente de información para mujeres que están atravesando por todas las etapas del ciclo de vida.

ESPACIOS GUBERNAMENTALES

1. CENTERS FOR DISEASE CONTROL AND PREVENTION
http://www.cdc.gov

Este espacio ubicado en la red mundial (www) y auspiciado por los Centros de prevención y control de las enfermedades (o CDC, por sus siglas en inglés), ofrece

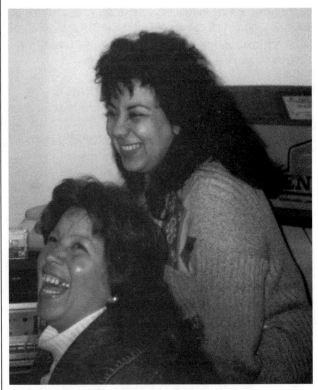

DOS MUJERES SENTADAS DELANTE DE MAQUINAS. CEM

información práctica acerca de diferentes enfermedades y riesgos para la salud, además de guías y estrategias para la prevención de éstas. Este espacio también provee acceso a las bases de información del CDC y a cientos de resúmenes de las publicaciones de dicho Centro. Las páginas en este espacio que tratan específicamente con asuntos relacionados con el Departamento de salud de la mujer, proveen información básica acerca de la violencia en contra de la mujer, las enfermedades transmitidas por vía sexual, el VIH, el SIDA en sus primeras etapas, así como en las finales, el uso de tabaco, la salud reproductiva y el cáncer cervical y del seno.

2. HEALTHFINDER
http://www.healthfinder.gov

Este espacio, creado en la primavera de 1997 por el Departamento de Salud y Servicios Humanos de los EEUU (o DHSS, por sus siglas en inglés), es un espacio centralizado donde se puede buscar información computarizada de muchas y diferentes agencias federales, incluyendo el CDC (ver párrafo anterior), los Institutos Nacionales de la Salud (NIH) y el Departamento de Drogas y Alimentos (FDA). Este espacio también ha creado el "National Women's Health Clearinghouse", cuya dirección en el Internet es: http://www.4women.org

3. OFFICE OF MINORITY HEALTH
RESOURCE CENTER*
http://wwwomhrc.gov/welcome.htm

Este espacio es patrocinado por el Departamento de Salud y Servicios Humanos de los EEUU y posee una base de información de materiales relevantes a los asuntos de salud específicos de los afroamericanos, los asiáticos, los latinos/hispanos, los nativos americanos, de Hawaii y los nativos de las islas del Pacífico.

¿Cómo saber en que lugar del Web
te encuentras?

Cuando te encuentras conectada al Internet y comienzas a saltar de lugar en lugar en la inmensa red mundial conocida como "the Web", no siempre es fácil determinar de dónde proviene la información que estás viendo. Una clave útil es observar los símbolos que pueden indicar "quienes somos" o "se trata de…" Otra clave que puede servirte es mirar la dirección del espacio específico en donde te encuentras. Como mencionamos anteriormente, esta dirección se conoce como "URL" y casi siempre está ubicada en un recuadro llamado "location" cerca de la parte superior de la pantalla del monitor. El nombre o las iniciales de la organización que provee la información casi siempre forma parte de la dirección o URL. Además, cada tipo de organización tiene una raíz común que las identifica y separa de las demás. Por ejemplo, la raíz *edu* significa institución educativa, *org* es organización sin fines de lucro, *gov* es agencia gubernamental, *com* es compañía comercial, *net* es "network", *ca* es Canadá y *uk*, Gran Bretaña. Al mirar la siguiente dirección, http://www.cdc.gov, una puede concluir que se trata de una agencia gubernamental cuyas iniciales, CDC, en este caso, significan Centers for Disease Control (Centros para el control de las enfermedades).

1. MEDICINE NET
http://www.medicinet.com

Este es un espacio fácil de usar con bastante información médica práctica, incluyendo un diccionario médico dividido en secciones tales como primeros auxilios, información farmacéutica, enfermedades y tratamientos.

2. NETHEALTH'S GUIDE TO THE INTERNET
http://www.nethealth.com/intro.html

La gente que patrocina este espacio lo presenta como "Su portal a la información médica" o "Your Gateway To Health Information". Este espacio tiene listas expansivas de conexiones con una gran variedad de temas de salud; desde las adicciones hasta los dolores de espalda.

Para obtener mas información acerca de grupos y sus direcciones electrónicas lee los recursos al fin del libro.

Auxiliares para buscar temas específicos o "SEARCH ENGINES"

Estos auxiliares son lugares en el Web que te permiten utilizar palabras claves para buscar algo específico en el Internet. Individualmente, ninguno de estos auxiliares incluyen toda la información disponible a través del Internet, así es que es recomendable que trates con varios hasta que encuentres lo que buscas. A continuación te brindamos algunos con los que puedes comenzar:

1. METACRAWLER
http://www.metacrawler.com

Utiliza diferentes y variados auxiliares.

2. SELF-HELP RESOURCES
http://www.cmhc.com/selfhelp.htm

Esta es una guía bastante completa de recursos disponibles por el Internet. Puedes escribir el tema que te interesa con las teclas de tu computadora (desde las adicciones hasta las lesiones causadas por la tensión) y encontrarás una buena lista de recursos, incluyendo espacios en el Web y listas de direcciones.

3. STARTING POINT, HEALTH ONLINE
http://www.stpt.com/health/health.html

4. WWWOMEN ONLINE
http://www.wwwomen.com

¡¡Este espacio se presenta como uno de los directorios más completos para mujeres en el Internet!!

5. YAHOO!-HEALTH

http://www.yahoo.com/health

Este espacio es una guía excelente y muy completa con listados de diferentes índices de salud, eventos en vivo y las últimas noticias acerca de diferentes temas de salud. En fin, este espacio es un gran lugar para comenzar tu búsqueda.

Para buscar un grupo noticioso o lista de direcciones acerca de un tema en especial, busca en el Web a Liszt Select (http://www.liszt.com) o a Deja News (http://www.dejanews.com) y escribe la palabra principal del tema que estás buscando.

UN EJEMPLO DEL BUEN USO DEL INTERNET: MODEMUJER.MX

Modemujer es la primera red de comunicación en México, desde 1995, que contribuye a que internet sea un instrumento ágil para la socialización de la información.

Modemujer establece principalmente intercomunicación y enlace entre las ONG's de mujeres que trabajan desde la perspectiva de género; en México y América Latina. Nuestro principal interés es de colaborar en la construcción y consolidación del movimiento de mujeres y feminista, así como, apoyar las iniciativas de personas e instituciones no gubernamentales que luchan por la eliminación de todo tipo de discriminación hacia las mujeres.

Con nuestra actividad hemos abierto un espacio muy importante de interlocución entre los grupos de mujeres, feministas, académicas, investigadoras, grupos democráticos y sociedad civil. La promoción del uso del Internet impulsado por Modemujer, ha logrado que más de 500 usarias reciban información constante y actualizada, tanto en la ciudad de México como en 16 países en América Latina.

Contamos con una conferencia electrónica llamada Modemujer.mx que es permanentemente alimentada por las usarias; donde encontrarás reflexiones, análisis, propuestas, alternativas de cambio, actividades y mucha información especializada en temas de debate nacional, política pública, equidad, salud reproductiva en aspectos que competen principalmente a las mujeres.

Si deseas obtener información profesional comunícate con Modemujer: e-mail: modemujer @laneta.apc.org

Conferencia: Modemujer.mx

PARTE II

CÓMO CUIDAR NUESTRA SALUD

CÓMO CUIDAR NUESTRA SALUD

Introducción por Ester Shapiro Rok, María Laura Skinner y María Morison Aguiar.

En la primera sección del libro, presentamos una visión de la buena salud como el bienestar en todas las dimensiones de nuestras vidas. Señalamos la importancia de unirnos con otras mujeres para crear un mundo más justo que apoye el bienestar de todos. También aclaramos que el sistema médico se debe utilizar con cuidado, reconociendo que nuestra buena salud no empieza con la medicina sino con la calidad de nuestras vidas y relaciones. En esta sección del libro, actualizamos los consejos y la información que nos pueden ayudar a cuidar nuestra salud y a mantener nuestro bienestar. Empezamos con un capítulo sobre la medicina tradicional, base para lograr una buena salud teniendo en cuenta que la importancia de la armonía y la mutualidad entre nosotras, nuestras relaciones y comunidades, y nuestro medio ambiente. La medicina tradicional nos une con nuestras culturas y con nuestras tradiciones religiosas y espirituales. La energía vital alimenta sus raíces con el amor y las conexiones que nosotras representamos como puente entre nuestros antepasados y nuestros futuros. Como creadoras de la vida y poseedoras de cuerpos que se preparan para esta tarea todos los meses, tenemos él deber de nutrirnos en todos los sentidos—en la mente, el cuerpo, y el espíritu. La energía vital y la salud nacen del amor y armonía en nuestra interdependencia y conexión con otras y con todo lo que nos rodea, natural y espiritualmente. Si cumplimos nuestras responsabilidades con la alegría que se merecen, podremos lograr el re-encantamiento del mundo.

¿Cómo se logra esa visión de la buena salud? Para tener buena salud, tenemos que querernos y apreciarnos. Necesitamos nutrir y cultivar nuestro amor propio, no por egoísmo sino como un primer paso para reconocer nuestra interdependencia. Necesitamos descubrir nuestra capacidad para el placer solitario y compartido, porque siempre andamos acompañadas por las voces de nuestros seres queridos. Necesitamos alimentarnos sensualmente con imágenes, con fragancias y texturas, tanto en la cocina y en el jardín, como en un museo de arte. Rodéate de música, participa en el baile, estimula tu mente con conversaciones. Busca todos los abrazos y besos que puedas conseguir, sin olvidar que el amor mientras más se reparte, más se cosecha. Descubre tu belleza natural, cultívala y apréciala, sin dejarte influenciar por mensajes en la prensa que nada más presentan un modelo limitante e inalcanzable de la belleza: la rubia flaca con senos artificiales dispuesta a sacrificarlo todo para lograr una imagen irreal del cuerpo de la mujer. Todos estos ejercicios del amor, compartidos e individuales nos muestran el camino cuando estamos buscando alivio con escapes dañinos en vez de recuperarnos naturalmente. Tanto el escape de las drogas, como las falsas promesas dentro de una relación violenta, prometen una seguridad falsa y al mismo tiempo nos comprometen más y más a un camino destructivo cada vez más difícil de cambiar. Los capítulos a continuación hablan de cómo cuidarnos para lograr y preservar la buena salud, y de cómo parar el círculo

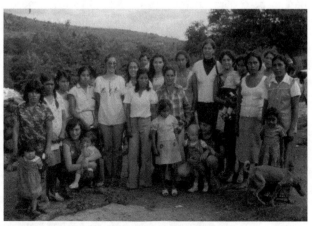

GRUPO DE MUJERES E HIJOS EN EL CAMPO. CIDHAL

vicioso de la droga y la violencia. Un mensaje simple de comunicar pero difícil de alcanzar. Primero, debemos insistir en relaciones de mutualidad, donde nuestros esfuerzos sean valorados, nuestro cariño recíproco y donde nuestras voces sean respetadas. Segundo, necesitamos alimentar nuestras capacidades para el placer tanto como para el sacrificio, manteniendo en balance lo que es para nosotras y lo que es para otros. Tercero, debemos consagrar las tareas diarias de la vida con la reverencia que se merecen todos nuestros actos dedicados a mantener la chispa de lo divino dentro de todo lo que nos rodea.

Para nosotras, la buena salud se construye utilizando las herramientas que han sido siempre parte de la sabiduría de las mujeres. En los cuentos que nos hacen nuestras madres, abuelas, tías, hermanas, primas, encontramos recetas para la vida y el amor tanto como para la cocina y el hogar. De ellas aprendemos que una buena cazuela de pollo guisado con vegetales y viandas (al cual le añadimos maíz o habichuelas y especias diferentes según nuestras tradiciones regionales y nuestra inspiración del momento), nos alimenta más allá de la nutrición necesaria para el cuerpo. Esta conexión de tradiciones compartidas y transformadas, nos alimenta necesidades del alma, enlazando nuestros pasados y nuestros futuros en un momento sagrado, y donde las necesidades de lo cotidiano merecen una reverencia. Sentadas alrededor de la mesa conversando entre mujeres nos ofrecemos el amor y el apoyo que nos permiten cumplir nuestras tareas con alegría. Con esta sabiduría en reserva y como acervo, podemos explorar nuestro entorno, y evaluar por nosotras mismas los nuevos caminos que nos proporciona la vida.

Reconocemos que las mujeres, los hombres y las familias, por lo general de naturaleza cariñosa y generosa, a veces tienen tanta carga con tan pocos recursos que no pueden cumplir sus tareas familiares con el amor y alegría adecuados. Las drogas y el alcohol a veces parecen buenas soluciones para aliviarnos el dolor de la vida cotidiana o de problemas que parecen irresolubles. El alcohol y las drogas nos liberan de la pesadilla de los problemas momentáneamente, nos permiten un cierto goce. Muchas caemos en estos comportamientos en pareja, pero para las mujeres el alcohol es un arma de doble filo. El alcohol va alimentando la violencia doméstica y a su vez eleva la probabilidad de que el dinero se consuma en el vicio en vez de la comida. Para recuperar la salud verdadera, necesitamos unirnos a otras que han luchado para salir de estas situaciones tan destructivas y que han logrado fortalecerse en el duro y largo camino hacia las relaciones más sanas y positivas.

En estos y otros capítulos, ofrecemos una visión de la mutualidad en todas nuestras relaciones como la base de nuestra buena salud. Vemos la salud mental como parte integral de la salud y la armonía en nuestras relaciones. Las mujeres somos más vulnerables a la depresión porque tenemos muchas responsabilidades con escasos recursos y muy poco control sobre nuestras vidas. Nuestra salud depende de nuestro ambiente natural, al cual debemos cuidar como si fuera nuestro propio cuerpo, o el de nuestro ser más querido. La buena salud también depende de encontrar un trabajo significativo y productivo, sin dejar de reconocer lo mucho que, como mujeres, ya trabajamos en mantener el hogar y criar hijos. El capítulo sobre las mujeres mayores reafirma que nuestra vitalidad e importancia social continúa hasta el final de nuestras vidas. En los EEUU la vejez se ve como algo negativo y no como la culminación de años de experiencia, de cariño repartido, sabiduría acumulada, y como recurso y apoyo a la familia y a la comunidad.

Estos capítulos ofrecen consejos y recetas para mantener una buena salud. Si comes bien y con placer, si cantas o bailas todos los días, si todos los días le ofreces oraciones al Dios y a las Diosas que mejor conoces; sea en la iglesia de tu comunidad o bajo un árbol repleto de flores fragantes y pájaros cantando, si todos los días compartes fuertes abrazos, besos y caricias, si te sientes acompañada en las luchas grandes y pequeñas de la vida, y si compartes con otras que te rodean la visión y la misión para mejorar nuestras vidas cotidianas y nuestras comunidades, entonces gozas de buena salud.

ENVIO
por Rosario Ferré

A mi madre, y a la estatua de mi madre.
A mis tías, y a sus modales exquisitos.
A Marta, así como también María
porque supo escoger la mejor parte.
A Francesca, la inmortal, porque desde el infierno insiste
en cantarle al amor y a la agonía.
A Catalina, que desliza sobre el agua
las obscenidades más prístinas de su éxtasis
únicamente cuando silba el hacha.
A Rosario, y a la sombra de Rosario.
A las erinnias y a las furias que entablaron
junto a su cuna el duelo y la porfía.
A todas las que juntas accedieron
a lo que también consentí,
dedico el cumplimiento de estos versos;
Porque canto;
porque ordeno, brillo y limpio y aún me duelen
los huesos musicales de mi alma;
porque lloro y exprimo en una copa
el jugo natural de mi experiencia,
me declaro hoy enemiga de ese exánime
golpe de mi mano airada,
con que vengo mi desdicha y mi destino.
Porque amo
porque vivo, y soy mujer, y no me animo
a amordazar sin compasión a mi conciencia;
porque río y cumplo y plancho entre nosotras
los más mínimos dobleces de mi caos,
me declaro hoy a favor del gozo y de la gloria.

LA SALUD Y MÉTODOS INTEGRALES DE CURACIÓN: DIFERENTES PRÁCTICAS TRADICIONALES Y ALTERNATIVAS PARA LOGRAR CAMBIOS POSITIVOS

Por April Taylor y María Laura Skinner con la colaboración de Claire Cassidy y Ellen Feinberg. Adaptado por Ester Shapiro Rok y María Aguiar (BWHBC).

Con agradecimientos especiales a Leslie Korn y Alan West.

Contribuidoras a las ediciones previas: Adriane Fugh-Berman, Donna Curie, Margaret Henshaw, Alexandra Todd, Savitri Clarke, Pearlyn Goodman-Herrick, Wendy Sanford, Amy Crickelair, Karen Kirchoff, Ted Chapman, y Pamela Berger.

La ceiba es un árbol milenario que une el cielo y la tierra y por eso es sagrado en nuestras culturas legendarias. Para los mayas contiene la savia del universo, para los santeros contiene el espíritu de los orishas—no se puede cortar o tumbar sin permiso, sin orar a los dioses. La ceiba no es sólo fuerza natural, energía divina, y alimento comunitario, es un potente símbolo cósmico. Nuestros cuerpos son ceibas ambulantes—la tierra nos da la fuerza, nuestra fe y creencias nos bañan de luz y energía, nuestras comunidades nos alimentan para hacernos conscientes y compasivos. Nuestra salud, por tanto, es la triple confluencia de lo terrestre, lo sagrado, y nuestro tejido social.

Como mujeres, a veces porque lo hemos escogido y a veces porque no, nos han tocado las tareas que unen nuestro ambiente natural con nuestro mundo humano: en la organización de nuestra vida diaria íntima, en la creación de un hogar que ayuda a todos a crecer saludablemente, en la preparación de los alimentos para nuestras familias. Ya que la semilla de la vida humana se crea y se alimenta en nuestros propios cuerpos, hemos vivido con el conocimiento íntimo de los ciclos vitales de la vida y la muerte. Cuidarnos a nosotras mismas es una responsabilidad elemental, a la vez es algo práctico y sagrado, porque sin nuestra salud no hay vida. Conocemos en nuestros propios cuerpos lo que se sacrifica en todo el cosmos para cultivar y alimentar la vida. El sanar el cuerpo humano siempre fue, y sigue siendo conectado con la salud del cuerpo de la tierra y sus ciclos. En las culturas tradicionales, nuestras tareas como mujeres y madres se celebran y se apoyan con todo el respeto para nuestras naturalezas humanas que unen lo más práctico con lo más sagrado en cada acto de amor familiar. Las comadronas, las yerbateras, las curanderas se valoraban por su sabiduría de la naturaleza y de cómo ésta apoya una vida sana. Reconocemos que muchas culturas tradicionales también han creado vidas sociales que valoran más las tareas del hombre como soldado, cazador y sacerdote. En sociedades modernas, con la celebración de avances tecnológicos y, en muchos casos, la destrucción completa de nuestros ambientes naturales, la parte de nuestra cultura que consume demesuradamente ve a la tierra como recurso natural para explotar y devorar y no como nuestro cuerpo sagrado. En estas sociedades, llamadas "desarrolladas", nosotras como mujeres todavía tenemos la gran responsabilidad de crear y alimentar la vida humana, pero con recursos naturales y humanos que cada día se agotan más y más.

En los países tecnológicamente desarrollados, la vida humana en su tejido social, terrestre y celestial se ha distorsionado cada vez más. La medicina moderna utiliza especialistas y máquinas de alto costo y obvia la sabiduría más elemental de lo que verdaderamente nos mantiene saludables: el poder sentirnos queridas y acompañadas, con un lugar agradable donde vivir, sentir un abrazo cálido y cariñoso, tomar un caldito caliente lleno de nutrición vital y preparado con amor, sentir la paz

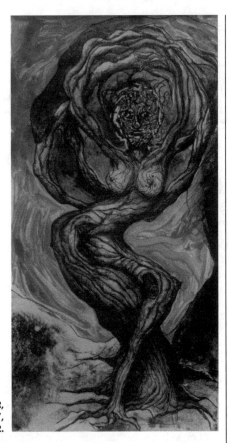

**MARIA SKINNER,
"MUJER ARBOL",
1992.**

la ignorancia de la gente, así pueden enriquecerse con tratamientos que cuestan mucho y que no son necesarios en muchos casos. La medicina tradicional y métodos alternativos son, más que nada, formas de prevenir las enfermedades y de aliviarnos naturalmente. Con una vida equilibrada por medio del ejercicio, buena alimentación, y descanso adecuado, muchas de nosotras no necesitaríamos ir a un médico para nada; la medicina biomédica se utilizaría para curar heridas traumáticas. Las mismas industrias que quieren hacernos dependientes de sus drogas y tratamientos, son las que aceptan la pobreza de muchos para la abundancia de unos pocos, y son éstos los que contribuyen a la polución del ambiente, y la toxificación de los alimentos, y los humanos por medio del desecho químico producto de sus procesos de producción. Como resultado de esta situación, en el mundo hay cada vez menos comida saludable para comer, y tiempo para reponer el cuerpo con música y baile, ejercicio y descanso. Para traer armonía a nuestros cuerpos, no nos queda más remedio que luchar para crear comunidades donde toda nuestra gente pueda vivir una vida saludable y justa a todo nivel.

Muchas de las medicinas tradicionales y alternativas tratan de traer esta armonía a nuestro cuerpo físico, emocional, espiritual, y mental; son medicinas integrales porque tratan a la persona entera. Muchas veces la curación del individuo se refleja también en la armonía de la familia, la comunidad o la sociedad entera, muchas veces con la idea de que el microcosmo de nuestro cuerpo, es un reflejo del macrocosmo de la sociedad. Esto es bien aparente cuando nos damos cuenta de cómo la degradación de nuestro medio ambiente nos afecta la salud.

Los términos "tradicional" y "alternativo" no se refieren a un metodo específico. Usamos estas palabras para describir métodos de curación que tienen en común la intención de curar a la persona usando métodos integrales, con el entendimiento de que el cuerpo, la mente, y el espíritu (la energía) de uno no sólo están sistemáticamente unidos, sino que también están unidos a su medio ambiente y que se afectan mutuamente. La medicina tradicional en sí tampoco es sólo una cosa. La palabra "tradicional" implica que es una medicina que está basada en las tradiciones de la gente de cada cultura. Las curanderas mayas, no van a usar los mismos métodos que usan los que practican acupuntura, un método de curación tradicional de la China. La medicina tradicional de cada país puede ser considerada alternativa en otros países donde esa tradición no existe. Hoy día, muchas mujeres en los EEUU estan redescubriendo la medicina tradicional bajo el nombre de medicina alternativa, o medicina integral. En los países latinos, todavía hay lugares donde la medicina tradicional es el primer curso de atención para la gente. También hay otros métodos, como los métodos de movimiento de cuerpo/mente y terapia de baile, basados en lo tradicional, pero que estan desarrollandose como

que viene de una comunidad que nos conoce y reza por nosotras. En los EEUU y en casi todo el resto del mundo, donde casi todo se compra y se vende, nuestras tareas diarias que sostienen una vida saludable no se saben valorar. Puede ser porque las pequeñas actividades diarias hechas con amor no se pueden comprar. A la vez, los sistemas de la medicina biomédica, que son muy caros, utilizan métodos de investigación limitados porque están fracasando cada día más. En los EEUU un porcentaje enorme del público ha decidido utilizar y pagar por las medicinas tradicionales basadas en la sabiduría de nuestra interdependencia con la naturaleza. La mujer ha sido la protectora de estos conocimientos que se han pasado de mujer a mujer por siglos y que, gracias a ello, los podemos reclamar como nuestros.

América Latina nos ofrece una mezcla extraordinaria de culturas y tradiciones; empezando por las comunidades indígenas, y los lazos con tradiciones de comunidades africanas, asiáticas y europeas. Aunque los conquistadores europeos en una época y los EEUU hoy en día valoran más la cultura europea que cualquier otra, en nuestros países hemos creado combinaciones culturales que respetan y utilizan elementos de cada cultura y que la hacen parte integral de nuestros valores humanos.

Aunque la medicinas tradicionales y alternativas tienen una mayor aceptación y muchos de los métodos están bajo investigacion científica, todavía hay gente que quisiera ver estas prácticas abandonadas. Algunas organizaciones biomédicas y farmacéuticas dependen de tradiciones nuevas. La diversidad de la medicina tradicional no tiene limite, ya que está creada y desarrollada por la propia gente del pueblo para el pueblo.

En los EEUU, se conocen las medicinas integrales como la meditación, la acupuntura, el uso de las yerbas, etc. No se conoce tanto de la curación tradicional de la gente indígena de los países latinos, en parte porque la medicina occidental es muy popular y sus practicantes han ocultado los orígenes y la existencia de otras formas de curación. Sin embargo, en los países de América Latina, por muchas razones, los tratamientos tradicionales son más comunes. En países como la República Dominicana y Nicaragua, por ejemplo, la medicina tradicional es utilizada por un gran porcentaje de la población. Por un lado, esto tiene que ver con que los índigenas siguen teniendo una conexión con sus tradiciones y entienden que la curación tradicional esta entrelazada con el bienestar espiritual de la gente y de la tierra. Por otro lado, en muchos países donde económicamente no se puede ir a un doctor moderno, o donde no hay ninguno, la medicina tradicional nunca fue totalmente reemplazada por la medicina biomédica como en otros países como los EEUU, ricos en dinero y recursos materiales pero, pobres en valores y recursos humanos.

Algunas de las terapias integrales que se practican hoy en día, tales como el masaje, la medicina herbolaria y la visualización, han sido practicadas por las mujeres desde hace siglos y son consideradas tradicionales. Las mujeres han utilizado estos métodos en sus formas mas sencillas para aliviar y cuidar a los miembros de sus familias y de sus comunidades: aplicando compresas de yerbas en las heridas, asistiéndose unas a otras durante el parto y el alumbramiento, y ayudando a la gente que sufre enfermedades prolongadas. Estos conocimientos han ido pasando de madre a hija por generaciones. En la sociedad de hoy, un paño frío para el dolor de cabeza, un masaje para la espalda dolorida o un beso al niño que se lastimó la rodilla, son ejemplos de la forma en que las mujeres comunican su energía positiva con fines curativos. La confianza que tenemos de poder "mejorar la situación" tiene un efecto calmante. No sólo nos da mas confianza, sino que nos enseña a conocernos a nosotras mismas. El solo hecho de tener pensamientos amables y ser generosa hacia los demás ya es un paso importante en el proceso de curación.

> De niña me sentía segura cuando mi mamá o mi abuelita se preocupaban por mi. Me sentía tan bien cuando estaba en cama. Es imposible substituír el poder de la madre como curandera, la forma de cuidado más antigua, por la atención médica en un consultorio.

Los origenes de otros métodos no biomédicos de curación, como la acupuntura y el yoga se remontan a sociedades lejanas. La acupuntura es la medicina tradicional de los países asiáticos y la meditación budista viene de la India. Estos enfoques, que algunas de nosotras practicamos como única alternativa y otras en combinación con la medicina alopática, pueden ayudarnos a conservar la salud mientras estamos sanas, a curar algunas enfermedades y a permitirnos vivir más cómodas con dolencias incurables. A menudo, estas alternativas han ayudado en casos donde los métodos convencionales de fármacos y/o cirugías no habían podido hacerlo.

Con la ayuda de libros y amigas que saben, nosotras también podemos aprender a practicar algunas terapias integrales. Podemos ir más allá y estudiar con maestros, curandera/os y otras personas que las practican. En algunos casos, podemos tomar cursos para obtener diplomas y licencias. Otras veces descubrimos que una o dos terapias son útiles en ocasiones especiales de nuestras vidas, las usamos y después seguimos sin tener que, o sin querer, volver a usarlas.

La medicina holística postula la existencia de un "médico interno", una sabiduría que nos permite entender que es lo que nos enferma y lo que nos puede curar. Muchas veces, nuestros hábitos cotidianos nos alejan de esta posibilidad, alienándonos de nuestro propio cuerpo y nuestra capacidad vital. Olvidamos normas sencillas que alguna vez fueron parte de la vida misma: comer alimentos naturales, con procesos de transformación simples; la necesidad de movimiento permanente, pero con un ritmo de vida menos acelerado; y la posibilidad de acceder a recursos terapéuticos existentes en la naturaleza para regular los desequilibrios que se presenten.

El desarrollo de la medicina y la tecnología, que supuestamente ha obtenido logros fundamentales, ha ido acompañada de una excesiva especializacion, provocando muchas veces la pérdida de la vision del ser humano como totalidad. Junto a esta tendencia se observa una creciente medicalización de la vida de las personas, introduciendose técnicas y sustancias que muchas veces buscan eliminar los síntomas sin preguntarse por su origen y significado. Se suele recurrir de manera indiscriminada al uso de fármacos—tanto de parte de los médicos como por auto medicación—que pueden conllevar un riesgo y no nos ayudan en la búsqueda de soluciones de fondo. A veces, un dolor de cabeza puede estar indicandonos la necesidad de hacer un alto en la actividad, vigilar nuestra dieta o prestar mas atención a circunstancias que pueden estar generando tensión.

En: De Salvia y Toronjil, ediciones Flora Tristan, P.16.

Medicina
por ALICE WALKER (1968)

Mi abuela duerme con
mi abuelo enfermo
para darle la
medicina
que le quitar
el dolor

En
la mañana
los despierto
con torpeza

Los ojos
de la abuela
me miran
por debajo
del brazo
del abuelo

Toda
la medicina
se encuentra
tirada
entre
su largo
y destrenzado
pelo

Premisas sobres las cuales se basan los enfoques de la curación integral

La curación integral fundamental parte de la premisa de que el cuerpo, la mente y el espíritu forman parte de un todo y que el individuo se encuentra profundamente conectado con su medio ambiente, su comunidad y su mundo.

Los enfoques de curación integral se basan en algunas convicciones básicas:

Primero, en el sentido más amplio, nuestra interacción con la familia, la comunidad y el mundo nos afecta y refleja nuestra salud. Las relaciones positivas, amorosas y de apoyo entre la familia, la comunidad y las amistades nos ayudan a conservar la salud y nos brindan oportunidades de nutrir y sanar a los demás y de recibir el amor y cuidado que nos dan fuerza. Nuestra salud también depende de nuestro entorno. Nuestro mundo social y económico, político y ecológico nos afecta a través del contenido nutritivo de los alimentos, los peligros potenciales de diversos productos que compramos y a los que nos exponemos; las fuentes de energía que usamos, el aire que respiramos y particularmente los recursos financieros y educativos que se encuentran a nuestra disposición. Es muy importante alcanzar el equilibrio entre el individuo y sus alrededores para equilibrar el cuerpo, la mente y el espíritu.

Segundo, tenemos una gran capacidad de autocuración. Nuestras células siempre están ocupadas en el proceso de renovarse a sí mismas ya que nuestro cuerpo continuamente destruye y construye sus estructuras. Los tejidos y los órganos reemplazan sus células mediante un proceso que nunca se detiene (excepto en el caso de las células del cerebro). Este proceso de reparación de nuestro organismo se experimenta de muchas maneras, como por ejemplo, cuando la piel raspada se cura en cuestión de pocos días, o cuando el ojo llora para expulsar alguna partícula extraña. Pero además, podemos utilizar nuestra mente de manera consciente para enfocar las energías curativas hacia aquellos aspectos de nuestro ser que se encuentran lastimados o se sienten desequilibrados; o podemos usar el sentido del tacto, como el masaje, para ayudarnos a relajar la tensión y a curar el dolor. Parte de nuestro papel durante el proceso curativo es proporcionarnos la información y el apoyo necesario para volver a un estado de bienestar.

Tercero, que estamos sanas cuando nuestro cuerpo/mente/espíritu se encuentran en armonía. Aunque físicamente estamos hechas de células, tejidos, órganos y demás, ninguna de nuestras partes pueden entenderse como entidades aisladas. Todas se encuentran conectadas entre sí, están armoniosamente relacionadas. En la medicina integral se usan pocos métodos invasivos y se intenta crear y mantener un balance interno y externo.

Entre estas premisas se encuentra implícita una forma particular de definir la curación y explicar como ocurre. Aunque a menudo es importante y muchas veces necesario buscar ayuda de los profesionales de la salud, ellos no son los responsables de nuestra curación.

La curación proviene de nuestro interior. Todas las culturas han desarrollado un conjunto de remedios que se usan para las enfermedades: se cree que algunos "curan" mientras que otros consuelan, quitan el dolor, superan el mal funcionamiento o las incapacidades... Pero ningún remedio, por sí sólo, es capaz de hacernos recuperar la buena salud.

Mediante nuestra voluntad de curación, nosotras mismas jugamos un papel significativo para garantizar que el tratamiento funcione. Mientras que las terapias de

De la entrevista con Victoria Martínez y Doris Muñoz del Centro de Reflexión y Educación Popular, CRP, en Santiago de Chile.

Una de nuestras primeras experiencias fue en una institución para mujeres que trabajaban como empleadas domésticas en la ciudad sureña de Valdivia, donde llegaban mujeres cargadas de dolor, de pena por ser discriminadas y explotadas. Un mujer nos llamó mucho la atención—una mujer mapuche, soltera, empleada por mucho tiempo en casas particulares para hacer el aseo a gente que tiene plata, pero paga muy mal. Esta mujer se fue organizando con otras empleadas domésticas y ahora ella está encargada de la institución. Hicimos un masaje de polaridad con ella—es un masaje muy suave donde se mece a la persona con mucha ternura, donde una demuestra su amor, se toca los pies, con cariño, en fin una experiencia muy íntima. Después de dar el masaje, nuestra costumbre es dar un abrazo a la persona para terminar, pero ella se puso a llorar, no quería levantar la cabeza y no dijo nada. Luego, durante una reunión posterior, ella dijo: "A mí me cuesta tanto recibir cariño, que alguien me toque, porque una está tan acostumbrada siempre a dar, ¿y quién se preocupa de lo que una siente?" Entonces esta mujer compartió con las otras mujeres algo de su vida de sufrimiento, porque se sentía en confianza, con un poco de cariño, de afecto de alguien que la apreciara por lo que ella era. Tiempo después, cuando regresamos a Valdivia, nos contó que cuando otras mujeres llegan con mucha pena, ella las ayuda con las técnicas de relajación que ha aprendido con nosotras. Estos son logros muy profundos; sentimos que estamos haciendo algo esencial.
En: Con-Spirando, Chile, p.11

salud pueden promover el bienestar y ser una fuente de placer por sí mismas, no nos garantizan la longevidad o el estar libres de enfermedades.

Aunque las palabras "sanar" y "curar", a menudo se usan indistintamente, no son sinónimos. Muchas veces no existe curación alguna a determinadas enfermedades y a pesar de ello, la persona siente que ha "sanado", lo que significa que es capaz de reconciliarse consigo misma, aceptar y vivir con los efectos del asma, la polio o incluso una enfermedad terminal. Las enfermedades

pueden ofrecernos oportunidades para examinarnos a nosotras mismas, crecer y transformarnos, como podemos observar a continuación en las experiencias de dos mujeres.

Tenía 44 años cuando empecé a experimentar lo que yo llamaba fatiga. Semanas enteras de "buen descanso por las noches" no cambiaban mi dolor al levantarme. Tenía una hija de 3 años, 2 hijos adolescentes, un marido y un trabajo de medio tiempo. Los amaba a todos, no tenía tiempo de enfermarme o sentir dolor. Cuando me encontré recostándome contra la pared y el barandal para poder bajar las escaleras escalón por escalón, tuve que admitir que algo en mí andaba mal. Los puños y los dedos me dolían, los codos, rodillas y tobillos; la espalda, las piernas y el cuello. Un médico ortopedista me dijo que tenía osteoartritis. Tuve que permitirme el lujo de ir a clases de gimnasia. Pronto, una rutina de ejercicio y aspirinas hizo mi vida más llevadera, aunque me fue difícil aceptar que nunca más estaré libre de dolor...Algunos días las distancias del auto a la tienda o de la cama al baño parecen más largas y dolorosas, como si hubiera caminado 10 millas. Sin embargo, algunos días son mejores que otros. He aprendido a descansar en los días malos y a insistir en un tiempo de descanso todos los días, incluso los buenos. Más importante aún ha sido el tratar de entender por qué negaba el dolor tan vehementemente cuando empecé a sentirlo. Una vez que empecé a recurrir a una psicoterapeuta, me dí cuenta de la fuerza con la que había estado negando el dolor emocional. Ahora, aunque vivo con dolor, mi vida es distinta y mejor, como resultado de que revisé la forma en que me sentía con respecto a mí misma, mis objetivos y mis relaciones con los demás.

Palabras de una mujer que ya falleció de cancer:

Muchas personas opinan que morirse repentinamente mientras duermen es una bendición. Yo me he dado cuenta de lo importante que es todo lo que aprendemos al estarnos muriendo. Morir repentinamente sería como leer un buen libro y dejar de lado una parte muy importante. Yo no acostumbro exagerar, desde luego, tengo que tomar pastillas para sentirme cómoda... pero no siento que el dolor sea malo. No siento que esté fuera de lugar. Es difícil, como el parto.

Muchas terapias integrales presentan la curación como algo que ocurre con la ayuda de algún tipo de energía que se origina en alguna fuente de nuestro interior, de ambos, el interior y el exterior, o de Dios o un ser universal.

Una vez que pasa mi crisis aguda de asma, me relajo

MEDICINA TRADICIONAL— RESTAURANDO EL EQUILIBRIO

Presión alta, dolores de estómago, un corazón destrozado o un terreno difícil de vender: los problemas que atienden las sanadoras tradicionales son tan variados como las técnicas y medicinas que utilizan estas mujeres u hombres sabios. En Haití se organizan elaboradas ceremonias para invocar dioses africanos vestidos como santos católicos, con el objeto de "calentar" un producto que está a la venta o bien "enfriar" a un esposo violento. Los médicos chinos usan remedios de yerbas y acupuntura para prevenir y curar una gran va-riedad de enfermedades, mientras que las parteras prescriben tés especiales para ayudar a las madres a que les "baje" la leche.

Las sanadoras tradicionales son las practicantes originales de la medicina integral. Como señala la antropóloga Karen McCarthy Brown, estas mujeres y hombres "combinan las habilidades de las médicas, psicoterapeutas, trabajadoras sociales y sacerdotes". En tanto que la medicina alopática occidental fragmenta al individuo, tratando—según su especialidad—las distintas partes del cuerpo; las sanadoras tradicionales enfocan a la persona como un todo, en el contexto familiar y social, tomando en cuenta su cultura y el medio que la rodea, tanto lo físico como lo espiritual. La medicina natural alternativa, por otra parte, por ejemplo la aromaterapia o la homeopatía, puede también usar algunas de las mismas técnicas o plantas medicinales, pero es la verdadera medicina indígena, la que surge de una cultura específica y que está basada en la cosmovisión particular de dicha comunidad la que puede sanar a sus gentes.

Las clientes de las sanadoras tradicionales no son pacientes en el sentido de ser sujetos pasivos que reciben tratamientos y son complacientes con las "órdenes del doctor". Por el contrario, toman una actitud activa en su propio proceso de sanación, estableciendo cambios en su dieta o tomando parte en ciertos rituales. Estas acciones ayudan a restaurar el equilibrio del individuo y de la comunidad, vinculando a las personas entre ellas y con sus creencias espirituales, su cultura y su historia.

(En 1/98 Revista Mujer Salud/Red de Salud de las Mujeres Latinoamericanas y del Caribe).

***Nota: La RED usa el símbolo "@" para designar que la palabra siguiente o la palabra presente puede referirse a cualquier género.

y hago más facíl mi respiración, se reduce el jadeo al sentir el calor y la luz que fluyen a través de mi, imagino que son parte de la energía universal de la cual todos formamos parte. Al ir respirando bien de nuevo, imagino que estoy devolviendo esa energía al cosmos. Concretamente, esta energía me permite poder estar de nuevo con mi familia, amigos y compañeros de trabajo. Deseo rezar pero no creo en Dios.—¡Voy a rezarle a "quien corresponda"!

Tanto el ambiente como la persona que cura influyen en los resultados de cualquier terapia específica, sea médica o integral. La confianza, el alivio, la seguridad y la buena comunicación juegan un papel importante.

ALGUNOS PROBLEMAS CON LAS TERAPIAS INTEGRALES Y SUS PRACTICANTES

En los EEUU, donde todo se pone a la venta para enriquecer a unos pocos, cualquiera de nosotras que busca alternativas a la medicina biomédica tiene que entender bien cómo estas industrias funcionan económicamente. Aunque muchas veces tratan de vender sus servicios y productos apoyándose en los valores más consistentes de nuestras tradiciones integrales, funcionan fundamentalmente como cualquier mercado con fines de lucro. Hoy en día, la gente desesperada por la pobreza de salud que afecta a más y más de nosotras, se aferra a la promesa de un curandero alternativo como si fuera el único salvavidas. Es importante reconocer que en nuestras propias vidas, al hablar con otras mujeres, con nuestras abuelas y tías, y al estudiar nuestras propias tradiciones, tenemos muchos de los recursos humanos y las sabias tradiciones que pueden mejorar nuestra calidad de vida. Si quisiéramos explorar la sabiduría de otras tradiciones culturales, es importante aprender todo lo posible para ampliar nuestro propio poder y no para hacernos dependientes de una nueva autoridad. No hay que olvidar que mientras más gastamos en medicinas alternativas, más duro tenemos que trabajar porque en este país nada se regala.

Puede ser que mucha gente no tenga la medicina tradicional disponible, especialmente los que viven en lugares más urbanos, donde se vive lejos de la naturaleza. Sin embargo, muchas de las terapias más modernas, como la quiropráctica, son más difíciles de encontrar en el campo. En Latinoamérica y en casi todos los EEUU, los seguros médicos no cubren gastos de tratamientos que no sean ofrecidos por médicos licenciados. Algunos practicantes alternativos, al igual que los doctores convencionales, se califican a sí mismos como expertos para quedarse con el poder y el dinero, y no estan dispuestos a compartir los conocimientos contigo e intentan hacer que tengas que regresar a ellos para servicios adicionales.

Cuando damos la bienvenida a la confianza en nuestra capacidad de autocuración y este cambio nos libera de la dependencia de la intervención externa de la biomedicina, algunos escritores y practicantes parecen suponer que si nos enfermamos o no nos mejoramos, es nuestra culpa; que se debe a nuestra "forma errónea de pensar", falta de voluntad, defectos de personalidad (por ejemplo la "personalidad carcinógena"), o la falta de fe en el practicante. Esta forma de pensar no toma en cuenta los factores sociales ni políticos que afectan la salud. A menudo nos enfermamos sin importar cuánto intentemos conservarnos sanas. Culpar a los demás o a nosotras mismas por enfermarnos es cruel e inútil.

Reconocemos que un proceso integral no necesariamente significa que éste sea perfecto, que no sea sexista, o que sea feminista. Al igual que la biomedicina, algunas de estas terapias se originaron en culturas dominadas por los hombres. Aunque un número alto de curanderos que practican métodos integrales de salud son mujeres, es bueno recordar que tanto los hombres como las mujeres practicantes pueden tratar a las mujeres irrespetuosamente y hasta de manera perjudicial.

En términos generales, es difícil que las medicinas alternativas tengan efectos secundarios tan dañinos como la alopatía, aún bien manejada. En cambio, muchas de las terapias tradicionales tienen una larga historia de efectividad, pero es importante entender como la terapia o el método esta entrelazado con la cultura. Muchas veces lo que funciona para una mujer indígena con unas creencias espirituales especificas y únicas, no va a marchar bien para una mujer de otra sociedad.

LAS TERAPIAS INTEGRALES

En esta sección describimos algunas terapias integrales y proporcionamos información y principios para que puedas buscar más información. Debido al gran número de alternativas existentes, hemos descrito las más útiles en términos generales, las más accesibles y las que nos resultan más familiares.

Cuando uses una terapia integral por primera vez, tal vez tengas que cambiar algunos hábitos; la forma de alimentarte, la postura y el movimiento, e incluso tu manera de ver el mundo. Aprende lo que más puedas acerca de la terapia que hayas elegido y una vez entiendas los términos que usa el terapista; este léxico profesional va a ser más familiar y podrás participar más activamente en tu curación.

Si tienes la costumbre de acudir a doctores biomédicos, tal vez los métodos alternativos te parezcan un poco extraños, además la familia, los amigos y los conocidos a veces lo hacen más difícil diciéndonos que lo que hacemos es raro.

Me tropecé tan fuerte en la banqueta que no podía caminar o trabajar. Me llevaron al hospital y me sacaron una radiografía. El ortopedista de guardia me dijo que mi pie no tenía nada. Pero de todas maneras, yo todavía no podía caminar, entonces decidí acudir al quiropráctico. Yo no sabía nada sobre los quiroprácticos, excepto que eran una alternativa distinta de los doctores alopáticos. Mi hermana era la única persona que yo conocía que había ido al quiropráctico. Cuando fui al hospital a recoger mis radiografías les dije que iba a ir a ver a un quiropráctico. "No vayas con él, es comunista" dijeron. Les contesté que no me importaba cuáles eran sus convicciones políticas, siempre y cuando pudiera ayudarme. Entonces hice una cita y logró ajustarme la espalda y el pie y pude volver a caminar a gusto.

Cuando hacemos algo nuevo nos podemos sentir incómodas.

Fui a que me dieran un masaje donde alguien que me había recomendado una amiga. Aunque al principio me sentí recelosa, sus manos fuertes y tranquilizantes hicieron que pronto recuperara mi seguridad.

Muchas mujeres que no desean abandonar definitivamente el sistema biomédico, pero que sienten que este no cumple totalmente con sus necesidades de atención preventiva en cuanto a "la totalidad de su ser", combinan las terapias integrales con las convencionales.

¿Como integro los diferentes métodos de atención a la salud en mi vida? La mayoría de las veces voy al médico alópata, pero comprendo sus limitaciones. He hecho terapia de "conversación" y doy y tomo masajes. Tomo baños para relajar los músculos; el agua relaja. Una que otra vez experimento con yerbas. Soy cuidadosa con los alimentos que como, tomo algunas vitaminas y he usado la Técnica Alexander, que me ha ayudado con los dolores de espalda y de hombros. Llevo a mi bebé al médico antes de ir yo. ¡Lo que más que necesito es dormir!

Así como no existe una manera única de conservar la salud, tampoco existe una forma única de curarse o un camino único aceptable. Recuperar el equilibrio puede significar algo tan sencillo como tratar un catarro con reposo o tan complejo como alterar radicalmente la dieta u otros hábitos con el fin de enfrentar una enfermedad crónica severa, como la hipertensión o la artritis. Una terapia que le funciona a una persona, no necesariamente le funcionará a otra. A veces es posible descubrir qué terapia ayuda más, pero en ocasiones no está muy claro. Tenemos que evaluar y decidir cada situación que surge, nuestra propia experiencia e intuición y la sabiduría de los miembros de la familia, maestros y profesionales amistades en quienes confiamos, son nuestras mejores guías.

LAS YERBAS

El mundo de yerbas es fascinante. El uso de yerbas se encuentra en la medicina tradicional de todas las culturas del mundo. Vinculado a la idea de que la naturaleza nos hace sanar, está el uso de plantas para sanarnos en formas diversas y específicas de acuerdo a cada cultura. En India, practicantes de la medicina Ayurvedica usan yerbas. En China, los doctores recetan yerbas con tratamientos de acupuntura y con otros métodos de la medicina china. En algunos países de África, Europa, y las Américas, el uso de yerbas sigue manteniendo la salud cotidiana de la gente. Aunque tendemos a considerar las yerbas como algo alternativo, según la Organización de Salud Mundial, el uso de yerbas es el tratamiento primario para más de las tres cuartas partes de la población del mundo. Alrededor de un cuarto de nuestros fármacos se derivan de las yerbas.

Algunos practicantes consideran que las plantas medicinales son parte de nuestra comida y nutrición diaria. En la cultura china la comida se considera como un medio para balancear la energía del cuerpo. La medicina Ayurvedica de la India también usa este concepto. Según esta forma de pensar las yerbas son la nutrición más concentrada.

La clave para usar yerbas o remedios hechos con yerbas es la sabiduría y la experiencia. Algunas yerbas son peligrosas, y algunas se transforman en sustancias tóxicas en el cuerpo si se usan por mucho tiempo. Una yerba puede ser buena para una persona pero mala para otra. Si vas a usar yerbas por primera vez, y no lo haces bajo tratamiento de un yerbatero, investiga e infórmate lo mejor posible antes de empezar a usarlas. Sería bueno tomar una clase donde enseñen el uso de las yerbas. Si vas a un yerbatero, asegúrate de informar al practicante

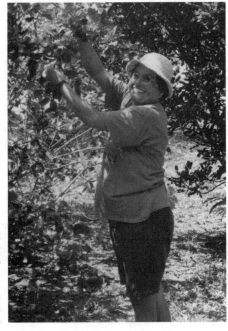

MUJER CORTANDO TAJOS DE YERBERAS.
Centro para Estudios Indígenos Mundiales

acerca de cualquier medicamento biomédico que estés tomando, si tienes alergias, tu dieta y hábitos de descanso y trabajo. Si quieres usar yerbas chinas, asegúrate de que el practicante conozca la diagnosis. Él o ella te tomará el pulso, mirará tu lengua, tu piel, y tus ojos antes de decidir qué fórmula de yerbas va a recetarte—también va a tomar en cuenta tu propia constitución y las síntomas.

Algunas yerbas se pueden cultivar en tu propia casa—en un jardín o en una maceta. Las puedes comprar frescas o secas en los diferentes almacenes o tiendas de yerbas. También se pueden comprar en cápsulas que son más fáciles para tomar. Algunas de la yerbas más populares en los EUEU son el ajo y el sello de oro, que son antibióticos naturales que ayudan al sistema imunológico; equinacea, que ayuda a curar resfríados y malestares del sistema respiratorio; gengibre y menta, que ayudan con la digestión; valeriana, que ayuda con los nervios.

Cuando siento que me estoy resfriando, imediatamente tomo sello de oro y equinacea. Casi siempre, en menos de 24 horas, ya me siento bien. En años pasados, durante los inviernos tenía bronquitis, pero desde que uso esas yerbas no la sufro más.

Más ideas para usar yerbas:

Muchas yerbas ayudan a tonificar y a fortalecer el útero y los otros órganos reproductivos, y de esta forma aliviar síntomas premenstruales, para ayudar en la regulación de las hormonas, y ayudar con los efectos de la menopausia:
➤Para fortalecer el útero y los ovarios:
Frambuesa roja, yerba tora, unicornio falso, caulofilo, dong quai (no cuando tienes fibromas uterinos).
➤Para estimular un flujo menstrual normal:
Milenrama, perejíl, enstera, yerba tora, gengibre, caulofilo, cimifuga negra.
➤Para calmar los nervios y la mente:
Viburno, lobelia, esculetaria, valeriana, damiana, menta, manzanilla.

Yo sufría de un dolor tremendo durante la menstruación y traté todo tipo de tratamientos. Una amiga mía estaba estudiando acupuntura y sugirió que fuera a un yerbatero chino para remediar mi problema. Fui inmediatamente. Cuando entré a la sala de espera, me dí cuenta de que era la única mujer negra allí. Aunque mi presencia se notabla, no pareció molestar en lo más mínimo a nadie. Cuando entré a la oficina del doctor, había un olor fuerte a yerbas mezcladas. Me preguntó acerca de mi problema, y puso mi mano encima de un almohadón de terciopelo y tomó mi pulso. Me dijo que sacara la lengua y me informó que tenía una capa gruesa, y me miró la piel. Me preguntó, también, acerca de mi diabetes, dolores en el cuello y en los

Naturaleza y Sanación

Desde tiempos sin historia escrita, la humanidad encontró en la naturaleza todas las respuestas a sus necesidades. El conocimiento de las plantas constituía un saber sagrado que ostentaban las mujeres y el cual les dio poder.

Este conocimiento, invisible o desvalorizado frente a la ciencia y tecnología modernas, permaneció a pesar del tiempo transcurrido y de los avances del llamado "mal desarrollo". Después de siglos de devastación y avasallamiento, han sido las mismas mujeres las encargadas de resguardarlo a través de generaciones.

Nuestras antepasadas, las mujeres recolectoras, respetaron y amaron las plantas, y reconocieron en ellas sus poderes curativos.

Hoy, cuando nos encontramos en el límite de la supervivencia, al quebrarse el equilibrio ecológico, nuevamente, como en la Edad de Piedra, nos volvemos a la naturaleza, pues de ella, más que nunca, depende nuestra sobrevivencia. En el límite de la destrucción se vuelve hacia aquello que se abandonó. Del libro: De Salvia y Toronjil, ediciones Flora Tristán (Prólogo P.13).

hombros, y el dolor en la espalda que estaba experimentado. Casi me caí de la silla de la sorpresa. Me escribió una receta de yerbas para tomar durante las próximas 9 semanas—después, me aseguró que no tendría más ese problema. Las tomé—tenían un gusto horrible, pero noté una diferencia tremenda. Ahora estoy considerando volver a él para tratar mis otros problemas.

DIFERENTES MANERAS DE REZAR Y LA MEDITACIÓN

El rezar y el meditar, son dos formas en que podemos calmar la mente y el cuerpo entero, mientras unimos nuestras energías con la de cualquier energía cósmica en la que creamos. Muchas mujeres todavía rezan como parte de sus creencias religiosas, pero otras mujeres, han dejado esas tradiciones porque muchas religiones también conllevan el sexismo y la jerarquía que nos alejan del poder. Sin embargo, las oraciones son una manera de conocernos a nosotras mismas y así conectarnos con nuestra comunidad de creyentes y con lo celestial y cósmico, para celebrar una relación más armoniosa con nuestro mundo. Algunas oraciones se cantan y se bailan; otras se ofrecen privadamente y en silencio. Algunas oraciones se ofrecen en iglesias, templos, y casas sagradas, pero otras se ofrecen en nuestros propios hogares o debajo de un árbol al aire libre. En el las Américas y el Caribe, tenemos muchas tradiciones espirituales que han combi-nado creencias índigenas y africanas con lo mejor de las tradiciones católicas, ambas con la aceptación de la importancia de imágenes concretas que representan lo sagrado. Reconocemos que la iglesia Católica Romana se ha ganado muchos enemigos entre las comunidades índigenas, por su colaboración completa con los conquistadores y su rechazo a la Teología de Liberación que caracteriza nuevos movimientos para buscar la justicia humana dentro de la misma iglesia. También la iglesia Católica sigue rechazando completamente los derechos reproductivos de la mujer; pero cualquiera que sean los valores espirituales y religiosos que nos nutran, éstos nos ayudan a llevar vidas sanas y saludables, siempre y cuando nos den la libertad de escoger la clase de vida y creencias con las que nos sintamos mejor.

En los EEUU, las oraciones budistas, conocidas como meditación, se han hecho muy populares. Mucha gente, se ha alejado tanto de sus propias tradiciones, que buscan como almas perdidas una práctica de oración que los ayude a encontrar un pequeño espacio sagrado y tranquilo. Como ésta es una sociedad en la que siempre se busca la técnica correcta, enfatizan más en cómo meditar que en el entender la religión y cultura tan extraordinaria y compleja que forma el tejido completo de la meditación asiática. Nosotras recomendamos que formen una base con las tradiciones propias de sus familias, comunidades y culturas. Reconocemos que todas nuestras tradiciones van cambiando y evolucionando y que en comunidades como las nuestras que se mueven entre el Norte y Sur, también se van mezclando e inventando nuevas maneras de reflexionar. Ese diálogo de permanencia y cambio nos ayuda a fortalecer nuestras raices a la vez que nos ayuda a crecer.

A veces meditamos premeditamente y a veces sin darnos cuenta que lo estamos haciendo. Cada vez que

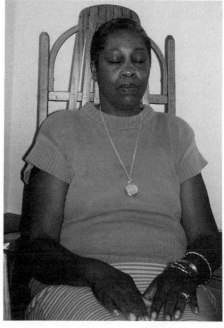

MUJER MEDITANDO.
Elana Rosenbaum

cerramos los ojos y nos ponemos a pensar, estamos meditando. Cuando hacemos esto con la intención de unir nuestra energía a la del universo, estamos rezando. Aunque durante milenios las prácticas de meditación han estado directa o indirectamente relacionadas con la curación, y con nuestra epiritualidad, sólo desde las 2 últimas décadas los médicos han empezado a entender su potencial y a enseñar a las personas a usarla para una diversidad de condiciones específicas.

Físicamente, la meditación nos ayuda a reducir el ritmo de la respiración y del corazón; reduce también el consumo de oxígeno y la tensión muscular; cambia los patrones de las ondas cerebrales y las respuestas a situaciones de tensión. Por lo tanto, se reducen también los riesgos de un ataque al corazón o un paro cardíaco. La meditación reduce la tensión, nos calma la mente y nos ayuda a pensar con más claridad. Emocionalmente, nos puede ayudar a descubrir nuestros sentimientos más profundos. Espiritualmente, es una forma de confluir con la energía que nos rodea y que está dentro de nosotras, no importa el nombre que le demos.

Existen muchas formas de meditar. Aunque puedes meditar mientras estás de pie, caminando, bailando o corriendo, muchas personas prefieren sentarse o arrodillarse en un ambiente silencioso. Algunas personas meditan al realizar actividades cotidianas como lavar los platos. Repetir una palabra o un sonido una y otra vez puede calmar tu mente, concentrarte en tu respiración puede ayudarte a enfocar tu atención. Puedes meditar dentro de la casa, en el patio, en un jardín, en sitios especialmente destinados a ello _ como iglesias, sinagogas, zendos, ashrams y otros lugares de adoración. Puedes practicar sola o en compañía de otras personas en un lugar de reunión común.

Tal vez te sientas mejor aprendiendo a meditar por tu cuenta, con la ayuda de un libro o una grabación, o prefieras un maestro religioso o laico para que te oriente. Sin embargo, la responsabilidad de lo que haces con tu vida siempre queda en tus manos.

El grupo me proporcionaba seguridad, especialmente en las épocas de transición de mi vida. Me sentía menos sola. Pero no estaba de acuerdo con la orientación porque el grupo presentaba una visión única del mundo que no aceptaba otras perspectivas. Desde que abandoné el grupo me he sentido más equilibrada y más capaz de tomar decisiones. Mientras que la dinámica de ese grupo me resultaba muy desconcertante, la experiencia de la meditación me ha ayudado a mejorar mi vida.

La meditación puede ayudarnos a superarnos y a mejorar nuestras vidas.

Mi meditación de la madrugada es parte en silencio, parte en cantos. A veces rezo activamente mientras me siento a mirar el sol naciente por la ventana. Para mí es importante meditar cada mañana, aunque sólo sean 10 minutos, para ponerme en contacto conmigo misma. Constantemente me sorprendo al ver cómo me molesto con mayor facilidad en los días que no medito. A veces, durante el día, cuando me encuentro en silencio o sola, me descubro automáticamente experimentando el mismo sentimiento de tranquilidad que experimento durante la meditación. Esta calma me ayuda. Aunque mis meditaciones son por lo general ligeras, en ocasiones son muy profundas.

Para mí, el rezar y el bailar siempre fueron lo mismo, especialmente cuando hay tamboreros y otros bailando conmigo me siento más cerca de Dios. Una vez estaba bailando y escuchando las palabras de una canción que decía, "Ya sé porque vivo, para estar contigo día por día, día por día..." Siempre había pensado que era una canción de amor de un amante a otro, pero me dí cuenta en ese momento, que para mí era una canción a Dios.

Hablaremos más acerca del baile y meditaciones de movimineto en el Capítulo 7, "Mujeres en movimiento".

LA RESPIRACIÓN

La respiración es una manera espontánea en la que nuestro cuerpo se desintoxica. Al llegar a los pulmones, el aire se pone en contacto con la sangre; ésta absorbe el oxígeno y lo transporta a cada célula, nutriéndola y eliminando los desechos a través del aire que se respira.

La respiración es un acto involuntario que nos acompaña desde que nacemos. Refleja la manera como somos y cambia según los diferentes momentos y estados de ánimo: cuando estamos agitadas, la respiración es superficial y agitada; en los momentos de descanso, se vuelve rítmica y profunda.

No existe una respiración "buena" y otra "mala"; lo que existe es una manera de respirar propia de cada persona, que puede ser mejorada para lograr un mayor bienestar.

La respiración superficial es una necesidad cuando nuestro organismo está en estado de alerta. No es natural, por ejemplo, repirar profunda y pausadamente en medio de una emergencia porque ésta nos exige esfuerzo físico inmediato: correr, esconderse, agredir. Pero las emergencias no son un estado natural de nuestro cuerpo. Si vivimos siempre con temor, rabia o pena, las llamadas de alerta en nuestro cuerpo se multiplican y la emergencia se instala en forma permanente. Este es el origen de la respiración superficial crónica y el estrés.

La respiración profunda nos ayuda a centrarnos, a aquietar nuestra mente y a calmarnos.

El primer paso para mejorar la forma de respirar y adecuarla a nuestras necesidades es observarla.

Podemos observar:

➤su profundidad: al respirar, ¿se mueve sólo el pecho y los hombros o también el abdomen?

➤el tiempo que se dedica a inspirar y expirar

➤las pausas entre la inspiración y la expiración

➤el ritmo: ¿el movimiento es regular y rítmico o irregular?

Podemos mejorar nuestra capacidad para inspirar, poniendo atención a todos los músculos que se mueven junto con la respiración, ayudándolos a ser más flexibles y suaves. Podemos mejorar la capacidad para expirar, permitiendo que el proceso natural de la vida se produzca, dándole tiempo al aire para que salga, sin cortarlo. (De Salvia y Toronjíl, edición Flora Tristán, p.28).

LA VISUALIZACIÓN

Hay momentos en nuestras vidas cuando nuestra conexión entre lo humano, lo terrestre y lo sagrado es especialmente fuerte. Cuando rezamos, cuando participamos en los rituales sagrados de vida y muerte, cuando le preparamos comida a nuestras familias, tenemos oportunidad de actualizar esa conexión en imágenes visuales que acompañan el movimiento, el sonido y el canto. La visualización de imágenes positivas, unificada a la oración y la meditación, nos ayuda a utilizar nuestro poder apoyadas por la comunidad y el cosmos, para así resolver mejor problemas de vida y salud.

Todas creamos imágenes en nuestra mente, a veces conscientemente, otras sin darnos cuenta de ello. Nos imaginamos cómo queremos que salga algo en el futuro o cómo deseamos que ocurra un cambio en nuestras relaciones. Las imágenes llenan nuestros sueños, y algunas se recuerdan el día siguiente.

Anoche David y yo hicimos el amor maravillosamente, delicadamente obtuvimos un orgasmo. Luego soñé que creaba un niño fuerte y hermoso, y como una joya lo tomaba en mis manos. Por la mañana desperté sintiéndome perfectamente satisfecha, para variar.

Las imágenes positivas nos hacen felices y facilitan el paso por tiempos difíciles. Muchas mujeres están descubriendo que la visualización de un símbolo en particular, una escena o proceso, tiene un efecto de curación positiva en sus organismos. Desde hace mucho tiempo, las parteras han usado los ejercicios de imágenes y relajación para ayudar a las parturientas a relajarse, a disminuir el miedo o la tensión y por tanto a dilatar la cérvix más fácilmente. Hay evidencia de que en Babilonia y Sumeria utilizaban técnicas de visualización con fines curativos. Otras civilizaciones antiguas también usaban dichas técnicas. En nuestros días, los esquimales del Canadá y los indígenas Navajos, así como algunos pue-blos latinos (por mencionar sólo algunos), usan formas de curación que se basan en la visualización. Los placebos (substancias sin efecto farmacéutico alguno)

pueden cambiar profundamente el curso de la enfermedad. Las personas que usan placebos muy a menudo experimentan una mejoría porque creen en ellos—pastillas, hechizos, talismanes o rituales. Probablemente una de las formas en las cuales actúan los placebos es ayudando a la persona a visualizarse curada, o tal vez el placebo mismo representa un símbolo visible de la curación.

La visualización funciona ayudando a la persona a relajarse y a enfocar su energía. También podemos usar las técnicas de visualización para actuar sobre los sistemas de movimiento involuntario del organismo, como incrementar el flujo sanguíneo de un área particular o reducir la velocidad del latido del corazón. Además, podemos usar imágenes visuales para ayudarnos a reducir el dolor. Una científica que fue sometida a diversas operaciones de cáncer declaró:

Los 2 años posteriores a mi última operación han sido los más productivos de mi vida. He tenido la oportunidad de investigar la curación como nunca antes lo había hecho. Al principio, cuando sentía el dolor, trataba de buscar una figura exterior, una figura de dios para que me ayudara, cuidara de mí, mejorara todo. Luego me dije a mí misma: "¿Quién es la madre más cuidadosa que conoces?" Y me dije, "Soy yo". Entonces me imaginé a mí misma meciéndome. Pensé, "¿cómo puedo remediarlo?' ¿cómo puedo acudir?" Ahora, cuando me duele digo "Pobre bebé". Me he tratado amorosamente. Mientras más me amaba a mí misma, más curada me sentía. Ahora el dolor se ha ido casi por completo.

La visualización implica relajación, sentirse integrada al objeto, escena o proceso visualizado o imaginado, dejándolo expandirse hasta llenar la consciencia y convertirse en lo único que capta nuestra atención. Aferra tu mente a ello. A veces ayuda tener a alguien que te guíe. La visualización es una habilidad que se aprende a través de la práctica. Algunas personas tienen que practicar este tipo de visualización meditativa repetidas veces para poder dominarla; otras personas aprenden más rápidamente.

El siguiente es un ejemplo de una visualización curativa:

Relaja y deja que tu atención vaya a esa parte específica de tu cuerpo que te provoca malestar o dolor, o que no funciona como debería. Concentra tu atención en ese sitio y déjate llevar de la experiencia que sientes en ese preciso momento. No te sientas presionada a alcanzar una meta específica. Después de un tiempo, deja que venga a tu mente una imagen relacionada con dicha área. Podría ser una imagen detallada de la forma como crees que se ve, o puede ser algo más abstracto. Tu mente debe estar concentrada hasta que estés satisfecha con la imagen. Cambia la imagen cada vez que lo desees. Ahora empieza a visualizar algo que está ocurriendo dentro de tu cuerpo para que funcione mejor o para iniciar la curación. Probablemente veas la energía como una luz o colores que fluyen hacia allá. Imagina que se va volviendo más calientito o fresco. Una imagen poderosa puede servirte para que te sientas mejor de inmediato.

La visualización ha sido incorporada a la biomedicina como adiestramiento autogénico. Ésta se usa cada vez más para modificar la circulación, regular los latidos del corazón, y ayudarnos a sanar órganos y síntomas específicos, como úlceras, gastritis, ataques por cálculos de la vejiga, irritación del colon, hemorroides, estreñimiento, angina, dolor de cabeza, asma, diabetes, artritis, dolor de espalda, condiciones de la piel y enfermedades de la tiroides. Los oncólogos usan la visualización combinada con los fármacos, la cirugía y la radiación para modificar la actitud de los pacientes con respecto a la vida y la muerte, así como para aliviar la tensión causada por una enfermedad. Las investigaciones científicas indican que las técnicas de meditación y visualización pueden ayudarnos a fortalecer nuestro sistema inmunológico y por lo tanto, también pueden alterar la reacción del organismo al cáncer y otras enfermedades.

Cuando la visualización no funciona, esto puede ser una indicación de que estás recibiendo la información a través de los sentidos y no mediante imágenes: puede que seas una persona que recibe información primordialmente a través de la audición, en cuyo caso imaginar sonidos puede ser tu manera de "visualizar", o tal vez lo hagas en términos de movimiento o relaciones espaciales o a través del tacto. Las posibilidades son infinitas.

Lo que he encontrado más efectivo para mí es conectarme con la forma en que me quiero sentir, mandando la intención al universo para que éste me traiga al lugar adonde me puedo sentir sana, feliz, satisfecha. Siempre me da resultado. Pienso que cuando trato de visualizar algo muy concreto, no le estoy dando al universo la oportunidad de encontrar la mejor posibilidad para mí y para los que me rodean.

EL MASAJE Y OTRAS TÉCNICAS PARA SANAR CON EL CUERPO

El tocarnos es la forma más natural de comunicarnos y de aliviarnos mutuamente. Podemos ayudar a los demás a sentirse bien con un simple apretón de manos o un abrazo.

Los masajes en los pies son mis favoritos. Me traen recuerdos de mi infancia, de cuando mi padre me sobaba los pies. Es algo que se siente muy rico. A menudo, cuando voy a darles las buenas noches a mis hijos una vez que se encuentran en su habitación, me piden que tome sus pies entre mis manos y les dé un masaje. Algunas amigas y yo intercambiamos masajes como una forma de acercarnos y relajarnos.

El masaje puede ser una experiencia muy sagrada ya que el ser tocada representa abrirnos físicamente a la energía de otro. Nuestra piel es el límite del cuerpo físico, y muchas de nosotras hemos tenido experiencias tristes como cuando alguien nos tocó sin respetar este límite, toques que no fueron sagrados, como golpes o empujones. Esto es más insidioso cuando pasa en relaciones amorosas y es la misma persona la que nos acaricia la que nos lastima. La memoria de este maltrato puede quedarse en nuestro cuerpo y muchas veces el masaje hecho por alguien con quien nos sentimos cómodas, puede ayudar a recuperar la confianza en nosotras mismas.

Un masaje bien hecho relaja el cuerpo, libera la tensión muscular, mejora la flexibilidad de las articulaciones, aumenta la circulación y la sensibilidad y en general intensifica nuestro bienestar. El masaje y las técnicas de manipulación involucran el tacto prolongado e intenso, halar, presionar y sobar. Podemos usar muchas técnicas de masaje, ya sea en nosotras mismas o en los demás.

Si padeces de flebitis, enfermedades o infecciones de la piel, coágulos, o si tienes cicatrices debido a una quemadura o lesión, no es recomendable que recibas masaje en el área afectada.

No necesitas adiestramiento especial alguno para dar un masaje general. Sólo colócate en una posición cómoda y empieza. Toma el pie, la cabeza, la mano, la espalda, el cuello o los hombros de tu amiga. Pídele que te diga dónde desea presión, si estás presionando demasiado o no lo suficiente. Busca con tu pulgar o toda la mano las áreas delicadas o adoloridas. Alterna las caricias suaves con el masaje profundo y usa la visualización, si deseas ayudar a la persona a relajarse aún más. Evita la presión directa en la columna vertebral. Mientras das el masaje, respira regular y profundamente.

Casi siempre se usan las manos para dar masaje, pero a veces también los pies, como en el masaje menstrual ilustrado en el capítulo 17, "Anatomía y fisiología de la sexualidad y la reproducción". El masaje japonés se practica total o parcialmente con los pies.

Muchas personas que dan masaje se ven a sí mismas canalizando la energía a través de sus cuerpos y manos para curar a su familia, amigas y, si son profesionales, a sus clientes.

Los métodos de masaje más familiares a los occidentales son el masaje Esalen y el Sueco (generalmente de cuerpo entero, a veces usan presión profunda). La Acupresión y el Shiatsu implican aplicar presión en los puntos de energía que se encuentran a lo largo de los meridianos (caminos de energía) que se utilizan en los tratamientos de acupuntura. La terapia neuromuscular trabaja con los puntos que sirven de gatillo a los músculos y el Sistema Bowen con los grupos de músculos transversales. Las técnicas Rolfing, Feldenkrais y Alexander enfatizan la realineación del cuerpo para que vuelva a su postura normal. Con la técnica de "Zero Balancing"

(Balance Cero) se busca establecer un balance óptimo entre la estructura y la energía del cuerpo. Otras técnicas examinan el movimiento del sistema cráneo-sacral para quitar los obstáculos. Algunas masajistas incorporan las técnicas de la terapia de polaridad o la respiración profunda y la visualización, otras usan los puntos de reflexología y concentran su atención en los pies o las manos. Otras incluyen la intuición que han adquirido en su práctica bioenergética o psicoterapéutica. Una masajista dijo:

La forma como tocas a alguien es más importante que el sistema que usas. Ya sea que te veas a tí misma canalizando la energía o que te preocupe el tono muscular de tu cuerpo y la manera como lo comunicas a la otra persona; tienes que estar bien conectada a tu propio cuerpo y poner atención a lo que está sucediéndote en cada momento mientras das el masaje. Aunque yo doy a todos el mismo masaje en cuanto al orden que sigo en cada parte, mi tacto se siente distinto en cada persona. Fue maravilloso cuando una mujer me dijo que no sólo sabía donde estaba su cuerpo durante el masaje, sino que también estaba consciente del mío.

Si en algún momento decides que quieres un masaje profesional o deseas tomar un curso para aprender, pide referencias a tus amigas, al centro de mujeres más cercano, a algún club de salud, o al centro de salud integral, si es que existe alguno cerca de donde vives. Selecciona cuidadosamente a la persona que te va a dar el masaje. Las recomendaciones de las amigas son la mejor manera de obtener referencias. Elige a alguien que use las técnicas que te gustan, con quien te sientas a gusto y puedas comunicarte bien. La buena comunicación en ambos sentidos también relaja y revitaliza a la masajista. Averigua si tu masajista fue adiestrada en una escuela acreditada y si tiene un certificado o una licencia.

Tal vez no sepas qué es lo que quieres o lo que puedes esperar del primer masaje.

Algunas personas llegan con quejas físicas específicas o con problemas de alineación corporal, otras sólo desean una oportunidad para estirarse y relajarse, otras desean hacer "trabajo" emocional junto con el masaje. Antes de empezar, trato de llegar a un entendimiento acerca de lo que buscan.

Sin palabras empiezo a darme cuenta de que mis hombros están recibiendo una lección acerca de dónde deben estar. La lección se siente muy bien, muy suave y respetuosa de cómo debieran estar si yo liberara la tensión y empezara a fijarme en ellos. Pero el masaje es una lección, no sólo una palmadita en el hombro... Las manos de la masajista le preguntan cosas a mi espalda y reciben las respuestas.

La comunicación es clara y directa. Cuando se acerca el final, me siento totalmente bien.

LA ACUPUNTURA

La acupuntura es el arte curativo central en la práctica de la medicina tradicional China. Desarrollada y utilizada durante los últimos 2000 años, finalmente está siendo aceptada en algunos lugares de occidente como método para conservar la salud y aliviar la enfermedad. En la acupuntura el médico estimula puntos específicos del cuerpo mediante la inserción de agujas, aplicando calor (terapia térmica), masaje de presión (acupresión) o una combinación de todos.

La medicina china se encuentra íntimamente relacionada con la filosofía clásica china conocida como Taoísmo, cuya finalidad es conservar o restituir el balance del organismo para garantizar la salud. Central a las creencias del Taoísmo es la noción de que el organismo tiene el poder de reparar y regenerarse a sí mismo o restaurar su propio equilibrio. Se cree que la acupuntura estimula o despierta estos poderes naturales del organismo.

Los acupunturistas emiten sus diagnósticos y terapias curativas en términos del Yin y el Yang, que denotan lo que los antiguos chinos veían como las polaridades gemelas que regulan a los seres humanos y al universo. Aunque el Taoísmo describe al Yin como "negativo" (por ejemplo tierra, luna, frescura, humedad, silencio, femenino) y Yang como "positivo" (cielo, sol, calor, sequía, movimiento, masculino), los términos son equivalentes a los terminos físicos modernos, protones "positivo" y electrones "negativo". (Un protón no es "mejor" que un electrón, son fuerzas equivalentes). Los médicos dicen que aunque el concepto Yin-Yang puede mal interpretarse, no implica un prejuicio hacia lo femenino.

A diferencia de los médicos occidentales, los chinos no basan sus prácticas tradicionales de curación en el estudio de la anatomía tal y como nosotras la conocemos. Como los chinos veneraban a sus ancestros, no permitían la disección de un cadáver; en lugar de concentrarse en la estructura física o la fisiología del cuerpo (músculos, nervios, huesos, etc.), se enfocaron en

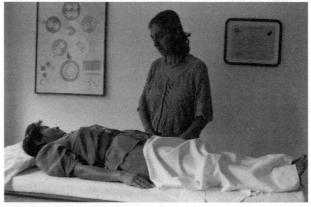

SESION DE ACUPUNTURA.
CIDHAL

su funcionamiento—los aspectos dinámicos del organismo, la "fuerza vital" que mantiene el cuerpo vivo y en equilibrio saludable. A esta fuerza vital o energía vital le llaman Ch'i. De acuerdo con la teoría tradicional médica china, el Ch'i circula por todo el organismo a lo largo de canales o caminos precisos que corresponden a los meridianos de la acupuntura. El Ch'i, que controla la sangre, los nervios y todos los órganos, debe circular libremente por los meridianos y para que cada órgano funcione correctamente debe tener cierta fuerza y calidad. Cuando el flujo de Ch'i se deteriora, la persona se vuelve más susceptible a la enfermedad.

Los golpes, la mala nutrición, la tensión y muchos otros factores pueden bloquear o dañar el flujo del Ch'i. En la acupuntura, el flujo del Ch'i se controla estimulando ciertos puntos a lo largo de los meridianos para atraer la energía a la parte deficiente, dispersar el exceso de energía o disolver un bloqueo; con lo cual se reduce el dolor o se fortalece la capacidad del organismo para conservar su salud.

Los acupunturistas tradicionales utilizan diversas técnicas para diagnosticar el desequilibrio del cuerpo: preguntar, observar, examinar la lengua, escuchar (la voz, la respiración, etc.), leer los pulsos. A menudo el médico toma una historia clínica completa y busca las modificaciones de la dieta, el ejercicio físico, etc. que podrían complementar los tratamientos de acupuntura. En EEUU, muchos acupunturistas colaboran con los biomédicos y pueden pedirte que lleves el diagnóstico que ellos te han dado cuando acudas a la visita.

En mi primer encuentro con la acupuntura, la acupunturista era atenta y cuidadosa, incluso antes de que la visitara, cuando yo apenas le estaba pidiendo información por teléfono, ella tomaba notas. Parecía interesada en mi problema (hemorrágias menstruales serias). Pensaba que podría ayudar a curarme. Tuve una buena impresión de ella como persona y como terapeuta.

Cuando por primera vez entré a su consultorio, noté un olor que parecía mariguana, y lo primero que pensé fue: ¿qué estoy haciendo aquí? Estos son en verdad los curanderos de la "Nueva Era", esto es más de lo que yo esperaba. Me empecé a sentir muy nerviosa. Le pregunté que a qué olía y me dijo que era una yerba que se llama MOXA que usan para calentar las agujas y darle mayor efectividad al tratamiento. Estaba a punto de probar algo nuevo y desconfiaba.

Una vez que me senté, la acupunturista me hizo una serie de preguntas acerca de mi digestión, eliminación, menstruación, patrones de sueño, niveles de energía, estado emocional, dolor, otras enfermedades, dieta y estilo de vida. Fue un período

investigativo inicial muy largo. Ahora, cada vez que voy me pregunta cómo me he sentido esa semana, si hay algo fuera de lo común. Toma mi pulso me examina la lengua, la piel y los ojos. Una vez que ha recopilado toda la información, ajusta el tratamiento a mis necesidades específicas de la semana.

Durante el tratamiento, la acupunturista estimula los puntos de acupuntura apropiados, con agujas esterilizadas de acero inoxidable del grosor de un cabello. La longitud de las agujas varía entre media pulgada y varias pulgadas, dependiendo de la parte del cuerpo donde se vayan a usar. Cuando la aguja se inserta, es posible que sientas un ligero pinchazo, calambre, adormecimiento, dolor o que no sientas nada.

Parte de mi renuencia original para acudir a la acupunturista era porque creía que era muy doloroso, ya que la imagen que yo tenía era de agujas grandes que se las enterraban a la gente. Cuando finalmente me animé, la acupunturista usó agujas muy pequeñas, el pinchazo fue muy leve y me sentí casi eufórica.

Los tratamientos de acupuntura han reducido mis problemas de asma, pero no puedo negar que me duele cuando me ponen las agujas. Una vez en su lugar, ya no me molestan.

Las agujas son tan pequeñas que sólo en muy raras ocasiones provocan sangrado. Pueden usarse entre una y 15 agujas. Los lugares en donde se colocan con mayor frecuencia son las manos, los brazos, los tobillos, los pies, la espalda, el abdomen y los oídos. A menudo, la acupunturista inserta una aguja en un sitio lejano al área sintomática o a aquella que parece ser el lugar donde está concentrada la enfermedad. Esto se debe a que los meridianos que desea afectar corren a todo lo largo del cuerpo. Ella/él puede dirigir el Ch'i para recuperar el equilibrio y la armonía del organismo en muchas partes del meridiano. Para dolencias agudas se necesitan pocos tratamientos, a veces uno solo. Las enfermedades crónicas requieren casi siempre más tratamientos, pero algunas personas experimentan una mejoría de inmediato. Otras se sienten peor al principio y empiezan a experimentar mejoría después de algunas sesiones.

A los 60 años tengo artritis severa, especialmente en mis manos, pies y caderas. Mientras cuidaba a mi marido logré distraer el dolor; él estaba muy enfermo y si sabía que me dolía, hubiera querido irse a un hospital. Cuando falleció me deprimí mucho y cuando acudí a pedir consejo psicológico, el terapista sugirió que tratara la acupuntura para mi artritis. Investigó y me puso en contacto con el acupunturista. Los primeros tratamientos fueron muy dolorosos, hasta gritaba. Juntos pasamos ratos difíciles. El acupunturista me explicó que un dolor crónico, como el mío se encontraba fuertemente asentado y era más difícil de erradicar. Tuve consulta 2 veces por semana durante mucho tiempo. Era caro y cuando después de 8 tratamientos no sentía mejoría alguna, no sabía qué hacer. Por lo pronto, un nutricionista que trabajaba con el acupunturista me puso a dieta especial para la artritis. Decidí seguir con el tratamiento de acupuntura y al décimo sexto tratamiento empecé a sentirme mejor. Después de 20 semanas me dí cuenta de que la acupuntura realmente me estaba ayudando. Ahora las consultas se han separado, una cada 2 o 3 meses, cuando empiezo a hincharme. Definitivamente valió la pena continuar. El que no nada se hunde, y yo no me sentía dispuesta a hundirme.

En occidente, la acupuntura ha sido efectiva en el tratamiento de irregularidades menstruales (amenorrea, sangrado excesivo, síndrome premenstrual), problemas de fertilidad, irregularidades gastrointestinales, problemas de las vías urinarias y respiratorias (asma, alergias), hemorroides, estreñimiento, insomnio y fatiga crónica. También es efectiva para tratar la osteoartritis en algunas coyunturas específicas, contracción muscular y migrañas. También ayuda en casos de neuralgias y dolor relacionado con algún trauma nervioso. Algunos acupunturistas tratan a pacientes que sufren de ansiedad o depresión severa, por lo general, al mismo tiempo que la persona se encuentra bajo supervisión de un psicoterapeuta.

Por muy útil que sea la acupuntura, cuando no se practica adecuadamente puede provocar infecciones o daño en los nervios, vasos capilares u órganos. Asegúrate de que el acupunturista use agujas esterilizadas, ya que un gran número de enfermedades de la sangre incluyendo la hepatitis y el SIDA, pueden contagiarse a través de agujas mal esterilizadas. Hoy en día, muchos acupunturistas han empezado a usar agujas desechables. Aunque padezcas una enfermedad que la acupuntura pueda curar, tal vez no puedas encontrar un acupunturista bien capacitado y experimentado. Todavía no existe un consejo nacional para dar licencia a los acupunturistas. Puedes averiguar si tu médico se adiestró en Asia o en uno de los más de 25 programas de capacitación existentes en el occidente.

LA QUIROPRÁCTICA: TERAPIA DE ALINEACIÓN Y AJUSTE DEL CUERPO

Mientras la extraordinaria flexibilidad de nuestros cuerpos nos permite movernos con facilidad, también hace posibles los desequilibrios. Los tejidos conectivos que rodean nuestros músculos y huesos y modelan nuestro cuerpo pueden deformarse debido a nuestra manera habitual de dormir, caminar o sentarnos y por algún accidente. Podemos habituarnos a caminar inclinando la cabeza hacia adelante o a apretar las rodillas al estar de pie. Las tensiones emocionales también provocan tensiones físicas que con el tiempo cambian la forma de nuestro cuerpo. Nos adaptamos a las deformaciones pero mientras más tiempo estemos desalineadas, más se restringen nuestros movimientos. La tensión muscular crónica resultante puede afectarnos emocional y físicamente. A veces perdemos nuestro grado de respuesta emocional y perdemos la flexibilidad de nuestros movimientos físicos.

Existen varios métodos que pueden ayudarnos a reajustar y realinear nuestros cuerpos. Algunos de ellos son la quiropráctica, el Rolfing, la Técnica Alexander y el Método Feldenkrais. En este capítulo no podemos discutir cada uno de estos métodos en detalle por falta de espacio, de modo que hemos elegido la quiropráctica ya que es la técnica que resulta más accesible.

Los quiroprácticos creen que el cuerpo humano sólo trabaja a su máximo potencial cuando el sistema nervioso funciona sin novedad. La columna vertebral (que cubre y protege la base de nuestro cerebro y los nervios de la espina dorsal) es la "la vida del sistema nervioso". Los quiroprácticos hacen ajustes (mueven las vértebras) en la espina dorsal para restablecer el funcionamiento nervioso y el flujo de señales del cerebro a los músculos y órganos del cuerpo, con lo cual restablecen el movimiento normal. Las razones por las cuales puede desalinearse la espalda son muy diversas: golpes como resultado de accidentes automovilísticos, en bicicletas, motos o caminando; tensión física debido a agotamiento o por estar sentada mucho tiempo en un mismo lugar, tensión muscular por presiones mentales extremas, incluso una mala alimentación o el abuso de drogas. Una vez que se recupera el buen funcionamiento nervioso de todas las partes del cuerpo, los órganos están en condiciones de trabajar con todo su potencial. Por ejemplo, una vez que se han hecho los ajustes necesarios en las vértebras específicas asociadas con las glándulas adrenales, las alergias relacionadas con el funcionamiento de estas glándulas pueden aliviarse. Los quiroprácticos pueden ayudarnos con sus manos y sus pies. Muchas mujeres nos visitan como medida de salud preventiva.

Cuando estaba embarazada visité al quiropráctico una vez al mes para garantizar que mi espalda estuviera bien alineada y resistiera la expansión de mi abdomen y el aumento de peso.

Existen 2 ramas de quiroprácticos: los "ortodoxos" que tienen la convicción de que el mal alineamiento de la espina provoca todas las enfermedades, y por lo tanto limitan su práctica únicamente a los ajustes de la columna, los "liberales" que han enriquecido su práctica y ofrecen otras formas naturales de tratamiento, como sugerencias acerca de la dieta, el ejercicio, la meditación y visualización, además de la manipulación de la espina. El debate entre estas 2 ramas continúa. Algunos usan radiografías, otros no.

Como sucede con otras terapias de curación alternativa, las mujeres tienen un repertorio amplio de experiencias con quiroprácticos.

Fui a ver a un quiropráctico que me recomendaron varias amigas. Me ayudó con una molestia en la espalda que me había provocado al correr, pero después de un tiempo su actitud dejó de agradarme. Aunque ya no tenía los problemas de la espalda, me sugirió que siguiera visitándolo más frecuentemente de lo que yo deseaba. Cuando le pregunté por qué, me respondió: "Bueno, siempre hay algo que ajustar". "Cierto", dije, "y muchas veces me siento mejor, pero este gasto no está en mi presupuesto". Entonces busqué a otro quiropráctico que estaba dispuesto a verme periódicamente para atención preventiva y desde luego, cualquier emergencia.

He visitado a 3 quiroprácticos diferentes durante los últimos 12 años. He disfrutado mucho su atención y he aprendido mucho sobre cómo ayudarme a sanar. Las visitas no fueron costosas, pero se esperaba que regresara periódicamente. Los 3 quiroprácticos me hicieron énfasis en lo importante que es prevenir las enfermedades, y en tomar conciencia de que algunas veces una ligera enfermedad, las preocupaciones emocionales o aun cambios de clima pueden descomponer tu cuerpo.

LA CURACIÓN CON MÉTODOS ESPIRITUALES Y LA ENERGÍA

A pesar de que no es una documentación aceptada por los métodos biomédicos científicos, en los registros se encuentran documentadas incidencias de curaciones físicas que no pueden ser explicadas en términos puramente médicos, físicos o fisiológicos. Algunas veces, cuando la recuperación o sanación sucede a un ritmo más acelerado de lo normal o cuando ocurre una mejoría total de los síntomas, las personas atribuyen la curación a una entidad abstracta (a un espíritu o deidad), a un grupo específico (grupo de oración, círculo de curación, iglesia), a un individuo especial (ministro, curandero, brujo), o a los lugares "milagrosos", como la conocida Gruta de Nuestra Señora de Lourdes. Las técnicas y los rituales usados que se asocian con estos incidentes incluyen meditación y oración, tacto o masaje con propósitos sanadores y visualización. Estudios nuevos indican que oraciones hechas por un curandero de enfermos mejoran la salud aunque los enfermos ni estén enterados de que alguien está rezando por ellos. (cita de James Gordon en, Manifesto for a New Medicine).

Si el curandero y el ambiente le promueven al individuo la creencia y la fé en la eficacia de la actividad o ritual, la persona puede hacer un esfuerzo extraordinario para sanarse. A medida en que el curandero comunica su interés para sanar mediante la compasión, y el contacto físico, es posible que el individuo alcance un nivel de relajación el cual le permita usar su propia energía para comenzar a sanarse. Así como los curanderos de las sociedades primitivas y los curanderos de las sociedades occidentales que utilizan la fe y/o la religión, los curanderos psíquicos modernos pueden movilizar las fuerzas de sanación del cuerpo. Muchos curanderos hacen énfasis en la importancia del "amor con compasión" que va del curandero a la persona que va a sanarse. Dichos curanderos creen que el amor con compasión posee una energía curativa mayor que el poder de las palabras. Los curanderos religiosos hablan de este "amor" como el factor más potente en la sanación religiosa. Tal vez, la atmósfera emocional creada por estos curanderos, combinada con el contacto físico y la fe de las personas sobre sus propios poderes de sanación, hacen posible que la sanación física se realice.

Mi bisabuelita era una curandera; nació en Italia y se mudó a Uruguay, donde yo nací. Ella se sentaba al lado de la cama del enfermo, rezando y concentrándose con la mano de ellos entre las suyas. Empezaba a respirar profundamente, y creo que a rezar, tanto que le caían lágrimas. ¡Y la gente se mejoraba! No sé si era por la confianza que les daba o por la energía que traía de Dios. Su hija, mi tía Teresa, sigue la tradición y estar en su presencia da mucha tranquilidad!

Un notable curandero psíquico hace énfasis en el hecho de que el curandero debe enfocarse en la persona como un todo, no en la parte del cuerpo específica que debe ser sanada. Dicho curandero les recomienda a las personas que estén alertas y no se fíen de aquellos curanderos que cobran dinero, garantizan la curación o que utilizan trucos para reforzar la fe de las personas en ellos. Éste también recomienda a sus pacientes que consulten a un médico sobre sus problemas.

El toque terapéutico estudiado y enseñado por Dolores Krieger y Dora Kunz, es otra técnica para canalizar la energía con el fin de ayudar en el proceso de sanación en otra persona. La terapeuta o practicante se concentra en sí misma para sentirse fuerte y en paz. Entonces mueve la mano a unas pulgadas a distancia y dentro la periferia del cuerpo de otra persona, para dispersar la energía que ha sido bloqueada o para cambiar su energía curativa hacia el espacio de la otra persona. De acuerdo a Krieger y Kunz, las manos de la practicante al moverse son capaces de producir un relajamiento profundo, así como también, la disminución de dolor y la habilidad para facilitar la curación. El toque curativo es efectivo en aquellas condiciones atribuídas a la tensión nerviosa, tales como erupciones, dolores de cabeza, migrañas, asma, colitis, desórdenes de sueño, presión alta, palpitaciones y angina.

El testimonio de una mujer que usó el toque terapéutico por primera vez es el siguiente:

Tengo una larga historia de migrañas. Fui al consultorio de una enfermera cuando el dolor estaba comenzando. Aun cuando yo había escuchado del "toque curativo," no lo había experimentado jamás. Cuando la enfermera me ofreció que escogiera entre descongestionantes, analgésicos, el "toque curativo" o una combinación de cualquiera de ellos, decidí escoger el "toque curativo". (Después de todo, ya sabía lo que las drogas podían o no podían hacer por mí). Después de la sesión, sentí mi cabeza más liviana y menos congestionada.

El siguiente testimonio es de una enfermera que empezó a practicar el toque terapéutico después de 25 años de estar practicando medicina convencional:

Una mujer fue a ver a 4 o 5 médicos antes de visitarme. Sus síntomas eran dolores en la espalda y las piernas con mucha hinchazón en los tobillos. Le habían diagnosticado que no tenía problemas de columna o circulatorios y la habían mandado a su casa con un remedio diurético para combatir la hinchazón. "Algunas veces, las mujeres en la edad mediana desarrollan estos tipos de problemas", le dijo uno de los doctores. Trabajé con esta mujer cada 3 o 4 semanas. Con la recuperación de su energía ha podido volver a una vida activa sin ninguna restricción física. Ocasionalmente, cuando tiene dolores, regresa a mi consulta para un tratamiento.

Los practicantes de estos métodos (al igual que todos los practicantes de la salud) deben desarrollar la sensibilidad mediante la práctica repetida y entender la razón por la cual desean ser curanderos. La sanación es una herramienta de poder y el curandero debe estar seguro que el/ella trabaja de acuerdo a los intereses de la persona que está siendo tratada.

En los centros de salud alternativos y en organizaciones que hacen terapia, o mediante los avisos de las revistas de salud alternativa, puedes encontrar información sobre estos profesionales de la salud y las clases disponibles. Tú también puedes aprender y practicar las técnicas en los grupos de mujeres que hacen el "Toque terapéutico". Una vez aprendido, este medio puede ser usado fácilmente para ayudarse mutuamente.

LA HOMEOPATÍA

La homeopatía es un sistema de la medicina que utiliza remedios hechos de substancias naturales (animales, vegetales y minerales) y se basa en la "Ley de Similitudes" que establece que la cura entre cosas similares es posible. Por ejemplo, en el caso descrito más adelante se encontró que ingerir el extracto de quinina, la corteza del árbol del cual proviene, puede producir fiebres intermitentes. Esto ayudó a que se descubriera que la quinina también sirve como antídoto para este tipo de fiebres. Los sabios hindúes del siglo X AC describieron esta ley immunológica de la misma forma en que lo hizo Hipócrates en el año 400 AC.

Yo había estado amamantando a mi hijo Miguel, hacía más de un año, cuando noté una irritación en mi seno izquierdo. No me preocupó mucho, pero algunas horas más tarde empecé a sentir fiebre, escalofríos, sudores y dolor en el seno. Esto se presentó tan rápidamente y tan fuerte que tuve que llamar a un familiar para que se hiciera cargo de Miguel. Cuando llegó la ayuda apenas podía conducir el automóvil las 2 millas hasta el consultorio de mi homeópata. En minutos ella me diagnosticó el problema como mastitis y me prescribió el remedio homeopático llamado "phytolacca" el cual tomé inmediatamente. Me fue difícil conducir de regreso a casa. Me pareció que cada parte de mi cuerpo me dolía. En una hora el dolor empezó a disminuir. Tuve una sensación de mejoría ...el remedio estaba dando resultado! Por la noche sólo sentía una pequeña molestia en mi seno y pude amamantar a mi hijo casi sin dolor. Estoy muy contenta de haberme podido mejorar en un período tan corto sin el uso de antibióticos.

Con frecuencia, la homeopatía es efectiva en el tratamiento de problemas crónicos amplios y variados, tales como las enfermedades infecciosas, alergias, condiciones ginecológicas, problemas digestivos, enfermedades de la piel y desórdenes genéticos y psicológicos.

En los EEUU, la homeopatía es practicada por doctores internistas, los osteólogos y otros profesionales licenciados de la salud como enfermeras/os, asistentes de médicos, dentistas, veterinarios, quiroprácticos, acupunturistas, naturistas y sociólogos. Existe también un número de practicantes religiosos.

Para tratar los problemas crónicos o las preocupaciones serias acerca de la salud, se recomienda consultar a un médico homeópata antes de tratarse una misma con remedios homeopáticos. En algunos casos, el tiempo en el que los remedios hacen efecto se acaba, de manera que es importante contar con una ayuda profesional, especialmente para informarnos sobre las precauciones que necesitamos tomar.

En los EEUU, los practicantes homeopáticos cobran más dinero por su consulta que los practicantes de otros tratamientos integrales. En Europa y en muchos países latinos, la homeopatía es más popular y cuesta menos, aunque existen muy pocos métodos alternativos. Hay libros que puedes leer para aprender acerca de medicinas homeopáticas sencillas, pero para un problema serio es mejor ir a un practicante. Una vez que se tenga un poco de información sobre los remedios homeopáticos, los paquetes de primeros auxilios y los libros de homeopatía pueden ser de gran ayuda para resolver o tratar en forma doméstica y segura aquellos problemas simples de salud.

Capítulo 6

IMAGEN CORPORAL

Por Demetria Lazzetto y Wendy Sanford; Adaptado por María Teresa Blandón y Klemen Altamirano(Comité Regional La Corriente, Managua, Nicaragua).

Contribuidoras a las ediciones previas: las mujeres de Boston Self-Help (incluyendo a Frances Deloatch, Mary Fitzgerald, Jean Gillespie, Oce, Rosemarie Ouilette, Marsha Saxton y Janna Zwerner Jacobs), a Joan Lastovica, Judith Stein, Nancy Hawley, Esther Rome, Jane Pincus y Jill Wolhandler.

Imagina que te encuentras desnuda frente a un espejo. Voltea lentamente. ¿Te gusta lo que ves? Acaricia el contorno de tu cuerpo. ¿Te gusta lo que sientes? Intenta pensar algo positivo de cada parte de tu cuerpo. Tal vez sea difícil al principio, especialmente para nosotras, criadas con la modestia sobre la desnudez de nuestras culturas latinoamericanas. Casi todas las mujeres juzgamos que alguna parte de nuestro cuerpo—a veces todo—"no está bien". Tratamos de esconder nuestros cuerpos de las demás personas, nos sentimos avergonzadas de él, aun con nuestros compañeros, compañeras, amistades y amantes. A menudo nos sentimos avergonzadas de nuestra apariencia física: Nuestro pelo es demasiado lacio o demasiado ondulado, la nariz muy corta o demasiado larga, los senos demasiado grandes o muy pequeños, el vientre o los muslos muy gordos, la constitución física demasiado huesuda, o marcada por nuestros embarazos. No nos gusta nuestro vello o nuestro olor. Aunque nuestros genitales son una parte importante de nuestro cuerpo, nos han enseñado a ignorarlos y a creer que "pertenecen" a nuestros/as parejas o a los doctores. Muchas veces nos comparamos con otras mujeres. Nunca nos sentimos bien tal y como somos. Nos sentimos feas, desagradables. Si los demás dicen que somos hermosas, con frecuencia no queremos o no podemos creerlo, y si pensamos que somos atractivas o bonitas, nos preocupa perder nuestra belleza. Invertimos tiempo valioso y dinero tratando de cambiar nuestra apariencia personal. En ocasiones, también ponemos en peligro nuestra salud con ciertas prácticas poco saludables entre las cuales se encuentran: el uso de cosméticos y desodorantes vaginales que contienen substancias químicas peligrosas, los tintes de pelo con ingredientes carcinógenos, las dietas bajas en calorías que no nos proporcionan los nutrientes necesarios, el uso de cierta ropa y zapatos que interfieren severamente con nuestra libertad de movimiento, y el someternos a ciertas cirugías que producen efectos secundarios que no han sido estudiados, tales como la liposucción o la cirugía plástica facial. Todas participamos en mantener nociones idealizadas de la belleza femenina, que descartan la gran diversidad de apariencias de nuestros países y culturas. Nuestra visión de belleza celebra el pelo lacio, la piel pálida y el cuerpo delgado que representan las imágenes blancas y europeas. Aunque la mujer en América Latina mantiene un ideal más curvado y lleno de la figura, los medios de comunicación siguen vendiendo productos con imágenes eurocéntricas que afectan la forma como nos valoramos. Muchas de nosotras hemos oido a nuestras madres, tías, primas, amigas decirnos que somos demasiado oscuras, que tenemos el pelo "feo" por no ser lacio. Aunque trabajamos duro dentro y fuera de nuestros hogares, se mantiene la imagen de la mujer que no trabaja con las manos y tiene sus uñas largas, pintadas y arregladas. No solamente la mayoría de nosotras trata de una manera u otra de acomodar esta noción, sino que también aprendemos a juzgar a otras con los mismos criterios que nos juzgamos a nosotras mismas. Nos miramos unas a las otras en la calle, en la escuela, en el

Celebración del cuerpo
por Daisy Zamora

Amo este cuerpo mío que ha vivido la vida,
su contorno de ánfora, su suavidad de agua,
el borbotón de cabellos que corona mi cráneo,
la copa de cristal del rostro, su delicada base
que asciende pulcra desde hombros y clavículas.

Amo mi espalda pringada de luceros apagados,
mis colinas translúcidas, manantiales del pecho
que dan el primer sustento de la especie.
Salientes del costillar, móvil cintura,
vasija colmada y tibia de mi vientre.

Amo la curva lunar de mis caderas
modeladas por alternas gestaciones,
la vasta redondez de ola de mis glúteos;
y mis piernas y pies, cimiento y sostén del templo.

Amo el puñado de pétalos oscuros, el oculto vellón
que guarda el misterioso umbral del paraíso,
la húmeda oquedad donde la sangre fluye
y brota el agua viva.

Este cuerpo mío doliente que se enferma
que supura, que tose, que transpira,
secreta humores y heces y saliva,
y se fatiga, se agota, se marchita.

Cuerpo vivo, eslabón asegura
la cadena infinita de cuerpos sucesivos.
Amo este cuerpo hecho con el lodo más puro:
semilla, raíz, savia, flor y fruto.

---

trabajo, y en el gimnasio y nos comparamos. Queremos saber si estamos compitiendo a la misma altura que otras mujeres para alcanzar la perfección femenina. Pero cuando nos juzgamos unas a las otras constantemente con el estándar que nos define tan estrechamente y que está inevitablemente fuera de nuestro alcance, creamos un abismo entre nosotras y otras mujeres. Solamente cuando examinamos nuestras suposiciones y enfrentamos nuestros prejuicios es cuando empezamos a transformar este sistema de valores que nos ha separado tan exitosamente. En la mayoría de los casos, la apariencia física se convierte en una cuestión de sobrevivencia: muchos jefes nos exigen una imagen particular antes de darnos el empleo. Es difícil no emitir juicios sobre la apariencia de nuestro cuerpo y el de las demás personas. El hecho de hablar con otras mujeres de nuestra imagen corporal nos ayuda a darnos cuenta de que podemos llegar a pensar de manera diferente acerca de nuestros cuerpos con el fin de poder llegar a aceptarnos plenamente. Este es un proceso que podemos empezar en cualquier momento y continuarlo a través de toda nuestra vida. Un paso importante en este proceso que puede resultar liberador es el hecho de comenzar a observar aquellas presiones que nos obligan a lucir de cierta manera. Durante nuestro desarrollo, se nos enseña a mirar nuestra imagen corporal en términos de "cómo lucimos". Muy temprano aprendemos el mensaje: tienes que verte bien si deseas ser aceptada y agradar a los hombres.

Yo empecé a fijarme en mi cuerpo y a preocuparme por mi apariencia cuando me empezaron a gustar los muchachos. Anteriormente, mi mamá me obligaba a vestirme y arreglarme como ella quería y ahora tengo que lucir como le gusta a mi compañero. La realidad es que nunca había reflexionado en lo que quiero y deseo para mí misma.

Cuando cumplí los 30, mi marido me regaló un espejo de cuerpo entero para que me asegurara de conservar mi silueta.

¿Cómo podemos aprender a sentirnos mejor con nuestros cuerpos y querernos más a nosotras mismas y a otras mujeres? Imagina como podríamos transformar el mundo si tomáramos todo ese tiempo, energía y dinero que ocupamos en tratar de lucir mejor y lo utilizamos en alguna otra causa. ¿Qué otras cosas podríamos lograr con nuestro tiempo, energía y dinero? Muy a menudo nuestras experiencias de vivir en nuestros cuerpos nos dificultan la idea de aceptarnos como somos y de aceptar a los demás. Muchas de nosotras hemos vivido en carne propia la discriminación que existe de acuerdo a nuestra apariencia física; las posibilidades de empleo, nuestras perspectivas románticas, incluso el escoger donde vivir, están ligadas directamente a ésta. Algunas habrán sufrido las consecuencias de la violencia racial y sexual, violencia homofóbica, o cualquier otra clase de violencia discriminatoria que nos hace creer que nuestros cuerpos no son dignos de confianza. Según las estadísticas, una de cada 2 mujeres es violada en el transcurso de su vida y toda mujer de color experimentará alguna forma de racismo. En los EEUU, una de cada 3 niñas son abusadas sexualmente antes de los 18 años. La mayoría de nosotras ha experimentado atención no deseada de algún hombre, ya sea para darnos un cumplido o para tocar nuestro cuerpo sin permiso. Con razón muchas sentimos que no estamos a salvo en nuestros propios cuerpos. Frente a este comportamiento nosotras respondemos queriendo lucir como las mujeres de las portadas de las revistas de belleza, creyendo que si tenemos un cuerpo perfecto, estaremos protegidas de insultos y discriminación hacia nuestro ser. También podemos responder rechazando a nuestro cuerpo de mujer, alimentando nuestra hambre de ser aceptadas con comida que nos hace daño o pasando hambre por períodos indefinidos, para que nuestros cuerpos tomen la forma de una niña adolescente. Nos sentimos heridas cuando nuestras características físicas no concuerdan con las expectativas. Si tenemos piel negra y rasgos africanos, o piel oliva y rasgos asiáticos, si tenemos una incapacidad visible, o creemos estar en sobrepeso, nuestra experiencia desde la infancia puede haber sido marcada por las reacciones negativas de los demás hacia nuestra apariencia física. Como resultado, muchas hemos llegado a desconfiar e incluso a odiar nuestro cuerpo, sintiendo que es éste y no la sociedad en que vivimos, el que nos ha traicionado.

Históricamente, todas las sociedades han definido sus parámetros de belleza. Nuestra dignidad personal depende de mantener una apariencia que satisfaga estos valores culturales. Estos valores siempre comunican imágenes contradictorias de lo que debe ser una mujer en cualquier sociedad, y desde niñas nos preparan para ganarnos a los hombres compitiendo con otras mujeres. Otras culturas y otras épocas históricas han valorado más el cuerpo de la mujer que ha cambiado al parir y amamantar a sus hijos. Ahora, toda clase de productos se venden con imágenes de los cuerpos de las mujeres jóvenes y delgadas, sin marcas de la vida y menos del embarazo. Cada día aumentan las campañas publicitarias que dictan la imagen de la mujer. Las portadas de las revistas, las películas, los programas de televisión y los anuncios nos presentan imágenes que no reflejan la gran diversidad que existe entre nosotras. Nunca antes había habido tantos negocios que vendieran tantos productos y obtuvieran cuantiosas ganancias sólo por convencernos de que no nos vemos lo suficientemente bien. Las industrias de productos de belleza dependen de la venta de sus productos mediante anuncios manipuladores y pegajosos que presentan mujeres "hermosas" y juegan con nuestras inseguridades y temores. Por ejemplo, la mujer "ideal" de la cultura americana dominante de hoy, es delgada, musculosa, blanca, de movimientos sueltos, piel suave, joven y glamorosa. El concepto de la mujer ideal puede cambiar de década en década (la silueta voluptuosa puede estar de moda en la actualidad, mientras que el año entrante puede ser la silueta delgada). Sin embargo, el mensaje de que tenemos que alcanzar cierta imagen es el mismo. Aquellas de nosotras que somos feministas o lesbianas quizás no nos preocupemos tanto acerca de cómo lucimos para los hombres. Sin embargo, podemos llegar a intercambiar un ideal de belleza por otro: sustituir la silueta voluptuosa por una más muscular o la modelo de revista con la imagen de la amazona. De una manera u otra siempre habrá una imagen ideal que tenemos que alcanzar. Las que no somos blancas ni anglosajonas, con frecuencia nos sentimos divididas entre las normas de la cultura dominante y las de nuestra comunidad. Naturalmente, queremos vernos y sentirnos bien, usar colores y materiales bellos, sentirnos atractivas y queridas. El problema estriba en el hecho de que la definición ideal de "verse bien" que crean los medios de publicidad es tan limitada, que pocas de nosotras sentimos que podemos alcanzarlo.

Si por casualidad nuestra imagen se asemeja a la imagen de belleza que está de moda según los medios publicitarios, es posible que no nos demos cuenta de las presiones que causa este ideal. Sin embargo, si somos obviamente "diferentes" como por ejemplo: gordas, viejas, mulatas o con algún impedimento, las presiones son muy intensas y forman parte de nuestro diario vivir.

Naturalmente queremos sentirnos atractivas y apreciadas. Podemos encontrar formas de adornar nuestros cuerpos de maneras que nos sean placenteras y que no nos expongan a riesgos de salud—maneras saludables y que nos permitan conservar nuestra dignidad como personas. Podemos aprender a sentir poco a poco el placer de vivir en nuestros cuerpos. Hay cualquier cantidad de maneras de gozar la sensualidad de nuestros cuerpos—por medio de caminatas al aire libre, nadar, bailar, tomar un baño tibio, masajes. De esta manera dirigimos nuestras energías a desarrollar aspectos positivos de nuestras vidas, como trabajar en nuestras comunidades, aprendiendo y compartiendo nuestro conocimiento con los que nos rodean. También podemos dirigir nuestra atención a entender y tener una actitud crítica de las cosas que nos hacen desconfiar de nuestros cuerpos y que abren abismos entre nosotras las mujeres, como: el racismo, el sexismo, la incapacidad física, la edad y nuestra obsesión con la talla y forma de nuestro cuerpo. A medida que aprendamos a querernos y a valorarnos tal y como somos, y a medida que empecemos todas juntas el proceso de acabar con los estereotipos, las imágenes de los medios de comunicación tendrán menos impacto en nuestra manera de ser y en nuestra imagen. Juntas podremos encontrar nuestras imagenes individuales y celebrar la autenticidad de nuestros cuerpos.

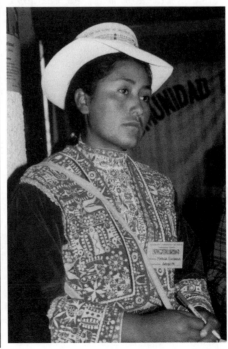

MUJER CON EL SOMBRERO.
Flora Tristan

El racismo y la imagen corporal

Aunque nos sintamos bien acerca de nosotras mismas, el impacto de la discriminación racial hacía la mujer de color ha llegado a significar que tengamos que pasarnos la vida luchando en contra de suposiciones negativas acerca de nuestra capacidad física, inteligencia e integridad—cualidades que nos definen como seres humanos. Somos menos valoradas por quienes somos y por lo que somos capaces de hacer, que nuestras hermanas blancas, a quienes se les atribuyen esas cualidades sin tener que demostrar nada.

El racismo está profundamente marcado en nuestra cultura y codificado en nuestras relaciones humanas. Todas somos afectadas por él; todas somos heridas por él. Como mujeres necesitamos crear estrategias para romper el silencio forzado por este sistema, el cual les brinda privilegios de acuerdo al color de la piel. Debemos preguntarnos a nosotras mismas cómo nuestro silencio sirve para perpetuar la discriminación que gasta nuestras energías y agota nuestro espíritu. El racismo en cada país de América Latina tiene características muy particulares, porque viene de historias coloniales, patrones de imigración y mestizajes específicos. Para las mujeres latinas que viven en los EEUU, los mitos de este país prometen igualdad pero dividen a nuestras comunidades. En muchos de nuestros países, se acostumbra a decir como chiste que una gota de sangre blanca te hace blanco. En los EEUU, una gota de sangre negra o indígena te convierte en persona de color, y eso aquí no es chiste. Las mujeres de América Latina que migran a los EEUU descubren divisiones raciales absolutas a las que no están acostumbradas. Mujeres chicanas, tejanas e indígenas que han poblado las tierras norteamericanas por siglos, cuyos ancestros llegaron antes que cualquier anglosajón, se convierten en "migrantes" que no pertenecen.

Si pensamos en la manera de cómo opera el privilegio que se obtiene por el color de piel, podemos darnos

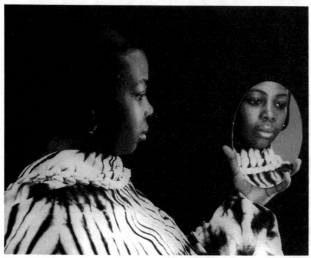

Robin Melavalin

cuenta de cómo el racismo nos separa no solamente de otras mujeres, sino también de nuestra identidad. Las mujeres que han empezado a pensar criticamente acerca de la imagen del cuerpo que se vende y de la discriminación por el color de la piel, son capaces de amarse a sí mismas y de formar relaciones más profundas y son capaces de organizarse sin que les importe la raza, la clase social o la cultura.

Los impedimentos físicos y la presión de ser físicamente "perfectas"

Nota de la autora: Algunas mujeres del Boston Self-Help (organización de ayuda mutua para personas con impedimentos físicos) fueron generosas con su tiempo y charlaron con nosotras; nos sugirieron libros y artículos y se ofrecieron a leer lo que habíamos escrito. En el Women's Health Book Collective no sabíamos que conocíamos a mujeres con impedimentos físicos, nuestras reuniones con el grupo Boston Self-Help cambiaron nuestra forma de ver tanto a las mujeres con impedimentos físicos como a nosotras mismas. En esta sección hemos decidido utilizar el "nosotras" y "nuestras" porque en dichas reuniones ambos grupos descubrimos que muchos de los asuntos a los que nos enfrentamos como mujeres son similares. Las mujeres del grupo opinaron que usar "ellas" en tercera persona sería demasiado distante y para nosotras es importante que las mujeres con cuerpos sin impedimentos físicos sepan que este "estado" puede cambiar repentinamente. Si tenemos presente que en cualquier momento un accidente o una enfermedad puede cambiar nuestro estado de salud, estaremos en mejores condiciones para entender que las mujeres con impedimentos son más parecidas a nosotras de lo que pensamos. Varios millones de mujeres en los EEUU utilizan bastones, sillas de ruedas o muletas; otras padecen de la vista, son sordomudas, han perdido un miembro en un incendio, un accidente o debido a una enfermedad, necesitan atención especial para realizar las funciones corporales más simples, o llevan las cicatrices de algún evento perjudicial. Muchas de estas mujeres viven invisibles y en silencio. Muchas de nosotras elegimos escondernos para poder evitar el dolor de ser observadas y juzgadas. El público atemorizado no nos reconoce ni nos acepta.

Con un cuerpo que no "reúne los requisitos de perfección", aprendemos rápidamente lo que nuestra cultura realmente espera de la mujer.

El tener un impedimento hizo que entendiera desde muy joven que no era como debería ser de acuerdo a los mensajes que recibía de la sociedad acerca de cómo debería verme. A medida que los doctores me hurgaban y estudiaban mi caso, aprendía, lo que es ser visto como un objeto.

En mi familia, como en muchas otras, era costumbre que las chicas salieran a buscar el marido ideal.

Mujer negra
por Nancy Morejón

Todavía huelo la espuma del mar que me hicieron
  atravesar.
La noche, no puedo recordarla.
Ni el mismo océano podría recordarla.
Pero no olvido al primer alcatraz que divisé.
Altas, las nubes, como inocentes testigos presenciales.
Acaso no he olvidado ni mi costa perdida,
  ni mi lengua ancestral.
Me dejaron aquí y aquí he vivido.
Y porque trabajé como una bestia,
aquí volví a nacer.
A cuánta epopeya mandinga intenté recurrir.

    Me rebelé.
Su Merced me compró en una plaza.
Bordé la casaca de Su Merced y un hijo macho le parí.
Mi hijo no tuvo nombre.
Y Su Merced murió a manos de un impecable *lord*
  inglés.

    Anduve.
Esta es la tierra donde padecí bocabajos y azotes.
Bogué a lo largo de todos sus ríos.
Bajo su sol sembré, recolecté y las cosechas no comí.
Por casa tuve un barracón.
Yo misma traje piedras para edificarlo,
pero canté al natural compás de los pájaros nacionales.

    Me sublevé.
En esta misma tierra toqué la sangre húmeda
y los huesos podridos de muchos otros,
traídos a ella, o no, igual que yo.
Ya nunca más imaginé el Camino a Guinea.
¿Era a Guinea? ¿A Benín? ¿Era a
Madagascar? ¿O a Cabo Verde?
Trabajé mucho más.
Fundé mejor mi canto milenario y mi esperanza.
Aquí construí mi mundo.

    Me fui al monte.
Mi real independencia fue el palenque
y cabalgué entre las tropas de Maceo.
Sólo un siglo más tarde,
junto a mis descendientes,
desde una azul montaña.

    Bajé de la Sierra
Para acabar con capitales y usureros,
con generales y burgueses.
Ahora soy: sólo hoy tenemos y creamos.
Nada nos es ajeno.
Nuestra la tierra.
Nuestros el mar y el cielo.
Nuestras la magia y la quimera.
Iguales míos, aquí los veo bailar
alrededor del árbol que plantamos para el comunismo.
Su pródiga madera ya resuena.

Como yo tenía parálisis cerebral, daban por sentado que nunca me casaría. Entonces, ¿para qué salir con chicos? Recientemente, empecé a usar vestido. Mi familia siempre me había convencido de usar pantalones, ya que en mi caso se pensaba que no tenía sentido vestirme como mujer porque mi género y mi sexo no eran parte de mi identidad.

Mientras más diferentes somos de "la norma," menos expectativas tienen nuestras familias, amigos y médicos con respecto a nuestra sexualidad y menos nos permiten ejercerla. Si no podemos tener hijos somos objeto de lástima porque no somos "verdaderas" mujeres. Si no somos "atractivas," esperan que lo compensemos de alguna manera y nosotras mismas acabamos esperándolo también: aprendemos a sonreír demasiado y a ser dulces, o a ser cómicas para que la gente no se sienta mal en nuestra compañía, o creemos que en verdad no valemos nada y nos inhibimos. Otros "estereotipos" femeninos surgen de inmediato—somos débiles, menos inteligentes y necesitamos protección. Si no podemos controlar nuestros movimientos o funciones corporales, la gente piensa que somos mentalmente incompetentes. "Mi familia mira mi cuerpo y no espera que yo sea inteligente". Cada día más, a muchas mujeres se nos trata como niñas, incluso en nuestra vida adulta. "La gente me pellizca las mejillas y usa palabras que se usan para dirigirse a los niños de primaria". "Estoy harta de que los doctores todavía se dirijan a mis padres o la persona que me acompaña en lugar de hacerlo directamente a mí, como si fuera una niña". Como mujeres con impedimentos físicos, es difícil pero importante tomar las riendas de la edad adulta, de nuestro poder, nuestra individualidad e inteligencia. Este proceso es crucial para todas las mujeres. La discriminación en el trabajo nos castiga por tener cuerpos "inaceptables" y crea fuertes incentivos económicos para que las personas se adapten a las normas establecidas con el fin de minimizar las diferencias. Esta presión por mantenernos

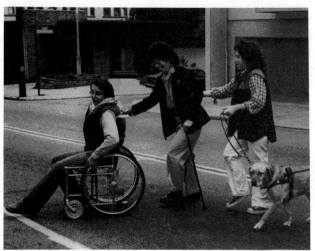

Cathy Cade, 1981.

invisibles si tenemos algún impedimento nos hace sentir aisladas y menos libres para buscar la ayuda que necesitamos y merecemos, tanto física como emocionalmente. Los edificios y las oficinas inaccesibles también contribuyen a hacer más difícil nuestra participación en la sociedad. Como dijo una mujer: "Nosotras no estamos incapacitadas; la sociedad, con su falta de apoyo, es lo que verdaderamente nos incapacita". Tarde o temprano, si tenemos suerte, nos damos cuenta de lo enojadas que estamos porque siempre hemos tenido que esconder nuestros verdaderos sentimientos y las realidades de nuestras vidas.

> A los 12 años de edad, después de que me quitaron los aparatos ortopédicos que sostenían mis piernas, hice todo lo posible por esconder mis piernas flacas y llenas de cicatrices; usaba calcetines hasta la rodilla y pantalones largos, incluso en la temporada más calurosa. Lentamente crecía el enojo que sentía hacia las restricciones que yo misma aceptaba y me imponía. Gracias a la ayuda de otras mujeres lisiadas pude darme cuenta de mis temores y sentimientos escondidos: si la gente veía mis piernas no sólo me rechazarían por ser fea, sino que de alguna manera también verían los años que había pasado en el hospital y qué impedida y asustada había estado. Empecé a reevaluar estas experiencias como si fueran sencillamente cosas que habían sucedido y no parte de mi propia identidad. Ahora uso pantalones cortos cuando quiero y me gustan mis piernas tal y como son.

Si el hecho de aceptar y conformarnos con nuestros cuerpos resulta ser un proceso difícil para toda mujer en esta sociedad, es especialmente duro para alguien con un impedimento.

"¡Por fin me gusta mi cuerpo!" Debido a mi impedimento, esta frase tiene un significado doblemente importante. Si algo anda "mal" con mi cuerpo, ¿cómo puedo entonces sentirme bien al respecto o disfrutar la vida a pesar de ello? La respuesta más sencilla a esta pregunta es: No tengo otra alternativa y así lo deseo. La respuesta más compleja es que realmente no hay nada "malo" con mi cuerpo. Mi experiencia es natural y normal porque se encuentra dentro del contexto amplio de las experiencias humanas. He estado en este cuerpo toda mi vida, nací con él y moriré así. Mi cuerpo es parte de mi identidad y sin él, tal y como es, sería otra persona.

El diálogo entre mujeres lisiadas y no lisiadas revela que estos 2 grupos tienen mucho en común. Una mujer con un problema de huesos mutilados escribió:

> No puedo recordar cuándo empecé a escuchar las experiencias de mujeres con cuerpos capaces y a relacionarlas con las mías... Quizás pudo haber sido cuando escuché que alguien dijo que no podía salir

de la casa porque su piel estaba muy manchada, o cuando una hermosa mujer mulata me confesó que toda su vida había deseado ser blanca y pecosa como su amiga de la escuela...quizás fue cuando una amiga que siempre me había tenido envidia debido a mi suerte con los hombres, me dijo que ella se sentía tan sola debido a que las personas sólo la buscaban por su belleza exterior y nunca se fijaban en su ser interior... Tal vez fue cuando mi familia empezó a comentar acerca de una pariente que había engordado y, a su parecer, no sólo se había vuelto poco atractiva, sino que de alguna manera era también terriblemente irresponsable al descuidarse y no cumplir con su papel de "adorno". Tal vez no fue nada de lo anterior lo que marcó el punto decisivo para mí, sino por el contrario, pudo haber sido la forma como algunas mujeres me abrazaban y me llamaban hermana hermosa, lo cual me hizo empezar a ver que finalmente no somos tan diferentes. A todas las mujeres se nos hace sentir que nuestro papel principal es ser hermosas bajo un concepto altamente estereotipado, ser interesantes y divertidas para los hombres, y ser buenas sirvientas. Mi sorpresa al descubrir que no necesariamente tenía que ser ninguna de estas cosas es la experiencia que, tarde o temprano, tienen la mayoría de las mujeres. He tenido la suerte de descubrir que soy una persona cabal y valiosa. Sobre todo, siento que todos esos años de oscuridad me unieron profundamente a otras mujeres.

La imagen corporal y el peso

En la mayoría de las culturas y los períodos históricos, las mujeres han estado orgullosas de ser voluminosas—ser gorda era símbolo de fertilidad, prosperidad, capacidad de sobrevivencia. Sin embargo, el temor a la obesidad y la voluminosidad reina en la mayoría de los sectores de la cultura actual norteamericana. Las industrias para bajar de peso, el sector médico y las campañas publicitarias insisten en que lo delgado es más hermoso y que la obesidad es un problema peligroso que necesita corregirse. Las mujeres gordas se enfrentan a la hostilidad y a la discriminación cotidiana. Ésta es la razón por la cual muchas de nosotras nos preocupamos excesivamente por nuestro peso, sin importar lo que pesemos, e invertimos horas muy valiosas contando calorías y culpándonos a nosotras mismas cuando "pecamos".

> No me gusta ser gorda, deseo sentirme delgada, guardar la línea y ser esbelta, no verme como un sapo. He estado tomando productos para adelgazar, meditando profundamente conmigo misma acerca del odio que siento hacia mi persona cuando estoy en sobrepeso, aunque sea por 10 libras.

Las dietas bajas en calorías se han convertido en la obsesión nacional. Las activistas sugieren que hacer que las mujeres teman estar gordas es una forma de control social. El miedo a la obesidad hace que las mujeres se mantengan preocupadas; nos roba nuestro orgullo y nuestra energía, nos hace incapaces de reclamar nuestro lugar en el mundo. La activista Vivian Mayer comenta:

> La inanición masiva de las mujeres en la cultura nortemericana contemporánea es el equivalente a otras costumbres de diferentes culturas, tales como atar los pies a las niñas para que no les crezcan, estirar los labios y otras formas de mutilación femenina.

Las investigaciones recientes indican que el peso "ideal" de cada mujer es por lo menos 10 libras más de lo que se indica en las tablas médicas. En la actualidad, nadie ha podido determinar con certeza cuál es el peso ideal individual para cada mujer. Recientemente, la Compañía Metropolitana de Seguros de Vida subió varios kilos a sus tablas de pesos óptimos. Muchos problemas de salud que se atribuyen sólo al sobrepeso tienen implicaciones mucho más complejas de lo que los médicos habían creído. Los estudios sugieren que, por lo general, a largo plazo las dietas no tienen mucho éxito y que el factor verdaderamente responsable por algunas de las enfermedades serias que se atribuyen al sobrepeso, puede ser la repetición de algunas dietas peligrosas y bajas en calorías. Estos descubrimientos ofrecen a las mujeres una oportunidad para relajarse un poco en cuanto al peso. A continuación, unas ideas que podemos poner en práctica:

➤Experimentar con qué peso nos sentimos más a gusto en lugar de intentar ser cada vez más delgadas a toda costa.
➤Ser más flexibles en cuanto a la aceptación de las variaciones de peso a lo largo de nuestro ciclo de vida.
➤Desarrollar una comprensión más clara de cuáles son en realidad los problemas de salud que están asociados con el peso, como por ejemplo, la diabetes y la presión arterial elevada. Debemos aprender a distinguir entre los factores reales y los mitos que son tan perjudiciales .
➤Hacer ejercicio y comer alimentos nutritivos para sentirnos saludables y dejar que nuestro peso se equilibre naturalmente.
➤Si nos sometemos a alguna dieta en específico, debemos elegir aquel programa que enfatice el ejercicio y el cambio de nuestros patrones alimenticios, sin matarnos de hambre ni hacernos daño.
Las dietas no deben responder a la imagen estereotipada de la mujer, sino a una actitud sana ante la vida. Una imagen delgada no paga la renta, cocina la cena o evita una guerra nuclear. El hecho de sentirnos mejor acerca de nosotras mismas no cambia el mundo en sí, pero puede darnos más energía para hacer lo que queremos y podemos; y para trabajar para lograr un cambio.

Capítulo 7

LOS ALIMENTOS

Por Esther Rome; Adaptación de Raquel Vazques, Nirvana González, Maribel Nieves, y Laura Colón-Martínez (Taller Salud, P.R.) y Myriam Hernández-Jennings.

Contribuidoras a las ediciones previas: Marsha Butman, Vivian Mayer, Judy Norsigian, Bonnie Liebman, Demetria Iazzetto, Ruth Palumbo, Tricia Copeland, Christine Rugen y otros miembros del equipo de ATTRA.

La alimentación toca prácticamente todos los aspectos de nuestras vidas y afecta la forma como nos sentimos física y emocionalmente. Al alimentarnos bien estamos cuidando de nosotras mismas en el nivel más básico. Para las mujeres, comer tiene una importancia emocional enorme porque todavía somos quienes tenemos la responsabilidad de comprar, planificar y cocinar para el resto de los miembros del hogar. A menudo los alimentos adoptan poderes mágicos de nutrición.

Me gusta el pollo al horno, el puré de papa, la salsa de arándano en jalea, la ensalada y la leche—todos estos alimentos me hacen sentir que me estoy cuidando. Cuando cocino para mí misma me convierto al mismo tiempo en mi mamá y en la niña que fui de pequeña.

Como no controlamos la producción de alimentos, ésta puede ser una fuente más de problemas o de alegrías. Es difícil obtener información práctica y confiable para saber cuál es la mejor alimentación y a menudo, también es difícil encontrar los alimentos que necesitamos. Muchas veces aunque sepamos elegir bien, no tenemos suficiente dinero para comer bien.

Sé que debo comprar frutas y verduras frescas, pero desde que perdí mi empleo no puedo hacerlo. Compro alimentos enlatados porque son más baratos y no se echan a perder.

En Puerto Rico, así como en América Latina, las frutas y las verduras (viandas) frescas son más económicas que los productos enlatados.

Aproximadamente el 80% de los pobres en los EEUU son mujeres y niños. Las reducciones en los presupuestos de ayuda social aumentan la dependencia de las mujeres y los niños en programas subsidiados como los cupones de alimentos, los desayunos y almuerzos escolares, las comidas para los ancianos y otros más. Estos programas, aunque cuentan con un fuerte financiamiento, nunca han sido adecuados para las necesidades particulares.+ Muchas de nosotras deseamos compartir la responsabilidad de elegir, comprar y preparar los alimentos con quienes convivimos, lo que significa cambiar nuestros patrones alimenticios y culinarios, motivar al marido o compañero para que aprenda a comprar y cocinar, poner a cocinar a los adolescentes o niños una vez a la semana y compartir las comidas con los amigos. Para muchas mujeres de vida ajetreada alimentarse significa comer fuera o a la carrera, comer alimentos preparados, o preparar comidas fáciles y rápidas.

Cuando mi esposo y yo decidimos por primera vez turnarnos para cocinar, para mí fue muy difícil cederle esa responsabilidad. Le sugería recetas y lo asesoraba por encima del hombro mientras cocinaba, dándole consejos útiles. Ahora es tan buen cocinero como yo y tenemos un menú más variado, porque él hace cosas distintas a las que yo hago.

Alimentarse bien
Nuestra dieta cambiante

Aunque en nuestros países contemos con una abundante y variada colección de productos alimenticios, no es sorprendente que muchos nutricionistas piensen que nuestra alimentación es más deficiente debido a la inestabilidad económica. Incluso hoy, la clase media que cuenta con el dinero suficiente para comprar cualquier comida que se le antoje, elige deficientemente debido a falta de información adecuada. Comemos demasiadas grasas, sal y azúcar. Antes consumíamos más alimentos completos como trigo integral en lugar de harina blanca. Por lo general, los alimentos eran poco procesados; ahora contamos con tecnología para refinarlos y procesarlos, separando sus componentes y muchas veces transformando el producto original. En el pasado, acostumbrábamos a comer carbohidratos más complejos, alimentos con mucha fécula y/o azúcares naturales y fibra. Ahora consumimos más alimentos que han sido altamente procesados con carbohidratos refinados como el azúcar blanca de caña, o alimentos con substitutos de grasa y azúcar y con poca fibra.

LA DIETA Y SU RELACIÓN CON LAS ENFERMEDADES

Debido a los cambios dietéticos antes mencionados, tal vez estemos haciéndonos más susceptibles a muchas enfermedades; existen investigaciones recientes que han encontrado muchas conexiones entre los hábitos alimenticios y las enfermedades.

   Muchas de nosotras encontramos que estas investigaciones son muy convincentes y hemos cambiado nues-

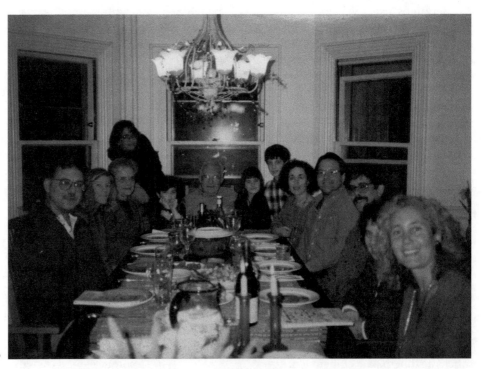

Ester Shapiro

ENFERMEDADES
Posibles causas relacionadas con los hábitos alimenticios

Las palabras subrayadas indican aquellos alimentos que, según las investigaciones, contribuyen a la enfermedad mencionada. El ejercicio y la predisposición hereditaria son otros factores importantes en muchos de estos problemas.

Enfermedades del corazón	Demasiados aceites saturados, colesterol y azúcar; falta de fibra.
Algunos cánceres	Demasiados aceites, ausencia de fibra
Presión arterial alta	Demasiada sal, alcohol, aceites saturados. Muy poco calcio, potasio
Diabetes	Falta de fibra
Osteoporosis	Falta de calcio y vitamina D
Caries dentales	Demasiada azúcar
Cálculos en la Vesícula	Falta de fibra
Enfermedades intestinales	Falta de fibra

tros hábitos alimenticios; otras, las que tenemos problemas de salud, encontramos que al cambiar nuestra alimentación, nuestra salud mejora. Son pocos son los médicos que tienen una amplia experiencia en cuanto a los efectos que tienen los alimentos en las enfermedades. Sólo una tercera parte de las escuelas de medicina en los EEUU requieren clases de nutrición y los cursos que existen son limitados.

A continuación presentamos las guías gubernamentales para la buena alimentación de los EEUU que pueden utilizarse como referencia o recomendaciones. La información es importante y muchos alimentos empacados y enlatados en los EEUU se venden en América Latina.

GUÍA DE NUTRIENTES

Aún no sabemos cuál es la dieta óptima, pero el gobierno está intentando determinarlo. Los requisitos de consumo diario, (U.S. Recommended Daily Allowences) son las cantidades recomendadas por el Departamento de Alimentos y Fármacos de los EEUU (o "FDA", por sus siglas en inglés). Las cantidades que se encuentran impresas en las etiquetas bajo el título "Información nutritiva por ración" se basan en los requisitos de consumo diario ("RDA", por sus siglas en inglés), determinados por un grupo de científicos que forman el Consejo de Alimentos y Nutrición de la Academia Nacional de Ciencias. Los requisitos de consumo no son fijos, el número de nutrientes y las cantidades recomendadas cambian con el tiempo y con la nueva información. Los requisitos de consumo diario pueden ser útiles para comparar el valor nutritivo de los alimentos. Sin embargo, aquellos alimentos que han sido enriquecidos o fortificados aparecen muy por debajo en términos nutritivos porque los fabricantes tienen que reportar solamente unos cuantos de los minerales y vitaminas que éstos contienen. Muchas personas toman los requisitos literalmente, pensando que si los siguen estarán protegidas. Los requisitos

diarios de consumo fueron calculados en forma generosa para un adulto promedio y no pretenden considerar todas las necesidades individuales, las cuales pueden variar considerablemente. Sabemos que existen aproximadamente 28 vitaminas y minerales que son, de alguna manera, esenciales. La mayoría de las etiquetas apenas indican la presencia de 7 de éstas. En general, no conocemos todas las vitaminas y minerales que necesitamos. Los científicos piensan que otros de éstos también son esenciales, pero no han verificado esto con certeza. Además, no hay duda de que todavía existen vitaminas y minerales que están por descubrirse.

GUÍAS GENERALES PARA LA ALIMENTACIÓN

Debido a que nuestros hábitos alimenticios modificados se asocian con ciertas enfermedades, el gobierno de los EEUU propone algunas sugerencias para la alimentación en *La nutrición y tu salud: guía dietética para los americanos* (1990). Los autores de este libro consideran que las recomendaciones del gobierno son más conservadoras de lo necesario y creen que las investigaciones apoyan las siguientes guías:

1. Aumenta la cantidad de carbohidratos. Incluye en tu dieta granos, legumbres, frutas y verduras.

2. Reduce el consumo de azúcar refinada a un máximo del 10% de las calorías consumidas.

3. Reduce las grasas y los aceites saturados altos en calorías. Los aceites saturados son sólidos a temperatura

Ingerir buenos alimentos es sólo una parte de tu alimentación. Necesitas mantenerte activa para que tu sangre y los líquidos linfáticos distribuyan mejor los nutrientes entre las células y donde sean necesarios. El ejercicio también juega un papel importante en la regulación de tu metabolismo.

ambiente (70 grados Farenheit): grasas animales, aceites hidrogenados (endurecidos), el aceite de coco y el de palma. La mayoría de las grasas saturadas provienen de las carnes rojas, el queso y los helados de leche entera y 2%. Los aceites no saturados son líquidos como el de maíz, girasol o ajonjolí. Los monosaturados son líquidos a temperatura ambiente pero se solidifican con facilidad en el refrigerador, como el aceite o la mantequilla de maní/cacahuate, el aceite de oliva y de canola.

4. Reduce el colesterol de la dieta diaria, a la mitad de lo que estas acostumbrada. El colesterol se encuentra sólo en los productos de origen animal, principalmente en la yema de huevo (una yema completa es el límite diario) y las vísceras (hígado, sesos, etc.).

5. Reduce la sal (el sodio). Trata de consumir menos de 2400 mg. de sodio diario.

6. Reduce las proteínas a la mitad de las calorías que consumes, a menos de que tengas necesidades específicas. (Lee el cap 19 "El embarazo").

7. Evita el exceso de cafeína, especialmente si estás embarazada. La cafeína se encuentra en el café, chocolate, té negro, algunos tes de hierbas como hierba mate y muchas bebidas embotelladas sobre todo las de cola y otras en las que se específica la cafeína como ingrediente.

8. Si bebes alcohol, reduce la cantidad que consumes a un trago o vaso de vino/cerveza al día. Por lo general, si es cerveza, son 12 onzas por día; si es vino, son 5 onzas, y 1 1/2 onzas si se trata de una bebida fuerte como el whiskey, el ron o el tequila. (Lee la sección acerca de alcoholismo en el cap 3).

PARA LOGRAR UN CAMBIO

¿Te gustaría saber si puedes sentirte más sana y con más energía si te alimentas diferente? Antes que nada, averigua por qué te gustan los alimentos que comes y qué factores influyen en tu selección de alimentos. ¿Usas muchos dulces, sal o grasas para premiarte? ¿Comes cuando no tienes hambre? ¿Siempre que estás deprimida, enojada o molesta recurres a ciertos alimentos? ¿Sientes nostalgia por ciertos alimentos que asocias con tu niñez, las fiestas especiales o los premios de cuando eras niña? ¿Cómes más cuando estás sola o con otros?

Las golosinas, en especial el helado, siempre eran un premio en mi familia. Yo había cambiado mi dieta de muchas maneras, como dejando de consumir la harina blanca, pero no consideré seriamente dejar los dulces, aunque sabía que no me hacían bien. Me imaginaba que siempre había tenido el gusto por el dulce. Cuando mi asma empeoró, alguien me sugirió que dejara de consumir los productos lácteos y los dulces de mi dieta. En esos momentos me sentía tan enferma que estaba decidida a hacer cualquier cosa. Era difícil hacerlo, por lo que al principio comencé poco a poco. Ahora he dejado de extrañar los dulces. Sólo

como helados en raras ocasiones, lo cual nunca pensé que podría lograr.

CONSEJOS PARA QUE LAS GUÍAS TE FUNCIONEN

1. Introduce los cambios lentamente, ya que no siempre son fáciles de llevar a la práctica. Experimenta con una cosa a la vez para que no te sientas abrumada. Esto te ayudará a superar la resistencia si estás cocinando para los demás y le dará a tu sistema digestivo tiempo para ajustarse. Si cambias demasiado rápido, tal vez extrañes aquello a lo que estabas acostumbrada y te lleve a comer de más.

2. Considera tu alimentación como parte de un todo. Un día de alimentos altos en grasas y carbohidratos no te hará mucho daño. (La excepción es cuando tienes problemas para regular el azúcar de tu sangre, como sucede con la diabetes o la hipoglicemia). Piensa en lo que vas a comer durante un período de una a dos semanas. No te juzgues por ser "glotona" con los alimentos menos saludables. Si te das tiempo, encontrarás el balance que sea mejor para ti.

3. Prueba cosas nuevas cuando no tengas prisa.

4. Aumenta los alimentos integrales en tu dieta. Por lo general, los alimentos menos procesados tienen un contenido nutritivo mayor que los refinados y altamente procesados. Esto significa que por cada caloría de alimento integral que comes obtienes más vitaminas, minerales y otros beneficios. Las verduras tienen un contenido nutritivo mayor que los alimentos ricos en grasas y/o azúcar refinada.

5. Cambia los bocados de "entre comidas" que tienes en tu casa por frutas, verduras o galletitas integrales de trigo o arroz. Las palomitas de maíz pueden hacerse sin grasa o con sazonadores como el polvo de chile o adobo. Usa nueces, semillas y frutas secas con moderación. (Contienen nutrientes importantes, pero también cantidades altas de azúcar y grasas).

6. Reduce gradualmente la cantidad de alimentos procesados que compras, aunque son "prácticos", tienden a tener contenidos altos de sal, azúcar y grasas saturadas. También tienen más colorantes y sabores artificiales y por lo general obtienes menos nutrientes por dólar en los alimentos procesados que en los enteros. Los alimentos sin grasa a menudo contienen azúcar agregada para substituir el sabor perdido al sacar la grasa.

7. Por las mismas razones que explicamos en el punto 6, es mejor que te prepares tu propia comida en vez de depender de los alimentos de los restaurantes de comida rápida o de las máquinas. Si acostumbras a consumir comida rápida o alimentos de la calle con regularidad, seguramente tendrás una dieta deficiente en verduras y frutas frescas o de granos enteros.

8. Consulta con tus amigas como pueden comer de manera más saludable fuera de casa.

9. Si comes en restaurantes, puedes pedir y a menudo obtener, alimentos preparados especialmente para tí.

También puedes solicitar que te informen cuál es el método de preparación y los ingredientes que usan.

10. La próxima vez que veas la televisión, fíjate qué tipos de alimentos se anuncian y piensa en cómo benefician o perjudican tu organismo. Puede ser divertido hacerlo con los niños.

11. A veces puedes comer alimentos deliciosos, independientemente de si son o no nutritivos.

12. Cultiva tu propio gusto y experimenta con nuevos sabores de hierbas y especias para que puedas agregar mas interés a tus alimentos sin agregar grasa.

CÓMO LEER LAS ETIQUETAS EN LOS PAQUETES Y LATAS DE LOS ALIMENTOS EN LOS EEUU

1. Los ingredientes se encuentran enumerados en las etiquetas en orden de cantidad por peso utilizado en la preparación. El primer ingrediente es el más abundante y el último el menor. Si no se menciona ningún ingrediente, se debe a que el producto se encuentra dentro de los niveles mínimos señalados por la "FDA". Por ejemplo, la mantequilla de maní debe contener sólo 90 % de mantequilla de maní. Un alimento marcado "imitación" es como el alimento que substituye pero no alcanza a cubrir el nivel alimenticio determinado por la FDA. Por ejemplo, la mayonesa debe contener un porcentaje específico de grasa, la imitación de mayonesa por lo general contiene menos.

2. "Enriquecido" significa que algunos de los nutrientes naturales fueron eliminados durante el proceso y han sido remplazados por nutrientes sintéticos en niveles aproximados (algunas veces tu cuerpo los usa de la misma manera que usa los que aparecen naturalmente, otras no). Cuando la harina no dice "enriquecida", "integral" o "grano entero", es de la peor calidad que puedes encontrar. Muchas panaderías y restaurantes todavía usan este tipo de harina. ¡Pregunta!

3. "Fortificado" quiere decir que ciertos nutrientes han sido añadidos al alimento. Estos nutrientes pueden no encontrarse normalmente en los alimentos, como el yodo en la sal. Pueden añadirse en cantidades mayores a las que naturalmente aparecen, como las cantidades altas de vitaminas que se añaden a los cereales para el desayuno y las barras de golosina.

4. Las etiquetas deben ser veraces, pero a veces engañan. El porcentaje de los ingredientes mencionados en el producto determina la forma como se etiqueta. Un producto puede presumir de tener "más hierro que la leche" sin aclarar también que la leche es una fuente pobre de hierro.

5. Aunque la etiqueta debe ser veraz, la publicidad de un producto puede ser engañosa. "Sin colesterol" en una etiqueta puede disfrazar el hecho de que de todas maneras, se trata de una grasa saturada. Los productos que se anuncian como "de dieta" o "100% naturales" todavía pueden contener cantidades altas de grasas saturadas y azúcar. Esta situación tal vez cambie.

6. En las latas, busca cómo se ordena la lista del peso. "Peso Neto" incluye el líquido que se usó para empacar. Peso "Colado" o "Lleno" te indica lo que realmente pesa el alimento.

7. Busca si se menciona alguna fecha en la lista. Este dato puede indicarte el grado de frescura del alimento.

8. Si necesitas mayor información sobre un alimento empacado, escribe al fabricante o al distribuidor. El nombre y la dirección deben encontrarse en la etiqueta.

9. Intenta usar granos enteros como el arroz y el trigo integral. Probablemente se tarden el doble de tiempo en cocinarse (40 minutos el arroz integral, comparado con 20 que tarda el arroz blanco), pero todo es cuestión de recordar que debes empezar a cocinarlos tan pronto como empieces a preparar la comida. Puedes usar una olla a presión para reducir el tiempo de preparación.

10. En el caso de los alimentos que tardan mucho en cocinarse, es recomendable preparar el doble y congelar lo que sobre o usarlo en una receta distinta al día siguiente. Puedes comprar muchas variedades de frijoles precocidos enlatados. Enjuágalos para reducir la sal que se les ha añadido.

EL VEGETARIANISMO

Muchas de nosotras hemos comenzado a interesarnos en el vegetarianismo, comemos menos carne o definitivamente no la consumimos. Un estudio reciente reveló que 12 millones de personas en los EEUU se consideran vegetarianas. Algunas de las razones por las que lo hacemos es con el fin de reducir el consumo de aceites saturados y colesterol. Esto a su vez reduce nuestro riesgo de padecer de enfermedades del corazón y ciertos tipos de cáncer y nos ayuda a reducir la cantidad de pesticidas y otros contaminantes que comemos y que son especialmente tóxicas cuando estamos amamantando. Además de ser una costumbre en algunas religiones, el vegetarianismo también es una forma de alimentarnos más económicamente, y de no contribuir a la muerte de aquellos

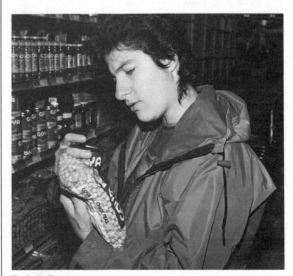

Elizabeth Shapiro

animales usados como alimento humano. La guía dietética de los EEUU de 1995 apoya el vegetarianismo como una manera saludable de comer. Una dieta a base de plantas y verduras es recomendada como protección contra muchas enfermedades crónicas.

Cuando era niña nunca me gustó comer carne, seguía una dieta vegetariana con algunos huevos y productos lácteos. Esto era antes de que la gente entendiera muy bien esta dieta. Yo sabía que eso era lo correcto para mí pero pronto me gané la reputación de necia y chocante para la comida. Sin embargo, cuando todos en la casa caían víctimas de la gripe y catarros de invierno, yo andaba felíz y saludable con una resistencia excelente.

Casi todos los vegetarianos comen tanto huevos ("ovo") como productos lácteos ("lacto"). Algunos de los vegetarianos "puros", conocidos como "vegan" no consumen estos productos ya que provienen de los animales y por lo tanto, se les hace más difícil obtener proteínas y algunas vitaminas esenciales. Los niños, las mujeres embarazadas y las madres que amamantan deben consumir suficientes proteínas, calcio, zinc, hierro y calorías para conservar su salud. Si consumes productos de soya y alimentos fermentados como el tempeh, el miso o algún complemento para obtener la vitamina B12, que es un nutriente esencial, tal vez no necesites consumir productos de origen animal en tu dieta. Consulta una nutricionista que esté familiarizada con la dieta vegetariana. Para poder conservar tu salud, es importante que las vegetarianas sepan cómo se utilizan las proteínas vegetales en su organismo. Las proteínas están hechas de aminoácidos, nuestro organismo no puede producir algunos de ellos por lo que es necesario ingerirlos en las porciones adecuadas para poder aprovecharlos. Algunas fuentes de proteínas como la mayoría de los frijoles, cereales y nueces contienen los aminoácidos en proporciones que no son correctas para los seres humanos. Sin embargo, es fácil combinar diferentes tipos de alimentos de origen vegetal que nos permitan obtener el balance correcto. Estos no necesariamente tienen que combinarse en una misma comida, pero deben ingerirse dentro de un lapso de 3 a 4 horas. Las legumbres hacen una combinación perfecta con cualquier tipo de grano, nuez o semilla. A su vez los granos se combinan muy bien con nueces y semillas. La mayoría de la población en el mundo consume una dieta que consiste en la combinación de proteínas a base de plantas. Por ejemplo, en América Latina, la combinación de frijoles (legumbres) y arroz o tortillas de maíz, es considerada una comida principal; en Asia es la combinación de arroz o fideos (granos) y productos de soya (legumbres); y en Africa, los alimentos principales incluyen maní (nueces) combinados con una variedad de alimentos a base de granos.

¿DEBES TOMAR SUPLEMENTOS?

En los EEUU, la industria de suplementos ha crecido enormemente. Eso surge, en parte, porque la comida disponible por grandes industrias agricolas ya no nos ofrecen alimentos completos. Honestamente sólo debes hacerlo si tienes alguna enfermedad ocasionada por alguna deficiencia de vitaminas o minerales. Sin embargo, nadie conoce con exactitud la capacidad de las per-

---

ALGUNAS IDEAS PARA CUANDO VAS AL MERCADO

1. Lleva una lista. Piensa si realmente necesitas los productos que apuntaste, ¿cumplen con tus necesidades nutritivas o de otro tipo?

2. No vayas de compras con hambre, o con acompañantes hambrientos, sobre todo si se trata de niños.

3. En los supermercados, los alimentos menos procesados se encuentran en los pasillos alrededor de los anaqueles, compra primero las mercancías que se encuentran en ellos. En la sección de mercancías importadas o de especialidades probablemente encuentres más legumbres y granos integrales.

4. Si el alimento está altamente procesado, lee la etiqueta para enterarte de lo que estás adquiriendo. Si usas muchos alimentos procesados, lee la etiqueta cada vez que compres un alimento nuevo.

5. Si el alimento que buscas no se encuentra en el supermercado, llama al gerente y pídeselo. Dí a otras personas que hagan lo mismo. También puedes ponerte en contacto con personas que visitan otras tiendas para acompañarlas o pedirles que te compren los alimentos que necesitas. Piensa en organizar una cooperativa de alimentos.

6. Si puedes comparar los precios de las mercancías envasadas con los de los productos que se venden a granel, hazlo y comprueba si efectivamente los empaques grandes son más económicos. Revisa el precio por kilo o libra marcado para asegurarte de que esté actualizado. En caso de que los productos no tengan marcado el precio por kilo o libra, organízate con tus amigas para presionar a la tienda para que lo haga.

7. Los productos en demostración no necesariamente son más económicos que aquellos que se encuentran en los sitios donde los colocan regularmente. Compara precios antes de comprar.

---

sonas para absorber y usar los nutrientes. En ciertas épocas necesitamos una cantidad extra de vitaminas y minerales específicos como: desde el nacimiento hasta la adolescencia, cuando tomamos píldoras anticonceptivas, durante el embarazo y cuando amamantamos; después de la menopausia, cuando nuestra eficiencia para absorber los nutrientes se reduce. Algunos suplementos pueden ser particularmente importantes para las mujeres. La mujer promedio tiene una deficiencia diaria de calcio de 300 miligramos al día, que, de acuerdo con las normas de consumo son 800 miligramos diarios. Los organismos de las mujeres postmenopáusicas que viven en las regiones que se encuentran al norte del país no pueden sintetizar la vitamina D que necesitan durante los meses de octubre a mayo porque reciben muy poco sol. Para reducir la pérdida ósea durante esta época, es recomendable tomar 400 unidades internacionales (UI) de calcio al día junto con alimentos ricos en calcio.

Para evitar el riesgo de tener hijos con problemas del sistema nervioso como la espina bífida, es recomendable que las mujeres que están tratando de embarazarse tomen 400 microgramos diarios de ácido fólico. Lo ideal es empezar antes de embarazarse porque los mayores beneficios ocurren durante el primer mes del embarazo. Las cantidades de vitaminas que mencionamos, generalmente se encuentran en los suplementos multivitamínicos comunes. Existen cada día más investigaciones que sugieren que los suplementos conocidos como antioxidantes pueden reducir el riesgo de contraer cáncer, enfermedades del corazón, las cataratas y otras deficiencias de los ojos, como la degeneración muscular. Estos antioxidantes son el beta-caroteno, que nuestro organismo convierte en vitamina A y las vitaminas C y E. A diferencia de la vitamina A, las dosis altas de beta-caroteno no resultan peligrosas. Es demasiado pronto para decir si los antioxidantes pueden proteger nuestra salud, pero como no son perjudiciales en dosis moderadas y son económicos, tal vez algunas de ustedes decidan tomarlos. Una cuarta parte de los alimentos que se consumen en los EEUU son altos en calorías y bajos en muchos de los nutrientes básicos.

Estos alimentos de "calorías vacías"(alimentos altos en azúcar como golosinas, bizcochos, refrescos de "soda", alcohol, etc.) combinados con alimentos a los que se les han extraído los nutrientes, ya sea durante el procesamiento o por otras vías, pueden ser la causa de que no obtengamos los nutrientes necesarios. Tus necesidades específicas se basan en la combinación de tu herencia bioquímica única, que por lo general es difícil de definir; los problemas del medio ambiente y qué tan completa sea tu alimentación. Tal vez una manera de descubrir si tienes alguna deficiencia es experimentar con cambios en tu dieta, o tomando suplementos vitamínicos. Si te sientes mejor, probablemente los cambios que hiciste eran los que necesitabas. Para descubrir nues-tras necesidades específicas es necesario poner más atención y confiar en nuestros cuerpos.

Tal vez estés exponiéndote a tensiones nutritivas particulares. Si fumas, necesitas aproximadamente 120 miligramos diarios de vitamina C, aproximadamente el doble de lo normal. Con dos naranjas puedes obtener esta cantidad. Muchos fármacos afectan el uso de los minerales y las vitaminas; la aspirina afecta la absorción

COMBINACIÓN DE PROTEÍNAS

Para convertir los alimentos que no son de origen animal en proteínas de buena calidad, lo mejor es combinarlos con uno de los alimentos que están señalados con las flechas. Los alimentos de origen animal no señalan otros alimentos porque éstos no necesitan de otros productos, sin embargo, sí pueden enriquecer otros productos.

LOS GRANOS
trigo entero, trigo sarraceno
trigo quebrado, arroz integral
pasta de trigo integral, germen de trigo
pan integral, harina de maíz
avena, cebada
centeno
Alimentos horneados con cualquiera de los ingredientes mencionados.

LAS NUECES Y SEMILLAS
Ajonjolí, nueces
"Tahini", semillas de calabaza
Alfalfa germinada, semillas de girasol
Nuez de Brasil, anacardo (nuez de pajuíl)

LAS LEGUMBRES (FRIJOLES)
Productos de soya, frijoles/habichuelas
Alubias, frijol de soya
Chícharos secos, germinados de frijol
Garbanzos, cacahuates/maní
Frijol negro, mantequilla de cacahuate/maní, lentejas, otros frijoles

LA PROTEINA ANIMAL
Leche, leche en polvo
Yogurt
Queso (no queso crema)
Huevos
Carne
Pescado
Aves

*De Nikki Goldbeck, "Mientras comes, tu bebé crece". Woodstock, NY: Ceres press, 1977.

del ácido fólico y extrae la vitamina C de los tejidos. Aunque los suplementos son rápidos y prácticos y sabes exactamente lo que estás tomando, no son capaces de substituir los alimentos integrales frescos ya que aún no conocemos todos los nutrientes necesarios para nuestra salud. Es fácil obtener algunas cosas en píldoras, como por ejemplo, la fibra. Muchos nutrientes son poco o nada efectivos si se toman aisladamente.

CÓMO AYUDAR A NUESTROS HIJOS A COMER BIEN

Las madres a menudo tienen que enfrentarse a diversos desafíos relacionados con la alimentación de sus hijos. Incluso, las personas ajenas a nosotras se atreven a juzgarnos cuando nuestros hijos están demasiado delgados u obesos, sin detenerse a pensar que muchas veces su apariencia tiene muy poco que ver con la forma como les alimentamos. El conocimiento de lo que es una buena nutrición y la provisión de alimentos nutritivos apropiados durante las diferentes etapas del crecimiento y desarrollo de tus niños ayudará a que ellos se alimenten bien. Para muchas madres que trabajan fuera del hogar, no es posible supervisar la alimentación de sus hijos de la manera como les gustaría hacerlo. Si se trata de niños pequeños, es necesario asegurarnos de que la persona que los cuida no pase por alto las reglas de la buena nutrición. Una vez que los niños van a la escuela, la tarea de transformar la calidad de los alimentos que ofrece la cafetería tal vez sea un tarea demasiado ambiciosa para enfrentarla solas. Cambiar las golosinas por frutas, nueces y yogurt tal vez parezca una tarea imposible. Nuestros hijos se encuetran sometidos a una constante presión por parte de sus compañeros para que coman los alimentos que se anuncian en la televisión o para comprar una barra de golosina en el camino de regreso a casa, aunque sepan que no lo apruebas. Una

manera de motivar a los niños para que coman mejor es darles el ejemplo de nuestra buena alimentación. Los niños recuerdan bien lo que comen en su casa y pueden aprender a seleccionar correctamente. Cuando se trata de adolescentes esto es más difícil.

Yo le digo a mi hijo de cuatro años que algunos alimentos le ayudan a crecer mejor que otros y él quiere crecer lo más rápido posible.

Los niños de todas las edades, al igual que los adultos, toman una porción importante de sus alimentos entre las comidas. Esto está bien siempre y cuando las meriendas sean nutritivas. Los niños mayores y especialmente los adolescentes necesitan mucha comida. Las galletas pueden tener germen de trigo, cereales integrales, fruta seca y nueces. Las malteadas o batidos pueden hacerse con yogurt, banano, hielo picado y vainilla. Insiste en las frutas, verduras, mantequilla de maní/cacahuates y/o rebanadas de quesos fuertes. Cuando los niños tienen hambre comen lo que encuentran, por eso es importante preparar alimentos nutritivos y sabrosos para comer entre comidas. Es importante también dejar que los niños decidan cuándo tienen hambre y cuándo están satisfechos. Ellos comen cantidades diferentes en cada época, dependiendo de la velocidad de crecimiento y de su salud. Al ayudarlos a confiar en sí mismos, les enseñamos una lección importante que pueden utilizar para normalizar su alimentación a lo largo de toda su vida. Debes invitar a los niños a que participen en las compras, en la huerta y en preparar los alimentos. Pídeles que te lean las etiquetas de los productos del supermercado. Trata de dedicar un espacio, por muy pequeño que sea y aunque vivas en la ciudad, para cultivar algo. Haz que los niños mayores se turnen para preparar las

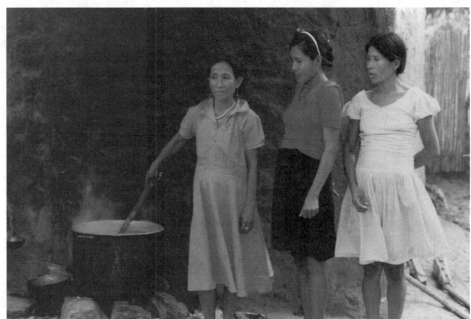

SOPA.
Flora Tristan

comidas. Los pequeños por lo general están siempre dispuestos a ayudar, incluso los de 3 años pueden picar las verduras suaves para la ensalada con un cuchillo de mesa, untar las mantequillas de nueces, ayudar a batir la masa y añadir los ingredientes de casi cualquier receta.

Problemas asociados con los patrones alimenticios

EL MIEDO A LA OBESIDAD

DIETAS BAJAS EN CALORÍAS:

¿Te preocupas por tu peso o piensas constantemente que todo lo que comes engorda? ¿Será porque tu pareja dice que estás entrando a la edad madura, porque tu apariencia ya no es como la de las modelos y porque las revistas del supermercado presentan una dieta nueva cada mes? En todos lados vemos anuncios de comida, dietas y grupos de apoyo para perder peso. Gastamos más de 10 billones de dólares al año con la esperanza de ser más delgadas. En los EEUU, muchas mujeres se ponen a dieta para perder peso por lo menos una vez al año, y muchas lo hacen repetidas veces. (En esta sección cuando hablamos de "estar a dieta", nos referimos a las dietas bajas en calorías). Médicamente, las dietas a menudo se recetan para curar la "obesidad" y las enfermedades que los médicos creen que tienen relación con ésta, pero las dietas no "curan" la gordura. (Para mayor información sobre las consecuencias sociales de la gordura, lee el cap 1).

Durante un lapso de 5 años, entre el 98 y el 99% de las mujeres que se ponen a dieta vuelven a subir de peso. De hecho, el 90% recobran más peso del que habían perdido.

Los estudios indican que a largo plazo las dietas no funcionan y que volver a recobrar el peso perdido no es un fracaso personal, sino una adaptación psicológica a las presiones que nuestro organismo adopta para sobrevivir. Después de dietas repetidas, muchas de nosotras empezamos a sentir que nunca podremos controlar nuestra alimentación. Las dietas nos debilitan, es una manera de inanición provocada por nosotras mismas. La Organización Mundial de la Salud define la inanición como un consumo menor de 1,000 calorías diarias. Por lo general, las dietas de reducción de peso en los EEUU restringen las calorías a entre 700 y 1,000 al día. Una mujer promedio de menos de 50 años necesita 1,900 calorías, aunque los requisitos reales varían dependiendo de su estatura y actividad física. Con cantidades menores de calorías, fácilmente puede faltarnos algunos de los nutrientes esenciales, en especial si una cuarta parte o más de las calorías que consumimos provienen de bebidas alcohólicas o golosinas y de meriendas con un contenido nutritivo bajo. Cuando no comemos suficiente, nuestro organismo reacciona de formas específicas para ayudarnos a sobrevivir. No importa si deliberadamente eliges comer menos o si no puedes comer suficiente. La inanición es la inanición. Mientras menos calorías consumas, por un tiempo prolongado, más probabilidades tendrás de dañar tu organismo.

Asumamos que estás a dieta, consumiendo muy pocas calorías. (Para algunas mujeres, una dieta normal de 1,200 calorías es muy poco). Después de algunos días lo más seguro es que empieces a sentirte físicamente lenta.

Tal vez te vuelvas apática, sobre todo si estás siguiendo una dieta baja en calorías. Cuando las grasas que almacena tu organismo se rompen para convertirse en energía, no proporcionan cantidad alguna de glucosa, que es el combustible que tu cerebro usa normalmente. Tu cuerpo debe romper las proteínas de la comida y los tejidos del cuerpo, como los músculos y algunos órganos como el corazón, para proporcionar esta glucosa. Procesar el nitrógeno extra de las proteínas añade una tensión adicional a los riñones. El metabolismo de las grasas sin los carbohidratos apropiados, deja en la sangre productos de desecho llamados cetonas. Si la cantidad de cetonas es demasiado alta, el balance crítico ácido-base de la sangre puede desequilibrarse. Un mayor contenido de cetonas en la sangre por lo general te hace sentir con dolor de cabeza, somnolienta, mareada, y con la cabeza en las nubes. Después de un par de semanas, el cerebro puede adaptarse a usar algunas de las cetonas como combustible de emergencia. En parte tal vez te sientas irritable porque es más difícil controlar los niveles de azúcar en tu sangre sin los alimentos adecuados. También te puedes sentir deprimida y menos interesada en el sexo. Los pensamientos sobre comida empiezan a preocuparte y te obsesionas con los alimentos que te proporcionan "energía instantánea," en especial las golosinas, que devoras incontrolablemente como mecanismo para reponer las deficiencias inmediatas de las calorías y la glucosa que le falta al cerebro. Este deseo por los carbohidratos puede que sea severo si el porcentaje de proteína ingerida es más del 10% de la dieta. Las dietas altas en proteínas pueden generar una obsesión por ingerir carbohidratos y grandes cantidades de comidas altas en calorías. Una mujer describe cómo venció la obsesión de comer demasiado.

Yo intentaba ignorar las reglas y comía todo lo que se me antojaba. El primer mes de glotonería, sólo lo dulce me atraía, pero a pesar de ello, traté de no reprenderme por el consumo de tanta azúcar. Me recordaba a mí misma todos esos dulces que me había negado cuando me sentía culpable, y dejaba que las náuseas y el hambre se apoderaran de mí para determinar cuándo y qué volver a comer. Un mes más tarde, la carne y los vegetales verdes oscuros me empezaron a llamar la atención. Por un tiempo elegí una dieta muy alta en proteínas y vitaminas. Creo que durante este tiempo me estaba reponiendo del daño que habían sufrido los tejidos debido a los años anteriores de dietas y glotonería.

El año que siguió, mis antojos se volvieron más sutiles y diversos. Comía porciones más pequeñas y variadas de alimentos.

Si tratas de seguir la regla tantas veces mencionada, que dice que pierdes una libra de grasa de tu cuerpo por cada 3,500 calorías que dejas de comer, problemente vas a desilusionarte. En primer lugar, este cálculo proporciona sólo una pérdida de peso promedio. Por cada mes que continúas comiendo el mismo número bajo de calorías, tu velocidad de pérdida de peso generalmente se reduce a la mitad. Como medida de ajuste a la baja ingestión de calorías, tu organismo se vuelve más eficiente en el uso y almacenamiento de las calorías. Tu metabolismo basal (las calorías que quemas para que tus funciones básicas continúen) puede reducirse hasta en un 30%. Cuando dejas de matarte de hambre probablemente repongas o incluso aumentes tu peso original con mayor rapidez, y será principalmente grasa. Ahora tu organismo es más eficiente para quemar menos calorías inmediatamente y en almacenar más grasa para usarla posteriormente. La grasa a menudo reemplaza el tejido magro perdido de los tejidos y los órganos, y puedes haberte hecho mucho daño. Puedes tener hasta un 40% más de grasa que antes de que empezaras. En un ayuno total pueden perderse hasta dos tercios del peso como resultado de la pérdida de tejido magro del cuerpo. Sin embargo, por lo general es posible volver a desarrollar el tejido muscular mediante el ejercicio vigoroso. Si sigues a dieta, o adoptas un patrón de dietas repetitivas, te arriesgas a contraer amenorrea, anemia, mal funcionamiento del hígado, cálculos en los riñones y desequilibrios de vitaminas y minerales, gota y un alto contenido de grasa en la sangre. Si tienes diverticulitis, tuberculosis, gota, mal de Addison, colitis ulcerosa o ileitis localizada, la pérdida de peso te afectará más. En 1992, un panel de los Institutos Nacionales para la Salud, al examinar la seguridad y efectividad de las técnicas de control de peso, encontró una relación entre la pérdida de peso y el incremento en las estadísticas de mortalidad.

Casi todas las mujeres gordas creen que comen más que sus amigas delgadas. Sin embargo, los estudios cuidadosos muestran, en promedio, que las personas gordas no comen más que las delgadas.

La forma general de tu cuerpo probablemente se parece a la de tus familiares, debido tal vez a la herencia o a los patrones alimenticios aprendidos. Si uno de tus padres era gordo, tienes el 40% de probabilidad de serlo también; si ambos eran gordos, tienes el 80%. No sabemos por qué las personas son de distintas formas y tamaños. No sabemos si las velocidades del metabolismo basal de las personas son diferentes y si el ejercicio físico es capaz de incrementar esta velocidad. No sabemos si las células de las personas gordas (aún cuando las personas se ven delgadas después de haber perdido peso) actúan de manera diferente a las de las personas delgadas. Los

investigadores han aportado muchas teorías para explicar los distintos tipos de metabolismo, desde las totalmente psicológicas hasta las totalmente físicas, pero hasta la fecha ninguna es satisfactoria.

LA OBESIDAD

La obesidad es una gran preocupación para muchos norteamericanos. En muchas culturas, una persona gorda es vista como saludable y una persona delgada como enferma. Este punto de vista influencia como los inmigrantes responden a lo concerniente al exceso de peso.

Irónicamente, en el mundo de la medicina la gordura se considera una enfermedad. Ésta se asocia y a veces se dice que provoca las enfermedades del corazón, la presión arterial alta, los cálculos, la diabetes y la artritis. La Guía Dietética nos insta a comer una dieta que se parece mucho a dietas tradicionales. Las recomendaciones incluyen comer carbohidratos complejos, frutas y verduras y menos alimentos a base de animales, productos lácteos y alimentos procesados. Podemos aprender mucho de la manera tradicional de consumir alimentos. Necesitamos encontrar maneras de apoyar los patrones de comidas tradicionales de las familias que llegan a este país, e instarlos a mantener sus principales patrones dietéticos saludables y expander su dieta con la variedad de alimentos de productos integrales en vez de consumir alimentos procesados que son menos nutritivos.

Como los médicos asumen que las personas gordas comen grandes cantidades de alimentos, el método más común de tratar muchas de estas enfermedades es recetando una dieta severa de reducción de peso o un ayuno. Sin embargo, la mayoría de las investigaciones realizadas en este país, relacionadas con la gordura, se llevan a cabo con personas que habitualmente se ponen a dieta. La pérdida repentina y repetida de peso bien podría ser responsable de muchas de las enfermedades que se asocian con la gordura, pero los investigadores no consideran este argumento cuando obtienen las conclusiones de sus estudios. No hemos podido encontrar ningún estudio que muestre que a largo plazo, las personas gordas que han adelgazado se mantienen delgadas o se curan de las enfermedades que se asocian con la gordura. Adelgazar puede mejorar la presión arterial alta y la diabetes, pero las dietas repetidas, como un "subibaja" pueden empeorarlas.

Todavía peor que las dietas, son los diversos tipos de cirugía que la medicina ofrece a las mujeres que denomina obesas. Estas cirugías incluyen la liposucción y diversas formas de reducir el intestino y el estómago que reducen la capacidad de la persona para comer y por lo tanto, absorber los nutrientes. Estas operaciones, que se realizan casi en su totalidad en mujeres, pueden tener un porcentaje de muertes tan elevado como un 10% y sólo son moderadamente efectivas para alcanzar el objetivo de pérdida de peso. Los médicos que las practican creen que están mejorando la salud de la mujer, pero en realidad perjudican la capacidad que éstas tienen para nutrirse adecuadamente. Después de las operaciones del tracto intestinal, las mujeres sufren diarreas severas durante varios meses y tienen mayor riesgo de cálculos y artritis, 2 problemas supuestamente "curados" con la pérdida de peso.

SI DECIDES PONERTE A DIETA

Las autoras de este libro están en contra de las dietas bajas en calorías para perder peso. De todas maneras, a continuación presentamos algunas sugerencias, pues estamos conscientes de que muchas mujeres seguirán poniéndose a dieta aun después de conocer la baja eficiencia de las dietas a largo plazo y sus posibles consecuencias adversas.

1. Trata de ser más activa. Éste tal vez sea el cambio más importante que puedes hacer en tu vida. Aumentará tu fuerza y flexibilidad y probablemente la confianza en ti misma, al mismo tiempo controlará tu depresión. Puede incluso hacer que pierdas peso sin necesidad de dieta alguna. Ten cuidado de que el ejercicio no se vuelva una obsesión más.

2. Come una amplia variedad de alimentos y toma en cuenta en términos nutritivos, hasta el pedazo más pequeño. Reduce al máximo los alimentos inadecuados, incluyendo los ricos en grasa. Sigue las recomendaciones generales para una buena alimentación que presentamos anteriormente.

3. Es más probable que tengas éxito si pierdes peso lentamente y si la meta que te propones se encuentra dentro de un rango de 20 libras por debajo de tu peso actual. No reduzcas más de 500 calorías del total que consumes diariamente cuando no estás a dieta. Es imposible obtener los principales nutrientes de la comida cuando consumes menos de 1,200 calorías al día, incluso cuando te alimentas cuidadosamente, para obtener todos los elementos necesarios necesitas más que eso.

4. No existen los alimentos o píldoras mágicas para ayudarte a perder peso. La mayoría de los medicamentos para bajar de peso que se venden sin receta, contienen fenilpropanolamina (FPA), compuesto de la familia de las anfetaminas (para acelerarte), capaz de aumentar tu presión sanguínea o producir agitación y mareo; puede incluso provocarte un paro o una psicosis.

5. Confía en tí misma y en las señales de tu organismo. Come cuando empieces a tener hambre. No esperes hasta que estés hambrienta. Si te sientes enferma, revisa qué y cuándo estás comiendo. Definitivamente no tienes por qué tener síntomas severos algunos, como pérdida de pelo, temblores, piel anormalmente seca, y demás.

6. No te peses más de una o 2 veces por semana. Los líquidos del organismo fluctúan todos los días.

7. Reúnete con otras mujeres para discutir sus dietas, sus sentimientos y los aspectos ambientales y sociales, tales como la apariencia ideal, tanto médica como se- xual; desvía tu atención del control sobre tu vida y concéntrala en alguna actividad más productiva.

OTROS PROBLEMAS O TRASTORNOS ALIMENTICIOS

Todas hemos usado alguna vez la comida para atenuar o negar nuestros sentimientos, para darnos apoyo o para ordenar un poco nuestras vidas. Muchas de nosotras hemos comido en forma compulsiva y desmedida para luego sentirnos con náuseas cuando nos encontramos asustadas, enojadas, deprimidas, solas o tristes. Sin embargo, cuando permitimos que la comida se convierta en el principal escape para expresar nuestros sentimientos, nos arriesgamos a perjudicar nuestra salud tanto física como emocional. Comer compulsivamente es una estrategia popular que las mujeres han usado para tolerar una gran variedad de situaciones de abuso.

El control de la silueta o la figura ha sido una de las pocas formas de control que se les ha permitido ejercer a las mujeres.

Un problema o trastorno alimenticio que puede traer consecuencias severas es la anorexia nerviosa. Esta es una forma de auto-inanición severa y deliberada provocada contra una misma, la cual, en muchos casos, conduce a la muerte. El síndrome conocido como bulimia nerviosa es otro trastorno alimenticio el cual consiste en comer compulsivamente en forma desmedida para luego purgarse con laxantes o a través de vómitivos inducidos. La bulimia puede causar daño severo a los intestinos y el esófago, provocar un deterioro de la dentadura debido a los ácidos estomacales que se regurgitan y causar un serio desequilibrio en el balance de electrolitos, el cual puede poner la vida en peligro. Como último, la glotonería, la cual consiste en comer en forma compulsiva, también se considera como un problema alimenticio. Las mujeres que tienen estos problemas a menudo parecen estar protagonizando el estereotipo perfecto del rol femenino: auto-negación extrema, represión de la ira y los conflictos, deseo de continuar aniñadas, y conformidad con la idea de que la mujer debe ser esbelta. Estos problemas reflejan gráficamente el poquísimo control que las mujeres sienten que tienen sobre sus propias vidas.

Mi cuerpo era mi eje y a mi parecer, la única arma a mi alcance para lograr la autonomía. Era lo único que me pertenecía, lo único que nadie podía quitarme... había descubierto un área de mi vida en la que los demás no tenían control alguno... lo que ocurría en mi cuerpo era tan irreal, tan vacío de significado como los sucesos del mundo exterior. Los 2 eran parte de un todo, un todo del que "yo" no era parte. "Yo" me había retraído a una pepita de voluntad pura y aislada cuyo propósito único era triunfar sobre las voluntades de los demás y por encima del caos originado en sus demandas conflictivas.

Algunas mujeres que fueron víctimas de abuso sexual cuando niñas, reportan que al principio, comer compulsivamente les proporcionaba una forma de volverse más grandes y ganar cierto sentido de control sobre sus cuerpos. Sin embargo, con el tiempo, comer en grandes cantidades fue poco a poco una solución menos eficiente y fue convirtiéndose en un problema cada vez mayor.

Debido a que tanto los problemas alimenticios como el abuso sexual son asuntos que tienen que ver con el cuerpo, yo creo que se encuentran relacionados. Ambos son ejercidos sobre mi cuerpo y el adormecimiento—emocional y psicológico—que sufrí cuando abusaron sexualmente de mí, no es muy diferente del adormecimiento que realizaba utilizando la comida, para deshacerme de los sentimientos desagradables.

Aprender otras formas de expresar los sentimientos de ira, frustración e impotencia pueden eliminar la necesidad de usar los alimentos para expresar lo que sentimos. Una mujer que había ayudado y logrado que muchas otras mujeres superaran estos patrones de conducta descubrió que reforzar la auto-estima, desarrollar un sentimiento de control sobre nuestras propias vidas, y recibir apoyo de otras mujeres son factores claves para la recuperación.

EL DETERIORO DE LA DENTADURA Y LAS ENCÍAS

A muchas de nosotras se nos olvida que los dientes y las encías sanas son parte significativa de la buena salud. Sin éstos no podríamos comer muchos de los alimentos que nos proporcionan nutrientes importantes. Los dientes están vivos. Tu saliva los alimenta a través de canales pequeñísimos que se encuentran en ellos. La mala nutrición puede ocasionar enfermedades dentales de la misma manera como las provoca en el resto del organismo. Las vitaminas A y D, el calcio, fósforo y fluoruro son importantes para el desarrollo de la dentadura. Otra forma de conservar una dentadura saludable es reduciendo el azúcar de tu dieta. Los dientes son especialmente vulnerables durante los 6 meses siguientes a su aparición a través de las encías, antes de que endurezcan por completo. Los alimentos que contienen azúcar provocan el deterioro de la dentadura y las encías de la siguiente manera:

Algunos tipos de bacterias que se encuentran en la saliva usan el azúcar para fabricarse una capa protectora que les ayuda a aferrarse a nuestros dientes mediante una substancia pegajosa que se denomina placa dental que la saliva es incapaz de limpiar. Estos pequeños organismos conocidos como estreptococos se multiplican rápidamente y producen un alto contenido de ácidos que disuelven el esmalte e irritan las encías, causando enfermedades orales. Es importante cepillarse los dientes y usar hilo dental todos los días para quitar la placa y prevenir el deterioro. Comer golosinas con las comidas, no

entre ellas, produce menos caries. El número de veces que comas golosinas, más que la cantidad total es lo que determina cuánto ácido producen las bacterias, pero la cantidad de golosinas influye en la calidad de tu saliva. Evita siempre que puedas las golosinas pegajosas que se quedan en la boca mucho tiempo, trata de cepillar y limpiar los dientes con hilo dental después de comer cualquier alimento dulce, aunque sólo sea un enjuague, es efectivo. Come alimentos con fibra para despegar la placa, la fibra actúa como si fuera un cepillo (zanahorias crudas, manzanas, tallos de apio, cereales integrales, etc.).

LOS PROBLEMAS INTESTINALES

Es probable que una dieta que incluya alimentos ricos en fibra, como los cereales enteros, frijoles, guisantes, verduras y frutas; ayude a las funciones del tracto intestinal. En las culturas que no consumen alimentos refinados, la apendicitis y diverticulitis son prácticamente inexistentes. Existen diversos tipos de fibra que ayudan a sanar la diarrea y el estreñimiento. La fibra soluble, como la pectina, se encuentra en muchas frutas, absorbe agua y hace que la escreta sea más espesa, mientras que la fibra insoluble que proviene de fuentes como la harina integral, hace que la escreta sea más blanda. Algunos investigadores piensan que como la fibra reduce el tiempo que se tarda la comida en atravesar el sistema digestivo desde un extremo al otro, la fibra indirectamente acelera el traslado de las toxinas a través del sistema y las diluye para que existan menos probabilidades de desarrollar cáncer intestinal.

LAS ALERGIAS Y OTRAS REACCIONES

Muchas veces es difícil saber si eres alérgica a algún alimento, ya que los síntomas pueden presentarse de formas muy diversas. Puedes tener erupciones, urticaria, dolores en las articulaciones que simulan artritis, dolores de cabeza, irritabilidad y depresión. También es posible que tus síntomas sean provocados por muchos otros problemas. Los alimentos que provocan alergias con mayor frecuencia son la leche, los huevos, los mariscos, el trigo, las nueces, las semillas, el chocolate, las naranjas y los tomates. Muchas de estas alergias no se desarrollan cuando dichos alimentos se les dan a los infantes, éstas solo se expresan cuando sus intestinos están maduros, lo cual sucede aproximadamente a los 7 meses de vida. La leche materna también tiende a surtir un efecto protector. Las migrañas pueden desencadenarse por alimentos que contienen triamina, fenatilamina, glutamato monosódico o nitrato de sodio. El chocolate, los quesos añejos, la crema ácida, el vino tinto, el arenque en conserva, el hígado de pollo, el aguacate, los plátanos maduros, las carnes curadas y muchos alimentos preparados al estilo asiático, son sólo algunos de los alimentos más conocidos que contienen estas substancias (¡lee las etiquetas!). Muchas personas han logrado tratarse sus migrañas con complementos de vitaminas del complejo B, en especial la B6 y la niacina. (Dosis altas de vitamina B6, 200 miligramos o más pueden provocar daños irreversibles al sistema nervioso). Los niños hiperactivos pueden mejorarse si eliminan de su dieta los alimentos que contienen aditivos, especialmente los colorantes artificiales y las comidas con un contenido alto de salicilatos, como las almendras, los pimientos, duraznos, el té y las uvas. Esta es la dieta que Benjamin Feingold popularizó. Otros investigadores han obtenido resultados combinados al probar la efectividad de dicha dieta.

EL CÁNCER

La dieta alta en grasas, tan común en los EEUU, se encuentra relacionada con el cáncer de mama y colon y probablemente también con el cáncer de los ovarios, del páncreas y de la próstata. No está claro si es responsable el contenido total de grasa presente en la dieta o el tipo de grasas que comemos. Se cree que las grasas saturadas, especialmente de la carne roja, aumentan el riesgo de desarrollar cáncer del colon.

Algunos nutrientes y alimentos parecen proporcionar un efecto protector contra el cáncer, aunque las investigaciones al respecto no son concluyentes. Los alimentos con un alto contenido de vitaminas C y E protegen contra diversos tipos de cáncer. El beta-caroteno, precursor de la vitamina A, que se encuentra en los vegetales de color verde oscuro y amarillo y se utiliza como colorante, protege contra el cáncer del pulmon. Las verduras de la familia de la col y la espinaca, el apio, los cítricos, los frijoles y las semillas ayudan al organismo a producir una enzima contra el cáncer.

Algunos alimentos contienen substancias que aumentan las probabilidades de desarrollar cáncer. Pueden ser tanto substancias que se encuentran naturalmente en los alimentos, que han sido añadidas expresamente por la industria alimenticia o contaminantes de nuestra dieta. El nitrato de sodio se usa para curar y conservar la carne y el pescado, así como para darles a los alimentos un color rosáseo, pero definitivamente no debiera añadirse pues ahora existen otras formas menos perjudiciales de conservar los alimentos, como la congelación. Los nitratos se combinan con las aminas que se encuentran en la comida y hasta en la saliva, y forman nitroaminas, que son substancias carcínogenas. Los alimentos ahumados son una fuente adicional de nitroaminas. En algunas investigaciones con animales, la sacarina y muchos colorantes artificiales derivados del petróleo se relacionan con el cáncer o el daño a ciertos órganos, aunque el gobierno continúa certificando su uso, debido a la presión ejercida por la industria alimenticia.

También existen contaminantes carcinógenos naturales. Las aflatoxinas son producidas por un hongo que se desarrolla en climas húmedos. Aparece por lo general en los cacahuates o maní pero también puede encontrarse en el maíz, los higos, el sorgo, las semillas de algodón y en algunas nueces. A veces logra llegar a la leche a través de los granos que sirven de alimento a las vacas. Las aflatoxinas pueden también encontrarse en algunos alimentos que compramos en el mercado, aunque si los alimentos se almacenan y se secan debidamente, es posible reducirlas al máximo.

Lee también los capítulos 7 y 24.

Porqué no es fácil alimentarse bien

El principal objetivo de las industrias relacionadas con la agricultura y la alimentación (agroindustrias) es obtener ganancias. Esto es un problema, ya que muchos de los métodos de producción de alimentos deterioran el suelo y producen alimentos menos nutritivos y más caros. Las tecnologías agrícolas que se practican actualmente, dejan los campos baldíos durante períodos largos de tiempo, lo que ocasiona una pérdida importante de suelo que se deslava o se vuela con el viento; usan herbicidas y fertilizantes inorgánicos que destruyen a los organismos que controlan la estructura del suelo, el balance y la capacidad de los nutrientes de las plantas; ponen en peligro de envenenamiento a los campesinos y contaminan las aguas subterráneas. Los sistemas de riego dejan en el suelo sales que son venenosas para las plantas o utilizan tanta agua que es imposible recargar los mantos acuíferos.

Como consumidoras, nosotras también contribuimos a estas prácticas agrícolas perjudiciales pues exigimos productos aparentemente perfectos, lo que hace de los pesticidas un componente necesario para la agricultura comercial. Sin embargo, cada día más agricultores se interesan por las prácticas agrícolas que conservan el agua, el suelo y la vida silvestre. Como consumidoras podemos apoyar esta tendencia si tratamos de comprar productos cultivados orgánicamente siempre que podamos y si presionamos al gobierno para que aumenten los presupuestos destinados a la investigación de la agricultura sustentable.

Los alimentos más favorecidos por las industrias son aquellos que presentan una apariencia más homogénea y aguantan mejor las técnicas de cosecha con maquinaria agresiva, además de soportar períodos de tiempo más largos de transporte y almacén. Por ejemplo, en los EEUU, las universidades subsidiadas por los estados con fondos provenientes de nuestros impuestos, durante años han respondido a las necesidades de la agroindustria mediante investigaciones dirigidas al desarrollo de alimentos suplementarios y maquinaria que ahorra la mano de obra en las grandes granjas, pero han puesto muy poca atención a las propiedades nutritivas de los alimentos que desarrollan o a las necesidades de los pequeños agricultores y las de los consumidores. La investigación agrícola ha sido en parte la responsable de la extraordinaria reducción de la diversidad de las cosechas y de las variedades de semillas que se cultivan tanto en EEUU como en el resto del mundo. La mitad del trigo que se cultiva pertenece a unas pocas de las 20,000 variedades que se conocen en el mundo. Cuando una plaga ataca, arrasa en todo el país debido a que todas las variedades son parecidas. Un producto de este sistema—el tomate que se cosecha mecánicamente—tomó 20 años de investigación para desarrollarlo. Esta variedad de tomate, diseñado para ser resistente, tiene la reputación de soportar impactos hasta de 13 millas por hora sin romperse. Por lo general, este tomate se cosecha totalmente verde, antes de que alcance su valor nutritivo óptimo, por lo que es "pintado" en los almacenes con un gas, y empacado en cajas que dicen "tomates rojos". Desafortunadamente, el sabor no aparece en el mismo gene que la durabilidad. Actualmente, ¡una generación completa de jóvenes no conoce el verdadero sabor de un tomate! Las nuevas tecnologías de ingeniería genética transforman las plantas a una velocidad que nunca antes había sido posible. Ya es posible hacer tomates resistentes a los herbicidas, lo que ha ocasionado un incremento cada vez mayor de estas substancias. Las máquinas de combustible que cosechan estos tomates compactan el suelo dificultando el desarrollo de las raíces y desplazando a los agricultores que nunca fueron entrenados para realizar otro tipo de trabajo.

Nuestro abastecimiento de comida se ha vuelto cada día más centralizado. En los últimos 50 años, 5 millones de granjas se han quedado fuera del negocio. Los agricultores cosechan la mayor parte de los alimentos en unas cuantas regiones del país y los transportan hasta muy lejos. California produce el 25% del valor del dólar en alimentos para el país y el 42% del valor del dólar de las frutas y vegetales de la nación norteamericana. Nueva Inglaterra importa el 85% de sus alimentos. La agricultura regional está reviviendo un poco, pero todavía es difícil decir cuanto éxito podrá tener en el futuro.

El período de tiempo que se gasta para trasladar los alimentos de una parte a otra del país es considerable (un promedio de 5 a 7 días, hasta 2 semanas para las frutas y verduras que llegan a Nueva York provenientes de California). Durante este tiempo, las verduras pierden sus nutrientes: en 2 días se pierde el 34% de la Vitamina C del brécol refrigerado. El tiempo de almacenamiento de los alimentos una vez que se reciben y la forma como se conservan durante ese tiempo son otros factores importantes. Por ejemplo, el jugo enlatado pierde hasta el 70% del total de su Vitamina C cuando se guarda en un almacén caluroso; si se almacena a 45 grados Farenheit, conserva la mayor parte de su Vitamina C.

LA PROLIFERACIÓN DE LOS ALIMENTOS PROCESADOS

Una manera efectiva que tiene la agroindustria para multiplicar sus ganancias es procesando los alimentos todo lo posible. El resultado son los guisantes congelados en salsa de mantequilla en vez de guisantes frescos; o sinte-

tizando alimentos completamente nuevos, como la imitación de crema batida que no es de leche. Las pequeñas diferencias entre un producto y otro también incrementan las ganancias. El cereal de trigo con 2 centavos de vitaminas que se vende bajo el nombre de "Total" a precios altos es un ejemplo. La industria de los alimentos añade muchas substancias a los alimentos procesados para facilitar su manufactura y transporte, reduciendo los costos de manufactura, cambiando los ingredientes costosos por otros más baratos, mejorando la apariencia y la textura e incrementando su durabilidad en los anaqueles (el tiempo que los productos se conservan buenos después de haber sido cosechados, procesados, etc.). El colorante amarillo le da al pan la apariencia de tener huevos. Se usan los almidones modificados más baratos y menos nutritivos para espesar los alimentos en vez de los que son más nutritivos; como por ejemplo, los huevos. Los aditivos artificiales no se separan rápidamente dando la ilusión de que el producto es fresco. Los preservativos hacen lo mismo al aumentar la durabilidad en los anaqueles a veces indefinidamente. Ya no podemos basarnos ni en el color original, el olor o la textura de los alimentos para decidir si son o no saludables.

Por lo general, hasta el menor procesamiento implica una pérdida del valor nutritivo. Las verduras congeladas tienen que ser hervidas con anticipación, por lo tanto, pierden vitaminas del complejo B y C. La Vitamina E se reduce al congelarse, el dióxido de azufre de las frutas secas destruye la Vitamina B1, aunque reduce las pérdidas de de las Vitaminas A y C. Los minerales por lo general no se pierden, a menos de que sean removidos físicamente de los alimentos, como sucede con la harina refinada. Generalmente, la forma menos nutritiva de conservar las verduras es enlatarlas, ya que al calentarse tanto tiempo, muchos nutrientes se destruyen.

Usted puede reducir la pérdida del valor nutritivo de los alimentos cuando prepara la comida en casa. Mantenga las verduras frescas y enteras hasta cuando esté lista para usarlas. No las cocine demasiado y use pequeñas cantidades de agua para prepararlas; cocine las verduras con la cáscara y sáquesela después de cocidas si es necesario. Use el líquido de verduras en conserva y no tire el agua de las verduras frescas cocidas porque ahí se encuentra su valor nutritivo.

MÁS ES MENOS

Los anuncios sugieren que el gran número de alimentos procesados disponibles representa una amplia variedad de selecciones para nuestra alimentación. En realidad, nuestras opciones nutritivas están severamente limitadas. Vemos un número pequeño de alimentos básicos transformados en muchos derivados distintos, ninguno de los cuales equivale al alimento original en valor nutritivo.

Una papa cruda u horneada con cáscara que equivale a poco menos de una taza por volumen, contiene el 50% de los requisitos de consumo diario de Vitamina C. Las hojuelas de papa preparada o precocidas para preparar puré tienen 20% menos del contenido original. Las papas sintéticas que se secan mediante la congelación, se reconstituyen, se forman en moldes, se fríen en aceite, se sazonan y se empacan en cajas atractivas, contienen apenas el 10% de los requisitos nutritivos de consumo diario de vitamina C por ración, además, cada libra de estas "papitas fritas" cuesta entre 20 y 25 veces más que las papas naturales (precios 1992).

LOS RESIDUOS

Durante la preparación de los alimentos, los industriales a menudo le añaden a los alimentos substancias químicas que no deberían encontrarse en éstos. Para extraer los aceites vegetales de las plantas, generalmente se usan solventes como la gasolina o el tetracloruro de carbono para disolverlos químicamente. Aunque el solvente se hierve posteriormente antes de blanquear químicamente y deodorizar el aceite con calor, siempre quedan trazas de las substancias químicas. Algunos de los pesticidas y herbicidas que se aplican en los campos permanecen en los alimentos cuando se cosechan.

Las industrias norteamericanas exportan substancias químicas que el gobierno prohíbe para uso agrícola en este país. Los campesinos de Latinoamérica que no conocen la naturaleza peligrosa de dichas substancias las usan libremente. Los alimentos importados, incluyendo las verduras que encontramos a nuestra disposición durante el invierno y las frutas tropicales pueden contener residuos. Un análisis de café en grano mostró que casi la mitad contenía niveles de pesticida más altos de los que permite la ley norteamericana. Los antibióticos que los granjeros usan para alimentar a los animales y promover su crecimiento son un factor en el incremento de microbios resistentes a los antibióticos. Estos contaminantes se encuentran en nuestros alimentos porque los deseos de las grandes compañías productoras de alimentos influyen mucho en la regulación del abastecimiento de nuestra comida.

LOS DEPARTAMENTOS DE AGRICULTURA Y DE ALIMENTOS Y FÁRMACOS DE LOS EEUU

En los EEUU los consumidores creen que los Departamentos de Alimentos y Fármacos y de Agricultura los protegen de los alimentos contaminados y adulterados, pero su eficacia no es ni el mínimo de lo que se cree. La industria productora de alimentos influye de muchas maneras en la forma cómo se efectúa el control. Existen más de 85 grupos industriales que mantienen contacto extra oficial en los pasillos en Washington para estar al día e influir en la legislación y las regulaciones que les interesan. La industria propone la mayoría de las regulaciones y proporciona los resultados de los análisis cada vez que se necesitan para aprobar nuevas substancias.

Muy a menudo los legisladores aceptan empleos en industrias reguladas después de una restricción por parte del Departamento de Alimentos y Fármacos y el Departamento de Agricultura. Las personas que desarrollan o implementan las reglas parten del punto de vista de las industrias, porque si promueven reglas favorables a la industria, las oportunidades de que les ofrezcan contratos con mejores salarios que lo que les paga el gobierno son mayores. Sus contactos en el gobierno proporcionan a las compañías información sobre puntos clave que existen en las organizaciones que se encargan de la regulación y que pueden ayudarles a desviarse en su favor. El gobierno no destina suficiente dinero al presupuesto federal como para permitir al Departamento de Alimentos y Fármacos y el Departamento de Agricultura la realización de análisis independientes o para reforzar sus propias regulaciones de manera eficaz.

LOS MEDIOS PUBLICITARIOS Y LAS GANANCIAS DEL MERCADO

La industria de productos de alimentos utiliza la publicidad para influir en la compra de determinados alimentos, en especial los altamente procesados y menos nutritivos, porque son los que les proporcionan mayores ganancias. La publicidad se dirige no tanto a nuestro deseo por una alimentación saludable a precios razonables, sino principalmente a nuestro deseo por una posición, gratificación, fama, satisfacción, mayor diversión, mayor sexualidad o una ilusión de calidad superior. Un consultor en publicidad se queja de que "la constante insistencia por mostrar la verdad y exactitud en los comerciales dificulta las ventas". Los comerciales más perniciosos están dirigidos hacia los niños y jóvenes. Estos enfatizan la diversión de comer entre comidas aquellos alimentos que no son nutritivos. Algunas compañías grandes utilizan a los niños relacionando las ventas de alguna marca, con cierta causa con la que los padres simpatizan. Por ejemplo, grandes conglomerados—como la Campbell—ofrecen el equipo deportivo a los estudiantes que junten cierto número de etiquetas. Si contabilizamos los costos reales, casi siempre es más caro comprar la marca nacional que la marca genérica de la tienda más el equipo.

Para poder cobrar más, las compañías les ponen marcas a los productos que de otra manera tienen un bajo margen de utilidad. Los anuncios intentan convencer al consumidor de que los productos de marca son superiores a los que no lo son. Los pioneros en este campo en los EEUU son Chiquita y Caban (Dole bananas), Sun Giant (Tenneco), Bud Antle (Castle an Cook) y los pollos Perdue. En las campañas de anuncios de publicidad, las marcas trasnacionales que cuentan con más recursos, sacan del mercado a las compañías locales. Las estrategias particulares incluyen saturación de cupones y reducción de precios. Las grandes compañías no limitan sus ventas y su publicidad a este país. Pepsi Cola y Coca Cola se conocen en todo el mundo y se consideran bebidas de categoría, incluso entre los más pobres. La leche en polvo para bebés son otro ejemplo. En Indonesia, entre el 15 y el 20% del presupuesto familiar se utiliza en la compra de alimentos procesados, incluso entre los sectores más pobres.

EL COSTO DE LOS ALIMENTOS

LA CENTRALIZACIÓN DE LA INDUSTRIA PRODUCTORA DE ALIMENTOS

Cada día son menos las compañías que controlan la producción, el procesamiento y la distribución de los alimentos. Una vez que un pequeño grupo de compañías controla el 40% o más del mercado (llamado un oligopolio), las compañías fijan sus precios por encima de sus costos de acuerdo con lo que piensan que pueden obtener por el producto. En 1972, la Comisión Federal de Comercio estimó que los consumidores pagaban $660 millones anualmente de más debido a la centralización de la industria alimenticia. En otro caso, la Comisión dijo que los fabricantes de cereales listos para comerse, cobran 15 centavos adicionales por cada dólar de lo que se gasta en productos de cereal.

Los conglomerados compran compañías involucradas en cada eslabón de la cadena alimenticia, desde las semillas hasta los anaqueles del supermercado. Las personas que aran los campos ya no controlan la agricultura. Para tener un mayor control sobre las materias primas, las grandes compañías poseen y administran sus propias granjas o contratan agricultores y les especifican cómo y qué es lo que deben sembrar y a qué precio, mientras que los mismos agricultores se ven obligados a asumir los riesgos del financiamiento y el cultivo de la cosecha. Los agricultores no obtienen dividendo alguno de los altos precios que se pagan en los supermercados. En los últimos 20 años, sólo el 6% del incremento en los precios de los alimentos ha ido a parar a manos de los agricultores. Aunque nos han hecho creer que en la agricultura "mientras más grande, mejor", las granjas más eficientes en términos de producción por acre son las granjas familiares, lo suficientemente grandes como para usar tecnología, pero tan pequeñas como para poder trabajar sin ayuda externa. Sin embargo, las políticas oficiales deliberadamente han motivado a los agricultores y granjeros a "crecer o salirse".

OTROS FACTORES QUE AFECTAN EL COSTO DE LOS ALIMENTOS

Otros factores que afectan el precio de los alimentos en el supermercado incluyen aspectos como el financiamiento, el trabajo, los impuestos, el mercado mundial de exportaciones, algunos de los precios que el gobierno subsidia, la necesidad de conservar la burocracia de las compañías, las relaciones extraoficiales en Washingon y el precio del petróleo crudo, que afecta los precios de los fertilizantes, pesticidas, energéticos y el costo del transporte. De los 61 centavos que tú pagas por kilo de lechuga, 8.7 van al agricultor, 7.3 se destinan al empaque, 5.8 al transporte a la bodega de la ciudad, 4.7 al mayorista y 34.6 al que vende al detalle. El empaque incrementa el precio; las latas y las botellas de vidrio son los más caros. En 1979, la lata y la etiqueta de una lata de sopa de verduras de 10 1/2 onzas valía 27.4% del precio total. La publicidad también es cara y su costo se encuentra incluido en el precio que pagamos por cada artículo. Las compañías usan la televisión, las revistas, los periódicos, los cupones promocionales, las muestras de regalo y otros trucos para hacernos usar algún producto.

Las mujeres que trabajan en la producción de alimentos

En las granjas familiares del pasado, las mujeres por lo general tenían una posición de igualdad en la toma de decisiones y en el trabajo. Al hacerse cada vez más grandes, las granjas se volvieron más mecanizadas, los hombres fueron capacitados para manejar las máquinas y dejaron sin trabajo a las mujeres. Actualmente, a menudo se obliga a las mujeres a apoyar el ingreso de la granja con trabajos de bajos ingresos fuera de la granja, como servir de meseras o trabajar en una fábrica. En las fábricas de alimentos, las mujeres son las que realizan los trabajos repetitivos y menos remunerados como limpiar y aderezar los pavos en una línea de producción, donde hace frío, hay mal olor, ruido y humedad. La mecanización con seguridad eliminará incluso este tipo de trabajos. Aunque cada día son más las mujeres que estudian en las escuelas de agricultura, con la esperanza de ingresar en la agricultura al nivel industrial, falta ver si obtendrán los empleos que desean. En cuanto a los campesinos, las mujeres inmigrantes son las que llevan la mayor carga. Los bajos salarios les dificultan comprar suficientes alimentos y cubrir sus otras necesidades. La mayoría de los campos de cultivo no cuentan con sanitarios o tomas de agua, lo que hace que las mujeres sean especialmente vulnerables a las infecciones. La exposición a pesticidas y herbicidas, tan perjudicial a los adultos y los niños, es mucho peor en el caso de las mujeres embarazadas. En los sitios donde existen fugas de nitrógeno provenientes de los fertilizantes que se filtran a los pozos y reservas de agua, existe el peligro de envenenamiento de los niños que beben leche de fórmula o alimentos preparados con esa agua. En los inmigrantes, la mortalidad infantil y materna es 100% mayor que el promedio nacional. Al final de una larga y tediosa jornada de trabajo en los campos, las mujeres deben cocinar, limpiar y educar a sus hijos, en las pésimas circunstancias de los campos de trabajo de los inmigrantes, que casi nunca cumplen con las reglas de seguridad e higiene. Las agroindustrias norteamericanas afectan también a las mujeres de los países en vías de desarrollo.

Cambios necesarios

A nivel personal, cada una de nosotras podemos empezar a trabajar para hacer nuestras dietas más nutritivas. En muchas ciudades hay programas de huertas urbanas, donde se puede conseguir una parcela pequeña de tierra para cultivar o donde te ayudan a cultivar un huerto en tu patio, terraza o azotea. Hay que tener cuidado con el contenido de metales, como el plomo, en la tierra que se va a utilizar para el cultivo. (Ver Asociación Nacional de Horticultura, en la sección de Referencias). Si no tienes experiencia en jardinería, pídele ayuda a una persona con experiencia y que esté disponible para asesorarte, mientras realizas el trabajo. Sí te es posible cultivar tus propias verduras y frutas, resultará más económico alimentarte y los productos que comas serán más frescos.

Algunas veces grupos de activistas organizan un mercado de agricultores cerca de donde vives, o quizá encuentres puestos de agricultores si vives en un área rural. Al comprar en estos lugares estás apoyando la agricultura local, beneficiando a los agricultores, el medio ambiente y a tí misma. Considera conservar algunos de los productos ya sea congelándolos, enlatándolos o desecándolos. En algunos casos resulta sorprendentemente rápido. La siguiente actividad para mejorar la alimentación implica la formación o la participación en un grupo. A nivel local, busca una cooperativa de alimentos o forma la tuya. Encuentra otros padres y madres de familia que se preocupen y deseen mejorar los desayunos escolares y el programa de almuerzos. Ayuda a propagar información de una buena nutrición en los salones de clase o en tu oficina. Si eres universitaria, puedes trabajar con otras estudiantes o compañeras de trabajo para mejorar la calidad de los alimentos de la cafetería. Si obtienes tus alimentos en las máquinas automáticas de alimentos, o en un puesto cerca de tu trabajo, haz lo mismo. Trabaja o apoya alguno de los muchos grupos que se dedican a ayudar a los pequeños agricultores. Existen muchas asociaciones de agricultores que cultivan hortalizas orgánicas. Existen también grupos que han formado bancos de comida para recolectar sobrantes y distribuirlos entre los pobres. También hay grupos con objetivos políticos e informativos, algunos locales o regionales y otros nacionales, que intentan proporcionar información al público sobre lo que está sucediendo en las grandes compañías y en el gobierno, dan opiniones profesionales ante el Congreso y a menudo presentan iniciativas de ley en beneficio del público. Grupos como éstos han hecho un trabajo muy importante en torno a las políticas del uso de la tierra, los derechos al agua, las condiciones de trabajo de los agricultores y trabajadores de las plantas procesadoras de alimentos; el uso de la energía en la agricultura y a promover que se tomen medidas para que los alimentos lleguen a los sectores pobres. La industria productora de alimentos es muy poderosa. La única manera de enfrentarla es trabajar juntas para hacernos más poderosas que ella.

Capítulo 8

MUJERES EN MOVIMIENTO

Por Janet Jones; adaptado por Mercedes Muñoz de AVESA, Venezuela,
Maria Marmo Skinner, y Myriam Hernández-Jennings.

Contribuidoras a las ediciones previas: Janet Jones,
Carol McEldowney, Pat Lyga, Judith Stein, y Mary Lee
Slettehaugh del Instituto Melpomene.

Casi todas nosotras estamos moviéndonos en el mundo y haciendo algún tipo de ejercicio, lo cual ¡es maravilloso! Estamos nadando, caminando, bailando, trotando, levantando pesas, haciendo esgrima y caminando. Jugamos baloncesto, pelota, tenis, balompié, ping pong, golf, voleibol. Estamos boleando, esquiando, haciendo jardinería y excursiónes. Estamos boxeando, haciendo *surfing*, buceando, corriendo en motocicletas. Practicamos el arco, el karate, el judo, aikido, tai-chi, el yoga y la gimnasia. Corremos en bicicleta, navegamos, montamos a caballo, corremos en autos, y hacemos ejercicios al ritmo de la música. ¡Los tiempos han cambiado!

En el pasado, las mujeres en general no se dedicaban al ejercicio o al deporte. La vida de las mujeres pobres del siglo pasado era tan exigente físicamente, que el ejercicio y el deporte no tenían sentido. La mujer urbana, trabajaba innumerables horas en las fábricas; la campesina y la esclava lo hacían en el campo.

Por otra parte para las señoras de clase media y alta, estas actividades eran consideradas impropias de una dama.

A pesar de que muchos de los trabajos que ocupan las mujeres hoy en día causan mucha tensión y resultan emocionalmente agotadores, son pocos los trabajos que requieren el mismo esfuerzo físico que en el siglo XIX. Sin embargo, muy pocas de las actividades que realizan las mujeres contemporáneas proveen el movimiento necesario para un cuerpo, un espíritu y una mente sanas.

Desde la década pasada, las mujeres nos hemos vuelto más activas. El conocimiento de los beneficios del ejercicio físico para la salud, así como los aportes del movimiento feminista en relación a la concienciación de nuestro derecho a ser personas vitales, fuertes y llenas de confianza, han significado una importante participación de la mujer en el ejercicio y el deporte.

Algunas mujeres aún encuentran obstáculos tanto internos como externos: el tiempo, el cuidado de los hijos, la vergüenza, y el miedo. Sin embargo, cada vez somos más las que hemos incorporado la actividad física a nuestra rutina.

Beneficios del ejercicio, el deporte y la actividad física

La vida es movimiento. Aunque nos parezca mentira, dentro del cuerpo todo está en movimiento: la sangre fluye, el pecho se expande y se contrae cuando respiramos, digerimos los alimentos y eliminamos los restos. La mente está llena de pensamientos, ideas, sentimientos, sueños. Es natural que deseemos movernos externamente también. Vamos a trabajar, al cine, visitamos amigos/as y vamos de compras. Cuando tenemos que permanecer quietas, la urgencia de movimiento aumenta. Aquellos pacientes de hospital que están confinados a una cama anhelan el día en que se les permita levantarse y bajar a la sala; prisioneros encerrados en minúsculas y sobrepobladas celdas, exigen sus derechos para salir al patio y obtener los privilegios del ejercicio; una persona parapléjica aunque esté especialmente equipada, se siente totalmente separada de la sociedad. Física y psicológicamente, necesitamos estar moviéndonos en el mundo.

El ejercicio es beneficioso para todos los sistemas de nuestro organismo. Aún las mujeres con problemas crónicos de salud, como asma o diabetes, se benefician del ejercicio.

EL SISTEMA CARDIOVASCULAR Y EL EJERCICIO AERÓBICO

Cuando nos movemos vigorosamente de una forma regular por veinte minutos o más, el corazón se vuelve más fuerte y más eficiente, bombeando más sangre con menos latidos. Con el tiempo, esta clase de ejercicio aeróbico—que es un ejercicio que nos mantiene respirando fuerte mientras nuestra sangre circula rápidamente— aumenta el número y tamaño de nuestros vasos sanguíneos en los tejidos y esto aumenta el suministro de sangre. Cuando hacemos ejercicios fuertes, la sangre circula mas rápido a través de estos vasos expandidos, proporcionando oxígeno y nutrientes a todo nuestro cuerpo y sacando más rápidamente los desperdicios. Es por eso que nos sentimos más frescas y vigorosas después de hacer ejercicios.

EL SISTEMA RESPIRATORIO

El ejercitarnos nos hace respirar más profundo y con más regularidad mientras el aire se mueve rítmicamente dentro y fuera de nuestros pulmones. Los pulmones desarrollan una gran capacidad, abriendo las cavidades del aire al máximo y vaciando hasta el fondo cada pulmón para un mejor intercambio de aire. Terminamos tomando mas oxígeno, el cual es esencial para cada célula de nuestro cuerpo. Si practicamos una forma rítmica de inhalación profunda, sosteniendo la respiración y exhalando todo el aire lentamente, fortaleceremos el sistema respiratorio mientras aquietamos la mente.

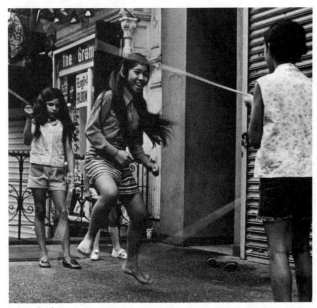

Jeanne Raisler

EL SISTEMA MUSCULOESQUELÉTICO

Los músculos aumentan de tamaño cuando son utilizados de una manera regular. Unos músculos fuertes en la espalda y en al abdomen son el mejor antídoto contra los dolores de espalda a la altura de la cadera, un padecimiento común hoy en día. Los músculos abdominales ayudan a mantener el estómago y los intestinos en su lugar y son esenciales para una buena digestión y eliminación. Unos músculos fuertes en nuestras piernas hacen que lleguemos a donde vamos y ayudan al corazón: cuando se contraen, comprimen las venas y así empujan la sangre hacia el corazón contra la fuerza de gravedad. Unos bíceps y tríceps bien desarrollados nos permiten cargar más peso y realizar las labores de cada día con menos esfuerzo y más independencia. Para la defensa personal, mientras más fuerza muscular mejor. Cuando todos nuestros músculos están firmes y flexibles, nos evitan de muchas maneras los agotamientos y las tensiones de la vida.

Cuando hacemos ejercicios, nuestros huesos se vuelven más fuertes también. Cuando los músculos se contraen empujan los huesos, y estos incrementan su fuerza al mismo tiempo. El cuerpo también almacena minerales adicionales en los huesos a lo largo de las líneas de fuerza. Así cuando caminamos o corremos, los huesos largos de las piernas son gradualmente reforzados para añadir presión a los pies cuando golpean el piso, una y otra vez. (lee El ejercicio y el envejecimiento).

EL SISTEMA REPRODUCTIVO

Contrario a lo que pensaban las mujeres hasta hace poco, el ejercicio beneficia nuestros órganos internos, (no estropea los senos ni causa que la matriz descienda). Mientras más activas seamos, más fácil será lograr que el síndrome premenstrual y la menstruación interfieran menos en nuestras vidas. El ejercicio alivia los calambres, y a menos que sangres excesivamente, tengas náuseas o vómitos, podrás hacer tanto ejercicio tan fuerte como quieras durante los días del período menstrual.

Aquellas mujeres que corren más de 75 km. por semana, o las que entrenan duramente, se darán cuenta de que el período menstrual se les reduce o se les vá por completo. La intensidad de esfuerzo, el ejercicio excesivo, la pérdida de grasa y la tensión emocional pueden ser algunos de los factores responsables por este fenómeno. Si notas que que no estás menstruando, trata de disminuir los ejercicios para ver si reanudan los ciclos. Es posible quedar embarazada durante esos largos períodos de amenorrea. Por otra parte, al contrario de lo que muchas personas piensan, el ejercicio durante y después del embarazo es altamente recomendable.

LA TENSIÓN DIARIA

El hecho de vivir en una sociedad que se alimenta de la prisa y la tensión, nos somete a agresiones diarias increíbles. Las condiciones de trabajo opresivas, los problemas en el hogar, el tráfico y las preocupaciones por nuestra salud física pueden causar frustración, ansiedad, ira y miedo. Cuando nuestras mentes están tensas, nuestros cuerpos también lo están.

El dolor de espalda ha alcanzado proporciones epidémicas en el mundo. Esto se debe en gran parte a la gran tensión y al poco ejercicio. Los músculos tensos en el cuello pueden provocar agudos dolores de cabeza; en las piernas, los músculos tensos causan calambres; en el intestino, causan dolores estomacales. Los músculos demasiado contraídos limitan la respiración, retardan y hasta obstruyen la fluidez de la sangre, apretando los vasos sanguíneos, cerrándolos, limitando nuestra fuerza y afectando nuestra energía. Éstos son sólo algunos de los efectos negativos que tiene la tensión diaria en nuestro cuerpo.

Si puedes prevenir todos esos riesgos, !hazlo! Desarrolla algún ejercicio físico. Si no puedes, procura no quedarte nunca con la irritación o la rabia !libérate! Camina o corre cuando te sientas mal; dale puñetazos a una almohada o a un cojín hasta que quedes exhausta, baila hasta que te sientas descargada, o haz una actividad de relajación y respiración que involucre cada músculo de tu cuerpo.

... Absorbo del cielo los colores a mi alrededor, concentrándome sólo en la respiración y en la sensación de mi cuerpo en movimiento, en la energía del ser. El frenesí del día se apacigua...

Mientras trabajamos para transformar esta sociedad opresiva en una más humana, tenemos que vivir en ella. Calmar nuestros nervios a través de actividades físicas o mentales es una liberación importante y necesaria que nos brinda más energía para trabajar por los cambios que necesitamos.

Muchos profesionales de la salud sugieren el ejercicio como un tratamiento alternativo y adecuado para la depresión. Algunos de estos profesionales han empezado a observar que el ejercicio vigoroso aumenta los niveles de una hormona que se encuentra en la sangre y que actúa como un tranquilizante y analgésico natural para combatir el dolor y los bajones de ánimo.

El interés reciente en las endorfinas (hormonas cerebrales capaces de producir efectos similares a los opiáceos) nos revela porqué los que practican el ejercicio se ponen inquietos e irritables cuando están en la cama debido a la enfermedad o a una lesión: !sufren de síntomas parecidos a aquellos que experimentan las personas que dejan de tomar una droga o medicamento adictivo! En conclusión ésta es un área muy interesante de investigación que nos puede brindar nuevos descubrimientos.

Independientemente de si te sientes eufórica después del ejercicio, o si no notas cambio emocional alguno, invariablemente te sentirás mejor que antes: más calmada, menos cansada, más rejuvenecida. Puede que el ejer-

cicio haya sido maravilloso porque pudiste compartirlo con tus amistades, o porque participaste en un juego en donde tu equipo jugó como nunca. Tal vez convertiste el ejercicio en una verdadera aventura y el riesgo te hizo sentir viva. El estar físicamente activa te brinda confianza, independencia, paz emocional y vitalidad mental. El ejercicio te conecta con tu propio cuerpo y al mismo tiempo te hace sentir parte de un todo. Te sientes unida a la energía del universo.

Cómo vencer los obstáculos

Toda esta plática vigorizante suena grandiosa, pero hay problemas reales que nos alejan de ser y estar físicamente activas.

LOS RECURSOS ECONÓMICOS

En toda Latinoamérica las mujeres recibimos unos sueldos muy por debajo de aquellos que se les pagan a los hombres. Además, nuestro sueldo se va en pagar comida, casa, ropa, transporte y gastos médicos. Después de todo esto, ¿quién puede gastar en actividades recreativas? Sencillamente, las mujeres no disponemos del tiempo, ni de los recursos económicos necesarios para pagar un club o gimnasio, por más económico que sea.

El gimnasio que utilizo está bastante lejos de mi trabajo y de mi casa. Es muy difícil llegar ahí cada día. Además, la mejor hora para hacer ejercicio para mí, es la misma que para otras personas, así es que el lugar siempre está desalentadoramente lleno de gente...

En los países de Latinoamérica que han pasado grandes crisis económicas, las mujeres de los sectores populares y de clase media han sido las más afectadas. De modo que cualquier esfuerzo por mejorar su calidad de vida se ve obstaculizado por las condiciones tan difíciles en que viven.

Cuando tenemos que enfrentarnos a resolver las necesidades básicas, cualquier clase de cuidado para la salud del cuerpo y del alma—comida nutritiva y substanciosa, ejercicio regular y buenos ratos—parece una extravagancia.

LA FAMILIA

Si una madre quiere hacer ejercicio, ¿qué pasa con sus hijos? Tal vez no tenemos dinero para una niñera o nos encontramos solas, sin marido, pareja, o amistades con quien dejar a los niños mientras hacemos ejercicios. Algunos gimnasios ofrecen servicios de cuidado para los niños, pero éstos son limitados.

...Llevando a Juan a su clase de natación, después a Pedro a su gimnasia preescolar y más tarde a María a su clase de danza se me va todo el tiempo libre,

¿Cuando tendré tiempo para mí?...Quizás durante una de sus sesiones, ¡si es que tengo suerte!...

LOS MITOS ANTICUADOS Y LOS PREJUICIOS

Aún con un mínimo de obstáculos, muchas de nosotras todavía no hacemos ejercicios regularmente. Esto se debe, en parte, a los viejos mitos y prejuicios, los cuales necesitamos eliminar de una vez por todas. Escuchamos muy a menudo los siguientes comentarios:

...Los músculos grandes en los hombros se ven realmente feos en las mujeres...

...Oye, gordita, deberías hacer tus ejercicios lejos de la mesa del desayuno...

...Niñas, salgan de la cancha! Nosotros, los chicos, necesitamos practicar!...

...¿No sabes que sudar no es femenino?...

...¡Tienes 51 años! ¿qué estás haciendo aquí?...

...Sigue lanzando como un hombre, querida, !sabemos que eres tortillera!

...¿Qué está haciendo esa mujer incapacitada aquí? ¡Si yo me viera así, preferiría morir antes que dejar que otras personas me vieran en traje de baño!...

POSIBLES SOLUCIONES

Podemos hacer ejercicios en la privacidad y la seguridad de nuestros hogares; es más barato y lo podemos hacer en las horas más convenientes, solas o con la familia y amigos. Si tu departamento es pequeño, utiliza cualquier equipo sencillo. Cuelga una barra sobre la puerta y compra algunas pesas. Aquellos ejercicios basados en estirar y fortalecer el cuerpo, tales como el yoga, el baile, las técnicas de karate, saltar a la cuerda, trotar, y el ciclismo estacionario, pueden hacerse en tu propia sala.

Existe una gran cantidad de equipo glamoroso y costoso que no necesitas para los ejercicios. Empieza con los ejercicios más básicos e investiga sobre los que realmente quieres o necesitas.

Escuchar música hace que te quieras mover: los ritmos suaves son buenos para el estiramiento y la salsa es buena para el ejercicio más vigoroso. La meta es que el ejercicio te permita sostener una cuenta de 10 a 20 (repitiendo por lo menos una vez) sin excederte demasiado. Estírate en silencio algunas veces para que puedas encontrar tus propios ritmos. Imagina cómo te quieres sentir y cómo quieres que tu cuerpo se vea.

Las mujeres pueden hacer ejercicios con sus hijos.

...Me causa gran placer unirme a las clases de mis hijos. Después tomo karate con ellos en el programa nocturno de la escuela para la comunidad. A pesar de lo ocupada que pueda estar, mi lema es: ¡siempre puedes tener tiempo para lo que es importante para ti...

Juana trota con sus hijos, especialmente los fines de semana. Esto funciona bien para ellos. Si trotas con tus hijos (desde los 6 años), asegúrate que sea divertido, juega con ellos mientras corren y correrán largas distancias sin cansarse (kilómetros).

...Por una sugerencia de mi hijo, obtuve un guante de béisbol cuando él tenía 8 años, desde entonces jugamos béisbol y trotamos juntos...

Después que tuvo a su bebé, Sonia comenzó a extrañar los días en que solía correr. Entonces decidió que no esperaría a que la bebé tuviera 6, 7 ó 10 años para reanudar sus ejercicios.

...Después de algunos meses puse a Mercedes en su coche y ahora troto empujándola. De esta manera me mantengo activa y mi hija está experimentando la sensación de movimiento desde una edad temprana...

Puedes formar un grupo para hacer ejercicios en la casa o en el parque.

...Me siento mucho mejor cuando hago ejercicios en mi propia sala sobre una buena alfombra y con unas pesas...

Puedes construir tus propias pesas usando latas rellenas de arena, cubetas de agua o bolsas con canicas adentro. Basta un par de libros de ejercicios (hasta un video), música y sentido común. Puedes buscar ayuda para el cuidado de los niños, tomando turnos con otras madres, o pagándole a alguna persona.

Muchos gimnasios comerciales se están lucrando con el nuevo interés que tienen las mujeres en el ejercicio, y con su obsesión por el peso. Estos gimnasios tienen pocos equipos útiles y ofrecen una variedad muy limitada de clases. Aquellos gimnasios que tienen mejor equipo y mayor variedad de clases son más caros. Algunos están mal orientados en cuanto a las dietas. El personal está mal adiestrado y mal pagado. Muchas mujeres estamos preocupadas por los centímetros que nos dijeron que debemos perder, cuando en realidad, deberíamos estar más preocupadas por obtener mayor fuerza y elasticidad, y por desarrollar nuestro potencial de coordinación.

Hemos aceptado estas actitudes negativas hacia la mujer y el ejercicio.

...Para mi hermano, el ejercicio físico es tan natural como el proceso de respirar, pero no para mí...

...Las responsabilidades y los demás siempre tienen prioridad; ese viejo patrón de olvidarnos de nosotras mismas ha llegado a su fin. Por alguna razón no sentimos que tenemos el derecho de tomar el tiempo que nececitamos para nosotras mismas, sentimos que no lo merecemos. Mas aún, mi esposo no me ofrece apoyo y el marido de mi mejor amiga se opone totalmente a que ella participe en actividades físicas...

El ejercicio y los impedimientos físicos

A medida que forman grupos entre sí, las mujeres con diferentes niveles de funcionamiento físico-corporal van encontrando los programas que necesitan . Uno de estos programas especiales enseña yoga una vez por semana y se lleva a cabo en un centro especial de auto-ayuda.

Berta pasa el día en una silla de ruedas. Los músculos de sus piernas no la pueden sostener, pero los músculos de su espalda están bien. Si ella pasara hora tras hora sin hacer ejercicio, sus músculos abdominales y los de su espalda se atrofiarían y esto empeoraría su condición física. A muchas de las mujeres que se encuentran en silla de ruedas, como Berta, se les anima a intentar dar unos pasos con la ayuda de alguien y luego pasar a una colchoneta grande en el piso para hacer ejercicios de respiración, estirarse y hacer ejercicios de meditación. Loreta Levitz, la mujer que desarrolló este programa, explica:

...Quiero lograr que las personas que han tenido problemas físicos se mantengan activas y empiecen a recobrar aquellas partes de sus cuerpos que los doctores han descartado por inútiles. El apoyo del grupo y la comida saludable son factores muy importantes para que se logre esta meta...

Una mujer llamada Teresa, que padece de esclerosis múltiple, y que ha estado viniendo a hacer ejercicios desde hace mucho tiempo, confiesa que si se esfueza en exceso, se frustra y esto obstaculiza su progreso.

...Hace cerca de un año, una de mis piernas empezó a temblar, como en ocasiones sucede debido a mi condición. Enojada, la golpeé y la otra pierna empezó a temblar también. En lugar de golpear la otra pierna también, decidí sobarla y relajarme. Al recibir el tratamiento con ternura, la pierna dejó inmediatamente de moverse, mientras que la otra seguía temblando. La relajación y los ejercicios de respiración me han ayudado a recuperar mis habilidades físicas, y me han dado esperanza y renovado mi determinación...

Nadar siempre ha sido una actividad física posible para aquellas de nosotras con diferentes incapacidades físicas. Mujeres de todas clases (desde ciegas, hasta aquellas con parálisis cerebral) y de todas las edades asisten a las clases especiales de natación. Cada una va a su ritmo. Los instructores ayudan a sus estudiantes a sobreponerse al miedo al agua y entonces proceden a enseñar natación y destrezas de salvación acuática. La natación te libera de los equipos de apoyo (bastones, muletas, sillas de ruedas) y el agua te sostiene. Las mujeres conversan de los eventos de la semana con buen humor y cariño.

Ahora que se ha sobrepuesto a su miedo, a Luisa, una mujer con incapacidad emocional, le encanta la piscina.

...Nadar es grandioso. Me gusta como se siente el agua y !cómo me divierto en ella!...

Desafortunadamente, el sistema médico tiene poco interés en programas como éstos, y piensa que las personas con incapacidades deben aceptar sus limitaciones y olvidarse. Las actitudes de la sociedad y las prioridades económicas generan problemas: los costos de los programas especiales, el transporte y la limitada accesibilidad para las sillas de ruedas. Todo esto dificulta la integración de más personas a estos programas.

El ejercicio y la obesidad

Nuestro acceso al movimiento está limitado por los prejuicios (lee el cap. 1, Imagen corporal). El miedo al ridículo y a la hostilidad que enfrentamos cuando caminamos por la calle, mantiene a un gran número de nosotras inmóviles en nuestros hogares. A pesar del hostigamiento que sufrimos, es necesario que aprendamos a movernos en público, que nos relajemos y ocupemos todo el espacio que nuestros cuerpos necesitan, en lugar de intentar siempre vernos más esbeltas. De esta manera podremos luchar en contra de aquella gente que nos quiere hacer sentir vergüenza por nuestro tamaño.

ALGUNAS SUGERENCIAS PARA LAS MUJERES OBESAS

1. Escoge algún ejercicio o actividad que te divierta y que beneficie tu circulación y tu corazón, sin pensar si "te conviene o no". En otras palabras, hazlo por diversión y no por obligación.

2. Olvídate de perder peso o de tonificar la piel flácida.

3. Encuentra un lugar donde hayas visto mujeres obesas haciendo ejercicio, o házlos en tu propio hogar.

4. Invita a una amiga que esté al mismo nivel tuyo. No lo hagas con alguien que es considerada una atleta.

5. Ten paciencia y toma el período de tiempo que necesites para acostumbrarte a llevar a cabo dicha actividad.

6. Intenta caminar por tu vecindario si este es seguro; toma clases de baile o de algún deporte que te guste.

7. Si lo prefieres, tienes el derecho a permanecer físicamente inactiva hasta que sientas el interés, el ánimo y la motivación para empezar con alguna actividad.

El ejercicio y la vejez

A medida que envejecemos, aumenta la necesidad del ejercicio. Algunos dicen que es esencial. Mientras nuestro cuerpo envejece, podemos perder flexibilidad, fuerza muscular y cardiovascular. Las articulaciones se ponen rígidas, debido a que el líquido que contienen se empieza a secar; el espacio de la articulación se encoge y los huesos se debilitan. (La pérdida gradual de calcio en los huesos se llama osteoporosis).

Los músculos se aflojan rápidamente y si le hacemos caso a la propaganda negativa acerca del proceso de envejecimiento, empezamos a pensar: "Bueno, a partir de aquí todo es cuesta abajo". ¡No debemos admitir tal cosa! Permanecer activas (tal vez con un período apropiado de calentamiento) mantiene las articulaciones flexibles, a pesar de que los primeros movimientos, al empezar los ejercicios, puedan ser más dolorosos que en los días de la juventud. Podemos caminar, nadar, trotar, levantar pesas, hacer algún deporte nuevo. Ponle atención a tu cuerpo; ve despacio, pero no dejes que se deterioren tus músculos, tus huesos, tu corazón o tus pulmones, ten confianza en ti misma. Una amiga, Susana, empezó a bucear recientemente, para celebrar su cumpleaños número 54:

...Me dije a mí misma ¿Por qué esperar?.. Siempre lo he querido hacer...

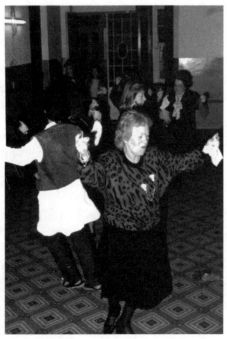

Fundación
Para Estudio el
Investigación
de la Mujer,
Argentina

Tal vez no podamos ser tan intrépidas como Ruth Rothfarb, quien a los 80 años de edad corrió su primer maratón (Otawa, Canadá, 1981). Al finalizar el Km 26.2, sus piernas estaban cansadas, pero ella misma dijo:

...Fue el mejor día de mi vida! Toda la vida trabajé en una tienda. Siempre me gustó el aire libre y disfrutaba de largas caminatas, pero no había tiempo para más. Hace 8 ó 9 años empecé a trotar y durante los últimos 5 años he estado compitiendo...

Ruth corre cerca de 10 millas diarias, camina mucho y practica el baile. Las personas que viven en su edificio creían que estaba loca, pero ahora exclaman: ¡Vamos Ruth! Ella desea que otras mujeres de su edad la acompañen, pero eso no lo ha logrado todavía. Explica que las mujeres de su generación tienen muchos miedos acerca de sus cuerpos. Siempre se escuchan muchos "no" y "no puedos". Ruth mantiene su independencia con un espíritu decidido, haciendo lo que ella siente que le beneficia.

...Necesito mi sueño. Descanso mi pierna artrítica cuando me molesta, pero nunca dejo de correr todos los días...

Las que a los 60, 70, 80 o 90 años de edad no corremos ni 3 Km., no debemos dejar que el ejemplo anterior nos ponga a la defensiva. Es más positivo tomar el caso de Ruth como una inspiración para hacer algo en casa o en nuestro centro social local. Por ejemplo, Miriam, que vive en un complejo para ancianos en Miami, asiste a una clase de ejercicio en su tiempo libre y regularmente se va caminando...

El ejercicio y la enfermedad

Después de una cirugía o de una larga enfermedad, necesitamos del ejercicio. Aun en los hospitales los pacientes son motivados a levantarse de la cama lo más pronto posible. Cuando estamos enfermas, el ejercicio mantiene a la sangre circulando, previene las dolorosas llagas y estimula el sistema respiratorio. Si estás postrada en cama, es importante que te ayudes ejercitando las partes móviles de tu cuerpo, el solo hecho de tensionar y relajar tus músculos en forma metódica puede ayudar. Haz unas respiraciones profundas cada hora. Aquellas mujeres que viven en instituciones se pueden beneficiar llevando a cabo la mayor actividad física posible. Sin embargo, rara vez hacemos lo que necesitamos. Las prisiones, los hospitales mentales, los asilos de ancianos y otras instituciones similares son focos de inercia, debido a que tienen un personal recargado de trabajo, a la rigurosa seguridad por las drogas y/o a los encarcelamientos. Como nos dice Carmen:

...He estado en el manicomio 2 veces y una vez en la cárcel. Si quieres exteriorizar lo que sientes de una manera física—y creeme que lo necesitas—sólo te drogan o te aislan. Perdí mi cuerpo y mi mente ahí dentro...

Alternativas

Existe una gran variedad de actividades para ayudar a mantenerte fisicamente saludable. Escoge una actividad que te cause placer, algo que realmente disfrutes, algo nuevo. Adapta tu ejercicio a tu trabajo. Para aquellos trabajos donde pasas todo el tiempo sentada, escoge una actividad que te estimule y que mantenga tu sangre en movimiento. Si tu trabajo es físicamente exhaustivo, relájate y estírate. Toma descansos durante el día (o durante la noche), también estírate y camina. Algunos empleados tienen la suerte de trabajar para compañías que proveen programas de ejercicio y espacios especiales adaptados para éstos. Muchas compañías deben ser presionadas para llevar esto a cabo. Sin embargo, tenemos que tener cuidado con los estereotipos. Nunca restrinjas tus opciones basándote en lo que otra gente diga. Puedes tener metas modestas orientadas hacia la salud para cada semana, entrenar seriamente, o puede que te atraiga un tipo de actividad más espontánea. Cualquier actividad es aceptable si te mantiene en movimiento. Es posible que para empezar escojas un tipo de ejercicio aeróbico. Entre las formas de ejercicio aeróbico se encuentran caminar, trotar, correr, nadar, andar en bicicleta, saltar la cuerda, algunas formas de baile y algunos deportes como balompié y el baloncesto.

Consulta con alguien que tenga experiencia en la actividad que hayas escogido, o lee libros para encontrar lo que dicho ejercicio puede hacer o no hacer por tu cuerpo.

Así como el caminar, el ciclismo y el trotar hacen poco para desarrollar los brazos, el torso y el cuello; los ejercicios aeróbicos son un buen suplemento. Los ejercicios abdominales y para la espalda siempre son buenos también. Algunas de nosotras encontramos que es fácil motivarnos sin ayuda. Nos conectamos con nuestra fuerza interior y preferimos ejercitarnos para nuestro propio beneficio. Otras necesitamos el empuje y la motivación de un grupo o un programa de TV para seguir y estar al ritmo. Algunas de nosotras amamos las actividades en equipo, en donde el aspecto social juegue un papel importante. Las actividades de moda siempre son divertidas para todos.

CAMINAR

Caminar es un ejercicio excelente para todas aquellas mujeres que pueden usar sus piernas. Si te mueves animadamente, el caminar puede hacer lo que hace el correr: mejora tu sistema circulatorio y respiratorio, aumenta la fuerza en los músculos y en los huesos, y calma los nervios. El caminar es grandioso en días solea-

dos, pero una caminata en la lluvia o en la nieve puede ser igualmente fabulosa y vigorizante, cuando estás vestida apropiadamente para ello. Camina al trabajo o si estás muy lejos, bájate del autobús una parada antes. Ve a pie a la tienda, sube escaleras en lugar de tomar el elevador. Carga un bulto pequeño en tu espalda (de 2 a 5 Kilos) esto añade un gran beneficio aeróbico a una caminata animada... Empieza despacio, confiada. Después de un tiempo, caminarás una hora sin cansarte. Escoge un paso que se sienta cómodo y desarrolla un ritmo a paso largo. Mantén tus pies hacia adelante y deja caer tus brazos naturalmente a tus costados (lo que significa no llevar un bolso). El caminar, al igual que el bailar y el correr, son movimientos primordiales. Las mujeres lo han venido haciendo durante cientos de miles de años en los campos y en los desiertos, en las montañas y en las avenidas urbanas. Es gratis y no requiere de equipo (sólo unos buenos zapatos). Muchas de nosotras que somos mayores u obesas hemos descubierto que caminando mantenemos nuestro cuerpo activo, sin cansarlo demasiado.

TROTAR Y CORRER

El trotar y el correr ofrecen los mismos beneficios que el caminar; pero a un paso más acelerado; el corazón, los pulmones y todos los sistemas del cuerpo obtienen mayor beneficio de estos ejercicios. Puedes correr por diversión, por el beneficio que le brinda a tu cuerpo, tu mente y a tu espíritu, o puedes escoger un entrenamiento serio para competir en maratones.

Para algunas personas el correr resulta aburrido, para otras es una adicción positiva. A María, quien tiene problemas con la vista, le encanta correr. Los fines de semana corre con una amiga:

...Conversamos mientras recorremos cerca de 3 Km., poniéndonos al día con nuestras vidas en lugar de sentarnos a tomar una taza de café...

El correr aumenta la presión en los puntos de apoyo del cuerpo: los pies, los tobillos, las rodillas, las caderas y la espina dorsal. Por esta razón, es sumamente importante que las zapatillas de correr (no zapatos de hule corrientes) te queden a la medida, esten cómodos, con unos buenos

---

Desafortunadamente, la seguridad física siempre concierne a las mujeres. Camina y corre donde haya mucha gente y durante horas razonables. Si esto no es posible, ve con una amiga o con un perro. Cuando corras o camines sola, examina los alrededores. Actúa con seguridad en ti misma. Mantén a la vista cualquier hombre que te haga sentir incómoda (la intuición rara vez se equivoca), ten un plan de acción listo por si presenta cualquier situación. (Lee Artes marciales).

arcos de soporte; o con arcos de soporte especiales (orthotics) hechos con el molde de tu propio pie, por un podiatra u ortopedista. La meta óptima es que exista un grado de protección máxima entre el pie y el pavimento.

Puedes correr en la tierra si hay una superficie nivelada, o en pavimento de brea si es necesario. Evita las superficies de asfalto y concreto. Corre lo más cerca del suelo como sea posible para reducir la cantidad de impacto. Tus pies deben golpear la tierra con el talón primero y rodar hacia adelante hasta los dedos del pie . Desarrolla un ritmo, pero no permitas que te limite. Varía tu paso de vez en cuando. Piensa claro y mantén el torso elevado sobre la pelvis y las piernas mientras te mueves. Deja que tus brazos se columpien fácilmente a tus costados, mantén los hombros relajados, y la cabeza firme pero flotando en el cuello.

Además de los ejercicios adicionales para aumentar la tonificación y el volumen muscular, el trotar o correr por lo menos 20 minutos algunas veces por semana, ayuda a mantenerte en forma y disminuye los riesgos de alguna lesión. Fuera de esto, los riesgos son iguales que en cualquier otro deporte. Consulta con gente experta antes de comprar cualquier equipo. Busca información acerca de las diferentes marcas de zapatillas para correr, programas para principiantes, entrenamientos para grandes distancias, y de los tratamientos disponibles para posibles lesiones.

NATACIÓN

Además de ser una buena opción, la natación es probablemente el mejor y más completo ejercicio para disminuir la tensión, una vez que sepas cómo hacerlo. Las personas que no saben nadar pueden tenerle miedo al agua, lo cual hace que el ejercicio acuático sea más difícil para ellos. Sin embargo, las recompensas son enormes. El agua te sostiene, eliminando el peso de los dolores de espalda, las caderas artríticas, las rodillas malas, los pies cansados y las piernas débiles. Puedes hacer vueltas completas (20 ó 30 minutos varias veces por semana). La natación es un excelente ejercicio para la extensa variedad de músculos y para tu sistema cardiovascular; aunque no nades muy rápido. En la actualidad, muchas piscinas ofrecen ejercicios acuáticos que te ayudan de principio a fin, aunque no sepas nadar.

Entra en calor a la vez que te estiras y llevas a cabo ejercicios que estimulen la circulación. Incluye diferentes ejercicios en tu rutina: Estira el torso, las piernas los brazos y la cabeza con movimientos que pongan presión sobre estos músculos. Cada par de días, haz ejercicios adicionales de tonificación muscular que desarrollen los grupos de músculos mayores. Escucha tu cuerpo; no lo esfuerces demasiado ni lo apures mucho.

Si la gente es consciente y las piscinas y playas son bien supervisadas y cuidadas, el nadar puede ser una actividad divertida y segura.

Nos cuenta Carmen:

...El agua me resulta muy relajante y calmante, y a veces, muy sensual. En el agua, el ruido y las distracciones del día son sólo un recuerdo lejano en el interior de mi cuerpo y de mis pensamientos...

El agua es realmente irresistible, tal vez porque nuestros cuerpos tienen un 75% de agua y porque pasamos 9 meses antes de nacer en un ambiente líquido. A menos de que exista algún trauma a causa de un accidente, los niños tienden a tener una atracción natural por el agua. Hay madres que llevan sus hijos a la piscina desde que tienen 2 o 3 semanas de nacidos.

Jugar en el agua también resulta divertido. Podemos observar cuanto tiempo pasan nuestros hijos brincando, sentándose en el fondo, dando vueltas, jugando pelota o inventando juegos nuevos.

LAS DISCIPLINAS ORIENTALES

Desde hace mucho tiempo, las culturas orientales han entendido que el ejercicio envuelve el cuerpo, la mente y el espíritu. Por eso es que el yoga, el cual significa unión, es una experiencia que integra estos 3 componentes. Todo lo que haces al practicar el yoga te fortalece, estira y relaja todo tu ser. Llevando a cabo varias poses durante 20 a 30 minutos, puedes estimular la mayoría de los órganos del cuerpo. (Ver: El yoga).

El Tai-chi también se originó en el Oriente. Este se compone de movimientos rítmicos del cuerpo que te ponen en contacto con tu energía y la de tu entorno. Te concentras balanceándote y distribuyendo el peso. Debes estar fuerte, pero no rígida; relajada, pero no floja. A medida que te mueves, empiezas a sanar. Giras con movimientos estéticos y relajantes. El Tai-chi puede ser también un método de defensa personal.

LAS ARTES MARCIALES

Las mujeres continúan recibiendo entrenamiento en las escuelas de artes marciales (dirigidas por hombres y otras mujeres), en karate, aikido, judo, y jujitsu. Hemos desarrollado habilidades en cuanto a la defensa personal y, conjuntamente con ellas, una nueva confianza, presencia física y un nuevo conocimiento mental. También disfrutamos los aspectos deportivos. Por ejemplo, en el karate podemos llevar a cabo los movimientos requeridos sin hacer contacto con la otra persona. Ciertos patrones y movimientos que aprendemos en las artes marciales son muy estéticos y pueden ser apreciados como una forma de arte, a la vez que resultan satisfactorios como un método para aliviar la tensión, un deporte desafiante y una forma de meditación. En ocasiones estos ejercicios causan tensión en los músculos, los tendones y los ligamentos, especialmente en las áreas de las coyunturas. Siempre es importante estirar el cuerpo apropiadamente antes de comenzar. No te descuides, olvídate de la gran emoción que sientes al aprender a ser más poderosa, y no trates de lucirte con los hombres de la clase. Aquellas escuelas de defensa personal diseñadas para mujeres deben tener varios niveles, desde las clases más básicas, hasta las más avanzadas. También deben apoyar todos los potenciales y estimular a las mujeres con diferentes habilidades físicas con el fin de unirlas y ayudarlas a adquirir técnicas relevantes a sus situaciones particulares. Sería muy positivo que estas escuelas también nos ayudaran a lidiar con nuestros sentimientos acerca de la violencia a nuestro alrededor y las implicaciones políticas de lo que estamos haciendo. El hecho de organizar un grupo femenino dentro de una escuela primordialmente para hombres, es útil por las mismas razones—nos mantiene activas, cuando de otra manera, nos estaríamos quedando atrás.

EL BAILE

Prende el radio o pon tu disco favorito y muévete. No te preocupes por los últimos pasos, no seas tímida, sólo déjate llevar. Baila por el gusto de hacerlo o para borrar los efectos de un largo y difícil día. Hazlo sola o con amigas, en tu casa o en la calle. Toma una clase de baile mo-derno, jazz, danzas africanas, salsa, improvisadas, ballet, danza aeróbica, flamenco o inventa lo que te produzca placer. Es una gran manera de expresar la emoción y el humor físicamente y sin palabras. Estírate bien antes de empezar, conoce tus límites y deja que el ritmo te lleve. Cada vez tu cuerpo se sentirá más vivo, crecerá la fuerza, estará más coordinado y balanceado. No importa lo que suceda, no importa que tan depresiva pueda ser la vida, o cuantas horas pasamos peleando contra las inclemencias del tiempo, nunca debemos olvidar el baile. Podemos bailar (y cantar) mientras marchamos y nos reunimos, podemos bailar mientras celebramos nuestras victorias. Emma Goldman lo supo cuando proclamó: Si no puedo bailar ¡Esta no es mi revolución!

EL CICLISMO, LAS CAMINATAS, EL RACKETBALL Y MÁS

El recorrido continúa. El ciclismo es un deporte sensacional. ¡Estás al aire libre con el casco puesto, mientras tus piernas, corazón y pulmones bombean fuertemente! Más y más gente se va a trabajar en bicicleta. Las caminatas son excelentes también. El racketball se ha ido convirtiendo en un favorito rápidamente, sobre todo a primera hora del día (antes o después de las horas regulares de trabajo). Algunas personas lo consideran como un premio al comenzar o al finalizar el día. Sonia lo practica en las primeras horas de la mañana, la hora perfecta para su ocupado programa diario.

...Me gusta el paso rápido, la intensidad del juego que borra todos mis problemas por una hora—no necesitas sobresalir para divertirte mucho...

El tenis es un deporte rápido y completo que no necesita presentación. Sin embargo, tu participación puede verse afectada por el costo y los factores de espacio. El badminton puede ser mucho más que un simple juego de patio. El equipo no es muy caro y no necesitas de un área específica para jugar. Saltar la cuerda puede ser un super-acondicionamiento para los pulmones, el corazón, los brazos y las piernas.

LAS PESAS

Ningún capítulo sobre las aptitudes de las mujeres en estos días podría estar completo sin hablar de las herramientas de empuje: el levantamiento de pesas, el entrenamiento con pesas y el físico-culturismo. Esta ya no es un área exclusiva para los hombres. Las mujeres estamos comprando pesas (palanquetas y juegos de pesas), libros de instrucción y nos estamos acondicionando con pesas en el hogar. Otras se inscriben en algún gimnasio, o club equipado con aparatos "Nautilus" y "Universal" (máquinas de pesas controladas). Algunas mujeres levantamos pesas para estar en buen estado, sentirnos fuertes, conocer nuestros cuerpos o por puro reto. Otras lo hacemos para ser más poderosas en los deportes que practicamos (y protegernos de las ofensas), o para poder desempeñar nuestros trabajos con menos fatiga y más independencia; cada vez hay más competidoras en los concursos de físico-culturismo. Si empiezas tu programa con un libro, sigue todos los consejos. Estírate antes de empezar el levantamiento pesado y no te sobrepases. Antes de escoger un club, chequea el programa completo; especialmente los instructores. Estos deben ser adiestrados en anatomía, así como en el uso de los equipos.

LOS DEPORTES EN GRUPO

Cada vez más estamos participando en deportes en grupo, practicando y desarrollando nuestras habilidades más

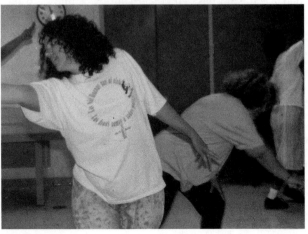

Taller Salud

seriamente que nunca; ya sea en la escuela o en las ligas de la cuidad (o del pueblo). El baloncesto, voleibol y los juegos de pelota continúan siendo muy populares. El reto, el entusiasmo y la gran satisfacción que se siente al estar afuera, en una cancha o en el campo, como parte de un grupo, donde todos juegan duro y donde te sientes como todo un éxito es inigualable. Y no puede faltar la tertulia de después del partido, las bromas, las historias acerca del año anterior y los planes para la siguiente temporada.

Asegúrate de unirte a un equipo que sea compatible con tu estilo y tu habilidad deportiva. Algunos equipos son muy competitivos y el ganar es lo más importante del juego. Otros están más orientados hacia la diversión. Estos equipos permiten la participación de todos los jugadores en cada partido, toman turnos jugando en diferentes posiciones y se ayudan unos a otros. Debes estar de acuerdo con el entrenador; a menudo el o ella dá el tono para todo el partido. Mientras más tensa sea la competencia menos la disfrutamos. Las mujeres que sobresalen nos inspiran. Es muy importante para las mujeres de todas las razas, edades, aptitudes y trasfondos sociales y económicos, tener la oportunidad de divertirse en un juego que no forme parte de una elite deportiva femenina. Los atletas masculinos adinerados, con su superagresivas entradas triunfales, reflejan de manera extensa, los valores de la sociedad. No necesitamos que éstos nos sirvan de modelo.

Algunos deportes de equipo ejercitan el cuerpo completamente, otros no. El baloncesto es un excelente ejercicio cardiovascular y también sirve para fortalecer el cuerpo en general. Debido a que el baloncesto es un deporte muy energético, es necesario que te estires antes de comenzar a jugar... El softball y el voleibol son menos rigurosos. Si participas en algún deporte donde tienes que esperar a que la bola llegue a tí, puedes complementarlo con alguna actividad aeróbica. El entrar en calor antes del partido es esencial para todos los deportes de grupo. Otra cosa importante y quizás problemática es conseguir una buena cancha; en la mayoría de los lugares, los equipos masculinos siempre tienen prioridad. Lo mismo pasa en el softball, los campos son difíciles de conseguir, especialmente en la cuidad, así es que necesitas estar en un equipo registrado para poder reservar un campo donde practicar. Organizar un juego con un grupo de amigos el domingo en la mañana es casi imposible. Las cuotas para unirte a una liga están escalando a proporciones alarmantes y en algunas comunidades hay que pagar una cantidad adicional por las luces y el árbitro.

CÓMO CUIDARNOS

Así como creaste un espacio en donde moverte, utiliza ropa que sea cómoda y muy flexible para todo tipo de movimiento: pantalones elásticos y sudaderas, pantalones cortos de nilón flojos, playeras, camisetas o leotardos. Puedes también ejercitarte en calcetines con zapatillas o descalza. Para aquellas actividades que te hacen sudar, utiliza ropa de algodón, ya que este material es absorbente y hace que el sudor y el calor del cuerpo salgan hacia afuera.

Si sospechas que tienes alguna limitación o condición física es importante que te hagas un control o chequeo antes de empezar cualquier programa riguroso de ejercicios. Puede que algunos problemas físicos, tales como las enfermedades del corazón y la presión alta no sean sintomáticos, y ciertas clases de ejercicios podrían agravarlos.

Para cualquier tipo de ejercicio, empieza lentamente y en forma vigorizante durante cada sesión. El desarrollo muscular es el resultado de presionar cada músculo involucrado ligeramente después de haberlo forzado previamente. Estírate para tener flexibilidad. Ten cuidado. Cuando estás fría, tiesa o fuera de forma te puedes desgarrar un ligamento o un tendón (lo cual tarda mucho tiempo en sanar), o puedes dañar permanentemente un músculo por moverte violentamente por mucho tiempo. Si quieres practicar una actividad que tonifique tus ligamentos, asegúrate de que los músculos de alrededor sean lo suficientemente fuertes (y bien coordinados) como para soportarla; de otra manera habrá problemas. Ejercítate varias veces por semana, por lo menos 20 minutos. Las actividades esporádicas como lanzarte a un partido competitivo de baloncesto o hacer aeróbicos en la alfombra cuando estás fuera de forma no son beneficiosas y pueden ser peligrosas. Asegúrate que el equipo que utilizas está en buen estado. Disminuye lentamente cualquier período de ejercicio riguroso. Nunca te detengas bruscamente después de una carrera energética sin antes llevar a cabo alguna actividad transitoria, como caminar. Necesitas tiempo para reajustar tu corazón, tu respiración y tu temperatura; necesitas mantener a tu sangre en buena circulación para remover los desperdicios acumulados en tus músculos durante la carrera y darles suplementos frescos de oxígeno y glucosa. Una relajación repentina puede causarte mareos.

No estés mucho tiempo a la interperie si has estado haciendo ejercicios en el frío, ya que esto puede hacerte daño. Ponte algo abrigado. Un baño caliente es ideal (después que tu circulación haya vuelto a la normalidad), relaja tu cuerpo, manten circulando tu sangre y límpiate el sudor. Un baño caliente antes del ejercicio aumentará tu flexibilidad. Sé razonable con el agua caliente. Aclimátate y vigila la deshidratación.

No comas demasiado antes ni después del ejercicio. El estómago y los intestinos requieren un gran suplemento de sangre para digerir los alimentos y el ejercicio desvía la sangre del tracto digestivo para que ésta pueda llegar a los músculos que estas utilizando. Si estos órganos intentan funcionar activamente con menos sangre de la que necesitan pueden causar dolor. La mayoría de la gente requiere una gran variedad de alimentos saludables (lee el cap. 2—La alimentación) para satisfacer las demandas del cuerpo después de una gran actividad física. Si participas en deportes de resistencia, come más carbohidratos. No te preocupes por la sal a menos de que no comas productos animales de ninguna clase, pero asegúrate de tener suficiente potasio y hierro. Toma mucha agua, especialmente si estas sudando, o si el tiempo es frío o caluroso. Olvídate de la comida chatarra, de los cigarrillos, el alcohol y las drogas. Para las mujeres que utilizan el ejercicio para perder peso, recuerden que las actividades aeróbicas son las que queman más calorías.

Descansa lo suficiente. Necesitarás descansar más cuando tu cuerpo empieza a trabajar más duro. Quizás puedes encontrar un ejercicio que te brinde mayor energía!

Si realmente estás ejercitando tus músculos, te dolerán después, especialmente los días siguientes. No te detengas. El mejor remedio para los músculos doloridos es el ejercicio moderado: éste aumenta la circulación que te ayuda a deshacerte del ácido láctico acumulado, el cual causa la rigidez y el dolor. Un ambiente húmedo y un masaje aplicado al músculo(s) inflamado, ayudan tanto como los relajantes y también aumentan el fluído de la sangre, llevando nutrientes frescos y removiendo los desechos más rápidamente. Si te mantienes activa, tu cuerpo se acostumbra gradualmente a trabajar duro y la incomodidad desaparece. Alterna los días difíciles y los fáciles.

LAS LESIONES

Ocasionalmente, estiras demasiado los ligamentos de una coyuntura; y quizás un músculo o un tendón se desgarren (torcedura). A menos que el daño sea severo, trátalo tu misma. Mientras mayor contacto tengamos con nuestro cuerpo, más podremos sentir lo que podemos hacer por nosotras mismas y que no siempre necesitamos ayuda profesional. Para una torcedura, levanta y descansa la parte afectada, aplicando inmediatamente algo frío durante las siguientes 24 a 72 horas. Esto disminuirá el dolor y la hinchazón. Al final de este período puedes interrumpir el ambiente húmedo. Empieza con un movimiento suave lo más pronto posible; cuando estés lista para empezar con el ejercicio otra vez, véndate con suavidad (no muy apretado) para que el apoyo sea más fácil. Si el dolor es muy fuerte al hacer algún ejercicio, evita utilizar la parte afectada y hazlo con el resto de tu cuerpo. La natación siempre es una buena alternativa.

Una lesión en la espalda no es tan fácil de tratar. Los consejos de los médicos son tan contradictorios (siguen utilizando la completa inactividad, las drogas o la cirugía), que las mujeres estamos formando grupos para darnos apoyo emocional, animarnos cuando estamos en cama y compartir información para aliviar el dolor; buscando a la vez, las mejores formas de promover la cura. El cuidado de la espalda realmente significa un compromiso que abarca todo, desde una buena postura, nutrición, relajación, hasta ejercicios sencillos, pero vigorizantes.

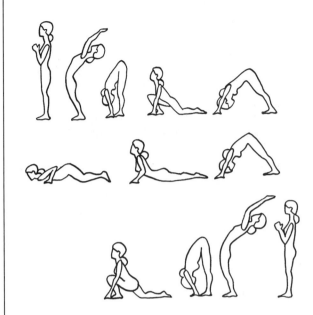

Jane Pincus

EL YOGA

"Me levanto todas las mañanas y hago los ejercicios, "Saludo al sol" (en realidad son una serie de 12 posturas). Ya sea que tenga unos pocos minutos o un período de tiempo más largo para practicar yoga, me beneficio completamente con los ejercicios. Me alegra el solo pensar en saludar al sol. Me muevo fácilmente de la consciencia de mi cuerpo y la naturaleza adormecida de mi mente conforme me pongo en movimiento con este ejercicio. Después de un momento, estoy lista para darle la bienvenida al nuevo día.

El propósito del yoga es renovar al cuerpo, enfocar la mente y aquietar las emociones. Yoga es una palabra del sánscrito que significa esencialmente unión. Bajo la práctica del yoga existe la creencia de que el cuerpo y la mente son partes de la continuación de la existencia, la mente es meramente más sutil que el cuerpo.

Los aspectos básicos de la práctica del yoga incluyen las asanas, los pranayama y la meditación. Todos los ejercicios hacen énfasis en un estado de consciencia alerta y completo. Este estado de consciencia le permite al individuo estar completamente al tanto de los movimientos y la respiración, de las áreas de flexibilidad, de la tensión, con el fin de aplicar la mente a la tarea del relajamiento.

LAS ASANAS

Las asanas son posturas físicas que ayudan al cuerpo a estirarse y acomodarse.

Estos ejercicios consisten en una serie de posturas que ayudan al cuerpo a estirarse con el fin de fortalecer o relajar alguna parte específica. Dichos ejercicios o posturas son hechos a través de unos movimientos breves y repetidos. En contraste, en el yoga, se le pide al individuo que se mueva lentamente hasta alcanzar una postura y que luego la retenga inmóvil por algún tiempo antes de cambiarla lentamente.

Antes de practicar yoga, mi mayor experiencia con los ejercicios fue a través de las clases de gimnasia y de la danza moderna. Esta forma de hacer ejercicios trajo efectos determinantes a mi mente. A menudo empiezo los ejercicios con muchos pensamientos que están llenos de mis preocupaciones cotidianas. Tan pronto enfoco mi atención en mis movimientos y en mi respiración, experimento que mi mente va relajándose lentamente. Esta práctica me hace alejarme de mis problemas. Practicando las posturas genero nueva energía, me relajo y permito que surjan otras perspectivas.

LOS PRANAYAMA

Los Pranayama son ejercicios de respiración que aumentan el flujo de oxígeno permitiendo que todo el organismo se relaje.

La primera vez que practiqué ejercicios de respiración yoga, me sorprendí de la capacidad de mis pulmones. Observé mi barriga llenarse de aire, expandir mi pecho, moverse el aire dentro de mis hombros. Me dí cuenta de que nunca antes había experimentado una respiración completa, y ya era mayor de 30!

Juliana nos hacía respirar profundamente después de las Asanas. "Tu eres la luz" decía ella, enfatizando la palabra "luz".

Lleva la luz a tu cuerpo, a tu espina dorsal. Concéntrense. Tapábamos una de nuestras fosas nasales, respirando por la otra, reteniendo la respiración y luego exhalando el aire. Esto me hacía sentir fuerte, tranquila e iluminada.

LA MEDITACIÓN

A pesar de que las posturas y los ejercicios de respiración son valiosos por sí solos, también sirven para ayudar a prepararte para la meditación, o para la práctica de relajamiento consciente, que a la vez te permiten experimentar en conjunto los aspectos físicos, mentales y espirituales del yoga. Los ejercicios de respiración y meditación son accesibles a cualquier persona sin importar cuales sean las restricciones físicas.

¡Tú puedes hacerlo!

Estudios han demostrado los beneficios de la práctica regular del yoga. Entre estos beneficios se encuentran ciertos cambios fisiológicos tales como la disminución de la presión sanguínea, la disminución de la tensión nerviosa, el aumento en los movimientos de las articulaciones y el aumento en el funcionamiento hormonal.

Podemos aprender yoga por nuestra parte mediante el uso de libros, discos y cassettes. Sin embargo, no hay un substituto para un buen maestro que pueda brindarnos ayuda individual en la práctica de las diferentes técnicas. Hay clases de yoga en los programas de educación para adultos, cursos de extensión de las universidades y en las academias de danza. Ya sea que practiques el yoga por 15 minutos al día o por un período mayor, es importante que practiques con regularidad.

Los problemas que existen con el yoga son los mismos que existen con cualquier método de curación que se aplique en forma impropia. No hagas los ejercicios cuando tienes dolor. Sé cautelosa y procede a tu propio ritmo, midiendo tus límites. En todas estas prácticas, debes poner atención a la diferencia que existe entre hacer los ejercicios adecuadamente o exigirte mas allá de tus límites — esto es diferente para cada persona. Ten cuidado con el perfeccionismo y el atletismo. Los beneficios se obtienen de tus esfuerzos, en lugar de tratar de alcanzar una meta determinada.

EL BAILE Y EL MOVIMIENTO TERAPÉUTICO

Las mujeres siempre han bailado por placer y por relajamiento. Encontrarás tu propio ritmo, experimenta el control sobre tu cuerpo y descubre la libertad de movimiento en nuevas formas. El movimiento y el baile pueden ser formas de sanación, formas en las cuales las mujeres tienen una influencia preponderante hoy en día. El baile y la terapia de movimiento no son innovaciones recientes, no obstante, se han vuelto populares. Usando el movimiento en vez de las palabras, se tratan varias condiciones fisiológicas y psicológicas, enfocando al cuerpo a las emociones, las actitudes mentales y su relación con el mundo. Mediante la observación y movimiento rítmico que compartes con el terapeuta, éste puede imaginar no sólo tus movimientos físicos, sino también los sentimientos que se encuentran detrás de estos movimientos. Como vas aprendiendo los estados físicos y emocionales mientras te mueves, puedes aprender a alterar tus movimientos de manera que puedas sentirte cómoda contigo misma y con la gente que se encuentra a tu alrededor.

Yo era increíblemente tímida y ansiosa, tan tímida que tenía dificultades en hacer amistades o tener alguna vida social. Comencé clases de danza con una terapeuta, quien trabajó conmigo en su oficina, sólo moviéndonos, siguiendo un ritmo. Empezamos a respirar juntas, a bailar juntas, a movernos hacia adelante, hacia atrás. Fue una forma de comunicación sin necesidad de decir nada. Una vez, mientras nos movíamos recordé cuando mi madre me balanceaba y también recordé como me sentía cuando mi madre me dejaba para atender a mi hermano. Ese recuerdo me hizo desahogar algo en mí y empecé a llorar. Nunca pensé llegar a sentirme de esa forma.

La/el terapeuta sigue a la persona en vez de imponer un juego rígido de estructuras. Enseña los ejercicios y técnicas y con excepción de algunos conceptos básicos, los ejercicios sugeridos son el resultado del descubrimiento espontáneo sobre tu cuerpo. Los terapeutas de baile y movimiento también usan las técnicas de relajamiento dirigido, dramatizaciones, técnicas de respiración y de meditación como parte de su tratamiento. Los terapeutas de baile y movimiento generalmente trabajan en clínicas y hospitales como parte de un equipo. A menudo, las mujeres hacen terapia de movimiento en grupos para evitar el aislamiento característico de otras modalidades y para derivar energía del grupo, así como del terapeuta. En el 1940, Marion Chace, una bailarina, fue la primera terapeuta que trabajó en un ambiente hospitalario. Ella descubrió que cuando los soldados traumatizados por el combate podían expresar sus sentimientos a través del baile, podían ser dados de alta del hospital más rápidamente. Esta bailarina inició el camino para otros terapeutas de baile que trabajan con personas que padecen de una serie de enfermedades psiquiátricas severas (por ejemplo niños autistas, adultos esquizofrénicos) o aquéllos que necesitan contrarrestar los efectos de medicamentos poderosos.

Los terapeutas de baile y movimiento también trabajan con gente que se siente obesa o que tiene desórdenes alimenticios. Dichos terapeutas apoyan tus esfuerzos para hacer cambios fundamentales en la forma de como te relacionas con la comida y con tu cuerpo. Su énfasis es el uso del baile y el movimiento para descargar la energía en lugar de mantenerla reprimida. Si puedes aprender lo suficiente acerca de tu cuerpo (por ejemplo las sensaciones de hambre, el poder diferenciar entre la sensación de hambre y otros sentimientos, las formas de manejar otros sentimientos aparte de comer; por ejemplo salir a caminar, estar con un amigo, correr), puedes aprender a cuidarte mejor sin tener que adoptar dietas drásticas que pueden tener serias consecuencias. (Lee cap. 2, Los alimentos, y cap. 4, Mujeres en movimiento). En las palabras de un terapeuta de movimiento:

Como parte de un ejercicio, el grupo tenía que levantar físicamente a una mujer muy grande. Esta mujer creía firmemente que ella tenía que apoyar a otras personas, pero que la otra gente no podía apoyarla a ella, especialmente debido a su peso. De manera que la experiencia de ser levantada fue un punto culminante para comenzar un cambio. Después de esta experiencia, ella comenzó a aceptar que podía ser apoyada por otras personas; no sólo físicamente, sino de otras formas también.

Conclusión

Enfrentamos algunas interrogantes difíciles y deprimentes en los años 90: ¿Perderemos las escasas instalaciones que poseemos?, ¿Serán cortados del presupuesto los deportes en las escuelas femeninas?, ¿Continuarán siendo los deportes competitivos sólo para aquéllas personas que tienen los recursos económicos?, ¿Dejaremos que los hombres nos convenzan otra vez, de que nada de esto vale la pena, porque de todas maneras nunca nos podremos adaptar?, ¿Permitirán los gobiernos que las grandes empresas continúen contaminando el aire, de manera que no podamos jugar y ejercitarnos al aire libre?, ¿Terminará todo con un derramamiento masivo de químicos en el cielo o en la tierra?

¡NO! Trabajando juntas continuaremos en el frente y recuperaremos lo que hemos perdido. Tendremos un centro de recreación en cada vecindario, donde personas de ambos sexos y de todas las razas participen del espacio con igualdad. Demandaremos la reestructuración de nuestros empleos de una forma constructiva, física y mentalmente. Vigilaremos que se pueda trotar a salvo a cualquier hora del día o de la noche. Nuestros hijos crecerán saludables con programas sobresalientes de gimnasia en escuelas públicas decentes. Trabajando juntas ayudaremos a crear un mundo donde el espíritu de la tierra haga que las personas y su calidad de vida cuenten más que las ganancias económicas. Pero debemos empezar desde ahora a luchar por ello; con una energía que se derive de los cuerpos y las mentes fuertes y relajadas; con amor y respeto por los demás y por nosotras mismas.

Capítulo 9

LA SALUD MENTAL

Por Nancy P. Hawley en colaboración con Wendy Sanford; Introducción por Ester Shapiro Rok. Adaptado por Nirvana González, Maribel Nieves, y Laura Colón-Martínez (Taller Salud, P.R.), Rosario Cardich (Movimiento Manuela Ramos de Perú), Elena Brauchy y Myriam Hernández-Jennings.

Contribuidoras a las ediciones previas: Jean Baker Miller, Rachel Lanzerotti, Joan Ditzion, Judith Herman, Catherine Riessman, Judy Norsigian, y Norma Swenson.

En los EEUU, el hecho de buscar ayuda profesional como una forma de resolver los problemas psicológicos se ha convertido en una tendencia muy común. En el pasado, la psicoterapia se dedicaba exclusivamente al tratamiento de enfermedades mentales severas como la esquizofrenia y la depresión. Hoy en día, la psicoterapia también se dedica a los tratamientos de aquellos problemas que afectan nuestra vida cotidiana. En la actualidad, el acceso a los servicios psicoterapéuticos se ha vuelto más asequible para aquellas mujeres que sienten malestar emocional. Sin embargo, el acceso a la ayuda psicológica profesional, al igual que el interés en estos servicios sigue aún bastante limitado a las áreas urbanas del país y a las clases sociales más privilegiadas. En muchos casos, aquellos problemas sociales que afectan a la mujer son vistos como problemas psicopatológicos, o tienden a ser tratados como problemas psicológicos exclusivos de la mujer. El uso de psicofármacos en los EEUU se ha convertido en una práctica muy común, especialmente para casos de depresión severa. Desgraciadamente, también se ha observado una tendencia a recetar psicofármacos a las mujeres con el fin de ayudarles a lidiar con aquellos problemas "psicológicos" o emocionales que verdaderamente provienen de los problemas sociales que afectan a la mujer. Entre estos problemas sociales podemos encontrar la falta de apoyo, el aumento de las responsabilidades familiares, la violencia doméstica y la tensión emocional causada por aquellos empleos en los cuales las exigencias son muchas y la paga es poca. Además, muchas mujeres cargan con toda la responsabilidad familiar y en ocasiones, también cuidan de otros, lo cual no les deja mucho tiempo para cuidarse a sí mismas. Independientemente del país que sea, las mujeres deben obrar con cautela ante estas tendencias sociales y no permitir que los servicios psicoterapéuticos disponibles se conviertan en otra forma de callar y de subyugar a la mujer.

En este capítulo se encuentran temas de mucho interés para aquellas mujeres que están buscando ayuda profesional con un psicoterapeuta: ¿Cuándo buscar ayuda?—¿Qué clase de ayuda profesional existe?—¿Qué preguntas deben hacerse para indagar si el terapeuta (sea hombre o mujer) comprende las dimensiones personales y sociales que afectan a la mujer? Aquella psicoterapia que carece de una perspectiva feminista o que no posee un entendimiento cabal de cómo el factor social afecta la vida de la mujer, tiende a culpar a ésta por sus propios problemas.

Debido a que este capítulo fue escrito originalmente para la mujer norteamericana, carece de un enfoque cultural pertinente a la mujer latina. Al leer este capítulo, la mujer latinoamericana debe tener presente que en la mayoría de los casos, el énfasis individualista que es característico de la cultura norteamericana, no es aplicable a la realidad de la mujer latinoamericana en cuanto a las necesidades y expectativas de su familia y su comunidad. En la actualidad, hasta en la misma cultura norteamericana, la nueva crítica feminista y cultural ha comenzado a rechazar el énfasis psicoterapéutico del "yo" como entidad egoísta, y ha comenzado a querer establecer un balance natural entre las necesidades para el desarrollo individual y la importancia de vivir en armonía con otros. Para que este balance se pueda lograr, es necesario que la psicoterapia deje de culpar a la mujer por sus problemas y se preocupe porque ésta no asuma toda la responsabilidad por mantener la estabilidad de las relaciones familiares, sacrificando completamente su propio desarrollo. Igualmente, es importante recordar que aquella psicoterapia que está demasiado enfocada en la autonomía individual puede colocar a la mujer latinoamericana en posición conflictiva con los mismos familiares y amigos que forman parte integral de su sistema de apoyo y salud mental. En los EEUU existen expertos que aseguran que muchas personas en este país recurren a la psicoterapia en busca de la conexión humana que brindan aquellos vínculos familiares y de comunidad que han perdido.

En otros capítulos, indicamos que la buena salud requiere mutualidad en nuestras relaciones y oportunidades para gozar de la vida, aunque tengamos muchas responsabilidades. Aquí presentamos otras prácticas que nos pueden ayudar a lograr el bienestar:

➤La buena nutrición, el descanso, el meditar o rezar, y el poder recibir abrazos o masajes; ayudan a mantenernos sanas en cuerpo y mente, con un espíritu tranquilo.

➤Actividades creativas que hacemos solas o con otros. ¿Te encanta hacer caminatas, leer, cantar, bailar, tocar un tambor? ¿O que tal tejer, coser, escribir poesía, o hacer artesanías? Éstas son sólo algunas actividades que nos llevan a hacer cosas nuevas, que nos dan placer, y nos ofrecen un espacio lejos de los retos cotidianos.

➤La amistad y la comunidad con personas que nos ayudan y que nos aprecian. ¿Tienes algún tiempo para nutrir tus amistades? Cuentas con la comunidad de otros—familia, amistades, vecinos, o personas con quien compartes en tu vida espiritual—con los cuales puedes celebrar o expresar el luto en ciertas transiciones importantes en la vida?

➤Grupos de apoyo o de ayuda mutua. El movimiento de las mujeres ha ayudado a formar muchos tipos de grupos de ayuda mutua desde grupos de concientizacion, hasta aquellos que se enfocan en grupos específicos como: de madres, de menopausia, de madres de lesbianas, de mujeres viviendo con enfermedades crónicas o con impedimentos, de mujeres que se han separado de su pareja, etc. En el mejor de los casos estos grupos nos ayudan a ver nuestras preocupaciones individuales dentro de un contexto más amplio. También nos brindan oportunidades de recibir y ofrecer ayuda mutua.

También lee el cap. 5; las prácticas presentadas en ese capítulo ayudan a mantener la armonía de mente, espíritu y cuerpo.

Entre los EEUU y los países latinoamericanos existen grandes diferencias en cuanto al acceso a los psicoterapeutas profesionales, en la variedad de profesiones que practican la psicoterapia y en las prácticas utilizadas en cada país. Los comentarios que aportaron Puerto Rico y Perú a este capítulo ofrecen un buen ejemplo de la variedad de los servicios psicoterapéuticos que existen en los países latinoamericanos y de las diferencias que existen en ambas culturas.

¿CUÁNDO BUSCAR AYUDA PROFESIONAL?

Cuando nos sentimos deprimidas, ansiosas o desesperadas; o cuando nos damos cuenta de que se repiten ciertos problemas en nuestras vidas, puede ser de gran ayuda discutir dichos problemas con aquellos amigos y familiares que nos pueden servir de apoyo. Sin embargo, a veces aquellas personas más cercanas a nosotras no pueden o no quieren hablar de lo que está pasando, nos ofrecen demasiados consejos, están demasiado involucradas en el problema, o no pueden dedicar el tiempo necesario ni la atención debida. Entonces debemos escoger con mucho cuidado a un psicoterapeuta profesional, que pueda ofrecer la objetividad, la destreza y la atención necesarias para ayudarnos a lidiar con nuestras emociones y con nuestros problemas complejos.

En una situación terapéutica ideal, nos sentimos con la confianza para poder hablar de los detalles más íntimos de nuestra vida. A medida en que nos vamos familiarizando con el terapeuta, él o ella escucha con mucha atención para ayudarnos a identificar nuestros problemas, así como nuestros puntos de fortaleza y las destrezas necesarias para lograr que nuestros sentimientos salgan a la superficie. El terapeuta también nos ayuda a experimentar con posibles soluciones para los problemas, con el fin de poder llevar a cabo cambios positivos en nuestra vida, o para que podamos aprender a vivir con lo inalterable.

Una noche, mientras amamantaba a mi hija de un mes, una amiga criticó mi carácter con mucha dureza. De hecho, me despedazó. Esa noche tuve un sueño impresionante: Al subir a un cerro empinado, se me desprendieron todas mis posesiones. Una vez llegada a la cima, me resbalé. En el fondo, en una zanja vi una revista. Era el relato de mi vida. Sin embargo, únicamente tenía una introducción breve, las demás páginas estaban en blanco. Estando parada allí, todo lo que había perdido, milagrosamente, cayó a mis pies. Entonces desperté. Algunos días después, decidí ir a ver a un terapeuta, un psiquiatra con quien se había tratado mi hermano. Este me pareció de confianza y lleno de sabiduría. Además, ya sabía algo de mi familia. La terapia resultó ser como una revelación. Durante esos primeros 4 meses, cada sesión culminaba en un nuevo descubrimiento. Yo me sentaba frente a él mientras me hacía preguntas útiles. Le revelé toda mi vida. Todos aquellos sucesos, a los cuales nunca había dado importancia se organizaron; de hecho, hasta tenían rsentido, formaron patrones, una entidad. Yo estaba en el centro, como la persona responsable de todo. Ese fue el comienzo de un deseo consciente de cambiar mi vida, y de la confianza en mí misma para poder llevarlo a cabo.

Antes de consultar al terapeuta, o durante el tratamiento, tiene sentido buscar si existen causas físicas para la confusión o la depresión, tales como ciertos medicamentos, anticonceptivos orales, ciertas combinaciones de medicamentos, o estar expuesta a substancias tóxicas en el trabajo o en el hogar. A veces, una mejor dieta, más ejercicio, o simplemente dormir más puede causar una mejoría emocional. Con frecuencia el médico enviará a la mujer a recibir tratamiento psiquiátrico, ya sea porque no puede identificar la causa física o el tratamiento adecuado para el problema, o porque durante su adiestramiento médico, él o ella aprendió que muchos de los problemas físicos femeninos son imaginarios o emocionales. A veces la terapia es el tratamiento correcto. En otras ocasiones la terapia no es lo más adecuado, a pesar de que es recomendado por los médicos, la familia y las amistades.

Las mujeres tienen que acercarse a la psicoterapia con cautela. Muchos profesionales de la salud mental, en particular los psiquiatras y los sicólogos del sexo masculino, tienen ideas distorsionadas acerca de las mujeres, debido a su adiestramiento, y poseen información inadecuada del desarrollo psicológico de la mujer en cuanto a cómo difiere de la del hombre. Estos terapeutas tampoco están conscientes de las realidades de la vida de la mujer. Al discutir acerca de los prejuicios sexuales que existen en la terapia, 3 mujeres profesionales escribieron:

Las teorías clínicas acerca de la personalidad definen la naturaleza innata de las mujeres como pasiva, dependiente, masoquista e infantil. El tratamiento psicológico se ha enfocado, frecuentemente, en la disminución de sus quejas acerca de la calidad de su vida y la promoción de ajustes al orden existente.

Un estudio conocido declara que los psicólogos consideran que las actitudes adultas positivas y las actitudes masculinas "saludables" son equivalentes. Estos mismos psicólogos presentan las actitudes femeninas saludables en términos muy diferentes: por ejemplo, más sumisas emocionales e ilógicas. Hay una cantidad considerable de terapeutas que se ciñen a estos estereotipos, sus servicios son de poca utilidad y les pueden hacer mucho daño.

En raras ocasiones, los profesionales de la salud mental se dan cuenta de cómo el estatus de desventaja de la mujer directamente perjudica nuestra salud mental. A menudo, los problemas emocionales de la mujer son catalogados como problemas internos (intra-psíquicos) con mayor frecuencia que los problemas de los hombres, y en el diagnóstico no se incluye la realidad externa y la tensión que existe en la vida de la mujer.

Como consecuencia, los terapeutas tienden a recetarles a las mujeres psicofármacos con mayor frecuencia que a los hombres y, desgraciadamente, las mujeres tienen prácticamente una probabilidad doble de ser referidas para tratamientos psiquiátricos extremos, como el electro-shock. Prácticas como éstas tienden a arrastrar a las mujeres hacia una red de psicoterapias inadecuadas, adicción a las drogas y a causar una autoestima muy baja. Hoy en día, el modelo médico domina la psicoterapia. Muchos terapeutas que no son médicos, tienen a éstos como sus maestros, supervisores o jefes en los escenarios institucionales. En el modelo médico, el paciente es el cliente, lo cual implica que está enfermo; el terapeuta es el doctor. Esto implica que el terapeuta "curará" al paciente. (Otra alternativa menos médica es la de ver a la cliente como la persona que posee los recursos internos para ver sus problemas, sanarse y volver a ser una entidad más completa, y al terapeuta como el facilitador de un proceso por medio del cual él o ella descubre estos recursos). La relación de paciente-doctor conlleva un desequilibrio de poder que puede volverse en contra de las mujeres, especialmente cuando el terapeuta es del sexo masculino y abusa de ese poder.

Trágicamente, en casos extremos, este poder desequilibrado puede llevar a que los terapeutas abusen de las mujeres, física y psicológicamente. Algunos terapeutas han llegado a confabularse con miembros mal intencionados de las familias de algunas mujeres con el fin de encerrarlas en instituciones mentales (donde la mayoría de las pacientes son mujeres) cuando rehusan obrar de acuerdo con las normas preestablecidas para la mujer en la sociedad. Otros terapeutas nos han ultrajado o violado en nombre de la "terapia".

Otros terapeutas, inteligentemente, han utilizado los mitos acerca de la supuesta pasividad de las mujeres y del masoquismo natural para ponernos en "nuestro lugar". Su motivación fundamental va acelerada por el temor de que recuperemos nuestra fuerza y utilicemos todo nuestro poder. Mientras que ejemplos extremos como los anteriores de ninguna manera reflejan la experiencia de todas las mujeres, éstos ilustran el potencial para el abuso del poder que existe y que, con frecuencia, ha perjudicado a muchas mujeres cuando éstas han recurrido a los profesionales en salud mental en busca de ayuda. El mayor daño de todos ocurre cuando, muy sutilmente, se alienta a la mujer a permanecer en posiciones serviles para los hombres, en lugar de desarrollar todo su potencial e independencia.

Existen diferentes perspectivas hacia la terapia que pueden prevenir estos tipos de abuso. A través de la co-consejería o la "consejería reevaluativa", la gente aprende técnicas de consejería en un grupo de aprendizaje. Luego, se turnan, tratándose con igualdad y sin la necesidad de cobrar por los servicios. La co-consejería está basada en la creencia de que los seres humanos han nacido con un potencial intelectual tremendo, deleite natural y afectividad, pero estas cualidades han sido obstruidas y obscurecidas como el resultado de penosas experiencias que ocurren temprano en la vida. La co-consejería establece que cualquier persona puede recobrarse de estas experiencias nocivas a través de un proceso natural de descarga emocional—por medio de la risa, el llanto, el estremecimiento, la ira o el bostezo. La meta principal de la co-consejería consiste en la ayuda mutua para la recuperación a través de un proceso natural de sanar.

Aquellos terapeutas con un enfoque feminista (aunque no lo llamen así, lo más importante es que posean la actitud correcta), se esfuerzan por ayudarnos a encontrar y a utilizar nuestras fuerzas. Estos terapeutas están al tanto de los desbalances de poder que existen en las relaciones terapeuticas, y tratan de usar el poder que tienen en forma respetuosa. Dichos terapeutas están más capacitados para reconocer los efectos que tienen las influencias sociales, políticas y económicas sobre nuestro bienestar emocional. Al ser los primeros en querer tratar con aquellos asuntos de la salud mental que han sido pasados por alto por los terapeutas tradicionales—incesto, violación, maltrato, violencia doméstica, abuso de menores, y alcoholismo—también pueden entender a las mujeres y las interpretaciones de sus problemas (para leer una discusión acerca de mujeres lesbianas y la terapia, lee el cap. 16). Afortunadamente, en la actualidad existe una variedad mayor de terapeutas feministas en las áreas urbanas.

No queremos dar a entender que toda terapeuta del sexo femenino es una feminista, ni que la mayoría de los terapeutas del sexo masculino se alejan del feminismo. También es posible que encuentres que una terapeuta del sexo femenino tiene los mismos problemas que hemos descrito anteriormente con su terapeuta actual, sea éste o ésta feminista o no. Para encontrar a un buen terapeuta, consulta con aquellos amigos que hayan tenido experiencias positivas con su terapia, busca en las publicaciones dirigidas hacia la mujer, llama al centro de mujeres de tu comunidad, o al National Organization for Women, "NOW", por sus siglas en inglés.

Al escoger a un psicoterapeuta, puedes consultar la guía para escoger un practicante de salud, que ofrecemos en este capítulo. Te sugerimos que escojas aquellos terapeutas que son capaces de ir más allá de las limitaciones que conlleva el adiestramiento y la supervisión médica convencional. Puede tomar su tiempo encontrar a alguien con quien te sientas cómoda y con quien puedas trabajar bien. Durante la primera sesión, la cual con frecuencia es utilizada como una entrevista mutua, no vaciles en preguntarle al terapeuta acerca de su adiestramiento, sus metas, sus honorarios, y sus actitudes hacia las mujeres. Si tienes la oportunidad, entrevista a unos cuantos (cuantas) y compáralos antes de tomar una decisión. Debido a que el costo también es un factor importante que puede afectar tu decisión, consulta con los centros de salud de tu comunidad, o con los terapeutas afiliados a tu seguro médico, ya que éstos, con frecuencia, ofrecen precios más razonables. Sin embargo, la variedad de donde puedes escoger, al igual que la calidad de éstos, puede ser limitada. Además, es posible que aquellos terapeutas con un enfoque menos convencional no estén cubiertos por tu seguro o plan médico. Lo cierto es que vale la pena tomar el tiempo necesario para encontrar a alguien cuyo adiestramiento, estilo y personalidad sean compatibles con tus necesidades.

A través de mi vida de adulta he recurrido a una variedad de terapeutas por períodos de tiempo breves y extensos; sola y con miembros de mi familia. La primera vez que fui, decidí ir a una terapeuta del sexo femenino. Sin embargo, he encontrado que los terapeutas del sexo masculino también me han ayudado. Los mejores terapeutas que encontré compartían las siguientes cualidades: Eran gentiles, amigables y respetuosos. Escuchaban bien y entendían lo que decía. Aceptaban la manera en que yo presentaba los temas y no los alteraban con el fin de compararlos con alguna teoría.

No mezclaban sus problemas personales con los míos; si esto sucedía, estaban dispuestos a aceptar su error.

Me ayudaban a definir mis problemas y me ayudaban a encontrar mi propia manera de llevar a cabo los cambios que quería. Estaban dispuestos a escuchar mis críticas.

Les importaba que yo tuviera éxito y no reclamaban reconocimiento personal por mis logros. Mediante el trabajo con terapeutas de esta naturaleza, después de cada sesión logré sentirme más fuerte como persona y más clara con relación a mi vida.

Apéndice

DIFERENTES TIPOS DE PSICOTERAPEUTAS

Al seleccionar un terapeuta, lo más importante que debemos tener en cuenta es que el grado o título particular que él o ella haya obtenido no es un indicio fiel de su profesionalismo ni del tipo de actitudes que puede poseer. Cada categoría o especialidad reúne gente con diferentes actitudes y creencias acerca de las mujeres. Es útil conocer los elementos específicos que reúnen los diferentes especialistas. Sin embargo, al final lo más efectivo es confiar en tus propias percepciones y corazonadas, y no subestimar o sobrestimar el significado del título.

LOS CONSEJEROS

En las escuelas de educación y psicología existen programas de consejería. Aquellos consejeros que poseen mucho talento pueden ser de gran ayuda ya que frecuentemente, son más flexibles y menos dogmáticos que aquellos terapeutas con adiestramiento formal extensivo. Sin embargo, su falta de experiencia puede también ser una desventaja cuando se trata de problemas para los cuales no tienen el adiestramiento suficiente. Los consejeros deben estar dispuestos a referirte a otra persona cuando sea necesario. Muchas mujeres tienden a recurrir a consejeros familiares, matrimoniales, o a aquéllos afiliados a su iglesia.

LOS PSICÓLOGOS CLÍNICOS

Los psicólogos clínicos obtienen grados de maestría o doctorados al graduarse de las escuelas de psicología y ciencias sociales. Aún cuando éstos no posean un adiestramiento médico, muchos de ellos siguen el modelo médico de terapia. Una gran cantidad de pruebas psicológicas son desarrolladas y administradas por los psicólogos clínicos. Estas pruebas se usan como pautas para "comportamiento normal", las cuales son utilizadas frecuentemente por otros terapeutas para evaluar la salud mental.

LOS TRABAJADORES SOCIALES

Los trabajadores sociales son adiestrados en las escuelas de trabajo social con el fin de poder llevar a cabo cualquier tipo de trabajo social, psiquiátrico, médico o comunitario (no confundas a estos profesionales con aquellas personas que trabajan en las oficinas de beneficencia pública y en algunos hospitales mentales conocidos por el nombre de trabajadores sociales, pero que no poseen este tipo de adiestramiento). Los trabajadores sociales practican en hospitales, escuelas o tienen sus propias prácticas privadas. Estos hacen trabajo individual, de grupo, y/o de organización de la comunidad. Aunque rara vez poseen un enfoque médico, tienden a poner más énfasis en el núcleo familiar que en el individuo. Desafortunadamente, la mayoría de los trabajadores sociales tienen demasiado trabajo y están mal pagados; no obstante, pueden ser de gran ayuda, y ofrecer cuidado y comprensión. Sin embargo, con frecuencia no son tomados en serio ni se les brinda el poder ni el reconocimiento necesario por no formar parte de la jerarquía médica. En los últimos años, muchas regiones les han otorgado licencia a los trabajadores sociales para practicar independientemente, lo cual les da mayor control sobre su trabajo.

LOS PSIQUIATRAS

Los psiquiatras son médicos con licencia que han asistido a escuelas de medicina, y pueden recetar medicamentos. Ellos o ellas poseen un adiestramiento que los prepara para trabajar con gente que está severamente perturbada y que puede requerir hospitalización. Si necesitas medicamento u hospitalización psiquiátrica, necesitarás ir a ver a un psiquiatra. Sin embargo, la gente trae una gran variedad de problemas a la terapia, y no podemos asumir que los psiquiatras son los únicos terapeutas adecuados para tratar con todo tipo de problema. Con raras excepciones, los psiquiatras traen consigo las influencias negativas del modelo médico, el cual les refuerza el sexismo y el autoritarismo.

ENFOQUES TERAPÉUTICOS ESPECIALES

Los terapeutas de familia (que pueden haber sido inicialmente adiestrados como psiquiatras, psicólogos, enfermeras, trabajadores sociales o consejeros) asisten a programas de adiestramiento en los institutos de terapia familiar que continúan desarrollándose a través de todo el país. Estos trabajan con todo tipo de grupos familiares y suponen que los problemas que surgen son el resultado de interacciones familiares, en lugar de provenir de los problemas individuales.

Finalmente, hay muchos programas de adiestramiento para terapias específicas que desarrollan su propio criterio profesional, aun en las terapias experimentales tales como: el análisis de memoria, la terapia transpersonal, Gestalt, el psicodrama, la psicosíntesis, la programación neurolingüística, NLP, por sus siglas en inglés, la terapia Ericksoniana; y las terapias que usan estímulos corporales como la terapia bioenergética, la psicomotora, o la de exploración de rasgos primitivos (Primal Scream). Algunos terapeutas influenciados por perspectivas feministas están llevando a cabo nuevas combinaciones de trabajo que son muy interesantes y alentadoras. Los terapeutas transpersonales están trabajando con la meditación; los psicoterapeutas están usando la bioretroacción, los psiquiatras orientados hacia el psicoanálisis están estudiando la terapia familiar y encontrando en ella una multitud de posibilidades; los terapeutas familiares están aprendiendo acerca de la hipnosis y la visualización. La comunicación entre los terapeutas tradicionales y los alternativos ha aumentado en los últimos 15 años. En otros capítulos encontrarás más información sobre este tema.

Capítulo 10

EL ALCOHOL, LAS DROGAS QUE ALTERAN EL ESTADO DE ÁNIMO Y EL CONSUMO DE TABACO

Por Marian Sandmaier y Martha Wood. Adaptación por María A. Ortiz Rivera (Feministas en Marcha, de Puerto Rico), Ingrid Kossman, y Rita Merlo (CETAAR, Argentina), Verónica Nielsen-Vilar y María Aguiar.

Contribuidoras a las ediciones previas: Norma Finkelstein, Cheryl Kennedy, Janet Smeltz, Caryn Kaufmann, Amy Rubin, Archie Brodsky, Denise Bergman, Suzy Bird Gulliver, Deborah McLellan, Wendy Sanford, Jennifer Yanco, y Judy Norsigian.

Aunque quisiéramos que fuera de otra manera, todas nos enfrentamos a las tensiones de la vida cotidiana, cada una luchando contra las presiones del trabajo, los problemas de nuestras relaciones, los quebrantos de salud, la soledad y los problemas económicos.

En años recientes, un número cada vez mayor de mujeres latinas se ha arriesgado a hablar abiertamente acerca de su lucha por la recuperación de la adicción al alcohol y las drogas. Sus historias de valor y determinación son admirables. Las mujeres latinas en recuperación están construyendo comunidades de apoyo para sí mismas y para otras que aún sufren los efectos de la adicción. La mayor parte de éstas son mujeres de escasos a medianos recursos económicos cuyas experiencias de inmigración, aculturación, racismo y opresión social son suficientes para hundir a cualquiera. Sus triunfos en la lucha contra la adicción al alcohol y las drogas son reflejo del espíritu de lucha indomable que ha sido patrimonio de la mujer latina a través de los años en cualquier país del continente. Debemos de honrarlas con nuestro apoyo y respeto y tomar sus vidas como ejemplo de lucha y fuerza para todas.

A través de la historia, las personas han usado el alcohol y las drogas para alterar su consciencia y cambiar su estado de ánimo. Las mujeres no somos la excepción. Con frecuencia y sin pensarlo mucho, respondemos a las presiones diarias de la vida sirviéndonos una copa, prendiendo un cigarrillo o tomando una píldora para alterar nuestro estado de ánimo. Estemos o no conscientes de ello, en cada uno de estos casos estamos usando las substancias como un medio para sentirnos aceptadas en una relación o grupo de amistades, para evitar la soledad, para aliviar las presiones económicas o del trabajo, para lidiar con el dolor emocional o físico, la tristeza o depresión, o sencillamente, para combatir lo que nos está molestando en ese momento. Además, el alcohol y las drogas también figuran como parte de nuestros eventos festivos, sociales y religiosos.

Hoy en día, tanto el alcohol como otras substancias que alteran la conducta y el ánimo están estrechamente vinculadas a la vida de la mujer. Es posible que disfrutemos de la bebida u otras drogas sólo de vez en cuando, o todos los días. Es posible que no bebamos ni usemos drogas, pero que compartamos nuestra vida con gente que lo hace. Es posible que vivamos en comunidades agobiadas por la pobreza y el racismo, en donde nuestros vecinos y familia hayan recurrido a las drogas y al alcohol, como escapatoria desesperada a su situación. La sociedad dominante ha hecho poco para combatir este problema, especialmente para terminar con el tráfico de drogas en nuestras comunidades y hacer disponible la ayuda necesaria.

Tanto el consumo de alcohol, como de otras drogas que alteran la conducta y el ánimo puede fluctuar entre liviano, casual o recatado hasta problemático y abusivo. Este último tipo de consumo casi siempre culmina en la dependencia fisiológica o emocional, lo cual ya constituye lo que comúnmente llamamos adicción. ¿Cuándo es este consumo sólo una diversión casual? ¿Cuándo se convierte en un problema? ¿Cómo podemos saber la diferencia? ¿Existen hechos especiales para nosotras como mujeres? En este capítulo intentamos explicar estos hechos, con el fin de que resulte útil para aquellas mujeres que tienen estas inquietudes.

Hechos específicamente relacionados con la mujer

Cada día que pasa, las mujeres somos más propensas al uso, así como al abuso, de substancias. Estamos comenzando a fumar, beber y a usar drogas más jóvenes que nunca. La cultura moderna promueve las soluciones fáciles y el alivio rápido. Muchas de nosotras, incluyendo las mujeres jóvenes, nos vemos seducidas por las promesas de lo que pueden hacer estas drogas. Podemos vernos influenciadas por la presión que ejercen sobre nosotras nuestras amistades, por la búsqueda desesperada de una solución rápida para algún problema crónico, o por la esperanza de que dichas substancias nos brinden la fuerza adicional que necesitamos para lidiar con las actividades del diario vivir.

Se ha encontrado que entre los hombres y las mujeres, los patrones de consumo abusivo y dependencia a las substancias son muy distintos. Mientras que los hombres beben o consumen drogas mayormente en público o en grupos, las mujeres tienden a exhibir este tipo de comportamiento, con más frecuencia, en privado o solas. Existe evidencia de que las mujeres latinas en los EEUU son más influenciadas e iniciadas en el uso de drogas ilícitas por sus compañeros consumidores de drogas que cualquier otro grupo étnico de mujeres en este país. Al contrario de los hombres, es más probable que aquellas mujeres que tienen problemas con el alcohol y las drogas estén viviendo con un compañero alcohólico o drogadicto. Además, se ha visto que las mujeres tienden a dejarse influenciar por su pareja o sus amistades más que los hombres. Esto contribuye al hecho de que aquellas mujeres que tratan de resolver el problema de abuso de substancias tienden a recaer con mayor frecuencia que los hombres. También, por lo general, las mujeres tienden a depender mucho más que los hombres, de los programas de apoyo y autoayuda. Sin embargo, cuando una mujer que está en una relación con un compañero que también abusa de las substancias, va en busca de ayuda o de tratamiento, casi siempre encuentra que dicho compañero no la apoya y, en ocasiones, hasta la abandona. No obstante, cuando es el hombre el que va en busca de ayuda o tratamiento para su problema, no es extraño que su compañera permanezca a su lado para apoyarlo. Muchas de las mujeres cuyos compañeros abusan del alcohol o las drogas son afectadas por los problemas médicos, sociales y económicos asociados a este tipo de comportamiento. Con frecuencia, la mujer se siente responsable por su compañero y trata de resolver el problema "tapando el cielo con la mano" (con frecuencia, inventando excusas para justificar el aislamiento y la

conducta antisocial de su compañero). Existe ayuda disponible para aquellas mujeres que no tienen un problema de abuso de substancias tóxicas, pero que sufren las consecuencias y los efectos de los problemas de alcohol y drogas de sus compañeros. (Lee Recursos).

Al igual que ocurre con el consumo de otras drogas que alteran la conducta y el ánimo, el alcohol nos pone en posición vulnerable, conduciéndonos a poner en peligro nuestros cuerpos y nuestra seguridad. Por ejemplo: el consumo de alcohol o drogas puede hacernos más vulnerables al maltrato físico y emocional de parte de nuestros maridos y compañeros (especialmente, pero no sólo de parte de aquéllos que también tienen problemas con dichas substancias). El alcohol y las drogas también pueden afectar nuestro comportamiento sexual. Podemos olvidarnos de usar barreras anticonceptivas que, además de ayudarnos a evitar un embarazo no deseado, también nos protegen de enfermedades transmitidas por vía sexual, como el VIH. Con frecuencia, los hombres asumen que aquellas mujeres que beben y/o usan drogas son más fáciles de seducir que las que no lo hacen. Además, cuando usamos drogas o bebemos, somos más vulnerables a la violación y a la violencia física en general.

Definiciones

Como mencionamos anteriormente, el término adicción casi siempre se refiere a la dependencia, tanto fisiológica, como psicológica, a una substancia. La dependencia psicológica se caracteriza por la preocupación y el deseo constante por una substancia a pesar de los efectos dañinos que ésta ha tenido en nuestra vida. La dependencia fisiológica ocurre cuando el cuerpo se acostumbra a la presencia de una droga, incluyendo el alcohol, y experimenta una variedad de síntomas (desde leves hasta severos) cuando esta substancia deja de estar presente en la sangre (en inglés, el proceso de "romper el vicio" en el cual se manifiestan estos síntomas se conoce como "withdrawal"). Los síntomas asociados con este proceso pueden fluctuar entre dolor de cabeza, similar al que experimentan muchos tomadores de café cuando lo dejan de tomar; temblor, nerviosidad y ansiedad, que caracterizan la ausencia súbita de alcohol en la sangre; irritabilidad y falta de concentración que ocurre cuando se deja de fumar, hasta síntomas gastrointestinales severos que ocurren al romper el vicio de la heroína. Por lo general, estos síntomas son temporales y tienden a calmarse una vez que el cuerpo se acostumbra a la ausencia de la substancia (a pesar de que el deseo por dicha substancia puede permanecer por mucho tiempo). La tolerancia es característica de la dependencia fisiológica. Cuando el cuerpo desarrolla una tolerancia a una substancia, éste necesita mayores cantidades de la droga para producir el mismo efecto. El abuso y la dependencia son términos que se utilizan para describir aquellos problemas asociados con el alcohol y las drogas. Sin embargo, no es necesario que tengas una dependencia físiológica de una substancia para que se convierta en un problema.

Diferentes perspectivas en cuanto a la adicción

Prácticamente todas las drogas o medicamentos que se nos recetan en un contexto médico tienen tanto efectos deseados como indeseados. Esto también es cierto en cuanto al alcohol, el cigarrillo, al igual que ciertas drogas que alteran la conducta y el ánimo. Sin embargo, estas últimas son especialmente adictivas, es decir, la probabilidad de que algunas personas desarrollen una dependencia a estas substancias, a través del tiempo, es bastante alta. Si nos volvemos física o emocionalmente dependientes de la nicotina, el alcohol, los tranquilizantes o la cocaína, la probabilidad de que podamos notar los efectos negativos de éstas y dejarlas de usar disminuye más y más a medida que pasa el tiempo. Muchas personas consumen alcohol de vez en cuando o con moderación, lo cual les produce considerable placer sin efectos negativos algunos en su vida. Mas aún, existe evidencia de que para algunas personas una copa de vino al día ayuda a prevenir enfermedades cardíacas. Sin embargo, para muchas de nosotras, el consumo de alcohol es una forma de escapismo a problemas o cambios importantes que debemos hacer en nuestras vidas. Para muchas mujeres esa copa diaria de vino puede ser el primer paso hacia el precipicio del alcoholismo. De manera similar, el uso moderado de tranquilizantes o drogas que alteran el estado de ánimo, que son recetadas, puede servir de gran ayuda para sobrellevar alguna situación difícil, mientras que el abuso de éstas (ya sea por consumo abusivo o recetas excesivas) puede conducir a problemas serios. Sin embargo, tanto el sistema médico, como la industria farmacéuticas lucran con el consumo de estas substancias. Es un verdadero reto ser "consumidoras informadas".

Existen muchos puntos de vista acerca de la adicción. Uno de éstos considera la adicción como un pecado o fracaso personal. Sin embargo, en la actualidad, el punto de vista que utiliza la gran mayoría de los centros de tratamiento y recuperación de drogas y alcohol en los EEUU y Puerto Rico, es el que define la adicción como una enfermedad que requiere tratamiento. Este modelo es mucho más práctico y humano, ya que hace énfasis en el tratamiento y no en el castigo ni en la demostración de culpa. La otra ventaja de este modelo, es que como es una enfermedad, el tratamiento de la adicción está cubierto por la mayoría de los seguros médicos y si no, mínimamente por la beneficiencia pública.

Irónicamente, las dos substancias más dañinas, tanto para los individuos, como para la sociedad, son la nicotina y el alcohol, y ambas substancias son legales.

EL ALCOHOL

Mientras que hasta hace algunos años, la sociedad condenaba y repudiaba a las mujeres por beber, la realidad, es que de muchas maneras el alcohol ha estado siempre a la disposición de la mujer—y en la actualidad, a veces hasta se nos presiona a que tomemos un trago—dentro de un rango variable de situaciones sociales y de negocios. Ahora que muchas de nosotras trabajamos fuera de la casa, tenemos amplias oportunidades para beber y más dinero para gastar en alcohol. Por lo tanto, no es sorprendente que, más o menos, el 59% de las mujeres en los EEUU consume bebidas alcohólicas y 6% de éstas consumen dos o más bebidas diariamente (esta cantidad se considera excesiva para la mujer). De acuerdo a datos obtenidos en investigaciones hechas en 1996, en relación a los patrones de uso y abuso de alcohol entre mujeres latinas, se encontró que el 52% de aquéllas nacidas en los EEUU consume bebidas alcohólicas, mientras que el 62% de las que nacen en países de America Latina se abstiene del alcohol. Los patrones de consumo de alcohol entre latinas varía de acuerdo al origen nacional o subgrupo (33% de puertorriqueñas, 35% de mejicanas y 23% de cubanas informan que consumen alcohol en la actualidad). Entre aquellas latinas que activamente ingieren bebidas alcohólicas, sólo el 5% indicaron que consumen dos o más bebidas por día, comparado al 17% de mujeres norteamericanas blancas. En otras palabras, mientras que el consumo general de alcohol entre mujeres latinas parece sobrepasar al de las mujeres norteamericanas blancas, éstas últimas tienden a ingerir el alcohol en cantidades mayores. (Ver las estadísticas de la Oficina de Minority Health en cuanto a la salud de mujeres de otras razas).

El consumo moderado de alcohol entre mujeres jóvenes (18–20 años de edad) ha aumentado y el porcentaje de universitarias que consumen alcohol, prácticamente ha igualado al de los varones (75-90%). Al contrario de las adultas, las adolescentes latinas son más propensas a beber en exceso. De hecho, entre las adolescentes latinas, se ha observado una tendencia a tratar de imitar los patrones de consumo de las adolescentes norteamericanas blancas.

Mediante una agresiva campaña de publicidad dirigida al "mercado femenino," la industria multimillonaria del alcohol ha sido muy hábil en sacar ventajas de la transformación que ha sufrido la posición social y económica de la mujer. En revistas tan diversas como "Cosmopolitan","Essence", "Glamour," y "Vanidades", es difícil dar vuelta a una página sin que no nos ofrezcan un nuevo tipo de bebida y con ella, la promesa sutil de ascender en nuestra escala social y volvernos más sofisticadas y sensuales. En Argentina la publicidad no se dirige a la mujer directamente, sino más bien a los hombres. Las imágenes comerciales muestran a la mujer como objeto en un ambiente dirigido a transmitir una impresión positiva de fiesta, afecto, sexo y familia. No nos debe sorprender que sólo en los EEUU, más de 6 millones de mujeres experimenten problemas debido al consumo de alcohol.

Obviamente los comerciales de bebidas alcohólicas conllevan el mensaje de que la bebida, en ocasiones en exceso, es una forma de adquirir lo que buscamos y de pasarlo bien. En ningún momento se le recalca a la mujer que la bebida es dañina para la salud, en especial para el embarazo, y que el beber en exceso puede resultar en toda una serie de problemas serios como lo es la dependencia adictiva al alcohol.

Mi consumo de alcohol aumentó significativamente cuando comencé mis estudios de posgrado como estudiante nocturna. Salía de mi trabajo, y después de una jornada completa, asistía a la facultad hasta las 10:30 de la noche. Antes de llegar a mi casa me detenía para tomar unas 3 o 4 cervezas para aliviar la tensión del día. Esa costumbre se convirtió en una rutina y con el tiempo la cantidad de cervezas aumentó considerablemente. Cuando finalicé los estudios ya no tenía ningún control sobre mi forma de beber. El alcohol controlaba toda mi vida.

Me aislé de mis amistades porque me habían criticado por mi forma de beber y convertí mi casa en mi taberna. Finalmente tuve que buscar ayuda porque acepté que yo sola no podía parar de beber.

El contexto social en el cual consumimos alcohol tiene un efecto profundo en cómo, cuándo y dónde bebemos, y si esta conducta es considerada aceptable o está fuera del margen de las normas establecidas por nuestra cultura. En algunas culturas, encontramos que existe un nivel aceptable de consumo de ciertas substancias de acuerdo a una variedad de prácticas religiosas y circunstancias sociales. El hecho de violar estas normas es lo que constituye el uso abusivo de estas substancias. En los EEUU, al igual que en muchas partes de América Latina y el Caribe, el uso socialmente aceptable del alcohol ha ido evolucionando a través del tiempo y el término alcoholismo es un concepto relativamente nuevo.

En una sociedad que juzga a las mujeres por su dependencia del alcohol con mucha más rigidez que a los hombres, las mujeres tienden a esconder y negar su consumo abusivo, en lugar de buscar la ayuda que necesitan. Al interiorizar el estigma de nuestra sociedad, las mujeres alcohólicas sufren mayor culpabilidad y ansiedad que los hombres alcohólicos; tienen una autoestima más baja e intentan suicidarse con mayor frecuencia. Muchas mujeres con problemas de bebida se vuelven también dependientes de las medicinas que los médicos les recetan con la finalidad de alterar su estado de ánimo, cuando erróneamente les diagnostican el alcoholismo como "nervios" o depresión.

Los efectos del alcohol en la mujer difieren significativamente de los efectos que tienen en el hombre. Las investigaciones recientes indican que las mujeres se intoxican más rápido con cantidades de alcohol menores que las que producen intoxicación en los hombres. Esto se puede deber al hecho de que tenemos menos agua en nuestros cuerpos para diluir el alcohol. Ciertas investigaciones recientes sugieren que nuestros ciclos hormonales afectan la manera en la cual metabolizamos el alcohol. Esto explica porqué, entre un hombre y una mujer que pesan lo mismo e ingieren la misma cantidad de alcohol, los niveles de alcohol son más altos en la mujer. Además, las mujeres tenemos menores cantidades de ciertas hormonas que regulan la cantidad de alcohol que pasa del estómago a la corriente sanguínea. Debido a dichos efectos fisiológicos, tanto el Departamento de Salud y Servicios Humanos, como el Departamento de Agricultura de los EEUU han recomendado que las mujeres no deben consumir más de un trago al día, y los hombres no más de dos.

A menudo olvidamos que el alcohol es una droga poderosa capaz de volvernos dependientes. Cada vez que tomamos vino con la comida, vodka tonic en una fiesta o un par de cervezas con la película de la noche, estamos consumiendo un depresor del sistema nervioso central. El alcohol provoca que todas las funciones principales de nuestro organismo se vuelvan más lentas, disminuye la coordinación psicomotora, el juicio, el control emotivo y las capacidades de raciocinio.

Cuando se consume en exceso, el alcohol puede ser extremadamente dañino, con consecuencias fisiólogicas adversas que pueden culminar en la muerte. Basta un solo episodio de consumo abusivo para que ocurra una reacción tóxica que puede culminar en una sobredosis, estado de coma y hasta la muerte. Beber en exceso durante un período prolongado de tiempo no sólo conduce a la dependencia física, también aumenta el riesgo de un ataque al corazón, infarto, daño cerebral, enfermedades del hígado y diversos tipos de cáncer. Las personas que beben y fuman al mismo tiempo, se encuentran en un nivel particularmente alto de riesgo para desarrollar cáncer del tracto respiratorio superior y del sistema digestivo. El abuso crónico del alcohol cobra un saldo muy alto especialmente en las mujeres que desarrollan enferemedades del hígado en un período más corto que los hombres, y las estadísticas de mortalidad de mujeres alcohólicas son de un 50 a un 100% más altas que entre los hombres.

Aquellas mujeres que consumen alcohol excesivamente durante el embarazo aumentan su nivel de riesgo para la hipertensión (presión alta) y el parto prematuro. Los bebés de estas mujeres pueden padecer de condiciones adversas que fluctúan entre anormalidades de desarrollo fetal, efectos alcohólicos en el feto, hasta el síndrome alcohólico fetal (FAS, por sus siglas en inglés). Este síndrome es un patrón irreversible de anormalidades que incluyen: retraso mental, deficiencias pre y postnatales en el crecimiento y defectos en las articulaciones. Durante el embarazo, el simple consumo de dos copas al día se ha asociado con defectos menores, entre los cuales sobresalen el peso bajo entre los recién nacidos. Hasta la fecha, no se ha establecido un nivel seguro para el consumo de alcohol durante el embarazo.

Ciertas investigaciones han concluído que después de la menopausia, el consumo moderado de alcohol (una o 2 copas de vino, preferiblemente tinto, al día) ayuda a disminuir el riesgo de muerte debido a la enfermedad coronaria. Sin embargo, algunos investigadores informan cierta asociación entre el consumo moderado de alcohol y la incidencia de cáncer del seno (aun en mujeres jóvenes), especialmente entre mujeres que consumen el equivalente a 2 o más bebidas alcohólicas por día. Aún no está claro si esta asociación es causal o se debe al aumento de alcohol en el estrógeno. En fin, lo que indican todos estos resultados es que toda mujer debe pesar los pro y los contra del consumo moderado de alcohol con su historial familiar, sus factores de riesgo para el cáncer del seno y la enfermedad cardíaca, teniendo en cuenta que los efectos negativos del consumo abusivo de alcohol sobrepasan en mucho los efectos positivos del consumo moderado.

Una pequeña investigación llevada a cabo en Boston recientemente, demostró que aquellas mujeres que toman estrógenos y consumen alcohol aumentan los niveles de estrógenos en su sangre a más de 3 veces la cantidad deseada. Si estás tomando estrógenos y consumes bebidas alcohólicas regularmente, es recomendable que se lo menciones a tu proveedor(a) de salud.

SI BEBES:

Es una buena idea comer algo antes o mientras bebes. El tomar despacio en lugar de apresuradamente también disminuye la velocidad con la que el alcohol entra al torrente sanguíneo. Una mujer que pesa entre 100 y 140 libras debe esperar aproximadamente 2 horas para que su organismo metabolice o "queme" cada trago; una mujer que pese entre 140 y 180 debe esperar aproximadamente una hora entre cada trago.

Un "trago" consiste en 3 a 5 onzas de vino, 12 onzas de cerveza o una onza de licor fuerte. Todos contienen la misma cantidad de alcohol.

Si tomas, no manejes. Hasta cantidades mínimas de alcohol interfieren seriamente con el juicio, la coordinación, la vista y el tiempo de reacción, reacciones cruciales para manejar con seguridad.

Evita ingerir alcohol por un lapso de algunas horas después de haber usado cualquier otra droga, incluyendo los medicamentos que se compran sin receta. Cuando se toman juntos, el alcohol y muchos otros medicamentos, sus efectos se multiplican peligrosamente. Las consecuencias de mezclar los medicamentos con el alcohol son nocivas y pueden consistir en dolores de cabeza, náuseas y retortijones hasta pérdida del conocimiento

(lagunas mentales), e incluso la muerte. Es particularmente peligroso mezclar el alcohol con otros depresores del sistema nervioso central, como los barbitúricos o tranquilizantes.

A veces el organismo se encuentra especialmente vulnerable al alcohol. Por ejemplo, el alcohol puede afectar el sistema con mayor fuerza cuando estás enferma o cansada. Las mujeres son más vulnerables al alcohol justo antes de su menstruación, por lo que es una buena idea evitar su uso para aminorar las molestias premenstruales. Durante el embarazo, lo más recomendable es no beber alcohol.

LAS DROGAS QUE ALTERAN EL ESTADO DE ÁNIMO

Las drogas que alteran el estado de ánimo fluctúan entre aquéllas que son medicamentos recetados, como los agentes ansiolíticos, hasta las drogas ilegales, tales como la cocaína y la heroína. Es esencial que tengamos información acerca de las drogas que consumimos, cómo éstas interactúan con el alcohol, así como con otras drogas, y su potencial para causar efectos adictivos. Es fácil abusar de las substancias. Por ejemplo, podemos sobrepasarnos en el uso de algún medicamento recetado o podemos cometer el error de tomar los medicamentos recetados de otra persona. Este último ejemplo es muy común en las comunidades donde no todas las personas tienen los medios ni la cobertura médica para sufragar los costos de la medicina que necesitan. Es muy importante saber que, hoy en día, casi todos los proveedores de salud en los EEUU tienen acceso a servicios de ayuda especial para estos casos. En todo caso, nunca debes tomar medicinas ajenas. Recuerda el refrán: "El remedio puede ser peor que la enfermedad".

A diferencia del alcohol, las drogas que alteran el estado de ánimo como los tranquilizantes, antidepresivos y sedantes, se han vendido como medicina durante mucho tiempo. Es una estadística comprobada que el consumo de estas drogas es mucho mayor entre las mujeres que entre los hombres. En ciertas situaciones estas drogas o medicamentos tienen propósitos justificables y hasta necesarios como en el caso de aquellos sicofármacos usados para tratar la esquizofrenia, la depresión clínica, la ansiedad y algunas condiciones fisiológicas. Esto se convierte en problema cuando dichos medicamentos son recetados para "tratar" las tensiones cotidianas, para evitar el tratamiento psiquiátrico y cuando son usados para automedicarse. Por ejemplo, en el siglo XIX, las medicinas de patente que contenían cantidades peligrosas de derivados del opio se le vendían a la mujer como alivio para "los problemas femeninos". Hoy, 2/3 de la cantidad total de los psicofármacos legales (que alteran el estado de ánimo) que recetan los médicos, son recetados a las mujeres. Se estima que aproximadamente 2 millones de mujeres han usado estas drogas diariamente durante un año o más.

Gran parte de la "medicalización" de los problemas de la vida normal se encuentra motivada por la agresiva industria farmacéutica norteamericana (Lee el cap. 2). Los anuncios de medicamentos en las revistas médicas y psiquiátricas a menudo sugieren que las mujeres son especialmente incapaces de soportar las tensiones de la vida diaria sin un alivio químico.

A los 30 años de edad me ocurrieron varios cambios que alteraron mucho mi vida. Me fui a vivir al área metropolitana de mi país, mi padre falleció repentinamente y ya había comenzado a pensar en abandonar el instituto secular de la iglesia en el que había estado por 10 años. Fui a ver un médico porque desde hacía algún tiempo había estado supuestamente padeciendo de hipoglicemia, no me sentía bien. Me sentía deprimida y sin ganas de hacer nada. Ese médico me recomendó que viera un psiquiatra y eso fue lo que hice. Los primeros medicamentos antidepresivos que me recetó la psiquiatra fueron Tofranil y el Sinequane y aunque me aseguró que no creaban dependencia, en mi caso personal sí lo hicieron.

Este fue el comienzo de un largo período de tiempo de abuso de medicamentos. Había encontrado la mejor manera para no enfrentar mis problemas. Dormir, aletargarme, embobarme, me ayudaba a escapar de la realidad. Me tomó 12 años enfrentarme al hecho de que tenía una adicción a los medicamentos y en el camino de la recuperación todos los días tengo que aceptar que esos medicamentos causaron grandes daños en mi vida física y emocional.

Entre los tranquilizantes más recetados por los médicos se encuentran: el Valium, Librium, Xanax, Halcion, Serax, Equanil, Miltown, Solacen, Tybatran, Tranxene, Dalmane y Ativan y los anti-convulsivos como el Klonopin. Aunque su clasificación como "menores" los distingue de los tranquilizantes "mayores" que se utilizan principalmente en el tratamiento de la psicosis, en realidad no tienen nada de "menores" en sus efectos o su abuso potencial. El uso de este término, promovido por la industria farmacéutica, confunde tanto a los médicos como a los pacientes. En los EEUU, el Valium, que también es un relajante muscular muy efectivo, es una de las drogas más populares, siendo las mujeres quienes más lo usan.

En Puerto Rico entre los tranquilizantes menores más recetados se encuentran: el Solacen, Tybatran, Tranxane, Dalmane, Ativan, Pamelor y Xanax.

En Argentina, la ley que regula la producción de medicamentos que alteran el estado de ánimo es muy distinta a la que existe en los EEUU. En este país el con-

sumo de medicamentos está severamente restringido y la venta es absolutamente controlada.

En 1992, se estima que alrededor de 4.4 millones de mujeres en los EEUU usaron drogas ilegales. Las estadísticas indican que entre las mujeres latinas, la incidencia de uso y abuso de drogas aumenta en forma paralela al proceso de aculturación y asimilación. Además parece ser que las mujeres latinas frecuentemente son iniciadas en el uso de drogas por sus compañeros, amigos o familiares del sexo masculino. También, parece que el número de muertes de latinos que está asociado al uso de heroína y cocaína es prácticamente el doble que el de los norteamericanos blancos.

El consumo de drogas presenta una serie compleja de problemas serios para la mujer: Los efectos psicológicos de las drogas en sí, asociados con la nutrición pobre y la baja resistencia para combatir enfermedades, son sólo 2 de las consecuencias asociadas al uso de drogas. Para aquellas mujeres que usan drogas intravenosas y/o utilizan el sexo como manera para obtener la droga, también está el riesgo de contraer el VIH y la hepatitis. En fin, las drogas pueden tener efectos devastadores, tanto para nuestro bienestar emocional, como en la habilidad que tenemos para tener el control de nuestras vidas.

El uso ilícito de drogas expone a las mujeres a otros peligros también. El riesgo de terminar encarceladas es una realidad tajante que actualmente afecta a más del 70% de mujeres en EEUU. De hecho, este país tiene el nivel más alto de mujeres encarceladas del mundo industrializado. La mayor parte de las mujeres que se encuentran en prisión por causas relacionadas con las drogas pierden la custodia de sus hijos.

Entre los afectados en la "guerra de drogas" figuran prominentemente las comunidades minoritarias donde se ha registrado el nivel más alto de víctimas. En la actualidad, existe un número desproporcionadamente alto de mujeres y hombres latinos y afroamericanos que están en prisión como resultado de prácticas legales y judiciales discriminatorias. Los latinos, especialmente aquéllos que viven en las comunidades pobres, tienen una probabilidad mucho más alta que los blancos de ser arrestados, sentenciados y encarcelados debido a delitos relacionados con las drogas. Desgraciadamente, los hombres latinos también tienden a permanecer encarcelados por períodos de tiempo más largos que aquéllos de otros grupos étnicos. La carga emocional, financiera y física que ocasiona la ausencia del hombre en la vida de la mujer y la familia es un factor agobiante que tiene ramificaciones serias en la salud de la mujer.

Entre algunos segmentos de nuestra comunidad latina en los EEUU, existen datos que revelan que el número de mujeres latinas dedicadas a actividades criminales debido al abuso de drogas es más alto que el de los hombres y las mujeres blancas norteamericanas. (Lee Recursos).

LAS DROGAS QUE ALTERAN EL ESTADO DE ÁNIMO

DEPRESORES DEL SISTEMA NERVIOSO CENTRAL

EL ALCOHOL

Tanto en los EEUU como en otras partes del mundo, el alcohol se considera la substancia legal que altera el estado de ánimo más popular y de mayor distribución.

LOS TRANQUILIZANTES MENORES

Los tranquilizantes (menores)fueron diseñados para aliviar la ansiedad y la tensión sin interferir significativamente con el funcionamiento mental o físico. Entre las marcas de tranquilizantes menores, se considera que las benzodiazepinas se encuentran entre los tranquilizantes más seguros y efectivos para aliviar la tensión, la ansiedad y los espasmos musculares, cuando se usan en forma adecuada. Los efectos secundarios reportados tanto con el Valium, el Librium, como con aquellos tranquilizantes menores mencionados anteriormente, incluyen: mareos, coordinación muscular reducida, confusión, urticarias (ronchas) en la piel, náuseas, estreñimiento, irregularidades menstruales y cambios en el deseo sexual.

Con el Valium también se han reportado efectos contradictorios, tales como el insomnio, reducción del patrón de sueño relajador o "REM" (esto puede traer como consecuencia: pesadillas, irritabilidad, hostilidad e incluso ira). Más alarmante resulta el hecho de que el Valium es la droga cuyo uso se ha reportado en un número mayor de casos relacionados con las visitas a la sala de emergencia provocadas por sobredosis o mal uso del medicamento.

En los últimos años, el potencial adictivo de las benzodiazepinas se ha vuelto más evidente. En 1979, las consultas del Senado sobre problemas asociados con las drogas que alteran el estado de ánimo, revelaron que las personas que habían tomado benzodiazepinas regularmente durante más de 4 meses corrían un mayor riesgo de volverse adictos. En dosis de apenas 14 miligramos diarios, se han reportado síntomas adversos de desintoxicación cuando el medicamento ha sido abruptamente suspendido.

Se están desarrollando terapias novedosas para reducir gradualmente la dependencia a los tranquilizantes, haciendo énfasis en la terapia de megavitaminas, la nutrición, el ejercicio y las técnicas de relajación.

Si deseas probar este tipo de programa, asegúrate de obtener información confiable sobre las terapias y el apoyo de una persona con conocimientos. Nunca intentes dejar de tomar un tranquilizante al que has desarrollado dependencia en forma súbita o sin ayuda profesional.

LOS BARBITÚRICOS

Los médicos recetan los barbitúricos principalmente para tratar el insomnio, el dolor, las convulsiones y la ansiedad. Entre estas drogas depresivas se encuentra el amobarbital (Amytal), el butabarbital (Butisol), el pentobarbital (Nembutal) y el secobarbital (Seconal).

De las drogas que reprimen el sistema nervioso central utilizadas actualmente por la medicina, los barbitúricos están considerados como las más peligrosas, con un potencial de adicción y sobredosis considerablemente mayor a los tranquilizantes. Los barbitúricos son extremadamente peligrosos cuando se combinan con alcohol. Es posible provocar los síntomas de una sobredosis con sólo tomar 2 bebidas y una dosis moderada de barbitúricos. También son un factor importante en intentos y casos de suicidio, envenenamiento e intoxicación accidental por medicamentos.

En dosis pequeñas, los barbitúricos generalmente inducen el sueño, pero su efectividad como píldoras para dormir dura apenas 2 semanas. En un corto lapso de tiempo se empieza a desarrollar la tolerancia física, y se comienza a tomar dosis cada vez mayores para producir los mismos efectos. Incluso en pequeñas dosis, el sueño inducido por barbitúricos a menudo produce durante unas horas una sensación de letargo, dolor de cabeza y un desarrollo motor lento.

Es necesario enfatizar sobre los peligros potenciales que tiene el uso de barbitúricos. Una vez que se ha desarrollado la tolerancia física, el margen entre una dosis inductora del sueño y una dosis fatal es peligrosamente estrecho. Finalmente, la dependencia a los barbitúricos debe emprenderse gradualmente y bajo supervisión médica competente ya que una suspensión abrupta puede provocar una crisis fatal.

LOS SEDANTES-HIPNÓTICOS (NO BARBITÚRICOS)

De las drogas que inducen el sueño, las que se recetan con mayor frecuencia son: methaqualona (Quaalude), flurazepam (Dalmane), glutethimidona (Doriden) y metiprilona (Noludar).

Estos medicamentos, originalmente, se anunciaron como una alternativa segura a los barbitúricos. Sin embargo, ahora se sabe que éstos presentan muchos de los mismos riesgos que los barbitúricos al desarrollar la tolerancia física, síntomas peligrosos al suspenderla y sobredosis.

El Dalmane y el Quaalude son las drogas más recetadas que alteran el comportamiento que con mayor frecuencia se encuentran asociadas a emergencias médicas relacionadas con drogas.

Tanto el Quaalude como el Dorigen se almacenan en el tejido adiposo del organismo y es difícil para éste expulsarlas del sistema. Es por ello que una persona puede recuperarse aparentemente de los efectos adversos de una de estas drogas y más adelante sufrir complicaciones, debido a la liberación de la substancia que había permanecido almacenada en su organismo.

Entre los efectos más comunes de estos medicamentos se encuentran el dolor de cabeza, sensación de letargo y mareo. Otros efectos que con menor frecuencia se han informado incluyen: náuseas, vómitos, visión borrosa, nerviosismo paradójico y ansiedad. Todas estas drogas son extremadamente peligrosas cuando se combinan con el alcohol.

LOS NARCÓTICOS

Narcóticos tales como Percodán, Demerol, Stadol, Dilaudid, Darvón y Codeína son recetados como calmantes para el dolor y pueden ser tanto psicológica, como fisiológicamente adictivos. El uso combinado de estos narcóticos con tranquilizantes, sedantes, alcohol o con antidepresivos tricíclicos, puede causar depresión respiratoria, pérdida del conocimiento y estado de coma. El romper la adicción a los narcóticos produce síntomas tales como ansiedad, sudor excesivo y malestar general. Si estás tratando de romper el vicio de los nacóticos es recomendable que no lo hagas sin la supervisión de un médico.

LA HEROÍNA

El narcótico más común en la calle es la heroína. Esta droga puede ser administrada intravenosamente o inhalada como la cocaína. Independientemente de la forma en que se administre, la heroína es sumamente adictiva. Los efectos inmediatos que produce son euforia y luego somnolencia. El uso repetido de la heroína crea una tolerancia que hace que constantemente se requiera más y más de la droga para producir el mismo efecto. El proceso de romper con el vicio de la heroína comienza de 8 a 12 horas después de la última dosis y es bastante severo. Síntomas de dicho proceso incluyen: Depresión respiratoria, malestar gastrointestinal, convulsiones, estado de coma y posiblemente, la muerte. El hecho de inyectarse heroína crea un riesgo significativo de contraer VIH, hepatitis y otras enfermedades transmitidas en la sangre (lo cual ocurre cuando se comparten las agujas). Si estás embarazada y usas heroína, es sumamente importante, por la salud de tu bebé, que dejes de hacerlo. Es recomendable que explores las alternativas con tu médico. Para los bebés de aquellas mujeres que usan narcóticos existe una constelación de problemas severos, de los cuales casi todos requieren intervención médica.

ESTIMULANTES DEL SISTEMA NERVIOSO CENTRAL

LAS ANFETAMINAS

Las anfetaminas o "píldoras de energía" son medicamentos estimulantes muy adictivos. Los nombres más populares de anfetaminas en el mercado son la Benzedrina y la Dexedrina. Usualmente, el Preludin y el Ritalin son recetados para adelgazar, así como para combatir el cansancio crónico, los trastornos del sueño y el ADD (Attention Deficit Disorder). Estas drogas tienen un potencial tan alto de crear una adicción que en la actualidad van acompañadas de una nota de precaución para los médicos: "Deben ser recetadas o administradas con moderación." Se ha demostrado que es muy poco su valor para la pérdida de peso a largo plazo y por eso, en muchos lugares de EEUU está prohibido su uso para dicho fin.

En dosis bajas, las anfetaminas provocan la reducción temporal del apetito, alivian el mareo y aumentan el pulso cardíaco, la presión arterial y la velocidad de respiración. La tolerancia física puede aparecer en el transcurso de pocas semanas de uso regular, entonces se requieren cantidades cada vez más altas.

Con cantidades mayores, algunas personas han presentado sensaciones intensas de euforia y confianza en sí mismas, mientras que otras se vuelven irritables y ansiosas. Los efectos más comunes incluyen: sudor, insomnio, vista borrosa, mareo y diarrea.

Entre los peligros de las altas dosis de anfetaminas también se encuentran el riesgo de daños vasculares o paro cardíaco debido al aumento repentino de la presión arterial, pérdida severa del apetito y, como resultado, desnutrición y una condición de debilidad que invita fácilmente a las infecciones.

LA COCAÍNA Y EL "CRACK"

La cocaína es una substancia adictiva que produce sensaciones de excitación y euforia al estimular el sistema nervioso central y periferal. Administrada intravenosamente, al inhalar o fumarla, la cocaína también causa un aumento marcado en la presión sanguínea y los latidos del corazón. Además, la cocaína hace que la persona se sienta más alerta, pero como consecuencia de esto, ocurre el insomnio y la pérdida de apetito. El uso prolongado de cocaína puede causar depresión y paranoia. Una sobredosis de esta droga puede provocar convulsiones, agitación severa, alucinaciones, ataque cardíaco y muerte. El proceso de romper el vicio de la cocaína puede provocar agitación, sudor o transpiración excesiva, deseo desmedido por la droga, conducta inapropiada y, en ocasiones, depresión suicida.

El "Crack" es una forma procesada y fumable de cocaína la cual es extremadamente adictiva ya que tiende a ser 5 o 6 veces más fuerte que la cocaína en polvo. El "crack" produce una nota corta y extremadamente intensa la cual es seguida por un descenso severo, caracterizado por depresión, ansiedad y por el deseo desmedido y prácticamente incontrolable de obtener más de la droga. El aumentar la dosis de "crack" conlleva el riesgo de sobredosis o envenenamiento lo cual puede culminar en la muerte. El "crack" fue introducido en gran escala a muchas comunidades de bajo ingreso durante mediados de la década del 80. Esta droga, barata y sumamente accesible, rápidamente se convirtió en la substancia predilecta de muchas mujeres jóvenes de las razas negra y latina. La adicción al "crack" está asociada a la prostitución (sexo por droga) y es otro riesgo para la salud de la mujer.

LOS ALUCINÓGENOS (DROGAS PSICODÉLICAS)

Los alucinógenos usados con mayor frecuencia son el LSD, la mescalina y el PCP ("angel dust"). Recientemente se han hecho muy populares las drogas "de marca" tales como el éxtasis. Estas drogas causan euforia, alucinaciones y distorsión en la percepción del tiempo y el espacio. Las reacciones adversas a esta droga pueden consistir en paranoia, ataques de pánico y psicosis. El uso prolongado de los alucinógenos puede producir episodios en los cuales la persona vuelve a sentir los efectos de la droga, aun sin usarla.

LOS INHALANTES

La pega, el freón, el benzeno, el nitrato de amilo y el óxido nitroso son inhalantes que causan intoxicación inmediata. Estas drogas se conocen por el gran peligro que conllevan de causar paro cardíaco, respiratorio y daño cerebral.

LA MARIGUANA

La mariguana es la droga ilegal de mayor uso en los EEUU. Los efectos de la mariguana son inmediatos y consisten en euforia, estimulación del apetito, distorsión del tiempo y, en ocasiones ansiedad. Se ha encontrado que el uso prolongado de mariguana causa pérdida de la memoria inmediata y a veces problemas con la coordinación motora. El dejar de usar mariguana produce efectos menores de irritabilidad e insomnio.

LOS ANTIDEPRESIVOS

Los antidepresivos que hasta la fecha se han recetado con mayor frecuencia son los tricíclicos, entre los cuales se encuentra: la doxepina (Sinequan), imipramina (Tofranil), amitriptilina (Elavil), desipramina (Norpramina, Pertofran) y nortriptilina (Aventil).

En la actualidad a partir de las investigaciones recientes en cuanto a la depresión han surgido toda una nueva serie de antidepresivos que regulan la segregación de seratona en el cerebro. Estas drogas se conocen como inhibidores de absorción de seratona y han tenido gran acogida por su nivel de éxito y porque tienen menos efectos secundarios adversos asociados a los demás antidepresivos (lee más adelante). Entre los inhibidores de seratona más populares se encuentan Prozac, Paxil y Zoloft.

A pesar de que los antidepresivos se consideran efectivos para tratar algunos tipos de depresión, por lo general, no se observa mejoría hasta después de algunas semanas de uso. Existe también evidencia que demuestra que el uso de antidepresivos no siempre es un factor crucial en la curación.

En una investigación, el 60% de los pacientes mejoró después de haber tomado Tofranil, mientras que el 40% mejoró tomando un placebo o píldora de azúcar. Los efectos secundarios más comunes durante el uso de antidepresivos tricíclicos son: boca seca, estreñimiento, retención de orina, vista borrosa, incremento de peso y mareo.

Cuando estos medicamentos se suspenden abruptamente después de uso prolongado, pueden producir síntomas como náuseas y dolores de cabeza.

El uso seguro de medicamentos

Antes de aceptar una receta de cualquier medicamento, sea de los que alteran el estado de ánimo o de otros, pregúntale a tu doctor lo siguiente:

¿Para qué sirve dicho fármaco y cuáles son las alternativas no químicas que existen?

¿Cómo actúa exactamente este medicamento en mi organismo y mi mente?

¿Cuáles son los beneficios, los riesgos y los efectos secundarios negativos?

¿Puedo desarrollar dependencia a esta droga?

¿Cómo interactúa con otros medicamentos, con ciertos alimentos y con el alcohol?

¿Cuándo, cómo, con qué frecuencia y por cuánto tiempo debo tomarlo?

¿Debo tomarlo solo o con los alimentos?

¿Cómo la guardo?

➤Si el medicamento recetado trae un folleto informativo para el paciente, léelo y sigue las instrucciones cuidadosamente. Si no trae folleto, pregúntale a tu médico o al químico de la farmacia que te muestre la información sobre los efectos secundarios, al igual que el gobierno les exige a las compañías farmacéuticas que hagan con cada uno de los medicamentos que se venden.

➤Revisa el Directorio de Especialidades Médicas de la biblioteca. Si la información es difícil de comprender, pide que te la expliquen en un lenguaje comprensible, no especializado.

➤Recuerda que los folletos no siempre mencionan todos los efectos secundarios.

➤Cuando tomes cualquier medicamento, pon atención a tus reacciones físicas y emocionales. Hasta las medicinas que se despachan sin receta tienen efectos impredecibles y peligrosos, por lo que siempre deben tomarse con cuidado.

➤Evita compartir medicinas con otros miembros de tu familia o con amigas. Aunque parece una muestra de atención, puede ser muy peligroso recomendar o facilitar un medicamento que hemos estado utilizando para que lo use una amiga o un familiar. Un medicamento que puede ser útil a una persona, puede producir efectos impredecibles y perjudiciales en otra.

➤Nunca se debe tomar una droga para alterar el estado de ánimo a pocas horas de haber ingerido alcohol u otro medicamento. Las combinaciones de tranquilizantes, barbitúricos u otro tipo de sedantes son especialmente peligrosas, incluso fatales.

➤Evita tomar medicamentos que modifiquen tu estado de ánimo durante el embarazo. Algunos defectos en recién nacidos se han asociado con el consumo de tranquilizantes menores, barbitúricos y anfetaminas.

➤Cuando por recomendación médica aceptes tomar cualquier medicamento que modifique tu estado de ánimo, haz una cita de reevaluación con tu médico un mes más tarde. Este es el momento para discutir ampliamente los riesgos y beneficios del medicamento antes de aceptar que te lo recete de nuevo o te aumente la dosis.

➤El uso prolongado de muchos medicamentos puede producir dependencia y otros efectos perjudiciales; es importante que averigües otras formas no-químicas de combatir las tensiones por las que estás atravesando.

LOS MEDICAMENTOS Y EL ALCOHOL: BUSCA AYUDA

Nuestro consumo de alcohol o medicamentos para modificar el estado de ánimo puede volverse parte de nuestras vidas, a tal grado que muchas veces no nos damos cuenta de que se ha vuelto un problema.

A continuación te presentamos algunas preguntas que puedes hacerte:

¿Alguna vez alguien cercano a ti ha comentado algo sobre su preocupación con respecto a tu consumo de alcohol o medicamentos?

Cuando tienes algún problema, ¿recurres al alcohol o los medicamentos para consolarte?

¿A veces eres incapaz de desarrollar tus responsabilidades del hogar o el empleo debido a los medicamentos o el alcohol?

¿Alguna vez tu forma de beber o tomar medicamentos te ha causado problemas con la familia, amigas o compañeras de trabajo?

¿A menudo te tomas un medicamento o un trago para poder pasar las mañanas?

¿Sientes que tienes que tomar cada vez mayor cantidad de alcohol o medicamentos para obtener los mismos efectos?

¿Te has sentido física o psicológicamente mal cuando has intentado dejar de tomar alcohol o algún medicamento?

¿Alguna vez—tú o alguien que conoces—ha necesitado atención médica debido al uso del alcohol o medicamentos?

¿A menudo has fracasado en el cumplimiento de las promesas que te has hecho a ti misma o a los demás con respecto a reducir tu consumo de alcohol o algún medicamento?

¿Alguna vez te sientes culpable por tu consumo de alcohol o medicamentos y tratas de esconderlo de los demás?

Si contestaste "sí" a alguna de las preguntas anteriores, tu consumo de alcohol o de algún medicamento probablemente está interfiriendo seriamente con tu vida y debes buscar ayuda.

Es posible superar los problemas de alcoholismo y abuso de otros medicamentos. ¡Mientras más pronto solicites ayuda, más fácil será liberarte de la dependencia a estas substancias!

Durante algunos años creí que nunca tendría problemas serios con el alcohol. Después de todo hubo temporadas de mi vida en las que sólo bebí ocasionalmente, aunque claro, siempre terminaba borracha. Las cosas en mi vida no estaban del todo mal. Me independicé de mi familia, trabajaba y luego obtuve mi postgrado, era una mujer profesional. Sin embargo, con cada una de esas situaciones, mi consumo de alcohol aumentó significativamente; tanto esfuerzo para alcanzar mis metas y luego estuve a punto de tirarlas a la basura; el alcohol era tan importante para mí que el resto no me interesaba. No me sentía bien conmigo misma, necesitaba aprender a ser feliz sin necesidad de beber, por eso pedí ayuda.

Algunas mujeres han logrado superar sus problemas de alcoholismo o drogas con el apoyo de otras personas que ya "pasaron por ahí". Alcohólicos Anónimos (AA) es posiblemente el grupo más conocido de autoayuda en casi todas las comunidades de los EEUU, incluyendo grupos para mujeres y lesbianas. En América Latina los grupos son mixtos y existen reuniones de mujeres, pero no grupos como tal.

"Al-Anon" y "Alateen" ayudan a las familias y amigos de bebedores con problemas. "Women for Sobriety" (Mujeres Sobrias) es una red de apoyo a grupos locales, que se concentra en asuntos y necesidades especiales de mujeres con problemas de alcoholismo. "Narcóticos Anónimos" (N.A.) utiliza el mismo enfoque del programa de recuperación de Alcohólicos Anónimos para personas con problemas de adicción a substancias o medicamentos.

Otros grupos más recientes de auto-ayuda para bebedores incluyen: "Rational Recovery" y "Secular Organizations for Sobriety" (Recuperación Racional y Organizaciones Seculares para Mantenerse Sobrios), ambos se enfocan en aumentar la auto-estima y la responsabilidad personal como caminos para dejar de beber. (Lee Referencias y más información).

ALTERNATIVAS PARA EL TRATAMIENTO

Además de estos grupos independientes de auto-ayuda, la mayoría de los programas locales de tratamiento contra las drogas financian los programas de las terapias de sus pacientes y apoyan grupos.

Si tienes un problema serio con el alcohol o las drogas, tal vez quieras participar en un programa formal de tratamiento, ya que éstos proporcionan atención médica, terapia individual y de grupo y otros tipos de servicios de apoyo.

Es importante enfatizar que la finalidad de dicho tratamiento no es solamente "sacarte de las drogas," sino ayudarte a entender mejor el problema y crear una nueva vida en la que no necesites el alcohol ni los medicamentos para funcionar. Si en tu comunidad existe un programa para mujeres y dirigido por mujeres, tal vez lo encuentres especialmente útil.

Es muy probable que otras mujeres puedan entender mejor tu situación, tus presiones y conflictos, así como tus necesidades prácticas, físicas y emocionales. En algunos programas tal vez encuentres un centro de cuidado de niños. Para encontrar un programa con el tratamiento apropiado o grupos de apoyo, acude al consejero o consejera de alcoholismo de tu área, al centro de mujeres más cercano o al centro comunitario de salud mental; al departamento de servicios del la comunidad o de salud de tu ciudad o municipio; o al departamento u oficina del trabajo, si es que existe una en tu ciudad o municipio.

Todas necesitamos entender que los problemas de adicción no desaparecen de la noche a la mañana, especialmente con un solo tratamiento. Hay que ser perseverante, determinada y resignarse a luchar por un período de tiempo que, tal vez, nos parezca eterno.

El consumo de tabaco y la inhalación del humo que produce

En la actualidad, la cantidad de mujeres que fuma cigarrillos es muchísimo mayor que hace 50 años. Esto se debe a muchas de las mismas razones por las cuales muchas de nosotras bebemos. Aunque en los últimos años el consumo de tabaco ha ido reduciéndose lentamente entre mujeres adultas, las que fumamos tenemos la tendencia a hacerlo con exageración. Además, el número de niñas y adolescentes que fuman ha aumentado significativamente y, al igual que con las drogas y el alcohol, la edad en que éstas comienzan a fumar disminuye cada día. Entre 1991 y 1994, en los EEUU, el número de niñas entre las edades de 13 a 14 años que habían fumado aumentó en un 36%. En 1993, el número de adolescentes de escuela superior que fumaban diariamente era casi un 22%. En la actualidad, alrededor de un 23% de mujeres en los EEUU fuman cigarrillos, y el nivel más alto de éstas se encuentra en la etapa reproductiva (entre las edades de 25-44 años). Esto continúa ocurriendo a pesar de que generalmente se conoce, y está bien documentado, que el cigarrillo es muy dañino para la salud y la nicotina es sumamente adictiva.

Las niñas comienzan a fumar como resultado de muchas presiones. Desde los años 20 en los EEUU, la industria del tabaco, conjuntamente con agencias publicitarias y de mercadeo, se han dirigido a la población femenina (jóvenes y adultas) para promover el cigarrillo, usando el pretexto de que fumar es símbolo de independencia, emancipación, rebeldía y autonomía. Además, el cigarrillo también se les vende a las mujeres como una forma de controlar el apetito y el peso.

Para las fumadoras, las noticias no son muy halagadoras. Las consecuencias que conlleva el fumar para la mujer son extremadamente serias, a corto y a largo plazo. No sólo desarrollan las mujeres las mismas enfermedades relacionadas con el consumo de tabaco que los hombres, sino también aquéllas relacionadas con el estado hormonal, el funcionamiento reproductivo y el embarazo. Las mujeres que fuman tienen 5.5% más de probabilidades de desarrollar cáncer en el pulmón que las que no fuman. En las mujeres, la incidencia de cáncer de pulmón ha aumentado un 3% al año, desde principios de la década de los 80. En comparación con las mujeres que no fuman, las fumadoras tienen más probabilidades de sufrir ataques al corazón, paros y otras enfermedades cardiovasculares serias. Las mujeres que usan anticonceptivos orales y fuman, tienen 10 veces más probabilidades que las que no fuman de sufrir enfermedades coronarias.

Tanto las fumadoras jóvenes, como las primerizas experimentan dificultad al respirar, tos, y falta de energía. Estudios recientes han demostrado una reducción drástica en el funcionamiento pulmonar de las adolescentes y las niñas fumadoras (siendo los efectos más serios para estas últimas). En la actualidad, el fumar es la causa principal de muerte prevenible en los EEUU. Más de 152 mil mujeres mueren cada año en este país debido a las consecuencias de fumar. Dichas consecuencias incluyen: el cáncer del pulmón, la enfermedad cardiovascular, el paro cardíaco y el derrame cerebral. En 1987, el cáncer del pulmón sobrepasó al cáncer del seno como la causa principal de muerte para las mujeres en los EEUU.

El consumo del tabaco en las mujeres también se asocia con cáncer de las vías urinarias, la laringe, la boca, el esófago, los riñones, el páncreas y la cérvix. Las mujeres que fuman tienen un mayor riesgo de morir debido a alguna enfermedad crónica de obstrucción de los pulmones, y más riesgo que las que no fuman, de sufrir de osteoporosis, bronquitis crónica, enfisema, sinusitis crónica, úlcera péptica y del duodeno e hipertensión severa.

En las mujeres, el consumo del tabaco también se asocia con la reducción de la fertilidad y menopausia prematura. Las fumadoras pasivas (expuestas al humo del cigarrillo de los demás), encaran un riesgo serio que atenta contra la salud. Las investigaciones demuestran que las mujeres que no fuman, pero se encuentran expuestas al humo del cigarrillo de sus maridos, tienen el doble de probabilidades que las mujeres que no fuman, de desarrollar cáncer del pulmón.

Otros estudios muestran que los hijos/hijas de los padres/madres que fuman tienen mayor riesgo que los hijos/hijas de los padres/madres que no fuman, de contraer enfermedades de las vías respiratorias y de desarrollar leucemia y linfoma cuando son adultos. Durante el embarazo, el consumo de tabaco, ya sea activo o pasivo, plantea serios riesgos para el futuro bebé.

Los bebés de mujeres que fuman durante el embarazo tienen mayores probabilidades de ser enfermizos y pesar menos al nacer. Fumar durante el embarazo también aumenta el riesgo de sangramiento, ruptura prematura de las membranas, aborto, nacimiento prematuro y muerte del recién nacido. El riesgo del síndrome de muerte súbita (SMS) también puede aumentar con el consumo de cigarrillos durante el embarazo.

Aun el contacto con el humo de otros fumadores (conocido como consumo pasivo) es también un riesgo serio para la salud. En 1993, el humo producido por el consumo de tabaco de otros (también llamado humo ambiental o ETS, por sus siglas en inglés) fue declarado como carcinógeno por la Agencia de Protección Ambiental (Environmental Protection Agency) de los EEUU, la cual lo coloca en una categoría similar al asbestos y al gas radón. Estudios de investigación han revelado que para aquellas esposas no-fumadoras, expuestas al humo de cigarrillos de sus maridos, la probabilidad de desarrollar cáncer del pulmón es dos veces mayor que para las esposas de hombres que no fuman. El consumo pasivo de tabaco también puede afectar el desarrollo del feto, la inteligencia del niño, el desarrollo del lenguaje, su avance en la escuela y su comportamiento.

Los cigarrillos bajos en brea y nicotina ("light" y "ultralight") no son menos dañinos ni disminuyen el riesgo de aquellas enfermedades asociadas con el consumo de cigarrillos regulares que describimos anteriormente. Además, estos cigarrillos tienden a ser consumidos con mayor frecuencia y en mayores cantidades para poder satisfacer el deseo por la nicotina.

Me hubiera gustado que toda esta información hubiera existido cuando yo era joven. Empecé a fumar en los años 30, cuando tenía 12 años, y nunca supe que tuviera nada de malo. Sí nos decían que fumar retrasaba el crecimiento, pero yo era alta, por lo que eso no me importaba. Fumé durante toda mi juventud, a los 20 y 30 años, y nunca nadie me sugirió que dejara de hacerlo.

DEJANDO EL HÁBITO DE FUMAR

Existen muchas buenas razones para dejar de fumar y los resultados valen la pena. Aquellas personas que dejan de fumar notan un aumento significativo en la energía, la resistencia, la autoestima y la confianza en sí mismos. Dejar de fumar durante el embarazo conlleva beneficios inmediatos, tanto para la madre, como para el feto. Los beneficios a largo plazo continúan: Después de 3 años de dejar el cigarrillo, el riesgo de morir de un ataque cardíaco vuelve a ser igual que para el resto de la población no fumadora. Asímismo, el riesgo de desarrollar cáncer pulmonar, renal y de la laringe disminuye gradualmente, volviendo a ser igual al de aquellas personas que no fuman, después de 16 años.

Muchas de nosotras estamos teniendo más éxito que nunca en librarnos de la adicción a la nicotina (el compuesto adictivo del tabaco). Una de cada 3 mujeres fumadoras ha dejado el hábito y desde 1976, el porcentaje de mujeres que fuman se ha reducido de 33 a 23%. (Desafortunadamente, entre las adolescentes es lo contrario).

La recuperación de la dependencia de la nicotina es más complicada que la de una dolencia física. Las mujeres que fuman asocian muchas de sus actividades diarias y costumbres con el acto de fumar. Una persona que se fuma una cajetilla de cigarrillos al día le está suministrando nicotina a su sistema 20 veces al día y más de 7,300 veces al año. Al dejar de fumar siente que está perdiendo un amigo, una relación, un compañero constante. El desarrollar una nueva autoimagen como no-fumadora toma tiempo. Algunas mujeres ganan peso mientras su metabolismo se acostumbra a la ausencia de nicotina y regresa a la normalidad. Aunque muchas tememos subir de peso al dejar de fumar, las investigaciones muestran que el aumento promedio es únicamente de 5 libras. Además, se ha demostrado que el ejercicio disminuye la cantidad de peso que se aumenta y hace que la probabilidad de regresar al vicio de fumar sea menor. Este también puede ser el mejor momento para reevaluar nuestros patrones alimenticios. Sea como fuere, las mujeres que dejan de fumar manifiestan que nunca antes se habían sentido mejor.

Es maravilloso poder hacer tantas cosas que antes, cuando fumaba, estaban fuera de mis posibilidades: correr en el parque, bailar durante horas, pequeñas cosas como disfrutar la fragancia de mi pelo limpio. El solo hecho de saber que estoy más sana y que mis hijos probablemente están más sanos me hace sentir mejor.

Cuando dejas de fumar, hay un sentimiento poderoso de logro—el poder de haber recuperado las riendas de tu propia vida. "Yo todavía me identifico como fumadora, todavía fumo en mis sueños. Si pensara que iba a volver a los cigarrillos y sólo fumar 2 o 3 al día, lo haría de inmediato. Pero creo que no puedo fumar de esa manera. Si fumo uno, me fumo un paquete y no quiero volver a hacerlo". Pero de ninguna manera es fácil.

Las investigaciones indican que la habilidad para dejar de fumar y tener éxito depende en gran medida de la fuerza de la convicción y la confianza en sí misma que se tenga, y la habilidad de lograr el apoyo de personas cercanas a nosotras. Existen muchos programas gratuitos o económicos a disposición de las mujeres que desean dejar de fumar, incluyendo los que ofrece la Sociedad Americana del Cáncer. Algunos de ellos ofrecen apoyo especial a grupos de mujeres.

Pueden encontrarse programas económicos en algunos hospitales, organizaciones de salud, escuelas, empresas y grupos comunitarios. También existen programas comerciales para dejar de fumar, pero, por lo general, son más caros. Podemos participar en uno de los programas formales que se ofrecen en nuestra comunidad o pedirle a una amiga o un familiar que deje de fumar con nosotros.

De aquellas mujeres en los EEUU que han dejado el cigarrillo, el 90% lo ha logrado por su propia cuenta. Independientemente si decidimos intentar dejar de fumar por nuestra cuenta o con la ayuda de algún programa especial, es importante que no nos dejemos desilusionar. Dejar de fumar es difícil. Si juramos dejar los cigarrillos y en algún momento "caemos," debemos recordar que a muchas de nosotras les sucede esto y no significa que hemos fallado. Tenemos que intentarlo una y otra vez. Dejar de fumar es difícil, pero no imposible, y es uno de los favores más grandes que podemos hacernos a nosotras mismas y a nuestra salud. Ahora sabes que es posible liberarse de la nicotina.

Plegaria desvelada
por María Elena Walsh

Dios mío, dame mi sueño
de paz, y no de pastilla.
El diablo que nunca duerme
penando me despabila.

Y a la hora del desvelo
como el ateo cuando agoniza
te busco pa' que me acunes,
Dios, madre mía.

Dormir en paz
dame Dios mío
sueño natural
que el de botica me sabe mal.

Derríbame las pestañas
como de noche la hierba inclinas
y cierras una por una
las campanillas.

Al tiempo que trabajaba
lloré todo el santo día
Si muerta gané la almohada
abrojos me resucitan.

Capítulo 11

LA VIOLENCIA EN CONTRA DE LA MUJER

Por Marianne Winters, basado en el trabajo anterior de Dina Carbonell, Lois Glass, Suzanne Gosselin, Carol Mambery Jill Stanzler, Alice Friedman, Margaret Lazarus, Lynn Rubinett, Lena Sorensen, Denise Wells y Nancy Wilbur, Terrie Antico, Wendy Sandford; adaptado por Nirvana González, Maribel Nieves, y Laura Colón-Martínez, de Taller Salud, Puerto Rico, y Georgianna Meléndez, de Casa Myrna Vásquez, Boston.

Este capítulo es una extensión de los anteriores sobre violación, escritos por Gene Bishop, Roxanne Hynek y Judy Norsigian; y sobre defensa personal, por Janet Jones y Carol McEldowney. Con agradecimiento especial a Freada Klein, Andrea Fischgrund, Jackie Herskovitz, Judith Lennett y Laura Tandara.

La violencia en contra de la mujer es un problema mundial oculto. La liberación de la amenaza del hostigamiento, el maltrato y el abuso sexual es un concepto difícil de imaginar ya que la violencia es una parte tan arraigada de nuestras vidas y culturas.

En cualquier sociedad, donde el hombre domina a la mujer, la violencia en contra de la mujer ocurre con una frecuencia desconcertante.

En los EEUU, América Latina y el Caribe, el maltrato constituye la causa principal de daño físico a mujeres entre las edades de 15 a 44 años.

En los EEUU, estadísticas del FBI indican que cada 15 segundos una mujer es maltratada por su novio o esposo y que cada 6 minutos, una mujer es violada. Dichas estadísticas indican que en 1990, 102,555 mujeres fueron víctimas de violación. Probablemente, dichas estadísticas minimizan las cifras actuales.

El estudio "Rape in America" estima que 683,000 mujeres son violadas cada año.

Desde una quinta parte hasta prácticamente la mitad de las mujeres norteamericanas son víctimas del abuso sexual cuando niñas. La mayoría de este abuso es cometido por algún pariente mayor del sexo masculino.

Cerca de un tercio de las víctimas de homicidio del sexo femenino son asesinadas por sus maridos o novios.

Aproximadamente el 50% de las mujeres que se encuentran desamparadas, están en la calle, muchas de ellas con sus hijos, debido a la violencia en sus hogares; casi dos terceras partes de las mujeres que reciben asistencia pública tienen un historial de abuso.

En América Latina y el Caribe, 8 de cada 10 mujeres ecuatorianas han sido maltratadas por sus maridos y el 22% es agredido más de una vez al mes.

Una de cada 6 mujeres salvadoreñas es violada y una de cada 3 sufre abuso sexual.

En Chile se cometen 20 mil delitos sexuales al año, de los cuales se denuncian sólo 4 mil. El 57.3% de las victimas de violación tienen entre 5 y 15 años y en el 71.8% de los casos, el agresor era un familiar cercano o un conocido. Fuente: *Por el Derecho a Vivir sin Violencia, Cuadernos Mujer Salud*, 1996.

Dados estos hechos, no es sorprendente que La Declaración del Programa de Acción de Viena considere la violencia en contra de la mujer como la violación de los derechos humanos de la mayoría de la población mundial. Estadísticamente, las mujeres están más seguras en la calle de lo que están en su propio hogar. La violencia en contra de la mujer está tan entretejida en nuestras sociedades que muchas de las mujeres que son víctimas sienten que ellas son las culpables.

Todos los días vemos imágenes de la violencia del hombre en contra de la mujer en las noticias, los programas de televisión, el cine, los anuncios, en nuestros hogares y en el trabajo. Para las mujeres de todas las razas, edades y clases sociales, la violencia es una realidad de la vida.

Nunca me he liberado del miedo a la violación. Como muchas mujeres, desde pequeña he pensado que la violación forma parte de mi medio ambiente natural—algo contra lo que hay que rogar y temer,

La mesa de billar en New Bedford, Mass

por Marjorie Agosín

Ella entró vestida
era clara y encorvada como un día cualquiera
o como un otro día,
ella era redonda y joven
con algo de Eva y con algo de María
Pero, ellos la vieron desnuda,
entraron bruscos por su pelo largo,
su pelo como cenizas
ellos la habitaban por las rendijas de sus ojos que se
     nublaban
mientras los falos asustados
la despedazaban como un trapo malgastado entre
     las cacerolas.

Ella entró vestida
como una luna
y le fueron deshojando sus misterios
sus faldas que se mecían
entre los dientes de los enanos rompiéndola, escu-
     piéndola,
     acariciándola,
vagamente, torpemente.

Ella era celeste y vestía colores de río,
y ahora coagulada, fermentada, deforme
en una mesa de billar
New Bedford, Massachusetts
pueblo de ballenas y algunos hombres malolientes.

En la mesa de billar,
ella flotaba eternamente abierta despojada de clari-
     dades
y ellos hurgueteaban su vagina que ahora humeaba
     como una cloaca
como una boca de ballena naúfraga
incendiada entre los despojos.

así como al fuego o a los rayos. Nunca he preguntado por qué los hombres violan a las mujeres; simplemente pienso en ello como uno de los misterios de la naturaleza humana.

En el sentido más amplio, la violencia en contra de la mujer consiste en cualquier tipo de violación de la personalidad de ésta, de su integridad mental y física, o de su libertad de movimiento. Esto incluye todas las formas con las que la sociedad utiliza y oprime a las mujeres. En resumen, la violencia en contra de la mujer abarca todo acto de opresión, tanto individual como social desde el abuso de esterilización al abuso de recetar drogas (desde la pornografía hasta la violencia en las prisiones, desde el odio propio que se deriva de la opresión económica y de clases).

De todas las formas de violencia que amenazan a la mujer con violación física o psicológica y que limitan su habilidad para hacer elecciones en su vida, la violencia sexual es particularmente insidiosa porque los actos sexuales ordinariamente son una fuente de placer y comunicación. Con frecuencia, no está claro si la violación sexual fue motivada por el deseo sexual o la violencia, o si es que estas motivaciones son poco distinguibles por el hecho de que, en nuestras culturas, la violencia en contra de la mujer en sí ha sido erotizada.

Hace 30 años, muchas de las formas de violencia en contra de la mujer estaban escondidas bajo un manto de silencio o aceptación. A medida que más y más mujeres hablan entre sí, alentadas por los grupos de apoyo y servicios que están disponibles en la actualidad, se ha manifestado que la violencia contra nosotras ocurre en una escala masiva; que ninguna mujer es inmune y que la familia, los amigos y las instituciones públicas han sido cruelmente insensibles a ello. Durante los últimos 15 años, las mujeres en las comunidades a través de todo el país (EEUU), se han movilizado para ofrecer servicios directos a mujeres que han sido víctimas de la violencia, con el fin de educar a la gente acerca de la violación y la violencia, y para desarrollar estrategias de resistencia. Este capítulo refleja el importante trabajo de algunas de estas mujeres.

Raza, classe social y la violencia en contra de la mujer

La violencia pública, la violación y el hostigamiento sexual, en particular, sirven como instrumento para denigrar o castigarnos, despojándonos del poder mediante el racismo u otras formas de discriminación. Con frecuencia, el hombre blanco usa la violencia sexual como un medio para hacer valer la total dominación sobre las mujeres de otras razas. Una mujer de la raza negra, casada, que trabajaba, fue despedida por rehusar a acostarse con su supervisor; ella nos dice:

En muchas ocasiones mi supervisor me dijo: "Para ser una chica de color, eres inteligente." Le dije que si se refería al color o a la raza al dirigirse a mí, yo me consideraba "negra". El replicó, "Yo no creo en eso de los negros y esas cosas. Para mí, tú eres de color y eso es todo." Una vez hizo un comentario refiriéndose a mí, como de forma "voluptuosa". Cuando le pedí amablemente que dejara de hacer tales comentarios e insinuaciones sexuales, me contestó: "¿Por qué no? Para ser de color, eres muy picosa, brillante y bonita".

Puede ser difícil, para una mujer que no es de la raza blanca, distinguir que la violencia y el hostigamiento son incitados por el sexo, la raza o por ambos. En cuanto a la violación, el riesgo que corren las mujeres de color es doble y aún peor.

"El hombre que me violó, era blanco, y los policías de aquí también son blancos. No lo reporté. Sólo se lo conté a algunas personas. Eso ayudó, pero todavía me siento asustada, sabiendo lo que pasó y que nadie haría nada."

Las personas en posiciones de poder (generalmente hombres blancos y opulentos) ignoran la violencia contra las mujeres de color. En resumen, en los EEUU, las mujeres de raza negra, latina y otras no blancas, se enfrentan a una alta vulnerabilidad, especialmente si no hablan un inglés perfecto o no son ciudadanas, ya que es más fácil para los hombres tomar ventaja de ellas y más difícil para ellas obtener ayuda.

Otras formas de discriminación crean otras vulnerabilidades especiales. La gente rara vez toma los actos de violencia con seriedad si la mujer es pobre, vieja, prostituta, lesbiana, si es una mujer con limitaciones intelectuales, incapacitada o institucionalizada. Esto es verdad para aquellas mujeres cuyos compañeros no existen, son invisibles o socialmente menos poderosos que otros hombres. Las lesbianas han sido violadas por hombres o grupos de hombres que están en contra de su independencia social. Las mujeres mayores tienen menos libertad de luchar en contra del hostigamiento sexual en sus empleos o de abandonar al marido que las maltrata porque la discriminación por edad significa que no pueden encontrar otra manera de mantenerse con facilidad. Las mujeres mayores, así como las mujeres lisiadas, son violadas con frecuencia.

La culpa y la víctima

Las mujeres que han sido violadas, maltratadas, golpeadas, sexualmente hostigadas o asaltadas en la niñez, presentan frecuentemente las siguientes emociones: culpa, miedo, impotencia, vergüenza, ira, abnegación. En la mayoría de los casos, después de la ira, la culpabilidad es la emoción predominante y la más profunda. Esto no resulta sorprendente ya que en nuestra sociedad, las mujeres tienen una percepción mínima acerca de su derecho a no ser violadas.

Nos sentimos culpables por la violencia cometida en contra nuestra porque la sociedad nos dice que, de alguna manera, nosotras mismas somos las causantes. Esto se conoce "como culpar a la víctima". Muchas de nosotras hemos escuchado de nuestro padres, "los chicos siempre serán chicos, así es que, las chicas deben tener cuidado". El mensaje es que nosotras podemos evitar la atención masculina que no deseamos, siempre y cuando seamos lo suficientemente cuidadosas. Si algo marcha mal, es *nues-*

tra culpa. El culpar a la víctima exonera al hombre que comete la violencia sexual de la responsabilidad por lo que ha hecho. El hacernos sentir culpables, nos quita las ganas de pelear.

LAS MUJERES NO SOMOS CULPABLES DE LA VIOLENCIA COMETIDA POR LOS HOMBRES EN NUESTROS CUERPOS, MENTES Y ESPÍRITUS. ESTA VIOLENCIA ES CAUSADA POR EL GRAN PODER QUE LA SOCIEDAD LES OTORGA A LOS HOMBRES Y EL MAL USO DE ESE PODER.

Como escribió una esposa golpeada por su marido:

Es posible que yo haya sido su excusa, pero nunca su motivo.

Lo hombres, las mujeres y el poder: Lo que realmente causa la violencia en contra de la mujer

Con frecuencia, la violencia del hombre hacia la mujer es presentada como resultado de los problemas psicológicos individuales de éste, de su frustración sexual, de las insoportables presiones de la vida o debido a alguna urgencia innata de agresión. Cada una de estas "razones" ha sido utilizada para explicar y aun para justificar la violencia masculina. Estas son sólo excusas para esconder la verdad. Los hombres utilizan la violencia hacia las mujeres para ejercer y mantener su poder y

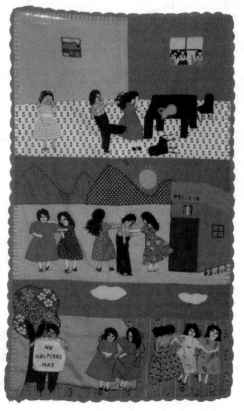

Ester Shapiro

control sobre nosotras. Cuando un marido abusador utiliza la agresión para confinar a su mujer en casa y evitar que vea a sus amigos y familia, o para acosarla por trabajar fuera, está ejerciendo su poder para restringir su libertad de trabajar y mejorar su posición. Cuando los hombres violan a las mujeres, actúan con el deseo de castigar o dominar, un deseo que a menudo es erotizado.

De un modo u otro, el hecho de que un hombre cometa actos de violencia para expresar su poder, no es el punto. El hecho de que muchos hombres sienten la necesidad de expresar su frustración o ira siendo violentos con las mujeres ilustra el poder incondicional del hombre sobre la mujer. Esto explica por qué aún los hombres menos poderosos se sienten con el derecho de someter, agredir y hasta violar a las mujeres. Miles de actos diarios de violencia a lo largo del país crean un clima de miedo e impotencia que limita la libertad de acción de las mujeres y controla muchos de los movimientos de nuestras vidas.

No podemos caminar por calles oscuras ni hablar o subirnos a carros de extraños. Tenemos que ser prudentes y tener las puertas cerradas.

Me inscribí en la escuela vocacional en lugar de una secundaria regular porque creí que me gustaría la electrónica. Pero durante la orientación conocí a 2 chicas que estaban en electrónica y escuché

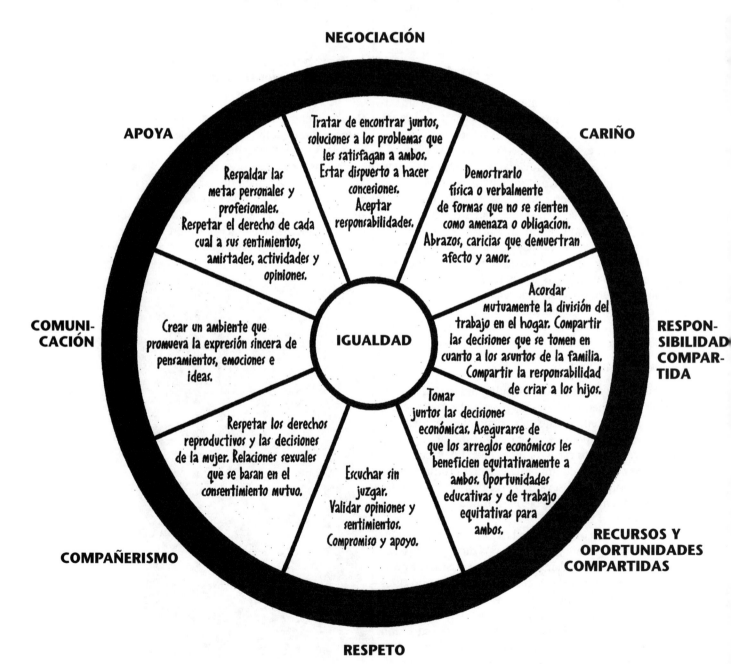

como las molestaban y hostigaban. Estoy estudiando cosmética. Espero que eso sí esté bien.

La amenaza de violencia en contra de la mujer continúa manteniéndose fuera y detrás de los papeles tradicionales y sus límites. Literalmente "nos pone en nuestro lugar". La violencia nos confunde profundamente porque no sabemos si seguimos ciertas costumbres familiares, porque las escogemos, o por miedo de ser castigadas o golpeadas si no nos "portamos bien". Para mujeres inmigrantes, el aislamiento de vivir en otra cultura, sin entender el lenguaje, y sin sus apoyos tradicionales las hace hasta más vulnerables si son víctimas de violencia en su hogar. A la vez, la cultura latina tradicional les pide que proteja la intimidad del hogar y la privacidad de sus "problemas de pareja".

EL HOSTIGAMIENTO SEXUAL

Por hostigamiento sexual entendemos cualquier clase de atención sexual no correspondida o deseada de la cual puede ser objeto una mujer. Esto incluye miradas sugestivas o lujuriosas, pellizcos, palmaditas, piropos repetidos, sugerencias sugestivas e insistencia o presión para salir con el hombre. El hostigamiento puede también tomar la forma de un intento de violación y puede ocurrir en cualquier situación o ambiente en donde el hombre tenga poder sobre la mujer: médicos con sus pacientes, trabajadores sociales o de asistencia pública

ABUSO PSICOLOGICO

AISLAMIENTO

ABUSO FÍSICO

INTIMI-DACIÓN

ABUSO DE PRIVILEGIOS

ABUSO SEXUAL

ABUSO ECONÓMICO

ABUSO VERBAL

PODER Y CONTRO

Jugar con la mente de una. Usar el estado de inmigración, la orientación sexual o la incapacidad. Menospreciar las preocupaciones, ignorar los sentimientos o echar la culpa.

Limitar el contacto con amistades o la familia. Supervisar las llamadas telefónicas. Restringir el acceso a la transportación.

Imponer miedo mediante miradas o gestos. Destruir posesiones. Amenazar con llamar a las agencias de servicios sociales o las autoridades de inmigración. Amenazar que envuelvan a los niños.

Obligar, forzar o amenazar. Atacar físicamente las partes del cuerpo. Evitar el uso de métodos anticonceptivos o prácticas sexuales más seguras.

Poner sobre nombres. Comentarios degradantes. Usar palabras que metan miedo.

Golpear, tratar de ahorcar o quemar. Gestos amenazantes. Obligar a que use licor o drogas. Usar armas u objetos

Insistir en que siempre tiene la razón. Dar órdenes. Usar la religión, la cultura o los roles sexuales para imponer su autoridad.

Controlar todas las decisiones en cuanto al dinero. Interferir con las decisiones de trabajo y educación. Crear dependencia económica.

con sus clientes, maestros con sus estudiantes, etc. En el trabajo, el hostigador puede ser el jefe o supervisor inmediato, un compañero de trabajo o un cliente. El hostigamiento sexual siempre tiene el potencial de aumentar al nivel en que la mujer puede estar en peligro de ser agredida fisicamente o violada. Considera estos datos:

➤ De acuerdo a las estadísticas del Departamento del Trabajo de los EEUU, alrededor del 50 al 80% de todas las mujeres de este país experimentan algún tipo de hostigamiento sexual durante su vida académica o profesional.

➤ En una encuesta llevada a cabo por una revista para adolescentes muy popular en los EEUU, 83% de las niñas que respondieron a dicha encuesta han reportado incidentes de hostigamiento sexual en la escuela.

Josefa es una mujer negra de 43 años de edad que trabaja como mesera en un restaurante-bar. Le gusta su trabajo porque está cerca de su casa y le proporciona un ingreso estable para sostener a sus hijos. Con frecuencia, se siente aislada, ya que muchas de sus compañeras son blancas y tienen actitudes racistas. Un cliente que va todos los días durante la hora del almuerzo empieza a coquetear con Josefa, haciéndole comentarios sugestivos acerca de su ropa y su apariencia física. Nerviosa por estos comentarios, ella trata de que no se le note porque no quiere perder su propina. Con frecuencia, el cliente la agarra y la toca cuando pasa cerca. Después de algunas semanas de este trato, Josefa no lo puede soportar más. Se siente tan ansiosa en el trabajo que le duele el estómago, y ha empezado a reportarse enferma más y más. Sabe

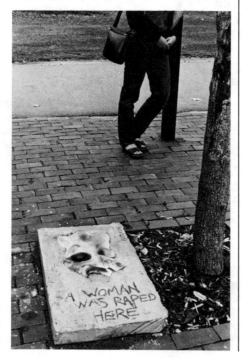

"UNA MUJER FUE VIOLADA AQUI"
Ellen Shub

que esto tiene que cambiar o va a perder su empleo. Tiene miedo, ya que si se queja, ella será culpada por ser amigable y guapa.

Cristina es una mujer latina de 34 años de edad y trabaja como secretaria en un gran hospital. Es una excelente organizadora y está orgullosa de su habilidad para tomar la iniciativa y mantener su oficina en perfecto estado. El jefe de Cristina depende mucho de ella para cuidar su negocio y aprecia su trabajo. El empezó a invitarla a almorzar o a tomar algo después del trabajo para agradecérselo. Ella se siente incómoda con estas invitaciones, pero no puede decir que no. A las otras secretarias se les hace raro que Cristina pase la hora de su almuerzo con el jefe y están molestas. Una tarde cuando se estaba preparando para salir, su jefe llegó y la invitó a tomar una copa. Finalmente Cristina le dijo que se sentía incómoda saliendo con el, que no le parecía apropiado. Él le dijo que pensaba que ella era demasiado orgullosa y que lo que consideraba inapropiado era que ella le dijera que no.

Teresa es una mujer blanca de 18 años de edad que trabaja como ensambladora en una gran compañía electrónica de su pueblo. Es su primer empleo de tiempo completo desde que salió de la secundaria y está feliz porque la paga es muy buena debido a que la compañía está sindicalizada. Desde que empezó a trabajar, uno de los hombres que trabaja cerca de ella empezó a hacerle muchas preguntas sobre su vida personal: qué hace después del trabajo, si tiene novio, dónde vive, etc. A Teresa no le gusta hablar con él de esas cosas, pero quiere ser amigable y sociable con la gente en el trabajo. Pronto sus preguntas se hacen más personales, y empieza a hablar con ella de sus relaciones sexuales con las mujeres. Cuando Teresa le dice que se siente incómoda y que se detenga, él se ríe y le dice que si no puede sostener una pequeña conversación amigable, entonces no está lista para el mundo de los trabajadores.

El hostigamiento sexual es otra forma poderosa a la cual los hombres nos someten y nos controlan. Hay un mensaje implícito (y a veces explícito) en el hostigamiento en relación con las represalias en el trabajo. Éstas pueden incluir el aumento del hostigamiento, encargos insignificantes en el trabajo, el sabotaje de proyectos, la negación de beneficios o promociones y en ocasiones, la pérdida del empleo. Con frecuencia, la dinámica social en el trabajo puede incluir el galanteo y las bromas acerca del sexo. Esta dinámica puede ser una agradable compensación por la rutina o un modo de comunicarle a alguien que "estás interesada," o, por el contrario, una broma que puede volverse insultante o degradante. Tenemos poco poder para definir este límite por nosotras mismas. Sin embargo, debe estar claro que la dinámica social inocente se convierte en hostigamiento sexual cuando se crea en el trabajo un medio ambiente hostil, intimidante y opresor.

En muchos lugares de trabajo existe un tabú en contra de la identificación del hostigamiento sexual, por lo que muchas de nosotras que lo experimentamos sólo nos sentimos llenas de ansiedad y tensión. Dolores de cabeza, ansiedad, y con frecuencia, resistencia para ir a trabajar en las mañanas. La realidad es que toma tiempo darse cuenta que estos síntomas son el producto del hostigamiento sexual. Dicho hostigamiento nos hace dudar acerca de nuestros derechos para trabajar, nuestra validez profesional, nuestra apariencia o atractivo, nuestro derecho para vernos y vestirnos como queramos o para salir con quien escojamos. A veces reaccionamos sintiéndonos aisladas e impotentes, con miedo a decir que no o a hablar de ello, porque tememos que si por alguna razón somos responsables, no recibiremos ayuda si nos enfrentamos a una posible represalia. Sin embargo, cuando nos atrevemos a hablarles a otras mujeres acerca de este tema, con frecuencia encontramos que sus experiencias son similares.

QUÉ PUEDES HACER SI SIENTES QUE ERES VÍCTIMA DE HOSTIGAMIENTO SEXUAL

Nota de las autoras: Es crucial darnos cuenta de que cada situación es diferente. La clase de estrategia que elijas dependerá de muchos factores, incluyendo cuánta capacidad tengas para arriesgarte a perder el empleo y cuánto apoyo sientas por parte de tus compañeros de trabajo. (Por ejemplo: la raza y las diferencias de clases algunas veces aíslan a los trabajadores entre sí).

1. Recuerda que tú no eres culpable. El hostigamiento sexual es la atención sexual impuesta. No importa lo complicada que sea la situación, el hostigador es el responsable por el abuso.

2. Anota lo que suceda. Lleva un diario; guarda todas las notas o fotografías del hostigador—no las tires al estar furiosa. Escribe las fechas específicas, lugares, momentos, clases de incidentes, tus respuestas, sus preguntas, todos los testimonios.

3. Asegúrate de tener buen apoyo antes de entrar en acción. Rompe el silencio, habla con otros en tu trabajo, escuela, o en el exterior, pide ayuda mientras obtienes una respuesta. Ellos se sentirán con la responsabilidad de apoyarte si tú expones las faltas del hostigador. A la vez, ten cuidado a quien confías esta información, para asegurarte que preserven tu privacidad.

4. Investiga en tu trabajo o en tu escuela la política y el proceso reivindicatorio para los casos de hostigamiento sexual. Conoce todos sus registros antes de actuar. Si es posible, investiga en los registros particulares de los administradores, entrenadores, camareros u oficiales del personal o de los consejeros ocasionales, o de otros a los que necesites involucrar para que tu queja sea escuchada.

5. Descubrirás a otras que han sido hostigadas que actuarán contigo. Una acción colectiva y la unión de quejas fortalecerán tu posición. Alguien que no haya sido hostigada puede unirse a la acción colectiva. Trata de utilizar las organizaciones que ya existen, tales como tu gremio o tu organización de empleados, el centro local para la crisis por violación o una organización particular de mujeres para tu grupo étnico o racial para que te ayuden a formar una estrategia y a llevar a cabo una respuesta colectiva.

6. Hazle saber al hostigador lo más clara, directa y explícitamente posible que no estás interesada en sus atenciones. Si haces esto por escrito, guarda una copia.

7. Evalúa tus opciones. ¿Qué es lo que quieres obtener de la acción que vas a tomar? ¿Cuáles son tus principales inquietudes y metas? ¿Qué tipo de acción es más conveniente para tí? ¿Cuáles son los posibles resultados, incluyendo los riesgos que traiga cada acción?

8. Antes de ponerte en acción *dentro de tu* trabajo o escuela, planifica con otras una estrategia para ser lo más creativa posible; piensa en el proceso judicial sólo como último recurso.

Recuerda: El hostigamiento sexual es ilegal, por lo que puedes usar este hecho para fortalecer tu posición.

EL MALTRATO

El maltrato de las mujeres que frecuentemente se refiere a la violencia física llevada a cabo mediante la agresión y el daño físico general, es el crimen más común y menos reportado en los EEUU. Mujeres de todas las edades, razas, clases sociales y nacionalidades son maltratadas. Somos agredidas por los hombres con quienes nos casamos, por nuestros hijos y sobrinos que nos amedrentan y nos abofetean y por otros parientes del sexo masculino quienes nos hostigan y degradan verbalmente. El 25% de las familias americanas tiene un historial de maltrato.

Existen muchos tipos de maltrato. La mayoría de las mujeres que son golpeadas son maltratadas repetidamente por la misma persona. Conforme pasa el tiempo, esta agresión aumenta en frecuencia y severidad.

> Me han aventado vasos, he sido pateada en el abdomen, tirada de la cama y golpeada mientras estaba en el suelo—estaba embarazada. He sido azotada, pateada y empujada, levantada y vuelta a tirar. He recibido puñetazos y patadas en la cabeza, pecho, cara y abdomen en numerosas ocasiones. He sido abofeteada por decir algo de política, por un punto de vista diferente en religión, por renegar, por llorar, por querer que haya comunicación. He sido amenazada por no hacer algo que me fue ordenado. He sido amenazada cuando mi marido ha tenido un mal día—cuando ha tenido un buen día.

Otras mujeres son maltratadas con menos regularidad. Independientemente de la frecuencia, el maltrato también afecta nuestra autoestima y la de nuestros hijos e hijas.

Soy de clase media alta, mi padre borracho golpeaba a mi madre todos los sábados. En la mañana del domingo, ella trataba de inventar el por qué de sus contusiones. Viví toda mi niñez bajo esta sombra— la posibilidad de violencia.

Algunas de nosotras habíamos sufrido el abuso verbal por años y habíamos empezado a creer en las degradantes mentiras que oímos. Las personas que estudian la violencia física en contra de la mujer han intentado entender el por qué la violencia entre las familias es tan predominante. La indiferencia del sistema legal y la actitud general de la sociedad les otorga el permiso a los hombres para maltratar a las mujeres.

Muchos hombres conocieron la violencia desde niños en sus hogares; muchos hombres que usan la violencia física vieron a sus padres maltratando a sus madres y muchas mujeres que han sido maltratadas han crecido en familias donde el poder del hombre nunca ha sido puesto en duda y el castigo físico es aceptado "en el nombre del amor". Cuando nuestras familias nos enseñan a aceptar el poder del hombre en todas sus formas, es difícil desafiar el mensaje. Lo que hace que el problema sea más complejo es que los hombres que maltratan son aquéllos que están más cercanos a nosotras, quizás los padres de nuestros hijos. También podemos estar atadas a ellos por el amor y la lealtad. Permanecemos en casa no sólo porque el hombre no nos deja partir o porque lo haga lo más difícil posible, sino también porque deseamos que este episodio sea el último, que las cosas marchen mejor, que nuestros hombres cambien. Buscamos excusas para justificar dicho comportamiento.

Después que lo dejé solía decir, "Sí, él me abofeteaba y me pateaba, pero yo decía algo que lo ponía como loco", o "Él sólo me pegaba cuando discutía". Ahora veo que todos tenemos el derecho a expresar nuestro coraje—es natural—pero él no tenía derecho a expresar su furia tan violentamente, hiriéndome.

No dejamos el hogar porque, ¿qué haríamos con los niños y niñas? ¿Cómo podríamos vivir y mantenernos? ¿Adónde iríamos? Raras veces tenemos la protección adecuada del clero, de las cortes o de la policía que con frecuencia, no nos toman con seriedad.

Al principio de mi matrimonio, fuimos a un cura para buscar ayuda. Después de algunas visitas, éste me dijo que mi esposo realmente no quería lastimarme, que sólo estaba confuso y se sentía inseguro. Las cosas continuaron. Esta vez acudí a un doctor. Me dio unas pequeñas píldoras para tranquilizarme y me dijo que tomara las cosas con más calma. Estaba "demasiado nerviosa". Finalmente, fui a una amiga y cuando su esposo lo supo, me

acusó de complicar las cosas y de exagerar la situación. Él le dijo a mi amiga que se alejara de mí.

Muchas mujeres maltratadas han tenido experiencias similares en cuanto a ser puestas en tela de juicio, ser denigradas o que les dicen que sus problemas son insignificantes. Siempre debemos recordar que ninguna mujer merece ser verbalmente maltratada o golpeada. Toda mujer merece que se le tome en cuenta seriamente.

IMPACTO DE LA VIOLENCIA DOMÉSTICA EN LOS NIÑOS

No es necesario que el niño o la niña esté presente cuando su madre está siendo agredida físicamente para que sea testigo del maltrato y sufra el impacto que tiene dicha tragedia en su vida; basta con que escuche los gritos y lamentos de la madre, las amenazas del agresor, la violencia verbal, el ruido producido por los golpes, la rotura de muebles, del cristal...

El crecer en un medio ambiente dominado por la violencia doméstica tiene un efecto devastador en los niños. Los niños que son el producto de un ambiente en donde su madre es golpeada con regularidad, frecuentemente se convierten en víctimas de maltrato también. Estos niños viven en temor constante y, en muchas ocasiones, se ven divididos física y emocionalmente entre ambos padres. También es probable que estos niños desarrollen reacciones emocionales severas a la violencia, entre las cuales se encuentran aquellos síntomas relacionados con el síndrome de tensión post-traumática. Los niños que provienen de ambientes dominados por la violencia doméstica aprenden desde temprana edad que la violencia es una manera apropiada y aceptada de lidiar con el conflicto. Una vez que sean adultos, tienen alta probabilidad de transferir estas experiencias de la niñez a sus relaciones con sus compañeros(as) y con sus propios hijos. Esa lucha interna que viven los hijos e hijas testigos de la violencia doméstica cuando llegan a adultos se hace más difícil aún en las sociedades que esconden e implícitamente aceptan dicha violencia. No hay razón por la cual forzar a tantos de nuestros hijos e hijas a que carguen ese peso tan terrible y tan enorme.

En ocasiones, los sábados en la noche, cuando estaba borracho, mi padre de clase media-alta le pegaba a mi madre. Los domingos en la mañana, mi madre hacia todo lo posible por disfrazar y justificar sus magulladuras. Viví mi niñez entera bajo esta sombra—la amenaza constante de violencia, los ruidos en la noche y el efecto que causó en mí el hecho de que mi madre soportara esta situación.

Muchas mujeres adultas maltratadas fueron testigos de la violencia verbal o física desde muy niñas. Algunas fueron maltratadas y violadas sexualmente por la misma persona que maltrataba a la madre. Debido a estas circunstancias, es fácil de entender la razón por la cual, las mujeres, empezamos a creer los mensajes denigrantes y dañinos de los cuales hemos sido objeto. También es más fácil de entender la razón por la cual nos unimos a hombres que abusan de nosotras, tanto física como emocionalmente.

Así como es el caso de muchas mujeres, una cantidad significativa de hombres fueron testigos de la violencia desde temprana edad. Muchos de estos hombres aprendieron a ser violentos desde niños, observando como sus padres maltrataron a sus madres. Más aún, es probable que estos mismos hombres fueron maltratados o abusados sexualmente cuando niños. En muchas ocasiones, estos hombres crecieron en un ambiente en el cual nunca fue puesto en duda el poder absoluto y dominante del varón de la casa y donde el castigo corporal era una forma aceptada de amor y cariño. Cuando nuestras propias familias son las primeras en enseñarnos a aceptar el poder y la violencia como las formas principales de relacionarnos con otros, este mensaje se convierte en un dogma difícil de desafiar.

En muchas comunidades a través de los EEUU, se están haciendo esfuerzos para romper el ciclo intergeneracional de violencia que existe en tantas familias. Muchas veces, estos esfuerzos comienzan con programas comunitarios diseñados para intervenir a favor de los niños cuyas madres están siendo maltratadas. Programas innovadores que enseñan resolución de conflictos y otras destrezas para combatir la violencia están siendo desarrollados y adoptados en los centros de cuidado infantil de diferentes comunidades. Además, en las escuelas intermedias y superiores, se están ofreciendo seminarios acerca de la violencia entre adolescentes. El propósito principal de todos estos esfuezos es enseñarles a las niñas y adolescentes que las mujeres, independientemente de nuestra edad, raza y clase social, tenemos el derecho de estar libres del temor a la violencia y de los actos violentos, así como también enseñarles a los niños y a los adolescentes varones una forma diferente de relacionarse con las niñas, las mujeres y el mundo.

EL ABUSO DE ANCIANOS: EL MALTRATO DE MUJERES ANCIANAS

De la misma manera que los niños pequeños son especialmente vulnerables a la violencia que existe en nuestras familias, las mujeres ancianas tienen la misma probabilidad y corren el mismo riesgo particular de ser maltratadas. En años recientes, (en los EEUU), se ha ido tomando conciencia de los problemas que enfrentan las mujeres ancianas maltratadas, lo cual ha resultado en la creación de leyes especiales a través del país diseñadas para proteger a todas las personas ancianas del abuso .

Aquellas mujeres que son maltratadas en su vejez enfrentan muchos de los mismos problemas que afectan a las mujeres jóvenes que están lidiando con este problema. En el caso de las mujeres ancianas es muy probable que también estén delicadas de salud y que dependan del abusador para su cuidado diario. Es también probable que el refugio más cercano resulte físicamente inaccesible. La anciana víctima de abuso puede temer que si busca ayuda para ponerle fin, acabe teniéndose que ir a vivir a un asilo. Si el abusador es el marido con quien la mujer anciana ha vivido por muchos años, puede ser especialmente difícil el hecho de considerar ponerle fin a esa relación. Si el abusador es un hijo adulto, el llamar a la policía o reportar el abuso a una agencia de servicios sociales resulta inaudito.

Las activistas en contra del maltrato de mujeres están preocupadas por nuestra habilidad como sociedad para proteger y responder al problema del maltrato de ancianas. Además del reto de asegurarse que los refugios sean físicamente accesibles, existen mandatos y leyes conflictivas para las personas que les ofrecen servicios a las ancianas maltratadas. Muchas de las leyes que existen en relación al abuso de ancianos son muy parecidas a las leyes para prevenir el abuso infantil. En ambos casos, dichas leyes requieren que los proveedores de servicios reporten los casos de abuso a las autoridades de salud pública o a las agencias de servicios sociales. En muchos casos, estas leyes están en conflicto con la misión que tienen las activistas en cuanto a la protección de la confidencialidad y la privacidad de las víctimas del maltrato. Así como el movimiento de mujeres maltratadas se ha acercado a las víctimas del maltrato para aprender de ellas la mejor manera de resolver este problema, las activistas en contra del maltrato de ancianas tendrán que hacer más por llegar a estas víctimas con el fin de incorporar sus opiniones e ideas en la solución del problema del abuso de ancianos.

¿QUÉ HACER SI ERES VÍCTIMA DE MALTRATO?

Trata de estar calmada durante el ataque; reserva tu furia para cuando estés a salvo de un ataque físico. Recuerda, no importa lo que él te diga, tú eres una persona que vale la pena.

➤Defiéndete y protégete a ti misma, especialmente tu cabeza y estómago.

➤Pelea sólo si juzgas que no hará que él te lastime más.

➤Pide ayuda. Grita o, si te puedes escapar, corre hacia la persona o casa más cercana, hazles saber que te están lastimando y que necesitas ayuda.

➤Llama a la policía, o pon a alguien a que lo haga; la policía tiene la responsabilidad de protegerte.

➤Utiliza la línea telefónica local para crisis, con el fin de encontrar a una mujer golpeada de tu área en la que te puedas refugiar.

➤Huye. Si es peligroso quedarse en casa, llama a una vecina, amiga o a un taxi. Encuentra un refugio y lleva a tus hijos e hijas contigo; si hay seguridad lo puedes hacer al día siguiente. Tu seguridad personal y el bienestar de

He aquí algunas cosas que las mujeres maltratadas y sus hijos e hijas necesitan con más frecuencia: alimentos de emergencia, refugio, ropa; asistencia económica y adiestramiento para algún empleo; ayuda con los sistemas legales, médicos y judiciales; transporte escolar, cuidado de hijos e hijas; planes de seguridad; una oportunidad para pensar y tener información acerca de la separación, el divorcio, el apoyo y la custodia para los niños y niñas, alojamiento, otras relaciones, la elección de un abogado; el apoyo de otras mujeres, casi siempre en un grupo dentro de un refugio, en una línea abierta o en un centro comunitario.

tus hijos e hijas son lo primero; tú puedes pedir la custodia y solucionar los asuntos de la propiedad después que te hayas ido.

Existen alternativas para poner freno a una situación de maltrato. Más y más mujeres están abandonando a aquellos hombres abusadores y encontrando ayuda para hacer una nueva vida a pesar de las dificultades económicas. Desde la década pasada, las mujeres en todo el país se han estado organizando para ayudar a las mujeres maltratadas a hacer a un lado las situaciones de abuso, para proveerlas de un refugio y un sistema legal más responsable. Las mujeres han tenido el valor para contar su historia públicamente. No estamos desvalidas, y no estamos solas.

LA VIOLACIÓN

La violación es cualquier clase de actividad sexual cometida en contra de la voluntad de la mujer. La fuerza o las amenazas son sólo 2 de las muchas formas que usan los violadores para forzar el sexo. Los hombres utilizan distintas clases de fuerza contra las mujeres, desde la presión emocional y en ocasiones física para darles un beso de buenas noches, hasta las intimidaciones de retirar el sustento económico, y el uso de armas. La violación siempre es traumática. Cuando somos violadas, nuestro primer instinto es sobrevivir y nos protegemos lo mejor que podemos. Algunas mujeres prefieren pelear; otras no creen que esto sea una opción. Si has sido violada y estás leyendo ahora este capítulo, hiciste lo "correcto" porque estás viva. He aquí varios hechos que refutan los mitos comunes acerca de la violación. Es más probable que la violación sea cometida por alguien conocido que por un extraño (violación por conocido o violación matrimonial). Dos tercios de las violaciones reportadas son planificadas y más de la mitad suceden a puerta cerrada, generalmente en la propia casa de la mujer. Nueve de cada 10 violaciones ocurren entre miembros del mismo grupo racial. Muchos violadores llevan una vida normal, van a la escuela, al trabajo, tienen familia y amigos.

REACCIONES EMOCIONALES A LA VIOLACIÓN

La violación siempre causa daño. No hay 2 violaciones que se parezcan ni 2 mujeres que respondan exactamente con las mismas reacciones en la misma secuencia. Las diferencias de cultura, edad, personalidad y las respuestas que recibimos de otros pueden influenciar nuestra reacción.

LAS REACCIONES INICIALES Podemos clasificar las reacciones inmediatas desde el adormecimiento al escepticismo, causando que la mujer aparezca calmada y racional, o extremadamente ansiosa, con miedo y desorganización.

Cuando él se fue, caí en un profundo sueño. Mientras me quedaba dormida, me dije a mí misma que cuando me levantara por la mañana me iba a costar trabajo recordar lo que me había pasado.

Solamente me senté en el suelo y lloré. Cuando mi esposo llegó a casa, me preguntó qué pasaba. Estaba tan trastornada que no pude contestar.

Llamé a una amiga para que viniera. Estuve bien hasta que llegó, y después me derrumbé y lloré.

Tú mereces apoyo independientemente del modo en que hayas respondido a la violación. Lo importante es que hagas lo que sientas que debes hacer y después, una vez que estés lista, vayas a un hospital o a un doctor. La manera en que la gente te trate cuando busques cuidados médicos o cuando reportes una violación, hace una gran diferencia en como te vas a sentir luego. Los médicos y la policía frecuentemente son insensibles y acusadores.

Le estaba diciendo al doctor lo que había sucedido. Parecía amable e interesado, pero cuando terminó con el examen, me preguntó qué estaba haciendo sola tan tarde.

El oficial con quien hablé no pareció confiar en mí porque estaba actuando muy "emocionalmente", como dijo. Sus preguntas rudas me hacían sentir violada de nuevo.

Como mujer de raza negra, no siento que tengo derecho a sentir y expresar mis reacciones por la violación porque no me siento a salvo de las respuestas racistas en el hospital, en la estación de policía y en el centro de asesoría.

Los grupos de feministas en contra de la violación se están organizando para obtener programas de adiestramiento en los hospitales y departamentos de policía. Con éstos se trata de enseñar al personal a responder más sensiblemente y de esta forma asegurar que una mujer que va en busca de ayuda después de una violación tenga el apoyo de un abogado—una mujer que esté ahí para darle apoyo y proporcionarle un trato justo. Si no hay tales programas en tu área (y aun si los hay), lleva contigo a una amiga, si te es posible. Si alguien trata de hacerte sentir culpable por la violación, recuerda que no es tu culpa, ellos sólo están cayendo en los mitos que dicen que ser violada es culpa de las mujeres.

SEGUNDA FASE Una vez que estés a salvo, es importante que te permitas sentir el impacto completo de lo que acaba de pasar. Tendrás dolor físico por las magulladuras, lesiones genitales, náuseas o dolores de estómago. También te sentirás deprimida, enojada, asustada, humillada y no podrás dormir. Las respuestas que obtenemos de los que amamos pueden influenciarnos durante ese tiempo. La cultura es una influencia fuerte. Si somos negras no recibiremos el respeto que merecemos, porque las mujeres negras son estereotípicamente vistas como la personificación de la libertad sexual y el deseo. Las culturas con fuertes prohibiciones religiosas contra el sexo no-marital pueden desterrarnos. Si somos latinas, encontramos que aquéllos a los que amamos nos juzgan como deshonradas, por el fuerte énfasis de la virginidad en esta cultura; por lo tanto, se nos hace más difícil hablar de la violación. No es difícil sentirnos indignas y culpables, cuando aquellos que están cerca nos dicen que lo somos. Durante este tiempo, trata de encontrar amigos, familiares o consejeros quienes puedan apoyarte mientras exteriorizas los sentimientos que has experimentado.

TERCERA FASE En la tercera fase puedes entrar en un período de "calma después de la tormenta". Puede durar semanas, meses o años. Puedes sentir como si el trauma hubiera pasado. Desafortunadamente, este es un período temporal de aparente reajuste. Una mujer declara, "Pensé que todo había terminado; después vi a un hombre que se parecía al violador. De nuevo empecé a pensar en ello, pero esta vez estaba obsesionada". Durante este período de calma, olvidamos. Después algo sucede, una broma acerca de la violación, una prueba de embarazo o el comparecer en la corte. Otra vez sentimos que perdemos el control de nuestras vidas, nos sentimos igual que cuando fuimos violadas.

CUARTA Y ÚLTIMA FASE Finalmente, podemos discutir nuestros sentimientos más profundos con otros. Muchas mujeres que hablaron con alguien durante la crisis inicial prefieren hablar otra vez de la violación. Muchas mujeres se unen a grupos de apoyo para encontrarse con otras mujeres que también están tratando de entender esta experiencia. Para deshacerse de los sentimientos de culpa y recobrar una fuerte imagen propia, podemos dirigir nuestra furia hacia el violador y hacia la sociedad que no sólo permite que la violación continúe, sino que también culpa a las mujeres por haberles ocurrido. Después de una violación, podemos perder la fe en la seguridad y la confianza en nuestro medio, pero podemos recobrar un fuerte sentido de nosotras mismas en el mundo.

LAS CONSIDERACIONES MÉDICAS

Si has sido violada, la primera cosa que querrás hacer es tomar un baño y tratar de olvidar lo sucedido. Haz lo que te haga sentir más cómoda, pero considera dos cosas: primero, es muy importante física y emocionalmente que recibas atención médica lo más pronto posible, aunque no tengas lesiones aparentes; segundo, no te bañes si piensas que más tarde decidirás seguir un pleito, ya que borrarás la evidencia que puede ser crucial en tu caso. Si es posible, llama a una amiga, a tu novio o a un consejero local para ayudarte a enfrentar con la crisis de la violación, o a cualquier persona que pueda consolarte, apoyarte y actuar como tu defensor en el hospital. Si estás renuente a ir porque no puedes pagar, entérate si no te van a echar del cuarto del hospital de emergencia porque no puedas pagar. En el hospital, tienes 2 intereses básicos: cuidado médico y la recopilación de evidencias para un posible pleito (puedes negarte a ser examinada para recopilar evidencia si estás absolutamente segura de que no vas a proceder). Las lesiones físicas en cualquier parte del cuerpo pueden ser resultado de la violación, y es necesario una revisión a fondo. Este examen puede incluir y/o tener como resultado:

1. UN EXAMEN PÉLVICO O VAGINAL. Para reunir evidencia, el doctor buscará la presencia de semen. (También es posible ser violada vaginalmente sin la presencia de semen o esperma). El doctor o doctora también peinará tu pelo púbico por la posible presencia del pelo del violador. Describe tu condición física y emocional, y lleva un cambio de ropa adicional contigo porque pueden quedarse con tu ropa como evidencia. Toda esta evidencia médica puede ser aprovechada por otros, incluyendo la policía, sólo con tu permiso firmado. Tanto tú como la persona que esté contigo en el hospital pueden verificar la exactitud y objetividad del documento lo más pronto posible después del examen, mientras el doctor esté todavía presente.

2. EXAMEN Y TRATAMIENTO DE LAS LESIONES EXTERNAS.

3. TRATAMIENTO PARA LA PREVENCIÓN DE ENFERMEDADES SEXUALMENTE TRANSMITIDAS (EST). El doctor te pondrá 2 inyecciones de antibióticos en las caderas. Si no lo deseas, asegúrate de decirlo. (A algunas mujeres no les gusta que les pongan antibióticos sin que la EST sea diagnosticada; sin embargo, es una medida preventiva).

4. TRATAMIENTO PARA LA PREVENCIÓN DE EMBARAZO. Si sospechas haber quedado embarazada como resultado de la violación, el doctor o la enfermera te podrán ofrecer DES (la píldora "de la mañana siguiente"). Esta droga tiene serios efectos, así es que antes de decidirte a tomarla, lee acerca de sus peligros e ineficacias. Un embarazo resultante de una violación sólo podrá ser detectado después de 6 semanas.

5. INFORMACIÓN ACERCA DEL SIDA/VIH. Existe la posibilidad de que puedas contraer el VIH como resultado de una violación o agresión sexual. Si así lo deseas, es muy probable que inmediatamente puedas obtener medicamentos para tratar la infección del VIH. Si te ofrecen la prueba del VIH, acuérdate de que es demasiado prematuro para que los anticuerpos producidos por la infección de VIH se detecten en la sangre. Además, la información obtenida puede convertirse en parte de tu expediente médico y legal que luego puede ser usado en tu contra. Para mayor información acerca de este tema puedes leer el capítulo 20.

Es posible que te sientas físicamente recobrada poco después de la violación. Haciendo visitas seguidas a la clínica, que incluyan pruebas y tratamiento para la EST y si es indicado, una prueba de embarazo, te hará sentir segura de que estás cuidando de tí misma. Si estás embarazada y estás considerando el aborto, consulta el capítulo 22.

ASUNTOS LEGALES QUE DEBES TENER PRESENTES

Nunca es fácil decidir si acusar o no al violador. Del 10% o menos de las violaciones que han sido reportadas, todavía son menos las procesadas. En algunos estados, es posible reportar la violación anónimamente o sin acusador (para los documentos de la policía). Aun si no la reportas, escribe todo lo que recuerdas, de esta manera, lo que reportas o declaras tiene la probabilidad de ser más preciso. Mientras decides si acusar al violador o no, hay varias cosas que debes mantener en mente:

1. La policía y el sistema legal frecuentemente hacen que el perseguir a un violador sea la experiencia más difícil y dolorosa para la mujer que lo está haciendo. Es de gran ayuda tener a una amiga o a un consejero contigo durante el proceso.

2. Las probabilidades de culpabilidad son mínimas: del 20 al 40% en casi todos los estados.

3. El juicio puede durar de 6 meses a 2 años, así es que necesitas estar preparada para continuar pensando y hablando de la violación por mucho tiempo, lo que incluye tener que dar cuenta del evento una y otra vez mientras la gente juzga si estás o no diciendo la verdad.

4. Tendrás que probar que fuiste sexualmente asaltada en contra de tu voluntad y que el hombre hizo uso de la fuerza en contra tuya.

5. En los EEUU, la violación es considerada un crimen en contra del estado, de modo que tú serás testigo para la oficina del fiscal de distrito. No tendrás un abogado privado a menos que contrates a uno que te aconseje y que lo consultes con el abogado que te asignó la oficina del fiscal.

6. En los EEUU, la violación matrimonial se considera un crimen en todos los estados.

Para mujeres residentes en los EEUU que necesitan más información sobre el proceso legal en sus estados, pueden llamar al centro local u oficina de intervención de violaciones. Para mujeres que vivan en América Latina y el Caribe, es también necesario que hablen con las muchas mujeres que están trabajando en las campañas para el derecho de vivir sin violencia (Mira recursos). En muchos de nuestros países, existen leyes que no se aplican.

¿QUÉ HACER SI ALGUIEN CERCANO A TI HA SIDO VIOLADA?

Si eres amiga o familiar de una mujer que ha sido violada, es probable que sientas que te faltan las palabras necesarias para apoyarla o, sencillamente, puedes estar experimentando sentimientos conflictivos que se interponen entre tu deseo y tu habilidad para prestarle ayuda. Puedes ser de mayor ayuda si tienes presente que ella es capaz de sanar y que tú eres capaz de ayudar. Estás sirviendo de ayuda y apoyo cuando haces lo siguiente:

DARLE VALIDEZ A SU HISTORIA Y CREERLE. Si la víctima se siente avergonzada o culpable, asegúrale que la violación no fue culpa suya y que sus sentimientos son normales. Acuérdate de que sus reacciones son muy personales e individuales y no tienen que satisfacer tus expectativas.

AYUDA A CREAR UN LUGAR SEGURO PARA LA SOBREVIVIENTE DEL ATAQUE. Ayúdale a pensar qué cambios, si fuere posible, la harían sentirse más cómoda y segura. Dichos cambios pueden ser en su medio ambiente o en la manera en que interactúa con las personas en el hogar o el trabajo.

PERMÍTELE EXPRESAR TODA LA MAGNITUD DE SUS SENTIMIENTOS. Los sentimientos de la víctima de una violación pueden ser muy fuertes. El hecho de poder expresar estos sentimientos poderosos en un ambiente seguro es parte esencial del proceso de recuperación. Si te sientes cómoda ayudando a tu amiga o pariente a expresar sus sentimientos esto puede ser muy beneficioso.

OFRECE OPCIONES, NO CONSEJOS. Con frecuencia, las sobrevivientes de una violación luchan con decisiones importantes y complejas. Tú puedes ser de mayor utilidad si la ayudas a identificar todas las opciones disponibles y la apoyas en el proceso de tomar decisiones.

SI TÚ TAMBIÉN ERES SOBREVIVIENTE, puedes compartir con la víctima tu proceso de recuperación.

AYUDA A DISIPAR LOS MITOS ACERCA DE LA VIOLACIÓN. Puedes ayudar a una mujer que ha sido violada a recuperar su autoimagen y su poder, disipando los mitos destructivos acerca de la violación y asegurándole que no crees estas ideas falsas.

ABOGA POR ELLA. Es posible que tu amiga o pariente necesite alguien que abogue por sus derechos en el ambiente médico y legal, así como alguien que se ocupe de que se le otorgue a sus sentimientos la validez que merecen.

CREE EN LA POSIBILIDAD DE RECUPERACIÓN. Hazle saber que tú crees que la recuperación es posible y que piensas que ella tiene el valor, la fortaleza y la capacidad de sanar.

CÓMO ENFRENTAR LA VIOLENCIA: CONSEJOS IRREALES VS CONSCIENCIA VERDADERA

La mayoría de los consejos que la sociedad les ofrece a las mujeres para evitar la violencia están basados en la mentalidad de "culpar a la víctima: "No salgas sola por la noche." ..."No uses ropa sexy." ..."No seas amigable con extraños." ..."Aléjate de las situaciones arriesgadas," como si nosotras fuéramos las culpables. El argumento es así: Porque es el comportamiento de las mujeres—nuestra seducción o indiferencia—lo que "invita" a la violencia o lo que permite que suceda, entonces nosotras somos las que la podemos prevenir, cambiando nuestro comportamiento. Con frecuencia, las mujeres tienden a aceptar esta forma de pensar porque ofrece un falso, pero desesperado sentido de seguridad. Pensamos que quizás es posible evitar la violencia siendo complacientes, si tenemos un compañero agresivo; poniendo más atención a cada detalle acerca de alguna mujer que haya sido violada y tratando de no ser como ella. Medidas de protección tales como la defensa personal pueden ayudar a una mujer sola. Sin embargo, lo que hacemos no disminuye la propensión del hombre a realizar actos violentos. Cuando tomamos pasos para protegernos a nosotras mismas, queremos que lleven al pleno conocimiento de que la verdadera responsabilidad para prevenir y erradicar la violencia le pertenece al hombre.

Los hombres pueden dejar de cometer actos de violencia en contra de la mujer, ayudándose los unos a los otros a detenerse, dejando de perdonarse, y dejando de culpar a las mujeres. Esta es la forma más importante y apropiada de prevención.

CÓMO PROTEGERNOS A NOSOTRAS MISMAS Y A LAS DEMÁS DE LAS VIOLACIONES

Nota de las autoras: El hacer la lista de estos consejos nos recuerda lo furiosas que estamos por tener que protegernos de las acciones de los hombres. Sin embargo, hasta que los hombres dejen o sean forzados a dejar de violar a las mujeres, necesitaremos tomar precauciones. (Las siguientes precauciones son mucho más útiles con los extraños que contra un conocido o un marido). Cuando sea posible, *la protección más efectiva es cuando estamos con otras mujeres.* Pónganse de acuerdo para caminar a casa juntas, preparen un programa de luz verde o de seguridad en su colonia, vayan a conocer a todos los de su calle o edificio.

EN TU CASA Pon luces en todas las entradas; mantén las ventanas cerradas; pon cerraduras fuertes en cada puerta; ten cuidado con los lugares donde se pueda esconder un hombre; no pongas tu nombre completo en tu buzón; conoce a los vecinos en quienes puedes confiar en caso de emergencia; averigua quién está tras la puerta antes de abrirla; contesta la puerta como si hubiera un hombre contigo. Por ejemplo: Grita, "Yo abro, Ramón!" cuando vayas hacia la puerta.

EN LA CALLE Ten cuidado con lo que está sucediendo a tu alrededor. Camina con paso seguro; mira si sabes hacia dónde vas; no lleves demasiados objetos; vístete de la manera en que puedas moverte y correr fácilmente; camina por la mitad de la calle; no camines por lugares obscuros o entre un grupo de hombres; si te sientes en peligro, grita "Fuego," no "Auxilio" ni "Me violan;" lleva un silbato alrededor de tu muñeca.

EL TRANSPORTE Siempre mira el asiento trasero del carro antes de subirte; mientras manejas, mantén cerradas las puertas con seguro; no te pongas cerca de un grupo de hombres en el transporte público; mira a tu alrededor y

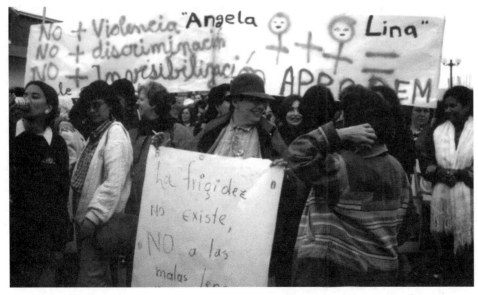

Rosie Muñoz

no te duermas; si no sabes hacia dónde vas, pregúntale al chofer y siéntate adelante.

"ARMAS LEGALES" COMO PROTECCIÓN Un cigarrillo prendido, un limón de plástico o un aerosol que se puede llenar con amoníaco, un anillo barato y pesado que puedas guardar dentro de tu mano, un alfiler o una sombrilla, todos son útiles.

TU CUERPO Usa tus codos; si usas tus puños, hazlo sobre su cara; grítale al oído; usa tus dientes; si lo pateas, dirígete hacia sus rodillas o genitales; hálale el pelo o abofetea sus oídos; mantén tus manos y brazos cerca de tu cuerpo.

PIDIENDO PASAJE No pidas aventón, haz lo posible por evitarlo; es muy peligroso. Si lo haces, chequea la manija de la puerta, mantén la ventana abierta y nunca subas al auto con más de un hombre.

Estas tácticas te pueden ayudar, pero no son a prueba de todo. Practica tácticas para las situaciones en las que te sientas con más riesgo y menos poderosa. Trata de permanecer en calma y actuar lo más confiada y fuerte que te sea posible.

EL INCESTO Y EL ABUSO SEXUAL A LOS NIÑOS

Tradicionalmente, el incesto ha sido definido como el contacto sexual que ocurre entre los miembros de una familia.

Muchos incestos ocurren entre parientes mayores del sexo masculino y niñas, en familias de todas clases sociales y razas. Por acontecer dentro del contexto familiar, una relación incestuosa con una niña o una jovencita no puede ser controlada. Un miembro de confianza de la familia utiliza su poder—así como nuestro amor y dependencia—para iniciar el contacto sexual, y para asegurarse que esa relación continúe y permanezca en secreto.

El "trato" con mi hermano era que él podía practicar el sexo conmigo para prepararse para sus novias. Yo lo aceptaba no porque me gustara sino porque tenía miedo de quedarme sola en casa cuando mis padres salían... Nunca pensé hablar de ello. Eso no estaba convenido.

El abuso sexual de niños es cometido frecuentemente por amigos de la familia que tienen acceso a los niños y niñas sin la compañía de los mayores. El abuso también es perpetrado por personas en las que los padres confían: doctores, dentistas, maestros y nanas. A pesar de los mitos populares, el mito de temer a un extraño es el menos amenazante para los niños y niñas Los padres nos enseñan a tener miedo de los extraños, no de las figuras de las autoridades confiables, y la violación de esta confianza es con frecuencia más aterradora y confusa.

El incesto y el abuso sexual de niños tiene muchas formas y puede incluir el lenguaje sexual sugestivo; besos prolongados; las miradas y las caricias; el coito vaginal y/o anal y el sexo oral. Puesto que el contacto sexual generalmente es llevado a cabo sin fuerza, la víctima no muestra signos de abuso físico. Si eras muy joven cuando ocurrió el abuso, puedes tener cicatrices por laceraciones vaginales o anales. Puedes recordar dolores crónicos de garganta o de estómago, si el abuso incluyó el sexo oral. Algunas de nosotras quedamos embarazadas o contrajimos una enfermedad transmitida por vía sexual.

Es difícil hablar de incesto o del abuso sexual de niños. Algunas de nosotras nunca se o dijimos a nadie, por lo tanto, el abuso continuó por años. Nunca mencionamos cómo temíamos las reuniones familiares, donde un tío en particular o un amigo vendría detras de nosotras. Para otras, el explorar nuestros cuerpos con un hermano mayor se convirtió en un encuentro sexual, y terminamos sintiéndonos extrañamente maltratadas. Algunas veces un padre, tío o maestro, abusa de nuestras hermanas y no lo notamos por años, porque ellas también tienen miedo de decirlo. Cada sobreviviente de abuso sexual tiene su propia historia. Muchas de nosotras hemos mantenido nuestras historias en secreto por años.

LOS CONCEPTOS FEMINISTAS.

Por muchos años, "los expertos" han escrito cantidad de material no-feminista sobre incesto y abuso de niños. Ellos culpan a las madres por abandonar a sus hijos e hijas con maridos sexualmente depravados y acusan a las niñas de ser seductoras o de fantasear con una relación sexual con un pariente masculino. Las feministas han puesto en tela de juicio este punto de vista de culpar a la víctima: El incesto y el abuso de niños ocurre primeramente porque los hombres tienen poder y las mujeres y los niños y niñas, no. Son medios por los cuales los padres, tíos y los contactos familiares refuerzan su menospreciada imagen tomando ventaja de la impotencia de los niños y niñas. Los hombres pueden poner en acción estos motivos porque las estructuras familiares les permiten usar mal este poder.

LAS SOBREVIVIENTES DE INCESTO.

Aquéllas de nosotras que somos sobrevivientes de incesto sabemos que los efectos de este abuso duran toda la vida. Frecuentemente nos hemos culpado a nosotras mismas después que el abuso hubo terminado—por no decir no, por no defendernos, por decirlo o no decirlo, por haber sido "seductoras," por haber confiado en el abusador. Sin embargo, no hubo nadie que nos confirmara que alguien nos trató cruelmente y que este abuso fue verdaderamente terrible.

En los próximos 20 años probablemente continuaré buscando y preguntando a otras mujeres, "¿cómo fue tu niñez?" Oír a las mujeres decir que nadie las tocó sexualmente a tan corta edad me ayuda a darme cuenta de que algo en mi niñez estuvo realmente mal.

Muchas de nosotras tenemos dificultad con nuestras relaciones sexuales íntimas por lo que ellas reviven. Muchas deseamos la intimidad sexual, pero nos es difícil confiar. Algunas sobrevivientes de incesto se sienten a gusto con el sexo, pero todavía sienten vagamente que algo esta mal.

Ha sido verdaderamente difícil comprender cuánto me ha afectado esto en relación con los hombres He tenido tiempos difíciles tratando de resolver lo que es seguro y lo que no lo es. Ahora la única manera para que pueda dormir con alguien es teniendo el completo control. Necesito permiso para sentirme incómoda con ciertos actos sexuales.

Algunas veces el culparnos a nosostras mismas se refleja de otras formas. Muchas adolescentes con una historia de incesto tienen relaciones sexuales con muchos hombres para sentirse aceptadas. Muchas sobrevivientes adolescentes y adultas se sienten deprimidas y no saben porqué, buscan entonces las drogas y/o el alcohol para sobrellevar el dolor. Algunas nos sentimos despreciables.

A veces me siento desesperada y con ganas de suicidarme. Mi padre me trataba con tanta violencia que ésa es la única forma de afecto que conozco. Estoy aprendiendo mejores maneras, pero es difícil. He sido drogadicta. Tuve anorexia. Comí en forma compulsiva. La comida era la única cosa que podía controlar y en la que podía confiar cuando la gente que conocí en mi vida me falló.

DEBEMOS BUSCAR AYUDA

Para sanar las cicatrices emocionales del incesto o del abuso sexual, necesitamos contar nuestras historias a personas que entiendan profundamente lo que hemos experimentado. El hablar con otras mujeres en grupos de consejeras o de apoyo para mujeres con historias de incesto, rompe el silencio, nos ayuda a tener una perspectiva y a saber que no estamos solas, y alivia el dolor. Las mujeres que han sacado ventaja de estas armas se sienten más sanas y fuertes.

Ahora tengo compasión por mí misma, porque conozco las implicaciones del abuso que ocurrió en mi vida. Merezco toda la comprensión, la paciencia y la aceptación que pueda encontrar—una tonelada de ellos.

Algunas mujeres creen que necesitan confrontar al miembro de la familia que abusó de ellas. Es una tarea que intimida pero que también nos recompensa.

Me siento poderosa al hacerle saber que estoy enterada de que ocurrió el incesto. Me sentí poderosa por el hecho de que no le pregunté si recordaba, sólo se lo dije. Sabía que lo negaría. Yo sólo quería decir "Sucedió esto." No esperaba resultados. Sólo quería decirle la total repugnancia que sentía por todo lo que había pasado—lo que antes era invisible está ahora al descubierto.

Aquellas de nosotras con historias de incesto necesitamos saber que cualquier cosa que hagamos o no, la hemos hecho bien porque hemos sobrevivido a una niñez que no fue para nada una niñez.

MECANISMOS PARA LIDIAR CON EL INCESTO Y EL ABUSO SEXUAL

Cada una de nosotras responde en forma diferente al dolor y al terror del incesto y del abuso sexual. Luchamos por encontrar formas de lidiar que nos permitan sobrevivir al trauma y continuar funcionando. En muchas ocasiones, los mecanismos que usamos para enfrentar con el trauma resultan problemáticos y dañinos. Algunos de los mecanismos que utilizan las víctimas de incesto y abuso sexual para lidiar con el trauma incluyen el daño propio, el abuso de substancias, los desórdenes alimenticios y la disociación.

EL HACERSE DAÑO A UNA MISMA El hecho de hacerse daño a una misma, es un fenómeno que es mucho más común entre las mujeres que entre los hombres. Esto sucede cuando nos hacemos daño conscientemente, ya sea cortándonos, golpeándonos, quemándonos, etc. Por la vergüenza que rodea el daño a una misma, las mujeres mantienen este problema en secreto y no buscan el apoyo de otras. El daño a una misma no va unido al intento de suicidio. ¿Por qué se lastiman las mujeres a sí mismas? De acuerdo con un grupo de mujeres que lidian con este problema vemos que hay muchas razones por las que nos hacemos daño a nosotras mismas. Nadie parece poder explicar el porqué. Algunos actos de daños a uno mismo son una manera de bloquear el daño emocional causado por el abuso en la niñez u otro trauma. Muchas de nosotras decimos que el dolor físico evocado por el daño a una misma disminuye de alguna manera el intenso daño emocional. Algunos estudios médicos dicen que el daño a sí mismo produce endorfinas en el cuerpo que funcionan como narcóticos contra el dolor. Estas endorfinas pueden reducir el nivel de ansiedad y proporcionar alivio al dolor emocional.

El daño a una misma puede ser también una manera de expresar furia y otros sentimientos cuando está prohibido expresarlos de otra manera. El daño a una misma puede hacer que se repita una experiencia abusiva para recuperar el control. Muchas de nosotras que nos dañamos a nosotras mismas somos también sobrevivientes del abuso ritual. Aquéllas que hemos sido maltratadas de esta manera, hemos sido programadas por los mismos agresores para dañarnos a nosotras mismas si revelamos cualquier información sobre el abuso. Los cultos también programan a sus víctimas para marcar sus cuerpos de cierta manera para ser identificadas, si es que la persona deja el culto.

EL ABUSO DE SUBSTANCIAS Muchas de aquellas mujeres que fueron violadas durante la niñez se encuentran sin una manera de canalizar los sentimientos asociados con el trauma del abuso sexual. Muchas de estas mujeres buscan sosiego en el alcohol y las drogas, como forma de lidiar con el terror, la angustia y la ira. Después del uso o abuso prolongado de alcohol y drogas, estas mujeres se encuentran adictas y en necesidad de ayuda para enfrentar el problema de adicción (ver cap. 10). Aquellas de nosotras que comenzamos programas de rehabilitación de alcohol y substancias controladas, encontramos que al dejar de beber o usar drogas, muchos de los sentimientos asociados con el abuso sexual regresan. Si esto sucede, es indispensable que tengamos acceso al apoyo necesario para lidiar con los sentimientos asociados al abuso sexual conjuntamente con el problema de abuso de substancias. Muchos de los proveedores de programas de rehabilitación de alcohol y drogas se han dado cuenta de que muchas de las mujeres que recurren a estos programas fueron violadas o abusadas sexualmente durante la niñez. Es por este motivo que estos centros de rehabilitación están empezando a colaborar con aquellos programas diseñados para ayudar a las mujeres que han sido abusadas sexualmente, con el fin de asegurarse de que dichas mujeres obtengan el apoyo que necesitan.

Pensé que todo sería mejor una vez que dejara de beber, pero cuando lo hice las pesadillas de mi niñez regresaron. Esto hace que sea difícil cumplir mi promesa de mantenerme sobria.

LOS DESÓRDENES ALIMENTICIOS. Aquellos problemas asociados con algún desorden alimenticio pueden comenzar a observarse al poco tiempo después que la violación o el abuso sexual ha ocurrido. Las diferentes formas en que estos desórdenes se manifiestan incluyen: la bulimia, la anorexia y la sobrealimentación compulsiva. Cada una de las anteriores puede ser usada como un mecanismo para lidiar con el trauma del abuso sexual y terminar convirtiéndose en un problema separado.

LA DISOCIACIÓN. Este es un proceso muy familiar para aquellas sobrevivientes del abuso sexual. La disociación es un proceso que produce una alteración en los pensamientos, los sentimientos y las acciones de una persona de manera que, durante un período de tiempo, cierta información no es asociada ni integrada con otra información. Parecido al mecanismo de defensa conocido como negación, la disociación va más allá y casi siempre comienza a ocurrir durante el abuso cuando la niña se "desprende" de su cuerpo y "flota hacia el techo" para escapar del abuso. Desgraciadamente, la disociación puede continuar después del abuso y durante la vida adulta produciendo problemas tales como dificultad en la concentración, cambios drásticos en el estado emocional, separación emocional y hasta personalidades múltiples.

Si encuentras que la manera que has utilizado para lidiar con el abuso que sufriste cuando niña te está causando problemas como adulta, ¡puedes obtener ayuda! Acuérdate, hiciste lo que tenías que hacer en el momento para sobrevivir. Una vez que tu manera de "bregar" deja de funcionar o te trae otros problemas, puedes

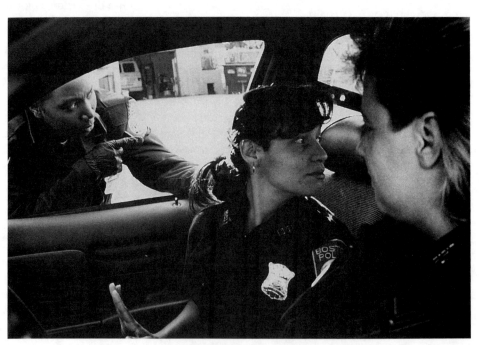

Carol Palmer

encontrar otras formas más saludables para responder a la violencia de la cual fuiste víctima. Trátate a tí misma con delicadeza y entiende que no tienes que enfrentar esta situación por tu cuenta y sin ayuda. Es posible crear una red de apoyo, así como practicar nuevas formas de cuidarte a tí misma.

LA DEFENSA PERSONAL

En los años recientes, las experiencias de las mujeres que han estado practicando la defensa personal han hecho cambiar nuestras ideas acerca de lo que es la defensa personal y cómo podemos utilizar sus técnicas. Hemos descubierto que la defensa personal que se estudia actualmente incluye cualquier actividad—entrenamiento de defensa, ejercicio, deportes—que promueve la autoconfianza, el autoconocimiento y la seguridad propia. Hemos descubierto también que la destreza que una vez asociamos casi exclusivamente con la defensa personal, puede beneficiar otras áreas de nuestras vidas. Las clases de defensa personal nos enseñan a trasladar nuestro propio conocimiento para recordar que somos la causa de nuestra propia energía y las iniciadoras de nuestras acciones. En lugar de quedarnos heladas ante una agresión, aprendemos a movilizar nuestros pensamientos, evaluar la situación, hacer un juicio sobre el nivel de peligro, escoger la respuesta que vamos a dar y darla. Podemos utilizar este conocimiento propio en otras situaciones de la vida común cuando parezca que alguien más está en el control: en los exámenes médicos, en las entrevistas para empleos, en las confrontaciones con la autoridad, en la comunicación con una persona difícil. Una mujer afirma:

> He experimentado cambios tan profundos en mi propia imagen y en la forma en la que veo al mundo y en la relación con la gente, que no dejaré la defensa personal por el resto de mi vida.

LOS OBSTÁCULOS INTERNOS Y EXTERNOS

Hay muchos mitos que evitan que nos defendamos a nosotras mismas de una agresión física: que el asaltante es invulnerable, que el ser más fuerte físicamente es lo que decidirá quién va a ganar, que no sabemos defendernos a nosotras mismas. No obstante, las mujeres se han defendido contra los ataques en muchas circunstancias. Una mujer asustada por 3 adolescentes masculinos que la habían estado siguiendo por toda la ciudad, se volteó rápidamente y dio horripilantes alaridos. Otra detuvo a un asaltante con una patada en la parte media. Una jovencita que iba sentada en el tren sintió una mano en la rodilla. Tomó la muñeca del hombre, levantó en alto su mano y dijo lo suficientemente fuerte para que todo el carro escuchara, ¿De quién es esto? Él se bajó en la siguiente parada. Hay cientos de historias como éstas. No las vemos en TV, no las leemos en el periódico, pero se les pone un alto en cualquier clase de defensa personal y por

mujeres, y tú lo has oído. Generalmente lo atribuimos a la suerte o a la buena fortuna, y no le damos crédito a nuestro propio coraje e ingeniosidad. Es importante para la confianza en nosotras mismas reclamar tales éxitos. Hay gente a nuestro alrededor, particularmente los hombres de nuestras vidas, que tratan conciente o inconcientemente de desilusionarnos de aprender defensa personal. Desde que empezamos a aprender las técnicas físicas, sentimos el bullicio de una nueva autoconfianza. Sabemos cómo romper un abrazo, cómo evitar un puñetazo, cómo mantenernos de pie y mantener nuestro balance físico y emocional. Sin embargo, cuando practicamos estas técnicas con hombres que conocemos, con frecuencia fallamos, porque hemos eliminado el elemento sorpresa y porque su resistencia contra nuestra nueva destreza nos debilita. Es importante practicar con personas que apoyen nuestros esfuerzos para ser más fuertes.

Necesitamos estar en guardia contra las ideas que dicen que "un poco de inteligencia es una cosa peligrosa" y que el pelear sólo hace que las cosas se pongan peor. Por lo tanto, la sumisión es a veces una respuesta prudente en un asalto: esto no garantiza que la situación no pueda ponerse peor. De hecho, los estudios han mostrado que las mujeres que se resisten activamente y las que actúan rápido pueden evitar más fácilmente la violación que aquéllas que son pasivas y no ofrecen resistencia. En cuanto a este punto las mujeres golpeadas hemos tenido un poco de experiencia en defensa personal. Las técnicas callejeras, que dependen del factor sorpresa y causan daño, no sirven muy bien contra el asalto repetido que sufrimos de los hombres con quienes vivimos. Sin embargo otras destrezas desarrolladas en la práctica de defensa personal pueden ser útiles, tales como aprender a vencer los obstáculos interiores que aparecen cuando nos enfrentamos con una situación violenta. Si sentimos más confianza en nosotras mismas, podemos empezar a pensar en la forma de resistirnos a ser golpeadas, ya sea defendiéndonos o dejándolos. Necesitamos desarrollar algunas guías para adaptar las técnicas físicas a las mujeres con diferentes capacidades: mujeres mayores, mujeres lesionadas, mujeres embarazadas y otras. Además, necesitamos apoyar el trabajo de las redes de seguridad en el hogar, en los refugios temporales, en los centros de apoyo para las crisis y otros comités organizados para nuestra seguridad, porque sin ellos, la defensa personal es un pequeñísimo acercamiento hacia la seguridad para las mujeres.

HOY Y MAÑANA: NINGUNA MUJER ESTÁ A SALVO HASTA QUE TODOS ESTEMOS A SALVO.

Durante los últimos 25 años, hemos dirigido nuestra furia y preocupación colectiva hacia diferentes clases de acciones que se oponen a la violencia contra las mujeres. A través de la historia las mujeres se han protegido a sí mismas de la violencia de los hombres defendiéndose, ofreciéndose asilo, cuidando a los niños y niñas, y cuidándose unas a otras. Desafortunadamente este capítulo no tiene espacio para esta bella historia.

➤Organizamos grupos para crear conciencia y descubrimos que nuestras experiencias sobre la dominación masculina son comunes y las compartimos.

PARA ENCONTRAR UNA CLASE DE DEFENSA PERSONAL

Averigua sobre los programas de la YWCA, de las escuelas comunitarias, de la educación para adultos, de las publicaciones para mujeres y los centros para mujeres.

PARA ESCOGER UNA CLASE

1. Observa una clase.

2. Después de la clase, interroga al instructor sobre algunas situaciones hipotéticas de defensa, particularmente aquellas que más te asusten.

3. Habla con las estudiantes, preséntales las mismas situaciones. Los pasos 2 y 3 te indicarán si el instructor enseña o no las técnicas necesarias para las situaciones que enfrentan las mujeres.

4. Cuando hables con el instructor y las estudiantes trata de determinar cuánto conocimiento hay acerca de la violencia contra las mujeres y sobre otros recursos de seguridad en el área. Trata de encontrar una verdadera vía de acceso para la seguridad de las mujeres.

ENTRENAMIENTO SIN MAESTRO

1. Lee libros al respecto; los artículos o libros escritos por mujeres te ofrecen una buena guía para ayudarte a crear la confianza en tí misma.

2. Fortalece tu cuerpo con una buena nutrición y ejercicio regular, de preferencia combinándolos con ejercicios aeróbicos y entrenamiento con pesas.

3. Trabaja con amigas para que te ayuden o en frente de un espejo:

➤Practica caminar con paso rápido y seguro, como si supieras hacia adónde vas.

➤Practica fuertes alaridos, acompañados de feroces expresiones faciales.

➤Dile a alguien que te tome las manos, dale un mensaje coherente a través de una combinación de palabras, tono de voz y expresión facial.

➤Practica algunas situaciones "por si acaso," prueba varias respuestas y escoge las mejores.

➤Pedimos que el público nos escuche por medio de manifestaciones de grandes grupos, hablando en público, haciendo películas, programas de radio y televisión, teatro en las calles, producciones dramáticas, libros, panfletos, periódicos y artículos.

➤Hemos instituido programas educativos de miles de dólares para educar a la policía y los profesionales de la salud.

➤En la primavera de 1989, la Asociación de estudiantes de Wisconsin, a solicitud de grupos de mujeres de la Universidad de Wisconsin, presionó a Miller para retirar su panfleto de propaganda de 16 páginas que apareció en la librería escolar, *el Diario el Cardenal*. Este panfleto incitaba a los estudiantes masculinos a atar a las chicas y a beber cerveza Miller en las vacaciones de primavera. La Sociedad de Estudiantes de Wisconsin votó por fomentar un boicot contra Miller hasta que el panfleto fuera retirado; tuvo un gran éxito contra la publicidad con sexo, Miller retiró el panfleto y publicó cerca de 100 anuncios de disculpa para todos los colegios que recibieron el panfleto.

➤Las mujeres estropearon unas carteleras de publicidad de un humectante llamado Defensa Personal porque se burlaban de un medio contra la violencia con su lema, "Una bella cara no está a salvo en la ciudad". Los anuncios fueron retirados del mercado.

➤Las mujeres se han apoyado unas a otras en los procesos al llevar a los transgresores a la corte.

➤Las mujeres se han organizado para apoyar a las mujeres negras que han sido asaltadas por hombres blancos. Han tenido logros en la defensa legal de Joanne Little, una mujer negra, y de Inés García, una latina, quienes mataron a los hombres que las habían violado, y a Ivonne Wanrow una norteamericana quien mató a un vejador de niños cuando los perseguía a ella y a sus hijos e hijas.

➤Las mujeres de color han formado organizaciones tales como el Comité para Terminar con el Abuso de Esterilización. Trabajaron con mujeres blancas, obteniendo una nueva legislación para alcanzar el control del abuso de esterilización.

➤Desde 1979 han proporcionado servicios por todo el país para ayudar a las mujeres que han sido violadas. Los centros autónomos para la crisis por violación son algunos de estos servicios, creados y dirigidos por mujeres.

➤En 1974 un grupo de feministas, haciendo un trabajo de ayuda legal en San Pablo, Minesota, abrieron la Casa de la Mujer, el primer refugio en los EEUU para mujeres golpeadas y sus hijos e hijas. Se estima que hay más de 1,000 líneas abiertas, refugios y programas para mujeres golpeadas. La Coalición Nacional Contra la Violencia Doméstica, inaugurada en 1977, atrae ahora a más de 600 proovedores de servicios y activistas a sus conferencias. Coaliciones paralelas de grupos de servicios existen en más de 35 estados.

➤Grupos de vecinas han formado redes de refugios, llamados programas de casa de seguridad y luz verde porque los hogares participantes son identificados con luces verdes, donde las mujeres hostigadas y atacadas en las calles encuentran seguridad.

➤Hemos luchado por la reforma legal en muchos frentes. Desde 1974, 49 estados han revisados sus leyes sobre la violación para facilitar a las mujeres que puedan denunciar los crímenes y obtener condenas para sus atacantes. (Mississippi es el único estado que no lo ha hecho). A mediados de 1982, 11 estados en los EEUU condenaron la violación hecha por el marido o el cohabitante (violación marital) al igual que la violación hecha por un extraño. Casi 30 estados permiten cargos contra la violación marital bajo algunas circunstancias—por ejemplo, en algunos estados la pareja debe estar legalmente separada. Cuarenta y nueve estados han revisado los estatutos que se ocupan de los abusos físicos; 36 incluyen específicamente órdenes para la protección de las víctimas. La legislación ha sido utilizada creativamente: 14 estados han creado impuestos (generalmente en las licencias matrimoniales y en las demandas de divorcio) cuyos ingresos son destinados a fundar servicios para atender a las mujeres golpeadas. Desafortunadamente no están constitucionalmente en la corte federal.

➤Hemos aprendido de las feministas de otros países. En 1976 el Tribunal de Crímenes Contra las Mujeres, realizado en Bruselas, al cual asistieron mujeres de todo el mundo, amplió la definición de violencia contra las mujeres para incluir los asesinatos por la dote y la mutilación genital. (Hombres que se casan con mujeres por sus dotes y luego las matan. Esto pasa todavía en la India).

➤Las feministas europeas han inspirado las casas de seguridad y las marchas para "Apoderarnos de la Noche", en las que miles de mujeres se reúnen año atrás año en ciudades a lo largo de los EEUU para protestar contra la violencia contra las mujeres. Algunos hombres han participado en este movimiento. Han formado algunos grupos en los cuales ayudan a los hombres que golpean a sus mujeres a canalizar su violencia (por ejemplo, el grupo Emergencia, en Boston). Otros hombres han trabajado en la legislación, han escrito artículos o han hecho películas. Otros han empezado a tomar resposabilidad legal y socialmente por su violencia, reconociendo que los hombres que no reciben apoyo promueven la violencia contra las mujeres. Hablan de su socialización en relación con las mujeres, han respondido por el alcance y las consecuencias de la dominación masculina, han escuchado y respetado a las mujeres que están a su alrededor.

Generalmente hay una reacción contra las acciones que han ayudado y fortalecido a muchas mujeres. Grupos conservadores de oposición argumentan que las medidas para proteger a las mujeres de todas las edades y para detener la violencia masculina debilitan los valores tradicionales de la familia. Cada vez es más difícil obtener fondos—especialmente desde que las prioridades en el presupuesto no favorecen los servicios sociales. Muchos refugios, centros para atender las crisis y otros servicios han sido forzados a cerrar por falta de fondos.

Continuaremos expresando nuestra afrenta fuerte y claramente manteniendo abiertos todos los servicios para las mujeres, y vamos a seguir hablando. Continuaremos enseñándoles a nuestras hijas a exigir igualdad para ellas mismas y para las demás; enseñaremos a nuestros hijos a preguntar acerca del sexo y de la violencia, a respetar a las mujeres como iguales y luchar contra todo tipo de dominio. Continuaremos apoyándonos unas a otras para protegernos con ingenuidad, fuerza y dignidad. Aplaudimos a las mujeres que dicen no a la violencia masculina, a las que le ofrecen apoyo a una amiga, a las que se protegen unas a otras, a las que se defienden, a las que sobreviven.

EL SISTEMA LEGAL

Desde que se han identificado las diferentes formas de violencia contra la mujer y éstas han atraído a la atención del publico, las reformas en las leyes y protocolos se han convertido en una importante meta. Ha habido grandes beneficios para logros específicos en la reforma legal. Ahora puede ser un poco más facil denunciar y condenar la violación, el maltrato y los casos de asalto sexual contra infantes. En algunas áreas del país, se ha creado conciencia entre el personal de las cortes y la policía con el fin de lograr que las mujeres y los niños no sean culpados; las pruebas de culpabilidad surgen un poco más; la protección de emergencia para las mujeres maltratadas es más accesible. Cambiando las leyes el público se educa y las mujeres pueden decir, "fui violada y quiero que detengan al agresor responsable", a pesar de todo, el hecho de recurrir al sistema legal es arriesgado, caro y traumático. Más significativo es el hecho de que en muchas ocasiones esta ayuda es accesible sólo después de que la violencia sexual ha sido cometida. No tenemos idea de si las leyes disuaden a los hombres a asaltar a las mujeres. Más aún, el sistema legal no es igual para todas las personas. Por ejemplo: Las mujeres de diferentes razas, las pobres, las divorciadas y las lesbianas son menos creídas y respetadas en la corte, que las blancas, las de buena posición, las casadas y las heterosexuales. Los hombres blancos, casados, de clase media, rara vez son perseguidos. Por las limitaciones del sistema legal, cada mujer tiene que tomar en sus manos la decisión de denunciar el ataque y darle curso a su caso legal.

SUPLEMENTO: LA PROSTITUCIÓN

Cerca de 1.3 millones de mujeres en este país se ganan la vida como prostitutas. Contrariamente a los feos estereotipos de las prostitutas como mujeres bajas, drogadictas o acarreadoras de enfermedades, las prostitutas son mujeres trabajadoras.

Mantienen a sus hijos e hijas como todos los padres, tratan de ahorrar dinero para ir a la escuela, sobreviven económicamente con un empleo en el mercado que paga mal a las mujeres en todos los niveles económicos. Muchas son sirvientas o secretarias, y a la luz de la luna, prostitutas para terminar el día. Una vez políticamente ignoradas y apartadas por otras mujeres, durante los últimos 20 años, las prostitutas se han organizado para apoyarse y para tomar acciones políticas.

1. La pobreza que obliga a las mujeres—especialmente a las mujeres pobres, a las de otras razas y a las adolescentes que han escapado de sus hogares—a trabajar de prostitutas (muchas mujeres no tienen acceso a otro trabajo); en la discriminación en el trabajo por el sexo que da a entender que las mujeres de clase media y de clase alta ganan más con la prostitución que con cualquier otro empleo accesible a ellas; el hecho de que un gran número de víctimas de incesto sean prostitutas.

2. El hostigamiento policíaco.

3. La intimidación y los golpes recibidos de los hombres intermediarios, a quienes las prostitutas deben dar sus ganancias a cambio de protección. Muchas de ellas temen por sus vidas.

4. La falta de protección policíaca contra otros crímenes: especialmente a las callejeras, que son aquellas mujeres sin empleo que trabajan en seguros salones de masaje o casas, que frecuentemente son violadas, golpeadas y dejadas sin pago.

5. El arresto y persecución de prostitutas mientras los clientes (la mayoría de ellos son hombres blancos, de edad mediana, de clase media y casados) salen libres.

6. El racismo y los prejuicios de clase que llevan a arrestar y llevar a prisión a más prostitutas de color y pobres que a las blancas, aunque la mayoría de las prostitutas son blancas y de clase media.

> Como una mujer blanca de clase media y enfermera registrada, podía trabajar en el negocio de las llamadas privadas en lugar de estar en las calles, fui arrestada, pero nunca fui encarcelada; el sistema no ha podido ponerme en prisión. Las mujeres de color no tienen fácil acceso a ciertos lugares—hoteles de categoría, donde si eres negra y estás sola, automáticamente te tachan como prostituta. Así es que ellas están en las calles y en los bares, donde son más visibles y vulnerables para ser explotadas y arrestadas—y ellas son las que terminan en la cárcel.

Algunas feministas han criticado a las prostitutas por reforzar los estereotipos sexuales y permitirse ellas mismas ser objetos sexuales. Las prostitutas señalan que no son diferentes a otras mujeres que venden sus servicios a los hombres. Palabras de una ex-prostituta:

> He trabajado en empleos honrados donde he sentido que me estoy prostituyendo más que en la prostitución. Tenía menos control sobre mi propia vida, y me sentía impotente. La gente no me veía

vendiéndome a mí misma, pero con el salario tan mínimo y con un jefe tan insultante, sentía que estaba vendiendo mi alma.

En un mundo donde las mujeres tienen tan poco poder, casi todas las mujeres dependen de alguna manera del dinero de los hombres, de su protección y favor. Muchas que no son prostitutas, por ejemplo, sienten que deben tener relaciones sexuales cuando el hombre quiere porque él es el que provee la seguridad financiera y emocional. Palabras de la feminista Karen Lindsey:

> La cuestión de que si nos vendemos o no a los hombres es una falsedad: la verdadera cuestión es cómo vendernos de la manera menos destructiva para nosotras y nuestras hermanas. No es una decisión que alguien pueda hacer por otra...Las prostitutas no necesitan nuestra condescendencia. Lo que ellas necesitan es nuestra alianza. Y nosotras necesitamos la de ellas.

Las prostitutas se han organizado en este país y en Europa (incluyendo la famosa Huelga de Prostitutas Francesas en 1975) para demandar la descriminalización, la abolición de todas las leyes contra la prostitución. (Legalizar la prostitución no es suficiente. En Alemania Oriental, donde las mujeres trabajan en casas del gobierno, las prostituas sienten que han cambiado a sus proxenetas ilegales por legales: Ellas tienen muy poco control sobre sus condiciones de trabajo y todavía tienen que regresar una gran parte de su sueldo en retribuciones). Con la descriminalización, las prostitutas tendrán mayor control sobre su trabajo y dinero que ganan. La mayoría no puede ir más a la cárcel por proveer un servicio que la misma sociedad ha hecho que tenga una gran demanda, y por escoger el trabajo mejor pagado disponible para ellas. La principal meta es, en palabras de una socia de PUMA, que "ninguna mujer debería ser prostituta por falta de alternativas". Una prostituta británica dice:

> El fin de la pobreza de las mujeres es el fin de la prostitución.

Capítulo 12

LA SALUD AMBIENTAL Y LABORAL

La salud ambiental, por Lin Nelson. La salud laboral por Regina Kenen.
Adaptado por Gloria Bonder, con la colaboración de Lilia Forlerer del
Centro de Estudios de la Mujer, Argentina, y Myriam Hernández-Jennings.

Contribuidoras a las ediciones previas: Leticia Davis,
Marian Marbury, Laura Punnett, Margaret Quinn,
Cathy Schwartz, Susan Woskie (y todas las miembres
del comité de mujeres "Mass Cosh"), Judy Norsigian,
Joan Bertin, Katsi Cook, y Maureen Paul.

Algunos problemas comunes en el medio ambiente que afectan la salud

A diferencia de los países más industrializados, en América Latina y el Caribe los peligros ambientales no se limitan a las consecuencias del desarrollo tecnológico; la destrucción del medio ambiente está estrechamente vinculada a los problemas derivados de la pobreza. Los sectores marginados se ven obligados a sacrificar las ventajas a largo plazo (desarrollo sustentable) por las necesidades de supervivencia inmediata. Eliminar la pobreza no es sólo una cuestión humanitaria, sino que es necesario para cuidar el ecosistema. Sin embargo, la población de todo el mundo, en mayor o menor medida, comparte algunos problemas de la vida cotidiana que ponen en juego la calidad de vida y la salud.

LA CONTAMINACIÓN DEL AIRE Y EL AGUA

La cantidad de agua dulce disponible en el planeta para el uso de los seres humanos alcanza—y en abundancia—para todos. Según los especialistas hay agua suficiente para unos 20.000 millones de personas. Pero el acceso a este preciado bien es desigual. En América Latina se calcula que el 40% de la población tiene conexión domiciliaria de agua. Si tomamos como ejemplo la ciudad de Buenos Aires, se estima que en la Capital Federal el 100% de sus habitantes dispone de agua potable, en general, de

buena calidad. En cambio en los 9 sectores del casco urbano más alejados del área metropolitana, sólo el 3,5% de la población tiene agua por red y no siempre en buenas condiciones de higiene.

"En este lugar (complejo habitacional Evita) la calidad del agua nunca fue buena, pero en este momento, además de tener los tanques contaminados con bacterias fecales, sufrimos el drama de las cloacas. Cada vez que llueve, las calles son un río de materia fecal. Hace más de 6 meses que se confirmó la presencia de bacterias nocivas en los tanques de reserva de agua, pero nada ha cambiado".

"Las diarreas crónicas y los problemas de la piel que padecen algunos niños del complejo habitacional son producidos por el alto contenido de nitrógeno que tiene el agua que consumen. No hay que olvidarse que esas aguas están mezcladas con residuos cloacales", declara un médico pediatra. Las estadísticas sanitarias indican que entre 1980 y 1989 murieron más de diez mil niños—la mayoría menores de un año, en Buenos Aires, por diarreas o enfermedades derivadas.

Los vecinos de otra localidad del Gran Buenos Aires se sintieron alarmados cuando se enteraron de que de sus canillas salía agua con cromo; esta peligrosa situación también afectó a un hogar de ancianos y a un sector del hospital más importante de la zona.

El lugar y el modo como vivimos y trabajamos siempre afecta nuestra salud. A veces, de manera clara y otras no tanto. Actualmente, se considera que los problemas ambientales, incluyendo entre ellos la dieta y los hábitos de vida, son la causa del 60 al 90% de todos los cánceres humanos y de un alto porcentaje de otras enfermedades que afectan los pulmones, el corazón, los riñones, el sistema nervioso, e incluso provocan problemas de conducta. También son el origen de distintas afecciones del aparato reproductivo y de muchas malformaciones de nacimiento.

"Vivimos en un pueblo pequeño. Una mañana llegó un vecino y nos dijo:—No beban el agua-, justo cuando mi esposo y yo acabábamos de beber 2 tazas de café preparado con el agua de la canilla. Durante 2 años la bebimos sin saber que estaba contaminada. Luego, mi vecino nos informó cuántos miligramos de productos químicos contenía para explicarnos la gravedad del problema. Nadie sabe de dónde vinieron ni quién lo provocó. Yo estaba muy enojada. Pagas tus impuestos, que cada año son mayores, y ahí tienes a los empleados sentados en sus oficinas, permitiendo que las cosas se pongan peor".

La contaminación ambiental no se limita a la contaminación del agua que ingerimos, sino también al aire que respiramos. Un informe elaborado por la OMS y el Programa de Naciones Unidas para el Medio Ambiente (PNUMA) toma como parámetros 4 contaminantes cuya presencia en mayor o menor medida recorre todas las ciudades del mundo: dióxido de azufre (SO_2), producto de los efluentes de centrales termoeléctricas y otras industrias, monóxido de carbono (CO) y plomo (Pb), originados por el transporte automotor, óxidos de nitrógeno (NO_2) y materia particulada en suspensión (SPM), especie de ceniza imperceptible que contiene gran variedad de elementos nocivos y que tarde o temprano se deposita en los pulmones de quienes transitan por las calles del Distrito Federal en México, o cualquier esquina de Río de Janeiro o Santiago. Los datos recogidos en varios países permiten suponer que la tasa de mortalidad por bronquitis crónica, asma y enfisemas, entre otras enfermedades bronco pulmonares, se originan en niveles elevados en la atmósfera de los contaminantes ya mencionados.

En los EEUU, la lucha contra el plomo de las naftas y las pinturas comenzó hace 20 años al comprobarse los graves efectos que este compuesto tiene en los niños. La exposición a este metal provoca serios problemas de salud, incluyendo—entre otros—daños al cerebro y sistema nervioso, ciertas enfermedades renales, anemia y dificultades para la síntesis de la vitamina D. En Argentina, por ejemplo, todavía se siguen vendiendo y según un ingeniero vinculado con el principal grupo petrolero privado del país: *"muchas de las naftas mal llamadas ecológicas han sustituído el plomo por otros contaminantes tan o más peligrosos que el benceno, que es carcinógeno"*.

Los peligros ambientales han aumentado tremendamente en los últimos 40 años. A los riesgos, enfermedades y presiones que la humanidad siempre ha enfrentado, la sociedad del siglo XX ha incorporado las substancias químicas y radioactivas y los productos tóxicos. Mediante su manufactura, envasamiento y distribución; su utilización y la destrucción de sus desechos, se producen graves riesgos—muchas veces, irreparables—que dañan nuestro ambiente y nuestra salud.

CÓMO LA FALTA DE CONTROL TORNA EL BIENESTAR EN MALESTAR

Si nos detuviéramos un momento a pensar, nos daríamos cuenta de la gran variedad de productos y subproductos del petróleo que utilizamos en las tareas cotidianas con el afán de mejorar nuestras condiciones de vida. Sin embargo, la extracción e industrialización de este hidrocarburo ha provocado fuertes impactos sociales y ambientales en algunos países latinoamericanos.

En Ecuador, la actividad petrolera intensiva comenzó en 1972 por un consorcio integrado por la firma norteamericana Texaco y la compañía petrolera estatal. Este consorcio funcionó durante 22 años y la Texaco se retiró del país en 1992, dejando un tendal de víctimas y daños ambientales. Para poder operar abrieron más de 500 kilómetros de carreteras y caminos y las actividades petroleras se extendieron casi a la mitad de la selva ecuatoriana, desplazando a las comunidades indígenas de sus tierras y habitats ancestrales y provocando conflictos entre las 12 etnias índigenas y los colonos, crearon un clima de violencia antes desconocido en la selva ecuatoriana. Además, en el año 82, se instaló un pozo petroquímico en el Golfo de Guayaquil que contaminó con petróleo la población de langostinos que era la segunda fuente de divisas por exportación del país. *(Evaluación de Proyectos. Habitat popular y desarrollo social. Coordinacción Beatriz Cuenya y Marcela Natalicchio. Bibliotecas Universitarias Centro Editor de América Latina, Bs As. 1994, pag.95).* Actualmente un grupo de organizaciones campesinas, indígenas y ecológicas han iniciado la campaña "Amazonas por la Vida" para evitar que se amplíe la zona de explotación y exigir garantías de protección ecológica. También reclaman una auditoría ambiental y "un boicot internacional a la Texaco, mientras no repare los daños provocados en la Amazonía ecuatoriana, como mecanismo de presión y como precedente para otras petroleras que operan en Ecuador".

En Argentina fue necesario esperar que se produjera el derrame de petróleo número 32—en los últimos 10 años—en las aguas del Río Colorado para que los fiscales estatales de las 5 provincias afectadas (Buenos Aires, Mendoza, La Pampa, Neuquén y Río Negro) realizaran una presentación judicial en conjunto para detener los derrames de petróleo y el vertido de hidrocarburos y substancias químicas residuales.

Este río de 900 kilómetros de extensión y 135 mil litros por segundo de caudal medio, constituye un recurso estratégico para la actividad agrícola y la vida humana en todo el valle que une el norte patagónico con la región de la pampa. Puede decirse que es el nervio y la sangre de una de las regiones agrícolas más importantes del país. Unas 10 mil hectáreas dedicadas a la producción agrícola dependen de la disponibilidad de sus aguas para riego, con el agravante de que estas tierras pueden quedar yermas para siempre si no se advierte el derrame y se deja correr el petróleo a través de los canales de riego, como ya ha ocurrido en algunas zonas de la cuenca en la provincia de Mendoza y el propio valle del Colorado. En varias oportunidades los derrames llegaron a inutilizar la represas hidroeléctricas instaladas sobre el río.

A principios del año 93, la fundación Chadileuvú presentó ante el juez federal de La Pampa una acción de amparo para que "cesen los perjuicios de las compañías petroleras". Asimismo el Comité Interjurisdiccional del Río Colorado solicitó una reunión con el Secretario del Medio Ambiente de la Nación quien convocó a los representantes de las provincias afectadas, del Ministerio del Interior y de las empresas petroleras. Un mes después de esta reunión los fiscales de Estado de las 5 provincias decidieron recurrir a la justicia, ante la falta de medidas o propuestas que pusieran fin a tamaño desastre.

La relación que una comunidad tiene con la naturaleza y los recursos indispensables que ella provee, permiten reconocer tanto el grado de desarrollo de la conciencia proteccionista como el grado de injusticia en la distribución de las riquezas materiales.

LAS SUBSTANCIAS QUÍMICAS

En los EEUU se comercializan entre 50 mil y 75 mil substancias químicas que se emplean en la agricultura, silvicultura, en las industrias químicas y farmacéuticas y en otras manufacturas. Cada año aparecen, aproximadamente, mil productos nuevos cuyos efectos secundarios, potencialmente dañinos, se desconocen porque no se tuvo la precaución de estudiarlos previamente, pero están presentes en los alimentos, el agua, el aire, la ropa, las viviendas y en el lugar de trabajo.

En América Latina estos hechos son mucho más inquietantes porque gran cantidad de productos y residuos que están totalmente prohibidos en los países desarrollados, aquí son comercializados y utilizados sin ningún tipo de control.

"Nuestras cloacas y desagües están llenos de ácidos y otras sustancias químicas nocivas. Pude ver en el sótano de mi casa cómo se mezclaban en el desagüe. Llamé a los oficiales y me respondieron que actualmente el control es responsabilidad del gobierno. Los encargados de seguridad del Estado vinieron y retiraron muestras de los líquidos cloacales para analizarlos. Hace 5 meses que estoy esperando los resultados".

"Durante los últimos 30 años he tenido que acudir al médico. Al igual que mi esposo, tengo dificul-

tades al respirar, además de problemas en los riñones y la vejiga. Mi hijo tiene un problema cardíaco. Todas las mañanas al levantarme yo sé que voy a tener que soportar ese "dulce aire" que sale del desagüe, y me pregunto: ¿hasta cuando vamos a esperar?."

Desde hace unos 15 años es cada vez más común la muerte de personas y animales domésticos por inhalación de gases tóxicos que circulan a través de las redes de desagües y cloacas domiciliarias. Si las industrias pueden arrojar sistemáticamente residuos peligrosos a ellas, es porque los controles no existen o son ineficientes como para detectar las infracciones y evitar la muerte de seres humanos. En México se produjeron 3 explosiones (San Juan,1984; Michoacán,1989 y Guadalajara, 1992) debido a escapes de gas a través de la red cloacal, que dejaron como saldo 800 muertos y más de mil heridos. En Avellaneda, localidad próxima a la ciudad de Buenos Aires, murieron todos los integrantes de una familia y la enfermera y el médico que habían acudido en su ayuda, al inhalar ácido cianhídrico que circulaba por las cañerías debido a la actitud negligente de industrias vecinas.

Según un informe de Naciones Unidas, se estima que los países industrializados generan alrededor de 375 millones de toneladas anuales de desechos peligrosos. Sólo los EEUU produce unos 275 millones de toneladas, lo cual significa casi una tonelada por cada ciudadano norteamericano. Las Agencias de Protección del Medio Ambiente reconocen que no tienen suficiente capacidad para su tratamiento. Entre 1985 y 1990 el grupo ambiental Greenpeace (Paz Verde, en español) ha documentado más de mil intentos de exportación de residuos tóxicos desde países industrializados hacia países en desarrollo. Entre 1986 y 1988 se exportaron más de 3 millones de toneladas de estos desechos.

En general, en los países pobres, resulta fácil obtener el consentimiento de algún funcionario para aceptar residuos peligrosos. Los traficantes de basura son expertos en disfrazar la peligrosidad de su "mercadería" y aprovechar la falta de información técnica en los países importadores para ofrecer los residuos como "ayuda humanitaria" o "materias primas". De hecho, parece un excelente negocio pues en 1980 en los EEUU funcionaban 12 de estas compañías y en 1988 la cifra subió a 522.

Los industriales pagan a los traficantes por hacerse cargo de sacar del país una gran variedad de desechos bajo el título de aptos para el reciclaje y reutilización, que son conceptos promovidos por los ecologistas. En relación a los procesos de reciclaje o reutilización los expertos de Greenpeace advierten que muchas veces los países receptores de desechos no cuentan con la tecnología adecuada para reciclarlos y, por lo tanto, se convierten en simples depósitos de basura. En segundo lugar, aclaran que no siempre estos procesos son inocuos, sino que, por el contrario, generan una mayor concentración de substancias peligrosas para la salud de los trabajadores, de la población en general y del medio ambiente.

LA RADIACIÓN

Numerosas investigaciones a nuestro alcance dan cuenta de que las plantas de energía nuclear que se hallan funcionando normalmente, así como las instalaciones de armamentos y pruebas nucleares, emiten radiaciones de baja intensidad que en forma lenta van contaminando el ambiente y nuestros organismos.

Los países desarrollados protegen con mayor celo al personal que trabaja en las centrales productoras de energía nuclear. La máxima dosis de radiación que puede absorber el cuerpo humano es de 5 rem anuales. En Gran Bretaña, se redujo oficialmente la cantidad permisible de exposición a la radiación para los operarios de plantas nucleares de 5 a 2 rem anuales y está estudiando reducirla a 1.5 rem por año. Existen datos de que recibieron radiaciones superiores a 2 rem solamente el 0.7% del personal ocupado en las 109 centrales nucleares que funcionan en EEUU y el 0.1 % del personal ocupado en las 44 centrales nucleares de Japón, mientras que en Argentina, el 31% del personal de la planta Atucha I está afectado por exposición a valores superiores a los 2 rem, según el informe interno 009/93 de la CNEA.

"Nuestra comunidad ha sido amenazada por el afluente de una de las minas de uranio más grandes del hemisferio. Durante muchos meses dicho afluente contaminó la toma de agua de la planta potabilizadora. La gente bebía, cocinaba y se bañaba con esta agua que contenía restos radiactivos muy por encima de las concentraciones recomendadas. Para lograr reubicar a la población lejos de la toma de agua contaminada fue necesario llevar el caso a los Tribunales y gastar miles de dólares de nuestros impuestos".

"En 1978 perdí a una muy buena amiga y a un vecino de 25 años, ambos por cáncer de páncreas. Yo estuve al lado de su cama, cuidándola permanentemente durante 6 meses, hasta que falleció. Durante sus últimas semanas recordamos a todas las personas de nuestro barrio que habían muerto de cáncer. Aunque se sabe que es la segunda enfermedad en importancia como causa de muerte, nos preguntábamos si el número de personas fallecidas no sería superior a lo normal. Supongo que sólo el tiempo podrá decir cuál fue la verdadera causa de esto, y seguramente ya no habrá a quien reclamar".

Es conocido por todos que durante la Guerra Fría, los EEUU ha realizado pruebas nucleares en Nevada, en Utah, en el lejano pero habitado Oeste. Un vecino del sitio de pruebas nucleares de Nevada que tiene 16 parientes muertos por cáncer en los últimos 30 años, se queja *"Nos hicieron a nosotros lo que no podían los rusos"*. La Corte Suprema había negado toda posibilidad de reclamo a las víctimas de la radiación que aún viven y los familiares de los que ya fallecieron. Por una directiva de George Bush sólo los trabajadores de la industria nuclear y habitantes de la zona que padecen de cáncer recibieron indemnizaciones entre 50 mil y 100 mil dólares.

La explosión de una planta nuclear es uno de los accidentes de más graves consecuencias. Miles de personas mueren al instante por exposición a la radiación letal; decenas de miles morirán en las próximas semanas a consecuencia de los daños producidos por la radiación intensa; cientos de miles de cánceres se declararán en los siguientes 5 a 30 años. Desde luego, la guerra nuclear representa el riesgo ambiental más grave todavía. Tan sólo EEUU tiene más de 30.000 armas nucleares—entre bombas y misiles—que podrían matar a todos los seres humanos del mundo entero 20 veces: toda una exhibición de poder, de locura y de muerte.

LOS CAMPOS ELECTROMAGNÉTICOS

Los campos electromagnéticos (o EMF's , por sus siglas en inglés) son líneas invisibles de fuerza que son creadas cada vez que se utiliza o se genera electricidad. Dichos campos electromagnéticos son producidos por líneas generadoras de fuerza eléctrica, alambres eléctricos, equipo electrónico y enseres eléctricos. Algunos grupos comunitarios de mujeres han tomado el mando en despertar la conciencia pública en cuanto al daño potencial del contacto prolongado con los campos electromagnéticos. Algunas investigaciones han revelado una incidencia elevada en las tasas de leucemia y cáncer entre trabajadores expuestos a campos magnéticos elevados. Sin embargo, los científicos difieren de opinión en cuanto a los efectos dañinos de los campos electromagnéticos. En lo que están de acuerdo es en que se necesitan más investigaciones al respecto.

Debido a la falta de información científica confiable, el Gobierno Federal de los EEUU aún no ha establecido límites algunos en cuanto a los niveles de contacto físico para los trabajadores que se exponen diariamente a los campos electromagnéticos. Sin embargo, mientras tanto, se pueden tomar algunas medidas simples y baratas que pueden ayudar a reducir los efectos dañinos del contacto con dichos campos. Por ejemplo, con frecuencia, los campos magnéticos tienden a reducirse drásticamente mientras más alejados se encuentran de la fuente que los produce (específicamente, a más de 3 pies de distancia). Por lo tanto, una solución sencilla para reducir el nivel de contacto de los trabajadores con los campos electromagnéticos, es mover las estaciones de trabajo fuera del alcance (a más de tres pies) de la fuente. La duración del contacto puede ser reducida. Los planos para la ubicación de las líneas generadoras de fuerza eléctrica pueden ser diseñadas para reducir el nivel de contacto de los trabajadores con los campos electromagnéticos.

RIESGOS INEVITABLES, CARGAS DESIGUALES

En la actualidad, los riesgos ambientales se encuentran tan diseminados que ninguna persona escapa a sus efectos. Hasta la nieve de la Antártida contiene residuos bifeniles policlorados (PCB), diclorodifeniltricloroetano (DDT) y plomo. El aire que respiramos está contaminado por el plomo y los gases de los escapes de los autos, las partículas de cenizas y el humo de las fábricas, restos de pesticidas y las emisiones de las plantas químicas y nucleares.

➤El agua que ingerimos está sucia debido a los pesticidas y herbicidas usados en la agricultura y en los bosques, las substancias químicas que contienen las aguas residuales de las industrias y los escurrimientos de los rellenos sanitarios.

➤Nuestra comida está contaminada con pesticidas. fertilizantes, conservantes y otros aditivos. El plomo puede concentrarse en los alimentos que se siembran a la orilla de las carreteras. El ganado ingiere hormonas, anabólicos y antibióticos junto con los pesticidas que se aplican en el campo y las radiaciones de baja intensidad; residuos de todo esto se acumulan en la grasa y en el tejido animal y se transmiten—a través de la cadena alimenticia—hasta las personas que ingieren los productos alimenticios derivados.

➤Los productos de limpieza y los electrodomésticos pueden producir humos y gases tóxicos. Por la crisis energética, se incrementó el uso de aislantes en los hogares para ahorrar combustible, algunas substancias tóxicas como el gas radón (se encuentra en los cimientos de concreto contaminados con desechos de uranio) y los gases de formaldehído (utilizados en productos tales como las telas de planchado permanente, aislantes de unicel, alfombras y sábanas) quedan atrapadas en el interior de las viviendas. Hasta los niveles más bajos de vapores de formaldehído, monóxido de carbono y otros contaminantes del aire en el hogar, pueden provocarnos cambios de humor y perjudicar la capacidad mental.

Incluso la leche materna presenta un alto contenido de algunas toxinas y las muestras de espermatozoides humanos contienen PCB. En el medio ambiente hay riesgos potenciales de intoxicación para todos; aunque en general, son más frecuentes y más graves los que se hallan en los lugares de trabajo. Por eso, el peligro es mayor para los trabajadores.

Aun contra nuestra voluntad, nuestra salud está expuesta a los peligros ambientales. Las substancias tóxicas no discriminan: cruzan las fronteras regionales, sexuales, de raza y de clase. Sólo la capacidad económica individual determina la posibilidad de protección: algunas personas pueden costearse una mudanza para ir a vivir lejos del vertedero sanitario de desechos químicos o de una planta nuclear, otras pueden comprar agua embotellada o alimentos ecológicos sin aditivos o pagar un mejor servicio médico.

Sin embargo, en la actualidad, millones de latinoamericanos no tienen acceso a servicios de salud de calidad debido a la gravísima situación económica por la que atraviesan. Las políticas de ajuste macroeconómicas impuestas por la globalización de la economía están dirigidas hacia las finanzas y la reducción de los gastos gubernamentales. Se busca incrementar la producción bajando los costos y se deja de lado las consecuencias humanas y medioambientales que generan. Nadie quiere hacerse cargo de la responsabilidad por estos desastres.

Si bien la pobreza no es una característica exclusiva del Tercer Mundo, la mitad de la población latinoamericana—200 millones de personas—padecen esa realidad. Según la CEPAL, la pobreza es predominantemente urbana, ya que el 90% habita en ciudades con condiciones ambientales desfavorables y de gran vulnerabilidad ecológica. Los movimientos migratorios en busca de mejores condiciones de supervivencia han provocado un fuerte impacto social y ecológico. Las ciudades reciben gente sin contar con la infraestructura habitacional y de servicios sanitarios indispensables. Los asentamientos crecen en lugares inundables, en las laderas de los cerros. El ambiente no da para más, pero los grupos marginados tampoco pueden más.

Pero en países desarrollados como los EEUU, los pobres también viven mal. La Comisión de Justicia Racial (Iglesia Unida de Cristo) realizó un estudio exhaustivo y encontró que 3 de cada 5 depósitos de desperdicios (donde se tiran las substancias comerciales más peligrosas) se localizan en comunidades de pobres, donde mayormente residen afroamericanos o latinos; 3 de cada 5 americanos de origen latino o afroamericano viven en zonas donde no existe el control de los desechos tóxicos; casi la mitad de los asiáticos o de las islas del Pacífico y de los indígenas americanos viven cerca de sitios sin control ambiental.

La clara identificación de este racismo ambiental y la limitada respuesta del movimiento ambientalista han inspirado una nueva forma de pensar y actuar para hacer justicia ambiental. Toda vida es preciosa: Igualmente preciosa para ricos y pobres, blancos y negros, hombres y mujeres.

Pero los peligros ambientales que afectan la salud no se encuentran limitados a las ciudades. También en el ámbito rural las personas se exponen a fuertes concentraciones de plaguicidas y herbicidas, especialmente desde que la agroindustria se dedicó a la producción de alimentos. Los indígenas norteamericanos viven expuestos a las radiaciones de baja intensidad que provienen de las minas de uranio de sus territorios que son explotadas sin tomar medidas de seguridad. Algunas compañías ya disponen de reservas de terreno para depositar sus residuos tóxicos en regiones despobladas, o mejor aún, trasladándolos a los países pobres.

Este patrón de exportar productos químicos, desechos tóxicos y procesos industriales contaminantes fue ejemplificado por la pesadilla provocada por Union Carbide en Bhopal, India en 1984. El "holocausto sin precedentes en los anales de los desastres de las industrias provocados por el hombre". Siete años después de la fuga de gases tóxicos ocurrida en su fábrica de plaguicidas en Bhopal, 400 mil víctimas continuaban sufriendo de enfermedades terminales incurables. Un estudio realizado en 1990 mostró que con posterioridad al accidente, han muerto más del doble de personas que las fallecidas por exposición directa al gas. Esta gran empresa internacional, hasta la fecha, ha pagado por este desastre apenas 470 millones de dólares en indemnizaciones.

En casi todo el mundo, las declaraciones oficiales y de las industrias privadas les restan importancia a los riesgos ambientales: *"No se preocupen, ningún peligro a largo plazo ha sido comprobado científicamente"*. Las ganancias y el prestigio se anteponen a la salud de las personas. Actualmente nos enfrentamos a trágicas consecuencias por haber confiado en las tranquilizantes declaraciones—por ejemplo, sobre el DDT y las pruebas atómicas—de las décadas pasadas.

Para las empresas que producen riesgos ambientales y las compañías de publicidad—que nos tienen en cuenta sólo como consumidoras-, las mujeres no tenemos mucho que decir acerca de lo que necesitamos o queremos. A pesar de todo, nosotras siempre hemos estado al frente de las luchas contra dichos riesgos.

Las autoras de este capítulo creemos que debemos preocuparnos y ocuparnos de combatir los peligros ambientales, estén o no comprobados científicamente. No queremos que nos usen a nosotras, a nuestros seres queridos ni a persona alguna en el mundo como conejillos de Indias de sus experimentos.

Nosotras conocemos nuestros cuerpos, los lugares donde trabajamos y nuestras comunidades mejor que ningún científico.

LOS PELIGROS AMBIENTALES Y SUS EFECTOS SOBRE LA SALUD

"En Love Canal* nos mandaron a nuestras casas y nos aconsejaron que nos hiciéramos cargo de nuestros jardines. Pero las mujeres ya no nos quedamos en nuestros hogares a cuidar los jardines porque ambos se han vuelto peligrosos. Los efectos sobre la salud debido a los residuos químicos ente-rrados en Love Canal son muy variados: enfermedades del sistema nervioso central incluyendo migrañas, crisis nerviosas y convulsiones. No hemos realizado encuestas sobre enfermos y muertos por cáncer para ver si su incidencia está por encima de lo normal, pero encontramos que muchas mujeres del barrio sufren de cáncer del útero y del seno. No sólo afecta a mujeres maduras, sino que hasta una niña de 12 años necesitó una histerectomía (extracción del útero). Tenemos muchas personas con problemas urinarios, daño cerebral y la lista de problemas de salud podría ser mucho más amplia. Como es probable que otras enfermedades y, en especial, los distintos tipos de cáncer no se declaren hasta dentro de unos años, ya nos imaginamos lo que el futuro nos deparará".

Para comprender la salud ambiental debemos tomar en cuenta que todo está interrelacionado: los órganos y sistemas de nuestro cuerpo, nuestros hábitos de vida, nuestro trabajo y el medio ambiente en términos más amplios. Los peligros ambientales pueden afectar un órgano o un sistema particular del organismo, perjudicándolo directamente y/o produciendo mayores complicaciones. Mientras que en los laboratorios los científicos prueban, por lo general, cada una de las substancias por separado, en la vida real nuestros cuerpos siempre enfrentan más de un riesgo simultáneamente.

Se denomina sinergismo a la interacción combinada de dos o más peligros para obtener un efecto mayor que el que produciría cada uno por separado. La magnitud de la exposición, el modo de emisión y el tipo de substancia(s) tóxica(s) a la(s) que nos exponemos determinan si nuestros síntomas serán agudos o crónicos. Lee el Glosario de salud ambiental a continuación.

Muchos científicos piensan que por el incremento del uso y la variedad de substancias tóxicas, a partir de la Segunda Guerra Mundial se ven cada vez más problemas a medida que pasa el tiempo.

Podemos absorber las substancias tóxicas por tres vías: a través de la piel, por el sistema digestivo (al comer o beber) a través del sistema respiratorio. A menudo, las

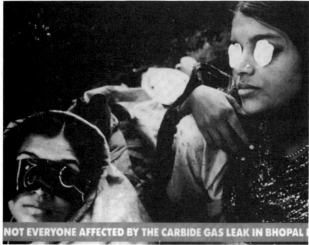

NOT EVERYONE AFFECTED BY THE CARBIDE GAS LEAK IN BHOPAL

Bhopal Group

substancias tóxicas provocan daños al primer contacto como por ejemplo: quemaduras, alergias, dolor de estómago; y una vez en el torrente sanguíneo dañan intensamente nuestro organismo.

En general, las substancias tóxicas afectan por igual a los hombres como a las mujeres. Cualquiera de ellos puede presentar una reacción alérgica, daño en el hígado, dolores de cabeza crónicos o problemas respiratorios, retardo mental o cáncer pulmonar. La contaminación ambiental constituye un peligro adicional para nuestros organismos y empeora cualquier otro problema de salud que podamos tener.

Enfermedades producidas por problemas en el medio ambiente

LAS ENFERMEDADES DE LA PIEL

La piel es el mayor órgano poroso de nuestro cuerpo. Como tal, es extremadamente vulnerable a los químicos y a otros contaminantes, y con frecuencia, es el lugar del cuerpo que más está expuesto a éstos. De acuerdo al *Bureau of Labor and Statistics* de los EEUU, las enfermedades de la piel constituyen el segundo tipo más común de enfermedades ocupacionales. La prevención es sumamente importante, ya que un porcentaje muy alto de hombres y mujeres que sufre de irritaciones de la piel ocasionadas por el contacto con alguna substancia o agente irritante en el trabajo, eventualmente desarrolla una enfermedad crónica de la piel. De 1983 a 1994, la proporción de trabajadores con una condición irritante en la piel aumentó de 64 a 81 casos por cada 100 mil trabajadores. Es muy probable que el número sea mucho mayor ya que, frecuentemente, las enfermedades de la piel no son reportadas.

Las reacciones que sufre la piel, debido al contacto con los agentes irritantes del medio ambiente laboral, pueden manifestarse inmediatamente o desarrollarse más tarde. Dichas reacciones pueden ocurrir en una sola ocasión (reacción aguda), repetidamente (reacción alérgica) o constantemente (reacción crónica).

La Dermatitis por contacto, la cual es una irritación ocasionada por algo que toca la piel, es causada por una variedad amplia de substancias. Entre éstas se encuentran el látex y algunos pesticidas, los cuales pueden también provocar la Dermatitis Alérgica. Para aquellas mujeres que a menudo necesitan usar guantes de hule o goma como barrera protectora en contra de agentes químicos tóxicos, bacterias o fluidos corporales contaminados, el látex se convierte en un riesgo mayor para su salud. El mismo reglamento de la Administración de Salud y Seguridad Ocupacional de los EEUU (u OSHA, por sus siglas en inglés) que exige el uso de guantes de látex como precaución en contra del VIH y otras infecciones transmitidas por el contacto con sangre contaminada, ha terminado causando otro peligro ocupacional diferente.

Glosario de salud ambiental

CARCINÓGENO: Substancia o agente que provoca el cáncer. Esta es una enfermedad que se caracteriza por un crecimiento celular anormal que se propaga, por lo general, rápidamente.

MUTÁGENO: Substancia o agente que genera cambios en el material genético de las células vivas. Cuando se produce una mutación en el óvulo o en el espermatozoide (células germinales), puede transmitirse a las generaciones futuras. Investigaciones recientes indican que como el material genético controla el crecimiento celular, los mutágenos pueden— ya sea dentro de un período inmediato o después de un período latente- provocar un crecimiento celular anormal que se convertirá en cáncer.

TERATÓGENO: Substancia o agente capaz de atravesar la placenta de una mujer embarazada y provocar un aborto espontáneo o impedir el desarrollo normal del feto, o producir defectos de nacimiento.

Todos los carcinógenos son mutágenos. La mayoría de los mutágenos son carcinógenos. Muchos mutágenos son a la vez teratógenos.

EFECTO AGUDO: Reacción inmediata y severa que usualmente ocurre después del contacto prolongado con una substancia o agente tóxico. Algunos ejemplos de efectos agudos son las náuseas y el mareo que acompañan los envenenamientos por pesticidas, o el edema (inflamación y en este caso daño pulmonar causado por la inhalación de gases tóxicos, tales como la amonia o el cloruro).

EFECTO CRÓNICO: Reacción recurrente o constante que usualmente ocurre después de un contacto menor repetido.

Los efectos crónicos pueden tomar años en desarrollarse y manifestarse. A este período de tiempo se le conoce como el período latente. Por ejemplo, el daño causado por el contacto prolongado con asbestos se manifiesta como enfermedad pulmonal años más tarde, al igual que muchos tipos de cáncer y enfermedades progresivas del hígado que toman de 15 a 40 años en desarrollarse. Muchos científicos piensan que veremos más y más de estos efectos crónicos a medida en que las toxinas introducidas después de la Segunda Guerra Mundial empiecen a "asomar su feo rostro".

LAS ENFERMEDADES RESPIRATORIAS

Aproximadamente, el 30% de los casos de bronquitis crónica, enfisema, y asma en el adulto pueden ser atribuído's a causas laborales. En la actualidad, más de 20 millones de trabajadores son expuestos a substancias que pueden causar enfermedades respiratorias. Hoy por hoy, el asma se ha convertido en la enfermedad respiratoria diagnosticada con mayor frecuencia entre pacientes en las clínicas de salud ocupacional. Mucha gente no se da cuenta de que si ya padecen de asma, éste se puede empeorar por el contacto con aire contaminado en el trabajo. Además, las nuevas construcciones de edificios de oficina, al igual que otros lugares laborales nuevos, están surgiendo como áreas problemáticas. Las ventanas que no abren y los sistemas de aire acondicionado que circulan el aire a través de los edificios de oficina, así como los químicos usados en los muebles y los materiales de construcción sintéticos, pueden contribuir a problemas respiratorios.

El polvo proveniente del carbón, la harina en grano y el algodón crudo son causas bien documentadas de enfermedades respiratorias. La harina en polvo que permea el aire de las panaderías comerciales es un riesgo para los trabajadores de éstas. El polvo en general puede ser un irritante, particularmente para aquellos trabajadores con otros problemas respiratorios. El humo de los cigarros y cigarrillos interactúa con otros agentes contaminantes para complicar la reacción, haciendo que las personas se enfermen aún más que si estuvieran expuestos a cada uno de estos agentes por separado.

El desarrollo de pruebas para identificar las substancias y los procesos que pueden causar el asma o el enfisema puede ayudar a los diseñadores a cerciorarse de la seguridad de los materiales nuevos antes de que éstos sean introducidos y así, prevenir la enfermedad. Las investigaciones que identifican y señalan aquellos indicadores tempranos de riesgo, pueden ser utilizadas para justificar la transferencia de trabajadores antes de que éstos se vuelvan impedidos. Sin embargo, la misma información que puede servir para limpiar el ambiente laboral, puede ser utilizada por los patronos para deshacerse de algunos trabajadores.

LA SENSIBILIDAD QUÍMICA MÚLTIPLE

Aquellas personas que padecen de sensibilidad química múltiple (o MCS, por sus siglas en inglés—también conocido como enfermedad ambiental o ecológica), tienden a experimentar reacciones crónicas a los químicos e irritantes cuyos niveles, generalmente, son considerados normales o "seguros". Esta condición tiende a exhibir las siguientes 6 características: (1) síntomas múltiples que afectan una variedad amplia de sistemas del cuerpo; (2) síntomas que, por lo general, ocurren como resultado de un contacto identificable con el agente irritante; (3) síntomas que ocurren como resultado de niveles de contacto menores que aquéllos tolerados por la mayoría de las personas; (5) síntomas que son precipitados por aquellas substancias comúnmente encontradas en el lugar de trabajo, el hogar y el ambiente general; (6) con frecuencia se pueden descartar otras causas, tales como el asma, la hipocondría o ciertos desórdenes respiratorios.

La sensibilidad química múltiple puede ser precipitada por una variedad de ingredientes, tales como aquellos que se encuentran en los cosméticos y perfumes, en la tinta de imprenta, el combustible diesel, en los vapores de solventes, los colchones u otros tejidos tratados con soluciones que demoran el incendio; en los pesticidas, los hongos y en las terminaciones a prueba de arrugas de la ropa (permanent press). Los síntomas pueden consistir en lo siguiente: convulsiones, falta de coordinación, reflejos anormales, cambios de personalidad (desde la depresión hasta la ansiedad); efectos sensoriales, incluyendo desórdenes en la visión y la audición; pérdida de la memoria, impedimento del habla y pérdida del apetito. En los EEUU, existe una lista creciente de autoridades gubernamentales, cuerpos legales y organizaciones profesionales que reconocen a la sensibilidad química múltiple como una condición médica legítima.

Existe apoyo disponible para aquellas personas que padecen de sensibilidad química múltiple (ver Recursos). El *National Center for Environmental Health Strategies* de los EEUU, el cual supervisa la política médica y los asuntos legales con relación a la salud ambiental, también provee información práctica acerca de cómo mejorar la calidad del aire interior y cómo reducir el contacto dañino con agentes químicos peligrosos. Además, esta Organización provee información útil en cuanto al diagnóstico y al tratamiento de esta condición y acerca de los derechos del paciente. Si tú padeces de sensibilidad química múltiple, el Instituto Laboral puede ayudarte a obtener lo que se conoce bajo el *Americans with Disabilities Act* como "reasonable accomodation" o alternativas de acomodo razonables en tu lugar de empleo.

LAS ENFERMEDADES INFECCIOSAS

La Tuberculosis, el virus de la Hepatitis B y C y el Virus de Inmunodeficiencia Humano (VIH), presentan un riesgo tanto para los trabajadores sociales y de salud y los empleados de institutos correccionales, como para la gente que trabaja en lugares en los cuales se manejan fluidos corporales y desperdicios peligrosos. Los técnicos de laboratorio también pueden contraer enfermedades contagiosas si trabajan con material infectado. Estos peligros son especialmente inquietantes cuando consisten en la transmisión de enfermedad de paciente a trabajador o de trabajador a trabajador a través de la sangre o el aire.

Como consumidoras, las mujeres estamos alarmadas por el número creciente de enfermedades y muertes causadas por la contaminación bacterial de los alimentos; especialmente por la salmonela y la bacteria E. coli. En años recientes, casos de contaminación de alimentos, tales como el del jugo de manzana no pasteurizado y los de la carne molida (usada mayormente en hamburguesas) contaminada, han figurado prominentemente en la prensa y los medios noticiosos del país. Es posible que aquellas de nosotras que trabajamos en plantas procesadoras de alimentos, estemos, desapercibidamente, trabajando con productos contaminados, los cuales también podemos consumir. Un sistema de inspección de alimentos más eficiente sería muy provechoso tanto para nosotras y nuestras familias, como para el público en general.

LOS PELIGROS PARA LA SALUD REPRODUCTIVA

Un peligro para la salud reproductiva es todo agente que produzca efectos dañinos en el sistema reproductivo masculino o femenino y/o en el desarrollo del feto. Estos peligros pueden ser químicos (plaguicidas), agentes físicos (rayos X) o prácticas laborales nocivas (cargar objetos demasiado pesados).

Es probable que los peligros reproductivos son los temas más controversiales en salud ambiental. Como las mujeres son quienes se embarazan, en general, todas las cuestiones relacionadas con este proceso son consideradas "problemas de mujeres"; por lo tanto, los riesgos reproductivos se vinculan únicamente a las condiciones físicas y/o psíquicas particulares de cada mujer. Esta visión pasa por alto dos hechos importantes: 1. que los varones también pueden ver afectada su salud reproductiva; y 2. que ésta significa mucho más que tener bebés sanos. A lo largo de todas sus vidas, varones y mujeres tienen derecho a preservar la salud de sus órganos reproductivos y sexuales.

Hasta ahora, a menudo los peligros reproductivos se han usado como excusas para discriminar a las mujeres trabajadoras en vez de protegerlas.

Tanto la infertilidad, en cualquiera de los 2 sexos, como los abortos espontáneos en las primeras etapas del embarazo y los bebés con malformaciones o defectos congénitos, pueden ser indicadores tempranos de un ambiente tóxico. Estas son señales importantes de que algo anda mal, ya que otras señales como el cáncer pueden tomarse un período de latencia entre 15 y hasta 40 años antes de declararse.

¿CÓMO AFECTAN LOS PELIGROS REPRODUCTIVOS A LAS MUJERES?

Cuando las substancias tóxicas interrumpen el proceso hormonal reproductivo, éstas pueden causar desórdenes en la menstruación, esterilidad o pérdida del impulso o el deseo sexual. Además, las substancias tóxicas también pueden dañar los ovarios directamente y, eventualmente, resultar en la menopausia prematura o en cáncer de los ovarios. Los mutágenos ocupacionales pueden causar daño al material genético que se encuentra en los óvulos de la mujer, con efectos similares a los causados en los espermatozoides, provocando abortos espontáneos y defectos de nacimiento. En estudios recientes llevados a cabo en animales, se puede observar el daño que causan los hidrocarburos policíclicos (usados mayor-

mente en la industria petroquímica) en los ovarios. Además, se ha estudiado el daño reproductivo causado por agentes alcalinizantes (usados en el tratamiento de cáncer) y la radiación ionizada. El contacto prolongado con plomo, cloruro de vinilo y PCB, puede provocar trastornos menstruales.

ANORMALIDADES EN LA FERTILIDAD Y EL EMBARAZO

Entre algunos de los desórdenes reproductivos que afectan a las mujeres se encuentran los problemas menstruales, la disminución de la fertilidad y los abortos espontáneos. En las criaturas que traemos al mundo, estos desórdenes pueden manifestarse como problemas de bajo peso natal, nacimientos prematuros, problemas en el desarrollo y defectos de nacimiento. Los problemas reproductivos de los hombres, tales como la impotencia, la reducción en la producción de espermatozoides y los defectos en la esperma, afectan a las mujeres con las cuales ellos comparten su vida. Se estima que la infertilidad (definida como la inhabilidad para concebir luego de un año de relaciones sexuales sin protección anticonceptiva) afecta a una de cada 12 parejas. A pesar de que se sabe que algunos peligros ocupacionales (tales como el contacto dañino con el plomo, los solventes y con algunos pesticidas) afectan la capacidad y el funcionamiento reproductivo, aún se desconocen los efectos en su totalidad. Es sumamente inquietante que más de mil substancias químicas que aún se utilizan en el ambiente laboral han demostrado su efecto negativo en pruebas llevadas a cabo en el ciclo reproductivo de animales. Muchos de estos químicos no han sido estudiados para ver sus efectos en los humanos. En general, todavía existen más de 4 millones de compuestos químicos que se utilizan comercialmente los cuales no han sido estudiados en cuanto a sus efectos en los humanos. Tanto las actividades laborales que afectan el balance hormonal normal del sistema reproductivo (como el trabajo de turno rotativo), como las substancias que cambian los niveles de estrógeno o imitan los efectos de ésta (como los pesticidas), necesitan ser estudiados más a fondo. No se ha prestado atención suficiente a los efectos que tienen ciertos factores físicos del ambiente laboral, tales como el trabajo prolongado de pie, el manejar objetos pesados, los efectos interactivos de la tensión y los contactos tóxicos en la fertilidad y el embarazo.

EL FETO EN DESARROLLO Y LOS NIÑOS PEQUEÑOS

A veces, el óvulo fertilizado y el feto pueden reaccionar a ciertas substancias tóxicas que aparentemente no afectan en forma dañina a los adultos. Algunas toxinas afectan al feto en las primeras semanas de gestación, cuando la mujer aún no se ha dado cuenta de que está embarazada. Durante los primeros 20 días (3 semanas) el óvulo fecundado es tan sensible que los peligros ambientales pueden ser lo suficientemente poderosos como para perjudicarlo y hasta destruírlo. Desde el décimoquinto hasta el décimosexto día de embarazo, las células del feto se multiplican y diferencian en órganos y sistemas específicos. Un agente tóxico puede alterar este proceso y no existe una segunda oportunidad para que el sistema se restablezca. Si el efecto es demasiado intenso, el embarazo a menudo termina en un aborto espontáneo. Si el feto sobrevive, el niño puede llegar a nacer con bajo peso o problemas de tipo físico, de desarrollo o de comportamiento, algunos de los cuales pueden presentarse muchos años más tarde.

La exposición directa de la mujer embarazada es la forma más común de someter al feto a los agentes tóxicos del medio ambiente o del lugar de trabajo. También hay que tener en cuenta que como las toxinas se acumulan en el semen, resulta peligroso mantener relaciones sexuales durante el embarazo con un varón que está expuesto habitualmente a los efectos de una toxina ambiental, porque puede provocar daños al feto durante su desarrollo. (Las parejas embarazadas pueden tomar en consideración algunas formas de hacer el amor sin tener relaciones sexuales; los varones expuestos a peligros ambientales deben seriamente considerar usar condones durante parte o todo el tiempo).

El feto en desarrollo y los niños pequeños son especialmente susceptibles a ciertos peligros ambientales, ya que sus células se dividen y crecen con rapidez. A pesar de ello, las autoridades todavía fijan los níveles estándar de "seguridad" para las sustancias tóxicas basándose en los adultos.

Algunas toxinas pueden concentrarse en la leche materna, exponiendo a los recién nacidos a riesgos que no han sido bien estudiados todavía. La Agencia de Protección Ambiental de los EEUU informa que aproximadamente el 30% de las mujeres norteamericanas tiene niveles de PCB que exceden las cantidades de ingestión diaria "aceptables" fijadas por la FDA. La Organización Mundial de la Salud junto con un número creciente de investigadores reconocen que en todo el mundo son pocas las mujeres con niveles bajos de contaminantes industriales en su leche. Con todo, amamantar es muy beneficioso para los bebés, probablemente mucho mejor que alimentarlos con biberón, en especial si la mujer evita la ingestión de alimentos que conllevan riesgos, (como por ejemplo, el pescado de los Grandes Lagos o de otros ríos y mares contaminados) y evita una pérdida rápida de su peso pues es mayor el riesgo para el bebé (los residuos tóxicos se acumulan en el tejido graso del cuerpo y al consumirse, se depositan en las mamas que están constituídas en su mayor proporción por este tipo de tejido). Los expertos están luchando por encontrar datos más precisos sobre el tema.

LA CONTAMINACIÓN DE LA LECHE MATERNA

Se ha reportado que el nivel de contaminantes tóxicos que se encuentra en la leche materna de muchas mujeres norteamericanas excede los niveles aprobados por la Administración de Drogas y Alimentos (FDA, por sus siglas en inglés). La Organización Mundial de la Salud (World Health Organization) reconoce que existen muy pocas mujeres a través del mundo que no tienen trazas de contaminantes industriales en su leche. Algunas mujeres y sus bebés tienen un riesgo especialmente alto. Entre los indígenas del Artico Superior, donde muchos aún consumen alimentos directamente de la tierra o el mar, se ha encontrado que los bebés ingieren 7 veces más PCB que los bebés de Canadá y EEUU.

Durante su primer año de vida, los bebés tienen un riesgo elevado a ser expuestos a aquellos contaminantes almacenados en la grasa de la leche materna, los cuales se pasan durante el período de lactancia. Los niveles de estos contaminantes exceden las "dosis seguras" establecidas por la Agencia de Protección Ambiental (EPA, por sus siglas en inglés). Algunos investigadores se dedican a estudiar las trazas de contaminantes que se hallan en la leche materna, ya que éstas pueden ser indicativas de los niveles nocivos en los humanos en general. Tanto los trabajadores de la salud, como los activistas ambientales y las familias preocupadas están debatiendo si se debe lactar, y si es así, por cuanto tiempo. Debido a que la leche materna también provee protección inmunológica importante para los bebés, muchos activistas ambientales les aconsejan a las mujeres que amamanten a sus bebés, si así lo desean. Además, la alimentación por botella o biberón también conlleva sus propios riesgos: contaminantes en el agua usada para preparar la fórmula, aditivos hormonales y químicos en las fórmulas comerciales y estrógenos de plantas introducidas a través de ciertas fórmulas a base de leche de soya. Para limitar el daño, aquellas mujeres que están amamantando pueden tratar de ingerir menos grasa animal, evitar aquellas fuentes identificadas de contaminantes, tales como los vegetales procesados, el pescado de ciertas áreas y la pérdida de peso acelerada (la cual moviliza los contaminantes almacenados en la grasa).

LA INTERRUPCIÓN ENDOCRINA

¿Estamos siendo expuestas a una variedad amplia de fármacos y químicos que imitan y distorsionan el funcionamiento de nuestro sistema endocrino? El sistema endocrino actúa como un panel complejo de controles para todos los mensajes hormonales de nuestro cuerpo, que afectan no solamente nuestra salud reproductiva, sino también la glándula tiroides, así como nuestro sistema inmunológico y neurológico. Investigaciones recientes hechas en torno a los efectos de los contaminantes que interrumpen el sistema endocrino (EDC, por sus siglas en inglés—también conocidos como ecoestrógenos) están ayudando a entender a las personas las amenazas que conllevan estos peligros ambientales para la salud de la mujer.

El cáncer del seno, al igual que otros cánceres que afectan a la mujer, la contaminación de la leche materna y otros problemas reproductivos (endometriosis, aborto espontáneo y embarazo ectópico), pueden estar relacionados con la presencia de contaminantes comerciales e industriales en nuestros alimentos, en el aire y el agua, en los desperdicios industriales y en ciertos productos como los plásticos. Estos contaminantes imitan, obstruyen, o alteran el funcionamiento normal del estrógeno en nuestro cuerpo, haciéndonos más susceptibles a la enfermedad. A pesar de los debates acerca de los factores que contribuyen al cáncer del seno, la mayoría de los investigadores están de acuerdo en que lo que verdaderamente determina el nivel de riesgo de este tipo de cáncer tan devastador es la cantidad de tiempo y la intensidad del contacto con esta hormona durante la vida de la mujer. Por ejemplo, la cantidad de tiempo entre la menarquia (primera menstruación) y la menopausia, si tenemos hijos, y si es así, cuando los tenemos, si amamantamos a nuestros bebés; todo esto afecta nuestros niveles de estrógeno. Si además de esto, nuestros niveles naturales de estrógeno se aumentan o se alteran en forma alguna, por químicos que actúan como estrógenos artificiales, esto crea una "sobrecarga" de estrógeno, la cual puede estar aumentando nuestro nivel de riesgo para el cáncer, la endometriosis, al igual que para otras enfermedades.

Grupos tales como el *National Coalition against the Misuse of Pesticides y el Washington Toxic Coalition* pueden proveer información acerca de los pasos que tenemos que tomar para alterar la política pública y lograr cambios sociales en cuanto al uso de los contaminantes ambientales. Sin embargo, ya existen oficinas de relaciones públicas que están trabajando con ciertas industrias (el *Chemical Manufacturing Association, el Chlorine Council*) para tratar de contrarrestar nuestros esfuerzos mediante el uso de portavoces femeninas y publicaciones dirigidas a la mujer.

EL CÁNCER DEL SENO

Una de cada 8 mujeres en los EEUU tiene el riesgo de desarrollar cáncer del seno en algún momento de su vida. Existe un movimiento creciente de activistas que está presionando a las entidades públicas y privadas para que lleven a cabo más investigaciones en torno a los procesos y factores que precipitan el cáncer del seno, para que se puedan desarrollar medidas preventivas y mejores tratamientos.

Ciertos estudios recientes han hallado que ciertos químicos, especialmente el DDT, DDE y PCB, el cloruro de metileno (un solvente común) y el atrazine (un herbicida usado comúnmente), están correlacionados con el cáncer en animales de laboratorio, y, por consecuencia, con los seres humanos. En 1993, la doctora Mary Wolff, de la Escuela de Medicina de Mt.Sinai en Nueva York, reportó que las mujeres expuestas al DDT (un pesticida de la familia de organocloruro, que también incluye la dioxina y algunos componentes de los plásticos PVC)

son 4 veces más propensas a desarrollar cáncer del seno. Las dietas altas en grasa animal pueden aumentar la contaminación humana de organocloruro. A través del tiempo, estos compuestos pueden precipitar el cáncer del seno, interrumpiendo la regulación normal del proceso celular en el tejido del seno que está más sensible. Una causa significativa del aumento de casos de mujeres con cáncer del seno puede ser debido a los patrones históricos de acumulación de residuos de organocloruro en el ambiente. Otros investigadores han encontrado que aquellas mujeres que trabajan en lugares donde están expuestas a altos niveles de dioxina tienen una incidencia significativamente elevada de cáncer del seno.

Como resultado de los esfuerzos de los activistas, especialmente en Nueva York y Massachusetts, en la actualidad se están llevando a cabo estudios para investigar la relación que existe entre los organocloruros y el cáncer del seno.

Aún así, de las 722 subvenciones otorgadas por el Instituto Nacional de la Salud (NIH, por sus siglas en inglés) en 1996-97 para investigar las causas del cáncer del seno, sólo 33 (o sea el 5%) fueron para estudiar la conexión de esta enfermedad con la contaminación del ambiente. Desgraciadamente, la mayoría de las instituciones de investigación han publicado artículos enfatizando la "prevención", lo cual traslada la responsabilidad por las causas del cáncer al individuo. De esta manera, nosotros somos los únicos responsables por nuestra salud, la cual podemos mantener si adoptamos un estilo de vida más saludable. El *Harvard Report on Cancer Prevention*, descarta completamente las dificultades a las que muchas de nosotras nos enfrentamos tratando de permanecer "sanas y salvas" en nuestros trabajos. Es más importante que nunca que insistamos que tanto el gobierno, como las empresas privadas, tomen responsabilidad por su contribución a los peligros ambientales y ocupacionales, los cuales pueden causar el cáncer.

¿CÓMO AFECTAN LOS PELIGROS AMBIENTALES EL SISTEMA REPRODUCTIVO DE LOS HOMBRES?

Un estudio oficial reciente encontró rastros de PCB en todas las muestras de espermatozoides humanos que investigaron. Las toxinas ambientales pueden provocar pérdida del deseo sexual e impotencia. Estas también alteran la producción hormonal masculina en los testículos y, en particular, afecta a los espermatozoides. Un agente tóxico puede alterar su desarrollo en cualquiera de las etapas de crecimiento rápido; producir ausencia total, baja densidad o su deformación con el consiguiente efecto negativo sobre la fertilidad del individuo. Probablemente las toxinas están provocando una disminución generalizada en la producción de espermatozoides en los varones norteamericanos.

Por si esto fuera poco, algunos peligros reproductivos tienen efectos mutágenos. Cuando se produce una mutación en las células de los espermatozoides, se transmiten los genes dañados a las generaciones futuras, lo que produce—en el mejor de los casos-abortos espontáneos y defectos irreversibles en los niños por nacer.

➤Los varones expuestos al plomo presentan disminución en su capacidad reproductiva y espermatozoides con malformaciones.

➤Se estima que entre los veteranos del Vietnam que fueron expuestos al "agente anaranjado" hubo mayor incidencia de nacimientos con malformaciones congénitas.

➤Se descubrió que el plaguicida DBCP (dibromocloropropano) produce una intensa disminución de espermatozoides entre los varones que trabajan con él o en su manufactura. Los operarios de una fábrica en California descubrieron que ninguno de ellos había sido padre desde que ingresaron a esa empresa por lo que exigieron pruebas de fertilidad y se comprobó que muchos ya habían quedado estériles.

La lucha contra la crisis de la salud ambiental

Como mujeres estamos aprendiendo a ser más conscientes y estar más atentas a los problemas provocados por las causas ambientales y a tener más confianza en el poder de nuestros conocimientos. En el pasado, a menudo, sencillamente, "aceptábamos" un aborto espontáneo, la esterilidad o el nacimiento de un hijo con deformidades o problemas físicos. En la actualidad, en lugar de aceptarlo lo investigamos. Cuando investigamos encontramos que, muchas veces, los problemas guardan relación con el medio ambiente. Es importante no aceptar las afirmaciones de los médicos sólo porque ellos lo dicen. Por ejemplo, cuando afirman *esto es normal* o nos acusan de *"ser emotivas"*. Los daños provocados por el medio ambiente, por lo general, son difíciles de comprobar. Sé perseverante, no te sientas frustrada ni conforme con lo que te dijo el médico. Busca otro profesional para consultar y con quien puedas hablar claramente.

Sobre todo, sigue aprendiendo para poder estar más alerta sobre las cosas que pueden afectar tu organismo por exposición a los peligros ambientales. No descalifiques tu capacidad de aprender y el conocimiento que tienes sobre ti misma. ¡Es tu propio poder!

Podemos empezar a reducir los efectos de los peligros ambientales si evitamos voluntariamente exponernos a ambientes y situaciones tóxicas y nos mantenemos lo más sanas y saludables que nos sea posible. Sin embargo, cuando se trata de peligros ambientales que provocan problemas mayores, tal vez nos parezca que nos superan y nos confunden. Actuar parece demasiado complicado, hay demasiada burocracia, hay que aprender demasiada química y biología, además los responsables de la contaminación tienen demasiado poder. *"Con seguridad ya alguien se está ocupando del problema"*, nos decimos. Pero no es así. *"Es casi imposible de resolver"* decimos, pero no lo es.

La salud ambiental es una cuestión básicamente comunitaria. No puedes luchar sola y, por suerte, no lo estás. Tenemos que hacerlo entre todas, luchando en conjunto.

Diversos organismos no gubernamentales en todo el continente americano—desde Canadá hasta Argentina—se han lanzado a concientizar a la población en general y a las mujeres y a los niños en particular, para poder reclamar ante los organismos oficiales y así generar iniciativas propias destinadas a erradicar los peligros ambientales, tales como:

➤la contaminación de aguas superficiales y subterráneas;

➤la contaminación del aire con productos tóxicos y ruidos excesivos;

➤los agrotóxicos;

➤el uso de elementos descartables no biodegradables;

➤la sobrexplotación agropecuaria y forestal, la extracción depredadora de los recursos vivos del mar y de los recursos mineros no renovables;

➤la importación de residuos tóxicos y radioactivos;

➤las alteraciones ambientales producidas por grandes empresas (centrales nucleares e hidro-eléctricas, corredores fluviales, carreteras, ferrovías, extracciones mineras, complejos turísticos ecológicamente inadecuados).

Los miles de grupos de la sociedad civil que se han generado en todo el continente ponen en evidencia la determinación de salvar el espacio físico y el ambiente para mejorar nuestras condiciones de vida.

Como los intereses de los industriales se regulan por sí mismos y las administraciones gubernamentales hacen muy poco por combatir la contaminación, necesitamos una nueva era de democracia ambiental con una intensa participación ciudadana.

Con nuestro esfuerzo las mujeres hemos logrado ser las principales protagonistas en los niveles de decisión local y nos estamos atreviendo a exigir un lugar en los ámbitos superiores del poder. Pero sobre todo, tenemos que tener muy claro que además de ciudadanas tenemos un fuerte compromiso como mujeres.

ESTRATEGIAS

La lucha de los ciudadanos contra los peligros ambientales puede concretarse a través de diferentes acciones. Los expertos que promueven el activismo sobre estas cuestiones están de acuerdo en algunos puntos básicos:(*Ver Referencias para más información*).

1. El primer paso es la búsqueda de información. ¿Cuáles son los peligros ambientales generados por la producción, uso, almacenamiento o transporte de sustancias tóxicas en tu comunidad? Averigua cuáles son las que se utilizan en tu área de residencia y cuáles son sus principales efectos sobre la salud de la población. El segundo, es aunar esfuerzos para la defensa del ambiente. Comparte todo lo que aprendas. Intenta trabajar con los grupos comunitarios ya existentes, invita a expertos para dar

charlas, escribe cartas a los periódicos, organiza mesas redondas informativas y presenta películas que estimulen el diálogo. Todas estas acciones estarán dirigidas a dar a conocer el problema y a la búsqueda de soluciones.

2. Lleva un registro de todos los cambios en tu salud y piensa si están relacionados con la actividad industrial de tu zona.

3. Habla con tus vecinos. Trabaja con otras personas. Muchos grupos de ciudadanos echan a andar cuando se dan cuenta de que no están solos, que los demás también se ven afectados. Realiza una pequeña investigación sobre la salud de tus vecinos. Pregúntales cuáles son los problemas de salud más frecuentes, cuáles los problemas crónicos. Sobre todo averigua dónde trabajan, qué tarea hacen y qué substancias manipulan.

4. Revisa tu propio patio o jardín. Presta atención a los olores raros, burbujas o emanaciones en el aire, el suelo o el agua. Fíjate si hay animales silvestres o mascotas enfermas o muertas. Controla si hay barriles de petróleo abandonados en el campo o si por las noches aparecen camiones que arrojan basura. También ten cuidado con los peligros "invisibles" como las radiaciones, que no se perciben a simple vista, pero que existen, y son generadas por las industrias que producen o trabajan con materiales radiactivos.

5. Observa los patrones reproductivos en tu comunidad. Las agencias gubernamentales tal vez intenten rechazar tus resultados por considerarlos no-científicos, pero esta información puede ser muy útil para mostrar un problema, las causas de enfermedad, aclarar la historia o los hechos. También son muy importantes para motivar a la sociedad civil y ayudar a los profesionales de la salud para que puedan centrar sus investigaciones en cuestiones muy precisas y producir la información necesaria para diseñar políticas preventivas.

6. Cuando los representantes de la industria o del gobierno presenten (a ti o a tu grupo) alguna información general, estadística o datos acerca de una substancia y/o sus efectos, siempre pregunta quién pagó por el estudio. La respuesta puede ayudarte a evaluar la información. Exige que la misma se presente en términos que tú puedas comprender, no en la jerga de los "expertos".

7. Utiliza el arma del consumidor: el boicot. Averigua de dónde provienen las substancias contaminantes, en qué productos se usan y niégate a comprarlos. Aprovecha el enorme poder que tenemos las mujeres como consumidoras.

En todos los países latinoamericanos existen organismos no gubernamentales y también oficiales que asesoran a los ciudadanos sobre recursos legales, realizan investigaciones, logran que una compañía acepte una "inspección" de los vecinos, facilitan el uso de los distintos sistemas de comunicación para el intercambio de información a nivel nacional. Por ejemplo EEUU cuenta, entre otros, con:

➤La Liga de Ciudadanos contra los Desechos Tóxicos (Citizen's Clearinghouse for Hazardous Waste, o CCHW, por sus siglas en inglés).

➤La Campaña Nacional contra los Tóxicos (National Toxics Campaing, o NTC).

➤El Instituto del Trabajo (Institute Labour).

➤Los grupos COSH. Comités sobre Salud y Seguridad Laboral. (*Ver Referencias*)

➤Disposiciones "Derecho a Saber" y "Derecho a Actuar". Cada vez más los grupos ambientalistas, del trabajo y otros que luchan por la justicia social están presionando para que se cumpla el "Derecho a Saber" (derecho de acceso a la información sobre contaminación tóxica en la localidad), y el "Derecho a Actuar" (derecho de negarse a trabajar, cambiar de actividad productiva o forzar una clausura de emergencia).

Averigua qué organizaciones existen en tu país, qué tipo de servicios prestan, cómo pueden acercarse los grupos para solicitar información, o pedir ayuda. Distribuye esta información en tu comunidad. Entérate de cuáles son las disposiciones que te protegen y te habilitan para actuar en defensa de la salud y de la calidad de vida personal, de los tuyos y de tu comunidad.

MUJERES ACTIVISTAS

Las mujeres siempre hemos luchado y trabajado para denunciar y eliminar los peligros ambientales.

ELLEN SWALLOW fue la primera mujer admitida como estudiante en el Instituto de Tecnología de Massachusetts,(o MIT, por sus siglas en inglés), en los EEUU. En 1892 realizó un estudio sobre nutrición, contaminación del aire y el agua, arquitectura, disposición de desechos y salud laboral y seguridad, al que denominó "Ecología".

RACHEL CARSON escribió en 1962 "Primavera Silenciosa". En este libro se denuncia lo peligroso que resulta para el medio ambiente el uso indiscriminado de los plaguicidas. Su trabajo llamó la atención del público y logró la prohición del DDT en los EEUU, además de marcar el comienzo del movimiento ambientalista.

LOIS GIBBS organizó la Asociación de Propietarios de Casas en Love Canal y con la mujeres de esa localidad presionó al estado de Nueva York para que reconociera sus problemas. Firmaron peticiones, realizaron encuestas de salud, cuestionaron a los representantes del gobierno y de las industrias, confiscaron autobuses y se dirigieron a Washington para realizar las denuncias. Como resultado, el gobierno evacuó a 1.000 familias, les compró casas y estableció un plan de seguridad para los trabajadores de esa localidad, un descuento retroactivo en sus impuestos y un fondo de salud para cubrir sus problemas.

BONNIE HILL y otras 7 mujeres relacionaron sus abortos espontáneos con la aplicación del herbicida 2,4,5-T cerca de sus hogares, en el área rural de Allsea, Oregón. Sus protestas en la EPA condujeron en 1979 a la prohición inmediata—para la mayoría de sus usos—de esta sustancia en los EEUU.

POLLY HERRÁN, miembro del consejo local del agua de Rocky Plats, en Colorado, descubrió que en la boca de la toma de agua había una concentración de uranio doble del valor normal. La comunidad está ubicada cerca de una mina de uranio y de una instalación de armas nucleares. Herrán se convirtió en líder de un grupo de amas de casa quienes se dedicaron a estudiar el problema. Al ver que las autoridades no actuaban porque no existía información "decisiva" sobre el efecto radioactivo del uranio, amenazaron con boicotear y llevar a la bancarrota a la empresa potabilizadora de agua. Demostraron la toxicidad del uranio como metal pesado, no como elemento radiactivo, presionando al gobierno local a tomar cartas en el asunto.

LA HERMANA JACINTA FERNÁNDEZ con un grupo de ciudadanos, encabezó las acciones para controlar los peligros generados por el relleno sanitario ubicado en Elizabeth, Nueva Jersey. El Día de la Tierra de 1980, explotó el relleno sanitario de la Compañía de Control Químico de Elizabeth, obligando al traslado de los vecinos de la zona oriental de la localidad a Staten Island. La población debió permanecer encerrada en sus casas mientras el fuego consumía las sustancias químicas. Antes de que esto sucediera, la gente se quejaba de problemas respiratorios y de salud en general, sospechando que la causa era la fuerte concentración de productos químicos peligrosos que integraban el relleno. Las activistas habían realizado encuestas de salud, hicieron una marcha y hablaron en público. Antes de la explosión, su presión había obligado a que se realizara una limpieza de los productos más tóxicos contenidos en el relleno. Sin su trabajo, el fuego hubiera causado estragos todavía más devastadores.

"Cualquier varón o mujer común podría haber hecho lo que nosotras hicimos. Tú puedes escribir cartas para la prensa, convocar a los medios de comunicación, presionar al gobierno para que tome medidas. Si continúas pegándole al clavo, eventualmente tendrá que entrar. Yo era "sólo un ama de casa". Soy la prueba de que no se necesita un talento especial o experiencia. No creo que la gente lo tenga claro. Si yo soy capaz de pararme y hablar ante 500 personas créeme, todo el mundo puede hacerlo. Cuando algo debe hacerse, se encuentran formas para concretarlo. No necesitas estudios superiores, sólo determinación".

En tu país, seguramente las mujeres han dado y continúan dando batalla en defensa del medio ambiente. Averigua quiénes se han destacado por desarrollar actividades en este sentido y haz todo lo posible por darlo a conocer. La difusión de estas luchas y sus logros resulta estimulante y alentador para todos.

El movimiento de salud de las mujeres ha demostrado que debemos ser responsables por nuestros cuerpos, nuestra salud, nuestro medio ambiente y nuestras vidas.

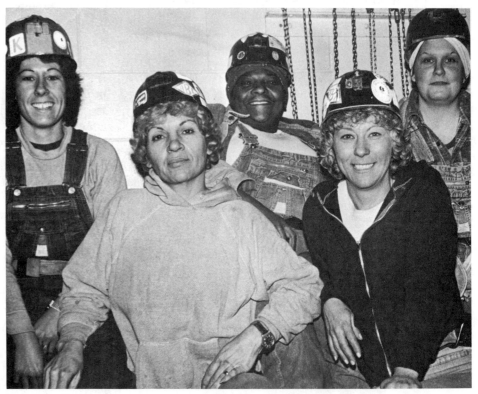

Marat Moore

EL TRABAJO PUEDE SER PELIGROSO PARA NUESTRA SALUD

Las políticas de ajuste económico aplicadas en la mayoría de los países latinoamericanos se reflejan en el campo laboral, no sólo en el aumento del desempleo sino que, además, impone un nuevo modelo de contrato basado en la "flexibilidad laboral". Este marco ha generado innumerables impactos negativos. Entre ellos se destacan el aumento de los accidentes y las enfermedades profesionales, la aparición de nuevos perfiles patológicos producidos por los cambios tecnológicos y, sobre todo, por las modificaciones en la organización del trabajo y la pérdida de conquistas laborales y de seguridad social. En la actualidad, junto con las ocupaciones que matan o enferman por medio del ruido, el polvo, altas temperaturas o diferentes sustancias tóxicas, la posibilidad de desempleo constituye una amenaza creciente para la salud. La incertidumbre, la inexperiencia y las innovaciones se pagan con la salud.

Según se informó en el Encuentro sobre Salud Colectiva del Cono Sur realizado en Buenos Aires, "*el 45% de los accidentes ocurridos durante 1992 se produjo en trabajadores con menos de 3 años de antigüedad; dentro de éstos, la mayoría hacía menos de un año que había ingresado a la empresa*". Buena parte del aumento de los accidentes se explicaría por la falta de capacitación de los jóvenes ingresantes y por la alta rotación de los trabajadores expertos hacia nuevos puestos de trabajos.*(Pag. Verde 15/08/93)*.

Podemos sentir los efectos negativos del trabajo sobre nuestra salud, no sólo durante el horario laboral, sino también a lo largo del resto del día, los fines de semana, durante las vacaciones, e incluso, años después de habernos retirado. En general, no existen cifras confiables, pues no se toma en cuenta la historia laboral de la persona cuando se registra la causa de su fallecimiento. Alguien que murió de cáncer de pulmón pudo haberlo contraído muchos años antes trabajando con fibras de asbesto (amianto).

En América Latina los muertos por accidentes o enfermedades laborales se calculan en 30 mil y cuadriplican los de los países desarrollados; otros tantos quedan lesionados y muchos más sufren otro tipo de enfermedades que no son reconocidas como resultado de los riesgos implícitos en el puesto de trabajo. Un estudio realizado por la Universidad de Rosario (Argentina), indica que el 40% de los accidentes declarados entre los años 1986-1991 en esa región no reconocido por el empleador. El 45 % de ellos quedará con una incapacidad permanente o total.

No podemos dar por normales las situaciones deficientes en nuestro ámbito laboral y considerarlas sólo como "parte del trabajo", porque sus efectos son sumamente graves. Tendremos que analizarlas, encontrar las razones de su existencia, los daños que nos están causando y discutir cómo podrían modificarse.

"*Yo trabajé en el hospital durante 4 años como ama de llaves hasta que me enfermé de hepatitis. Descubrí que una paciente de mi piso tenía hepatitis y nadie se había tomado la molestia de avisarme sobre las precauciones que deben tomarse. Llené mi demanda para obtener una compensación y el hospital me la peleó! Nunca pensé que pudiera suceder algo parecido. Yo trabajaba en un lugar donde supuestamente velaban por la salud de las personas y nunca me dijeron nada sobre cómo proteger mi salud*".

LA SALUD DE LA MUJER EN EL TRABAJO

"Para entender cómo y por qué se enferman las mujeres que trabajan es necesario tomar en cuenta la posición y el papel que se les asigna culturalmente en la sociedad. Este hecho nos permite comprender como la sociedad ve el trabajo femenino, cómo se ubican en el mundo laboral y los costos en la salud por el tipo de tareas que realizan.

En Latinoamérica, todavía prevalece el concepto social que considera a la mujer como la principal persona responsable—cuando no exclusiva—del trabajo doméstico y de la crianza de los hijos. En los grupos más progresistas se acepta la colaboración de los varones, pero en las tareas hogareñas de todos los días la responsabilidad no es igual.

Es por esto que cuando cumplimos una doble jornada laboral—trabajo doméstico y extradoméstico—a menudo limitamos los horarios laborales, el tiempo disponible para la capacitación o para participar en las reuniones sindicales. Por lo tanto, también se reducen nuestras aspiraciones y posibilidades de progreso. Por otra parte, existe una forma de discriminación hacia la mujer que trabaja que, muchas veces, aceptamos sin darnos cuenta. Nos exigen más méritos que a los varones para ocupar el mismo puesto de trabajo y es frecuente que también nos paguen un salario menor.

Algunos estudios señalan que los modelos tradicionales de comportamiento masculino y femenino aceptados por la sociedad se traducen en el ámbito laboral. Así se cree que los trabajos que realizamos las mujeres son adecuados a nuestras habilidades y capacidades "innatas" o pueden ser consideradas extensiones de los roles domésticos; se caracteriza al trabajo femenino como "fácil, limpio y carente de riesgos". De este modo, no se reconocen los entrenamientos específicos que el trabajo demanda, se ignoran las exigencias que la tarea puede requerir y los riesgos que conlleva.

En relación al cuidado de la salud de las mujeres trabajadoras, las investigaciones sobre este tema tienen un enfoque tradicional dirigido en los accidentes de trabajo y las enfermedades profesionales en las actividades masculinas como la minería, la construcción y la industria pesada. Las acciones preventivas dirigidas a nosotras han tenido como meta detectar y evitar sólo los trastornos de nuestra vida reproductiva.

Se sabe que nos concentramos en un número limitado de ocupaciones que, por lo común, no plantean riesgos tan evidentes para la salud física aunque provoquen otro tipo de problemas. Por lo general, tomamos puestos laborales menos calificados en términos económicos y de prestigio, realizamos tareas repetitivas o las que requieren una atención constante y también es frecuente que se nos discrimine y que seamos víctimas de asedio sexual en el trabajo. Todas estas situaciones producen tensión y pueden derivar en patologías crónicas que, si bien son menos violentas que los accidentes, no por ello dejan de ser graves.

Sin embargo, cada vez hay más mujeres que trabajan en la industria pesada y en la construcción y, por lo general, enfrentamos las mismas condiciones peligrosas que los varones. En esos lugares sentimos la presión de ser *"tan buenas como"* los compañeros de trabajo y cuando planteamos los problemas de seguridad y salud nos consideran *"demasiado débiles para aguantar"*. Sin embargo, los riesgos son iguales para todos y nuestra presencia y nuestra voz en los espacios de trabajo tradicionalmente masculinos, está provocando un cambio en el concepto que tiene la gente sobre las cuestiones de salud y seguridad laboral.

La situación laboral de las mujeres de minorías es aún más grave. Se ubican en empleos sin promoción, expuestas a peores condiciones de trabajo durante un período mayor. Las mujeres pobres, de color, inmigrantes y rurales son las primeras candidatas a los empleos de alto riesgo. Trabajan en las granjas de pollos, en los establecimientos de procesamientos de pescado, en la recolección y envase de frutos y hortalizas, donde se hallan expuestas a los efectos de plaguicidas y herbicidas, maquinarias ruidosas y sin protección, cuchillos afilados, pisos resbaladizos, líneas de ensamblaje aceleradas y acoso sexual.

En los EEUU, el 70% de los trabajadores rurales son latinos o negros.

¿ESTABAS ENTERADA?

➤A comienzos de este siglo se calcula que hay 65 millones de mujeres en el mercado de trabajo latinoamericano.

➤Los ingresos de las mujeres, habitualmente son inferiores a los de los varones, cualquiera que sea su nivel educativo y en todos los grupos ocupacionales. Un estudio sobre el tema realizado en áreas urbanas de la región indica que los ingresos femeninos son menores a los masculinos en un 44 a un 77% *[CEPAL, LC/L.836 (CRM.6/4)]*

➤En las áreas urbanas entre el 42 y el 65% de la mano de obra femenina se ubica en el sector de servicios. En los subsectores bancarios, de seguro y financieros entre el 30 y 40% del total de ocupados en los niveles de profesionales y técnicos, son mujeres.

➤Sólo el 15 al 20% de las mujeres llegan a la categoría de gerentas y administradoras.

➤Las mujeres son propietarias del 60-70% de los negocios de pequeñas y microempresas.

➤La mayoría de la mano de obra femenina corresponde a trabajos domiciliarios. Todas ellas, junto con las mujeres inmigrantes no cuentan con sistemas previsores, de seguro de desempleo, de atención de salud, perciben bajos ingresos, y no tienen la orientación ni la oportunidad para organizarse y fortalecer su capacidad de negociación.

➤Según datos de la OIT, la tasa de sindicalización femenina no supera el 10% y sólo el 20% de las mujeres sindicalizadas ocupa algún cargo directivo. *{Ulshofer,1994[CEPAL, LC/L.836 (CRM.6/4)].*

EL TRABAJO Y LA TENSIÓN EMOCIONAL

Muchas de las que hemos estado cosiendo durante un tiempo en la maquila donde trabajo, hemos sentido dolores en las manos y las piernas. El sindicato está recopilando información para ver si

ALGUNOS PELIGROS OCUPACIONALES COMUNES

PELIGROS POTENCIALES PARA LA SEGURIDAD OCUPACIONAL

Falta de protectores en la maquinaria
Interruptores defectuosos, alambres pelados
Pisos, pasillos y escaleras peligrosas
Maquinaria peligrosa
Iluminación pobre
Falta de extinguidores de incendio
Falta de vestimenta o equipo especial o protector
Mantenimiento pobre del equipo
Falta de adiestramiento (especialmente en cosas como el trabajar con cuidado y primeros auxilios)
Aumento de la velocidad del trabajo
Falta de equipo de primeros auxilios
Ruido excesivo

PELIGROS POTENCIALES PARA LA SALUD

Polvos, aerosoles, gases, vapores y humo
Calor, frío y humedad excesiva
Radiación
Ambiente laboral y/o equipo incómodo o inapropiado
Ruido excesivo, vibración
Movimientos repetitivos
Turnos rotativos
Tensión
Hostigamiento sexual y racial / tratamiento abusivo
Compromisos múltiples en el trabajo, el hogar y con la familia

algunos trabajos son peores que otros (como bastillar o hacer los forros). Tenemos la esperanza de encontrar algunas soluciones como, por ejemplo, modificar la altura de las mesas de costura o el ángulo de las máquinas para hacer más cómodo el trabajo. Esto me ayudaría a reducir mi nivel de tensión. Con el ruido de las planchadoras de vapor, la velocidad de trabajo para alcanzar un buen promedio y estar todo el día agachada en la máquina sin contar con suficiente luz, tengo suerte si al terminar el día salgo de ahí sin los hombros todos hechos bolas y dolor de cabeza. Los administradores a menudo nos dicen que el estrés es por culpa nuestra, que no deberíamos traer los problemas personales al trabajo. Pero las condiciones de trabajo son las que nos provocan el estrés que nos acompaña de regreso a casa y también afecta nuestras vidas personales.

"Es importante señalar que el estrés percibido por una persona es el resultado de situaciones que desde el punto de vista objetivo provocan tensión y de los mecanismos de defensa que usa la persona para superarlas. Las primeras dependerán de los factores materiales que componen sus condiciones de vida y de trabajo y las últimas de las características de personalidad del individuo. Pero hay un tercer aspecto a considerar y que es fundamental para evaluar los síntomas de malestar. Nos referimos al papel que juegan la importancia y el valor que cada persona le otorga al trabajo que realiza. Estas contribuyen a modificar positiva o negativamente el estrés percibido y condicionan los mecanismos de respuesta"(Bonder-Forlerer).

Así en el ámbito laboral, el estrés puede ser el resultado de factores físicos como el movimiento repetitivo de las manos, posiciones inadecuadas al sentarse, ruido excesivo, temperaturas extremas, tensión ocular, exigencia de velocidad en el trabajo, etc. Otras causas de tensión pueden originarse en las relaciones con nuestros jefes y compañeras/os, en el acoso sexual y la preocupación por los riesgos que atentan contra nuestra seguridad y nuestra salud. Los puestos con bajos ingresos, sin posibilidad de ascender o entrenarse debido a la discriminación sexual o racial y las escasas oportunidades de educación, suelen ser soportados con alto costo emocional; al igual que las preocupaciones derivadas del trabajo de ser madres. Aquéllas que tenemos hijas(os) o que deseamos tenerlos, debemos ocuparnos de conseguir los permisos de maternidad, sufrir las pérdidas por antigüedad y asegurar el cuidado para los bebés.

Pero, además de todo lo que acabamos de mencionar, "hay que destacar que las mujeres, como grupo social, somos portadoras de determinadas representaciones y valoraciones del trabajo extradoméstico que van a influir en el tipo de mecanismos de defensa que utilizamos frente a situaciones laborales estresantes. Este último aspecto es de fundamental importancia porque, con las mismas condiciones laborales y de carga de trabajo doméstico, algunas mujeres se sienten más tensas y manifiestan más signos y síntomas de estrés que otras. Por ejemplo, una mujer con ambiciones profesionales, es probable que deposite en ellas una importante cuota de su autoestima. Pero si, además, tiene una imagen idealizada de ama de casa—que le exige altos estándares de rendimiento—puede realizar esfuerzos adicionales y, por lo tanto, percibir altos niveles de estrés. Por el contrario, otra mujer con iguales deseos de realización profesional, pero que no le otorgue el mismo valor a las actividades domésticas, sentirá menos tensión.

Un estudio realizado en Buenos Aires con maestras de escuelas primarias (Bonder-Forlerer "Trabajo y Estrés: el caso de las maestras primarias") para indagar—desde la percepción de ellas mismas—las fuentes, los síntomas y las respuestas más habituales frente al estrés derivado de sus condiciones de vida y de trabajo, puso en evidencia que la percepción y la intensidad de la tensión no está vinculada con el monto real del esfuerzo realizado, sino con los modelos e ideales con que las maestras configuraban sus roles laborales y hogareños. En otras palabras, su estrés dependía del sentido y valor asignados a las tareas y, por consiguiente, a la satisfacción producida.

Debe destacarse que las maestras en la Argentina—en su gran mayoría—se encuentran en medio de un cambio en el sector laboral, pues se han vuelto activas en sus reclamos por el mejoramiento de sus salarios, sus condiciones de trabajo y por la calidad de la educación que brinda el estado. A ello debe sumarse la reformulación de los roles familiares impuesta por la transformación económica y el nuevo sentido que adquiere el trabajo para la mujer docente en el contexto total de su vida.

En esta investigación se comprobó que—a igualdad de condiciones objetivas: hijos pequeños, sin ayuda doméstica y trabajando dos turnos—las jefas de hogar manifestaban sentir altos niveles de tensión; pero eran las mujeres casadas cuyos maridos habían dejado de cumplir el rol de sostén económico principal, quienes pagaban el más alto costo en su salud. En ellas la tensión se expresaba a través de depresiones y conductas adictivas, mientras que las primeras se permitían descargar la tensión denunciando las situaciones injustas, tanto en el hogar como en la escuela, y solicitando licencias cuando estaban agotadas, sin sentirse culpables por abandonar a los alumnos. Para las segundas, la contradicción existente entre sus ideales sociales sobre los roles masculinos y femeninos y la realidad de su vida cotidiana tenía un alto costo emocional y psíquico que repercutía en su salud más intensamente que el monto objetivo del trabajo doméstico y extradoméstico.

La mayoría de las mujeres que trabajan en empleos tradicionales masculinos tienen que enfrentarse con el hecho de no ser muy bien recibidas o aceptadas en el trabajo, por lo menos, al principio. Una mujer de color que trabaja como aprendiz de carpintero dijo:

> Es difícil no volverse paranoica porque los insultos y devaluaciones provienen de las actitudes racistas o sexistas de las personas, incluso cuando sabes que todos los aprendices sufren de muchas molestias.

Actualmente muchas compañías brindan a sus empleados "programas de manejo del estrés", pero sólo se le considera como un problema individual. Esta opinión no es de poca importancia, ya que les evita responsabilizarse y modificar las situaciones que generan tensión en el ámbito laboral. Por lo tanto, hay que ubicar bien el problema y valorar más la importancia de la lucha colectiva.

> Una de las cosas que provocaban más estrés en nuestro trabajo en la compañía de teléfonos era el "claquer", que empezaba a sonar CLAC! CLAC! CLAC! cada vez que las líneas que entraban estaban ocupadas. La idea era hacernos trabajar más de prisa. Pero el estómago se me hacía nudos y las manos me sudaban cuando oía ese ruido. Entonces, un día reuní un grupo grande de compañeras para que fuéramos a ver al supervisor y decirle que sencillamente no podíamos seguir trabajando de ese modo. Eramos tantas que tuvo que acceder.

Mientras continúe la explotación laboral, la opresión racial y sexual, no acabaremos con el estrés en el trabajo que puede provocar serios problemas médicos. Pero, asegurando nuestro voto en las decisiones vinculadas con nuestras condiciones de trabajo, podemos lograr mejoras importantes .

HAY QUE ESTAR ALERTA A LOS RIESGOS QUE EXISTEN EN EL TRABAJO

Supuestamente, la empresa tiene la responsabilidad de garantizar condiciones de trabajo seguras, pero en general, no es una de sus prioridades. Esto exige inversión de dinero y escuchar la opinión de los trabajadores. ¡Nadie mejor que ellos para hablar sobre los peligros que encierra la tarea que realizan! Sin embargo, no siempre se promueve su participación porque suele ser vista como una pérdida de poder por parte de los patrones. Controlar el espacio de poder es una cuestión siempre importante—aunque nunca explícita—en la lucha por el cuidado de la salud y la seguridad laboral.

Por ello, el conocimiento es el primer paso para eliminar los riesgos. Hay que informarse y analizar por qué y cómo se están haciendo las cosas. Así podrás proponer, con mayor facilidad, las soluciones para hacer más seguros los procesos y las rutinas laborales. No tienes que ser una experta, pero sí debes ser persistente y tenaz. Una buena forma de empezar es conversando con tus com-

pañeros. ¡Ustedes son los mejor calificados para identificar dónde están los riesgos y cuáles son las tareas peligrosas!

Algunos peligros son evidentes; usando atentamente los sentidos (ojos, oídos, nariz y tacto) podrás detectar peligros tan obvios como polvos, humos, ruidos, etc. Pero, muchas veces, resulta difícil darse cuenta de los riesgos existentes. Es necesario que observes y escuches cuáles son los problemas de salud que con mayor frecuencia afectan a tus compañeros y a tí misma. Habla con ellos, pregúntales por sus malestares, toma nota de lo que te cuentan. Estas actividades no sólo ayudarán a identificar problemas, sino que también contribuirán a clarificarlos, y a motivar a los compañeros para conseguir mejores condiciones de trabajo

Averigua sobre las substancias químicas y de otro tipo que manipulas diariamente. Casi toda la información sobre ellas está organizada bajo el nombre científico, y el nombre comercial—la marca del producto, no te sirve de mucho. Es necesario que conozcas los nombres científicos de las sustancias que contiene.

En los EEUU existe un Reglamento de Comunicación de Riesgos, a nivel federal, que otorga a los trabajadores algunos derechos de acceso a la información. Sus disposiciones obligan a las empresas a brindar adiestramiento, información en las etiquetas, inventarios de seguridad sobre cada una de las sustancias químicas y materiales peligrosos a los que están expuestos los trabajadores. Sin embargo, la realidad es otra. Los empleados casi nunca saben o hacen uso de sus derechos. Los patrones, a menudo, intimidan a los trabajadores para que no hagan las preguntas necesarias y casi nunca son sinceros acerca de los peligros de las substancias que se utilizan. La situación es mucho más grave en los países latinoamericanos ya que no siempre existe un instrumento jurídico equivalente a dicho Reglamento.

ALGUNAS IDEAS PARA LLEVAR A CABO

Participa activamente junto a tus compañeros en el conocimiento de las condiciones de trabajo y los efectos sobre la salud en tu empresa. Esto facilitará la concienciación acerca de estos problemas y la implementación de esfuerzos dirigidos al mejoramiento de dichas condiciones.

➤Averigua si en tu país existe alguna reglamentación laboral acerca del uso de substancias tóxicas.

➤Ejerce plenamente todos tus derechos legales. Es probable que los representantes de la empresa traten de reprimirte y argumenten que se trata de "secreto de patente"; pero cierta información es tuya por derecho.

➤Exige a tu sindicato información acerca de estadísticas de las enfermedades y los accidentes más frecuentes en el tipo de industrias como la que desempeñas; también tienes derecho a conocer cualquier información o medición sobre problemas de salud que se generan en el ámbito de tu empresa.

►Averigua si en las delegaciones de los organismos de Seguridad y Medicina Laboral de tu localidad cuentan con médicos especializados en detectar síntomas asociados con el contacto con substancias tóxicas. Estos servicios, cuando existen, no siempre disponen de especialistas.

MÉTODOS PARA CONTROLAR LOS RIESGOS EN EL TRABAJO

1.SUBSTITUIR. Algunas substancias químicas o equipos del proceso de trabajo podrían substituirse por otros más seguros. Por ejemplo, en el trabajo de oficina el líquido corrector puede cambiarse por otro que sea soluble en agua.

2. CAMBIAR EL PROCESO. ¿Es posible llevar a cabo el trabajo de forma diferente y más segura? Por ejemplo, los dependientes de tiendas tienen que permanecer de pie la mayor parte de la jornada laboral lo cual puede provocar dolor en las piernas y várices. Si se les proporcionara banquillos y se les permitiera rotarse para alternar el estar parados y sentados, el malestar se reduciría.

3. MECANIZAR EL PROCESO. La automatización de una tarea es la mejor respuesta a un trabajo peligroso. Las costureras, a menudo, se ven obligadas a levantar grandes piezas de tela y cajas con productos terminados. Si se utilizaran artefactos mecánicos para levantarlos, se evitaría el dolor de espalda y hombros provocado por la actividad de levantar manualmente estas cargas pesadas .

4. AISLAR O CERCAR EL PROCESO. ¿Es posible llevar a cabo el trabajo peligroso a un área distinta o en un horario menos concurrido a fin de reducir los peligros de exposición para el pesonal? ¿Es posible aislar al trabajador de la operación o cercar totalmente el proceso? Por ejemplo, las personas que se dedican a la soldadura aspiran gases tóxicos. Si trabajaran bajo campanas aspirantes, se extraería el humo de la zona donde el operario está respirando.

5. MANTENER LA LIMPIEZA Y EL ORDEN EN EL LUGAR. En muchas operaciones es necesaria una limpieza estricta para evitar que los materiales peligrosos se reintroduzcan en el aire. Los trabajadores de la industria textil se hallan expuestos a la pelusa de algodón que produce una enfermedad de los pulmones llamada bissinosis. Además de la instalación de aspiradores para la pelusa del algodón, si se cuida el aseo se pueden reducir los niveles de polvo. Mantener el orden en los ámbitos laborales, retirando los obstáculos de los espacios de circulación y de las salidas, evita los accidentes y aumenta los niveles de seguridad.

6. MEJORAR EL MANTENIMIENTO. ¿Se proporcionan los servicios necesarios y se reparan regularmente los equipos? Por ejemplo, cuando no reciben el mantenimiento adecuado, las fotocopiadoras que tienen un uso intensivo pueden emanar ozono, que es un gas irritante y perjudicial para las personas que las operan.

7. PROPORCIONAR EQUIPOS DE PROTECCIÓN AL PERSONAL. Cuando fallan otros métodos, ¿es posible usar mascarillas, guantes, delantales u otro tipo de ropa para protegerse? El trabajo con substancias irritantes agresivas como los detergentes y los ácidos para limpiar las cañerías exige el uso de guantes de goma y mascarillas para proteger las manos y los brazos de la irritación y evitar que las substancias químicas sean absorbidas por la piel y la mucosa nasal.

8. INSTITUIR CONTROLES ADMINISTRATIVOS. Cuando otros métodos no funcionan, es posible rotar a los trabajadores expuestos a trabajos peligrosos o pesados con el

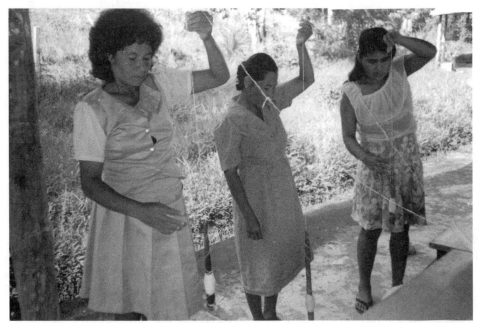

Flora Tristan

propósito de minimizar el contacto con agentes o actividades nocivas. Los oficinistas muchas veces trabajan con terminales de video, lo que puede ocasionarles un daño considerable en los ojos, el cuello y la espalda. Un modo de reducir parte de la tensión es a través de la rotación laboral y recesos frecuentes.

LA LEGISLACIÓN SOBRE LAS CONDICIONES DE TRABAJO Y LA SEGURIDAD LABORAL

En las últimas décadas (años 70 y 80) se ha promovido desde la OIT (Organización Internacional del Trabajo) la participación de los trabajadores en comités mixtos destinados a mejorar las condiciones y medio ambiente de trabajo. La mayoría de los países han dictado nuevas disposiciones o actualizado las existentes en materia de comités mixtos de higiene y seguridad y, más recientemente, sobre las condiciones del medio ambiente en el trabajo.

También en América Latina se ha legislado de alguna manera sobre la participación de trabajadores y empleadores, a través de comisiones o consejos mixtos, en general, con representación igualitaria por ambas partes. Al analizar las gestiones de estos comités se ha observado un interés por prevenir los riesgos de accidentes y enfermedades laborales, por controlar el cumplimiento de las normas de higiene y seguridad laboral.

La Legislación de Bolivia, Chile, Paraguay y Brasil es más detallada que la del resto de los países ya que se especifican las funciones, formas de elección de los representantes, gestiones y garantías frente al despido. Los otros países sólo mencionan la creación de los comités en forma breve.

En general, la modalidad de elección de los representantes se puede realizar de 3 formas distintas: a pedido del sindicato, a pedido de los trabajadores o del personal operativo de planta.

Las funciones más importantes de estos organismos, por ejemplo en la Argentina, son:

➤Controlar e investigar todo lo referente a accidentes de trabajo y enfermedades laborales.

➤Proponer medidas o modificaciones de acuerdo con los adelantos tecnológicos para poder lograr una mejor prevención.

➤Completar o modificar normas vigentes en la empresa sobre este tema.

➤Adiestrar a los trabajadores en materia de prevención de accidentes, higiene y seguridad industrial.

➤Participar en la ejecución de nuevos proyectos, adquisición de nuevas maquinarias, etc.

➤Mantener relación con organismos nacionales y provinciales vinculados con el tema.

➤Llevar registros de accidentes y estadísticas de las enfermedades laborales.

En los convenios colectivos firmados durante 1975, se incluyeron las inquietudes relativas a higiene y seguridad en el trabajo en un gran número de sindicatos. En la indus-tria eléctrica y en las grandes terminales de automóviles se formaron comités mixtos que funcionaron hasta el golpe militar de 1976. La administración de la dictadura militar prohibió su funcionamiento por considerarlo un privilegio injustificado. Si bien al reimplantarse la democracia en 1983, se aceptó nuevamente la participación de los trabajadores, no tuvo la evolución que se podía esperar. La transformación económica estructural operada en el país, incluyendo la revisión de toda la legislación laboral, significó una gran pérdida de conquistas y espacios de poder para el movimiento obrero. *(Condiciones y Medio Ambiente de Trabajo en la Argentina. III Nuevas Dimensiones de la C.Y.M.A.T. Editado por Centro de Estudios e Investigaciones Laborales y Editorial Humanitas, Buenos Aires, 1987).*

Canadá y los EEUU también cuentan con comités de higiene y seguridad no obligatorios que tienen igual número de representantes de trabajadores y patrones. Entre las funciones más importantes de los comités de ambos países se pueden mencionar las siguientes:

➤Elegir y proponer la designación del médico responsable.

➤Aprobar el programa de salud presentado por el médico.

➤Proveer acceso a la información sobre la naturaleza y el peligro de las substancias utilizadas.

➤Participar en la determinación y evaluación de contaminantes.

➤llevar registros de accidentes.

En 1970, EEUU aprobó la Ley Federal de Salud y Seguridad Laboral por la cual se crea la Administración de Salud y Seguridad Laboral (OSHA, por su siglas en inglés), que determina los estándares de seguridad en el ámbito del trabajo y verifica su cumplimiento. Esta organización está facultada para multar a quienes violen las disposiciones que son obligatorias. Por su parte, los trabajadores tienen derecho a presentar sus denuncias ante este organismo y pedir a la OSHA *(ver Recursos)* y a las agencias gubernamentales que lleven a cabo evaluaciones acerca de los peligros para la salud. Aunque la aprobación de la ley representa una victoria para los trabajadores, desafortunadamente la OSHA no puede resolver todos los problemas que se presentan en las empresas por estas cuestiones. Por ejemplo, muy pocos de los estándares que maneja la OSHA dan cuenta de los riesgos que presentan los empleos donde predominan las mujeres y es difícil que sus delegados inspeccionen los espacios donde ellas se desempeñan. Para colmo de males, las administraciones de los presidentes Reagan y Bush cortaron muchos de los fondos de la OSHA. Sin embargo, aún existen algunos derechos y medidas preventivas a las que se puede recurrir como, por ejemplo, el Reglamento de Comunicación de Riesgos.

Los trabajadores y sus organizaciones pueden lograr victorias importantes si utilizan con inteligencia las leyes existentes y ejercen presión sobre el sistema con el fin de lograr medidas de protección adicionales.

LA PROTECCIÓN DE LAS MUJERES EN EL TRABAJO

Muchas veces resulta difícil distinguir entre protección y discriminación en el ámbito laboral. Por ejemplo, después de la Segunda Guerra Mundial, muchos estados de Norteamérica, intentando proteger a la mujer del esfuerzo excesivo, aprobaron leyes que limitaban el número de horas que ésta podía trabajar, el peso que podía cargar y el horario nocturno. El resultado fue la pérdida de puestos de trabajo en beneficio del hombre.

Durante los años 80, muchas compañías instituyeron políticas que prohibían tener hijos a las mujeres que trabajaban en áreas peligrosas para causar riesgo a los fetos. La razón que dieron fue por demás "generosa": consideraron necesario *proteger al niño que aún no ha nacido*, pero las mujeres fueron despojadas de las oportunidades de trabajo recién adquiridas.

No es casualidad que dichas políticas no se implementaran en compañías o instituciones que emplean fuerza de trabajo mayoritariamente femenina como los hospitales o la industria electrónica. Cuando los investigadores descubrieron que los gases para la anestesia provocaban abortos espontáneos, las autoridades hospitalarias no les prohibieron la entrada a las empleadas mujeres a las salas de operaciones, por el contrario, crearon dispositivos que eliminaban el problema.

La dificultad para percibir la diferencia entre protección y discriminación puede llevarnos a aceptar situaciones extremas como las siguientes:

Estoy muy contenta porque ya dejé atrás la edad de tener hijos y, por lo tanto, puedo seguir trabajando en esa despreciable atmósfera contaminada.

En verdad somos privilegiadas por poder tener la oportunidad de experimentar con tantas enfermedades incapacitantes, las cuales una empresa menos codiciosa nos hubiera prohibido.

Las políticas de exclusión ignoran el hecho de que durante la mayor parte de sus vidas las mujeres no están embarazadas, y que muchos contactos peligrosos que son perjudiciales para el feto, también lo son para el adulto. El obstaculizarle a la mujer el acceso a empleos, en lugar de mejorar las condiciones de trabajo, desvía la energía y la atención del problema principal: la necesidad de proteger a todos los trabajadores de los riesgos para su salud reproductiva y de su salud en general. La presencia de las mujeres en el ámbito laboral puede ayudar a crear conciencia de estos riesgos.

En mi trabajo como técnica de servicio en campo, 3 mujeres se embarazaron el año pasado y de inmediato fueron transferidas a otros empleos dentro de la misma compañía durante el transcurso de su embarazo. Sus médicos, 3 distintos, recomendaron que se tomaran estas precauciones debido a los fuertes solventes que utilizaban en la limpieza.

Tanto los hombres como las mujeres han discutido ciertos síntomas que creen tienen relación con sus empleos. En 9 años que llevo aquí, ésta es la primera vez que se le da importancia a esta cuestión.

En 1991, el Sindicato de Trabajadores de la Industria Automotriz de los EEUU, apoyado por una coalición de grupos de trabajadores ambientalistas y de mujeres, ganó un caso en la Corte Suprema con respecto a los derechos de las mujeres trabajadoras y su salud. La llave del triunfo fue la Política de Protección al Feto (PPF) del Presidente Johnson. La empresa Controls (fabricantes de baterías) fue declarada culpable de violar los Derechos Civiles de 1964. La mayoría interpretó esta decisión como un éxito de la PPF y sentó precedentes jurídicos en la lucha por una mayor protección de las trabajadoras.

Los EEUU es uno de los pocos países industrializados que no reconoce el derecho a tener unos meses de licencia por parto, ni una compensación en efectivo. Sin embargo, en este país existe el Proyecto Derecho de las Mujeres/ ACLU que brinda asesoramiento sobre este tema y la ley de Derechos Civiles. Esta legislación utiliza la figura jurídica *incapacitadas por embarazo* porque la expresión "incapacidad" es un término que legalmente se interpreta como la imposibilidad para trabajar. Por ello, las mujeres embarazadas deben ser tratadas de la misma manera que los trabajadores que han sufrido un ataque al corazón o algún accidente.

Cuando estás embarazada es más necesario aún evitar cualquier riesgo potencial. Si estás afiliada a un sindicato, es probable que exista alguna reglamentación sobre el período de maternidad y post parto. Infórmate acerca de tus derechos y hazlos respetar. Cuando esta situación no se encuentre específicamente legislada, una posibilidad es pedir un traslado a un puesto más seguro con el mismo salario, prestaciones y antigüedad. Los representantes de la empresa, por lo general, insistirán en retirarte el salario, pero tal vez tengas ciertos derechos como un cambio de tareas. Si no existieran puestos de trabajo sin riesgo dentro de la compañía, tal vez sea necesario que dejes de trabajar en ese lugar.

En tu país, ¿protege la legislación laboral, específicamente a la mujer embarazada y al recién nacido? En caso negativo, ¿existe alguna legislación jurídica similar a la de los EEUU, en cuanto a la incapacidad por embarazo? ¿A dónde puedes recurrir? ¿Cuáles son tus derechos? ¿Está incluido en el Derecho Civil o en el Derecho Laboral? Averígualo en tu sindicato y difunde esta información entre tus compañeras.

Los compañeros de trabajo a menudo piensan que los riesgos reproductivos son sólo un problema de las mujeres. Es necesario educarlos para que se den cuenta de que están equivocados. Las mujeres no somos indispensables en el trabajo, de la misma manera que los varones no son indispensables en la familia. Las condiciones laborales deben permitirnos ser tanto personas que trabajan como madres.

Mujeres en acción

Las mujeres trabajadoras tenemos una larga historia de luchas por defender nuestras condiciones de trabajo. Seguramente puedes indagar acerca de la historia del movimiento de la mujer en tu país. Conversa con tus compañeras, pregunta en la organización o en algún grupo de mujeres activistas, ellas sabrán informarte. Los siguientes son algunos ejemplos de la lucha de la mujer en los EEUU.

➤En 1909 miles de mujeres de la industria textil se lanzaron a la huelga en Nueva York para protestar por las condiciones laborales en los talleres y los bajos salarios.

➤En 1940, las obreras de los molinos Lowell lucharon contra las tareas peligrosas.

➤En 1943, en la tabacalera de Carolina del Norte, 200 mujeres de color se "sentaron frente a sus máquinas" como protesta por la muerte de una compañera en el trabajo. Ellas consideraron que esa muerte era producto de tantos años de exposición al calor, al polvo y al ruido excesivo.

➤En 1979, las operarias de una granja de pollos de Mississippi organizaron una huelga para mejorar sus condiciones de trabajo y la protección de su salud.

El proceso de organización de las trabajadoras, en particular, en torno al problema de la salud y la seguridad, a menudo, se inicia de manera informal. Una mujer que trabajaba como cajera en un banco importante de Boston se puso en contacto con una filial de la organización Mujeres Trabajadoras debido a su preocupación por el ruido de las impresoras de su equipo de trabajo. Sus 6 compañeras se reunieron para discutir el problema con el grupo "De 9 a 5" y encontraron varias soluciones que presentaron a su supervisor. En principio él se opuso, pero ellas insistieron y la compañía adquirió las cubiertas necesarias para reducir el ruido. Dijo una mujer. *"Aunque esto parezca pequeño, para nosotras es un gran paso. Hemos comenzado a discutir las cosas que nos preocupan y ahora nuestro supervisor está nervioso pensando que podemos presentarles nuevas demandas".*

Otra mujer testificó: Trabajo como impresora, soy la única mujer entre 6 hombres. Uno de ellos comenzó a tener las manos y los brazos rojos, inflamados y agrietados. Todos sabíamos que su sufrimiento era consecuencia de las substancias químicas que usaba en el trabajo. Nos enteramos de que se podía adquirir a bajo costo un equipo que evitaba hacer su tarea a mano. pero él estaba jugando al "muy macho" y no quería quejarse. Yo lo animé a que hablara, porque más tarde o más temprano otra persona tendría que reemplazarlo. En un grupo COSH conseguí un libro sobre substancias químicas y con los compañeros de trabajo descubrimos que las usadas allí provocaban dermatitis y graves daños al hígado cuando la exposición a sus efectos era contínua. Nuestro compañero se quejó, pero no obtuvo ninguna respuesta. Nosotros nos enojamos muchísimo por esto. En solidaridad abandonamos las tareas y seguimos leyendo el libro. El jefe nos vio y al día siguiente nos informó de que ya había ordenado el equipo que queríamos. Fue muy emocionante colaborar por primera vez en un problema laboral.

Lo más efectivo es organizar, siempre que se pueda, un comité de seguridad y salud de los trabajadores para que funcione con continuidad en vez de responder únicamente a emergencias. Este organismo puede realizar acciones preventivas, sacando a la luz problemas potenciales antes de que ocurra un accidente. Este comité también está facultado para dirigirse a los directivos de una empresa para concertar soluciones o llamar su atención cuando rehusan escuchar.

Veamos otro ejemplo: Yo trabajaba en un supermercado envolviendo la carne picada detrás del mostrador, y luego la entregábamos a los clientes. El plástico viene en un rollo muy grande que cortamos del tamaño necesario por medio de un alambre caliente. Muchas trabajadoras estábamos sufriendo ataques de asma y acné bastante severos. El comité de salud y seguridad se reunió y acordó que los problemas se originaban en los vapores que emanaba el plástico en contacto con la varilla caliente. Hablamos con el supervisor y sencillamente nos contestó:—No se preocupen, señoritas, todo está en sus cabezas—Nosotras nos enojamos y decidimos actuar. Planeamos que un domingo cuando concurría muchísimo público, nosotras los atendiéramos con mascarillas. Los clientes nos observaban muy asustados. Entonces, el supervisor se dio cuenta de que íbamos en serio y que le convenía reunirse con nosotras y discutir cómo resolver la situación.

El comité de salud y seguridad es muy efectivo como parte de un sindicato. Por disposición de las leyes la compañía tiene que negociar con él sobre la salud y la seguridad laboral. Los comités pueden conseguir información, acercarla a los compañeros, ayudarnos a establecer prioridades, formar líderes y estimular la constancia para lograr que las cosas cambien. Además somos menos vulnerables: los empresarios no nos pueden acusar tan fácilmente de "agitadoras" y hostigarnos por ello, o incluso despedirnos.

Una de las mejores épocas de mi vida fue cuando fuimos a la huelga. Éramos una gran familia. Nunca me he sentido tan libre como cuando tomé partido sobre lo que consideraba correcto.

Nuestro trabajo tiene más impacto en nuestra salud física y mental del que imaginamos. Participar en acciones dirigidas a mejorar las condiciones de trabajo es una forma más con la que contamos las mujeres para adquirir control sobre nuestras propias vidas.

Capitulo 13

EL ENVEJECIMIENTO: LAS MUJERES Y EL PASO DEL TIEMPO

Por Paula Doress-Worters, con Norma Meras Swenson, Robin Cohen, Mickey Friedman, Lois Harris, Louise Corbett y Kathleen MacPherson. Introducción por Verónica Nielsen-Vilar. Adaptación de Mabel Bianco, (Fundación Para El Estudio e Investigación de la Mujer, Argentina), y Graciela Freyermuth (Grupo de Mujeres de San Cristóbal de las Casas, en Chiapas, México).

Contribuidoras a las ediciones previas: Judy Norsigian, Tish Anisimov, Davi Birnbaum, Lorraine Doherty, Ruth Hubbard, Kathleen MacPherson, Audrey Michaud, Josephine Polk-Matthews y Diana Laskin Siegal.

Las mujeres experimentamos tantos cambios—físicos, sociales, económicos y emocionales—durante cada década que pasa, que éstos no se pueden abordar en un solo capítulo. Sin embargo, debido a que los intereses de las mujeres mayores son a menudo ignorados, aún en los libros feministas, es importante que esta información llegue a nuestras lectoras.

Es por este motivo que queremos recomendar el libro titulado Envejecer Juntas, de Paula Doress-Worters y Diana Laskin Siegal (autoras y coautoras de este capítulo) a aquellas mujeres que buscan información más detallada acerca de la mujer, la salud y el paso del tiempo. Este libro es un manual de salud completísimo dirigido específicamente a las mujeres de mediana y tercera edad que brinda una perspectiva más amplia de aquellos temas que aquí no podemos abordar completamente por motivos de espacio.

Envejecer Juntas fue escrito en colaboración con el "Boston Women's Health Book Collective", autoras de "Nuestros cuerpos, nuestras vidas", y está disponible en diferentes librerías bajo el tema de salud, al igual que a través del mismo Colectivo.

Diferentes grupos de mujeres participaron en las discusiones acerca de este capítulo, que trata de la vida de la mujer desde los 40 hasta los 80 años o más . El Colectivo de la Menopausia escribió la sección sobre menopausia.

Un grupo de mujeres mayores, entre las edades de 52 y 78 años, se reunieron durante el curso de un año, hablaron sobre sus vidas, proporcionaron información importante, afinaron algunos aspectos y contribuyeron a la redacción y edición. Un grupo de mediana edad, entre los 39 y 56 años, se reunió con nosotras en una serie de sesiones y se convirtió en un grupo de apoyo mutuo; también se reunieron varias veces con el grupo de mujeres mayores con el fin de adquirir otras perspectivas sobre sus propias vidas y las de sus padres. Finalmente, el grupo de mujeres mexicanas de San Cristóbal de las Casas adaptó mucha de esta información a la realidad de la mujer latinoamericana.

El contexto en el cual envejecemos

En mi último cumpleaños me di cuenta de que ya me había quedado sola, en verdad me sentí muy sola. Nadie se acordó de que ese día era mi cumpleaños.

LA EDAD Y LA DISCRIMINACIÓN

Algún día todas seremos viejas si vivimos lo suficiente, y la mayoría de nosotras desea vivir una larga vida. Sin embargo, nuestra cultura no valora ni el proceso de envejecimiento, ni la vejez, y separa a las personas por edad y generación.

Existe una discriminación sistemática contra las personas por su edad cronológica. Esto permea nuestro pensamiento en forma sutil e inconsciente de tal manera que la discriminación en contra de los viejos, que ocurre en todas nuestras instituciones sociales, aparece como algo "natural" hasta que reflexionamos al respecto.

La discriminación por la edad tiene varios orígenes.

Contabilizando
por Claribel Alegría

En los sesentiocho años
que he vivido
hay algunos eléctricos instantes:
La alegría de mis pies
brincando charcos
seis horas en Macchu Pichu
los diez minutos necesarios
para perder la virginidad
el zumbido del teléfono
mientras esperaba la muerte de mi madre
la voz ronca
anunciándome el asesinato
de Monseñor Romero
quince minutos en Delft
el primer llanto de mi hija
no se cuántos años soñando
con la liberación de mi pueblo
algunas muertes inmortales
los ojos de aquel niño desnutrido
tus ojos cubriéndome de amor
una tarde nomeolvides
y en esta hora húmeda
las ganas de plasmarme
en un verso
en un grito
en una espuma.

Primero, nuestra sociedad niega la realidad de la enfermedad y la muerte, especialmente debido a que muchas de nosotras creemos secretamente en nuestra propia inmortalidad.

Una mujer de 94 años de edad dice:

Nunca pensé en la vejez, creí que toda la vida iba a ser joven. Aunque estaba rodeada de gente mayor, nunca pensé en volverme vieja.

Aislamos a los viejos o enfermos para ignorar nuestra dependencia terminal y nuestro propios temores a la enfermedad y a la muerte. Esta negación masiva nos desanima a planificar nuestro años de vejez.

Creo que al final de cuentas a todas nos asusta la vejez; bueno, a mí sí me asusta. Yo me parezco mucho a mi madre y cuando me doy cuenta de que se está poniendo jorobada, que tropieza cuando camina, que no me oye cuando le hablo y que se confunde con las calles, me da pánico. Yo siempre la vi tan autosuficiente, porque enviudó muy joven y fue mi padre y mi madre, pero cuando veo la forma en que empieza a decaer, me da miedo y tris-

teza. Lo que uno quiere es negar la vejez, porque es mejor negarla que asumir que para allá vamos.

Segundo, el aislamiento de los ancianos y el desaprovechamiento de sus habilidades y sabiduría prevalece particularmente en épocas de rápidos cambios sociales y tecnológicos, en las que olvidamos que podemos aprender mucho acerca de la vida de quienes cuentan con una mayor experiencia.

Finalmente, una fuente importante de discriminación en nuestro sistema orientado hacia la ganancia es la devaluación de todos aquéllos que no "producen"—los viejos, los jóvenes, y quienes los cuidan. Por ejemplo, algunas personas mayores son marginadas antes de que estén listas para el retiro presuponiendo que, pasada cierta edad, no pueden aportar nada significativo.

El envejecimiento tiende a exagerar o ahondar las diferencias de clase. Los que están envejeciendo adinerados muchas veces son capaces de mantener su posición económica a través de cambios, enfermedad, etc., mientras que las personas de bajos ingresos se hacen inevitablemente más pobres si se enferman y no pueden conseguir un trabajo asalariado (esto es especialmente cierto en el caso de las mujeres).

Aun cuando somos viejos, discriminamos a las personas mayores. Una mujer mexicana en sus 70 dice:

Me gusta relacionarme con personas más jóvenes que yo; me siento más a gusto con ellos que con gente de mi edad. La gente de mi edad me deja satisfecha, pero si puedo relacionarme con gente más joven, lo prefiero.

Una mujer colombiana cuarentona:

Me gusta la gente cuarentona o treintona; no muy viejos.

En los EEUU, las mujeres de mediana edad y mayores han iniciado acciones contra las imágenes estereotipadas de los medios que fomentan la discriminación. Las Panteras Grises y la Liga de Mujeres Mayores dirigen "observadores de los medios", y han logrado que la gente esté alerta en cuanto a estos estereotipos.

A mí me pasa, cuando veo a una mujer que usan para anuncios, digo: ¡qué bueno que no soy como esa mujer, qué horror! Por ejemplo, con respecto a cómo son con sus parejas; ves en los comerciales cómo adoran a los hombres; cómo los ven como una figura adorable. O las mujeres de las telenovelas, tan alejadas de una.

Existen algunos éxitos. Por ejemplo, las imágenes de mujeres de edad mediana y avanzada que se muestran en los anuncios de publicaciones médicas han mejorado mucho en la última década.

Cada vez que veo una imagen positiva de una mujer mayor en televisión, le escribo una carta de felicitación al patrocinador del programa, y cuando veo algo ofensivo se lo hago saber también.

La discriminación, no la edad en sí, es lo que limita más a las mujeres.

Una mujer de 44 años de edad:

La sociedad nos limita en el sentido de que existe la creencia de que ya no estamos para ciertas cosas. La gente dice: esta persona tiene tal edad, ya no "le queda" ir al café con sus amistades, ya no le queda estar estudiando o preparándose. En mi pueblo hay muchos prejuicios hacia las mujeres. Desde los 16 años, he estado luchando contra los prejuicios; desde que me casé, se me señaló por trabajar. Yo me casaba, eso decía la familia y la sociedad, para que mi marido me mantuviera. Siempre me he rebelado ante eso. Ahora, a mi edad, he estado retornando a los libros, volviendo a las cosas que me gustan y por las que en algún momento he sido criticada.

LA FEMINIZACIÓN DEL ENVEJECIMIENTO

El hecho más significativo acerca de nuestro envejecimiento como mujeres es que la población de personas mayores es predominantemente femenina. Las mujeres latinoamericanas viven, en promedio, alrededor de 5 años más que los hombres y, en general, cada día que pasa la expectativa de vida es mayor.

Los problemas que surgen con el envejecimiento—enfermedades crónicas, recursos económicos insuficientes, el tener que dar o recibir cuidados, el sobrevivir a los familiares y amigos cercanos—son predominantemente problemas de la mujer. Sin embargo, los investigadores y quienes elaboran las políticas han sido principalmente

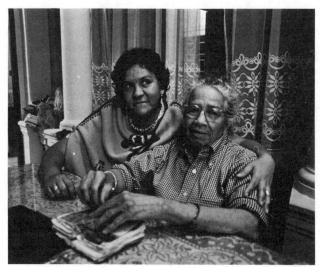

Sarah Putnam

hombres que han ignorado los intereses particulares de las mujeres mayores. Debido a que somos estadísticamente "invisibles", los programas resultantes no corresponden a nuestras necesidades.

Casadas o solteras, debemos darles mayor importancia a las amistades con mujeres porque las demás mujeres son las que probablemente nos van a apoyar cuando seamos mayores. Gran número de mujeres sobreviven a sus esposos, a menudo por una década o dos, y un número importante sobrevive incluso a sus hijos mayores. Una mujer mexicana en sus 50 dice:

Tengo muy pocas amigas, me encanta que me visiten, que platiquen conmigo, pero no me gusta ir a sus casas. En ese sentido nunca he podido superar la educación que me dieron desde chica. A mi madre no le gustaba que fuéramos con nuestras amigas, no que tuviéramos amigas, sino que anduviéramos en las casas de visita, molestando. Yo pienso: no molesto, voy a ver a mi amiga porque la quiero, pero no tengo esa costumbre. Tengo muy pocas amigas, 2 o 3, pero nunca nos hemos dejado de hablar, siempre estamos en contacto.

Una mujer guatemalteca de 40 años dice:

Siento que se comparten más las ideas y hay más comprensión, que la comunicación es más fácil y más fluida con gente de tu misma generación y de tu mismo sexo.

Una mujer de 39 dice:

Me gusta mucho la amistad con mujeres, pero cierto tipo de mujeres. En general, me relaciono con muy poca gente, por lo tanto, me relaciono con gente que por alguna razón tiene afinidades conmigo; con hombres tengo muy pocas cosas en común… en realidad, tengo un solo amigo, que considero como verdadero amigo.

LA DISCRIMINACIÓN POR EDAD Y SEXO: LA ESPADA DE DOBLE FILO

La discriminación que sufrimos es acompañada por el sexismo y el "doble filo" o la norma doble que considera que las mujeres envejecen a una edad más temprana que los hombres.

Una mujer de 30 años dice:

Las mujeres envejecemos más pronto, tal vez físicamente. Un hombre de 50 años es un hombre atractivo, maduro. La gente dice que con la edad los hombres se vuelven interesantes y atractivos, pero las mujeres siempre se ven viejas.

La realidad es que las mujeres tienen mayor vitalidad. En términos de expectativa de vida, puede decirse que las mujeres son "más jóvenes" que los hombres de la misma edad.

Una mujer mexicana de 60 dice:

El hombre mayor se deprime mucho, se queja de que ya no sirve, o que su virilidad está muy baja, qué se yo. No puedo decir qué piensa un hombre, pero los he visto. Entre mis compañeros que se han jubilado, los hombres no buscan salir, ni hacer otras cosas, ni buscar otro trabajo ni otra manera de vivir y sólo permanecen en casa. Yo pienso que el hombre en su vejez debe tener más actividad, porque si no, se muere más pronto que las mujeres jubiladas.

Este doble filo en relación al envejecimiento nos lleva a aceptar el punto de vista de que mientras los hombres mayores son "maduros", las mujeres mayores son viejas y arrugadas. El pelo canoso, que hace a un hombre distinguido, demuestra que la mujer está "de bajada", y la madurez, que hace a un hombre sexualmente atractivo, a una mujer la convierte en abuelita.

Nunca voy a ser una "vieja canosa", ¡nunca! De cualquier forma, las personas no escuchan lo que dices porque eres mujer, pero si eres una mujer vieja, olvídalo. Me voy a teñir el cabello hasta que muera.

Nuestra cultura considera a la sexualidad de las mujeres de mediana y tercera edad como una fuente de humor—grotesco, amenazante e inapropiado. Tal prejuicio surge en parte por la falsa creencia que hace a la sexualidad sinónimo de la capacidad reproductiva.

LA POBREZA

Después de una vida de no recibir remuneración alguna o estar sub-empleadas, no es el azar el que hace que las mujeres mayores sean considerablemente más pobres que los hombres. El promedio de pobreza para las mujeres mayores de 65 años es más del doble que el de los hombres de la misma edad. En los EEUU, el ingreso promedio para las mujeres blancas mayores que vivían solas en 1990 era de $9.946.00 dólares, mientras que para las mujeres negras de edad similar y que vivían solas era $5,920.00 5. Aunque muchas mujeres mayores tienen menos responsabilidades económicas, la mayoría enfrenta el hecho de ser más pobres que cuando eran más jóvenes, y viven luchando por sobrevivir con fondos limitados.

►No existe compensación, reconocimiento, ni posibilidad de pensión alguna para las mujeres cuyo trabajo es el quehacer de la casa. Cuando regresan al trabajo remunerado, en etapas posteriores de la vida, a menudo ingresan a trabajos con salarios extremadamente bajos. Muchas mujeres mayores y de mediana edad se sienten poco empleables debido a su falta de experiencia laboral "reciente".

►Debido a la discriminación sexual, las mujeres ganan menos y reciben menos ingresos de los planes de retiro. En Chile, cuando una mujer y un hombre tienen un grado básico o nulo de escolaridad, el hombre gana 71% más que la mujer. La educación secundaria aumenta al 84% esta diferencia, y el nivel universitario al 191%.*

►Muchas veces, las mujeres laboran en trabajos marginales y en industrias que carecen de sindicatos y que no proporcionan beneficios tales como pensiones.

►Muchas mujeres no permanecen empleadas el tiempo suficiente o por los años requeridos para recibir una pensión. Frecuentemente, trabajan desde los 17 años de edad hasta los 25, dejan sus empleos para crear una familia, y vuelven a trabajar entre los 35 y 44 años de edad. No obstante, en la mayoría de las empresas las mujeres que están empleadas no llenan los requisitos para incorporarse a un plan de pensión, hasta la edad de 25 años, mientras que en otras compañías las trabajadoras nuevas mayores de 45 años son excluídas. Incluso aquéllas que posponen la maternidad y permanecen en la fuerza laboral hasta la edad de 30 o 40 años de edad, tienen pensiones reducidas.

►En muchos casos, las mujeres viudas o divorciadas no necesariamente reciben las pensiones de sus esposos. Muchas empresas ofrecen a sus empleados una opción de beneficios altos en su vida o un porcentaje menor si los beneficios se extienden a sus cónyuges. En la actualidad, una pareja puede decidir compartir los beneficios, lo que proporciona a las mujeres más protección. Antes de estos cambios recientes, sólo el 5% de las viudas recibían los beneficios de su esposo fallecido. En 1987, en los EEUU, las viudas constituían el 65% de los ancianos pobres.

A mí me preocupa mucho la situación económica de mi mamá, porque se empobreció. Ella es jubilada de la Universidad de San Carlos y gana ahora exactamente lo mismo que cuando se jubiló. En aquellos tiempos, eso era un buen sueldo en Guatemala, porque la moneda estaba a la par del dólar, pero ahora no. Lo pienso no sólo con respecto a ella sino a los jubilados de todo el mundo, quienes, cuando viven en una posición económica relativamente cómoda mientras son jóvenes, se convierten en pobres cuando llegan a viejos. Con suerte uno tendrá una casa, ese es el caso de mi mamá, por ese lado no la pasa tan mal. Pero su pensión es realmente muy poco dinero; para ella, es como que ha perdido su estatus social, se da cuenta de que se ha empobrecido y se deprime.

Cómo planificar el futuro

Muchas mujeres mayores han manifestado lo importante que es tomar en serio su situación económica y planificar para el futuro, sentando las bases para la toma de decisiones en años posteriores. Frecuentemente, ésta es la primera vez en que las mujeres piensan en el dinero. Los años de madurez—entre los 45 y 64 años—son críticos económicamente para las mujeres. Si no hemos trabajado antes de manera asalariada, en estos años claves podemos hacerlo, establecer un fondo de retiro y planificar nuestros años venideros.

Según unas mujeres de 39 años de edad, con hijos adolescentes y recientemente divorciadas:

> He estado pensando mucho en ganar más dinero, sobre todo últimamente que me quedé sin casa. Pienso que después los hijos se irán, y... bueno, que necesito planificar cosas tan elementales como un techo en donde vivir; mío propio. Como nadie me lo va a dar, lo tengo que conseguir con mis propios medios. No sé si al llegar a los 60 años pueda seguir trabajando, a lo mejor estoy en buenas condiciones de salud, pero ¿qué tal si no? ¿Llegar a los 60 tronándome los dedos y viendo a quién le pido asilo? no, eso no es lo que quiero.
>
> Yo era una mujer muy despreocupada cuando era más joven y no recuerdo haber pensado jamás ahorrar dinero para el futuro. Actualmente siempre estoy pensando en eso; siempre estoy pensando que quiero comprar una casa para mis hijos. Quisiera que cada uno pudiera tener un departamento. Quiero tener algo para mi vejez; pienso en mi jubilación, pero siempre estoy planificando de qué voy a vivir cuando ya no pueda trabajar, no me da terror, pero sí estoy pensando en esos términos.

Debido a que todas estamos envejeciendo, tenemos el deber de apoyar las demandas e intereses de las mujeres mayores; organizarnos para elevar el nivel de los trabajos y salarios de las mujeres, así como aprender a planificar para nosotras mismas. Muchos cambios sociales que ayudan a las mujeres mayores a participar más plenamente en el lugar de trabajo son similares a aquellos requeridos por las mujeres más jóvenes con hijos: servicios de atención para niños y miembros enfermos de la familia y mayor acceso a la seguridad social y flexibilidad en los trabajos.

Tener un empleo de tiempo completo no es la única manera de ser "productiva". Sabemos que contribuimos a la sociedad tanto si trabajamos con salario, como si criamos hijos o nietos, si cuidamos a algún familiar enfermo o trabajamos en nuestras comunidades como voluntarias. Cualesquiera que sean nuestras diferencias, debemos permanecer juntas mientras luchamos por los cambios que reconocen y recompensan nuestra contribución a la familia y a la comunidad.

Después de los cuarenta—La edad madura

EXPLORACIÓN, CRECIMIENTO Y EXPANSIÓN

La edad madura, aproximadamente entre los 45 y 65 años, es más una etapa de la vida que un período cronológico particular. A menudo, la edad madura se anuncia con el surgimiento de una nueva energía, quizás simplemente con nuevas inquietudes, o con el reconocimiento creciente de que estamos llegando al final de ciertos roles familiares y formas de vivir. Tomamos el mando de nuestras vidas y deseamos emplear nuestro tiempo y habilidades en nuevas y diferentes formas.

Una mujer mexicana de 43 años de edad:

> Todo fue un proceso. Hasta los 35 años, era 100% distinta a como soy ahora. Todo empezó por verme al espejo y preguntarme: ¿me gusta mi imagen? No me gustó y he tratado de modificarla un poco. No sabía manejar y era muy dependiente de mi marido, lo que nos ocasionaba muchos disgustos. Entonces aprendí que debía ser más independiente. Aprendí a manejar, para ir a distintos lugares y ver que... bueno, que hay otras oportunidades que estaba dejando pasar y las tomé. Me dije: ¡ahora o nunca! y desde entonces me he hecho a mí misma. Decidí estudiar. Primero la secundaria; di ese pasito y decidí seguir hasta donde mis fuerzas o capacidades me lo permitan.

Una mujer colombiana de 41, opina:

> Psicológicamente me estoy preparando para saber que no hay realidad más concreta que la de una misma. Cuando se tiene una relación, digamos en un primer momento, que es como una fusión, es muy difícil tener un proyecto propio porque casi todas las mujeres, sobre todos las latinoamericanas, nos hemos proyectado mucho en el hombre, en el proyecto que tienen ellos y del que nosotras suponemos formamos parte. Cuando el tiempo pasa y nos percatamos de que se pueden dar separaciones de cualquier tipo, divorcios o muertes, uno piensa que aunque esto no se viera, que aunque inconscientemente lo tuviera uno presente, lo mejor que nos puede pasar es tener un proyecto propio y no hacer de las relaciones una muleta. A veces pienso que somos muy dadas a cobijarnos en el proyecto ajeno, sobre todo el de la pareja, porque nos olvidamos de nosotras mismas un poco. Aunque seamos muy académicas, muy profesionales y nos desempeñemos como tales, siempre tenemos una relación con el otro, la relación de pareja, que no nos permite concebir un proyecto propio. Pero cuando la vida, como en mi

caso, nos demuestra que de un día para otro puedes estar sola, podemos demostrarnos que tenemos mucha capacidad de reinventarnos; de replantearnos; de tener un proyecto propio que nos haga sentir bien y crecer, manejar definitivamente la soledad, e incluso compartirla.

Este surgimiento de energía puede aparecer con la liberación de dos décadas de cuidar niños. Aun cuando extrañemos a nuestros hijos, podemos usar ese tiempo libre para reencontrarnos—adquirir nuevas habilidades, refinar las que ya tenemos, pasar más tiempo con otras personas, conseguir un trabajo, trabajar más duro en nuestro empleo actual o utilizar un poco de tiempo para la reflexión. Se siente, como dijo una mujer, como "volver a ser nosotras mismas". Es importante asegurarles a las mujeres de edad madura o mayores, que nunca es demasiado tarde para ir a la escuela y empezar una carrera o cambiar de carrera.

Una mujer mexicana casi de 40 piensa:

Tener más libertad ahora que mis hijos han crecido me ha creado una "broncota". El ser madre es una gran justificación, porque estás ocupada siendo mamá; como implica tiempo, desgaste y cuidado, puedes no hacer otras cosa. A mí lo que "movió el piso" no fue la edad, sino el hecho de que ahora que dispongo de tiempo ya no existe justificación para no hacer lo que tengo que hacer. Me plantea asumir una responsabilidad; ¿qué voy a hacer? Porque siempre he tenido pánico de que mis hijos crezcan y siga justificándome en ellos. ¿Qué voy a hacer, ahora que mis hijos van para otro lado?

Una mujer guatemalteca en sus 40:

Ahora entiendo por qué a los europeos no les gusta tener hijos. Puedes llegar a la hora que sea, no tienes que estar pendiente de que a las 2 en punto hay que estar recogiendo a los hijos en la escuela y que no los puedes recoger tarde porque se pueden sentir abandonados. Cuando hay niños tienes que preocuparte por la comida, que sea balanceada. Puede ser una cosa negativa el que no te cuides tan bien a tí misma, porque no es igual; yo puedo suprimir todos los carbohidratos, pero cuando estaba mi hijo no podía hacer eso. Tienes más tiempo para todo lo que es el trabajo, todas aquellas presiones de horarios terminaron.

Podemos experimentar un cambio en nuestras perspectivas—una conciencia mayor del paso del tiempo y del valor del tiempo que hemos dejado.

LA MULTIPARIDAD Y LA MATERNIDAD EN EDAD AVANZADA

En Latinoamérica, y especialmente en el área rural, la mujer continúa teniendo hijos hasta después de los 35 años. En promedio, el 11% de los nacimientos ocurridos en 1992 fue de mujeres en este grupo de edad. Existe una asociación reconocida entre muerte materna y edad, siendo más grande el riesgo de morir en las edades extremas de la etapa reproductiva. El prolapso uterino y la incontinencia urinaria son más frecuentes en mujeres de más de 35 años y en las multíparas.

Una de las consecuencias de la paridad en edad avanzada es que la mujer de edad mediana puede estar haciéndose cargo, al mismo tiempo, de niños de varias generaciones. No es extraño encontrar que una mujer es madre y abuela de dos niños de la misma edad.

En algunos estratos sociales es cada vez más difícil encontrar mujeres de 40 dedicadas a la casa o a la crianza de los niños de tiempo completo. Las mujeres pobres, que siempre han trabajado, y las mujeres acomodadas que luchan por tenerlo todo, pueden percatarse de que sólo al jubilarse tienen la libertad para explorar otros intereses, desarrollar nuevas habilidades, o simplemente estar más en su casa.

La capacidad de sobrevivencia

Muchas mujeres siguen siendo fuertes a los 65 o a los 70 y más allá. Queremos terminar esta sección con sus voces, que nos hablan de su capacidad para sobrevivir, que las mantiene activas, creativas y regidas por sentimientos positivos hacia sí mismas y hacia sus vidas.

Una mujer de 74 años nos dice:

Me gusta vivir, me gusta la vida y quisiera vivir muchos años. Nunca he deseado morirme, nunca he pensado: ¡qué desgraciada soy, me gustaría morirme! como he oído decir a otras personas. Creo que la vida es muy bonita porque gozo de buena salud. Quizá la gente que quiere morirse es porque está sufriendo; sólo así pudiera entenderse que alguien desee morir. Al contrario, me siento feliz de haber vivido más de 70. Si pudiera vivir otros 20—que 20 años no es nada—¡perfecto!

Es importante combatir los estereotipos que definen a los ancianos como rígidos, incapaces de iniciar nuevas relaciones o experimentar cambios y desarrollarse.

Una mujer de 60 con una madre de 90:

Yo creo que mi vejez la voy a pasar sola, pero bien. No me importa estar sola, lo cual considero ventaja; no necesito compañía, no soy de las personas que desean tener una compañía forzosamente, puedo leer un libro o distraerme en algo yo sola.

Aunque... si algún día me llegara a fallar la vista o el oído sí sería muy difícil. Me gustaría hacer un libro, a veces me dan ganas de escribir, y creo que lo voy a hacer cuando no tenga nada que hacer. Escribiría un libro sobre mi vida y la vida de mi mamá.

Una mujer de 92 años:

Cuando trabajaba me decían que yo ya estaba vieja, pero yo no me sentía así; tenía 70. Cuando cumplí los 88, me sentí vieja porque empecé a tener dificultades para caminar; pensé: ya llegó mi vejez. Hasta hace poco, algunos años, me sentía bien. Ahora es cuando digo que ya llegó mi final, porque me he sentido más vieja.

Me gusta cómo me visto, me gusta que mi ropa esté limpia; muy ordenada; todo arreglado y ordenado. Todavía me levanto muy temprano. Cuando se levanta la empleada a barrer, me pongo a hacer mis labores porque no me gusta estar inmóvil. Mi hija me dice que no lo haga, pero lo hago para distraerme porque tengo que buscar la manera de hacer algo, porque cuando me quedo así, como hoy en la mañana, muy pensativa y nadie me habla ni me pregunta nada, me entristezco.

SI NOS MANTENEMOS EN CONTACTO CON NUESTRO "YO" INTERNO, NUTRIMOS EL ESPÍRITU.

Mantenernos en contacto con nosotras mismas nos ayuda a relacionarnos con otros, a enfrentar las situaciones difíciles de nuestras vidas y a seguir desarrollándonos. Hay muchas maneras para hacerlo—escribiendo en una revista, leyendo un libro, ejercitándonos, meditando, caminando en el bosque, tomando una ducha o un baño caliente, acampando. Para algunas de nosotras, el relacionarse con una comunidad espiritual ayuda también.

La semana pasada, a la edad de 73, estuve sentada entre un grupo de mujeres mayores discutiendo de religión y espiritualidad y recordé mis reuniones semanales de oración de hace 60 años, excepto que ninguna mujer estaba allí presenciando las enseñanzas doctrinarias de la iglesia de su niñez, sino describiendo su espiritualidad. Las religiones mundiales han sido todas fundadas por hombres y promueven sus creencias, para no mencionar su deseo de dominio. Yo no escojo tener hombres bajo el control de mis valores morales y espirituales. Al buscar dentro de mí misma lo que valoro más, descubro que pongo la honestidad primero, después el cariño, y despés el esfuerzo por la paz y la justicia en las relaciones humanas, acariciar nuestra tierra y nuestro universo. Muestro mi

espíritu a través de la música, el estudio de la naturaleza y la meditación, pero más que nada a través de mi relación con la gente que amo.

Es un pensamiento que me ha llegado en los últimos años. Dudo que cuando muera, mi vida termine—mi vida, con todo su amor, sus cuitas y su lucha. Podría ser que todos mis seres queridos— madre, hermana, y otros parientes—¿podría todo este amor desaparecer? Nada en la naturaleza desaparece. Aparte de nuestros huesos, esqueletos, nueva vida nace en alguna otra forma.

LOS GRUPOS DE APOYO PARA MUJERES MAYORES

La amistad es valiosa, no sólo para la felicidad y el bienestar mental, sino también para la salud física y para la sobrevivencia. Debido a que el envejecimiento a menudo significa también aislamiento, la edad mediana y los años de vejez son una muy buena oportunidad para crear una red de apoyo y amistad si todavía no la tienes. Un estudio en la universidad de Yale encontró que, independientemente de la edad, las personas con lazos sociales fuertes (matrimonio, amistades, afiliadas a grupos u organizaciones) tenían una tasa de mortalidad 2.5% menor que aquéllas que estaban relativamente aisladas. El otro hallazgo importante fue que la amistad y el apoyo surgido de cualquiera de estos lazos contribuyó a la sobrevivencia.

Participar en un grupo de reflexión me pemitió crecer, darme cuenta de que mis problemas podían tener solución y que eran compartidos por otras mujeres como yo. El grupo de reflexión me permitió valorarme más a mi mísma y salir de una relación de violencia doméstica.

Testimonio de una mujer de 70 años:

Cuando me jubilé decidí empezar a escribir, me anoté en un taller literario y hoy casi 5 años después, tengo cuentos publicados en dos libros. El taller literario es ahora mi segunda familia.

Una mujer de 58 años dice:

Sí, pienso en la vejez, desde luego que mi jubilación debe ser ya pronto, ¿para qué? Para dedicarme a hacer lo que yo quiero; alejarme también un poco de mi familia porque me absorbe demasiado. Tengo ganas de disfrutar de la casa. A mí me gusta mucho mi casa, pero me gusta leer tranquila, no solamente 3 páginas; me gusta arreglar mi casa, ponerle sus detallitos, prepararme la comida que me gusta, no comer apresurada, salir a tomar un café. Hacer algo, tener una relación, además de que me gusta ayudar, enterarme, informarme de todo lo que pasa, eso me gusta mucho".

PERIODOS DIFÍCILES— PÉRDIDAS DURANTE LA EDAD MADURA

Además de la posibilidad de crecimiento personal, la edad madura puede venir acompañada de periódos dificiles, entre los cuales figuran prominentemente aquellas pérdidas dolorosas de amistades, relaciones amorosas, familiares, trabajo o sencillamente la pérdida de la juventud. En rápida sucesión, estas pérdidas pueden ser avasalladoras. Estadísticamente, muchas de las pérdidas importantes que enfrentan las mujeres ocurren durante el período entre los 45 y los 55 años de edad. Nosotras lamentamos estas pérdidas y muchas veces no sabemos cómo expresar nuestros sentimientos o con quién compartirlos. Algunas pérdidas debilitan la imagen de nosotras mismas como jóvenes, saludables o hasta inmortales, como cuando las enfermedades atacan muchas partes de nuestro cuerpo. El cáncer de mama en los EEUU, afecta a una de cada 9 mujeres (siendo la proporción menor en Latinoamérica), conjuntamente con la amenaza de cirugía o de muerte. Se estima que el 37% de las mujeres ha sufrido una histerectomía a la edad de 60, al mismo tiempo en que ocurre la infertilidad de la menopausia a la edad promedio de 50. Nuestras hijas e hijos atraviesan por la adolescencia o dejan el hogar casi al mismo tiempo en que nuestra fertilidad acaba. Otras relaciones importantes también pueden terminar o cambiar:

> He perdido hasta ahora a los seres más queridos que he tenido, y eso de alguna manera me ha enseñado a vivir un luto, a elaborarlo bien, y a estar consciente de que la gente se puede morir. Creo que si esto me vuelve a suceder lo voy a sufrir mucho, pero lo pienso como algo inevitable, estoy acostumbrada a pensar que la gente se me va a morir.

Nuestro maridos pueden morir, o mediante el divorcio, "pasar a una mujer más joven". Podemos sufrir una de las pérdidas más tristes—la de un hijo, y nuestros padres pueden enfermar o morir. Si tenemos que cuidarlos a ellos o a nuestro esposo, deberemos abandonar o posponer los cambios y aventuras que tanto habíamos esperado. Todas estas situaciones pueden dejarnos con menos dinero y/o sin seguridad social y provocarnos considerable estrés y desamparo.

CAMBIOS EN LA IMAGEN CORPORAL

No tan serios como las amenazas para nuestra salud, pero algunas veces causa de dolorosos sentimientos de pérdida, son los signos superficiales de envejecimiento, que eventualmente requieren que desarrollemos una nueva imagen corporal.

Conforme notamos los cambios u observamos que otros responden a nosotras de manera diferente, podemos sentir fuertemente la pérdida de nuestra apariencia juvenil en la cual, se nos ha enseñado, reside mucho de nuestro valor.(Lee cap. 3)

CUANDO NUESTROS HIJOS CRECEN Y SE VAN

En este momento la mayoría de nosotras sentimos la satisfacción de un trabajo bien hecho, o al menos terminado. La mayoría de las mujeres ven esta etapa como una liberación de una responsabilidad constante. Sin embargo, sentimos tristeza, pues ya no tenemos una relación cotidiana con nuestras hijas/os, algunos de los cuales se han convertido en amigas/os cercanas os y confidentes.

Las divorciadas o madres solteras de hijas (os) dependientes, que reciben una pensión alimenticia, pueden enfrentar un desequilibrio económico cuando los hijos (as) dejan el hogar.

Cuando la crianza de una familia ha sido nuestro principal trabajo y no hemos planeado qué hacer después, podemos sentirnos perdidas. Las crisis de identidad tienen menos que ver con el "nido vacio", y más que ver con la pregunta: ¿Qué voy a hacer ahora conmigo?"

En la medida en que desarrollemos nuestras propias habilidades e intereses, podemos reconocer que extrañamos a nuestros hijos (as) y aún así estar contentas del tiempo extra para nuestros propósitos.

> Como latinoamericana, he sido algo posesiva, en el sentido de suponer que mis hijos estarán más tiempo conmigo. Sin embargo, una empieza a madurar ciertas cuestiones muy concretas y muy reales en relación a los hijos; lo mejor que puede uno hacer por ellos es ayudarlos a ser ellos mismos y valerse por sí mismos. En este sentido, una supone que debería darles confianza al saber que se van a ir. Yo estoy educando dos hijas para que tengan alas, para que cuando se sientan listas para volar, lo hagan, eso no quiere decir que nos vamos a separar. Es difícil que la madre se separe de las hijas, o viceversa; es una unión tan fuerte que no es posible. Es posible que la distancia se dé y qué bueno que así sea; si llego a estar feliz, y mis hijas también, alcanzaría una meta muy especial de la vida.

Una mujer guatemalteca comenta:

> Cuando se fue mi hijo más pequeño me deprimí mucho; ahora estoy bien, en el sentido de que puedo hablar de eso normalmente. Durante el primer mes no podía hablar de mi hijo, sin ponerme a llorar, si me preguntaban por él, ¿dónde está? me daba una gran tristeza. Miraba sus cosas ahí y me daba tristeza, así que me echaba a llorar. Hasta que empecé a ver que realmente está contento, está bien, pensé que era una tontería que yo estuviera sufriendo, aunque no creo haberlo superado todavía completamente. Me da mucha tristeza no tener a mi hijo conmigo y no lo sentí tanto con mi hija mayor. Se fue y sentí el vacío, pero no como con mi hijo.

EL "AGOBIO DE LA DEPENDENCIA" DE LA MEDIANA EDAD

Justo cuando estamos empezando a centrarnos en lo que nosotras deseamos, quizás por primera vez, pueden surgir nuevas necesidades familiares, que demanden nuestra atención para los más viejos o los más jóvenes de la familia.

El proporcionar cuidados implica una serie de tensiones. Es importante, para aquellas de nosotras que tenemos que cuidar de alguien, que nos informemos acerca de los servicios de apoyo disponibles para nuestras madres y padres ancianos. Esto es particularmente útil para quienes cuidamos de nuestros padres a distancia. Podría ser útil promover la formación de grupos de apoyo, no sólo para informarnos de los servicios disponibles, sino para recibir apoyo y protección para nosotras.

Como madre soltera con hijos pequeños y padres mayores con problemas de salud, estoy entre dos conjuntos de necesidades. Las presiones son más intensas los domingos cuando "debería" visitar a mis padres (a ellos los cuidan solamente entre semana). Al mismo tiempo, debido a que trabajo todos los días y voy a la escuela 2 veces a la semana, quiero hacer algo que me llene y que sea al aire libre con mis hijos. Cuando llega la mañana del lunes, no he tenido ni un solo día para dormir hasta tarde, leer los periódicos del domingo, hornear pan o salir a caminar con algún amigo. Cuando trato de tener un día así, termino sintiéndome culpable por todo el resto de la semana.

Una complicación más es que nuestras parejas o amantes pueden resentir la atención que brindamos a nuestros padres mayores, justo cuando los hijos se han ido.

Debido a problemas financieros, algunos hijos adultos vuelven a vivir a nuestra casa o nunca se han ido. Algunas madres vuelven a asumir los viejos roles maternos y se sienten utlizadas y abusadas.

Una mujer de 41 años nos dice:

Yo creo que ejerzo mucha influencia materna y me está asustando ver que mis hijos no tienen niguna intención de independizarse de mí, inclusive el otro día les hice un comentario. Ya que no tienen para cuando independizarse, la que va a independizarse soy yo. Un día les voy a notificar mi nuevo domicilio, porque no les veo ganas de montar su departamento o vivir aparte; no les veo esas intenciones.

Una mujer de 68:

He tenido problemas muy grandes de dinero, a mi hijo menor le gusta el juego, perdimos el negocio y tuve que hipotecar la casa.

Otras madres que se sienten nuevamente independientes, son más capaces de crear nuevos tipos de relaciones.

La relación con mis hijos ha cambiado, uno tiene 17 y otro 20 años; hay mayor comunicación, hemos tenido algunos tropiezos familiares y hemos sacado provecho de ellos. Ahora tenemos mayor entendimiento, sobre todo desde que estoy estudiando. Compartimos los libros, ellos me cuentan las experiencias de su escuela, de su medio y yo comparto con ellos las mías con mis compañeros de estudio, que son mis contemporáneos.

Puedes tener un descanso entre la crianza de los niños y las demandas de cuidados de la edad mediana y de la vejez.

En el momento en que se fueron mis hijos no me replanteé nada. Fue después de muchos años que pensé que podía hacer algunas cosas sin tomar en consideración a mis hijos, como viajar. Ya no me preocupan mis hijos, ahora me preocupa mi mamá. Pero cuando tuve el apoyo de mis hijos diciéndome: vete, no te preocupes, nosotros cuidamos de la abuelita, me fui y la vida siguió igual. Es un refrán muy cierto el que dice: todos somos necesarios, pero ninguno indispensable.

La familia permite a algunas mujeres de mediana edad o avanzada compartir con los hijos la responsabilidad de cuidar a sus padres. Cuando ellos se alejan de la casa puede ser altamente costoso para algunas mujeres.

Frecuentemente no hay elección. Aunque tratemos de cumplir con muchas demandas con nuestro tiempo y energía, tenemos derecho a algún tiempo para nosotras mismas.

LA PÉRDIDA DE LOS SERES QUERIDOS

A medida que vemos que nuestros padres y parientes envejecen, empezamos a prepararnos para sus muertes.

Yo he tenido pérdidas importantes de seres muy queridos, pero últimamente he pensado en mis padres, que ya están viejos; sobre todo, en mi padre. A pesar de la distancia con mi padre, siempre había pensado que mi padre iba a estar cuando yo lo necesitara. En los últimos tiempos, en que ha estado enfermo, se me ha aparecido la posibilidad de su muerte. No creía que fuera importante para mí, porque siempre ha habido distancia entre él y yo. Ultimamente me he dado cuenta de que aunque no pienso mucho en él, siempre está presente de algún modo. También pienso en mi hermana, que ha sido como mi madre, y que en los últimos tiempos se ha enfermado. Es otra pérdida que me resultaría difícil de superar porque con ella me siento aún muy apoyada. Esto ha influido mucho en imaginarme sola y en qué sería de mí sin toda esa gente que todavía me resulta importante. Aunque las pérdidas siempre han estado presentes a lo largo de mi vida, la posibilidad de sufrirlas me ha hecho reflexionar en lo que tengo, impulsándome a disfrutar más cercanamente de algunas relaciones familiares que tenía descuidadas.

Irma, de 66 años, dice:

Ahora me doy cuenta de todo lo que tenía para decir y no lo hacía. Ya publiqué dos libros y ayudo a otras mujeres a seguir mi ejemplo.

Una no puede pensar que haya pérdidas sin que en otro sentido también haya ganancias. A pesar de la edad y a pesar del tiempo, siempre he creído eso de que las pérdidas se traducen más tarde en cierto tipo de ganancias. A veces uno pierde a alguien o pierde una relación, pero te das cuenta de que se cierra una puerta y se abren otras, y empiezas a ver en ti cosas que incluso no habías visto mediante la relación misma. Entonces, creo que las pérdidas se pueden llamar pérdidas, si psicológica o culturalmente te lo han hecho sentir así. Si te han hecho vivir una vida sana en términos mentales, hay pérdidas, pero hay ganancias porque también hay otra visión de la vida que la vida misma te pone enfrente.

LA VIUDEZ

En los EEUU 3 de cada 4 mujeres llegarán a enviudar. En Latinoamérica hay mucha variación en los índices de viudez de un país a otro pero, en todos los casos, las tasas que corresponden a las mujeres son mayores que las de los hombres. A partir de los datos proporcionados por la Organización Panamericana de la Salud y de 13 centros colaboradores en América Latina y el Caribe, podemos afirmar que entre las mujeres, aún las de menor edad, por lo menos 1 de cada 5 es viuda: pero entre las de 80 años o más, dos tercios han perdido a su pareja. En América Latina, el porcentaje de personas que viven solas es menor al porcentaje de viudos (as). En el grupo de edad de más de 60 años hay más mujeres que hombres viviendo solas.

La tensión que conlleva la viudez es enorme; una de las situaciones más difíciles que las mujeres deben enfrentar en su vida. Las viudas son particularmente vulnerables a las enfermedades y muchas veces pierden o no pueden pagar un seguro social, justo cuando más lo necesitan. El dolor se magnifica cuando:

➤Hemos encontrado nuestra principal identidad siendo esposas.

➤Estamos aisladas y solitarias después del tiempo de luto inicial.

➤Nos damos cuenta de que la mayoría de nuestras amigas viven en pareja.

➤Tenemos que buscar nuevos amigos.

➤Tenemos que buscar, por primera vez en décadas, un empleo asalariado.

➤Necesitamos un plan financiero para la situación de crisis económica.

Debemos negociar todo esto cuando no nos reponemos del shock de la pérdida.

Necesitamos amigos que nos llamen, visiten, traigan alimentos, inviten a hacer cosas, o dejarnos solas cuando así lo queramos. Sin embargo, algunas pueden arrepentirse, sobre todo después del período de luto inicial, avergonzadas o asustadas por nuestro pesar o nuestras necesidades. Muchas mujeres han encontrado un apoyo y comprensión especial en otras viudas. Al fin y al cabo podemos rehacer nuestra vida.

Una mujer de 58 recapacita sobre su viudez:

La muerte de mi esposo fue un golpe muy duro, porque él era muy joven, tenía 40 años; para mí fue un cambio de vida. Fue la única vez que tuve un cambio de vida violento, porque en esa época era el marido quien marcaba la pauta en la casa. Así se acostumbraba; así era la educación de entonces. Siempre tuve muy buena relación con mi esposo, pero la tuve, pienso ahora, porque nunca me opuse a lo que él decía. Con su muerte tuve que dejar todo lo que me gustaba y enfrentarme a la responsabilidad de sostener a 7 hijos. Al principio se me cerró el mundo, en ese momento no tenía ingresos, no tenía pensiones ni algo por el estilo; me dije: ¿cómo voy a mantener a mis hijos? Esa fue la etapa más dura de mi vida... bueno, fue un momento, porque no duró mucho, pero me sentí muy mal, hundida. Fue cuando mi hija mayor me dijo: no se trata de que te pongas a llorar, con llorar no vas a alimentar a tus hijos, vamos a trabajar tú y yo. Yo argumentaba que nunca había trabajado y que me daba miedo hacerlo. Era la verdad, era algo desconocido para mí; además, hacía 20 años que había salido de la escuela. Mi hija me respondió: para eso hay cursos de actualización, así que te vas conmigo a tomar cursos y nos ponemos a trabajar las dos.

Una mujer de 70 años:

Cuando murió mi esposo sí me afectó; era un compañero de muchos años de mi vida, el padre de mis hijos. Es más, me esta afectando más actualmente que cuando murió. Con el tiempo he valorado más esa amistad, más que amor, ese cariño que él me tuvo y al que yo no correspondí como debía. Actualmente he pensado: ¡que barbaridad! ¿por qué no correspondí a ese cariño? Actualmente me duele más que cuando murió o su muerte era reciente; me ha quedado un poco de remordimiento de esa relación.

Para las mujeres de los países latinoamericanos es mucho más difícil el "rehacer sus vidas", porque cuando una mujer enviuda se encuentra con que posee un nivel educativo tan bajo que le reduce sus posibilidades de conseguir un trabajo para devengar ingresos. Aun cuando exista trabajo en el sector estructurado, la nueva tecnología exige nuevos adiestramientos, y la mujer de mediana edad tiene pocas posibilidades de competir con otras más jóvenes, que tienen mayores habilidades y menos responsabilidades familiares. En el sector informal, es donde muchas de estas mujeres encuentran un trabajo, mal pagado, y que les permite apenas sobrevivir.

LA MENOPAUSIA
Actitudes sociales predominantes

Las ideas estereotipadas acerca de las mujeres menopáusicas incluyen varios mitos (la mayoría creados y perpetuados por médicos y psiquiatras).

Todavía no tengo la menopausia, pero debo confesar que le tengo miedo porque he oído cosas como que hay grandes calores; que te vienen unas grandes depresiones. Sí, lo que me da miedo sobre todo son las depresiones, porque yo he sido depresiva, tengo tendencia a la depresión. Cuando tenga la menopausia, si es cierto lo que cuentan, no sé cómo me voy a poner; si te vuelves insoportable o si te enojas por todo. Eso sí me da miedo, que me ponga gruñona, llorona, o quien sabe qué.

A mí la menopausia ni me afectó, ni la tomé en cuenta, ni me produjo ningún trastorno de importancia. Quizás tuve calores, pero no tan fuertes que me molestaran; la menopausia a mí me pasó inadvertida o tal vez ya se me ha olvidado.

Estoy como obsesionada con la menopausia, hace un tiempo estaba despertando a cierta hora todas las noches, me ha vuelto a suceder y lo asocio con cierto tipo de pensamientos. Estoy despierta un rato, pero no tengo mayores problemas que me estén haciendo despertar. Pienso que esto puede estar asociado con la menopausia. También he tenido irregularidades en mi regla; hace unos meses era muy escasa, y mi vagina está reseca... mi piel también, y he tenido calores día y noche. Yo era muy friolenta, pero ahora siempre tengo calor.

Fui con mi ginecóloga y le dije exactamente qué sentía; que estaba en la premenopausia y le conté lo que me pasaba. Me hizo unos análisis, la verdad ya no recuerdo qué análisis, pero me dijo que estaban bien todos mis niveles de hormonas, que estaba yo como una quinceañera. No supe si reír o llorar porque pensé: entonces, ¿qué me está pasando?

Tengo 2 amigas que son mayores que yo y las dos tienen los mismos síntomas; sus médicos les han dicho que no tienen nada, entonces hemos llegado a la conclusión de que son problemas existenciales.

El mito de las "hormonas alocadas" describe a las mujeres menopáusicas tan incapacitadas por las fluctuaciones hormonales, que no pueden pensar o actuar racionalmente, al grado de que no deberían ocupar ningún puesto de responsabilidad. Un mito más reciente, que surge de la mística de la supermujer, sugiere que la mujer muy ocupada no se percatará en absoluto de su menopausia. Ningún extremo es cierto o útil para las mujeres. Particularmente dañino es el mito que relaciona la menopausia con la depresión.

En la primera mitad de este siglo, los médicos y las familias hospitalizaron a miles de mujeres por un "desorden" llamado "melancolía involucional", una "enfermedad mental" que supuestamente se presentaba durante o justo después de la menopausia.

Algunas de nosotras recordamos a tías, tías-abuelas o abuelas, quienes fueron a hospitales para enfermos mentales en la menopausia, y algunas de las cuales nunca salieron. Aunque los estudios actuales no han demostrado que la depresión entre las mujeres de edad mediana esté asociada con la menopausia, el miedo a volverse loca en la menopausia forma aún parte de nuestra cultura. Sin embargo, la melancolía involucional no es una enfermedad, es un mito.

Aun cuando en este período de la vida la mujer se sienta satisfecha consigo misma, su familia y otros a su alrededor pueden resentir su independencia, cambios de carácter o irritabilidad como señales de su envejecimiento. Le pueden aconsejar medicamentos, cirugía o psicoterapia en lugar de ayudarla a vivir estos cambios.

Podemos fortalecernos reconociendo la realidad de nuestras experiencias y dando apoyo a otras durante esta etapa.

DEFINICIONES MÉDICAS Y NUESTRA DEFINICIÓN DE LA MENOPAUSIA

Las definiciones de la menopausia varían en la literatura médica, con poco consenso acerca de cuándo empieza y cuándo termina, y con desacuerdos respecto a sus signos definitivos. Los textos se refieren al "climaterio" como un período de 15 años (de los 40 a los 44 o de los 45 a los 60), transición entre la capacidad reproductiva y su final:

"el climaterio (femenino) es el proceso gradual de la falla de los ovarios, que normalmente precede y se extiende mas allá de las últimas menstruaciones, y dentro del cual la menopausia es sólo un evento". La menopausia se refiere específicamente sólo a la suspensión de los períodos menstruales. La definición actual de menopausia más ampliamente utilizada se hace en base retrospectiva: tu menopausia se inició 2 años después de tu último período menstrual.

Estas definiciones de libro de texto no toman en cuenta el contexto social y cultural en el cual vivimos durante la menopausia, nuestra comprensión de ésta y nuestras diferentes reacciones emocionales. Atravesar la menopausia implica experimentar el período completo que empieza con las primeras irregularidades menstruales, hasta que los períodos finalmente desaparecen y nuestros cuerpos se ajustan a los cambios en la producción de estrógenos.

Ninguna definición satisfará a todas las mujeres o cubrirá todos los aspectos variados de la menopausia, ni todas las experiencias individuales.

La menopausia es un cambio lento en la vida. Tu interior cambia, pero sigues siendo la misma persona. Algunas personas luchan con este período, tratando de detenerlo. Otras lo aceptan y lo superan con facilidad.

No hay crecimiento sin cambio. La menopausia es una etapa crucial en nuestra maduración psíquica.

Yo le doy la bienvenida al fin de mis períodos menstruales, debido a que por años sufrí de tensión premenstrual y sangramiento en gran cantidad. No he tenido un período menstrual por 4 años, me siento más saludable que nunca, tengo una vida sexual activa y placentera sin problemas de "sequedad vaginal", y hago mucha actividad física. Este es definitivamente el mejor período de mi vida.

Aunque algunos médicos empiezan a considerar a la menopausia como parte normal de la vida de la mujer, y están aprendiendo acerca de los enfoques holísticos, muchos doctores piensan aún en la menopausia como una enfermedad y ofrecen soluciones médicas innecesarias.

El enfoque médico nos "protege" de las molestias naturales y de los cambios de apariencia que acompañan a la menopausia y otras etapas del proceso de envejecimiento. Esto nos lleva a pensar que estos cambios son tan dolorosos o peligrosos que no podremos sobrellevarlos sin medicinas y/o cirugía, que las alternativas no médicas son infecciosas, o que somos incapaces de aplicarlas suficiente y sistemáticamente para beneficiarnos.

Muchos médicos tratan a las mujeres menopáusicas como a las parturientas: intervienen con anticipación para evitarnos vivir realmente la experiencia del cambio.

EL TRATAMIENTO MÉDICO

A pesar de que muchas mujeres están incómodas con los signos de la menopausia, la mayoría de nosotras no necesitamos tratamiento. Sólo cuando estos síntomas interfieren seriamente con nuestra vida diaria y cuando las alternativas no médicas han fracasado, deberemos considerar la ayuda de un médico con quien podamos discutir las opciones con respeto. (Para mayor información acerca de la menopausia, lee el cap. 10).

EL ESCENARIO MÉDICO

Para ilustrar la "medicalización" de la menopausia, presentamos una secuencia de los eventos médicos que pueden atrapar a una mujer de mediana edad. Este escenario describe las intervenciones médicas extremas, pero las variaciones de este escenario son desafortunadamente muy comunes.

Al principio de la menopausia, la mujer de mediana edad puede tener sangramiento irregular o profuso que ella reporta a su médico. El doctor hace una dilatación y un legrado con propósitos diagnósticos, que puede también reducir el sangramiento temporalmente. Ella se siente aliviada al saber que su útero está saludable. Sin embargo, con el paso del tiempo puede tener sangramientos más irregulares o abundantes. Su médico le recomienda otro legrado; ella sigue su consejo. De nuevo no se encuentra nada y puede tener un alivio temporal.

Pasa más tiempo. El sangramiento irregular o abundante reaparece y la mujer puede llegar a estar anémica. El doctor recomienda ahora una histerectomía. A estas alturas, la mujer está asustada por sus síntomas, confundida acerca del estado exacto de su útero y con toda probabilidad intimidada por lo que ella siente que es el mayor conocimiento del médico sobre su cuerpo. Así, se somete a la histerectomía, convencida por el médico de que se le extraigan también los ovarios "para prevenir" un cáncer futuro. Debido a que los niveles hormonales frecuentemente varían después de la operación, puede llegar a deprimirse. Para esto también, su doctor ofrece remedios médicos: tranquilizantes y estrógenos, que pueden ser administrados "seguramente", debido a que ya no hay riesgo de cáncer de útero. Ella puede ser referida a un psiquiatra. Si la mujer está ansiosa acerca del riesgo de cáncer de mama, ya sea porque está en un grupo de alto riesgo o debido a que está tomando estrógenos, puede sucumbir fácilmente a la sugerencia de una mastectomía profiláctica. Y aquí, el escenario termina; poco más puede hacérsele al desafortunado cuerpo de esta mujer, ginecológicamente hablando. Paradójicamente, puede sentirse agradecida, sin darse cuenta de que ha pasado por un "tratamiento" médico peligroso e innecesario.

ENFOQUES NO MÉDICOS

Los métodos no médicos para lidiar con la menopausia incluyen el ejercicio, la dieta, suplementos vitamínicos, terapia herbolaria y otras técnicas. Estos están mucho más bajo nuestro control que los enfoques médicos, y podemos obtener muchos beneficios.

El comer bien es esencial; además de una buena dieta, muchas mujeres de edad mediana encuentran que las vitaminas y los minerales ayudan. Las vitaminas C y D, así como el calcio, son esenciales para la formación de los huesos. La deficiencia de vitamina A se ha relacionado con los sangramientos menstruales abundantes; suplementos de ésta en dosis moderadas, pueden ser útiles. El magnesio puede ayudar al relajamiento. Algunas mujeres encuentran que la vitamina E reduce los calambres de las piernas, y otras notan que modifica o reduce los bochornos. Según algunas mujeres, los complejos de vitamina B reducen el edema, y otras dicen que les ayuda con los dolores articulares y les reduce el estrés.

Algunas mujeres utilizan tés de hierbas para reducir o controlar el sangramiento menstrual copioso, así como para reducir las molestias de los bochornos y dolores de cabeza. Ya que las instrucciones acerca de qué hierbas utilizar, qué tan fuertes son y qué tanto debes tomar varian, o no son muy precisas, consulta a un herbolario o a un médico holístico que sepa acerca de hierbas. Si deseas tratarte tú misma, consulta varios libros, poniendo atención en las precauciones, ya que las hierbas pueden ser peligrosas en grandes dosis. Las técnicas de relajación, tales como la meditación, el dar o recibir masajes y el yoga pueden reducir el estrés y la depresión. El sexo, incluyendo la masturbación, pueden ser relajantes y también ayudar a prevenir el insomnio y la sequedad vaginal. Muchas mujeres han encontrado que estas alternativas, así como la acupuntura, son útiles para los dolores de cabeza y cuello, para la tensión y dolores bajos de espalda y especialmente para los problemas menstruales como los sangramientos muy abundantes.

Finalmente, y más importante, el ejercicio diario moderado es esencial para una buena salud durante la menopausia. (Lee el cap. 8, para informarte sobre las estrategias de cómo empezar a ejercitarte aunque hayas sido sedentaria por años). De hecho, el ejercicio, especialmente el aeróbico, puede producir en la edad mediana muchos (si no todos) de los efectos que la literatura sobre los estrógenos de los años 70, alegaba que seguían a la administración de estrógenos, incluyendo (en algunas mujeres) ¡la reducción de los bochornos!

Durante mis vacaciones, caminaba de 8 a 10 kilómetros por día en el campo. No puedo recordar un solo bochorno durante ese tiempo. Sin embargo, los padecía tanto antes como después de las vacaciones. Tal vez estaba lo suficientemente cansada para dormir sin percatarme de ellos;

aunque no creo que ése haya sido el caso, nunca me sentí mejor.

Hace unos años, cuando comencé a pasar por algunos cambios de vida, empecé a tener dolores en las articulaciones e hinchazón en las manos durante las mañanas. Aumenté entonces la cantidad de ejercicio y tomé algunos suplementos minerales y vitamina E; los males desaparecieron en unas pocas semanas.

Aunque todas estas son recomendaciones útiles, no son mágicas, y en la mayoría de los casos son insuficientes. Un aspecto igualmente importante de cualquier alternativa no médica es evitar o suprimir el consumo de ciertas sustancias que tienden a agravar los signos de la menopausia: el alcohol, la cafeína, el azúcar, los chocolates, las harinas blancas, las levaduras, así como muchos medicamentos: tranquilizantes, pastillas para dormir, antidepresivos, etcétera.

GRUPOS DE AYUDA PARA LA MUJER MENOPÁUSICA

Las mujeres siempre han confiado unas en otras para recibir información y comprensión. Las redes de grupos de apoyo que han proliferado en años recientes son una fuente muy importante de soporte para la mujer de edad mediana. En estos grupos encontramos apoyo emocional, comprensión de nuestra particular experiencia con la menopausia, así como información acerca del "cuerpo". Y lo mejor de todo, es que reducimos el sentimiento de aislamiento que muchas hemos sufrido por el contexto social, económico y político de nuestra situación.

El haber entrado a un grupo de reflexión me ha servido mucho para pensar más en mí misma, ahí puedo platicar de todas las cosas que siempre callo.

Creo que, además de bueno, es necesario hablar de nuestro cuerpo, así como del espíritu. Es imposible separarlos y creo que es muy sano hablar de todo con el fin de desmitificar muchas cosas; la cultura es la que arrastra muchos mitos. Si las mujeres habláramos más de tú a tú entenderíamos que los problemas son más generales que personales e individuales: como quien dice, una terapia de grupo en términos de compartir.

LA MUJER MADURA Y LA SEXUALIDAD

La sexualidad continúa a través de toda la vida de la mujer. Algunas mujeres conocen plenamente su sexualidad a la mitad de su vida y tienen poderosos e inesperados sentimientos sexuales. Una mujer de 40 años dice:

Mis relaciones sexuales son muy bonitas, muy satisfactorias, muy frecuentes; en esta época es cuando mejor me he sentido sexualmente. Siento que de alguna manera somos muy afines sexualmente; no sé si tenga que ver la edad, pero ahora vivo de otra manera mi sexualidad. Lo que siento es mucha confianza, mucha ternura, mucha libertad, son relaciones muy juguetonas, que es algo que nunca había tenido, seguramente por mí, porque he cambiado, porque la sexualidad como juego nunca la había sentido; es un descubrimiento que lleva varios años, que se mantiene, y que es una parte muy importante de la relación. Fue como una sorpresa, porque cuando me enamoré fue más bien por otras razones; tenía carencias porque estaba casada y con una mala relación. Tenía carencias, sobre todo afectivas, de una plática rica, de que me entendieran y de que me escucharan. Así es como me relacioné con mi pareja actual; el plano sexual era secundario, no me gustaba mucho, y no tiene que ver con mi prototipo de príncipe azul, por así decirlo. La sensación que tengo ahora es que cada vez me gusta más, en lugar de que se vaya deteriorando, en cada relación sexual aparecen cosas nuevas; ya llevamos casi 5 años, es una bonita relación."

EL SEXO Y LA EDAD—CAMBIOS FISIOLÓGICOS

Nosotras somos físicamente capaces para disfrutar más del sexo. Con la experiencia sexual, desarrollamos un grande y complejo sistema venoso en el área de la pelvis que incrementa nuestra capacidad para la tensión sexual y mejora la intensidad orgásmica, la frecuencia y el placer.

Las mujeres ancianas que buscan alguna forma de expresión sexual, ya sea complaciéndose a sí mismas o haciendo el amor con otros, enfrentan cambios, también. (Para mayor información acerca del tema de la sexualidad en la madurez, lee el cap. 7, Envejecer juntas).

LOS MEDICAMENTOS Y LAS ENFERMEDADES

Las drogas y enfermedades pueden afectar el comportamiento sexual. Algunas drogas pueden afectar el interés o la función sexual. Los medicamentos para la hipertensión, pueden evitar las erecciones, igual que el exceso de alcohol (los efectos depresores del alcohol son más pronunciados en las personas mayores). La diabetes puede dificultar las erecciones en el hombre y sus efectos sobre la sexualidad de las mujeres no son muy claros. La L-dopa, prescrita para la enfermedad de Parkinson, puede incrementar el interés sexual. Pregúntale a tu médico acerca de los efectos sobre el interés, excitación o funcionamiento sexual de cualquier medicamento recetado para ti o para tu pareja.

PODEMOS CAMBIAR NUESTRAS ACTITUDES Y MEJORAR LA COMUNICACIÓN

Actualmente, las mujeres en sus años de vejez deben desprenderse de años de acondicionamiento para actuar, sobre las bases de que existen alternativas al coito, y de que ellas pueden iniciar el sexo. Los cambios fisiológicos del envejecimiento invitan a hombres y mujeres a romper viejos patrones, suposiciones, malentendidos y falta de comunicación. Los hombres pueden malinterpretar tu lentitud en lograr la excitación sexual como un signo de que tus capacidades sexuales están mermando, y por pánico, buscar a otras mujeres (más jóvenes). Las mujeres pueden temer que sus cuerpos no esbeltos hayan perdido "atractivo" y ocasionado que su pareja responda lentamente, o pueden interpretar su falta de lubricación como pérdida de atracción por su compañero. Es importante para los involucrados en una relación, ya sea heterosexual o lésbica, darse cuenta de que los cambios son normales y dialogar para descubrir lo que es placentero. Tal comunicación puede ser difícil al principio, requiere práctica y probablemente necesites alguna ayuda.

Si uno o ambos tienen alguna dificultad física, haz lo que te plazca a ti o a tu compañero, aunque parezca extraño o poco común. Es probable que, si te gusta, a otras parejas también. La mayor capacidad para la empatía y el amor, desarrollada a través de años de vida, puede hacer que el sexo sea mejor. Una mujer de 70 años de edad, recordando una aventura amorosa a los 50, dice:

Mi inmenso placer y respuesta sexual fueron para él un increíble éxtasis que me hizo sentir maravillosa. No fue sólo la parte física; nuestro disfrute mutuo fue excitante. Fue un efecto circular o espiral, porque yo no me había dado cuenta de que otra persona podía disfrutar mi pasión. Antes de esto, creía que yo experimentaba mi pasión y mi compañero la suya. Pero esto fue diferente. Y por supuesto, es mucho más factible en una aventura amorosa lesbiana, que deleita en la total experiencia de la otra mujer, la total respuesta emocional. Daniela sintió un gran orgullo en eso, sólo como una mujer lo sentiría con otra mujer. El pensaba que era maravilloso que yo fuera orgásmica multiple. Después de que él murió, estuve en choque por casi un año. La mutualidad que compartimos fue rara con un hombre. Mis subsecuentes relaciones amorosas han sido, todas, con mujeres.

Algunas personas continúan sexualmente activas después de los 70, 80, e incluso de los 90 años.

Tengo 74 años de edad y he estado casada por 52. Somos afortunados en tener salud mental tanto como física. Esto no es enteramente un asunto de suerte. Hemos trabajado en eso. Nuestros buenos tiempos han sido más numerosos que nuestros malos tiempos. La profesión médica ha descubierto recientemente el poder sanador de la risa. En nuestros 52 años juntos hemos tenido mucho tiempo de risas. El sentido del humor es tan importante como el alimento; especialmente en los confines del matrimonio. Para nosotros, el compartir, que proviene de tener de una cálida y amorosa vida sexual por tantos años, profundiza nuestro goce mutuo.

El envejecimiento y la salud preventiva

A través de nuestras vidas podemos dar pasos firmes para mantener una buena salud, y reducir el impacto de la enfermedad o de condiciones crónicas cuando seamos mayores. Podemos reconsiderar las maneras en que cuidamos de nosotras, y adquirimos nuevos hábitos que nos servirán para el resto de nuestras vidas. Podemos dejar de fumar, hacer más ejercicio, comer tan bien como sea posible y reducir nuestra dependencia de la cafeína, del azúcar, del alcohol y de los tranquilizantes. Hay evidencia creciente de que muchos de los rasgos del envejecimiento, aún de aquéllos alguna vez considerados biológicamente inevitables, son prevenibles, y aún reversibles, con cambios como éstos.

El objetivo no es simplemente vivir más tiempo, sino lograr la más alta calidad de vida posible mientras vivamos.

Físicamente siento que estoy mejor que nunca, ahora me cuido mucho en mi alimentación, trato de no subir de peso que es un problema que padecemos, sobre todo en esta edad. Me han dicho que pasados los 40 se nos vienen encima todos los males habidos y por haber; que se pierde la línea..... y sí me da miedo perderla, así que me cuido mucho. La báscula es mi eterna compañera, odiosa a veces, pero cada 8 días la uso; si ya me pasé, entonces me cuido. Eso ha dado lugar a que mi físi-co me guste, que me sienta bien, que sienta mis músculos fuertes para mi edad.

Muchas veces me sentí mal, he estado deprimida y lo he superado; ya me he hecho un lema: a veces caigo, pero no me desmorono, porque entera caigo y entera me levanto. Lo tengo enfrente de mi cama, todas las mañanas lo veo, aunque me caiga y me vuelva a caer, yo sé que no me voy a romper ni me voy a quedar ahí; voy a llorar, porque.... bueno, a veces uno también siente alivio llorando. He aprendido también que los problemas—todos los problemas- tienen el peso que uno les da; sin llegar a ser irresponsable o indiferente trato de no darles tanto peso, de tal manera que no me aplasten, porque además siempre he tenido gran sentido de responsabilidad.

ATENCIÓN MÉDICA

A pesar del gran papel que podemos jugar en el cuidado de nuestra propia salud, a veces tenemos que recurrir al sistema médico. Como mujeres de edad mediana o avanzada, nos enfrentamos con obstáculos para obtener una buena atención.

En América Latina, los servicios médicos para los ancianos son muy limitados; las políticas de salud han priorizado los programas materno-infantiles. En la última década, los sistemas de Seguridad Social han sufrido una reducción progresiva de recursos, lo que ha determinado un deterioro en los salarios del personal de salud y un menoscabo sostenido en la infraestructura y los recursos materiales. Todo esto ha afectado profundamente la calidad de los servicios de salud otorgados.

Las ancianas no cuentan con la profesión médica, pues pocos médicos se interesan en ellas. Sus trastornos

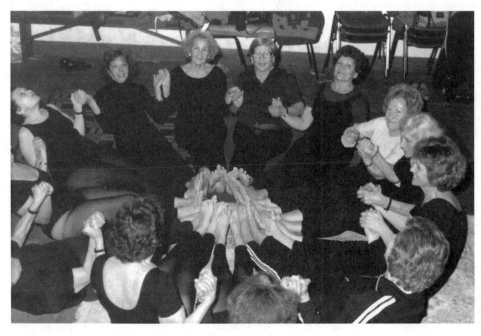

Fundación Para Estudio el Investigación de la Mujer, Argentina

físicos y emocionales son a menudo caracterizados como un síndrome post-menopáusico, hasta que han vivido demasiado para que éste sea un diagnóstico vagamente razonable. Después de esto, son encasilladas en la categoría de "seniles".

Yo estaba acostumbrada a tener un médico de cabecera, que era hasta mi compadre y tenía una relación muy humana con él. En cambio, cuando me han internado en hospitales me he dado cuenta de que los médicos están muy deshumanizados;

creo que antes tenían verdadera vocación de ser médicos; siento que dentro del sistema médico hay muchos doctores que no aprecian tanto la profesión, sino el puesto que tienen. No los juzgo en ese sentido porque ¡ganan tan poco después de haber estudiado tanto! Pienso que están trabajando a un ritmo muy acelerado, pero una estaba acostumbrada a ser tratada como persona, no como número. Simplemente dicen: la señora de la cama número equis, y una piensa: ya pasé a ser un número. Como yo trabajé en una cárcel, en donde todo se

EL AUMENTO DE PESO EN LA EDAD MEDIANA Y MÁS ADELANTE

Como mujeres mayores, estamos probablemente más preocupadas por los alimentos, el comer y la dieta que cualquier otro grupo de la sociedad, exceptuando tal vez a las adolescentes. Una de cada 2 de nosotras se pone a dieta en la mediana edad, debido a que nuestro metabolismo disminuye y no necesitamos ya de tantas calorías. Con frecuencia, también somos más sedentarias que antes, con menos personas en la casa, menos deberes, menos movilidad física y menos ejercicio. Si continuamos comiendo de la misma manera y no hacemos más ejercicio (o incluso lo reducimos) que antes, tenderemos a ganar peso. De hecho, las mujeres promedio ganan alrededor de 4 kilogramos entre los 35 y los 45 años, y un kilogramo más entre los 45 y los 55. Existen evidencias de que este peso tiene una función importante: la conversión de andrógenos a estrógenos en nuestra grasa corporal es una de la 3 fuentes de estrógenos después de la menopausia. Algo de grasa, por lo tanto, es crucial: las mujeres que son muy delgadas tienen una mayor frecuencia de osteoporosis. También es cierto que arriba de cierto nivel, demasiados kilogramos pueden contribuir a la mala salud; diabetes e hipertensión, en particular. Sin embargo, actualmente hay controversia acerca de lo que son "demasiados kilos". Las tablas fueron cambiadas cuando las investigaciones mostraron que los pesos ideales para mujeres y hombres mayores habían sido fijadas demasiado abajo.

Considera los factores enumerados abajo para establecer tu peso. Si todos estos factores y su combinación total están dentro de rangos normales y te siente bien, tu peso es probablemente adecuado.

1. ¿Estás haciendo una cantidad razonable de ejercicio regular?

2. ¿Estás comiendo bien?

3. ¿Tu peso es estable o cambia lentamente? Las pérdidas o ganancias súbitas de peso son peligrosas a cualquier edad, y más si somos viejas. Si planeas

perder peso, házlo lentamente, como resultado de cambios permanentes y a largo plazo en los patrones de alimentación y ejercicio.

4. ¿Está tu presión sanguínea dentro del rango normal? Después de la menopausia, la presión arterial tiende a elevarse con los incrementos en el peso.

5. ¿Está tu azúcar sanguínea dentro del rango normal? Al aumentar tu peso, la posibilidad de tener diabetes del adulto se incrementa, y la enfermedad a menudo se manifiesta por una ligera elevación en la glucosa sanguínea.

6. ¿Cómo está tu capacidad pulmonar? Los pulmones han sido ignorados hasta hace poco como un indicador general de salud. Las pruebas funcionales pulmonares, simples y libres de riesgos, son un buen indicador y vaticinan la salud a largo plazo y la longevidad (en las mujeres mejor que en los hombres). Como parte de una revisión general, miden la capacidad pulmonar y el control conforme exhalas. El yoga es una buena forma de mejorar la capacidad pulmonar.

7. ¿Son normales tus niveles de colesterol? El colesterol elevado, por sí solo, es solamente un indicador de posibles problemas, si se trata de un tipo particular de colesterol. Una prueba especial mide la densidad de los lípidos; las lipoproteínas de alta densidad en altas concentraciones pronostican una buena salud circulatoria, y las lipoproteínas de baja densidad en altas concentraciones indican posibles problemas. El examen es caro, pero vale la pena solicitarlo si hay dudas acerca de tu salud en relación con tu peso.

8. ¿Tienes signos de artritis o de osteoporosis? Cualquiera de ellas puede indicar que necesitas cambiar tu dieta y tus patrones de ejercicio. Las mujeres con sobrepeso son más propensas a la osteartritis, mientras que las mujeres de peso subnormal tienen maneja por número, siento que hasta cierto punto me están tratando como a un recluso. Debido a tanta demanda, ya no tienen el mismo tiempo para ver a los pacientes; a veces no les alcanza una a decir lo que siente y ya están escribiendo la receta; entonces siento que no me puso la debida atención ni me revisó lo suficiente, sino que me está diciendo ¡ya váyase! ¿Por qué?, porque afuera tiene 20 o 25 pacientes esperando.

LA INVESTIGACIÓN INADECUADA

Hasta muy recientemente, la investigación médica había puesto poca atención a las necesidades de salud de las mujeres ancianas. Aun en nuestros días, la literatura médica se centra en la menopausia como el principal aspecto de la salud en la edad mediana; como si los órganos reproductores fueran el centro de la vida de la mujer. Sin reconocer a las mujeres como productivas fuera de la casa, los investigadores no han estudiado los aspectos de la salud ocupacional de las mujeres mayores. Debido a que el médico o el clínico que visitas puede no tener una información adecuada acerca de las enfermedades y su prevención, o de los cambios físicos que afectan a la mujer anciana en particular, es probable que tengas que educar al profesional con quien tratas.

LAS ACTITUDES DE LOS MÉDICOS

El profesional médico y otro personal de salud comparten las actitudes culturales negativas hacia los viejos. En un contexto médico esto puede tomar la forma de evasión activa y disgusto o un patrón de paternalismo menos obvio... Los médicos, como el público lego, son también personalmente ambivalentes y temerosos del envejecimiento y de la muerte.

La discriminación por edad que produce muchas actitudes negativas de los médicos hacia sus pacientes mayores se magnifica con el sexismo. El mundo médico parece sostener el prejuicio subyacente de que una vez que ya no podemos tener hijos, vivimos horas extras. Los médicos y el personal de salud consideran las quejas y los problemas de salud de las mujeres y las ancianas como imaginarios o neuróticos, lo que no es el caso para los hombres. Se les ha escuchado referirse a las ancianas como "costales viejos" y otros nombres insultantes. Cuando tales actitudes afectan la calidad de nuestro cuidado médico, ponen en peligro nuestra salud.

Un médico comenta:

Cuando en la residencia nos tocaba hacer historias clínicas de ingreso, estábamos deseando no tener un paciente viejo. Estas historias nos tomaban el doble de tiempo, no sólo por la cantidad de padecimientos

y complicaciones que tenían, sino por la dificultad que representaba el comunicarnos con ellos.

FUENTES INAPROPIADAS DE ATENCIÓN

En la actualidad hay pocos geriatras. La mayoría de los gineco-obstetras no están particularmente interesados en las mujeres que han pasado la menopausia, en especial cuando hemos sufrido una histerectomía o rehusamos una terapia sustitutiva de estrógenos. Los internistas, médicos familiares, médicos de atención primaria, y los médicos generales bien informados son a menudo los más apropiados para la atención de las mujeres ancianas -cuando tienen una actitud positiva y suficiente información sobre el envejecimiento. Actualmente, el interés en el envejecimiento va en ascenso y existen centros y clínicas geriátricas, aunque están casi siempre cerca de los grandes centros médicos.

LOS LÍMITES DE LOS TRATAMIENTOS MÉDICOS PARA LOS PROBLEMAS CRÓNICOS

Muchos de los problemas que sufrimos en los años de vejez no son suceptibles de una "cura" completa. Las enfermedades crónicas no responden a la cirugía temeraria o a los procedimientos de tecnología avanzada que los médicos tienden a preferir. La ordinariedad de las dietas, tónicos, terapia física y aspirina es "aburrida" y los médicos a menudo nos dan menos atención cuando esto es lo que necesitamos. Los tratamientos médicos útiles en algunos padecimientos crónicos son a menudo caros, prolongados y dolorosos, y algunas veces resultan peligrosos e inefectivos. Esta es otra razón para recurrir a las alternativas no médicas para lograr la curación. (Lee cap. 5).

LOS DIAGNÓSTICOS ERRÓNEOS Y LA INCAPACIDAD PARA TRATAR LOS PADECIMIENTOS REVERSIBLES

Especialmente cuando hemos pasado de los 60, los médicos tienden a culpar a la vejez de todos nuestros problemas emocionales y físicos, y no piensan en problemas tratables. Interpretarán la confusión emocional o mental como senilidad cuando éstas pueden ser signos de mala nutrición, disfunciones físicas tratables, aflicción, o resultado de un medicamento inapropiado. Una y otra vez, los médicos ofrecen a las ancianas tranquilizantes, sedantes, antidepresivos y hormonas en lugar de buscar qué es lo que está realmente mal. Como una enfermera dijo: "cuando un hombre se queja de vértigo, consigue una revisión; y las mujeres, Valium". Nosotras mismas podemos caer en este pesimismo acerca de si realmente podremos llegar a estar mejor.

Me he enfermado en algunas ocasiones; eso no ha sido para mí una tragedia. Me he preocupado. Me lastimé un pie, me dolía; ya pasaron 3, 5 meses y no se me quitaba el dolor. Pensé ¡qué barbaridad!, se me va a quedar para siempre así; al final de cuentas se me quitó. Te tardas más, pero te curas.

LA CANTIDAD DE MEDICAMENTOS

Muchos ancianos toman varios medicamentos diariamente para varios problemas crónicos, y a menudo recetados por diferentes médicos. La mayoría de los doctores no se da cuenta de que las personas mayores de 70 años son más sensibles a muchas drogas y deben tomar dosis menores o no tomarlas.

A los 90 una mujer nos dice:

No me gusta tomar medicinas, pero lo tengo que hacer. Procuro tomar lo menos posible porque no está bien eso de que esté uno tomando tantas medicinas, no está bien; me mido con ellas. Por ejemplo, digo: esta medicina no la voy a tomar hoy, voy a ver cuál es el efecto que me hace. Si veo que no me hace falta, no la tomo. Yo me voy observando, yo misma me doy cuenta de cuál es la que me sirve y cuál no.

Algunas medicinas pueden causar depresión (para lo cual nos pueden ofrecer otras medicinas) o confusión mental, aunque los síntomas a menudo cesan cuando la medicina se suspende.

Los médicos frecuentemente descuidan la etapa crucial de saber qué medicamentos está tomando una mujer antes de prescribirle otros. A menudo, los ancianos han tenido malas reacciones al tomar tantos medicamentos que esta condición ya tiene nombre: "polifarmacia"64. Lleva a tus citas médicas una lista de los medicamentos que tomas. Una mujer que conocemos le pidió a su doctor que revisara todas sus medicinas. Conforme el doctor revisaba la lista fue reduciendo la dosis de muchos de ellos y otros se los suspendió.

En los asilos, muchos ancianos son literalmente "tranquilizados" en silencio y complacencia. Si crees que tú, un pariente o una amiga están siendo inapropiada o excesivamente medicados, procura cambiar esta situación.

Fui a visitar a una amiga de 92 años, quien vive en un asilo. Ella fue diagnosticada de varias dolencias que requieren de 3 a 10 píldoras al día. Nunca se le dijo para qué eran las pastillas o qué eran. Cuando la enfermera llegó a su habitación para darle las píldoras, mi amiga la miró directamente a los ojos y dijo: "!El doctor sólo conoce mi cuerpo y cómo es desde hace muy poco tiempo. Yo lo conozco desde hace 94 años y nada entrará en él hasta que yo sepa lo que es!

Hacer cambios significa, para muchas de nosotras, deshacernos de la dependencia que hemos tenido de los médicos durante décadas. Esto puede implicar el cambiar el esterotipo que tienen de nosotras, hacer más preguntas, hacernos acompañar por una amiga para apoyo y defensa, aprender todo lo que podamos sobre nuestros problemas de salud y tomar decisiones informadas, buscar segundas opiniones con más frecuencia, revisar los efectos negativos de todos los medicamentos, buscar alternativas no médicas y reusar la cirugía innecesaria. Los médicos que se sorprenden cuando las mujeres más jóvenes usan estas tácticas, pueden sorprenderse aún más, y hasta ponerse agresivos, cuando sus pacientes de tanto tiempo ("sus niñas") empiezan a cambiar.

Los años de vejez— Placeres y potencialidades

En nuestros años de vejez podemos sentirnos con derecho a hacer lo que nos plazca y nos satisfaga, reducir o liberarnos de la presión de nuestras obligaciones anteriores, y expresar nuestros sentimientos e ideas con más energía que nunca.

De acuerdo con una mujer de 64 años:

Yo podría enamorarme, pienso que el amor viene en cualquier momento; puede ser a los 20, a los 30, a los 50 o a los 100. Yo pienso que el amor es muy distinto de cualquier otra cosa, puedo enamorarme de un hombre o puedo no enamorarme nunca en la vida. Así como es tan difícil encontrar un amor a los 20 años, hay gente que no lo encuentra a los 20 ni a los 30 y lo encuentra a los 60. El amor es muy independiente de la edad, sólo necesitas encontrar una gente afín, pero es muy difícil; se enamora uno muy pocas veces en la vida, muy pocas.

EL DETERIORO FÍSIOLÓGICO Y LOS PADECIMIENTOS CRÓNICOS

Algunas de nosotras nos privamos de los posibles placeres del amor debido a las enfermedades (a menudo asociadas a un bajo ingreso) o a la pérdida de ciertas capacidades. La mayoría de las mujeres sobre los 65 años tienen algún problema de salud crónico o un padecimiento que puede limitar sus actividades durante algún tiempo. No debemos nunca asumir automáticamente que alguno de éstos son el resultado inevitable del envejecimiento; en lugar de esto debemos investigar lo que podemos hacer. Sospecha de cualquier médico que analice tus quejas con un "¿Qué esperaba a su edad?" Muchos problemas son tan tratables ahora como lo son a cualquier edad.

Cuando debemos abandonar cierto grado de independencia o una actividad apreciada debido a que no podemos ver, oír o movernos tan bien como antes, podemos requerir de cierto tiempo para adaptarnos a nuestras limitaciones y encontrar formas alternativas de manejarnos.

El no ser capaces de conducir (durante el día o la noche) puede afectar nuestra independencia, forzándonos a abandonar las actividades que nos gustan o incluso las relaciones sociales.

Me gustaría ir más frecuentemente al teatro o al cine. El problema es que tendré que ir sola, completamente sola, no tengo con quien ir; tengo amistades, pero no tengo alguien que me acompañe, todas mis amistades son gentes a quienes no les gusta ir al teatro o no les gusta salir de noche. Disfruté mucho el año pasado de ir sola al cine, el único problema es que salía muy tarde y alguien tenía que pasar por mí porque no puedo manejar de noche.

Organizada en torno al núcleo familiar y el automóvil individual, esta sociedad magnifica el aislamiento de las mujeres mayores, muchas de las cuales viven solas. (En protesta, un miembro de las Panteras Grises llegó a un juicio con gran dificultad para demostrar que el peldaño más bajo de la escalera del ómnibus para ancianos no era accesible a una silla de ruedas).

El vivir de manera más interdependiente -compartiendo una casa, organizando juegos de cartas- puede ser mejor para nosotras. Debemos trabajar para que exista más y mejor transporte público, y lugares en donde sea seguro caminar.

LA VISTA

Nuestros ojos tienen menos elasticidad en la edad mediana. Si eres hipermétrope, probablemente necesitarás anteojos de mayor graduación o quizá utilizar lentes por primera vez. Algunas personas miopes pueden prescindir de lentes, excepto para conducir o para ver de lejos; otras requerirán bifocales. Podemos tener problemas para adaptarnos a los lentes o sentirnos apenadas de tener que usarlos.

Si experimentas una súbita percepción de luces destellantes y puntos negros, busca atención médica de inmediato. Estos pueden ser síntomas de desprendimiento de retina -una emergencia. En la edad de 70 y 80 años, o incluso antes, pueden desarrollarse cataratas (cristalinos opacos). Aunque aún no existe mucha evidencia de que estos problemas específicos puedan prevenirse, y no se sabe mucho acerca de sus causas, la reparación ocular es una de las pocas áreas en donde la medicina realmente beneficia, restaurando o mejorando la visión. Sin embargo, mientras las cataratas están "listas" para la cirugía, el deterioro visual puede resultar limitante y desalentador. Una segunda opinión es una buena idea, especialmente en caso de cirugía ocular, debido a que algunos médicos urgirán las operaciones cuando no son necesarias, más temprano (o más tarde) de lo recomendable. Si te vas a someter a cirugía de cataratas, investiga con anticipación acerca de las opciones posoperatorias. Recientes avances

incluyen la cirugía con láser y la posibilidad de implantes colocados en el momento de la operación, más que el usar lentes de contacto o unos nuevos anteojos después de la cirugía. Asegúrate de que tu oftalmólogo (un médico especializado en enfermedades oculares) tenga experiencia en el procedimiento.

La vista es una maravilla, veo perfectamente bien, eso es maravilloso. Me empezaba a afectar mucho eso de las cataratas, pero no fue por mucho tiempo porque me pusieron mis lentecitos y estoy como de 15 años.

El glaucoma es una enfermedad crónica, que por lo general aparece en le edad mediana o después, y en la cual la presión del líquido dentro del ojo llega a ser demasiado elevada. Esta presión excesiva puede dañar el nervio óptico y conducir a la ceguera si no se trata. Debido a que afecta más a las mujeres que a los hombres, y raramente causa dolor o síntomas tempranos, asegúrate de que tus exámenes médicos incluyan regularmente una prueba para glaucoma después de la edad de 45.

Las pruebas, hechas con tonómetro, son rápidas y sin dolor, pero algunas son más confiables que otras. Los optometristas, que miden la función del ojo, pueden a veces hacer alguna tonometría, pero los oftalmólogos tienen el equipo de diagnóstico más confiable, y más destreza.

Si se detecta tempranamente, el glaucoma moderado puede tratarse efectivamente con gotas que se aplican regularmente. El glaucoma más severo requiere tratamiento quirúrgico y un control regular, debido a que no hay una cura permanente.

LOS PIES

Si has sido siempre activa, probablemente no has puesto mucha atención en tus pies. Si empiezas a notar molestias y dolor, no solamente cuando caminas, sino también cuando descansas, esto puede ser debido a cambios óseos o esqueléticos.

Los problemas de los pies que ya tienes pueden empeorarse con la edad, sobre todo si has aumentado de peso. Los zapatos bien diseñados, con un arco de soporte firme pueden prevenir la fatiga así como los juanetes y otros problemas del pie.

La mayoría notamos un incremento en las callosidades, dureza, sequedad y pérdida del tejido externo de la piel del dedo gordo, talones y planta, y pérdida de músculo. Las uñas de los dedos gordos a menudo se engruesan, se endurecen y se tornan amarillentas. Como esto puede ser un signo de infección por hongos, consulta con tu médico. Los baños de pies, una vieja costumbre, son preferibles a las sustancias químicas fuertes o a la eliminación de la piel muerta con una navaja de afeitar. Después de un baño prolongado, frota con piedra pómez para eliminar el exceso de piel. Puedes blanquear tus uñas, si esto te preocupa, con blanqueador ordinario para la ropa diluído, o cubrirlas con pintura mate para uñas.

El cuidado de nuestros pies, especialmente el corte de las uñas, puede, poco a poco, llegar a ser una tarea casi imposible, especialmente si no nos podemos inclinar; debemos pedir a otra persona que nos ayude. Puede ser frustante el necesitar de otros para actos tan simples. La seguridad social no cubre la atención rutinaria por pedicuristas, pero sí cubre la atención de los problemas e infecciones causados por un cuidado inadecuado de los pies.

LA AUDICIÓN

La audición es una función que consideramos eterna hasta que de pronto notamos que no estamos entendiendo lo que se dice o tenemos que pedir más a menudo a la gente que repita para poder escuchar. Esto hace que nos sintamos incómodas.

La dificultad para escuchar es una limitación invisible. Nadie lo sabe a menos que se lo digas. Tienes derecho a pedirle a la gente que te hable de tal manera que puedas entender.

Una de las cosas que empecé a hacer cuando me di cuenta de que no escuchaba bien era hablar muy bajo, esto tenía el efecto de que la gente me hablaba más fuerte. Finalmente decidí aceptar mi sordera y fui a buscar a un especialista para que me pusiera unos aparatos.

Siendo tan común, la pérdida auditiva no es una acompañante inevitable de la edad, aunque así parece ocurrir en algunas familias. En un estudio realizado en Latinoamérica, se determinó que el 10% de los ancianos menores de 80 años tenía audición mala o muy mala, y en el grupo de 80 años y más esta proporción aumentó del 20 al 35%. El enorme incremento en el volumen y en el ruido que ha acompañado a la industrialización, ha contribuído significativamente a la pérdida de la audición en la generación de más de 65 años, especialmente entre las trabajadoras de fábricas y habitantes urbanos. Quienes nacieron en la época de los 60 tienen riesgos adicionales por los años que han estado expuestos a la música ruidosa.

Es importante obtener un diagnóstico certero de la causa de la pérdida auditiva, ya que el tratamiento varía, pues depende de si la sordera es por trastornos en el nervio o en la conducción del sonido. La sordera conductiva, a diferencia de la producida por enfermedad del nervio, puede a menudo corregirse con cirugía. (Lee cap. 27).

LA PÉRDIDA DE LA MEMORIA Y LA CONFUSIÓN

Es aterrador darse cuenta de que las tareas cotidianas se convierten en un problema, o el notar un deterioro en tu capacidad para pensar juiciosamente. Si observas en tí, o en un amigo o miembro de la familia, una confusión creciente o pérdida de la memoria, no asumas que "Así es. Va de bajada".

¿Qué significa tener lagunas mentales? Podemos ser simplemente lentas; nuestra memoria declina igual que la visión o la audición, así que tenemos que trabajar un poco más duro para recordar y darnos más tiempo. Al envejecer, tenemos más recuerdos, así que el evocar uno en particular puede ser más difícil. Cuando estamos deprimidas y no hemos tenido oportunidad de expresar nuestra aflicción u otras emociones, las preocupaciones por estos sentimientos pueden interferir con la memoria.

Siento que me equivoco al hablar, no digo muy bien las palabras, me cuesta trabajo recordar algunos nombres difíciles; por ejemplo de los lugares que he visitado. Ese es un problema de toda mi vida, pero se me ha acentuado. Nunca me gustó memorizar, lógicamente si no quería memorizar nunca ejercité la memoria. Ahora quiero recobrarla un poco porque mi mamá me agobia con eso, toda la vida me dice: a tí todo se te olvida, yo tengo muy buena memoria, no eres capaz de retener nada. Me lo dice tanto, tanto, que ya me molestó. Por eso estoy tratando de memorizar. Creo que me está haciendo un favor en lugar de un perjuicio.

Aunque experimentamos pérdidas de memoria durante toda nuestra vida, nos preocupamos más de ello cuando ya somos ancianas. No es de gran ayuda que la gente joven diga que también olvida las cosas, porque eso trivializa los miedos que las mujeres mayores experimentan. (Para mayor información acerca de este tema, al igual que de la artritis y la osteoporosis, lee los caps. 18, 19 y 28).

DEBEMOS LUCHAR Y SUPERAR EL DETERIORO Y LOS PADECIMIENTOS CRÓNICOS
Algunos ejemplos

Lo que me preocupa fundamentalmente desde hace 5 años es mi artritis; tengo artritis reumatoide deformante y siempre estoy muy pendiente de que no se me haya salido más el hueso de la articulación tal. Me he preocupado más por eso que por mis arrugas, porque me aterra deformarme tan pronto, porque mi mamá está deformada, tiene sus manos deformes, y eso me asusta mucho. Por un lado por la inmovilidad que produce, y por otro, por la estética. La deformidad va ocurriendo paulatinamente a pesar de que el medicamento la controla un poco; como además tengo el colesterol alto, me puse a hacer dieta para reducirlo. En el caso de la artritis me he obligado a hacer ejercicio para retardar la atrofia articular. También tengo tiroiditis desde hace 15 años; desde que era joven, así que he aprendido a vivir con ella sin que me preocupe demasiado; está bajo control. Me preocupa a veces desarrollar un cáncer de tiroides porque existe la posibilidad, pero no es algo que me haya creado demasiados trastornos. Tengo predisposición genética para las enfermedades autoinmunes, eso me ha enseñado un poco a pensar en el ejercicio; que tengo que estar pendiente de ciertas cosas.

A mí me gustaría vivir en familia, pero con mis facultades completas. Es algo que ahora trato de prevenir, estoy en una edad a la que llamo la edad de la prevención o de la medicina preventiva. Por eso es que me cuido mucho la incontinencia urinaria que padezco y me preocupo porque justamente es un problema que de anciana me puede traer muchos sinsabores. El sentirme rechazada por los seres que amo, y que ahora dependo de ellos para que me tengan que llevar al baño o porque me tengan que asear, me aterra, eso sí me aterra. Por eso, trato de evitarles menos problemas en el futuro a las gentes que me rodean; quiero llegar a la vejez casi entera, sin demasiados achaques.

Alternativas para cuidados y formas de vida diferentes

Cuidados—Una Brecha en el otorgamiento de servicios médicos y de salud

En los EEUU, aproximadamente 1.5 millones de personas mayores de 55 años, crónicamente incapacitadas, permanecen confinadas en sus casas. Los RNs proveen sólo el 18% del cuidado de enfermería, tales como vendajes y aplicación de inyecciones, y los miembros de la familia proveen el 80% del cuidado que reciben sus parientes enfermos (bañarles, vestirles, alimentarles).

Es un aprieto para miles de mujeres (y algunos hombres), de quienes depende el sistema de salud para cuidar de los ancianos, los enfermos crónicos y los minusválidos. Ellos son los trabajadores invisibles sin los cuales no podrían sobrevivir ni el sistema médico ni el paciente.

Es 9 o 10 veces más probable que una mujer, en vez de un hombre, cuide de su pareja, de un padre o de un suegro que envejece. A menudo nos casamos con hombres mayores que nosotras; conservamos nuestra salud y vivimos más que ellos. Cuando el cuidar a otros es un trabajo que queremos hacer, respetado por nuestra familia y la comunidad, puede ser recompensante. Sin embargo, muy a menudo, es simplemente lo que los otros esperan de nosotras.

Tradicionalmente, las mujeres han cuidado de los miembros de su familia en sus propias casas. Actualmente, algo de este cuidado ha sido trasladado a los asilos de ancianos, donde también es llevado a cabo por mujeres a quienes se les paga un salario mínimo. En América Latina, los asilos para ancianos son muy escasos y generalmente rechazan el ingreso de ancianos minusválidos (incluso en los privados). Así, el cuidado de los ancianos sigue recayendo principalmente en las hijas, quienes habitualmente incorporan a su madre o padre a la dinámica de su hogar.

Yo creo que hay muchos ancianos, hombres y mujeres, que jamás trabajaron. Se casaron y nunca tuvieron un trabajo asalariado, en particular las mujeres, que habitualmente enviudan. Asumo que en algún momento voy a tener que cuidar de mi madre, espero que no como una carga, sino compartiendo la vida lo más respetuosa e independientemente posible. A mí me asus-

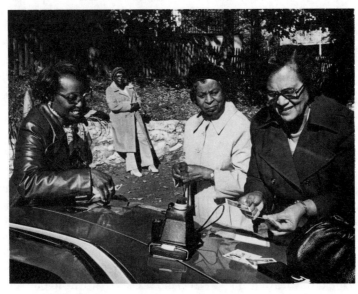

CLASE DE FOTOGRAFIÁ EN FREEDOM HOUSE.

tan las sociedades que dejan que los ancianos se cuiden como puedan. Yo creo que debería haber un proyecto social para los ancianos a nivel gubernamental, y por otro lado, conciencia de que va a llegar el momento en que los hijos tendremos que ocuparnos de los padres; no me parece una mala salida.

En países desarrollados, aunque los servicios institucionales son necesarios, son costosos, no están disponibles en todas las comunidades, y con frecuencia están amenazados por recortes en el presupuesto gubernamental. De esta manera, el cuidado en la familia a menudo se reduce al que proporciona una mujer, aislada, sin paga, sin servicios de apoyo, y sin la seguridad de reentrenamiento para el trabajo, pensión o incluso seguro social cuando la persona a quien cuida fallezca.

Los últimos 10 años de vida de mi madre requirieron de muchos cuidados, al final ella ya no reconocía a nadie. Sufrió una fractura de cadera, que la imposibilitó para moverse por algún tiempo.
Cuando yo quería visitar a algunas de mis hijas que vivían en otras ciudades, ninguno de mis hermanos quería hacerse cargo de ella. Mis hijas tenían siempre que hacerse cargo de su cuidado. La muerte de mi madre fue lo más doloroso que me ocurrió, a pesar de que murió a los 96 años y era totalmente dependiente de mí, hubiera deseado que nunca muriera.

Para un creciente número de nosotras, el cuidar de alguien significa que tendremos problemas en nuestros trabajos. Es claro que necesitamos servicios que posibiliten el empleo continuo, tales como centros de cuidado diurno o trabajadores domésticos. Cuidados de enfermería a corto plazo—aunque sea por un fin de semana—ayudarían a aliviar la presión sobre una mujer que tiene un trabajo de tiempo completo, junto con el segundo trabajo de tener que cuidar de alguien. En muchas ocasiones son las nietas adolescentes o niñas quienes ayudan a sus madres en el cuidado de las abuelas enfermas.

CUANDO NECESITAMOS CUIDADO

¿Qué pasaría si tuviéramos una perspectiva cultural diferente acerca de la dependencia? ¿Qué pasaría si en vez de una Declaración de Independencia tuviéramos una Declaración de Interdependencia?
Las mujeres hemos aprendido a aceptar, e incluso esperar, que otros dependan de nosotras. Sin embargo, tememos ser dependientes nosotras mismas.
Una mujer en sus 60:

Aborrezco los hogares para ancianos. Preferiría luchar para vencer mis dificultades físicas en mi propio hogar, que ser puesta en manos de personas a quienes, les pago y a quienes, además, tendría que complacer para que fueran simpáticas conmigo.

La enfermedad crónica o la incapacidad que se presenta en la vida tardía puede ser un golpe tremendo para nuestro orgullo y nuestros hábitos de autosuficiencia. Nos surge la pregunta de quién cuidará de nosotras y de si podremos aceptarlo. Por otra parte, podemos sentirnos perfectamente autorizadas a recibir cuidados de aquellos a quienes hemos cuidado por décadas.

Si dependen de algún familiar, hijo, o hija, mientras más invalidos están para el movimiento, más se trastoca la relación. De ser la autoridad pasan a subordinadas, y además, a veces estorban. Se alteran las dinámicas familiares; hay que estar pendientes de ellos, pierden mucho la individualidad, los ancianos están muy a la deriva. No deben molestar, adaptarse a lo que los otros viven, sin proyecto propio, cuando el hecho es que un anciano puede seguir teniendo proyecto a futuro, aunque sea para los 10 minutos que le queden de vida. En los ancianos ya invalidos, la dependencia es brutal, especialmente cuando el anciano no tiene nada, cuando no tiene medios propios, ni siquiera un techo... algo que por lo menos aligere la carga económica para los otros.

El aprender a aceptar los cuidados sin resentimiento y sin orgullo es una de las tareas de nuestra vejez. Es de gran ayuda cuando aquellos que nos cuidan pueden hacerlo sin tomar posesión de nuestra vida y sin privarnos de nuestras decisiones.

No me gustaría vivir en cierto tipo de sociedad, en donde no estás tan acompañada. En lo particular, me gustaría compartir más con los míos, porque uno ha vivido en el amor y en el amar. Aunque también uno debe ser realista y suponer que a determinada edad empiezas a ser limitante para los familiares o para los hijos. Esto dependerá también de cómo hayas vivido. Yo esperaría vivir tranquila, pero si me tuviera que ir a un asilo, ni modo.

HACIENDO PLANES

Es buena idea planificar de antemano, con la familia o los amigos, el tipo de cuidado y situación de vida que deseamos para cuando ya no seamos capaces de manejarnos solas—idealmente, sin demasiadas reglas ni demasiado paternalismo, que ofrezca socialización y privacidad, y tanta libertad como sea posible para que el ser anciano sea sólo parte de lo que somos.

LOS HOGARES PARA ANCIANOS

Nosotras o nuestros familiares podríamos tener que ingresar a un asilo para ancianos cuando necesitemos cuidado de enfermería constante. (En EU, sólo el 5% del total de ancianos vive en hogares de este tipo, pero el 75% son mujeres. 40% del total tiene 85 años o más. Un cuarto de todas las mujeres de 85 o más viven en hogares para ancianos; 48% de todas las personas de 85 o más, sufre de la enfermedad de Alzheimer).

El cuidado en estos hogares para ancianos es frecuentemente deficiente pues antepone las ganancias a la calidad de la atención, pagando poco a los empleados y pasando por alto las necesidades de los pacientes. A menudo, en nombre de la "eficiencia", se establecen las rutinas de manera que se atiende sólo a los residentes más enfermos, privando a los demás de la oportunidad de emplear todas sus capacidades. Tener otra gente o mascotas que cuidar puede ayudar a mantener la atención y la memoria. Al no tener decisiones importantes que tomar, los residentes se sienten confundidos y desorientados. Las capacidades físicas y mentales se deterioran cuando no tenemos estimulación mental ni oportunidades de ejercitarnos ni llevar a cabo tareas simples para nosotros mismos.

Desaprobamos muchos aspectos del cuidado que se ofrece en los hogares para ancianos -los costos elevados, el cuidado impersonal, la medicalización de la vida diaria y la falta de privacidad y de opción para los residentes. Los pacientes son frecuentemente dados de alta en los hospitales lo más rápido posible, mientras que los servicios de cuidado doméstico han sido reducidos. El resultado es una lista de espera para admisión a hogares de ancianos, de gente que preferiría quedarse en casa si existieran los servicios apropiados. Algunos residentes de estos hogares podrían regresar a casa si aún la tuvieran o si hubiera servicios de cuidado doméstico. Puesto que el cuidado que se ofrece en hogares de ancianos es esencial para algunos, debemos trabajar para mejorar la calidad de vida y del cuidado, y proponer innovaciones que den a los residentes un mayor control.

Algunas de estas innovaciones incluyen las visitas regulares de niños preescolares, parcelas de jardinería a la altura de la cintura para personas en sillas de ruedas, y cuartos privados para actividad sexual, un derecho bien ganado por un grupo de residentes que plantearon una demanda para obtenerlo.

SERVICIOS DE APOYO Y ESTRATEGIAS PARA VIVIR INDEPENDIENTEMENTE O EN ARREGLOS ALTERNATIVOS DE VIVIENDA Y CUIDADO

A medida que envejecemos, se torna más difícil separar las necesidades socioeconómicas, de salud y habitación en rubros claros. Las que vivimos con padecimientos crónicos sabemos que necesitamos personas dedicadas, para ayudarnos con las tareas diarias que se han vuelto difíciles. Esto puede contribuir más a nuestro bienestar y a nuestra capacidad para vivir en comunidad que las visitas o las intervenciones médicas.

A pesar de las grandes diferencias en nuestro bienestar, condiciones de vida y niveles de ingreso, la mayoría de nosotras deseamos ser autosuficientes por el mayor tiempo posible.

Una variedad de servicios puede ayudarnos, como individuos o parejas que puedan permanecer en nuestros hogares, aun cuando necesitemos servicios de enfermería ocasionales o ayuda con las tareas cotidianas. En países desarrollados existen programas que entregan almuerzos calientes a los ancianos, usualmente 5 días a la semana. Enfermeras de visita, terapeutas físicos y asistentes domésticos de salud pueden estar disponibles para las personas que necesitan servicios en casa. El cuidado doméstico en forma de asistentes domésticos es un programa altamente efectivo y rentable, pero no está consistentemente disponible y está constantemente amenazado por reducciones de presupuesto. Los sistemas de respuesta a emergencias permiten a las personas mayores, con enfermedades potencialmente mortales, vivir solas, y algunas compañías de teléfono tienen servicios especiales. Algunos cambios a considerar para hacer realidad el seguir viviendo en casa son: 1) convertir parte de la casa en un apartamento accesorio para tener un ingreso adicional y vecinos más cercanos; 2) convencer a los bancos de apoyar la conversión del valor de la casa. (Esto significa que la gente que es dueña de una casa que tiene un valor apreciable, pero que no tiene el dinero para enfrentar el costo de vida, puede recurrir a los bancos para una hipoteca reversible. Los bancos, entonces, se van adueñando de una porción cada vez mayor de la casa y proveen el dinero necesario para vivir). En algún momento, para muchas de nosotras el vivir solas ya no es posible. Podemos sufrir cambios físicos, reducción de la energía o falta de recursos; podemos tener problemas que requieran la cercanía de otros y podemos llegar a estar solas. Sin embargo, probablemente no necesitaremos cuidado o servicio médico 24 horas al día, todos los días. Hasta hace poco, las políticas gubernamentales de reembolso y financiamiento, fomentaban la institucionalización. Sin embargo, hay un movimiento creciente para desarrollar alternativas, particularmente en relación a la vivienda, frecuentemente más innovadoras en áreas rurales, donde los trámites burocráticos limitantes son mínimos.

Vivir con otros no es sólo económico, sino más efectivo en cuanto al cuidado, porque los compañeros de casa pueden ayudar en ambos sentidos, y esto evita tener que pagarles a otros. Las cooperativas, la vida intergeneracional con familiares o amigos, viviendas comunales, convertir parte de la casa en un apartamento accesorio, y los hogares para pequeños grupos, son nuevos patrones para vivir juntos. La privacidad total es seguramente imposible, pero ganamos en dignidad, compañía y seguridad. Muchas ancianas tienen la fuerza, voluntad e independencia espiritual para llevar a cabo los cambios requeridos para estos nuevos arreglos de vida.

LA VIVIENDA COMUNAL

Durante el último año y medio, he compartido un apartamento con otras 4 personas, un hombre y 3 mujeres, todos ancianos. Yo tenía algunas preguntas antes de incorporarme: ¿Podría tener privacidad? ¿Podría ser capaz de llevarme bien con personas que ni siquiera había conocido anteriormente? La respuesta a ambas es sí.

El nombre técnico para esta forma particular de vida es vivienda congregada, pero estoy empezando a pensar en nosotros como una "familia de elección". Nos cuidamos unos a otros, celebramos días y comidas especiales juntos. También tenemos nuestras diferencias que resolvemos nosotros mismos, con lo cual crecemos en capacidad de decisión. Pienso que podría ser imposible hacerlo funcionar si aquellos de nosotros con pocos problemas de salud tuviéramos que cuidar a aquéllos que tienen más. Una mujer en nuestro apartamento, legalmente ciega, necesita una asistente para ayudarle con las compras, la limpieza, el baño, etc. Sin asistencia doméstica, la responsabilidad sería demasiada para los otros. Pero nos podemos ayudar, y ayudamos de hecho, en pequeñas, pero importantes formas.

LAS COMUNIDADES DE CUIDADO CONTINUO O DE POR VIDA

Estas comunidades ofrecen residencia en apartamentos a la gente que disfruta relativamente de buena salud, con servicios médicos y sociales cercanos. La mayoría incluye un hogar para ancianos en el convenio. Por una cuota de ingreso considerable, y cuotas mensuales se garantiza a los residentes un lugar permanente para vivir, y un paquete específico de beneficios médicos y de enfermería que se ajusten a las necesidades cambiantes de los residentes.

Obtén un acuerdo escrito especificando el tipo de cuidado disponible, tu derecho a terminar el contrato y recibir un reembolso, las disposiciones alternativas disponibles, y las condiciones bajo las cuales se te puede dar de alta. Entérate de que si, al momento de tu muerte, tus pertenencias pasarán a manos del dueño, o a tus herederos.

Algunas de estas comunidades han cerrado, causando dificultades a sus residentes. Sean o no comunidades con fines de lucro, éstas necesitan regulación. Sé una consumidora prudente: obtén información por escrito y asegúrate de que tu contador o abogado revise los estados financieros de la comunidad.

La muerte

A todas las edades luchamos con la realidad de la muerte. Perdemos a nuestros progenitores, y como padres, podemos perder a nuestros hijos. La gente a quien amamos muere. Si llegamos a tener una enfermedad terminal a cualquier edad, debemos enfrentarnos a nuestra muerte inminente. Pero el ímpetu para aceptar esta realidad llega para la mayoría de nosotras a medida que envejecemos.

Una mujer de 41:

Nunca he pensado que voy a llegar a vieja. Supongo que no voy a llegar tan lejos; quizá por la experiencia personal que he vivido con la muerte me he familiarizado tanto con ella. Ahora llegar a vieja se me hace difícil porque uno sabe que está en la lista de espera, y que en algún momento, pues, te llegará el turno.

Una mujer de 64:

He acabado por decir: si muero mañana, mi mamá va a seguir viviendo y va a seguir viviendo igual, así que no hago falta. Esta situación no la veía así antes; pensaba que era indispensable para mucha gente: para mis hijas, para mi madre. Ahora me estoy haciendo a la idea de que no soy indispensable para nadie; por supuesto, el día en que muera será penoso para ellos, pero no porque les haga falta. Lo veo bien, no tengo que ser indipensable para nadie; cada quien tiene su vida y cada quien hace su vida como quiere.

Una mujer de 92 afirma:

Pienso en la muerte; pienso en cómo será y en qué voy a sentir. Pienso en eso y me digo: se fue mi papá, se fue mi mamá, todos se fueron y no han venido a verme. Así es que, yéndose allá, no hay nada más allá, quién sabe; sólo Dios lo sabe.

Algunas de nosotras seguimos sintiéndonos ambivalentes y asustadas al reconocer la muerte, o tenemos dificultades para aceptar que nos llegará.

De acuerdo con una mujer en sus 70:

Soy muy locuaz al respecto, pero en mis adentros no puedo aceptar que algún día ya no estaré aquí.

En nuestra cultura, las discusiones acerca de la muerte han sido un tabú hasta recientemente. La ciencia médica moderna frecuentemente distorsiona nuestra idea acerca de la muerte, ya que muchos médicos la ven como un adversario, un mal, o un fracaso visible. Frecuentemente, utilizan todos los medios posibles para prolongar la vida sin considerar su calidad, si existe alguna esperanza de recuperación, y sin tomar en cuenta los deseos de las personas.

En respuesta a la excesiva medicalización de la muerte, la gente con enfermedades terminales, sus amigos y parientes y algunos profesionales preocupados han creado hospicios, una alternativa humana a los hospitales generales y a los hogares de ancianos. Más que un lugar, un hospicio es una idea y un servicio. Lo que más tememos cuando estamos seriamente enfermos es el dolor incontrolable y prolongado. Los trabajadores de los hospicios ayudan a la gente a manejar mejor el dolor y a morir en casa o en lugares especiales que no sean la casa ni el hospital. El paciente y la familia son el foco de atención. Los hospicios ofrecen apoyo, comprensión y respeto para todos los residentes y sus familias. El apoyo durante el duelo puede extenderse por un período importante, más allá de la muerte del pariente.

CONTROL DE NUESTRA PROPIA MUERTE

Sabemos que no podemos controlar el morir, así que a menudo llegamos a la conclusión de que no hay nada que podamos hacer al respecto -no hay control, no hay alternativa.

Sin embargo, tenemos elementos de control. Muchas de nosotras podemos escoger nuestro lugar para la muerte -en la casa o en un hospital. Siempre que seamos capaces, podemos luchar por una atención médica que nos permita mantener nuestra dignidad, en lugar de aceptar una atención inapropiada para el dolor extremo y la agonía. Sólo nosotras podemos autorizar una disposición precisa de nuestros bienes, donar órganos vitales como los riñones y las córneas para trasplantes si así lo deseamos, y llevar a cabo los pequeños detalles que hagan el hecho menos pesado para amigos y parientes.

Aunque existen controversias legales, médicas y teológicas, a muchas de nosotras nos gustaría participar plenamente en la decisión de cuándo y cómo morir. El derecho a controlar nuestra muerte es parte de nuestro derecho básico al control sobre nuestros cuerpos y nuestras vidas.

Una mujer en sus 70:

He estado buscando un médico que me permita participar no sólo en mi cuidado de salud, sino también en mi propia muerte.

Deseamos ser capaces de definir lo que para nosotras significa una calidad tolerable de vida, una existencia que valga la pena.

Le han hecho muchas cosas a mi cuerpo y ya tengo 73 años. He decidido que ya se me ha hecho bastante. Si algo malo ocurre, algo grande, no estoy segura de querer ser curada. ¡No más intromisión en mi cuerpo! No deseo vivir hasta los 100, si estoy toda reparada.

Podemos decidir activamente que no queremos un largo período de enfermedad y dependencia; evitar una muerte medicalizada en la cual la vida es prolongada por medios artificiales y/o escoger el momento y la manera

para morir. Podemos hacer un testamento en vida cuando aún estemos bien, señalando lo que queremos y lo que no queremos; sin embargo, no hay garantía de que éstos deseos escritos serán respetados.

Las leyes varían de país a país. En muchos no es legal decidir cómo o cuándo deseamos morir. En otros, sin embargo, se permite que, cuando aún estamos bien, nombremos a una persona de nuestra confianza que tomará las decisiones médicas por nosotras.

Para proteger a los seres amados de la posible persecución por complicidad, algunas personas desahuciadas han elegido poner fin a sus vidas tomando alguna sustancia fatal. Incluso, podríamos no comunicar nuestras intenciones para proteger a nuestros seres queridos del hostigamiento legal.

Una mujer en sus 60:

Por años he conservado un precioso frasco en algún lugar. Hablé con mi hija acerca de ello, y me pidió: por favor, si alguna vez estás lista para hacerlo, dímelo primero. Pero yo le dije que no podría hacerlo, pues estaría colocando una carga demasiado pesada sobre ella; podría incluso sentir que es su obligación disuadirme de hacerlo.

Una forma de obtener el poder para escoger nuestra propia muerte es trabajando para cambiar las leyes y las actitudes sociales relacionadas con la muerte y el morir, y desafiando el control legal, médico y religioso. Existen en EU algunas organizaciones para ayudarnos a presentar estos temas públicamente y a manejarlos personalmente.

Reclamar el derecho a controlar el final de nuestras vidas no minimiza de ninguna manera la seriedad de la decisión, ni el dolor de aquéllos a quienes dejamos atrás. Sin embargo, el asunto es complejo. La realidad es que, sopesar todos los factores involucrados en esta decisión, es más fácil para quien se está muriendo que para una autoridad ajena.

PARTE III

RELACIONES Y
LA SEXUALIDAD

RELACIONES Y LA SEXUALIDAD

Introducción por María Laura Skinner, Ester Shapiro Rok y María Morison Aguiar

Los capítulos siguientes tratan de nuestras relaciones más profundas e íntimas, las que nos alimentan el alma y el cuerpo con amor y alegría compartida. El fundamento de la buena salud es la mutualidad en todas nuestras relaciones. La mutualidad reconoce nuestra interdependencia humana con quienes nos rodean. Más que voces en armonía, o pasos complementarios de un baile, la mutualidad es el cuerpo que fallece si el corazón, los pulmones, y las vísceras no funcionan en conjunto. La mutualidad empieza con la igualdad. De allí surgen relaciones de apoyo mutuo, cariño compartido, y el respeto y aprecio por las opiniones y sentimientos de otros. De allí también brotan la comunicación abierta, y la expresión sincera de pensamientos y emociones. Cuando las mujeres tenemos problemas tratamos de encontrar juntas soluciones que satisfagan a todos. Tanto las tareas como los placeres se deben compartir de igual manera.

Nosotras creemos que la mutualidad debe de ser modelo para todas nuestras relaciones, sean entre hombre y mujer, madre e hijos, mujer y mujer, hombre y hombre, amantes, amistades, vecinas, compañeras de trabajo. La mutualidad es clave para mantener una armonía dentro de nosotras mismas y con nuestras parejas. Cada persona con quien nos relacionamos merece el mismo respeto que tenemos hacia nosotras mismas. En los capítulos anteriores, presentamos la importancia del amor proprio para nuestra salud, y de la socialización que interfiere con esa base fundamental de la buena salud. Estableciendo relaciones de mutualidad, vemos otra vez la importancia de empezar con el amor propio. Valorándonos, podemos buscar formas de relacionarnos que permitan una comunicación abierta y ayuden a resolver nuestros conflictos.

La mutualidad es difícil de lograr, ya que hemos sido educadas para sacrificar nuestras necesidades básicas. Para algunas de nosotras, educadas con patrones de feminidad que le entregan el poder absoluto al hombre, al gobierno y a la iglesia, estos capítulos nos presentan ideas y sugerencias que ofrecen otras alternativas. Necesitamos reconocer que los patrones de socialización son constantes desde la niñez, porque todo lo que nos rodea en la familia y la cultura nos ha comunicado un desbalance de poder entre el hombre y la mujer. Esa visión de lo que es ser mujer no nos satisface.

El amor compartido, nos permite descubrir la increíble dulzura y la inspiración entre nosotras y nuestros seres queridos. Cuando compartimos en nuestras relaciones íntimas aprendemos sobre la vida, crecemos, descansamos, nos inspiramos, cobramos aliento y fuerza. Cuando oímos y respetamos lo que nuestros cuerpos nos dicen y sus respuestas a nuestras experiencias, nos entregamos a una forma de conocimiento que nos beneficia.

En nuestras culturas, existen patrones de socialización muy fuertes que afectan los placeres y poderes permitidos. Esta socialización es evidente en los roles de mujer y hombre que definen nuestras relaciones como relaciones de poder. Esas normas asfixian el verdadero aliento de la mutualidad. Hay muchas otras formas de relacionarnos que nos dan más libertad para compartir y cuidarnos mutuamente. Para mujeres que aman a otras mujeres sexualmente y que viven en pareja, los roles que le dan más poder a una sobre la otra también pueden existir. Hay muchas teorías acerca del rol del hombre como macho proveedor y el de la mujer como ama de casa que necesita la protección masculina y de por que se establecieron en tantas sociedades. Hasta en el mundo dominado primordialmente por los hombres, estos ideales son mitos falsos. En realidad, el trabajo del hogar y de la crianza de los hijos requiere de un gran esfuerzo, creatividad y conocimiento y ha sido un trabajo asignado casi en su totalidad a las mujeres. El poder sobre la sexualidad de la mujer es algo que tiene una historia muy larga de resistencia y de lucha por encontrar otras formas de vivir. La verdad es que aunque mucha gente trata de vivir según estos roles establecidos, muchísimas mujeres y algunos hombres no están satisfechos con esta forma de relacionarse. Para cambiar estas normas y establecer relaciones basadas en mutualidad, necesitamos encontrar apoyo en nuestras comunidades.

El descubrimiento de nuestra sexualidad puede ser una de las aventuras más fantásticas de nuestras vidas. El saber que nuestro cuerpo es capaz de tanto placer y de dar tanto placer a otros u otras es algo que nos puede abrir puertas emocionales y espirituales; nos puede hacer sentir mas cercanas a nosotras mismas, a nuestra pareja y a nuestras propias vidas. Para algunas mujeres, el acto sexual es algo que también las ayuda a sentirse más cerca de lo divino. Es paradójico que tantas religiones tengan leyes estrictas acerca de la sexualidad ya que para mucha gente, las experiencias sexuales son vínculos a su espiritualidad.

El amor propio es clave para tener buenas experiencias con nuestra sexualidad. El respeto para nuestra pareja y nuestras relaciones viene directamente de la forma en que nos tratamos a nosotras mismas. Esto es algo que aprendemos de jóvenes de las relaciones que nos rodean. En cuanto al amor propio, es importante desarrollar una forma de vernos a nosotras mismas desde dentro, y no desde fuera, influenciadas por otros. Acercarnos a nuestra propia belleza es algo que también puede ser una fuente de placer para las mujeres. Experimentar con nuestra propia sensualidad, vestirnos y adornarnos, puede ser una forma de jugar y descubrir quienes somos. Es importante reconocer que esta motivación para descubrir nuestra belleza viene de adentro, si viene de afuera siempre estaremos tratando de llegar a un estándar de belleza que no está en armonía con lo que somos.

La relación de pareja que vivimos y observamos entre nuestros padres, abuelos, tíos y otros familiares cercanos influye en como nos relacionamos con nuestra pareja. Mientras más reconozcamos las influencias que nos han socializado en lo que significa ser mujeres, más podremos mejorar nuestras vidas íntimas y el futuro de nuestras familias y sociedades. Es importante comunicarles desde temprano a las niñas y mujeres jóvenes que sus cuerpos les pertenecen a ellas, para que así ellas aprendan a tomar sus propias decisiones según su edad. Sin esta comunicación de amor y poder propios, criamos a nuestras hijas para que obedezcan a un hombre. Esa crianza de obediencia las hace más vulnerables al peligro. Para protegerse bien de experiencias abusadoras, nuestras hijas necesitan soberanía y voz, conocimiento de su propio valor, placer y poder.

Conocer tu cuerpo y saber darte placer a tí misma te permite comunicar y compartir mejor los placeres de la sexualidad con tu pareja. ¿Cómo vas a poderle comunicar a tu pareja lo que te da placer si no conoces tu propio cuerpo y si no sabes como darte placer a tí misma? La familia y las tradiciones de tu comunidad pueden tener mucha influencia sobre cuanto puedes entregarte a esta exploración. ¿Cómo sería una sexualidad pura, sin reglas limitantes y castigadoras, donde se puedan descubrir deseos y placeres dentro de la mutualidad? La amistad y la forma de expresar nuestro amor sexualmente, el compartir nuestra sexualidad con un amante son algo muy sagrado. La búsqueda del amor motiva aspectos de nuestras vidas.

Es importante acordarnos que nuestra sexualidad, como nuestros cuerpos, esta siempre cambiando, y que fluye con la edad y la experiencia según las etapas de la vida. Las relaciones entre nosotras y nuestras parejas también son cambiantes. Hay etapas en nuestras vidas donde podemos experimentar con diferentes relaciones íntimas, y otras en que nos unimos y comprometemos con una sola pareja. Mientras se encuentre mutualidad del deseo y una comunicación abierta, respeto mutuo, y protección adecuada para evitar embarazos no deseados y enfermedades transmitidas sexualmente, todo tipo de relación es valiosa. Aunque pudiéramos haber tenido experiencias destructivas en el pasado, el futuro es nuestro y podemos tomar pasos para transformar nuestras vidas. Las relaciones de mutualidad crean un espacio de reflexión tanto como de crecimiento. Te invitamos a explorar la sexualidad y de la misma manera te decimos que si hay algo que no quieres hacer, no lo hagas!

Capítulo 14

LA SEXUALIDAD

Por Wendy Sanford y Lynn Rosenbaum, con Janna Zwerner Jacobs.
Adaptado por Irma Ganoza (Centro Mujer y Sociedad, Perú), y
Elvira Lutz (Mujer Ahora, Espacio Feminista de Salud, Uruguay).

Contribuidoras a las ediciones previas: Nancy Miriam Hawley, Elizabeth McGee, Gina Ogden, Linda King, Judy Brewer, Denise Bergman, Eitne Johnson, Curdina Hill, Paula Brown Doress, Jane Pincus, Janice Irvine, Bonnie Engelhard, Shere Hite, Amy Alpern, Diana Chace, Brenda Reeb, Frances DeLoatch, Mary Fitzgerald, Jean Gillespie, Oce, Rosemarie Ouillette, Marsha Saxton, Janna Zwerner Jacobs, y Joan Lastavica.

La capacidad que todas tenemos para expresarnos sexualmente dura toda la vida: desde que nacemos hasta que morimos. Independientemente de si estamos solas o en una relación sexual con otra persona, podemos explorar nuestras fantasías, sentir pasión, apreciar los placeres sensuales, aprender qué nos excita, darnos a nosotras mismas placer sexual a través de la masturbación... Si al igual que muchas mujeres, fuimos enseñadas a estar avergonzadas de nuestros sentimientos sexuales, hemos gastado mucha energía negándolos o sintiendo culpa. Estamos aprendiendo a experimentar nuestra sexualidad sin juzgarla y aceptarla como parte natural de nuestras vidas.

Todas nosotras somos seres sexuales: jóvenes, viejas, casadas, solteras, con o sin un impedimento físico, activas sexualmente o no, heterosexuales o lesbianas. Al crecer y desarrollarnos, nuestra sexualidad cambia. Aprender sobre el sexo es un proceso para toda la vida. Cuando tenemos relaciones sexuales con otras personas, la sexualidad es un placer que nosotras queremos dar y recibir, una comunicación que puede ser tanto divertida y juguetona como seria y apasionada. Podemos experimentar nuestra sexualidad como un tierno deseo o como una fuerza intensa y obligatoria que se apodera de nosotras.

La sexualidad puede llevarnos a situaciones que nos deleitan y otras de las que desearíamos escapar. El sexo puede abrirnos hacia nuevos niveles de intimidad con aquella persona que amamos y en quien confiamos. También puede ser una fuente de energía vital. Mal empleado, puede lastimarnos tremendamente. Como mujeres, todas enfrentamos la gran paradoja de tratar de abrirnos a las vulnerabilidades profundas del amor sexual en una sociedad en la cual, con frecuencia, no nos sentimos seguras ni apreciadas.

En ocasiones, la consciencia sexual y los deseos ocupan un lugar secundario en nuestras vidas, siendo otras cosas como la familia y el trabajo, las que ocupan el foco principal de nuestras actividades diarias. Sin embargo, nuestra sexualidad siempre tiene la capacidad de despertar nuestros deseos sexuales aun cuando haya pasado mucho tiempo. Aun cuando la mayoría de las mujeres exploran la sexualidad en relaciones con hombres, muchas (al menos un 10%) lo exploran con otras mujeres. Nuestro objetivo aquí es afirmar y apoyar todas las opciones que tenemos las mujeres acerca de a quienes amar, e invitarnos a entender y disfrutar la sexualidad más intensa y plenamente.

La última edición de 1998 de este capítulo incluye algunos pequeños cambios en el texto y cambios significativos en los Recursos. Por favor consulta el capítulo 15, "SIDA, Infección de VIH y las mujeres", para obtener información importante sobre las formas de disfrutar el sexo con un compañero/a sin el riesgo de transmisión de VIH.

Las influencias sociales

La sociedad moldea y limita nuestras experiencias sexuales. Históricamente, la sociedad regida por los hombres ha controlado la capacidad reproductiva de las mujeres y además ha definido nuestras alternativas; sin tener en cuenta que las gestaciones ocurren en el cuerpo de las mujeres y nos afectan en un sentido específico no sólo como portadoras de fetos, sino también en nuestra capacidad de gozar sexualmente y mantener nuestra salud. Nosotras aprendemos, por ejemplo, que si nuestra apariencia física no se asemeja al estereotipo ideal femenino, (si somos gordas, viejas, impedidas, de otras razas) entonces no tenemos derecho a ejercer nuestra sexualidad. Dependiendo del color de nuestra piel se nos adjudican características diferentes (si somos más disponibles, más activas, insaciables o reprimidas, tímidas, locas o cariñosas).

La revolución sexual de los 60 ha tenido resultados mixtos. Aun cuando ésta estimuló a la gente a ser menos estricta con el sexo, también hizo sentir a muchas de nosotras que las mujeres debemos estar disponibles para los hombres todo el tiempo. Además, el concepto de que existen 2 normas morales de conducta; una para el hombre y otra para la mujer, todavía existe, todavía prevalece. Las mujeres no somos realmente libres sexualmente, puesto que permanecemos social y económicamente desiguales con respecto a los hombres. Un ejemplo dramático de esto es la manera en que los hombres continúan usando la violencia sexual en contra de la mujer.

Finalmente, las mujeres no tenemos acceso completo a aquellos servicios cruciales que necesitamos para ayudarnos a disfrutar del sexo a plenitud: la educación sexual, la protección del embarazo no deseado, la educación acerca de las enfermedades transmitidas por vía sexual y el acceso al aborto cuando lo necesitamos. Los esfuerzos actuales de los grupos políticos conservadores amenazan con limitar nuestro acceso aún más, en un intento por oprimir toda nuestra sexualidad tras los confines del matrimonio y la maternidad.

ROMPIENDO EL SILENCIO

Cuando el movimiento de mujeres surgió de nuevo al final de la década del 60, las mujeres comenzaron a platicar en grupos pequeños sobre las experiencias sexuales y los sentimientos asociados con éstas. Hablar más abiertamente sobre el sexo con nuestras amigas o en grupos pequeños no siempre es fácil al principio, y la timidez va y viene, pero tenemos mucho que aprender las unas de las otras. Tales discusiones pueden ser divertidas, dolorosas y curativas. Podemos afirmar que las experiencias de cada una ayudan a las demás a desafiar las distorsiones de la sociedad acerca de nuestra sexualidad, estimulándonos en nuestras aventuras sexuales y ayudándonos a aprender juntas a ser más firme acerca de nuestras propias necesidades y deseos sexuales.

A través de los últimos 20 años, hemos comenzado a redefinir la sexualidad de las mujeres de acuerdo con nuestras propias experiencias y no las que los "expertos" masculinos han determinado. Debemos ir más allá de reaccionar meramente a los patrones sexistas que no nos gustan, debemos preguntaros: ¿Qué es lo que deseamos? ¿Qué imágenes, fantasías, prácticas desatan las poderosas fuerzas eróticas dentro de nosotras? Debemos reflexionar profundamente en nuestras propias imaginaciones sexuales y nuestras experiencias sexuales satisfactorias con hombres o mujeres para tener una visión más completa de lo que el sexo puede ser. Hay que trabajar para lograr una sociedad libre de desigualdades masculinas/femeninas, violencia sexual, homofobia y mal empleo de los medios del sexo, para que nuestra sexualidad pueda ser una fuente refrescante, juguetona y apasionada de conexión y energía.

Las politicas del sexo

Puede ser difícil, incluso doloroso, ser sexual en una sociedad violenta y sexista. Nos hemos culpado y hemos sido culpadas si el sexo no "estuvo bueno". Hemos aceptado apodos crueles tales como "frígidas", "frías", "no funcionales", o "insaciables". Cuando conversamos con otras mujeres, nos damos cuenta de que muchas de nosotras hemos tenido los mismos problemas.

EL SEXISMO Y EL PODER

Los hombres como grupo tienen más poder en nuestra sociedad que las mujeres. Aun si tienes una relación equitativa con tu esposo, amante, amigos, colegas o compañeros de trabajo, nuestra cultura valora más a los hombres. Esta supuesta superioridad (aun cuando tu compañero sexual puede no *sentirse* superior del todo) nos impone una serie de normas sexistas que se desarrollan de las siguientes formas:

➤Se debe hacer el amor cuando él quiere, tengas ganas o no.

➤Debes asumir la responsabilidad por el cuidado del control natal ya que los condones interfieren con el placer de él.

➤Debes ponerte atractiva para él cuando llega a casa del trabajo (esto a pesar del hecho que has estado trabajando, también, dentro o fuera del hogar o ambos).

➤Debes asegurarte que los niños no interrumpan mientras ustedes estén haciendo el amor.

➤Debe tener orgasmos para mostrarle cuán buen amante es él.

➤Si no llevan a cabo el coito, tú debes al menos aliviarlo de sus tensiones sexuales por medio del sexo oral o masturbándolo.

Yo solía siempre verme a mí misma como un objeto para el placer del hombre. Hacía cualquier cosa por complacerlo. Justo recientemente, a los 43, me he dado cuenta de que tengo necesidades en el sexo y he empezado a expresar mis opiniones al respecto.

En las noches cuando él llegaba, inmediatamente corría y me ponía a lavar ropa o a planchar para así evitar tener relaciones sexuales. Le decía que estaba cansada y tenía que hacer algo; a veces él se iba a dormir diciéndome: "no te demores que te estoy esperando", y cuando más tarde llegaba a la habitación, él ya estaba dormido. Pero otras veces no le importaba si tenía que hacer o me dolía la cabeza, me obligaba diciéndome que era mi deber de esposa.

Hay muchas ocasiones en que digo sí cuando no lo deseo realmente, sólo para evitar una larga discusión de por qué no. Cuando aprendí finalmente a tener orgasmos y a desear hacer el amor más a menudo, mi esposo parecía tener menos deseos por el sexo. El no estaba acostumbrado a verme tan excitada y en control. Creo que extrañó el poder que solía tener en determinar cómo iría nuestro acto sexual.

Detrás de todas mis relaciones sexuales con hombres estaba la suposición de que mi cuerpo de alguna manera le pertenecía a él, no a mí. Creo que son las políticas sexistas, no la personalidad masculina, las que hacen que un pene erecto parezca ser una demanda en lugar de una expresión humana de deseo y vulnerabilidad.

Durante nuestra Luna de Miel, yo tome la iniciativa, me acerqué a él para acariciarlo, besarlo; él en vez de responder a mis caricias o decirme que no tenía deseos se violentó de tal manera que me asustó, me dijo cosas horribles, qué de dónde yo había aprendido eso, qué no era decente, qué yo jamás debía tomar la iniciativa, qué mi papel era estar dispuesta cuando él lo requería, porque quién tenía necesidades era él y no yo. A partir de ese momento, para evitar discusiones y escenas parecidas cada vez que él quería estar conmigo yo accedía; nuestro "acto" no duraba más de 5 minutos, yo no sentía nada y después me daba la espalda y se quedaba dormido. Ahora después de 30 años de matrimonio, y todo lo que he soportado, infidelidades y violencias, finalmente se fue.

Sólo será posible tener sexo más satisfactorio y conocer nuestro potencial sexual completo cuando estemos en relaciones (y eventualmente en una sociedad) donde los prejuicios sexuales, raciales, de clases y la dominación estén ausentes.

LOS ESTEREOTIPOS DEL PAPEL SEXUAL

Se "supone" que los hombres saben más sobre el sexo, y que para iniciarlo, tienen un impulso sexual más intenso y activo. Se "supone" que las mujeres son las recipientes pasivas o estudiantes complacientes. Supuestamente *ellos* quieren sexo y *nosotras* queremos amor. Esta es una clasificación tan rígida que es falsa, estúpida y dañina.

Muchos hombres parecen desear el sexo más frecuentemente que las mujeres. Este es un mito que fomenta la idea de que el hombre tiene un impulso sexual más intenso. Tal vez lo que está en discusión no se refiera exclusivamente al impulso sexual masculino, sino al hecho de que los hombres al ser educados con pocas maneras de expresar sus emociones, convierten el sexo (es decir, el coito y/o el orgasmo) en una de las pocas maneras en que se le permite estar cerca de alguien, el único lugar aceptable para expresar sus tiernos y amorosos sentimientos. Puede que sea esta limitación, en lugar de un impulso sexual innato e irreprimible, la que impulsa a los hombres a iniciar el sexo tan frecuentemente y conduce a la falsa noción de que las mujeres somos menos sexuales que los hombres. Este estereotipo se ha construido teniendo como base el profundo miedo cultural de la pasión y el poder sexual de las mujeres.

NUESTRA IMAGEN CORPORAL

Nuestros sentimientos negativos acerca de nuestros cuerpos afectan nuestra actividad sexual de una manera particular. La mujer "ideal" que presentan los medios de comunicación, frecuentemente nos resta confianza sexual. Con las imágenes sexuales que llegan a nosotras a través de la televisión, la prensa, las revistas, etc. nos preocupamos de si estamos haciendo lo suficiente. Si somos solteras, "debemos" estar encontrando más compañeros sexuales. Si entramos en una relación, "debemos" hacer el amor un cierto número de veces por semana.

Si nos gusta la manera en que nos vemos y nos sentimos bien sobre nuestros cuerpos, nos sentiremos mejor y más confiadas con relación al sexo.

Como mujer gruesa, muchas veces he sentido que la gente que conozco se pregunta sobre mi relación con mi amante, quien es un hombre delgado. Ellos se preguntan cómo un hombre delgado puede hacer el amor con una mujer gruesa. La idea, supongo, es que las mujeres gruesas no somos atractivas. Todos estos conceptos de peso son absurdos. Yo disfruto mi cuerpo inmensamente cuando hago el amor. Nunca pienso sobre mi peso. Simplemente, acepto que soy "gordita" y me desenvuelvo en el mundo con actitud positiva. Amo mi cuerpo cuando hago el amor. Es hermoso para mí y para mi novio. Por 6 años ambos nos hemos regocijado en tener una vida sexual saludable.

LA VIOLENCIA EN CONTRA DE LA MUJER

Es un hecho cruel en nuestras vidas que muchos hombres nos maltratan, usando frecuentemente el sexo como un arma. La violación, el incesto, el hostigamiento sexual por un jefe o un compañero de trabajo o un maestro, ser golpeadas en la casa por el hombre con el cual compartimos la cama: pueden destruir las cosas positivas que podemos encontrar en el sexo. Si no experimentamos la violencia directamente, esta posibilidad nos mira de reojo desde la pornografía, las noticias, las películas, las bromas crueles, etc.

> Algunas veces cuando escucho sobre alguna violación, no puedo hacer el amor con mi esposo, aun cuando lo amo y normalmente disfruto del sexo. Sé que él es una persona gentil, pero por un momento no lo veo a él, veo a todos los hombres que usan sus penes como armas para dominar y lastimar a las mujeres.

> Nosotros vivíamos con mi suegra, y cuando empezaban los golpes estando yo tirada en el suelo y él pegándome, mi suegra lo apoyaba alentándolo, dándole la razón y luego me obligaba a acostarme con él, golpeándome en las piernas para que las abriera. Yo siempre lloraba y me sentía muy angustiada por todo lo que sucedía en casa, él quería tener sexo conmigo, y cada vez que yo no quería, él me pegaba, me reclamaba que nuestro hijo no era de él, que yo era una puta.

Tenemos que trabajar por una sociedad más equitativa y menos violenta en la cual el sexo sea usado, no para el beneficio de alguien más o como un instrumento de dominación, sino en servicio del amor—amor de nosotras mismas, amor y amistad por otros.

Todas nosotras como mujeres nos enfrentamos a la paradoja problemática de querer abrir nuestros seres a las profundas vulnerabilidades del amor sexual en una sociedad en la cual no nos sentimos seguras.

EL RACISMO

La combinación del racismo y sexismo coloca unas expectativas muy pesadas sobre los hombros de aquellas de nosotras que somos latinas, negras o de otras razas, en los momentos en que estamos luchando por superarnos y recobrar nuestro poder. La manera en que esto afecta nuestra sexualidad es un tópico de inmensa importancia que está conectado a la historia de nuestra lucha a través de décadas en América Latina, EEUU, y a las experiencias de mujeres de diferentes razas en todo el mundo.

Muchos de los estereotipos raciales enfocan nuestra sexualidad a través del uso de mitos racistas. Las mujeres latinas, por ejemplo, son estereotipadas como sumisas "mujeres de la casa", cuyos deberes principales incluyen mantener el hogar, criar hijos y mantener "contento" al marido. Las mujeres afro-americanas son catalogadas como criaturas sexualmente hambrientas y agresivas, mientras a las mujeres asiáticas se les considera como "muñequitas dóciles", cuyo propósito en la vida es estar al servicio del hombre. Esto último se ha visto fomenta-

do por la popularidad creciente del "turismo" y la esclavitud sexual, donde la prostitución es forzada por la situación económica y los patrones globales de migración. (Lee capítulo 26 para obtener más detalles acerca de la explotación sexual de la mujer a nivel internacional).

Los estereotipos que perpetúan el racismo y el sexismo, con frecuencia provienen de aquellos contextos en los cuales mujeres y hombres negros, mulatos e indígenas (como en el caso de América Latina y el Caribe), fueron subyugados, colonizados y esclavizados por el hombre blanco. Por ejemplo, durante la esclavitud de africanos en los EEUU, los mayorales blancos violaban libremente a las mujeres africanas. Sin embargo, el estereotipo que se desarrolló a raíz de esto, y que continúa hoy día, culpa a la mujer en lugar de al hombre blanco por esta violación. Estos y otros estereotipos destructivos, acompañados por agresiones sexuales y raciales de las cuales muchas somos objeto, influencian de gran manera la forma en la cual expresamos (o no expresamos) nuestros deseos. Dichos estereotipos también afectan la manera en la que otros nos tratan y, cuando internalizamos y creemos los esterertipos, éstos afectan la forma en la cual nosotras mismas nos tratamos.

La realidad de la relación entre el poder y la sexualidad raras veces puede ser separada de la realidad económica de la mujer negra, latina y otras mujeres no blancas. Un resultado de la discriminación racial y económica es que muchos hombres negros y latinos están desempleados o subempleados, lo cual afecta en gran medida su autoestima y la calidad de sus vidas. Con frecuencia, el único lugar donde estos hombres pueden ejercer su poder es en sus relaciones con mujeres. Además, en muchas ocasiones, esta situación nos obliga a racionalizar y a justificar situaciones y conductas que no nos convienen, y que pueden llegar a ser hasta peligrosas para nuestra seguridad. Como resultado de esto, es probable que no nos sintamos libres de expresar nuestros deseos o de insistir que nuestro compañero utilice un condón para protegernos del VIH. También puede ser que el hombre quiera tener relaciones con más de una mujer en contra de nuestros deseos. Algunos de nuestros compañeros tienen 2 o 3 trabajos, lo cual interfiere con la cantidad de tiempo que les sobra para ser padres y maridos.

Nosotras nos podemos convertir en activistas, retando a los patrones racistas y sexistas que tratan de definirnos. Existen organizaciones como el National Latina Health Organization, el National Black Women's Health Project, el National Asian's Women's Health Organization y el Native American Women's Education Resource Center que pueden ayudar a educarnos acerca de nuestros cuerpos y nuestra sexualidad. Podemos trabajar pora mejorar nuestro nivel económico con la confianza que esta mejora pueda conducir a relaciones más saludables entre nosotras y nuestros compañeros, aquí en EEUU, América Latina y a nivel mundial.

El racismo es uno de los muchos problemas que influencia nuestra sexualidad. Las mujeres latinas, negras, asiáticas y de otras razas, tenemos diferentes costumbres, tradiciones, culturas, patrones de crianza y religiones. Algunos de estos factores culturales son una fuente de poder; otros nos limitan o nos lastiman. Para las que nos criamos en familias tradicionales, donde se espera que el hombre domine a la mujer, el desarrollar nuestra sexualidad puede requerir mirarnos a nosotras mismas y a nuestras madres bajo otra luz. Como una joven latina escribió en una carta abierta a su mamá:

> Mami, ser mujer es más de lo que mi abuelo te enseñó a tí. Es cierto que parte de ser mujer puede incluir parir y criar los hijos, cocinar, oler bien, ser humilde, dulce, obediente, religiosa y un sin fin de cosas que los hombres nos han "asignado" para complacerlos. Pero ser mujer también incluye muchas otras cosas...educarse, cantar, reír y expresar los sentimientos y las opiniones en forma abierta, sin miedo. También incluye aprender a conocer mejor tu cuerpo y aceptar tu feminidad, no como instrumento para atraer hombres, sino para tí misma... Espero que yo pueda permanecer tan dulce como siempre has sido tú, sin tener que comprometer mis metas y mis necesidades como mujer y ser humano.

Creciendo

Yo miro a mi hija. Desde la mañana hasta la noche su cuerpo es su casa. Ella vive en él y con él. Cuando ella corre alrededor de la cocina, usa su propia energía. Cada músculo de su cuerpo se mueve cuando ríe y cuando llora. Cuando ella limpia su vagina, no hay torpeza, ni sentimientos que lo que ella está haciendo es incorrecto. Ella siente placer y lo expresa sin vacilación. Ella sabe cuándo quiere ser acariciada y cuándo quiere que la dejen sola. Una vez que se pierde esta libertad es muy difícil recobrarla.

Las experiencias de la niñez y los recuerdos moldean nuestra sexualidad, durante esta etapa no se nos ha dejado tocar libremente nuestro cuerpo, no hemos podido siquiera mencionar el nombre de esas "partes malas". La palabra "NO" abunda..."no hables, no te toques, no sientas"; así aprendemos a pensar acerca del sexo como cosa prohibida, sucia y vergonzosa.

Cuando nos convertimos en adolescentes, nuestros cuerpos en desarrollo son usualmente un misterio para nosotras; sentimos los cambios que ocurren en nuestro cuerpo, y que nos producen muchas veces vergüenza, temor, curiosidad. Perdemos el respeto por nuestra unidad, nuestros propios olores y formas. Nos juzgamos en relación con otras. Nos sentimos aisladas (¿Puede alguien ser tan fea, tonta y miserable como yo?) Los anuncios para toallas sanitarias refuerzan nuestra soledad y lástima: "Para esos días difíciles usa la Toalla XXX, te sentirás cómoda, confiada y nadie se enterará."

Toma mucho tiempo—algunas veces años y años—y experiencias positivas para deshacernos de estos sentimientos negativos y vergonzosos. Muchas de nosotras con niños pequeños queremos ayudarlos a crecer sintiéndose bien con sus cuerpos y su sexualidad, aunque algunas veces es difícil ir más allá de nuestra propia experiencia.

El otro día estaba tomando un baño con mi hija de casi 3 años de edad. Yo estaba acostada y ella estaba

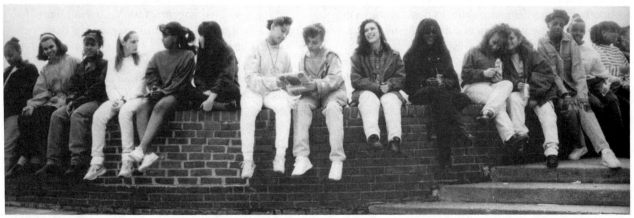

Shirley Zeiberg

sentada entre mis piernas, las cuales estaban extendidas hacia afuera. Ella dijo, "Mami, tú no tienes pipí". Yo le dije, "Eso es cierto, los hombres tienen penes y las mujeres tenemos clítoris". Todo bien y en calma—entonces, "Mami, ¿dónde está tu clítoris? De acuerdo, ¿qué iba a hacer ahora? Respiré profundamente (para armarme de valor o algo), traté de no sonrojarme y le mostré mi clítoris. No fue tan malo. "¿Quieres ver el tuyo?" le pregunté. "Sí", me dijo. El ejercicio se torno en juego cuando se dobló sobre su gordo estómago para tratar de ver el suyo, especialmente cuando comenzó a reírse cuando puse primero mi dedo y luego el de ella en su clítoris.

En la actualidad, gracias en parte al movimiento de mujeres, muchas de nosotras con hijos mayores y nietos podemos hablar con ellos más libremente acerca del sexo. Como todo en la vida, el "crecer" y aprender acerca del sexo nunca termina.

LA VIRGINIDAD Y LA ABSTINENCIA

Una virgen es alguien que no ha tenido coito sexual. Aún cuando los hombres son vírgenes en este sentido antes que ellos hayan tenido sexo, la presión principal a *ser* una virgen está sobre las mujeres. Hoy enfrentamos presiones conflictivas acerca de la virginidad.

Mi madre me dijo que la virginidad es un regalo que yo puedo dar sólo una vez, y por eso debía mantenerme virgen hasta que me casara.

El día que yo dejé la iglesia fue el día en que tuve una discusión en el confesionario con el padre sobre si el tener sexo con mi prometido era un pecado. Yo sostuve que no lo era; él dijo que yo nunca sería una esposa fiel si tenía sexo antes del matrimonio. El se negó a absolverme y yo nunca regresé.

Mi madre me decía siempre que debo llegar virgen al matrimonio, porque los hombres son malos, te piden la prueba de amor y luego te dejan y luego ya nadie te quiere. Mi madre siempre decía que el acostarse antes del matrimonio es para las chicas de la calle, las que no tienen el control de sus padres.

Entre mis amigas de la escuela secundaria, yo era la única virgen. Esto me causó desconcierto y burlas de parte de mis amigas. Yo era marcada como una chica boba, gallina, rara, etc., aun cuando hice todas las mismas cosas que ellas hicieron, excepto tener sexo.

La idea de la virginidad es vieja. La gente en la antigua Grecia y Roma la usaba para referirse a una mujer (o una diosa) que era autónoma, por su cuenta, no "poseída" por ningún hombre. Más tarde vino a significar sólo virginidad sexual e, irónicamente, a reflejar la visión prevaleciente de las mujeres como propiedad del hombre. Conservarse virgen antes del matrimonio garantizaba que una mujer sostendría el honor de la familia pasándolo de padre a esposo como bienes intactos. Como no había un control natal seguro, esto también garantizaba que los bebés nacerían sólo dentro de parejas casadas.

Hoy en día, muchos padres se preocupan menos por preservar la virginidad real de sus hijas que por cuán pronto o con quién han tenido relaciones sexuales. Algunos padres respetan y estimulan las decisiones de una hija sobre el sexo. Pero en muchas culturas como la Latina, el mensaje todavía es "Consérvate virgen". Se nos dice que podemos hacer de todo excepto tener sexo. Esto no es una solución ya que aunque conservemos la virginidad, física y emocionalmente estamos tan involucradas como lo estaríamos en una relación sexual. Si empezamos a tener relaciones sexuales, nos sentimos mal, culpables o avergonzadas por haber "perdido" nuestra virginidad. Esto evita que disfrutemos el sexo en ese momento o después, y que nos sintamos libres de decir no más tarde si nosotras queremos.

Mientras tanto, los medios de comunicación y las situaciones cotidianas, nos presionan a estar disponibles sexualmente. En estos días esta presión es tan fuerte como en el pasado lo fue la presión más tradicional de que una siempre se debía conservar virgen.

Tenemos que ser libres para elegir si tener sexo *o no*, cuando pensemos que es lo mejor. Tener sexo trae usualmente muchos cambios en la relación y en nuestra vida. Como, frecuentemente, es una gran decisión, tiene sentido pensar en ello, consultar con las amigas y las personas con quienes nos relacionamos y escoger un método de control natal, si es necesario.

Teníamos 2 años de enamorados, él siempre me decía que yo no lo quería porque no le daba "la prueba de mi amor", muchas veces él me acariciaba y me exitaba, a pesar de que yo me resistía. Se enojaba mucho, se ponía furioso y me decía que él tenía que desahogarse, que era hombre y que si no lo hacía conmigo lo tenía que hacer con otras; me presionaba y yo me preguntaba si realmente lo quería porque no me sentía segura de darle esa "prueba de amor".

Puede ser útil pensar en *la virginidad* de manera diferente. En lugar de que la virginidad sea algo que nosotras "perdemos" o tenemos que "guardar" para alguien, podría significar nuestra totalidad física, espiritual y emocional, nuestro autorespeto e integridad corporal, la libertad de escoger nuestro destino. Cuando tomamos decisiones acerca del sexo que están basadas en el respeto por nuestros sentimientos y nuestros cuerpos, es más probable que nos encontremos en situaciones en las cuales nos podamos sentir contentas.

EL CELIBATO

En el sentido tradicional de la palabra, *celibato* se refiere a la decisión de no casarse. Hoy en día, mucha gente usa este término para definir un período de tiempo en el cual no han tenido relaciones sexuales. En la actualidad también puede significar la abstinencia total de sexo o la decisión de no masturbarse. Algunas veces escogemos el celibato como respuesta al exceso, en nuestra cultura, del énfasis en el sexo, como un freno al concepto de que tenemos que relacionarnos con otros en forma sexual todo el tiempo: "Estaba cansada de tener que decir sí o no". El celibato también puede ser considerado como un reto personal.

> Me exploro a mí misma como persona sexual pero de manera diferente. Mi sensibilidad hacia mi cuerpo es elevada. Soy más consciente de lo que despierta mis intereses sensuales. Soy libre de ser yo misma. Tengo más energía para trabajar y para mis amigos. Mi espiritualidad se siente más intensa y clara.

Como parte de un compromiso religioso específico, (para las monjas, los sacerdotes y otros), el celibato ofrece la libertad de usar el tiempo y la energía propia para otra gente, no tanto porque hacer el amor drena la energía, sino porque las relaciones sexuales necesitan compromisos, tiempo y atención. Aun el celibato religioso ha sido frecuentemente malentendido o ridiculizado. Una monja que escribió a nuestras autoras comenta:

> Para muchas mujeres religiosas la renuncia a la vida sexual constituye un regalo que le brindamos a las personas a las cuales servimos. No comprometerse a una vida sexual activa ni casarse tiene como propósito darnos la libertad para dedicarnos al servicio de otros. Es doloroso y deprimente saber que con frecuencia, otros hablan de esta decisión como algo que sólo escogería una persona loca o con una personalidad distorsionada.

Cuando escogemos el celibato, podemos experimentar con cualquier otra cosa que ofrezca lo que queremos.

> Yo consumo parte de cada día en el yoga y la meditación. Algunas veces paso días sin pensar del todo en mi identidad sexual. Me masturbo sólo cuando estoy inspirada, lo cual es extraño en estos días. Meditando la semana pasada me encontré de pronto teniendo un orgasmo. ¡Fue el éxtasis!

En las relaciones de pareja, podemos escoger el celibato cuando deseamos alguna distancia de nuestro compañero/a o cuando justo no deseamos tener sexo por un tiempo. Esto puede ser peligroso y requerir de una comunicación cuidadosa si un compañero no se siente de la misma manera.

> Yo le digo a mi compañera/amante, "No me siento con ganas de hacer el amor este mes, y puede que tampoco el mes siguiente". Ahora, ¿Quién hace eso? ¿Está bien? ¿Se me permite? Lo menos que pensamos es que está bien intentar lo que nosotros deseamos.

Algunas parejas escogen el celibato juntos, lo que le permite a ambas personas explorar otras dimensiones del amor. Esto nos puede ayudar a salir de los viejos patrones sexuales, a expandir nuestro enfoque sexual/sensual más allá del sexo genital si nosotras queremos y hacernos sentir más autosuficientes e independientes, lo cual fortalece la relación.

Algunas veces nos enfrentamos al celibato cuando nosotras *no* lo escogemos—después de una separación o un divorcio o cuando un compañero o amante muere. Algunas veces ser madre de un nuevo bebé nos obliga a un celibato temporal por razones médicas. Doloroso si no lo deseamos, el celibato nos sorprende algunas veces con sus propias satisfacciones.

LA BISEXUALIDAD

La bisexualidad puede ser definida de muchas maneras. Una de éstas es la atracción sexual a personas de ambos sexos. Esto puede tomar muchas formas y ocurrir dentro del matrimonio, fuera de éste, en una relación monógama o cuando hay más de una pareja sexual. Algunas de nosotras escogemos tener relaciones con una persona del sexo opuesto durante un tiempo y luego entrar en una relación con otra mujer. Podemos escoger no actuar o hacer visible nuestra atracción bisexual mientras estamos en una relación. Para algunas, ser bisexual significa salir con hombres y mujeres al mismo tiempo. Hoy en día, muchas mujeres están mucho más abiertas a las relaciones sexuales íntimas con tanto hombres como mujeres.

> Yo me pregunto: ¿Es posible ser bisexual, o es alguna clase de fantasía de la Nueva Era que me permite tener tanto a un hombre como a una mujer de amante?
>
> Yo tuve relaciones lesbianas por años. Entonces repentinamente el año pasado me enamoré de un hombre. ¡Una sorpresa por completo!

Algunas veces pensar en nosotras mismas como bisexuales es un lugar seguro en donde detenerse en una transición de una identidad a otra.

> Por años yo me dije a mí misma y a mis amigas, "Creo que tal vez soy bisexual", queriendo decir, "Probablemente soy lesbiana pero tengo miedo hasta la muerte de admitirlo".

Aun para muchas de nosotras la bisexualidad no es una etapa de transición.

He tratado de definirme a mí misma de diferentes maneras: como lesbiana, heterosexual, bisexual... Sin embargo, no siento que alguno de ellos sea el mío. Pienso en términos de la persona en particular a quien amo y no en su sexo.

Ser amantes de personas de ambos sexos abre nuestros ojos hacia realidades políticas y sociales que pueden ser o no nuevas para nosotras. Si antes éramos íntimas sexualmente sólo con hombres, una relación con una mujer nos presenta al mundo como una experiencia lesbiana, con sus particulares satisfacciones y opresiones. Encontramos pronto que tenemos que ser más cuidadosas en público de lo que alguna vez soñamos ser; podemos ser conscientes de la homofobia por primera vez. Nuestras amistades pueden asumir nuevas dimensiones.

El acostarme con una mujer por vez primera me permitió sentir mucho más con mis amigas cercanas. Muchas veces yo tengo sentimientos sexuales y no digo nada, porque éstos me hacen sentir más cercana y cariñosa. Abrazo y beso a una amiga y ella no tiene idea de lo que sucede dentro de mí, el sentimiento de excitación es maravilloso—como un amanecer, un florecimiento.

Si hemos sido exclusivamente lesbianas, ser amantes de un hombre nos lanza temporalmente hacia la dominante cultura heterosexual: Tenemos el privilegio de "ajustarnos", de ser capaces de mostrar nuestro amor libremente en público. También pueden haber más conflictos con los estereotipos del papel sexual a los que estamos acostumbradas y, sí aun somos fértiles, la necesidad poco familiar por los métodos anticonceptivos.

La invisibilidad también es un problema. Poca gente sabe que existimos, porque no cabemos totalmente en el mundo heterosexual ni en el de lesbianas. Cuando somos abiertas, ambos mundos nos juzgan.

Soy precavida en cuanto a mi bisexualidad; temo ser juzgada, que me digan: "¡Tu sexualidad está equivocada!"

Los amigos heterosexuales pueden impresionarse o asustarse cuando tenemos a una mujer como amante. Las amigas lesbianas pueden ser desconfiadas, también, temerosas de que nosotras nos deslicemos de vuelta en el más seguro papel heterosexual y lastimemos a aquellas lesbianas que se han enamorado de nosotras. Si como lesbianas volvemos a tener relaciones con hombres, otras lesbianas frecuentemente nos ven como desleales. ("Mis amigas lesbianas poseen un desdeño increíble por las bisexuales").

Cuándo tengo problemas con un hombre y le cuento a una amiga lesbiana, ella usualmente pone una mirada que me dice, "¿Y qué esperabas, estando con un hombre?"

Los prejuicios de la sociedad nos aíslan y hacen que nos sintamos presionadas a escoger: "He tenido gente que me presiona diciéndome que soy más una cosa que la otra". A medida que más mujeres se sientan cómodas y seguras al ser abiertas sobre su bisexualidad, crearemos más de una comunidad para nosotras, y en un futuro desafiaremos tantos los roles heterosexuales como los homosexuales acerca de quién y cómo pueden amar las mujeres.

Los aspectos físicos de nuestra sexualidad: Diferentes modelos de respuesta sexual

Los sonidos, las visiones, los olores y el tacto pueden despertar nuestro sentimiento sexual, como lo hacen las fantasías, un bebé mamando del pecho, el olor de un cuerpo familiar, un cuadro sexy, un sueño, acariciar nuestros propios cuerpos, la respiración de un amante en nuestra oreja, restregarse contra alguien o escuchar a la persona que amamos decir, "Te amo".

"Cuando me estoy sintiendo encendida, ya sea sola o con alguien que me atrae, mi corazón palpita más rápido, mi cara se pone roja, mis ojos están brillantes. Toda mi vulva se siente húmeda y plena. Mis pezones zumban. Cuando estoy de pie, siento una debilidad en mis muslos. Cuando estoy acostada siento placer estirándome, arqueando mi espalda, sintiendo las sensaciones que van hacia los dedos de mis manos y mis pies."

No importa lo que despierte nuestros deseos sexuales o cómo los expresemos, si continuamos recibiendo estímulo sexual nuestros cuerpos pasan por una serie de cambios físicos, llamados algunas veces *respuesta sexual*. Aún cuando estos cambios pueden sentirse diferentes cada vez, ellos siguen ciertos patrones básicos que son útiles de conocer.

Al inicio de la excitación sexual, las venas en la pelvis, la vulva y el clítoris comienzan a dilatarse (abrirse) y se llenan de sangre gradualmente, haciendo que toda el área se sienta plena. (Esto se llama *vasocongestión*). En la vagina este aumento crea una reacción de "sudor," produciendo el fluido que hace que los labios vaginales se humedezcan—frecuentemente un signo de que estamos excitadas sexualmente. Al mismo tiempo, la tensión sexual crece por todo el cuerpo pues los músculos comienzan a tensarse o contraerse (*miotonia*). Respiramos más rápidamente, los pezones se tornan erectos y duros, el cuerpo completo se siente susceptible a la caricia.

EL ORGASMO

La suficiente estimulación de o alrededor del clítoris y (para algunas mujeres) la presión sobre la cérvix u otras áreas sensitivas causan la plenitud pélvica y la tensión corporal hasta llegar a una cumbre. El orgasmo es el punto en el cual toda la tensión es liberada repentinamente en una serie de contracciones musculares involuntarias y placenteras que expulsan sangre desde los tejidos pélvicos. Podemos sentir contracciones en la vagina, el útero y el recto. Algunas mujeres experimentan orgasmos sin contracciones.

El orgasmo puede ser ligero como un hipo, un estornudo o un suspiro tranquilo; puede ser una experiencia voluptuosa, pues el cuerpo resplandece con calidez, puede ser intenso o estático, pues durante este momento brevemente perdemos la noción y el control de nosotras mismas.

No existe una sola técnica para excitar a la mujer a llegar al orgasmo. Esta excitación es muy subjetiva y las mujeres respondemos de manera diferente al estímulo de las mamas, al estímulo visual, etc.

El orgasmo puede sentirse diferente con un dedo, un pene, un dildo o un vibrador en tu vagina y diferente cuando te masturbas o haces el amor con otra persona. Se puede sentir completamente diferente en ocasiones distintas, aun con la misma persona.

En ocasiones nos excitamos y no podemos obtener estímulo adicional y alcanzar el orgasmo. Aun cuando la tensión sexual se apacigua eventualmente sin el orgasmo, esto puede tomar tiempo. Cuando nos excitamos suficientemente y no tenemos un orgasmo, nuestros genitales y/o el útero pueden doler por un rato.

Una buena cantidad de mujeres nunca han tenido un orgasmo. Con toda la publicidad sobre el orgasmo en los últimos años, muchas de nosotras que no tenemos orgasmos creemos que nos estamos perdiendo algo placentero. Podemos intentar alcanzar el orgasmo por la masturbación, leyendo libros sobre sexo, solicitándole ayuda a un compañero/a, uniéndonos a lo que algunas veces se llama un grupo preorgásmico de mujeres. Una mujer de 53 años escribió a nuestro Colectivo y nos contó que después de leer una edición anterior de este libro, ella se había masturbado y alcanzó el orgasmo por primera vez en su vida. Sin embargo, hay que tener cuidado de que el orgasmo no se convierta en otra presión sexual más.

Usualmente, cuando trato demasiado de tener un orgasmo, no funciona y termino frustrada y aburrida. Para mí es mejor si me relajo y dejo que suceda si es que va a suceder.

Algunas mujeres pueden alcanzar el orgasmo 2 veces o más sucesivamente (lo cual los hombres no pueden hacer). El saber que los orgasmos múltiples son posibles ha hecho que algunas de nosotras sintamos que debemos tenerlos, que somos inadecuadas sexualmente si no los tenemos. Los hombres pueden llegar a esperar esto de nosotras también; una mujer escribió que un hombre que ella conocía estaba considerando divorciarse de su esposa porque ella no tenía orgasmos múltiples. Un solo orgasmo puede ser suficiente y algunas veces el sexo sin el orgasmo es placentero también. Busca aquello que te haga sentir mejor.

EL PAPEL QUE JUEGA EL CLÍTORIS

Puede ser excitante frotar suavemente cualquier parte de nuestros cuerpos, que nos acaricien nuestros muslos o nos muerdan nuestros cuellos o nos mamen nuestros pechos. Sin embargo, el clítoris—el órgano más sensible al estímulo sexual—posee el papel principal de llevar la pasión sexual a su máxima culminación.

Hasta la mitad de los años 60, la mayoría de las mujeres no sabían qué tan crucial era el clítoris. Aun si lo sabíamos por nosotras mismas, nadie hablaba de ello. Los textos médicos y los manuales de matrimonio (escritos por hombres) seguían los famosos pronunciamientos de Freud que la mujer "madura" tiene orgasmos sólo cuando su vagina, no su clítoris, es estimulada. Esta teoría hizo que el pene fuera muy importante (hasta indispensable) para la satisfacción sexual de una mujer (aquello que le daba al hombre liberación sexual, supuestamente satisfacía a las mujeres, también). Siguiendo a Freud, las teorías psicoanalíticas atenuaron el disfrute de la masturbación por parte de las mujeres como "inmadurez" y rotularon el sexo entre lesbianas como una pálida imitación de la "cosa verdadera". En los años 70, sexólogos encontraron que para las mujeres *todos* los orgasmos dependían al menos en parte de la estimulación del clítoris, aun cuando algunas mujeres respondían a la presión interna también.

Aprender sobre el clítoris incrementó el disfrute sexual para un sinnúmero de mujeres y liberó a muchas de nosotras de años de pensar que éramos "frígidas". Nuestra habilidad para darnos a nosotras mismas orgasmos y mostrar a nuestros amantes cómo complacernos ha sido crucial para la formación de un nuevo autorespeto y una autonomía, tanto política como personal.

El clítoris es algunas veces llamado *el botoncito del placer*, lo que implica que es un órgano pequeño. De hecho, el clítoris tiene varias partes. El bálano (o la punta, la parte que se puede ver) se sujeta al eje, el cual corre internamente desde el bálano hacia la apertura de la vagina. El clítoris se conecta a un sistema interno compuesto de tejido eréctil que traspasa el área genital y que responde a la excitación sexual llenándose de sangre, tornándose erecto y duro. Durante la excitación sexual, el clítoris se inflama y cambia de posición. (Lee el cap. 17 para obtener una descripción más completa del clítoris).

Sola o con tu amante puedes estimular tu clítoris de muchas formas distintas—frotándote contra algo, manualmente, por presión corporal, por el uso de un vibrador. Cualquier frote o presión en el vello púbico—área cubierta o los labios (aun sobre el abdomen inferior o interior de los muslos) puede estimular el clítoris y presionarlo hacia arriba contra el hueso púbico. Aún cuando algunas mujeres acarician el bálano para excitarse, frecuentemente es tan sensible que las caricias directas pueden lastimar, aún con lubricación. También, el enfoque directo sobre el clítoris por un tiempo prolongado puede causar que las sensaciones placenteras desaparezcan. Cuando las mujeres envejecen, la piel que cubre el clítoris puede resecarse permanentemente, de manera que si estás pasando por la menopausia puedes necesitar mucha lubricación extra para tolerar que tu clítoris sea frotado.

El coito brinda sólo un estímulo indirecto del clítoris. Cuando el pene se mueve dentro y fuera de la vagina éste mueve los labios internos, los cuales están conectados a la cubierta del clítoris, y por consiguiente, puede mover el tejido superior del clítoris hacia adelante y hacia atrás sobre el bálano. Cuando los labios internos se inflaman y se endurecen ellos pueden actuar como una extensión de la vagina, abrazando al pene cuando éste se mueve hacia adelante y hacia atrás incrementando más la fricción del clítoris. Para alcanzar el orgasmo durante el coito, muchas de nosotras también necesitamos el estímulo *directo* y prolongado del clítoris antes y durante el coito.

Muchas mujeres que hacen el amor con otras mujeres le brindan más atención y estimulación al clítoris y menos a la penetración vaginal y. Muchas mujeres que hacen el amor con hombres en sus 60 o mayores (cuando las erecciones suceden menos frecuentemente) encuentran que el placer sexual aumenta, en parte porque la penetración por el pene ya no es el mayor enfoque de la relación sexual. A medida que comencemos a explorar el sexo más allá del coito, es probable que muchas de nosotras tengamos orgasmos más frecuentemente con nuestros compañeros.

EL PAPEL QUE JUEGAN LA VAGINA, EL ÚTERO Y LA CÉRVIX

Las mujeres tienen el potencial de responder a la excitación sexual por toda la región pélvica. Cuando estamos excitadas, el tejido eréctil alrededor del tercio exterior de la vagina se torna pleno, y los nervios en esa área se tornan más sensitivos al estímulo y la presión. Cuando los músculos alrededor de esta parte de la vagina (músculos pubianos) están fuertes y bien ejercitados, muchas mujeres encuentran que ellas tienen orgasmos más fácilmente (ver ejercicios de Kegel). El alumbramiento incrementa el sistema venoso en la pelvis, lo que frecuentemente hace la excitación más rápida y más fuerte.

Dos investigadores han identificado recientemente lo que ellos llaman *el área o punto Grafenberg* (conocido en inglés como "G" spot o "Punto G"). Esta es un área sensitiva justo detrás de la pared frontal de la vagina entre el hueso púbico y la cérvix. Estos investigadores dicen que cuando este lugar es estimulado durante el sexo a través de la penetración vaginal de algún tipo, algunas mujeres

tienen el orgasmo acompañado de una efusión de fluido de la uretra, que no es orina. En la actualidad, esta es una teoría controversial entre los investigadores en el campo de la sexualidad. Para aquellas mujeres que sienten una efusión urétrica de líquido durante el orgasmo, es un alivio encontrar una explicación para esta aparente eyaculación, y para algunas otras es encontrar lo que podría ser otra fuente de placer.

ÁREAS MAYORES DE CAMBIO DURANTE LA EXCITACIÓN SEXUAL Y EL ORGASMO

(La línea punteada indica la mayoría de cambios que suceden. Ver la ilustración inferior).

➤Los vasos sanguíneos a través de toda el área pélvica se inflaman, causando saciedad y creando un sentimiento de plenitud y sensitividad sexual. (Los vasos sanguíneos en este dibujo representan realmente sólo una fracción de lo que está allí).

➤El clítoris (el bánalo, el eje y la crura) se inflama y se torna erecto.

➤Los labios internos se inflaman y cambian de forma.

➤La esponja urétrica y los bulbos del vestíbulo se ensanchan.

➤Los globos vaginales hacia arriba.

➤El útero cambia de posición.

Mira los diagramas en el capítulo 17 para ver los cambios desde otros ángulos.

Para algunas mujeres la cérvix y el útero son cruciales para tener el orgasmo. Aún cuando dos terceras partes de la vagina y la cérvix poseen poca sensibilidad, un pene, un dedo o un dildo presionando repetidamente sobre la cervix "empuja" el útero y desde luego todo el revestimiento de la cavidad abdominal (peritoneo). Esto puede crear una manera diferente de sentir internamente antes y durante el orgasmo. Si has tenido una histerectomía, puede ser necesario que aprendas diferentes clases de estimulación sexual ya que la cervix y el útero ya no están presentes.

¿QUIÉN DEFINE EL ORGASMO? GRAN DEBATE SOBRE EL ORGASMO

Aun cuando Masters y Johnson afirmaron que todos los orgasmos son fisiológicamente iguales (inducidos por el clítoris, con contracciones que ocurren principalmente en el tercio exterior de la vagina), las mujeres de hoy estamos hablando en alto acerca de los orgasmos que no se adaptan al modelo de Masters y Johnson. Por ejemplo, un orgasmo tal es causado por la penetración de la vagina y se siente "profundo", o "uterino". La vigorización algunas veces implica una contención involuntaria y prolongada del aliento, el cual es liberado explosivamente en el orgasmo.

Esta teoría parece implicar la ausencia de contracciones musculares.

No es sorprendente que las mujeres experimenten una serie de orgasmos. Pero un nuevo debate está teniendo lugar entre los sexólogos, investigadores y feministas en cuanto a cuántos tipos de orgasmos hay y cuál es el mejor o el más fuerte o el más satisfactorio. El peligro de estos debates es que la gente puede llegar a pensar una vez más, que existe un solo tipo de orgasmo verdadero, atributo que se le adjudicó durante décadas al orgasmo vaginal.

El debate sobre la sexualidad femenina se ha tornado cada vez más especializado: Una gran cantidad de investigadores, muchos de los cuales son mujeres, han reclamado esto como su campo de especialización, estudios ejercidos, lenguaje científico y estadísticas para establecer sus puntos de vista. Nosotras somos cautelosas con estos nuevos "expertos". ¿Están tratando de domesticar nuestra sexualidad haciéndola respetable? ¿Para hacerse a sí mismos de una reputación profesional? ¿Podrían los investigadores masculinos o aquellos orientados masculinamente, amenazados por la nueva autonomía y libertad de las mujeres, tener un prejuicio hacia la reafirmación de la independencia de las mujeres de los hombres por satisfacción sexual? Muchos debattidos supuestos científicos terminan definiendo a las mujeres para los propósitos de la sociedad en lugar de capacitarnos para llegar a nuestro propio desarrollo. Las mujeres que realizan investigaciones en el campo de la sexualidad tienen constantemente el deber de cuestionar a la gente en términos de lo que van a hacer con los resultados de estas investigaciones, y si sus esfuerzos pueden usarse en contra de la mujer en una sociedad donde las mujeres no tienen un poder social o político adecuado.

Es crucial que las mujeres tengan información adecuada sobre su sexualidad, y alguna forma de investigación es necesaria. Nosotras creemos que la información que necesitamos es más útil y poderosa cuando proviene de las mujeres que hablan acerca de nuestras experiencias en ambientes de nuestra propia creación.

No hay un patrón "correcto" de respuesta sexual. Lo que funciona, lo que se siente bien, lo que nos hace sentir más voluptuosas en nuestros seres y conectadas con nuestras vidas es lo que verdaderamente cuenta. Nuestros patrones sexuales, también, cambian en distintos momentos de nuestra vida. Si los "modelos" propuestos por los sexólogos e investigadores (o las feministas) no se ajustan a nuestras experiencias del orgasmo, entonces tenemos que confiar en nosotras mismas y aprender más de cada una.

La masturbación

La masturbación es una forma especial de disfrutar sexualmente de nosotras mismas.

Cuando éramos niñas, el tocar y jugar con nuestros cuerpos, incluyendo nuestros genitales nos hacía sentir bien. Crecimos y muchas de nosotras aprendimos de nuestros padres y luego a través de nuestras escuelas e iglesias, que no debíamos tocarnos sexualmente, algunas hicimos caso a estos mensajes y otras no; pero la mayoría pensábamos que la masturbación era mala, la practicáramos o no. Nos sentíamos culpables si usábamos la masturbación, si reprimíamos estos deseos y hasta cuando optamos no explorar la masturbación del todo. Asustadas con los mitos que existen sobre la masturbación desarrollamos un sentimiento de culpa que en vez de hacernos sentir placer, nos hace sentir mal.

Yo nunca supe siquiera sobre la masturbación. Cuando tenía 21, un hombre amigo me acarició "allí abajo", llevándome al orgasmo (no sabía esa palabra tampoco). Entonces tuve una idea brillante—si él podía hacérmelo, yo podía hacérmelo

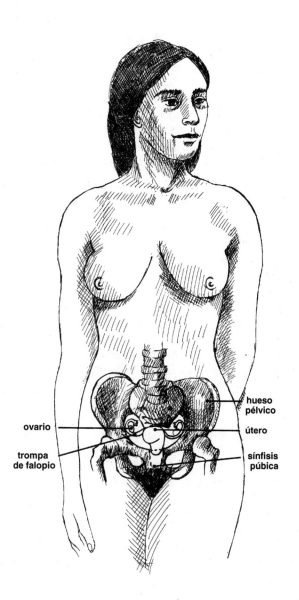

ovario

trompa
de falopio

hueso
pélvico

útero

sínfisis
púbica

Nina Reimer

a mí misma. Esa fue mi introducción a la masturbación, aunque pasó un largo tiempo antes de que pudiera sentir mucho placer y el orgasmo.

Yo no sabía que las mujeres podían utilizar la estimulación manual, yo pensaba que los hombres se masturbaban pero las mujeres no.

La masturbación nos concede el espacio y el tiempo para explorar y experimentar con nuestros propios cuerpos. Podemos aprender cuáles fantasías nos encienden, las clases de caricias que nos excitan y nos agradan, que ritmo y dónde. Podemos aprender nuestros propios patrones de respuesta sexual sin tener que pensar sobre las necesidades y opiniones del compañero/a.

La masturbación nos permite, si así lo deseamos, enseñarle a nuestros compañeros/as lo que hemos aprendido o mostrarles, guiando sus manos hacia los lugares en que deseamos ser acariciadas. Como mujeres a las cuales se nos ha enseñado por mucho tiempo a "esperar que un hombre nos excite", el hecho de saber como darnos placer sexual a nosotras mismas nos libera.

Yo solía pensar que la masturbación era buena sólo si yo no tenía un amante y solamente como un "remedio rápido". Ahora comprendo que es parte de mi relación conmigo misma. Mis ritmos cambian. Algunas veces me masturbo más cuando tengo un amante. Algunas veces paso semanas sin hacerlo. Para mí a los 73, la masturbación es mejor que una relación sexual, pues la mayor parte del tiempo me intereso más en relaciones no sexuales. Sostener una relación con todo el esfuerzo que requiere sería un fastidio.

La masturbación nos ayuda a penetrar en una relación sexual sabiendo más acerca de lo que nosotras queremos. No dependemos totalmente de nuestros compañeros/as para satisfacernos, lo cual puede ser liberador para ellos también. Después de la menopausia, la masturbación también nos ayuda a evitar la falta de lubricación y sequedad de tejidos vaginales que puede venir con la edad.

No toda persona disfruta la masturbación.

Yo he usado la masturbación mayormente como alternativa a la soledad y no realmente como resultado del deseo natural. Sentía que debía explorar mi propio cuerpo, pero renuncié después de un corto tiempo porque, me aburrí. Para mí no tiene el mismo efecto que el hecho de estar con otra persona.

APRENDIENDO A MASTURBARSE

Si nunca te has masturbado y quieres intentarlo, nosotras te invitamos a hacerlo. Puedes sentirte torpe, cohibida, incluso un poco asustada al principio. Es posible que luches con voces internas que repiten, "Las chicas buenas no..." o "Una mujer felizmente casada no desearía..." Puedes temer perder el control de ti misma o puedes sentirte tímida o culpable por darte placer sexual a tí misma. Muchas de nosotras tenemos estos sentimientos, pero ellos cambian con el tiempo.

Algunas sugerencias: Encuentra un momento tranquilo cuando puedas estar a solas sin interrupción. Ponte lo más cómoda que puedas. Toma un baño relajante o una ducha. Frota tu cuerpo por todas partes con crema, loción, aceite o algo más que se sienta bien. Lentamente explora los contornos de tu cuerpo con tus ojos y manos. Acaríciate de diferentes maneras. Pon música que te guste, mantén las luces bajas, o enciende una vela. Piensa en la gente o las situaciones que consideras sexualmente excitantes. Deja que tu mente fluya libremente en la fantasía. Deja que tu cuerpo se relaje. ¡Una atmósfera tan relajada y especial no siempre es posible—o necesaria! El deseo nos puede sobrecoger en los momentos más inesperados. Podemos encontrarnos sexualmente excitadas y masturbarnos mientras preparamos una comida, viajamos en un autobus, trabajamos en el escritorio, montamos a caballo o manejamos una bicicleta, escalamos un árbol.

Las mujeres pueden masturbarse de muchas maneras. Podemos humedecer nuestros dedos (ya sea con saliva o con fluido vaginal) y frotarlos alrededor y sobre el clítoris. Podemos frotar o halar el clítoris suavemente; podemos frotar la cubierta o un área mayor alrededor del clítoris. Podemos usar uno o varios dedos. Podemos frotar arriba, abajo y alrededor, tratando diferentes clases de presión y sincronización. Algunas de nosotras nos masturbamos cruzando nuestras piernas y haciendo presión rítmica y constante sobre toda el área genital. Podemos insertar algo en la vagina—un dedo, un pepinillo o algún juguete sexual en forma de pene ("dildo"). Podemos frotar nuestros pezones u otras partes de nuestro cuerpo. Algunas de nosotras hemos aprendido a llegar al orgasmo tensando nuestros músculos vaginales.

A los 16 años de edad, decidí dejar la masturbación como promesa de Cuaresma. En ese entonces yo pensaba que la masturbación sólo se podía llevar a cabo mediante el contacto directo con mis genitales. En esas 6 semanas aprendí que podía tener orgasmos maravillosos a través de una combinación de fantasía y tensando relajando los músculos alrededor de mi vagina y mi vulva.

Otras maneras de masturbación incluyen el uso de una almohada en lugar de tus manos, una corriente de agua, un vibrador eléctrico. Los vibradores se venden en muchas farmacias y almacénes, frecuentemente como masajistas para el cuerpo o el cuello.

Yo puedo dirigir la boquilla de nuestra ducha para que el agua golpee mi clítoris con un flujo constante. ¡Yo tengo una verdadera relación con mi ducha! ¡No desistiría de ella por nada! Es ideal cuando me levanto para trabajar y no tengo tiempo para el sexo con mi amante pero sí tengo un poquito de tiempo para la ducha. Esos pocos minutos son realmente importantes para mí.

Cuando te excitas sexualmente, tu vagina se torna húmeda. Experimenta con lo que puedes hacer para sentir aún más. Abre la boca, respira más rápido, haz ruido si quieres o mueve la pelvis rítmicamente con tu respiración y voz.

A medida en que te excitas sexualmente sentirás los músculos más apretados. Tu área pélvica se sentirá tibia y plena.

Para mí la parte más placentera es justo antes del orgasmo. Yo siento que yo no estoy controlando conscientemente mi cuerpo. Yo sé que no hay manera en que yo no alcance el orgasmo ahora. Dejo de intentarlo. ¡Me gusta disfrutar ese raro momento de verdadero relajamiento!

Es ese relajamiento o entrega de control es lo que nos permite tener orgasmos. Si no alcanzas el orgasmo cuando tratas de masturbarte por vez primera, no te preocupes. Simplemente disfruta las sensaciones que tienes. Inténtalo de nuevo en alguna otra ocasión.

La masturbación me abre a lo que está sucediendo en mi cuerpo y me hace sentir bien conmigo misma. Me gusta seguir el impulso del momento. Algunas veces tengo muchos orgasmos, algunas veces no tengo ninguno. La mayor fuente de placer proviene de ser capaz de hacer cualquier cosa que me haga sentir bien en ese momento particular. Raramente poseo una libertad tan completa en otros aspectos de mi vida.

LA MASTURBACIÓN CON TU PAREJA.

Cuando mi prometido preguntó que si él podía ayudarme a masturbar, al principio pensé que era un degenerado. Entonces le mostré cómo hacerlo y él me mostró cómo lo hacía él. Nos observamos el uno al otro para ver que se siente bien. Algunas veces él tiene problemas logrando el orgasmo dentro de mí, y yo sé que es un alivio para él poder llevarse a sí mismo al orgasmo después del coito abiertamente.

Ayer, mientras yo le hacía el amor, mi amante frotaba sus pezones y su clítoris. Después que me recobré sintiéndome un poquito inadecuada (¡debo ser capaz de hacerlo todo!), encontré que era como tener otro par de manos con las cuales hacerle el amor a ella. ¡Fue muy erótico para ambas!

Cuando una persona en una relación desea el sexo o el orgasmo más que la otra, la masturbación es una posibilidad. Las siguientes son algunas perspectivas diferentes:

Es típico de mi esposo desear hacer el amor en la noche, pero yo estoy muy cansada. Entonces por la mañana yo estoy muy de cuernos y él se quiere levantar. Yo siempre lo molesto en la mañana, le pregunto si eyaculó o no. Algunas veces lo hace. Algunas yo estoy despertando y siento la cama temblar.

Creo que soy lo suficientemente anticuada en decir que ningún esposo mío va a tener que masturbarse porque yo no lo satisfaga. La masturbación es una cosa muy privada y quiero mantenerla solamente para cuando esté sola.

El acto sexual

Tenemos muchas maneras de obtener y dar placer—tocar, acariciar, mirar, embromar, besar, masajear, lamer, mamar, penetrar.

Mi amante y yo podemos durar horas—cuando estamos en vacaciones o los niños están lejos en una mañana de fin de semana—nos miramos el uno al otro, jugamos y nos abrazamos, nos hacemos cosquillas y sentimos nuestros cuerpos estirarse juntos. Después de cierto punto, ambos sabemos que deseamos "hacer el amor", pero realmente hemos estado haciendo el amor todo el tiempo.

Lo que hacemos en el sexo es una cuestión de preferencia personal y creatividad, con quién estamos, cuánto amor y comprensión sentimos, cuán confortables estamos ambos con nuestros cuerpos, cómo nos sentimos cada una de nosotras ese día. En su mejor parte, el acto sexual toma su forma cuando nosotras y nuestros compañeros nos estimulamos juntos por mutuo acuerdo (frecuentemente sin hablar). La igualdad sexual es tan importante en la cama como lo es en cualquier otro lugar.

Algunas actividades sexuales son más riesgosas que otras. Lee el cap. 20.

LAS CARICIAS Y LA SENSUALIDAD

Los masajes en la espalda, los pies, en la cabeza son maravillosos en cualquier momento. Como parte del acto sexual, pueden hacer que el sexo sea más lento y más sensual.

Algunas veces es un estremecimiento hacer el amor rápido, donde sea y cuando sea que el deseo golpee. Otras veces me gusta para enfatizar cada pequeño detalle sensual. Nos comemos algo delicioso juntos (no mucho o me siento llena y soñolienta)." "Ponemos música, encendemos una vela, nos turnamos para frotarnos el uno al otro con aceite o loción, damos muchas vueltas, nos acariciamos el uno al otro en cualquier lugar, dejamos que nuestra excitación crezca despaciosamente, dejamos que el orgasmo suceda si es que lo hace. Es como un largo baile sensual.

A Ernesto le gusta que yo le frote los pies y que le mame los dedos de los pies. Creo que le brinda tanto placer o más que cualquier otra cosa que hacemos en el sexo.

Los abrazos y las caricias tiernas pueden ser una manera de hacer el amor.

Siempre dormimos uno al lado del otro desnudos. Siempre hay muchas caricias y sentimiento, entonces aun cuando no tenemos relaciones sexuales con mucha frecuencia, yo opino que tenemos sexo todo el tiempo.

Cuando una pareja tiene problemas en el sexo, podría ser que han estado centrando su atención totalmente en los genitales de cada uno, y no están aprendiendo calmadamente cómo acariciar y jugar el uno con el otro amorosamente por todas partes. Al contrario de la mayoría de las mujeres, muchos hombres hacen más énfasis en los genitales que en otras partes del cuerpo y necesitan aprender los placeres de las caricias.

Un amante me dijo con gran perplejidad al inicio que yo hacía el amor más despacio que cualquier otra mujer que él conocía, y no estaba refiriéndose sólo al hecho de la cantidad de tiempo que me demoré para llegar al orgasmo. El se acostumbró a mi "estilo" y dijo que le gustaba.

Durante el juego amoroso, el besar y acariciar dulcemente distintas partes del cuerpo como los labios vaginales y el clítoris aumenta singularmente la excitación en la mujer. Muchas mujeres se sienten inhibidas de acariciar los genitales de su pareja. Todas aquellas variedades del juego amoroso, sobre todo aquellas que permitan desprenderse de las inhibiciones sexuales ayudan a aumentar el nivel de placer de la pareja.

EL COITO

Cuando haces el amor con un hombre, probablemente querrás tener el coito—sentir su pene en tu vagina. Piensa en el coito como recíproco—tu te abres para encerrarlo cálidamente, lo rodeas poderosamente y él te penetra. Puede ser infinitamente lento y gentil, fuerte y lanzado, o ambos—en su mejor parte, una parte excepcional del acto sexual.

Yo puedo recordar claramente moviéndose en y alrededor de él y él en mí, hasta que pareció que en todo el mundo estábamos solo nosotros bailando mientras nos movíamos juntos, mientras nos amábamos juntos, mientras llegábamos juntos. Algunas veces en estas ocasiones río o lloro y son las mismas emociones fuertes que vienen de una parte profunda y protegida de mí que ahora es más libre para amarlo.

Cuando estaba tratando de quedar embarazada, encontré que el coito era especialmente excitante por la posibilidad que esa podía ser la ocasión en que su esperma encontrara mi huevo. Era como si mi vagina estuviera haciéndole señas a su pene para que entrara por un abrazo íntimo. Me sentí expandir y abrí todo mi cuerpo.

Para que el coito te brinde placer es necesario que te sientas estimulada, sexualmente excitada, tu vagina húmeda y abierta. Frecuentemente las mujeres necesitan más tiempo—algunas veces mucho más—que los hombres para sentirse estimuladas. Si eres sexualmente inexperta o estás enojada con tu compañero o tienes un compañero que sólo practica el "adentro y afuera" del coito y no el acto de amor que lo rodea, entonces la penetración (especialmente cuando la vagina está seca) puede ser aburrida, desagradable y hasta dolorosa. Haz lo que te brinde mayor placer. Algunas veces te sentirás abierta y lista para el coito inmediatamente; más frecuentemente querrás que primero tu compañero te toque, te frote, te bese o que acaricie sus genitales, usando sus manos, su boca o su pene.

Ciertas posiciones se sentirán más excitantes que otras (y pueden ser diferentes cada vez que hagas el amor). El "hombre arriba" o la "posición misionera" no es "naturalmente" una mejor posición del todo. Tu puedes sentarte o yacer sobre él o yacer lado a lado. Siéntate arriba con tus piernas sobre las de él y su pene en tí; o él puede penetrarte desde atrás y estirarse alrededor para acariciar tu clítoris. Si deseas una penetración profunda y presión en la cérvix, escoje posiciones que hagan esto más posible. Todas somos diferentes y necesitamos encontrar las posiciones que nos satisfagan.

El coito produce el placer y la conexión para *ambos* y no necesariamente el orgasmo. Muchas mujeres no tienen orgasmos durante el coito. Algunas veces tratar de tener un orgasmo hace que una se sienta presionada e inadecuada si no se logra.

Por otra parte:

Algunas veces es excitante esforzarnos por los orgasmos—si yo no me esfuerzo no los tendré, y ¡se sienten tan bien!

Si no estás lista para el orgasmo y el hombre está altamente excitado cuando comienza el coito, él podría alcanzar el orgasmo demasiado pronto para ti, especialmente si ambos se mueven rápidamente. Los dos pueden retrasar sus movimientos hasta que la mujer se excite más. Experimenta quedándose quietos por un rato cuando él te penetre, entonces comiencen a moverse juntos lentamente. Moverse lentamente puede ayudar a que los hombres aprendan a retrasar la eyaculación, lo cual puede hacer el coito más placentero para ambos.

La presión del pene en la cérvix puede ser la clave hacia el orgasmo para algunas mujeres, como lo son el estímulo del clítoris y la vulva.

> Me encanta frotar su pene contra mi clítoris y mi vulva. Nos da a ambos un gran placer y siempre me lleva al margen del orgasmo.

Lo mejor es si puedes comunicarte con aquellas palabras o movimientos que le transmitan a su pareja lo que te hace sentir mejor. Sin embargo, algunas veces hablar sobre eso no es ni fácil ni posible.

> Él se venía casi instantáneamente cuando empezamos a hacer el amor después de un besuqueo maravilloso. Un poquito más tarde hacíamos el amor de nuevo, cuando yo estaba más estimulada—deseándolo a él, de hecho. Yo nunca supe cómo alterar este patrón, nunca me atreví a hablar sobre eso y más tarde descubrí que él se había resentido porque "tenía" que hacer el amor 2 veces.

Con el tiempo usted y su compañero pueden aprender sus ritmos mutuos de deseo y excitación y explorar lo que le da a cada uno de ustedes el mayor placer.

DESPUÉS DEL ACTO SEXUAL

La hora o poco más o menos después de un acto sexual activo puede ser un momento especial.

> Después del sexo hablamos tiernamente, reímos profundamente, susurramos, lloramos, dormimos como bebés en los brazos el uno del otro. Algunas de las conversaciones más importantes en nuestra relación han llegado en esos momentos de satisfacción e intimidad.

ALGUNAS POSIBLES VARIACIONES

➤El cambio de roles. Quien usualmente inicia el sexo puede ser más receptivo/a, más calmado/a, más vigoroso/a o ruidoso/a. Puede tomar un tiempo sentirse cómodos con estos cambios.

> Realmente tengo dificultad para tomar la iniciativa en el sexo, aún cuando sé que a mi esposo le gustaría. Cuando crecí fui enseñada que las mujeres sexualmente agresivas son menos civilizadas y no

puedo fingir ser agresiva. También, ¿y qué si yo inicio el sexo y él dice que no? Vaya un riesgo; aun si él lo corre todo el tiempo.

➤Hacer el amor en diferentes lugares, posiciones. Muchas de nosotras encontramos, sin embargo que hacia el final del acto sexual una o 2 posiciones son las mejores para el orgasmo.

➤Disfrutar las fantasías sexuales mientras se hace el amor.

> Hemos justo empezado a hablar sobre las fantasías que tenemos durante el sexo. Al principio se sintió algo "desleal" que necesitáramos fantasías cuando la otra persona era tan buen amante. Ahora concluimos que si se siente bien puede ser bastante erótico.

➤Usar materiales sexualmente explícitos tales como libros, revistas o fotografías, dándole la bienvenida a las imágenes o palabras que nos despiertan y nos liberan de nuestra energía sexual.

> En general, nuestras propias fantasías son lo suficientemente plenas y jugosas para encendernos después de un largo día de trabajo, pero cuando no los son, leemos algo sexy juntos y pasamos un buen rato.

Desafortunadamente, la mayoría del material erótico que está disponible hoy en día está basado en las fantasías de los hombres y no en las nuestras. La mayoría de este material es pornográfico y describe los cuerpos de las mujeres como objetos despersonalizados e instrumentos para el placer sexual de los hombres. Las posiciones eróticas que se muestran usualmente hacen muy poco por el estímulo del clítoris de una mujer. Todo esto puede agravar las diferencias entre lo que las mujeres y los hombres desean en el sexo.

> Mi esposo ha leído revistas pornográficas desde que tenía 14 años. El adquiere un montón de ideas de ellas y mantiene el deseo de intentar cosas en el sexo que a mí no me estimulan ni me gustan mucho. En estos momentos, ambos estamos muy decepcionados con nuestra vida sexual.

Puede ser importante distinguir entre el *erotismo*, material sexualmente explícito que muestra el sexo que no degrada a nadie, y la *pornografía*, los materiales que muestran a alguien (usualmente una mujer) siendo forzada o degradada. ¡Las mujeres necesitamos crear más erotismo apropiado para nosotras!

➤Los juegos sexuales. Podemos dramatizar situaciones y fantasías que nos excitan, como ser niños a punto de ser atrapados o hacer el amor en un lugar público.

Podemos disfrazarnos. Podemos ser nuestro propio niño tanto como nuestro propio adulto, nuestros fuerte, vigoroso tanto como nuestros propio necesitado.

Algunas veces cuando me siento bien, invento una escena de desnudo para mi esposo—y para mí, como nuestro espejo está colocado estratégicamente—y ambos nos excitamos mucho. Ahora él lo hace, también, estando de pie en frente de la cama, moviendo su cuerpo rítmicamente, lentamente se quita y tira al piso su ropa. ¡Me encanta! Su fuerza y su vulnerabilidad salen al mismo tiempo.

EL SEXO ORAL

Nosotras podemos mamar o lamer los genitales de nuestro compañero/a, lo cual cuando se le hace a una mujer se llama *"cunnilingus"* y cuando se le hace a un hombre se llama *"fellatio"*. Algunas veces el sexo oral es más íntimo que cualquier otra forma del acto sexual. Para algunas de nosotras, nos lleva al orgasmo con más seguridad que otras maneras de hacer el amor.

Estamos realmente metidos en el sexo oral y mi compañero siempre está listo y dispuesto a complacerme. Él dirá, ¿Quieres tener un orgasmo?" y empieza a acariciarme el área vaginal. ¡Es extraordinario!

Para disfrutar el sexo oral ayuda el hecho que nos gusten los genitales de nuestro compañero y que nos sintamos bien con los nuestros. Sin embargo, con frecuencia aún nos avergonzamos de nuestras "partes privadas".

Por años yo pensé que mi amante me estaba haciendo un favor cuando quería tener sexo oral. No podía imaginar que yo tenía buen sabor. Finalmente, él me convenció que le encantaba hacerlo. También, yo saboreé mis jugos y ¡no son feos!
Al principio yo sentí repulsión por la idea de acariciar los genitales de otra mujer con la boca. Pensaba que nosotras olíamos mal, que las vaginas eran sucias. Era un poquito mordaz e intimidante al principio (¡aunque menor de lo que hubiese sido un pene!) Yo aprendí pronto a perderme en las texturas maravillosas, los sabores y las formaciones de los genitales de una mujer. Me di cuenta que el sexo entre mujeres se trata de amarme a mí misma, de vencer el odio por mi propio cuerpo.

Uno de los beneficios del sexo oral con los hombres es que no quedamos embarazadas. Pero con hombres o mujeres, el riesgo de contraer VIH/SIDA u otra enfermedad transmitida por vía sexual existe todavía. Y, como todo en el sexo, es bueno sólo si deseamos hacerlo.

Frecuentemente un chico con el que estoy saliendo dice, "Si tú no quieres tener relaciones sexuales,

sólo dame una "mamadita". Pero si yo no lo quiero en mi vagina, es probable que no lo quiera en mi boca. El sexo oral puede sentirse como una violación si una no desea hacerlo.
A mi esposo le gusta que yo le haga el sexo oral. Algunas veces es increíblemente erótico para mí tener su pene moviéndose en mi boca. Lo único es que no disfruto tragando el semen, usualmente lo escupo o lo dejo fluir sobre las sábanas, y eso está bien. Algunas veces, sin embargo, el tener su pene erecto en mi boca me hace atragantarme—no deseo que su pene llene mi boca del todo. Entonces hacemos algo más o asumimos una posición donde yo tenga más control, como estar sobre él con la base de su pene en mi mano.

Lo que se siente bien en el sexo oral cambia de tiempo en tiempo.

Me gusta la lengua, los labios, la humedad, y tiempo para explorar no mucho mamar y empujar—mi amante tiene que ser complaciente para estar con él por un rato.
Puede ser bastante desagradable. Yo odio cuando siento que él me "está comiendo fuera" con sus dientes o cuando la presión es muy fuerte y duele o cuando se mueve alrededor de lugar en lugar y no conserva el estímulo constante.
Para mí no hay lugar correcto o equivocado, justo los lugares en los que yo quiero concentración en un día particular. Me siento mejor al decirle a mi amante dónde se siente mejor.

EL ESTÍMULO ANAL

El ano puede estimularse con los dedos, la lengua, el pene o cualquier objeto delgado. Para muchas de nosotras, es un área altamente sensitiva sexualmente.

Me gusta tener algo pequeño en mi ano durante el acto sexual—sin presión ni movimiento, sólo ahí.
Cuando me lamen el área alrededor del ano durante el sexo oral es muy excitante. Cuando estoy de ánimo encuentro que el coito anal es increíblemente sexy. Amo las sensaciones profundas dentro de mí y la emoción de hacer algo tan poco usual.

El ano no es tan elástico como la vagina, de manera que es importante que el sexo anal se lleve a cabo con mucha delicadeza. Si tienes coito anal (el pene en el ano), ve despacio, espera hasta que estés relajada y usa un lubricante (saliva, secreciones de la vagina o el pene, o una jalea soluble en agua tal como la Jalea K-Y). Desafortunadamente, las bacterias anales pueden causar serias infecciones vaginales y cistitis, así que es importante lavarse las manos (también el pene) después del sexo anal. Con los peligros que conllevan las enfermedades transmitidas por vía sexual, especialmente el VIH, es imperativo hacer que el hombre use un condón. También ten cuidado al usar la lengua, pues además de las enfermedades descritas anteriormente, puedes también contraer una infección estomacal.

El sexo anal es una actividad muy arriesgada para la transmisión del VIH/SIDA. El tejido delicado en el recto es propenso a pequeños desgarres que hacen una vía de entrada para el virus del SIDA. Las barreras de látex (condón, guantes) *tienen* que usarse. Lee el capítulo 21, "El SIDA, la infección VIH y las mujeres".

El coito anal no es para cualquiera.

Mi esposo quiere tener mucho sexo anal porque le gusta el ajuste apretado y el erotismo que conlleva. Una vez pasó y casi no supe que estaba pasando. Había lubricación y se sintió bien.

En otras ocasiones, yo no le he deseado realmente y unas pocas veces ha sido doloroso y lo he detenido. Desearía que me gustara más porque quiero darle ese placer, pero tengo que ser honesta—yo simplemente no lo disfruto.

En nuestro único gran intento de coito anal, yo terminé dando 3 brincos en el aire y chillando como un animal herido. Esto lo aterrorizó tanto a él que perdió su erección completamente. Después nos reímos mucho. Realmente, no creo que su pene quepa ni pertenezca en ese lugar.

LAS FANTASÍAS

La primera fantasía acompañada de masturbación que yo recuerdo se desarrolló en medio de un bosque. Los árboles eran verdes y frondosos, había frutos y flores de todo color, estaba desnuda en el medio y sentía que alguien me miraba, era él, el chico que me gustaba, se acercó y me acarició suavemente, él también estaba desnudo. Hicimos el amor en medio de ese hermoso bosque y en ese momento experimenté fuertes sacudidas y algo que me quemaba el vientre. Al terminarse mi fantasía, tenía la sensación de que todo había sido real, hasta sentía ese dolor de la penetración y un cosquilleo por todo el cuerpo. Era la primera vez que sentía eso, algo extraño pero agradablemente inexplicable.

Hoy cuando me estiraba antes de la competición de pista y campo, cerré los ojos e imaginé el cuerpo de mi amante desnuda flotando unas pocas pulgadas sobre mí. Pude sentir sus pezones sobre mi cara y en mi boca, nuestros cuerpos extendiéndose, acercándose y luego envolviéndose juntos. Las imágenes y los sentimientos me gobernaron a través de toda la competición.

Yo solía tener una fantasía de que yo era una maestra de gimnasia y tenía una clase llena de chi-cas que permanecían de pie frente a mí desnudas. Yo subía y bajaba por las filas sintiendo sus pechos y obteniendo mucho placer de ello. La primera vez que tuve esta fantasía, sólo tenía 13 años de edad y estaba avergonzada. Pensé que algo estaba mal conmigo. Ahora ya puedo disfrutarlo, porque siento que está bien el disfrutar de los cuerpos de otras mujeres.

Yo tuve la fantasía de hacer el amor con dos hombres al mismo tiempo. Me imaginé a mí misma emparedada entre ellos. Finalmente, decidí llevar mi fantasía a cabo con un viejo amigo y un amigo casual a quienes les gustó la idea. Fue divertido.

Casi todas las personas tenemos fantasías, ya sea como imágenes flotando o historias detalladas. Estas expresan las profundidades de nuestros deseos y gracias a ellas podemos explorar y aprender acerca de nosotras mismas. En una fantasía podemos ser cualquier cosa que imaginemos. A las mujeres nos cuesta aceptarlas porque nos han enseñado a evitarlas."

Yo tenía miedo de que me tomaran por sorpresa y me dijeran cosas sobre mí que yo no sabía, especialmente cosas malas. Imaginé que estaba sentada en un cuarto. Las paredes eran todas blancas. El cuarto estaba vacío y yo estaba desnuda. Había una gran ventana en un extremo, y cualquiera que quisiera podía mirar por ella y verme. No había lugar para esconderse. A algo despertaba en mí al estar tan expuesta. Me masturbé mientras tenía esta fantasía, y después me sentí muy triste. Pensé que tenía que estar tan enferma, tan distorsionada por dentro, si esa imagen de mí podía darme tal intenso placer sexual.

Hemos sido criadas para pensar que el sexo debe ser de una sola manera. Frecuentemente decidimos que somos malas o estamos enfermas por imaginar algo diferente, o nos sentimos desleales cuando fantaseamos acerca de alguien que no es el hombre o la mujer con quien estamos. Nos toma tiempo aprender que esto está bien y que nosotras podemos disfrutar estas historias e imágenes, que nos invitan a toda clase de experiencias eróticas, sin necesidad de llevarlas a cabo.

¿Y qué hay acerca de las fantasías sobre violación? Algunas personas piensan que si nosotras fantaseamos acerca del sexo forzado, eso significa que deseamos ser violadas. Esto no es cierto:

Totalmente diferente de la violación real, el fantasear acerca de la violación es voluntario y no nos trae dolor ni daño físico. Para aquellas de nosotras que crecieron aprendiendo que las "chicas buenas" no desean el sexo, una fantasía de ser forzadas a tener sexo nos libera de la responsabilidad y puede ser altamente erótico. Además, puede hacernos sentir que somos incontrolablemente deseadas.

> En una de mis más jugosas fantasías una mujer y un hombre me atan y me hacen el amor. Para mí, hay algo extremadamente erótico en estar fuera de control. En la vida real mi amante y yo nos sentimos a veces totalmente vulnerables a lo que el otro hace o desea. Esta fantasía me permite jugar con dinámicas poderosas que algunas veces son demasiado intensas entre nosotros.

Debemos desconfiar de aquellas fantasías que están arraigadas en imágenes masculinas y pornográficas de las mujeres como sumisas o masoquistas, e imaginar que en un futuro menos sexista las fantasías de dominación serán menos prevalentes. Esto es difícil de predecir. Por ahora parece que es importante aceptar que todas las clases de fantasías pueden ser eróticas para nosotras y nos liberan de nuestras energías sexuales vitales.

La comunicación en el sexo

EL LENGUAJE SEXUAL

El verdadero lenguaje del sexo es principalmente no verbal. Nuestras palabras e imágenes son pobres expresiones de los verdaderos sentimientos profundos dentro y entre nosotras.

Las palabras comunes a las que tenemos acceso en nuestro lenguaje no se sienten apropiadas para el sexo porque conllevan actitudes y valores muy diferentes a como nos sentimos realmente. Términos clínicos, "apropiados"— vagina, pene y relación sexual—parecen fríos, distantes, reprimidos; términos de jerga—verga, concha—parecen degradantes o vulgares; eufemismos como "hacer el amor" son vagos. Usamos palabras diferentes con los amantes, los niños, los amigos y los doctores. Aunque el sexo es una manera natural de expresarnos, no tenemos una forma natural de hablar acerca de él. Muchas de nosotras estamos tratando de crear un lenguaje sexual con el cual nos sintamos cómodas.

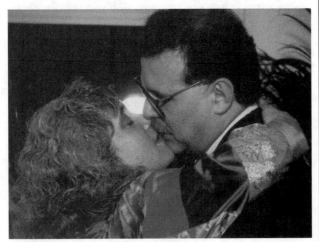

LAS BODAS DE ESTER Y ALAN.

CÓMO DECIR LO QUE REALMENTE DESEAMOS

Hay ciertos temas de discusión que todos enfrentamos en una situación sexual, ya sea que estemos una cita, un amante antiguo o un cónyuge: ¿Cómo me siento en el momento? ¿Deseo estar cerca sexualmente de esta persona ahora? ¿En qué formas? ¿Y qué si yo no sé— puedo decir que estoy confundida? ¿Entonces, puedo comunicar claramente lo que deseo, lo que no deseo? ¿Me siento cómoda expresándolo con palabras o dejando que él/ella lo sepa de otra manera? ¿Cuáles son las reglas calladas? ¿Hay suficiente confianza y cariño entre nosotros para que esta persona escuche mis sentimientos y los respete si yo me siento diferentemente de él/ella?

Con frecuencia, la pregunta verdadera está basada en la decisión de hacer el amor o no. Cuando queremos preguntarle a alguien que haga el amor con nosotras, podríamos tener que vencer ciertas inhibiciones, pues hemos sido criadas para pensar que los hombres, no las mujeres, deben iniciar el sexo. Tenemos que acostumbrarnos a la posibilidad de ser rechazadas. Cuando *no* queremos hacer el amor, enfrentamos frecuentemente (en los hombres principalmente) la suposición o conjetura que "cuando las mujeres dicen que no quieren tener sexo, realmente no lo dicen en serio"; o alguien interpreta nuestro deseo de no tener sexo como una señal de rechazo o frigidez. La verdad más compleja yace en algún lugar entre los extremos de "las chicas buenas no inician el sexo" y "las mujeres liberadas siempre lo desean": Frecuentemente sí, frecuentemente no. Algunas veces nos encanta hacernos de rogar o ser conquistadas por él, otras veces odiamos sentirnos presionadas. Todo lo que podemos hacer es tratar de estar tan completamente conscientes como sea posible de nuestros sentimientos en el momento, ser honestas con nosotras mismas sobre ellos y practicar decirlos, con claridad y sin disculpas, a los hombres y mujeres con quienes estamos.

La comunicación de nuestras necesidades sexuales es un proceso continuo. Una mujer que ha encontrado el valor para hablar con su amante sobre su relación sexual dijo en enojosa frustración: "Le dije lo que me gustaba una vez, entonces ¿Por qué él aún no lo sabe? ¿Se le olvidó? ¿Es que no le interesa?"

➤Aun en las relaciones más amorosas, pedir lo que nos gusta es difícil.

➤Tenemos miedo de que la honestidad sobre lo que deseamos sea amenazante para nuestra pareja.

➤Nuestro compañero/a parece estar a la defensiva y puede interpretar nuestra sugerencia como una crítica o demanda.

➤Estamos desconcertadas por las palabras en sí.

➤Sentimos que supuestamente el sexo llega naturalmente y tener que hablar sobre él tiene que significar que hay un problema.

➤Hemos estado haciendo el amor con la misma persona por años (algunas veces varias décadas) y se siente arriesgado introducir nuevas visiones.

➤Nosotras y nuestros compañeros no nos comunicamos bien en otras áreas de nuestra relación.

➤Aún con un compañero complaciente, nosotras como mujeres podemos sentir una profunda inhibición acerca de aseverar nuestra sexualidad abierta y orgullosamente, lo cual es lo que estaríamos haciendo si proclamamos nuestros deseos y necesidades eróticas.

➤No sabemos lo que queremos en un momento particular, o necesitamos reaccionar a algo que nuestro compañero hace. Las barreras pueden estar dentro de nosotras, no justo entre nosotras y nuestros compañeros.

¿Cómo trabajamos por una mejor comunicación en el sexo? Hacer el amor es una de esas ocasiones especiales cuando tenemos más que palabras para usarlas y alcanzarnos el uno al otro. Tomar la mano de un compañero y ponerla en un nuevo lugar, emitir sonidos que le permitan saber a él/ella que nos estamos sintiendo bien, una mano firme en el hombro que signifique "vayamos despacio"—hay muchas maneras para comunicarse si las usamos.

Me gusta sólo decir, "Mira" y mostrarle a mi pareja lo que quiero.

Ambos estábamos excitados. Mi amante comenzó a frotar mi clítoris duro y me dolió. Me tomó un segundo imaginar que hacer. Tenía miedo de que si decía algo sobre eso, arruinaría la excitación para ambos. Entonces me di cuenta que podía sencillamente tomar la mano de mi amante y muy gentilmente moverla un poquito más arriba, hacia mi vello púbico.

Podemos practicar el decir qué se siente bien mientras intercambiamos masajes, por ejemplo, cuando la atmósfera es menos intensa. Pero la comunicación en el sexo no acontece en una noche, y no siempre funciona no importa que tanto lo intentemos.

El sexo y los impedimentos físicos

Algunas de las mujeres que hemos hablado de la sexualidad a través de este capítulo tenemos un impedimento físico, ya sea invisible, como la epilepsia o, evidente, como la distrofia muscular o la ceguera. Aquellas de nosotras con impedimentos físicos nos estamos sintiendo cada vez más abiertas y orgullosas de ser seres sexuales.

Ya sea que nuestro impedimento se deba a una lesión, enfermedad, o condición congénita, es muy común que la gente asuma que no somos seres sexuales.

Nunca recibo comentarios de los chicos. Para ellos soy un ser asexual. Es un lado de mí que los hombres no ven. Cuando salí, por primera vez en mi vida, con un chico muy bien parecido que se con-

virtió en mi novio, mis amigas de la escuela estaban abiertamente sorprendidas de que yo hubiese sido capaz de atraer a un chico tan guapo. Como la gente no me consideraba una mujer completa, yo misma tenía dificultades con mi auto-imagen.

Aquellas de nosotras con impedimentos físicos descubrimos muy temprano y en forma dolorosa, algo que todas las mujeres enfrentamos: que nuestra identidad como mujeres y como seres sexuales se mide de acuerdo con nuestra apariencia y nuestra atracción para los hombres. Es irónico que la mayoría de las mujeres con impedimentos físicos son consideradas asexuales, y aquellas con desórdenes emocionales como retardación mental o esquizofrenia son consideradas como *excesivamente* sexuales. Esto son suposiciones basadas en estereotipos que revelan los prejuicios de nuestra sociedad acerca de la sexualidad.

Un día el hombre del gas vino a leer el medidor. Cuando se estaba marchando, me preguntó si estaba casada. Yo le dije que lo estaba, y entonces me dirigió los ojos con una mirada divertida y me preguntó si yo tenía sexo. Me quedé atónita. Entonces me puse furiosa y le dije lo primero que se me vino a la mente, "Sí, ¿y usted?" El me miró desconcertado y se marchó apresuradamente.

El crecer con algunos impedimentos físicos nos priva de tener contacto con muchas de las dimensiones de nuestra sexualidad.

Mis amigas me han dicho que el comenzar su período por primera vez fue un momento importante en su desarrollo personal como seres sexuales. Como mi impedimento requería que mi madre me cambiara el cateter varias veces al día, ella fue quien descubrió mi período. Ahora comprendo por qué fue tan importante para mí unos pocos años más tarde aprender a cuidarme a mí misma.

A pesar de todos los obstáculos, muchas de nosotras escogemos ser sexualmente activas.

Mi ex-marido y yo tuvimos 4 hijos y pasamos 12 años criándolos. El lado sexual del matrimonio fue la parte más satisfactoria de la relación para mí, yo creo, que para mi esposo, también. Si pudiésemos haber pasado nuestras vidas en la cama creo que ¡el matrimonio habría sido perfecto!

Yo prefiero relacionarme sexualmente con otras mujeres porque son mucho más sensitivas y menos insensibles acerca de mi "extraño" cuerpo. Además, encuentro que las mujeres tenemos una capacidad sensual mucho mayor que los hombres.

Finalmente perdí mi virginidad a los 28 años de edad, justo antes de ir a la universidad. Aún así, al chico en cuestión le tomó 6 meses de sensitiva y gentil persuasión, y entonces la ocasión fue para mí alegre y deleitable, junto con un sentido de alivio.

La práctica del acto sexual es frecuentemente un desafío, especialmente con un impedimento severo. Pero los "problemas" son frecuentemente distorsionados o exagerados por las actitudes discriminatorias y los factores que tenemos que enfrentar; los temores de otros o las esperanzas irreales para los espacios físicos que son diseñados pobremente para nuestras necesidades. La presión cultural para que el sexo sea espontáneo es dolorosa para aquellas de nosotras que necesitamos algún acomodo especial para nuestro impedimento.

Una oye todas esas historias románticas en donde el hombre "tira a la mujer sobre la cama" o hacen el amor sobre la mesa de la cocina. Mi esposo y yo no podemos hacer eso.

Puede ser necesario que el acto sexual sea planificado con anticipación acompañado de una conversación abierta. También necesitamos usar nuestras imaginaciones y ser abiertas a lo que sea que nos haga sentir bien. Este puede ser un modelo para todos los amantes, sean impedidos o no.

Si uno o ambos compañeros son impedidos, es posible que frecuentemente dependamos de un asistente de cuidado personal que nos ayude a prepararnos para el sexo. Así nuestro amante puede escoger acerca de cuánto quiere involucrarse en la preparación, y nosotras podemos sentirnos más independientes en la relación sexual.

Tanto mi marido como yo somos impedidos y necesitamos mucha ayuda. Desistimos de la idea de contratar a un asistente de cuidado personal, ya que nos parece una gran invasión de nuestra privacidad. Es muy frustrante, pero ya no podemos llevar a cabo el coito. En la actualidad, tenemos nuestros orgasmos por vía oral. Mi marido dice que somos afortunados de que nuestra vida sexual es satisfactoria, a pesar de ser un poco limitada.

La literatura y las creencias médicas prevalecientes han servido para menospreciar nuestra sexualidad en el pasado. La mayoría de la literatura disponible acerca del sexo y los impedimentos físicos se concentra mayormente en los hombres, el coito pene-vagina y las preocupaciones de los hombres acerca de su potencia y habilidad sexual. La mayoría de los libros asumen que el reajuste sexual es más fácil para la mujer y enfatizan cosas como ser atractivas para los hombres en lugar de cómo obtener satisfacción sexual. Estos libros tratan casi exclusivamente de los daños de la espina dorsal y brindan muy poca informa-

ción útil para aquellas mujeres con otros impedimentos. Aquellas de nosotras que estamos sordas o ciegas encontramos aún menos información. Ver Recursos para sugerencias acerca de los materiales disponibles acerca de este tema.

Su terminología, por ejemplo, puede socavar nuestra sexualidad. Si por ejemplo, experimentamos la respuesta sexual y el orgasmo, a pesar de la falta de sensibilidad en nuestra región pélvica, se nos dice en la literatura médica que tenemos *orgasmos fantasmas*, como si no fueran reales. El énfasis en el "logro" del orgasmo y no en el "desempeño" nos hacen más conscientes de lo que no tenemos en lugar de deleitarnos por lo que experimentamos. Sin embargo, finalmente el sector médico ha aceptado lo que nosotras hemos sabido por mucho tiempo, que nuestros orgasmos son muy reales y vienen como resultado de la estimulación de nuestros genitales y de otras partes sensitivas de nuestros cuerpos.

No tengo sensación de la cintura para abajo, pero por alguna razón mi cuello, orejas y axilas son mucho más sensitivas de lo que suelen ser, y el estímulo allí es realmente bastante excitante para mí.

Realmente me gusta acariciar los genitales de mi compañero con la boca ya que puedo controlar todo lo que sucede y yo experimento mucha sensibilidad en la boca, mientras que no puedo controlar mi vagina o sentir nada allí.

Tengo poca sensación en la vagina y el clítoris. Cuando tengo un orgasmo, siento la mayoría del placer en mis rodillas— es una cosa del nervio de traspaso, creo. Probablemente soy la única mujer en el mundo cuyas rodillas se vienen...

El sexo a través de la vida

Las corrientes de atracción sexual y la pasión se cruzan en nuestras vidas y nos impulsan hacia nuevas relaciones o profundizan aquellas en las que ya estamos, y nos enseñan acerca de nosotras mismas. Podemos poner estas corrientes en acción con una mirada, una sonrisa, una caricia, un beso, o podemos no actuar. Cuando hacemos el amor con alguien familiar o nuevo, hombre o mujer, estamos frecuentemente en nuestra mayor plenitud, más vulnerables y también más poderosas. El sexo puede ser dramático, tonto, cómodo, temible, amigable, divertido, apasionado, frustrante, satisfactorio.

El sexo no ocurre en un vacío. Traemos conflictos sobre otras cosas—poder, dinero, mutualidad, competencia— a la cama.

El sexo en las relaciones puede variar en significado e intensidad.

Algunas veces hago el amor para obtener cariño y caricias. Algunas veces estoy tan absorta en las sensaciones de tacto, sabor, olor, vista y sonido que siento que he retornado a esa época de la niñez cuando el sentirse bien era todo lo que importaba. Algunas veces nosotros nos desplomamos y molestamos. Algunas veces el sexo es espiritual. Algunas veces hago el amor para escapar de la firmeza y de la seriedad en mí misma. Algunas veces quiero llegar y sentir los murmullos del orgasmo a través de mi cuerpo. Algunas veces las lágrimas y la saliva se mezclan con sudor, y soy una con otra persona. A veces a través del sexo me uno con el flujo del amor que fluye entre nosotros. El sexo puede ser todo y nada para mí. ¡Qué bien se siente eso!

Yo disfruto el sexo con Miguel más de lo que lo he disfrutado con cualquier otro. Cuando nos excitamos, ¡creamos la más hermosa música juntos! Todavía, el sexo frecuentemente se siente difícil para mí. Cuando yo me siento bien conmigo misma y cerca de él, cuando las presiones de nuestros niños, y mi trabajo y mis amigos no demandan mucha de mi energía, nuestro sexo es muy fluido y fuerte. Cuando yo me siento enojada, triste, deprimida o muy infantil y necesitada, u ocupada con otra gente en mi vida, se me hace difícil ser abierta sexualmente con Miguel. Hemos hablado sobre esto, y él experimenta muchas de las mismas altas y bajas distracciones que yo sufro.

El sexo entre Delia y yo ha sido fuerte, profundo y variado desde la primera noche en que dormimos juntas. Me he sentido muy segura de mi sexualidad con ella, y progresivamente confío en los ritmos de nuestros deseos. El año pasado cuando me fui a vivir con ella a su ciudad, lejos de mis amigos, trabajo, grupo de mujeres, repentinamente me dio miedo volverme dependiente de si ella deseaba hacer el amor conmigo o no. Cuando ella deseaba, era maravilloso porque yo estaba en contacto con tales lugares profundos de necesidad y vulnerabilidad sexual en mí, nuestro acto de amor era profundamente estimulante. Pero cuando ella no lo deseaba—cuando ella quería irse a dormir o levantarse y hacer algún trabajo o ir a correr o hacer algunas llamadas—yo me sentía terrible. Me acostaba allí sintiendo que deseaba el sexo "muchísimo", temerosa de decírselo a ella, enojada, herida, preocupada de que ella se sintiera culpable. Finalmente me atreví a decirle algo, sólo porque nuestra confianza era lo suficientemente profunda como para arriesgarme. Lloré como si una presa se hubiera roto. Empecé a ver que cuan lejos estaba de mi propio mundo, el poder en nuestra relación nos sacaba de balance...

...Sintiéndome fuera de contacto con mis propias fuentes de fuerza e identidad, yo necesitaba que ella me deseara, como si su deseo por mí realmente me hiciera existir. El sexo y el orgasmo no eran los temas de discusión; la identidad lo era. Salimos de este tiempo difícil con un nuevo respeto por las dinámicas poderosas en nuestro amor sexual.

Justo en los últimos 2 años—después de 14 años de matrimonio— hemos sido capaces de hablar el uno con el otro sobre el sexo. Experimentamos una clase profunda de pasión apacible. Cuando estás enamorada al principio, es una pasión loca, deseas "tragar" a la otra persona y ser "tragada". Ahora, por el contrario, tenemos una relación relajada. Cualquier cosa pasa, no hay prisa, ni sentimientos de culpabilidad. Estamos más conectados sexualmente de lo que habíamos estado jamás.

Después de 20 años de estar casada me encuentro a mí misma pensando mucho acerca de una relación sexual con una mujer.

Hemos estado casados 32 años. No tengo dudas de que estaremos juntos hasta que alguno de nosotros muera. Durante los últimos 10 años nuestras líbidos han sido mucho más bajas que lo que solían ser. Posiblemente es el efecto de las medicinas que tomamos, mi esposo por una enfermedad del corazón y yo por hipertensión arterial. Los 10 años anteriores a estos fueron mis años sexuales culminantes y estoy empezando a pensar que para algunas personas que han estado juntas por mucho años, el sexo se convierte en algo que "va y viene".

El tener un bebé ha cambiado nuestra vida sexual por completo. Ahora los 2 siempre estamos demasiado cansados al final del día para ni siquiera pensar en hacer el amor. Sin embargo, confío en nuestra relación y sé que una vez nuestra hija sea un poco mayor podremos reanudar nuestras relaciones sexuales.

Apéndice

EL CUIDADO DE LA SALUD SEXUAL

La salud sexual es un estado físico y emocional que nos permite disfrutar y actuar sobre nuestros sentimientos sexuales. Todas nosotras necesitamos seguir ciertos procedimientos de cuidado de rutina para mantenernos sexualmente saludables:

➤Somerternos regularmente a un examen ginecológico. (Lee cap. 17).

➤Cuidar de las infecciones. Si contraes una infección en la vagina o el sistema urinario, necesitas hacer algo acerca de esto inmediatamente, consulta a un médico.

➤Las duchas vaginales. A menos que hayas sido instruida por un médico por una razón particular, no necesitas ducharte (debilita la vagina). La vagina tiene un proceso natural de limpieza. El duchado frecuente y el uso de desodorantes vaginales puede alterar el balance ácido y alcalino en la vagina y conducir a infecciones.

Los aromas utilizados en los desodorantes vaginales también pueden causar reacciones alérgicas.

➤Limpieza genital. En lugar de ducharte o usar desodorantes vaginales, simplemente puedes limpiar tu área genital diariamente con agua tibia. Separa los labios exteriores y empuja hacia atrás la cubierta del clítoris para , eliminar las secreciones que se acumulan en el bánalo. Nuestras secreciones corporales y el olor son una parte natural de nosotras, y si estás saludable y te limpias regularmente, olerás y sabrás bien. Sin embargo, a algunas de nosotras nos gusta limpiar nuestros genitales antes de hacer el amor. Haz lo que te haga sentir cómoda.

➤Control natal. (Lee cap. 18). Si no deseas quedar embarazada y estás llevando a cabo el coito, necesitarás discutir con el hombre involucrado el uso del control natal y quién utilizará el método seleccionado. Si no lo puedes discutir con él o él no lo discute contigo, tal vez la relación no está lista para el sexo. Aun si no estás llevando a cabo el coito, si el semen es depositado cerca de la vagina (aún el área púbica), el esperma puede nadar dentro de la vagina o en las secreciones vaginales y subir a través de la cérvix hasta el útero y las trompas de Falopio y unirse al huevo.

➤Prevención contra las ETS y VIH/SIDA. (Lee cap. 19 y cap. 21).

➤La menstruación. Es bueno tener sexo durante tus períodos menstruales si te sientes cómoda con ello. Algunas de nosotras hemos encontrado que el orgasmo alivia los dolores menstruales.

➤El embarazo. (Lee cap. 25).

EL PAPEL QUE JUEGA LA TESTOSTERONA EN LA SEXUALIDAD

Ciertas hormonas juegan un papel importante en los sentimientos sexuales, la actividad sexual y la intensidad del orgasmo. La más influyente es la *testosterona*, algunas veces llamada la *hormona de la libido* y también, erróneamente la *hormona masculina*. La testosterona, como el estrógeno, está presente en tanto hombres como mujeres, aunque las proporciones difieren entre los sexos. En las mujeres, la testosterona es producida a través de la operación de las *Glándulas Suprarrenales* (dos glándulas pequeñas cerca de los riñones) y los *ovarios*, siendo el ovario probablemente la fuente más importante.

El papel de la testosterona en la sexualidad es ilustrado de varias maneras: (1) Cuando una suprarrenal es removida, las mujeres reportan una disminución en el interés sexual, la sensación y la frecuencia del orgasmo. (2) Cuando los ovarios son removidos, muchas mujeres reportan una pérdida similar. Los niveles de testosterona son más bajos en las mujeres después de la menopausia o después de una extirpación ovárica (ooforectomía) que en las mujeres jóvenes y saludables con los ovarios en su lugar, lo que muestra que menos testosterona se produce cuando la función ovárica se retrasa o se detiene. (3) Un estudio reciente de las mujeres sexualmente activas mostró una correlación significativa entre los niveles de testosterona en la sangre y la respuesta y la satisfacción sexual. Sabiendo la importancia de la testosterona, los ovarios y las suprarrenales pueden alertarnos a proteger nuestra sexualidad de las extracciones innecesarias de los ovarios o las suprarrenales.

Problemas sexuales

Es posible que en algún momento u otro de nuestras vidas, muchas de nosotras experimentemos algún problema sexual. Lee sobre las causas y el tratamiento del problema que tienes, particularmente si el problema es severo. (Ver Recursos).

Los problemas sexuales en una relación frecuentemente tienen su raíz en los problemas de la relación en sí. Algunas causas comunes son: ignorancia sexual, patrones de comunicación pobres, expectativas en los roles masculino y femenino, una falta de confianza o compromiso, o conflictos no resueltos. Un compañero abusivo puede usar el sexo como un arma para lastimar o dominar a la mujer; en este caso, el *abuso* es el problema.

La manera de pensar y sentir sobre nosotras mismas y el sexo, afecta poderosamente la respuesta de nuestros cuerpos. La culpa, la timidez, el miedo, el conflicto y la ignorancia, pueden bloquear e inhibir nuestra respuesta sexual. Nos debemos explorar más a nosotras mismas, si sentimos algunos de los problemas tratados a continuación, recordemos que no necesitamos estar en total agonía o en una situación extrema antes de buscar ayuda.

PROBLEMAS CON EL ORGASMO

Muchas de nosotras experimentamos dificultades alcanzando el orgasmo, ya sea por nosotras mismas o con un amante. La vergüenza de explorar y tocar nuestros cuerpos nos impide poder aprender a llevarnos a nosotras mismas hacia el orgasmo a través de la masturbación. Existen una variedad de problemas que nos impiden tener orgasmos con un compañero o compañera. Las siguientes son algunas de las razones por las cuales esto sucede:

➤No nos damos cuenta o quizás malentendemos lo que está pasando en nuestros cuerpos cuando nos excitamos. Estamos muy ocupadas analizando las dinámicas del sexo—cómo hacerlo correctamente, por qué no va bien para nosotras, qué piensa nuestro amante de nosotras, si nuestro amante es impaciente, si nuestro amante puede durar—cuando mejor podríamos estar concentrándonos en las sensaciones y no en los pensamientos.

➤Sentimos que nos estamos excitando, pero tenemos miedo de no tener un orgasmo, quizás no queremos gastar el tiempo que necesitamos y terminamos reprimiendo la respuesta sexual.

➤Tenemos miedo de hacer preguntas por miedo a lucir muy exigentes.

➤Tenemos miedo cuando nuestro amante se concentra en nuestro placer y nos sentiremos tan presionadas a llegar al orgasmo que no podremos.

➤Estamos tratando de tener un orgasmo simultáneo, el cual ocurre raramente para la mayoría de nosotras cuando puede ser igualmente placentero tener orgasmos por separado.

➤Tenemos algún conflicto o enojo profundo con nuestro amante. Inconscientemente, nosotras contenemos el orgasmo como una manera de contenernos a nosotras mismas.

➤Nos sentimos culpables por tener sexo y por eso no nos permitimos disfrutarlo plenamente.

FALTA DE INTERÉS EN EL SEXO: LA AVERSIÓN SEXUAL

Para algunas de nosotras, nuestros propios conflictos internos en relación al sexo son tan profundos que nunca tenemos interés en el sexo. Es posible que sintamos una extrema y desagradable sensibilidad al tacto o estemos tan tensas que no podamos relajarnos. Nuestros cuerpos están reaccionando de esta manera por una razón y nos protegen de las experiencias sexuales que no podemos tolerar. Esta puede ser una buena ocasión para buscar ayuda profesional.

EL ACTO SEXUAL DOLOROSO

Se puede sentir incomodidad y aún dolor con el coito y la penetración por las siguientes razones físicas:

INFECCIÓN LOCAL

Algunas infecciones vaginales—como la monilia (hongo vaginal) o la tricomona-pueden presentarse de manera no aguda y visualmente imperceptible. Si existe la presencia de alguna de estas infecciones, la fricción de un pene o un dedo moviéndose en tu vulva o en tu vagina podría causar que la infección se altere, provocándote ardor y picazón. Una llaga herpética en sus genitales externos puede hacer dolorosa la fricción (Lee el cap. 19, Infecciones Transmitidas por vía sexual).

IRRITACIÓN LOCAL

La vagina puede irritarse debido al uso de la espuma, crema o jalea anticonceptiva que estés usando. Si es así, trata con una marca diferente. Algunas de nosotras reaccionamos al material de hule que se encuentra en los condones, diafragmas y guantes de látex. Los desodorantes vaginales en aerosol y los tampones perfumados también pueden irritar la vagina o la vulva.

LUBRICACIÓN INSUFICIENTE

Las paredes vaginales responden a la excitación sexual produciendo un líquido lubricante que humedece la vagina y la entrada a ésta, haciendo más fácil la penetración. Este líquido es producido por las Glándulas Bartolinas. Algunas veces no hay suficiente líquido lubricante. Algunas razones: Estás tratando de lograr la penetración (o el hombre puede estar forzándola) demasiado pronto, antes que haya la cantidad necesaria de estimulación y excitación sexual para que tus Glándulas Bartolinas segreguen la lubricación necesaria; puede que estés nerviosa o tensa por hacer el amor (como por ejemplo, es la primera vez y estás preocupada por quedar embarazada); si tu amante está usando un condón es posible que necesites añadir lubricación (o utilizar condones lubricados). Asegúrate de tomar el tiempo necesario para que ocurra la lubricación. Si todavía te sientes seca, puedes usar la saliva, alguna jalea lubricante o alguna espuma, crema o jalea anticonceptiva. *(Nunca uses vaselina u otro lubricante a base de aceite con un condón o un diafragma, ya que éste puede destruir el hule y la barrera protectora).* La deficiencia hormonal también puede causar sequedad. Después del parto (particularmente si amamantas a tu bebé o si te hicieron una episiotomía) y después de la menopausia, hay una falta de estrógeno que puede afectar las paredes vaginales de una manera tal que se produce menos líquido. Trata los lubricantes sugeridos anteriormente.

ESTRECHEZ VAGINAL

Si nunca has tenido relaciones sexuales, específicamente coito o penetración, las primeras veces que tu amante y tú lo intenten puede ser doloroso para ti. Esto se debe a la presencia del himen o membrana de tejido que se encuentra a la entrada de la vagina. Un himen no estirado puede causar dolor. Además, si te encuentras tensa y preocupada, la entrada vaginal puede no relajarse lo suficiente, e introducir el pene puede causar dolor. Aun si estás relajada y excitada, puede que el momento para el coito no sea adecuado (el bebé llorando, los suegros en la alcoba contigua). Es importante elegir el momento adecuado para hacer el amor. Si tratas que el pene entre antes de que estés completamente lubricada y relajada, puedes estar todavía muy estrecha, a pesar de estar lubricada. De manera que no te apresures y no dejes que te apresuren.

DOLOR PROFUNDO EN LA PELVIS

Algunas veces la presión de un dedo o el pene provoca dolor interno. Este dolor puede ser causado por desgarres en los ligamentos que sostienen el útero (causados por un mal manejo obstétrico durante el parto, un aborto provocado ineptamente, una violación violenta, etc.); las infecciones de la cérvix, el útero y las Trompas de Falopio (la enfermedad pélvica inflamatoria — el resultado de una enfermedad transmitida por vía sexual no tratada); endometriosis, quistes o tumores en los ovarios. Existe tratamiento médico para todas estas condiciones.

DOLOR DEL CLÍTORIS

El clítoris es increíblemente sensible, y para muchas de nosotras el contacto directo o la fricción del clítoris (especialmente en la punta) es doloroso; (muchos hombres no saben esto hasta que se lo decimos). También, las secreciones genitales pueden recolectarse bajo la capucha. Cuando te limpies hala hacia atrás la capa del clítoris y límpialo suavemente.

LA PENETRACIÓN DOLOROSA: EL VAGINISMO

Si tienes una condición conocida como vaginismo, es posible que experimentes una compresión fuerte e involuntaria de tus músculos vaginales, un espasmo del tercio exterior de su vagina, lo cual hace que un dedo, un tampón, un especulo o un pene penetrante sea muy doloroso.

El vaginismo puede ser un mecanismo corporal contra una situación sexual que no puedes manejar o en la que no quieras estar. También puede ser el resultado de malas experiencias, tales como la violación.

El vaginismo puede tratarse exitosamente con una variedad de métodos, incluyendo la terapia sexual, psicoterapia e hipnoterapia. Para obtener ayuda en la selección de un practicante efectivo y confiable, lee la siguiente sección, cómo ayudarnos a nosotras mismas, o el capítulo 6, Salud mental. Cualquiera que sea la causa, si el acto sexual es del todo doloroso, ¡no toleres el dolor! Investiga lo que lo está causando y haz algo al respecto. Hasta que el problema se resuelva, piensa en nuevas maneras de hacer el amor. El poder que cada una de nosotras tenemos (solas o en conjunto) para hacer nuestras vidas más satisfactorias es enorme.

CÓMO AYUDARNOS A NOSOTRAS MISMAS

Si estás sintiendo dolor en el área pélvica, genital o vaginal, procura hacerte un buen examen ginecológico para descubrir si existe alguna causa física. Recuerda, no obstante, que la mayoría de los médicos no han sido entrenados para discutir los problemas sexuales. Recluta la ayuda de amistades o de algún grupo local de mujeres para encontrar una enfermera-partera comprensiva y competente o una doctora.

Cuando hay problemas sexuales en una relación de pareja, es frecuentemente la mujer la que primero busca ayuda. Esto puede ser porque, culturalmente, es más fácil para nosotras admitir nuestras preocupaciones sexuales. Puede ser también porque nosotras frecuentemente asumimos que si el sexo es un problema, somos nosotras quienes necesitamos ayuda. Como mencionamos anteriormente, con frecuencia los problemas sexuales usualmente son el reflejo de problemas existentes en la relación.

Capítulo 15

HACIA UNA MUTUALIDAD

Adaptación por Elvira Lutz, (Mujer Ahora, Espacio Feminista de Salud, Uruguay), Gloria Bonder (Centro de Estudios de la Mujer, Argentina), Ester Shapiro Rok, y María Morison Aguiar (BWHBC).

Contribuidoras a las ediciones previas: Paula Brown Doress, Nancy P. Hawley, Catherine Cobb Marocco, Sandy Rosenthal y Elizabeth Matz.

Queremos estar cerca de otras personas, es decir, serles importantes y saber que están ahí cuando las necesitamos; necesitamos amar y sentirnos amadas. Esta cercanía es esencial para nuestro bienestar. Para las mujeres de América Latina y el Caribe en general, nuestras relaciones con nuestras parejas forman parte de un tejido de relaciones fuertes e íntimas con muchas otras personas. Ya que a tantas de nosotras nos toca mayor responsabilidad por el cuidado de otros en nuestras familias y comunidades, se puede ir creando un desbalance en la equidad de nuestras relaciones. Podemos dar mucho, y recibir poco. La mutualidad en nuestras relaciones significa que brindamos generosamente, y a la vez esperamos recibir, amor, apoyo, y respeto en un ambiente de igualdad. Reconocemos y queremos que se respete nuestra interdependencia. Para nosotras la mutualidad no significa el insistir en que los hombres y las mujeres son exactamente iguales. Celebramos nuestras capacidades como mujeres creadoras y nutridoras de las vidas. Pero la mutualidad sí debe significar un aprecio por lo que pueden y deben dar, cada uno y una de nosotras para formar relaciones mutuamente beneficiosas.

Bases de la mutualidad

En el capítulo 11, sobre la violencia y su prevención, incluimos una gráfica que demuestra las características de una relación mutua y respetuosa, en su contraste con una relación en que hay abuso de poder. La mutualidad surge de relaciones donde existe el amor, pero más importante aún, la comprensión y el respeto. La mutualidad se construye a base de compromiso y comunicación abierta. La mutualidad requiere un diálogo que acepta diferencias y acomoda las opiniones, emociones y necesidades de todos los que participan. Tanto las dificultades como los placeres de la vida son libremente compartidos. Cuando existen conflictos, la mutualidad se mantiene con compromiso, negociación, e insistencia en que todas las voces, hasta la de los más vulnerables, tienen un lugar y un valor. La mutualidad se construye igual que la democracia, con el compromiso de compartir el poder, de darle voz, voto y participación a todas como ciudadanas, tanto en el seno de la familia como en la comunidad.

Entre la violencia y la mutualidad hay un mundo de relaciones humanas complicadas. Las tradiciones culturales que nos piden sacrificio personal se convierten en relaciones íntimas donde no abrimos espacio ni para saber lo que necesitamos, y menos para exigir reciprocidad. Para establecer relaciones de mutualidad, tenemos que cambiar los patrones de "sacrificar" y "aguantar", que terminan en la negación de nuestras propias necesidades. Ya sabemos bien que sin cuidarnos a nosotras mismas, no podemos sobrevivir y menos cuidar a otras que nos necesitan. Cuando renunciamos a expresar nuestra voz en las relaciones íntimas, también renunciamos a nuestro poder y participación en la familia y la sociedad. La mutualidad es la base de nuestra participación y de nuestra ciudadanía.

IMPACTO DEL FEMINISMO

En muchas de nuestras comunidades, nuestras culturas nos dicen que ser mujer significa sacrificar nuestras necesidades, deseos y placeres, en beneficio de otros. Aunque la expresión de esos deberes es diferente si somos de familias ricas, de clase media, o pobres, siempre somos las mujeres quienes nos encargamos del hogar y de las necesidades íntimas y emocionales de la familia. Las mujeres trabajadoras y las madres solteras tienen una carga más pesada todavía, teniendo la doble jornada de trabajo en la calle y en el hogar.

Yo misma fui mi ruta
por Julia de Burgos

Yo quise ser como los hombres quisieron que yo fuese:

un intento de vida;
un juego al escondite con mi ser.
Pero yo estaba hecha de presentes,
y mis pies planos sobre la tierra promisora
no resistían caminar hacia atrás,
y seguían adelante, adelante,
burlando las cenizas para alcanzar el beso
de los senderos nuevos.

A cada paso adelantado en mi ruta hacia el frente
rasgaba mis espaldas el aleteo desesperado
de los troncos viejos.

Pero la rama estaba desprendida para siempre,
y a cada nuevo azote la mirada mía
se separaba más y más y más de los lejanos
horizontes aprendidos:
y mi rostro iba tomando la expresión que le venía
    de adentro,
la expresión definida que asomaba un sentimiento
de liberación íntima;
un sentimiento que surgía
del equilibrio sostenido entre mi vida
y la verdad del beso de los senderos nuevos.

Ya definido mi rumbo en el presente,
me sentí brote de todos los suelos de la tierra,
de los suelos sin historia,
de los suelos sin porvenir,
del suelo siempre suelo sin orillas
de todos los hombres y de todas las épocas.

Y fui toda en mí como fue en mí la vida...

Yo quise ser como los hombres quisieron que yo fuese:
un intento de vida;
un juego al escondite con mi ser.
Pero yo estaba hecha de presentes;
cuando ya los heraldos me anunciaban
en el regio desfile de los troncos viejos,
se me torció el deseo de seguir a los hombres,
y el homenaje se quedó esperandome.

Durante los últimos 25 años, con la nueva ola del movimiento feminista, las mujeres empezaron a cuestionar estos roles y a afirmar uno de los principios básicos del feminismo: que nuestras vidas, trabajo, ideas, percepciones y deseos son importantes, tanto como los de los hombres, y que la sociedad debe reorganizarse de manera que refleje y apoye este principio. Al inicio del movimiento feminista en los EEUU, se enfatizó más el derecho de la mujer a funcionar como un hombre en el trabajo y en el hogar. Algunas mujeres llegaron a identificar el feminismo con el odio hacia los hombres, el rechazo al matrimonio y a la familia y, por esto, muchas mujeres se muestran reacias a identificarse con los movimientos feministas, más aún para las mujeres de América Latina y el Caribe, donde la idea de identificarse como feministas ha implicado perder aspectos muy valiosos de nuestra generosidad en el cuidado de otros.

En los EEUU se destaca la importancia del individuo en lugar del grupo y se enseña a la gente a creer que sus circunstancias y problemas personales surgen de su propio carácter, de su historia individual, de su personalidad y de las opciones que conscientemente han elegido. Como resultado, para la mayoría de nosotras que vivimos en los EEUU se nos hace difícil ver o expresar las formas en que el género, la raza y la clase social afectan las decisiones personales. El tema feminista de que «lo personal es político» expresa nuestro convencimiento de que lo que parecen ser problemas personales, a menudo son síntomas de problemas sociales más amplios. Este capítulo expone nuestra visión del tema y de cómo los valores culturales, las expectativas y las estructuras afectan nuestras relaciones íntimas con los hombres. Hoy en día, se piensa mucho más en cómo, tanto los hombres como las mujeres, pueden compartir las responsabilidades y los placeres del amor y del trabajo, reconociendo a su vez nuestra interdependencia y apreciando nuestras diferencias. Nos damos cuenta de que con las mejores intenciones de ambas partes, las metas de igualdad y mutualidad en nuestras relaciones íntimas, sean con hombres o mujeres, no son fáciles de lograr.

PATRONES SOCIALES:
BARRERAS A LA MUTUALIDAD

Las barreras a la mutualidad surgen de vidas diarias sin tiempo suficiente para el descanso, tiempo que nos facilita atender a las necesidades de otros, que nos ayuda a oír, expresar y compartir las comunicaciones claves para nuestras vidas emocionales. Las barreras surgen también porque todas hemos interiorizado imágenes de nuestras sociedades sobre las relaciones íntimas que les dan más poder y privilegio a los hombres. Tal vez hemos vivido experiencias en nuestras familias donde un grito o golpe de nuestro padre callaba al hogar entero; o sencillamente vimos el ejemplo de nuestras madres que no se sentaban a cenar hasta que no habían cocinado, servido y lavado hasta el último plato. Aprendemos a ser compañeras sexuales, esposas o madres de acuerdo a papeles que nos enseñaron en la infancia. Estos "papeles" nos evitan el problema de crear nuestras vidas a partir de nada, pero también nos arrastran a adoptar papeles rígidos sin cuestionarlos. Cada pareja comienza una relación con un conjunto de experiencias y creencias que moldean sus nociones sobre los papeles masculinos y femeninos. La cultura, la clase social, y las experiencias vividas se combinan con las expectativas que traemos sobre genero, responsabilidad, respeto y mutualidad, a nuestras vidas como parejas.

Nuestros deseos, placeres y sufrimientos en las relaciones con los hombres están muy influidas por el ideal del amor romántico. Nos han educado para esperar el momento en que el amor romántico colmará nuestros deseos de felicidad, para sufrir amargamente si lo perdemos y sentirnos fracasadas si dicho amor no se presenta a lo largo de nuestras vidas, aunque tengamos éxitos en otros aspectos.

Desde los cuentos infantiles hasta las novelas, películas y anuncios publicitarios, nos llega un mensaje que nos hace creer que el amor siempre fue igual en toda época y lugar. Sin embargo, no es cierto. A lo largo de la historia, las relaciones amorosas de la pareja hombremujer, han asumido distintas formas y han obedecido a distintos intereses y necesidades sociales y económicas. Recién en el siglo XIX, surge el amor romántico como el paradigma de la relación de pareja y la motivación para contraer matrimonio. La formación de lazos matrimoniales que antiguamente obedecía a razones económicas, pasó a sustentarse en los valores del amor y la intimidad de la pareja.

En nuestros países, existe una rica diversidad de tradiciones culturales y condiciones de vida muy distintas que también influyen en el modo en que se relacionan hombres y mujeres, desde el punto de vista sexual y amoroso. El ideal romántico de una relación aislada y exclusiva, en sí crea muchos problemas para la pareja. Es igualmente importante y necesario mantener lazos cercanos e íntimos, relaciones de mutualidad, con un círculo amplio de familiares, amistades, de ambos sexos y todas las edades, que nos permitan dar y recibir en muchas situaciones y de muchas personas. Otro tanto ocurre con las nuevas generaciones de jóvenes y sus estilos de convivencia y expectativas en el terreno amoroso y sexual. Existe una tendencia entre los jóvenes a reemplazar el ideal del amor pasional por el amor-compañerismo, en el que predominan rasgos de ternura, solidaridad y respeto mutuo.

MODELOS DE RELACIONES DE PAREJA

Construyendo nuestras vidas juntos, al mantener un hogar económica y emocionalmente, nos damos cuenta de que el trabajo requiere mucho amor, y el amor requiere mucho trabajo. Para lograr los cambios que nos permiten celebrar nuestra interdependencia en rela-

ciones de respeto y mutualidad, necesitamos reconocer que las buenas relaciones requieren una inversión de tiempo, y un compromiso a una nueva visión de lo que es posible.

¿Qué valoramos en nuestras relaciones? Esos valores en sí los aprendemos en nuestras culturas. Escucharemos algunas voces de mujeres en los EEUU:

Lo mejor que tenemos es una larga historia íntima juntos que todavía persiste, nos admiramos y nos sentimos atraídos mutuamente. Cuando miro a mi alrededor, lo considero un pequeño milagro. He aprendido que mi esposo tiene muchos de los mismos sentimientos de debilidad y fragilidad— que yo solía considerar femeninos, así como él ha aprendido que tengo cierta clase de fortalezas que él no posee. El asunto crucial es disponer de tiempo para generar seguridad y confianza, bienestar y bondad. (Mujer de 40 años de edad, casada desde hace 20 años).

Lo más duro de la viudez es que he perdido a la persona con quien anduve tomada de la mano a lo largo de mi vida. Fui extremadamente importante para mi esposo.... Cuando era infeliz, podía recurrir a él y hablarle... Cuando estaba feliz, él tenía una sonrisa de oreja a oreja. Me brindó apoyo ilimitado a lo largo de mi vida de casada. Ya no lo tengo. Esta fue una pérdida muy, muy grande. He tratado de llenar ese vacío confiando más en otras personas importantes en mi vida. Tengo una amiga cercana al alcance de mi mano y a quien puedo decirle «algo me está molestando, tengo que hablarte de

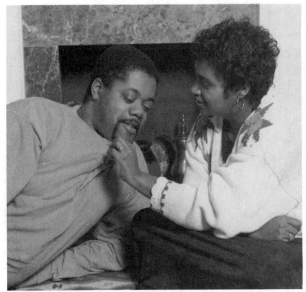

Jenny McKenzie

ello». Estoy muy cerca de mis hijos. Pero, necesito como una docena de personas cercanas para llenar la pérdida de esa relación tan especial. (Mujer de 68 años de edad, viuda desde hace 3 años).

Tiene un profundo y vivo interés en lo que yo hago, en mi trabajo y en mis intereses, mayor del que haya recibido de ningún otro hombre. Es absolutamente esencial que el hombre a quien yo ame sea afín al feminismo y sea capaz de vivirlo diariamente. La reciprocidad, el dar y recibir, el constante cuestionamiento de los estereotipos de género es algo básico. No se trata de algo simplemente en el plano de lo intelectual; también debe darse en el plano de lo cotidiano, como el cuidado de la casa y el lavar los platos; no se trata solamente de quién hace las cosas, sino sobre quién se muestra interés en lo que se tiene que hacer. (Mujer de 30 años de edad, casada desde hace un año).

Lo mejor de mi matrimonio es que tengo un verdadero amigo. Cuando se han hecho muchas cosas juntos, se tiene una ética compartida, una forma de ver el mundo que es terriblemente importante, por eso confío mucho en mi esposo. (Mujer de 60 años de edad, casada durante 39 años).

No existe ningún modelo rígido de «RELACIÓN IDEAL DE PAREJA». Nuestra forma de hablar, jugar, pelear, trabajar y de hacer el amor surge, no de recetas externas, sino de lo que traemos a nuestra relación y de lo que creamos juntos en nuestro intercambio. Una relación de mutualidad implica crecer, conocernos mejor en nuestra interdependencia, que se profundiza con el tiempo por lo que compartimos en nuestras vidas entrelazadas. El trabajar por una relación equitativa, mutua e interdependiente no es cuestión de establecer un plan único, grandioso, que nos guiará durante los años venideros, sino un proceso lento y continuo de negociación, compromiso y renegociación.

EL COMPROMISO AL PROCESO CREADOR DE UNA RELACIÓN DE MUTUALIDAD

En general, los cambios se dan lentamente, paso a paso. En una cultura como la de los EEUU, orientada hacia la eficiencia y el logro de objetivos concretos, fuertemente influenciada por la tecnología, estos lentos y pequeños procesos de ajuste y de cambio no se enseñan ni se valoran. Vivimos en la época de lo «desechable»: cuando algo se quiebra, se bota y se adquiere uno nuevo. Cuando hablamos de compromiso no significa entregarse a una relación a toda costa, la cual, a menudo, ha significado el pasar por alto nuestras necesidades o caer en una relación vacía o abusiva. Estamos pensando en una verdadera entrega a un proceso de elaboración de la relación. Esto implica riesgos, cuestionamientos constantes y no siempre esperar el momento adecuado para plantear un problema. También significa estar dispuestas a cambiar puesto que estamos pidiendo a nuestras parejas que cambien. Nunca podremos estar seguras de cómo resultarán las cosas; a pesar de nuestros valiosos esfuerzos, la relación puede terminarse y, a veces, puede ser lo mejor. Aunque pueden existir otras fuentes de tensión entre una pareja—diferentes personalidades e historia familiar, diferencias éticas y de clase, enfermedades, dificultades económicas— este capítulo está centrado en la tensión que se origina al vivir en una cultura basada en la desigualdad y en definiciones limitantes de los roles que juegan las mujeres y los hombres en la sociedad. Cuando trabajamos en pro de las relaciones de mutualidad, estamos, en efecto, nadando en contra de la corriente.

Todo esto nos demuestra que no existe un tipo único de relación amorosa y que a lo largo del tiempo, así como han ido cambiando los roles femeninos y masculinos, también cambian los sentimientos, los deseos y las fantasías que forman lo más íntimo de las personas.

HACIA UN PODER COMPARTIDO

En nuestras relaciones entran en juego muchas clases de poder: personal, físico, espiritual, social, económico y político. Sin embargo, las mujeres y los hombres pertenecen a grupos que tienen diferentes grados de poder personal, social y económico. También la sociedad les enseña a las mujeres y a los hombres a manejar el poder que tienen de diferentes maneras. El desequilibrio resultante influye inevitablemente en la manera en que pensamos, actuamos y nos relacionamos con las demás personas. La forma en que las personas nos perciben y nos tratan, más allá del círculo de nuestras relaciones, afecta la manera en que nos sentimos con ellas. En las clases sociales altas, hasta hace poco, la relación heterosexual "ideal" era un matrimonio en el cual el hombre

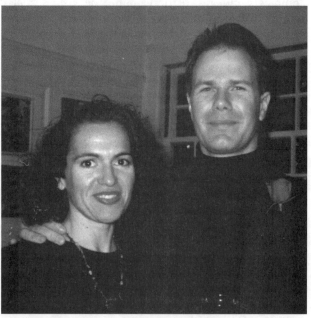

Judy Norsigian

mantenia económicamente a la mujer y compartía con ella su posición social. A cambio, ella era la responsable de las tareas domésticas y de los servicios personales, lo cual le permitía a él cumplir con su papel en la sociedad.

En las culturas de América Latina, y en las familias latinas de los EEUU, se reconoce el valor de las tareas domesticas y del apoyo emocional que ofrecen las mujeres a sus familias. También reconocemos que en la mayor parte del mundo, el trabajo de las mujeres, tanto el doméstico sin pago como formal e informal, es clave para la sobreviviencia de sus familias. Para participar en relaciones de mutualidad, necesitamos reflexionar sobre el poder actual que tenemos, y sobre las barreras personales y culturales que nos impiden utilizarlas para el beneficio de nuestras familias y comunidades.

EL PODER SOCIAL Y ECONÓMICO

Generalmente pensamos que la política tiene que ver con relaciones de poder entre grupos a gran escala y entre las naciones; pero también existe una política en las relaciones íntimas. No importa cuán fuertes sean nuestras promesas mutuas de mantener un trato igualitario; sería ingenuo pensar que las actitudes sociales arraigadas ampliamente y que las difundidas costumbres institucionales no afectan lo que ocurre en la pareja. Por ejemplo, un conflicto dentro de una relación heterosexual, no es simplemente un conflicto entre dos personas, que son vistas en todas partes como socialmente iguales, sino un conflicto entre dos personas que tienen diferente posición ante la ley (especialmente si están casadas) y diferentes derechos y privilegios. La mayoría de las instituciones sociales están profundamente permeadas por actitudes y leyes según las cuales los derechos de los hombres deben tener prioridad por encima de los derechos de las mujeres. Dado que, en esta sociedad, el dinero es la fuente más común de poder y puesto que frecuentemente significa poder social, no es sorprendente que la persona que aporta los recursos económicos a la familia o en la relación tenga mayor poder.

Esta sociedad valora y recompensa el trabajo de los hombres mucho más que el trabajo de las mujeres. La mayoría de las mujeres no pueden aportar una cantidad de dinero igual, ya que, en promedio, recibimos menos de lo que ganan los hombres.

En una relación íntima, los hombres automáticamente tienen el poder porque usualmente ganan más dinero. Si un hombre abusa de esta desigualdad de poder, puede manifestarlo en los primeros años de una relación haciendo que la mujer se sienta endeudada con él, dando por sentado que ella debe retribuirle con sus favores sexuales. Si estás en una relación donde él hace esto, ¡pon mucha atención!

Tenemos una larga lucha por delante para que las mujeres reciban igual salario por igual trabajo. Mientras tanto debemos insistir en nuestras relaciones para que el aporte de cada persona sea valorado equitativamente.

EL DESARROLLO DE NUESTRO PODER PERSONAL

La interdependencia es una realidad humana, pero las culturas individualistas celebran el mito del individuo autosuficiente. En muchas sociedades, se les permite a ciertos individuos o clases de personas, el poder personal que surge de tener recursos económicos y la afirmación de su valor en la sociedad. Ser pobre, ser indio, ser de descendencia africana, ser mujer, significa ser alguien con poco control y poder personal. Bajo condiciones sociales de injusticia y desigualdad, las actitudes patriarcales les permiten a los hombres que se sienten impotentes al nivel social, encontrar una sensación de poder personal manteniendo control en sus hogares. Para nosotras como mujeres, el poder personal surge de exigir nuestros derechos como ciudadanas en la sociedad, de insistir en voz y participación. En nuestras relaciones íntimas, el poder personal no significa ejercer control sobre otros. El poder personal significa pedir y, si es necesario, exigir voz, participación y respeto, tanto por nuestras fortalezas como por nuestras vulnerabilidades y necesidades.

Las barreras sociales que impiden nuestra participación como mujeres en nuestras sociedades se expresan en dos áreas importantes de poder personal y compartido: nuestro poder económico, y nuestro poder físico. A muchas mujeres se les ha enseñado que ser fuertes físicamente no es femenino. La mayor fuerza física de un hombre puede plantear una silenciosa amenaza de intimidación que causa todo tipo de problemas, desde el hombre que se siente sobrepoderoso en una relación sexual, hasta la mujer que se siente intimidada intelectualmente. Dado que vivimos en una sociedad en la cual la violencia o la amenaza de la violencia está siempre presente, no es sorprendente que tengamos tales sentimientos. Cuando rechazamos aceptar la imagen cultural de la mujer como carente de fuerza física y de competencia, el aprender nuevas habilidades y el llegar a ser físicamente fuertes desarrolla nuestra autoestima.

Bajo condiciones de desigualdad, nosotras como mujeres aprendemos a limitar nuestro poder hasta en la manera cómo conversamos y expresamos nuestras opiniones. Entrenadas para evitar conflictos con otros, ni averiguamos cuáles son nuestros propios deseos, porque nos parece más seguro oírlos de otros primero. Aprendemos a ser indecisas, planteamos nuestras afirmaciones con una risita y disculpas por lo poco que sabemos sobre el tema en discusión, mientras que los hombres aprenden a presentar sus puntos de vista con fuerza y permanecen callados sobre sus limitaciones.

Para mí, una de las cosas más difíciles de hacer es sostener aquellos puntos en los que realmente estamos en desacuerdo sobre algo. Al comienzo puedo saber exactamente lo que pienso, pero, mientras más oigo a Guillermo argumentar sobre su tema (él es siempre tan seguro de sí mismo), me siento menos segura del mío y me confundo más sobre lo que es verdadero. A veces, termino llorando cuando lo que realmente quiero hacer es luchar por mí misma. Así que, luego, me siento furiosa; surge una especie de resentimiento ardiente y, en esas ocasiones, ni siquiera quiero dormir con Guillermo. Lo hago porque todavía estoy furiosa por no haber sido capaz de mantener mi punto en la discusión y sé que puedo herirlo negándome sexualmente.

Aunque, en los libros convencionales sobre sexo y matrimonio, los médicos y los profesionales de salud mental, con frecuencia «reprenden» a las mujeres por negarse sexualmente cuando estamos furiosas con alguien, ellos no reconocen que, a menudo, ésta es la mejor manera indirecta de ejercer el poder cuando otras maneras más directas están bloqueadas. Necesitamos el poder de tener tiempo y espacio solas, sin interferencia, para aclarar nuestras mentes y emociones en cuanto a cualquier situación.

A las mujeres se les enseña a sentirse incómodas ante la idea de tener poder. (¡Es tan poco apropiado para una dama ser físicamente fuerte!) Con frecuencia, cuando hacemos lo que se espera de nosotras, renunciamos, casi por completo, nuestro poder. Porque a nosotras nos toca el embarazo y el cuidado de nuestros hijos y familias, nos concentramos más en la intimidad y los placeres del hogar mientras nuestros maridos tienen menos responsabilidades y más libertad para salir y divertirse. En los países de América Latina y el Caribe, tanto como entre latinas en los EEUU, se acepta y se espera que los hombres busquen otras mujeres fuera del matrimonio, con tal de que respeten su familia y su hogar. Aceptar esos patrones sexuales nos pone en mucho peligro personal y sexual, porque nosotras hacemos un compromiso con la pareja que no es recíproco. A las latinas que vivimos en EEUU, a veces nos sorprende darnos cuenta de que nuestra crianza nos prepara a seguir aceptando el ser más fieles que nuestras parejas.

Siempre organicé mi vida en torno a Lorenzo. Cuando comenzamos a estar juntos, estaba iniciando una carrera docente. Pero muy pronto él obtuvo una oferta de trabajo en otra ciudad, así que nos trasladamos. Entonces él quiso que tuviéramos familia, lo que a mí, en realidad, no me interesaba. Pero, como él lo deseaba tanto, a mí me pareció bien. Entonces, nos cambiamos otra vez, esta vez a una lujosa casa en un lujoso suburbio, pero yo no tenía auto —él lo usaba— y me encontraba muy sola. Los niños se convirtieron en el centro de mi vida y los quería a ellos y a mi esposo profundamente. En muchas ocasiones, pensé en volver parcialmente a la escuela, para obtener mi título. Pero Lorenzo no quería que yo hiciera eso; él no quería

que las responsabilidades de la casa y de los niños cayesen sobre sus hombros. Decía que estaba contento en apoyarnos, cosa que yo creí. Pero, un día, cuando los niños eran aún pequeños (nuestro hijo ni siquiera tenía un año), me dí cuenta de algo que me aterrorizó... que, durante más de un año, Lorenzo había tenido aventuras con otras mujeres. Todas eran mujeres que él conocía en su trabajo como supervisor, mujeres profesionales, muy inteligentes, competentes y libres, y 10 años más jóvenes que yo.

Cuándo lo confronté, dijo que me encontraba insulsa, siempre hablando sobre la casa y los niños —¡por supuesto, si ese era mi mundo!— y que, esas otras mujeres eran más interesantes, puesto que tenían su vida profesional y eran más mundanas y más conocedoras de lo que yo era de las cosas que le interesaban a él en su trabajo. No lo dijo, pero pienso que es verdad, que también me detestaba por pedirle que me ayudara más con los niños y con la casa. Corría hacia estas mujeres siempre que yo lo criticaba y buscaba en ellas cosas que no encontraba en mí porque no me preocupaba por mi desarrollo intelectual. Cuando era más joven, yo no vi ningún problema en moldear mi vida alrededor de Lorenzo. Ahora sé que he pagado un precio muy alto.

Aprendemos los papeles de género teniendo en cuenta los sentimientos y ciertas tradiciones. Nos acomodan dentro de las formas sociales existentes. Conforme luchamos por transformar nuestras relaciones debemos, al mismo tiempo, trabajar para que se acaben las discriminaciones sexuales en el trabajo, por centros de cuidado diurno infantil en nuestras comunidades, y para que se acaben las desigualdades legales que las mujeres todavía debemos enfrentar. En este período de transición, asumimos la tarea de restaurar el tipo de relaciones que queremos, en una sociedad que no sólo puede fallar en apoyar nuestra visión, sino que, a menudo, se opone a ella.

ALGUNAS CONSECUENCIAS AL ADOPTAR LOS ROLES DE GÉNERO TRADICIONALES

La estructura convencional de estos roles, según la cual la mujer actúa como un sistema de apoyo para el hombre, sin recibir a su vez ningún apoyo para ganarse la vida ni para desarrollarse a sí misma, nos hace muy vulnerables, emocional y económicamente. En el mundo actual, cuando la tasa de divorcios es una por cada 2 matrimonios, en donde las mujeres sobreviven a sus parejas masculinas, a menudo por una década o más (el 80% de los cónyuges sobrevivientes son las esposas), y en donde la tasa de inflación hace que el viejo patrón de un sólo salario para mantener a 2 adultos y un niño sea una alternativa viable sólo para una elite, el papel tradicional de la mujer, como sistema de apoyo del hombre, es un grave riesgo para las mujeres.

Desde el primer encuentro con un hombre, podemos jugar diferentes papeles. Si queremos continuar con la relación, seguirnos viendo y pasar el tiempo juntos, vivir juntos o casarnos y tener hijos, cada paso hacia la permanencia, hacia la dedicación y formalización de la relación, aumentan las presiones para asumir los roles convencionales. Las estructuras y los acuerdos que pudieron funcionar bien durante años, pueden ser puestos a prueba y ser destruidos al tener hijos.

Si dejamos nuestro trabajo remunerado, perdemos, no sólo nuestro ingreso independiente, sino también nuestro status como trabajadoras remuneradas y nuestro grupo de amistades del trabajo. Perdemos nuestra fuente de valoración externa; podemos sentirnos menos competentes y menos respetadas y llegar a ser completamente dependientes de nuestras parejas y de nuestros hijos. Aun cuando queramos compartir el trabajo y el cuidado de los niños, la escasez de un buen cuidado de niños, la falta de un trabajo parcial bien remunerado y la severa discriminación en cuanto a los ingresos, todos contribuyen a que durante los primeros años como progenitores, vivamos un gradual retroceso hacia arreglos convencionales.

Creemos que, mientras las mujeres tengan a su cargo el cuidado de los hijos, esto tendrá un impacto fundamental en nuestras vidas y las oportunidades y por lo tanto influirá en las generaciones futuras y en sus decisiones.

LUCHAR POR UN CAMBIO

Podemos dar pequeños pasos hacia el cambio de los roles establecidos. Podemos idear un plan de acción afirmativa, en el cual tengamos tiempo para nosotras mismas y expresemos nuestras necesidades en la relación. Muchas veces encontramos barreras sociales, tanto como interiores y expresadas en los patrones de nuestras relaciones íntimas. No les pedimos a nuestras parejas que participen más en el cuidado de los niños para poder salir con nuestras amigas. Se nos hace difícil encontrar trabajos cuyos horarios no permitan cumplir con nuestras responsabilidades familiares, hacia los niños, jóvenes, ancianos o familiares enfermos o impedidos. Estar conscientes de las barreras sociales a nuestra participación, y apoyar a otras mujeres que luchan por el cambio, nos ofrece la fortaleza para cambiar nuestras vidas y nuestras sociedades paso por paso, en la casa y en la calle.

En los 6 meses antes de que comenzara a estudiar, decidí enseñarles a los niños como manejar la lavadora y la secadora, a cocinar comidas simples, a limpiar el piso de la cocina, a limpiar el baño. Hicimos listas de las tareas y cada quien tenía una cosa que hacer durante la semana: ellos cocinarían y yo estaría simplemente ahí, por si necesitaban ayuda. Comencé mis estudios de tiempo completo, pero, inmediatamente, me sentí agobiada. Me tocaba

luchar. Era mucho más competitivo de lo que había pensado que iba a ser... No llegaba a casa después de las clases. Tenía grupos de estudio tarde en la noche, los sábados y los domingos. Las cosas comenzaron a caerse a pedazos. A nadie le gustaba. Los niños se quejaban porque las demás madres no hacían trabajar tanto a sus hijos. Necesitábamos orden en nuestras vidas y, durante cierto tiempo, aquello fue caótico. Después del primer año, nuestro sistema de trabajo comenzó a funcionar bastante bien. Esta experiencia fue, realmente, mi liberación de la prisión en que puede convertirse el hogar. Ya no voy a estar aquí de la misma manera en que lo estuve siempre.

El hecho de crear relaciones de mutuo apoyo, en vez de relaciones donde, únicamente una de las partes funciona como apoyo de la otra, nos permite darnos cuenta de que existe una diferencia entre el compartir tareas y el compartir la organización total para saber cuando se va a necesitar hacer las compras para preparar los almuerzos de los niños y la cena cuando ambos regresan del trabajo al hogar. Aun cuando tanto la mujer como el hombre trabajen, suelen caer en el patrón, según el cual, es él quien se ocupa de la planificación a largo plazo, ya que, hasta hace poco, las mujeres no tenían el hábito de hacerlo y creen que los hombres son mejores en ello. Las mujeres desarrollaron habilidades para ahorrar pequeñas cantidades de dinero por medio de cupones de descuento, ahorrando centavos día a día, pero, a menudo, sin tener que ver con el problema mayor de su futura seguridad económica.

Las mujeres de clase media son educadas con la creencia de que siempre habrá alguien que se haga cargo de ellas, mientras que las de la clase trabajadora a menudo aprenden a ser más autosuficientes, a mantenerse a sí mismas. Pero, la mayoría de los ingresos de las mujeres son tan marginales que no puede ahorrarse para el futuro. Muchas de nosotras hemos encontrado que, cuando se toman mayores responsabilidades en asuntos monetarios, no sólo nuestras parejas lo aprecian, sino que también tenemos mayor control sobre nuestras vidas. En cambio, para muchas mujeres trabajadoras solteras, nuestra posición social y económica no nos permite nunca que escojamos el tener con que planificar un futuro seguro. Carentes de esa posibilidad podemos caer en una posición de víctimas, la cual nos roba poder personal y nos debilita. Debemos participar en los esfuerzos que se hagan por aumentar los sueldos y pensiones como una manera alternativa de hacer sentir nuestro poder personal y social.

ALGUNAS BARRERAS DE LA INTIMIDAD
ENTRE LAS MUJERES Y LOS HOMBRES

La intimidad para mí significa tener a alguien en mi vida a quien pueda llegar a conocer profundamente a lo largo del tiempo, quien pueda llegar a conocerme y con quien pueda ser lo mejor y lo peor de mí misma.

Hay muchas facetas en el proceso de llegar a conocerse bien mutuamente y comunicarse a un nivel de profundidad. Es necesario dejar que nuestras vulnerabilidades aparezcan, y que sean conocidos nuestros secretos, y tener suficiente confianza como para depender de alguien y permitirle depender de nosotras.

El carácter de nuestra intimidad es exquisito. Es como un río que corre entre nosotros y al que podemos recurrir siempre que así lo queramos. Para mí es algo maravilloso y enriquecedor que alguien pueda tener intimidad conmigo y de tantas maneras... como amante, como amigo.

El comprometerse significa trabajar en la relación aun cuando las pasiones y la ilusión inicial hayan evolucionado hacia un amor más profundo. Si bien menos intenso; este amor permanece en las dificultades, en los tiempos duros, feos, dolorosos, malos y de aislamiento (¡los que, a su manera, pueden llegar a ser dramáticos!)

Todavía me admiro ante aquel arrebato de pasión que se tiene al comienzo de una relación, pero ahora tengo la edad suficiente y he conocido a suficientes hombres para saber que la pasión no dura. Podemos revivirla; hay momentos en que añoro aquella pasión que siempre existe al principio y puedo revivirla de nuevo, pero, ciertamente, no la siento 24 horas al día todos los días. Es necesario mucho trabajo y creatividad para mantener las cosas vivas en una relación. Algunas veces me siento atraída por otros hombres, pero pienso que esto tiene que ver sobre todo con mi temor a la intimidad y con el deseo del arrebato... y en el tratar de experimentar parte de la intensidad de estar con otra persona. Conforme pasan los años, me interesa más saber si esa persona estará dispuesta a hacer un compromiso serio conmigo. Si la pasión no está ahí todas las noches, está bien.

EL TEMOR A LA INTIMIDAD

Con frecuencia se espera que sacrifiquemos nuestra identidad a la del hombre, adoptando sus apellidos, trasladándonos a donde estén sus trabajos y demás, hasta tal punto que perdemos de vista lo que queremos para nosotras mismas. En vez de vivir una interdependencia con mutualidad, vivimos un conflicto entre la dependencia y la separación total.

Una cosa que está clara en mi segundo matrimonio es que, debido a que soy mayor y por lo que Roberto es, me siento mucho más cercana a él de lo que estuve de mi primer marido. Puedo cuidarlo más

profundamente. Hay momentos cuando él está fuera, aún durante la noche, que son muy dolorosos para mí. No es que «Oh Dios mío, no puedo cuidarme a mí misma», porque lo he hecho y puedo, pero es añorar a alguien profunda y apasionadamente. . . me doy perfecta cuenta de cuán doloroso sería para mí si algo le sucediera a Roberto, cuán vacía sería la vida. No porque mi vida no esté llena más allá de él, sino porque arriesgo el perder una cierta profundidad de compromiso y de sentimiento.

Esta sociedad, que asigna papeles activos y dominantes a los hombres y papeles pasivos y subordinados a las mujeres, exagera estos conflictos. Cuando tenemos consciencia del mayor poder y prestigio de los hombres, podemos temer la vulnerabilidad que naturalmente acompaña a la intimidad.

Mientras más fuerte y confiada me siento, más capaz soy de estar cerca de alguien sin temer perder mi individualidad.

APRENDEMOS DIFERENTES ESTILOS DE INTIMIDAD

A menudo, las mujeres valoran la conversación como un medio de acercamiento, mientras que muchos hombres expresan la intimidad principalmente con la actividad física o con la cercanía sexual.

Mi idea de tener intimidad, más que hacer el amor, es tener largas y profundas conversaciones. Mis fantasías sobre los asuntos amorosos se refieren a conversaciones como ésas. Basta el mantenerse conversando y cada tanto se dirá algo importante o interesante. En cambio, Juan piensa que no debe hablar hasta que se tenga algo interesante que decir. Yo quiero hablar de todas las cosas desde todos los ángulos posibles. El considera eso como chismes, algo repetitivo e irrespetuoso. No es que él sea reservado, pero quiere guardarse las cosas para sí. Su idea de la intimidad es el hacer algo juntos, como acampar o remar. A veces pienso que Juan no conoce realmente la parte que más quiero de mí misma, y viceversa.

La sociedad mantiene como ideal masculino al «tipo fuerte y silencioso». Muchos hombres encuentran muy amenazante el mostrar su propia sensibilidad; su parte más tierna no es considerada masculina. A pesar de que desde hace varios años, algunos hombres han tratado de ser emocionalmente más abiertos, el mundo masculino continúa esperando a que ellos estén orientados por objetivos y que mantengan ocultos sus sentimientos; el sentimentalismo no es valorado. Dado que nuestra cultura sexista no valora un estilo personal «femenino» de relacionarnos mutuamente, para la mayoría de los hombres no hay motivación para aprenderlo.

Un hombre con quien casi me caso, me dijo: «Yo aportaré el dinero para el hogar y usted puede hacer el resto», con lo cual se refería al cuidado de los niños, al trabajo doméstico, las interminables tareas pequeñas y, principalmente, lo llegué a intuír, todo el trabajo emocional.

Esta situación también les ha costado caro a los hombres: muchos de ellos, por lo demás exitosos, son emocionalmente pobres. Esto tiene un precio también para las mujeres quienes buscan en estos hombres intimidad y los encuentran seriamente carentes de ella. Muy a menudo, ellas son las responsables del clima emocional en que se desenvuelve la relación y, además, terminan por darles una inmensa cantidad de apoyo emocional, ya que muchos hombres no tienen amigos íntimos o sólo unos pocos. De nuevo, una mujer termina haciendo un trabajo «invisible». Su energía, a veces, se concentra en mantener una relación y se aleja de su propia realización y desarrollo personal.

En términos de desarrollo personal, la mayoría de los hombres no han alcanzado a las mujeres en saber cómo elaborar una relación o en saber cómo ser un buen amigo. Algunos han comenzado a reunirse en grupos para hablar sobre estos temas, para desarrollar las habilidades necesarias para obtener una relación personal íntima y para aprender como prestar mayor atención a sus relaciones con los niños, esposas o amantes y amistades, dado que en nuestra sociedad no se les estimula a que lo hagan.

Cuando funciona, la intimidad nos hace sentir tan bien que enriquece otros aspectos de nuestras vidas y contribuye a darnos energía y creatividad.

LOGRAR QUE FUNCIONE

En cualquier relación duradera con un hombre, los problemas y los temores surgen independientemente de cuán «correctos» seamos el uno para el otro, o de cuán duro hayamos trabajado para construir la relación y aun de cuán sólidos y estables nos sintamos juntos. Puede ser espantoso el enfrentarnos honestamente a lo que es difícil e hiriente, pues queremos creer que escogimos una buena pareja, que tomamos decisiones sabias. El estar conscientes de aspectos que nos daba temor enfrentar, el admitir conflictos profundos puede significar que hemos cometido un grave error. Algunas veces, cuando comenzamos a ponernos furiosas, nos da miedo de que si no aplacamos inmediatamente ese enojo, surgirá incontrolable y nos llevará inevitablemente a la ruptura de la relación.

Sin embargo, el eludir la confrontación puede desembocar más fácilmente en el estancamiento y en el resentimiento, que en mantener la paz y en mejorar las cosas.

El conflicto puede ser parte de un proceso creativo para elaborar las cosas. En un comienzo, podemos identificar los aspectos sociales y evitar la trampa de culparnos mutuamente, o a nosotras mismas, de todo lo que no marcha bien.

EL DUDAR CONSTANTEMENTE DE LO ASUMIDO

Es necesario que hagamos un esfuerzo serio y consciente para definir lo que realmente queremos en nuestras relaciones íntimas con los hombres, de otra manera los convencionalismos sociales se impondrán inevitablemente. Una manera de comenzar a cambiar nuestros vínculos es reconsiderar la clase de hombres que estamos buscando y nuestros patrones para relacionarnos con ellos cuando los conocemos. Hacer cambios al inicio de una relación puede ayudarnos a mantener el equilibrio que se establecerá en la futura relación.

Yo pensé que me estaba casando con este hombre tan interesante y no vi que su dinamismo era expresión del control que necesitaba tener. Yo sólo vi lo excitante, la energía. No me di cuenta de que, en el proceso, me haría sentirme inferior. Aprendí que no se trata solamente de cuán «maravillosa» sea la otra persona, sino de cómo le hace sentirse a una. Ahora pongo mucha atención a cómo me siento con alguien al inicio de una relación. Si me siento claramente menos estupenda en su presencia, no me importa cuan vivaz y brillante sea, no estoy interesada.

Cuando una relación se desarrolla, tenemos que seguir siendo conscientes de nuestros criterios. Es peligroso tomar las pequeñas cosas como si fueran un hecho dado,

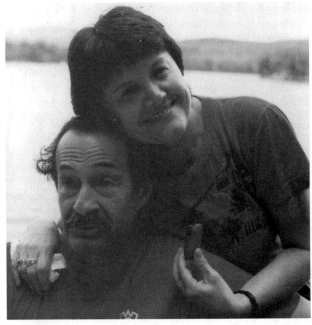

Judy Norsigian

ya que a menudo están relacionadas con cosas más importantes. Aparentemente, un pequeño gesto, como el de escoger un apellido cuando decidimos casarnos, puede servir como señal de advertencia de que queremos tener una unión diferente con nuestro compañero.

Después de 15 años de ama de casa, decidí irme a estudiar. Mi esposo y yo nos dividimos todos los trabajos y responsabilidades para que yo pudiera terminar de estudiar y trabajar. Todo estaba marchando bien, pensé, hasta que, un día, Javier hizo, de paso, unas observaciones sobre nuestra hija y de algunos problemas que ella tenía con su novio. Fue algo chocante el darme cuenta de que yo no sabía nada de lo que estaba sucediendo. Fue una pérdida porque, durante muchos años, el saber todos esos detalles había sido mi fuente de poder en la familia. No obstante, el cambio ha sido bueno para todos nosotros.

PRESTARSE ATENCIÓN MUTUA

Muchas cosas compiten por nuestra atención: el trabajo, las amistades, los hijos, nuestras diversas actividades y los quehaceres hogareños. Un nuevo amor eclipsa casi todas las demás cosas, pero, en poco tiempo, el balance cambia y queda atrapado entre las necesidades de los niños, la lavandería, la transmisión del auto y las reuniones de noche.

Una relación íntima, aunque es, a menudo, el fondo y sustento del resto de nuestras vidas, en ocasiones, demanda toda nuestra atención.

Varias veces durante la semana, desde que nos casamos hace 11 años, nos sentamos en la sala, cada quien en su silla favorita y tomamos una copa de vino, después de que los niños se han ido a la cama. Y conversamos... sobre el día, sobre los detalles ridículos de lo que ocurrió en el trabajo, sobre algún problema que hemos tenido, o sobre lo que sea. Algunas veces es difícil disponer de este tiempo... hay que lavar los platos o hay un buen espectáculo en la televisión, o simplemente no tengo deseos... Pero esto, más que ninguna otra cosa, nos ha impedido el alejarnos demasiado sin conservar ningún tipo de contacto.

Tenemos largos ratos de embelesamiento entre nosotros... Algunas veces me le quedo mirando, especialmente cuando está molesto por alguna cosa, muy silencioso y aislado, y es como si yo me olvidara de lo que yo era, antes de ser atraída por este hombre. Así que nos damos una mañana libre o nos quedamos hasta las 2 de la madrugada tratando de resolver una gran crisis y después podemos terminar haciendo el amor apasionadamente y, entonces yo recuerdo, ¡Oh! ¡Así que esto es lo que me gusta de ti! Pero no es tanto el hacer el amor, como una auténtica conversación sobre algo que no sea si el día es un día de recolección de la basura o cuál cheque se me olvidó anotar en la chequera. Es «ver el alma», de la persona con la cual estoy tan cercana.

Para nosotros, una de las cosas más difíciles, desde que tenemos hijos, es simplemente tener tiempo para estar solos. Cuando no consigo una niñera, Rolando siente que no se le presta atención, y yo me siento frustrada y responsable de tener que hacer arreglos para nuestro tiempo solos. Cuando tenemos una niñera, los niños se quejan. Ambos venimos de familias de la clase trabajadora en donde los niños siempre estaban incluidos en todo, así que es fácil que nos sintamos culpables cuando hacemos algo solos.

Lo que hacemos cuando queremos estar solos es irnos al carro. Salimos a dar largos paseos y conversamos. Esa es la forma en que podemos descansar. Los hijos demandan una gran cantidad de tiempo y de energía que solíamos tener sólo para nosotros. Cuando nuestros hijos se independizan queda un vacío, y es difícil hacer la transición hacia nuestro futuro juntos.

Algunas parejas mantienen una celebración anual para reafirmar su compromiso, analizar su unión matrimonial y renovar sus votos.

NUESTROS LAZOS FAMILIARES

En los EEUU, muchas parejas viven sus vidas íntimas y familiares con gran movilidad. No sienten el mismo compromiso hacia sus familias que sienten las parejas criadas en las culturas de América Latina y el Caribe, donde quiera que vivan. En nuestras familias, nuestras madres, hermanas, primas e hijas son nuestras relaciones íntimas y de mutualidad, tanto o más que nuestros maridos. Las familias pueden apoyarnos mucho en momentos de dificultad o necesidad. Pero a veces, también, nos ofrecen consejos que surgen más de sus propias experiencias que de las nuestras. Madres que aprendieron a aguantar las demandas de nuestros padres, nos enseñan que cualquier problema de matrimonio se puede arreglar si hacemos los sacrificios necesarios. Más aún para latinas en los EEUU, que tratamos de vivir entre culturas, el continuar la tradición y cumplir con las obligaciones hacia nuestras familias sin apoyo de la sociedad, nos hace sentir que estamos sobrecargadas de responsabilidades. Buscamos la manera de sostener los lazos familiares a la vez que exploramos nuevas maneras de expresar nuestras vidas íntimas en parejas.

DISFRUTAR OTRAS AMISTADES

Algunas parejas tienden a cerrarse en sí mismas y le dan poca importancia a cultivar y mantener otras amistades.

Sin embargo, es algo irreal pensar que una persona pueda llenar todas nuestras necesidades. Las amistades y los lazos familiares son cruciales para nuestro bienestar emocional, nuestra felicidad y nuestro crecimiento.

El tener amistades profundas con otras personas crea un jardín en el cual puede crecer y florecer todo nuestro potencial. Nos formamos una idea más amplia de lo que somos o podemos ser y utilizamos diferentes fortalezas. Nos enriquecemos y somos más plenas. Aquello que aprendemos por medio de nuestras amistades podemos entrelazarlo en nuestras vidas con nuestras parejas. Algunas veces tenemos amistades profundas con hombres, pero más a menudo con mujeres. Al expandir nuestros círculos íntimos aliviamos parte de la presión de nuestras relaciones principales y cuando los tiempos son difíciles, otras personas pueden apoyarnos, nutrirnos y comprendernos. No tenemos por qué depender sólo de nuestras parejas.

> Algunas veces Carlos se siente completamente hecho pedazos. Se arrastra alrededor de la casa en bata de baño, no se afeita, se siente enfermo y no para de decirlo, y, generalmente, no se me despega. Esto sucede invariablemente cuando estoy con la mayor presión en mi trabajo o cuando los niños están hechos trizas y demandan atención adicional. Me enfurezco tanto con Carlos por sentirse débil, precisamente, cuando más lo necesito, que grito, vocifero y le riño, precisamente lo que él no necesita: castiggarlo cuando está deprimido. Entonces, lo que hago, generalmente, es llamar a una amiga que realmente me quiere y en quien confío. Me conoce desde hace 6 años y sabe cómo ayudarme a hablar sobre estas cosas a fin de tener una mejor perspectiva sobre ellas. Tenerla para apoyarme cuando me siento agobiada o cuando me siento deprimida, también me ayuda a sentirme menos disgustada con Carlos, por sentirse hecho

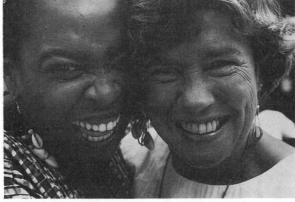

Skip Schiel

pedazos en esos momentos. Puedo acercármele y decirle lo que quiero de una manera mucho más clara, después de haberlo hablado con Luisa.”

Las mujeres siempre se han reunido para hablar entre sí sobre los detalles de su vida personal. A pesar de que tanto las mujeres como los hombres han considerado superfluas estas reuniones, poco importantes, o triviales,; en realidad, lo que hablamos constituye la textura de nuestras vidas. Aprendemos que muchas de las cosas a las cuales nos enfrentamos al amar y convivir con los hombres no nos suceden sólo a nosotras.

BUSCAR AYUDA

Cuando los problemas son muy resistentes al cambio y conversar entre nosotras y con las amistades no nos lleva a ninguna parte, cuando sentimos que damos vueltas y vueltas alrededor del mismo tema sin ningún avance y estamos completamente agobiadas; entonces podemos pensar que nuestros problemas han empeorado más de lo normal. A veces, se trata de que, simplemente, ya no queremos o no somos capaces de librarnos de una situación que se ha mantenido durante tanto tiempo. Es importante hablar con otras mujeres, sean nuestras familiares o nuestras amigas, para obtener apoyo emocional y otra perspectiva de lo que está pasando en nuestra pareja. Algunas de nosotras consultamos con nuestro cura u otra persona en quien confiamos en la comunidad. En algunos países, es frecuente acudir a la psicoterapia. El acceso a servicios terapéuticos depende mucho del dinero y también de su disponibilidad en tu comunidad. Donde sea que busquemos apoyo y consejo, de estos momentos tan desesperados pueden surgir cambios profundos y positivos.

> Hace unos pocos meses, las cosas llegaron a un punto en que, a pesar de que yo quería a Ricardo, no podía seguir con este matrimonio tal como estaba. Ricardo no quiso ir a un terapeuta conmigo. Desesperada, hablé con 2 amigas, las cuales nos conocían desde hacía mucho tiempo. Y esas conversaciones me llevaron a darme cuenta en un chispazo de que todo lo que habíamos hecho en nuestro matrimonio había sido establecido en los primeros 6 meses de nuestra relación. Me di cuenta de que no podía seguir de esa manera y le conté a Ricardo cómo me sentía. Hablamos y lloramos y no nos acostamos durante toda la noche, después nos dormimos, y volvimos a llorar. El dijo que no quería perder todo lo que siempre había amado y que trataría de cambiar, yo dije que probaría, pero que no podía prometer nada y que veríamos. En este momento, las cosas entre nosotros están mucho mejor y estamos tratando de que esto funcione.

Pero muchas veces nos aferramos a patrones que son difíciles de cambiar, otras veces simplemente no sabemos cómo lograrlo. El hablar con las amistades puede no ser siempre ayuda suficiente. En este caso, podemos recurrir a la terapia para ayudarnos a entender nuestros propios sentimientos y cambiar nuestro comportamiento.

La terapia me ha ayudado a visualizar las cosas que hago repetidamente con los hombres y que resultan en que yo no logre lo que necesito. Por ejemplo, cuando comencé la terapia, no me daba cuenta de cuán difícil era para mí pedir algunas cosas. No me sentía lo suficientemente fuerte o segura como para luchar por mí misma. Me resultaba difícil sentirme cercana y no me daba cuenta de que aprender a lograr lo que yo quería me lo habría facilitado. Era un círculo vicioso... Ahora que me siento suficientemente segura y consciente, este patrón ha cambiado.

Podemos usar la terapia para ayudarnos a mejorar la comunicación sobre temas dolorosos.

Mi compañero no se sentía cómodo por mis retos físicos, pero no me lo decía, y esto me ponía terriblemente furiosa. No podía darme cuenta, para nada, de mi enojo, lo cual lo ponía muy molesto y entonces callaba. Necesitaba un lugar en donde sentirme a salvo para enfrentarme a todo esto. Así que decidimos ir a terapia de pareja. A mí me ayudó a tranquilizarme y a escuchar lo que me decía. Me habría dicho, «Yo te quiero, pero no me gusta como se ve esa parte de tu cuerpo». Y, en buena parte, esa era realmente mi sensación, pues a mí tampoco me gustaba como se veía.

Sin embargo, para las mujeres, la terapia puede ser una espada de doble filo. Muy a menudo la mujer toma la iniciativa de ver a un terapeuta, a pesar de que el hombre puede resistirse o rehusar ir. Pero si aceptamos el condicionamiento cultural que nos enseña que nuestra tarea es mantener las relaciones emocionales, ocuparnos de y darnos a las demás personas, el ser sensibles y procesar los problemas, entonces recurrir a un terapeuta significa que hemos «fallado» en nuestro papel. Desgraciadamente, la terapia tradicional a menudo ha reforzado esta perspectiva (lee el cap. 9). Es importante encontrar un terapeuta cuyas definiciones de salud y normalidad se basen en una perspectiva global, que vea a las mujeres en posesión de una amplia gama de opciones, y no a partir de la premisa de que el único o más importante papel de las mujeres es «servir» a los hombres y encargarse de los niños.

No todas las relaciones sobreviven a estos profundos cambios. Cuando parece que pueda ocurrir una ruptura, debemos preguntarnos qué es más aceptable: el costo de dejar las cosas tal como están o el riesgo de que, al tratar de mejorar la relación, la perdamos.

CÓMO RECONOCER CUÁNDO HAY QUE TERMINAR

Muchas de nosotras batallamos solas durante años en relaciones que no son gratificantes o positivas, queriendo mejorarlas, pero sin éxito y sin estar todavía convencidas de que estaríamos mucho mejor si las dejáramos. Podemos encontrarnos una y otra vez a punto de irnos y damos marcha atrás. Esto no se debe a que las cosas no estén ya lo «suficientemente mal»; aun aquellas mujeres cuyas parejas son violentas con ellas, o que son alcohólicos o que abusan de las drogas, o que tienen problemas emocionales que los incapacitan, a menudo, ellas mismas encuentran que se quedan dilucidando si irse o no, o cómo irse (lee el cap. 11 donde encontrarás una discusión más amplia sobre los abusos domésticos).

¿Qué es lo que nos retiene? A pesar de los problemas, podemos todavía querer a nuestra pareja y resistirnos a perderlo; podemos sentirnos leales a él y, quizás, no queramos herirlo. Quizás pensamos que romper nuestro compromiso es un gran fracaso personal, que seremos duramente juzgadas por las amistades y la familia. Podemos querer seguir juntos «por el bien de los niños», o podemos temer la posibilidad de estar solas. Y, muy a menudo, existe el temor muy real de que no seremos capaces de mantenernos económicamente a nosotras mismas ni a nuestros hijos. No obstante, en el fondo, muchas mujeres quieren terminar sus relaciones.

Al principio, Felipe parecía deleitarse con mis logros y mi creciente seguridad en mí misma. Pero yo también fui capaz de desafiarlo en lo que no quería ser desafiado. Yo hubiese querido que él se involucrara más con los niños y que compartiera más el trabajo doméstico. Yo quería que él valorara mi fortaleza tanto como yo había logrado valorarme más a mí misma. Su respuesta fue tener una serie de aventuras con mujeres más jóvenes que yo y el querer que le aceptase así.

Mi relación con Gregorio terminó cuando le dije que ésta ya no funcionaba más y que nada de lo que estabamos haciendo contribuía a mejorarla. Él no era una persona con quien yo podía comprometerme completamente. Nunca aprendimos a luchar juntos... no sólo discutir, sino aprender a comprometernos realmente. Me sentí muy indiferente sexualmente, atraída hacia otros y el placer de estar con él había desaparecido. Al regresar a casa, yo no tenía ganas de contarle lo estimulante que había sido el día... Prefería contárselo a otra gente que me parecía más simpática. Lo duro del divorcio fue perder la dimensión familiar de nuestra relación que era buena... Fue muy doloroso dejar ir al padre de mis hijos. Me daba mucho miedo el hecho de darle tanta importancia a mis propias necesidades.

El hombre con quien vivía comenzó a socavar todo lo que yo hacía, a devaluar mi trabajo, a estar celoso de mis amistades y de mis pequeños éxitos. Cuando yo estaba atascada en un proyecto, en lugar de animarme, él se encargaba de señalar cuán mal concebido estaba el proyecto y que, de todas maneras, no era muy útil. Cuanto más se prolongaban las cosas, gastaba la mayor parte de mi buena energía creativa en tratar de hacer funcionar la relación y sólo quedaba una pequeña parte para mi trabajo y para el resto de mi vida.

Cuando pensé en terminar mi matrimonio, yo pensaba: obtengo mucha satisfacción de ser madre y me gusta estar con los niños. Obtengo mucha satisfacción de mis amistades y tengo una buena situación en el trabajo. Mi relación no es muy buena, pero, quizás, no se puedan tener todas las cosas al mismo tiempo. Mi esposo tenía algunos problemas muy serios, así que sentía que no podía culparlo o, simplemente, dejarlo. Nunca dejé de pensar sobre lo que me estaba sucediendo al pasar años de mi vida con alguien que me aportaba tan poco. Después de un cierto tiempo, había acumulado tanto resentimiento que, simplemente, no era capaz de tratarlo amablemente. Y comencé a tener temor de que perdería mi capacidad de amar a alguien. Sabía que tenía un potencial para amar que no lograba expresarse. Sin embargo, fue un salto asumir que el dejar nuestro matrimonio significaba que yo podría tener una buena relación otra vez.

Si terminas, simplemente, complaciendo a tu pareja para evitar pelear, en lugar de tener una esperanza de que vale la pena sentarse y tratar de razonar las cosas; si tu relación se basa en la evasión, la decepción y la negación; si se caracteriza por el estancamiento y por la carencia de espacio para cambiar y crecer o si, sencillamente, no parece que tu vida es mejor en la relación de lo que sería fuera de ella, entonces es tiempo de considerar terminar la relación. No necesitas hacer esto sola. Existen buenos libros sobre el tema (ver Recursos). Buscar a las amistades, especialmente a quienes quieren hablar francamente de sus divorcios o sobre los tiempos difíciles con sus parejas, puede ser una excelente fuente de apoyo y de reflexión. La terapia individual o de grupo puede ayudar, al igual que los grupos de apoyo. Como sabemos, tan importante es trabajar duro para construir una relación, como dejarla antes de que nos haga un daño irreparable.

A pesar de que pueda parecer contradictorio defender nuestras relaciones y, al mismo tiempo, tratar de ser una persona autónoma y buscar a otras amistades, estos múltiples aspectos de nuestras vidas pueden y, en efecto, nos enriquecen. También proveen un equilibrio que estimula nuestro crecimiento y promueve nuestra felicidad y bienestar, y fomenta nuestra capacidad de independencia junto con nuestra capacidad para la intimidad.

Redondillas
Por Juana Inés de la Cruz

Hombres necios que acusáis
a la mujer sin razón,
sin ver que sois la ocasión
de lo mismo que culpáis:

Si con ansia sin igual
solicitáis su desdén,
¿por qué queréis que obren bien
si las incitáis al mal?

Combatís su resistencia
y luego, con gravedad,
decís que fue liviandad
lo que hizo la diligencia.

Parecer quiere el denuedo
de vuestro parecer loco,
al niño que pone el coco
y luego le tiene miedo.

Queréis, con presunción necia,
hallar a la que buscáis,
para pretendida, Thais,
y en la posesión, Lucrecia.

¿Cuál mayor culpa ha tenido
en una pasión errada:
la que cae de rogada
o el que ruega de caído?

¿O cuál es más de culpar,
aunque cualquiera mal haga:
la que peca por la paga,
o el que paga por pecar?

Pues, ¿para qué os espantáis
de la culpa que tenéis?
Queredlas cual las hacéis
o hacedlas cual las buscáis.

Dejad de solicitar,
y después, con más razón,
acusaréis la afición
de la que os fuere a rogar.

Bien con muchas armas fundo
que lidia vuestra arrogancia,
pues en promesa e instancia,
juntáis diablo, carne y mundo.

Capítulo 16

RELACIONES AMOROSAS ENTRE MUJERES

Por Emily Bender and Anoosh Jorjorian, con Peggy Lynch (temas de la salud), y Amelia A. Craig, Esq. (temas legales); adaptación de Verónica Nielsen-Vilar, Melissa Nussbaum, Gloria Fonnegra, Alma Osegera, Magua Becerril Straffon, María Trinidad Gutiérrez, con ayuda de Alma Aldama, Rosamaría Roffiel y Ester Vicente (México) y Grace Rosales.

Contribuidoras a las ediciones previas: Barbara A. Burg, Loly Carrillo, Sasha Curran, J.W. Duncan, Buffy Dunker, Deanna Forist, D.Hamer, B. J. Louison, Judy Norris, Gwendolyn Parker, Mariana Romo-Carmona, Lynn Scott, Anne Shepardson, Hannah Doress, Karen Kahn, Connie Panzarino, Judy Brewer, Gilda Bruckman, Bath Baron, Melody Brazo, Suzanne Bremer, Jenifer Firestone, Vicki Gabriner, Nancy Goldstein, Sasha Harris Cronin, Beverly McGary, Jena Milner, Carla Moniz, Corbett O'Toole, Liza Rankow, COLAGE de San Francisco, Esther Sassaman, Tanya Seale, Melissa Shannon, Pam Sheridan, Dorothy Tan y Sharon Wachsler.

A través de los años, específicamente desde 1969, las siguientes mujeres han contribuído a las muchas y variadas versiones de este capítulo: Amy Alpern, Mary Bowe, Brenda Reeb, Holly Ellison, el grupo de madres lesbianas del Cambridge Women's Center, Jill Wolhandler y uno de los colectivos "gay" de Boston

ADAPTACION MÉXICO 1995: Melissa Nussbaum, Gloria Fonnegra, Alma Osegera, Magua Becerril Straffon, María Trinidad Gutiérrez, con ayuda de Alma Aldama, Rosamaría Roffiel, y Ester Vicente.

Nos dicen las compañeras Mexicanas de sus experiencias:

"Nos juntamos un domingo 6 mujeres (terapeutas, educadoras, curanderas y economistas), quienes nos identificamos como lesbianas o bisexuales para adaptar este capítulo. Pensábamos que un día de trabajo iba a ser suficiente, pero nos resultó muy corto el tiempo. No habíamos tenido la oportunidad como ahora para reflexionar conjuntamente sobre nuestra historia; cada frase, cada recuerdo, cada contraste con la experiencia norteamericana nos abría a otra polémica más, por lo que no fue nada fácil pasar de tema a tema. Algunos testimonios salieron de esta misma sesión. Después tuvimos varias pequeñas juntas, llamadas telefónicas y muchos faxes para agregar más datos, como poesías, testimonios, recuerdos y bibliografía. Nos hubiera gustado dedicar aún más tiempo e incluir a más compañeras de nuestra comunidad en las discusiones tan enriquecedoras. Ojalá el capítulo sirva de punto de partida para que otros grupos disfruten y debatan como nosotras aquel domingo".

"Para mí, ser lesbiana se trata de la alegría y la maravilla de amar a las mujeres. Significa ser identificada como mujer, haciendo de las mujeres mi prioridad. Es una manera de vida, que va mucho más allá que de con quién quiero acostarme.

"Para mí, ser lesbiana se trata de sexo. Deseo a las mujeres y quiero tener relaciones sexuales con ellas".

"AA veces, cuando hablo positivamente acerca de ser lesbiana, mis amigas heterosexuales dicen que estoy criticando su preferencia de estar con hombres. Eso no es cierto. Para mí, parte de lo esencial de ser lesbiana es la consideración y el cariño que se siente por otras mujeres; y esto incluye aquellas mujeres cuya elección y predilección es diferente a la mía.

"Cuando estoy con un hombre, existe un misterio en nuestra diferencia de género. Comprendo que él nunca podrá entenderme completamente, y a veces, quiero eso.

Pero, cuando estoy con una mujer, somos similares de muchas maneras fundamentales. Es la comodidad de ser verdaderamente entendida, conjuntamente con la vulnerabilidad de tener que ser honesta".

A medida en que el clima social y político sigue cambiando, más y más mujeres están dándose a conocer como lesbianas a la vez que se reconocen las muchas y variadas contribuciones que estas mujeres hacen por sus comunidades. Finalmente, estamos presentándonos a la sociedad como un grupo diverso e importante. Consecuentemente, nuestra diversidad nunca ha sido más evidente. A pesar de que todavía muchos piensan que una lesbiana es una mujer blanca hombruna que conduce un camión y que tiene una voz gruesa, muchos están descubriendo que ya no pueden estar seguros de si la mulata sentada a su lado en el autobús, o la latina que trabaja en la oficina de Girl Scouts, o la mujer con cabello largo y lápiz labial que camina con sus niños es heterosexual. Las lesbianas somos numerosas en cada grupo étnico, clase económica y creencia política. Somos trabajadoras en fábricas, profesoras, traductoras, doctoras, estudiantes de colegio y universidad, clérigas, encargadas de tienda, azafatas, políticas, líderes obreras, atletas... quizás hasta somos tus vecinas.

Algunas de nosotras tenemos problemas físicos, algunas tenemos o estamos planificando tener familia, algunas estamos seguras de no querer tener hijos o hijas y encontramos que ésta es una elección libre; algunas tenemos relaciones que duran toda la vida, otras somos célibes. Algunas estamos casadas con hombres y no podemos dejar fácilmente nuestro matrimonio. Aún así nos identificamos a nosotras mismas como lesbianas y hacemos compromisos de prioridad con otras mujeres.

En el caso de América Latina y el Caribe, si bien podemos hablar de un incremento de la comunidad lesbiana durante los últimos 15 años y una mayor conciencia, situación que nos ha hecho más visibles en algunas de las capitales y grandes ciudades, en el resto de las poblaciones no ha sido así.

A pesar de que la mayor parte de la historia deja invisibles a las lesbianas, las investigaciones están descubriendo una cultura lesbiana que data desde épocas antiguas. Hemos estado presentes, sin ocultarnos y luchando durante siglos. A pesar de períodos de intensa persecución, hemos seguido escogiendo y amándonos unas a otras, desafiando el poder exclusivo de los hombres por el puro hecho de necesitar nuestra independencia emocional.

Nosotras, las que escribimos este capítulo, estamos emocionadas por esta herencia. A pesar de que estamos agradecidas de vivir en un tiempo y lugar donde las lesbianas pueden amar y vivir abiertamente, los prejuicios y opresión son todavía un hecho diario en nuestras vidas.

A pesar de que como resultado directo del aumento en la visibilidad de las lesbianas, y de la aceptación que día a día estamos ganando, la homofobia continúa prevaleciendo en nuestra sociedad. La Homofobia es el miedo y el odio hacia la homosexualidad en nosotras mismas y en otros. Así como el racismo y el sexismo, este prejuicio está institucionalizado en nuestra cultura. Llamamos heterosexismo al privilegio institucional o social del heterosexualismo sobre el homosexualismo. Por ejemplo, la práctica que tienen las instituciones establecidas de negarles a las parejas homosexuales los mismos privilegios que a las parejas heterosexuales (seguro médico, compensación por maternidad, etc.), se consideran prácticas heterosexistas. Estas prácticas promueven la creencia de que la heterosexualidad es la única alternativa "moral" que tienen las personas de tener una relación romántica. Como resultado, las que optamos por vivir abiertamente, estamos en peligro de perder nuestra igualdad, nuestros empleos, nuestros amigos y hasta nuestra familia. La libertad de vivir abiertamente es una meta que compartimos todos los homosexuales, sin importar raza, clase, lugar u otras fronteras de identidad.

Nuestro deseo especialmente, al revisar este capítulo, es el de brindar información y apoyo a mujeres que están comenzando a explorar su identidad como lesbianas y para aquéllas que se sienten aisladas de otras, geográficamente o de otra manera. También queremos darles a las mujeres heterosexuales un cuadro más claro de nuestras vidas. Pero más que nada, queremos decirles a todas aquéllas mujeres que desean una relación íntima con otra mujer que no están solas. Esperamos que este capítulo ayude a otras lesbianas—nuestras hermanas—a crecer en entendimiento, orgullo y poder.

El declararse como lesbiana

El hecho de declararse como lesbiana es un proceso de aceptación y afirmación de nuestra identidad como lesbianas, donde escogemos qué tan abiertas deseamos ser al respecto. Este proceso puede abarcar muchas etapas—admitirnos a nosotras mismas que somos lesbianas, conocer a otras lesbianas, contarles a las amistades y a la familia, participar en manifestaciones en favor de los derechos de lesbianas y homosexuales, ser abiertas en el trabajo o escuela y en la calle.

Muchas de nosotras nunca estaremos en libertad de hacer todas estas cosas. Gastamos mucha energía decidiendo si, cuándo, cómo, con quién y por qué queremos manifestarnos como lesbianas. Cuando nuestra sociedad acepte libremente a las lesbianas, seremos capaces de utilizar toda esa energía de otras maneras.

NUESTRA IDENTIDAD

Cada una de nosotras tiene nuestra propia historia de consciencia y crecimiento como lesbianas. Porque crecemos en una cultura que asume que todas las personas son heterosexuales, la conscientización y aceptación de nuestra sociedad es usualmente un proceso gradual. El identificarnos a nosotras mismas puede suceder a cualquier edad o etapa de nuestra vida.

A los 14 ya sabía que era diferente. Todas mis amigas hablaban sólo de los chicos, y yo no estaba interesada. Salí con algunos muchachos, pero en general no asistía a los eventos sociales. Yo escogía cualquier muchacha fuerte como amiga y andábamos siempre con nuestras entrenadoras. Siempre estaba en problemas: peleando con mis papás, consumiendo drogas, tomando. Ahora veo que eso era porque yo era diferente y no sabía qué hacer al respecto. (Para más información sobre adolescentes lesbianas, lee Juventud Lesbiana en "Recursos").

No pensé en ser lesbiana hasta los 25, cuando me enamoré de una mujer y tuve que lidiar con eso. Estar con ella era muy sencillo, pero cuando rompimos 3 años después, yo finalmente tuve que preguntarme: "¿Soy realmente lesbiana?"

Pienso que siempre fui lesbiana, pero me tomó 70 años darme cuenta. Después de mi divorcio salí con hombres y hasta me acosté con algunos, pero algo faltaba. Tuve etapas de celibato por 5 años, usualmente feliz por el espacio y la soledad, pero a veces desesperaba. Sentí un compromiso muy fuerte tanto político como personal para con las mujeres y una fascinación por las lesbianas, pero me asustó pensar que tal vez yo quería amar a otra mujer. Mis padres explotarían, y mi ex-marido trataría de obtener la custodia de mis hijos, mis amigas pensarían que yo quería seducirlas. También temía que fuera una opción "en contra de los hombres", en lugar de "por las mujeres". Finalmente un día me dije: "De ahora en adelante soy lesbiana", y una parte importante de mi identidad se acomodó en su lugar. Estoy muy contenta de haber escogido ser lesbiana antes de tener una mujer amante.

Puesto que yo no me encontraba cómoda socialmente, siempre me mostraba dura y agresiva para esconderme, y la gente comenzó a acusarme de ser "marimacha". Yo estaba petrificada porque mis fantasías se mostraban de alguna manera y comencé a salir con chicos para disimular, para demostrar que yo no "era así". Yo sabía que el hecho de ser una mujer negra, le daba a cualquiera el derecho de pasarme por encima (o al menos intentarlo). Y pensé que ser una lesbiana negra era algún tipo de crimen terrible. Sobre todo, esto era lo que hacía que me alejara de las mujeres que demostraban algún interés en mí.

Al principio, muchas de nosotras tratamos de negar nuestro lesbianismo, ya que contradice todas las expectativas que la sociedad y nuestras familias tienen de nosotras—y, usualmente las expectativas que tenemos de nosotras mismas. Todo lo que siempre hemos oído sobre lesbianas es negativo.

Hasta casi los 40 años de edad viví creyendo que era la única lesbiana en el mundo. En un medio social de la alta burguesía de América Latina, casada y con 5 hijos, en un contexto religioso, no se me presentaban muchas opciones para mi búsqueda espiritual. La religión católica era la única que conocía, en un medio intelectual elitista. Mi ambiente me relacionaba sólo con mujeres heterosexuales casadas como yo, asunto que me llevaba a complicadísimas relaciones, con sentimientos de culpa. Llevé una relación de 7 años con otra mujer casada, a pesar del amor que existía, ella me decía que la única lesbiana era yo por lo que cargaba con los sentimientos de culpa suyos y míos. Por fin, un día me topé con un programa de televisión donde se presentaban dos bellísimas lesbianas, Nancy Cárdenas y Claudia Hinojosa, hablando sobre su lesbianismo con un profundo respeto y orgullo. Nancy llegaba de la marcha gay de Nueva York diciendo: Yo soy lesbiana y soy bellísima. Después vi otro programa donde Virginia Sánchez hablaba de feminismo e invitaba a la Colectiva CUARTO CRECIENTE. Allí fue cuando finalmente pude conectarme con otras lesbianas y entrar directamente a "mi" ambiente.

Los esterotipos de las lesbianas nos pueden asustar

Yo estaba fascinada por la idea de amar a otra mujer, pero me decepcionaba el estereotipo de la lesbiana clásica. Yo no quería ser un hombre ni parecerme a uno.

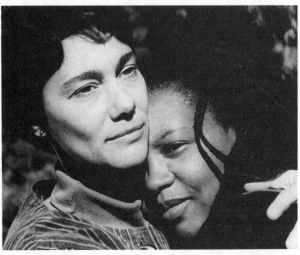
Alison Melavalin

Tal vez queremos rechazar nuestro lesbianismo porque nuestra crianza sexista nos ha enseñado que las mujeres somos inferiores o porque sabemos que la vida como lesbiana es dura y complicada de cierta manera, pero satisfactoria de otras.

Muchas de nosotras tenemos recuerdos dolorosos al tratar de negar nuestros sentimientos hacia las mujeres: saliendo con hombres, casándonos, consultando psiquiatras que tratan de curarnos, volviéndonos dependientes del alcohol o de otras drogas, o asumiendo ser bisexuales porque es menos anormal, ya que sigues conservando tu parte heterosexual.

> Yo temía que si tocaba a otras muchachas, me iba a gustar seguir tocándolas. Así que comencé a repudiar la idea. Me molesta haberme reprimido por tanto tiempo; ahora me cuesta relajarme y acariciar a alguien a quien amo.

Declararnos lesbianas ante nosotras mismas significa primeramente dejar la culpa, la auto-repulsión y el miedo aprendido por vivir en una sociedad homofóbica. "El manifestarnos como tales" significa amarnos a nosotras mismas, como mujeres y como lesbianas.

> Cuando empiezas a identificarte como lesbiana es como si te estuvieras contando, a ti misma, algo que no quieres creer: "¿Besaste a esa chica, cierto? Se sintió bien, ¿no es así? ¿Entonces qué hay de malo?" Finalmente comienzas a ser honesta contigo misma. Luego de eso tu vida se abre.
>
> Un mes después me dije: "OK, soy lesbiana" y tuve mi primera amante. De pronto comencé a salir, a bailar más, a tomar duchas con espuma o nadar desnuda por la noche, a usar blusas bonitas.

DECLARARNOS ANTE LAS AMISTADES Y LA FAMILIA

Contarle a otra gente que somos lesbianas es usualmente más problemático. Si decidimos ser lesbianas abiertamente, nos volvemos blancos visibles de hostigamiento, tanto físico como psicológico. Nos pueden etiquetar como enfermas, así como mantenernos alejadas de los niños, y hasta despedirnos de nuestros trabajos. Si mantenemos nuestro lesbianismo escondido, nos enfrentamos a insultos y vergüenzas cuando la gente asume que somos heterosexuales: los ginecólogos quieren que utilicemos control natal, las amigas nos quieren emparejar con hombres, los hombres tratan de conquistarnos. Vivimos con el miedo de que otros se vayan a dar cuenta. Nos sentimos alejadas de la gente que amamos.

> Quiero que mi familia y amistades sepan que yo soy lesbiana porque quiero ser honesta con ellos. No quiero tener que estar escondiendo algo ante ellos, especialmente algo tan importante en mi vida, algo de lo que estoy contenta y me siento orgullosa.

Muchas de nosotras nos manifestamos con nuestras amistades primero, escogiendo aquéllas que aparentan ser más liberales y dispuestas a aceptar nuestro lesbianismo.

> Una amiga a la que le conté me dijo: "Estoy feliz de que estés enamorada. Pero también siento que no es lo correcto. Deberías tener esos sentimientos por un hombre". Una vez que ella expresó la parte negativa, parece que la olvidó. De ahí en adelante le preguntaba a mis amistades tanto por las respuestas negativas como por las positivas; de esta manera ellas no tratarían de ser buenas amistades "liberales" y esconder sus sentimientos homofóbicos que casi todas las personas tenemos en alguna medida.
>
> Mi mejor amiga durante 13 años terminó nuestra amistad algunos meses después que le confesé que era lesbiana y no he sabido de ella en 10 años. No importa qué tan bien conozcas a alguien, no puedes saber exactamente qué esperar cuando te manifiestas como lesbiana.

El ocultarle nuestra preferencia sexual a nuestras familias es con frecuencia muy doloroso.

> El hecho de que mi familia no lo sepa es especialmente difícil en los eventos familiares donde todos son heterosexuales y traen a sus familias y yo no puedo traer a mi amante. Todas mis tías me preguntan cuándo voy a casarme.

Muchos de nuestros padres y madres la pasan muy mal cuando al fin decidimos contarles acerca de nuestra sexualidad:

> Yo veo a mis padres totalmente aislados. ¿A quién le pueden hablar sobre una hija que es lesbiana? En esta sociedad la gente juzga cruelmente a las personas homosexuales. Este juicio pasa de los hijos a los padres. Mis padres sienten que son responsables por la persona que soy, y empiezan a echarse la culpa acerca de lo que ellos "hicieron mal".
>
> A los 17 años, les conté a mis padres acerca de mi lesbianismo y ambos reaccionaron con profunda decepción. Ninguna familia heterosexual espera o desea tener una lesbiana o un homosexual como hijo, porque también ellos fueron educados para formar familias heterosexuales y reproducir esos patrones. Mi proceso fue profundamente doloroso y solitario; vivía en un estado donde no había ni grupos de apoyo ni lugares para reunirse. No conocía a otras lesbianas ni sabía si acaso existían

lugares o revistas que hablaran seria y respetuosamente de esta forma distinta de relacionarse en la vida. Creo que uno de los lugares más represivos e intolerantes para asumir un estilo de vida diferente es la familia.

El hecho de pensar que el lesbianismo es algo malo y que se debe a alguna causa específica es una forma equivocada de pensar: los padres se culpan a sí mismos. Muchos reaccionan al menos al principio con cólera, culpa, vergüenza, dolor o miedo. Algunos reaccionan con violencia. Envían a sus hijas lesbianas a terapia para que se "curen", las ponen en instituciones mentales, las secuestran y las envían a desprogramarse, o simplemente las rechazan. Otros no toman la decisión de sus hijas en serio y siguen esperando que algún día conocerán a un buen hombre y "realmente" se enamorarán. Algunos lo aceptan mejor.

La reacción de mi madre fue excepcional. Ella dijo: "No lo entiendo del todo, pero me alegra que estés feliz".

El declararnos a la familia es un proceso que toma muchos años. Algunos padres llegan a un entendimiento, aun si al principio no aceptan ningún contacto, otros no. El declararnos hace que las relaciones familiares sean más honestas y algunas veces más cercanas de lo que serían si siguiéramos viviendo una mentira. Puede que tal vez seamos agradablemente sorprendidas, como reportó una abuela lesbiana: "Uno de mis 19 nietos dijo: Me encanta contarles a mis amigos sobre mi abuela lesbiana".

MÁS ALLÁ DE LAS AMISTADES Y LA FAMILIA

El declararnos públicamente: ante nuestros patronos, doctores, terapistas, supervisores, profesores, es un proceso muy arriesgado. Estas personas tienen el poder de hacer que nuestras vidas sean extremadamente difíciles. La discriminación en el trabajo, un problema para todas las mujeres, golpea duro a las lesbianas. Si somos abiertamente lesbianas, tendemos a ser las últimas contratadas y las primeras despedidas; si escondemos nuestro lesbianismo para encontrar un trabajo, tememos que se den cuenta. Muchas lesbianas se mantienen completamente "ocultas" ante los ojos de la sociedad, viviendo una doble vida escrupulosamente cuidadosa.

En América Latina, el hecho de ser honestas acerca de nuestra preferencia sexual en el trabajo, depende del medio realista en que se encuentre dicho trabajo. El conocer la forma de pensar de los que me rodean, me brinda la oportunidad de discernir a quién puedo decirle la verdad acerca de mi sexualidad. El ser auténtica conmigo misma puede pasar a segundo lugar si se trata de la aceptación y la seguridad de mi trabajo.

Mientras las lesbianas seamos más capaces de ser visibles, será más grande la oportunidad de que la gente nos vea en forma realista, y se den cuenta de nuestro apoyo mutuo y sientan nuestra fuerza. Nuestra creciente visibilidad reportada en números nos permite trabajar más efectivamente en contra de la discriminación del trabajo y otros tipos de opresión que han causado que muchas lesbianas se mantengan escondidas.

En México, así como en la mayoría de los países latinoamericanos y del Caribe se presenta una situación generalizada en torno a vivir en "el closet", sin declararse socialmente, especialmente en el trabajo, ya que se carece de un arma legal que nos proteja de la discriminación, de la cual somos víctimas debido a nuestra pre-ferencia sexual. Además, encontramos que en el sector laboral jamás se despide a alguien utilizando dicho argumento, pero se inventa otro en su lugar. La crisis económica en nuestros países ha causado que un porcentaje importante de la población lesbiana no se declare públicamente, para proteger su fuente de ingreso. Esto también ha provocado que la participación gratuita y voluntaria de muchas lesbianas que estaban anteriormente organizadas, haya desaparecido permitiendo que se fortalezcan más aún los medios masivos de información, juicios y conceptos tradicionales con relación a la sexualidad. Tanto el derecho a la intimidad sexual entre mujeres, como la conciencia política de ello es inexistente. Debido a esto, muchas de las que hemos dado la cara estamos convencidas de que mientras las lesbianas no expresemos nuestra preferencia sexual, corremos el riesgo de convertirnos en nuestras propias policías, coartando nuestra armonía y nuestro derecho de elegir quiénes somos".

Teníamos 19 años, nos estábamos besando en Chapultepec. Nos detuvieron. Los policías nos denunciaron a nuestro padres. Nosotras lo negamos, pero fue inútil. Mi papá pagó una especie de multa y nos dejaron ir. Nunca se habló del asunto. Tres años después me fui a vivir con ella a casa de su familia.

Quiero que todas anunciemos "¡Somos Lesbianas!", al mismo tiempo. La gente probablemente se sorprenda al descubrir que conoce a muchas lesbianas, que les gustamos y nos respetan. Si la gente estuviera dispuesta a aceptar cuántas de nosotras hay entre ellos, les sería más difícil vernos como anormales.

No creo que esté siendo alarmista cuando digo que por lo general, el hecho de declararnos abiertamente puede comprometer nuestra seguridad. En mi experiencia, la homofobia es un prejuicio intenso y perverso, tanto racial como sexual. Además éste es reforzado legal y socialmente. Sin embargo, no creo que la solución sea actuar tras bastidores. Pienso que es importante estar consciente de los riesgos, evaluarlos, prepararnos para ellos y luego tomarlos.

Cuando salí por primera vez a la luz pública como lesbiana, para mí fue un proceso más interno, profundo e íntegro. Había ya declarado mi lesbianismo a mis padres, pero el hacerlo público y defenderlo como una lucha vital, política y social de mi existencia, marcó cada paso de mi vida. Pude comprobar a nivel personal, el sentido de autorespeto que la mayoría de las personas tienen cuando se declaran con dignidad, orgullo y placer. Ser lesbiana declarada públicamente se convirtió en una cualidad que me ha hecho cruzar y entrar en procesos de coherencia y honestidad conmigo misma. Ciertamente me forzó también a crear un espíritu templado para encarar todas aquellas cotidianas y difíciles situaciones donde la reacción de violencia o agresión humana se expresa contra nosotras de manera implacable.

CÓMO ENCONTRAR NUESTRA COMUNIDAD

El contacto con otras lesbianas es crucial, pero usualmente difícil de alcanzar.

Mi compañera y yo hemos estado juntas durante 5 años. No nos hemos declarado como lesbianas. Siempre hemos pensado que todo lo que necesitamos es la una a la otra, pero ahora nos hemos empezado a sentir muy solas y aisladas. Cuando una vive constantemente en secreto, comienza a sentir como si no fuera real.

Necesitamos contacto con otras lesbianas, para encontrar el apoyo necesario para poder decirle a la gente: "¡Mira, nos amamos y existimos!"

Para mí lo fundamental fue encontrar grupos organizados de homosexuales. Esto cambió la ruta y el sentir de mi vida como lesbiana: me dio seguridad, apoyo, amor, respeto propio y una profunda comprensión de lo que puede traer consigo el hecho de declararse abiertamente. Muchas veces, algunos grupos de lesbianas, utilizamos esto como un acto político de confrontación y lucha para reclamar nuestro derecho a los espacios públicos manejados por heterosexuales. Ciertamente, la mayoría de las veces las personas se asombraban de ver mujeres femeninas o bonitas amando a otras. Así rompemos los principales mitos acerca de las lesbianas: Las lesbianas quieren ser hombres y se comportan como tales; las lesbianas están con mujeres porque ningún hombre las quiere; las lesbianas son infelices porque son enfermas y están solas.

Yo no pensaba que existieran otras lesbianas en toda la ciudad. Entonces 2 amigas mías dieron una fiesta e invitaron a todas las lesbianas que conocían. Esto me hizo sentir completamente diferente, al mirar a mi alrededor y ver cuántas éramos. Ahora nos reunimos cada mes.

El movimiento de lesbianas en los EEUU

Más o menos hasta los años 50 en los EEUU de Norteamérica, la mayoría de las lesbianas estaban extremadamente aisladas unas de otras.

A menos que conocieras a alguien que conociera a alguna otra, el único lugar donde podías conocer lesbianas era en los bares, y tal vez a una no le gustaba ese tipo de ambiente. Había pocos libros excepto novelas sensacionalistas, donde las lesbianas eran miserables y morían infelices; no había periódicos, ni grupos. Yo estaba deseando tener contacto con otras lesbianas.

Si bien los bares ofrecen un lugar de rencuentro, libre y relajado para algunas lesbianas, ha sido importante crear lugares de reunión que no sean construidos entre el alcohol y la vida nocturna y que, además, reflejen todos los diferentes intereses que tienen las lesbianas. El grupo de apoyo "Daughters of Billitis, o DOB, por sus siglas en inglés, fundada en los años 50, fue la primera organización en proveer un lugar de reunión para lesbianas, en donde se pudiera socializar y discutir. Luego, organizaciones tales como "Lesbian Liberation" y "Radicalesbians", se centraron en las políticas del lesbianismo y del feminismo. En la actualidad, algunas ciudades tienen grupos para gays y lesbianas jóvenes, de diferentes razas, mayores, lesbianas con retos físicos, madres lesbianas, etc. Grupos como "The National Gay Task Force" y el "Lesbian Legal Defense Fund" están centrados en la lucha para desafiar a las cortes y cambiar las leyes y costumbres sociales que nos oprimen. La Organización conocida como "The Gay and Lesbian Alliance Against Defamation" monitorea los videos y la prensa escrita y la presentación o ausencia de imágenes gays o lesbianas y sus temáticas. Existen periódicos, casas editoriales independientes, compañías de grabación, librerías, restaurantes y organizaciones religiosas, profesionales y culturales, así como centros. Hay festivales y bailes. Cada verano en cuidades a lo largo del país se organizan marchas de "Gay Pride" u "Orgullo Gay", conmemorando el aniversario de los motines de Stonewall de 1969. A la marcha de lesbianas y gays de 1993, en Washington, acudió más de un millón de personas y puede que haya sido la marcha de derechos civiles más grande en la historia de los EEUU. Hoy en día, grupos militantes de activistas como "Queer Nation" utilizan tácticas humorísticas o confrontaciones para promover la visibilidad lesbiana y gay.

Estos grupos y eventos ofrecen oportunidades para dar ese primer paso y conocer otras lesbianas aunque sintamos vergüenza.

La primera vez que asistí a un grupo de apoyo para lesbianas en el Centro de Mujeres, caminé 4 veces alrededor de la cuadra y me fui a casa. Tenía miedo de declarme ante un nuevo grupo. Al mes siguiente mi necesidad de amistad y apoyo superó mis miedos, y entré.

En algunas ocasiones, las diferencias y los desacuerdos polarizan los diferentes segmentos de la comunidad lesbiana. El racismo crea conflicto y divisiones en este segmento de la población, al igual que en el resto de los EEUU. Las lesbianas latinas y afroamericanas, a veces sienten que sus hermanas blancas no las respetan ni comparten con ellas el poder político, al negarse a confrontar su propio racismo. Cuando las lesbianas blancas asumen que su experiencia es paralela a la de mujeres de otras razas en este país, están pasando por alto su privilegio como mujeres blancas en una sociedad racista, al igual que los complejos niveles de discriminación que afectan diariamente a las lesbianas de otras razas. Sin embargo, lo que nos une nuevamente es la solidaridad al enfrentarnos a los ataques por parte de la sociedad cerrada.

A pesar de todos nuestros logros todavía nos queda mucho por qué luchar. Aún en 1997, sólo 10 estados y el Distrito de Columbia han aprobado leyes qué protegen los derechos civiles de los homosexuales, prohibiendo la discriminación basada en la preferencia sexual, en las instituciones públicas y privadas. Esto significa que todavía existen miles de nosotras que somos vulnerables a la discriminación de caseros, patronos y toda aquella gente que simplemente se niega a aceptar nuestro derecho a vivir libre, completa y abiertamente.

HISTORIA

LLEGO es la culminación de un proceso organizacional extenso entre la comunidad latina LGBT. La comunidad latina ha sido parte importante del movimiento lésbico y gay desde su participapción en STONEWALL hasta nuestros días. En 1987 un grupo de activistas participó en la Marcha Nacional por los derechos de las lesbianas y gays, celebrada en Washington. Los participantes acordaron reunirse en lo que llamaron PRIMER ENCUENTRO, auspiciado por ENLACE (Coalición metropolitana latina de gays y lesbianas del Distrito de Columbia). Esta reunión atrajo a más de 70 activistas lesbianas y gays latinos que representaban a 13 estados de la Nación, 33 ciudades y Puerto Rico.

La organización Activistas Latinos Lésbicos y Gays Nacionales (NLLGA, por sus siglas en inglés) fue el resultado de esta asamblea. NLLGA estaba preocupada por la ausencia de programas y servicios de prevención dirigidos a la comunidad gay/lésbica latina. NLLGA pretendía conseguir o lograr establecer una organización latina a nivel nacional que defendiera y luchara por esos derechos de nuestra comunidad. Es así como al incorporarse NLLGA surge la Organización Nacional de Lesbianas y gays latinos (National LLEGO, por sus siglas en inglés).

Historia en México

En 1977, en la ciudad de México, se forma el primer grupo de apoyo de lesbianas llamado LESBOS. La formación de este grupo ocurre a raíz de una redada que se hace en el bar El Topo; lesbianas y homosexuales se reúnen para realizar acciones en contra de la violación al derecho de reunión. LESBOS se considera un grupo de autoconciencia, de estudio sexo-político, feminista, socialista, sin comprometerse a salir a la luz pública.

En 1978, LESBOS se divide ya que la mayoría de sus integrantes se sienten demasiado expuestas por hacer trabajo público-político; así surge OIKABETH (Mujeres guerreras que abren camino y esparcen flores). Este grupo se forma el 26 Julio de 1978, en el vigésimo aniversario de la Revolución Cubana. Dicho grupo se organiza como grupo político, con la propuesta de fomentar una

LLEGO

(Esto se encuentra en la página del correo electrónico de LLEGO: http//LLEGO.ORG)

LLEGO-La Organización Nacional de Lesbianas, Gays, Bisexuales y Transgéneros Latinas/os, es una organización sin fines de lucro que representa a las lesbianas, gays, bisexuales y transgéneros (LGBT) latinas/os. El propósito de LLEGO es el de organizar las comunidades LGBT latinas a todos los niveles por medio de la movilización y el enlace dentro de un ambiente culturalmente sensible para sobrellevar las barreras sociales, de salud y políticas que enfrentan, debido a la orientación sexual y étnica. LLEGO busca el avance de la autodeterminación y fortalecimiento individual y comunitario entre las personas LGBT latinas; desarrollar y obtener el acceso a servicios de salud y bienestar culturalmente apropiados; y facilitar el desarollo de recursos culturales, políticos y comunitarios dirigidos a combatir la homofobia y el sexismo, profundamente interiorizados por medio de asistencia técnica y adiestramiento cultural y lingüístico apropiados, diseñados para el esclarecimiento de esta comunidad. La misión y programas de LLEGO son dirigidos a combatir las barreras sociales y culturales a las cuales se enfrentan las/los individuos LGBT latinas/os, como también a desarrollar y mejorar la infraestructura de las organizaciones existentes y nuevas que buscan servir a esta población.

imagen distinta de la lesbiana. Cuestiona los roles sexuales de poder, tiene una perspectiva socialista-feminista y es además de activista, un grupo de estudio obligatorio. Fue un grupo que aglutinó a más de 60 lesbianas activas y cerca de 150 intermitentes. Sostenían las reivindicaciones de sectores oprimidos, realizaban conferencias, marchas, brigadas de apoyo a Cuba, Nicaragua, El Salvador, etc., participaban en huelgas de universidades y de sindicatos democráticos.

En 1980 se divide OIKABETH por diferencias políticas y en 1982, de dicha división, surge el grupo Lesbianas Feministas Socialistas, con la misma propuesta de las pioneras de OIKABETH, quienes forman el nuevo grupo.

En los años siguientes a 1982, surgen distintos colectivos de lesbianas: Comunidad Creativa, Grupo de Acción Activa, CLHARI (Comité de Lesbianas y Homosexuales de Apoyo a Rosario Ibarra, candidata a la presidencia por el PRT (Partido Revolucionario de los Trabajadores). Se postulan algunas lesbianas y homosexuales como candidatos a las diputaciones.

En 1984 se forma el Seminario Marxista Leninista Feminista de Lesbianas, en 1985, PATLATONALI; en 1986 MULAS, entre otros.

En 1986 hubo el primer encuentro de lesbianas latinas de Latinamérica, el Caribe y EEUU en Cuernavaca. Fue un encuentro muy poderoso y de mucha controversia entre las mujeres mexicanas. Desde entoces ha habido varios otros encuentros.

En 1987 se realiza en Guadalajara, Jalisco, el Primer Encuentro Nacional de Lesbianas, el mismo año, después del Encuentro, surge la Coordinadora Nacional de Lesbianas, primera instancia nacional de grupos lésbicos en toda América con 11 grupos de la República Mexicana.

El año 1987 en la historia del movimiento de lesbianas y homosexuales se marca el inicio de este movimiento. Por un lado se da la total independencia política de los homosexuales; se fortalece el trabajo con distintos sectores sociales. A nivel nacional interno hay un auge y fortalecimiento de los distintos grupos. Esta Coordinadora realizaba talleres sexopolíticos alrededor de los Estados de Provincia con el fin de compartir y apoyar los trabajos. Realizaban marchas, conferencias, y los Encuentros Nacionales. A nivel externo, se inició un esfuerzo colectivo con la región de Latinoamérica y el Caribe para unirse en los trabajos y redes como lesbianas feministas. Asimismo impulsó y realizó dos Encuentros bienales con los grupos de chicanas de los EEUU, uno en Chihuahua, en 1989, y otro en la ciudad de México, en 1990.

En 1988 se realiza el Segundo Encuentro Nacional Lésbico Feminista, momento en que se acuerda incorporar el término feminista con 14 grupos.

En 1989 y 1990 se realiza el Tercer Encuentro Nacional de Lesbianas Feministas con mucha asistencia.

También se realizaron entre 1988-90 algunos encuentros regionales, uno en Querétaro y otro en Veracruz.

En 1991 hay lesbianas que participan como candidatas a Diputadas.

En 1994, el IV Encuentro Nacional de Lesbianas Feministas se realizó en Cuernavaca, Morelos.

Hoy por hoy, en México se celebra la semana de orgullo gay, el día 29 de junio o el sábado más cercano, con una marcha pública y exhibición de cine, arte y conferencias. Ésta es una forma abierta y pública de mostrarse como una cultura específica. *También hay una senadora, la primera en ganar una silla nacional, como una lesbiana declarada.*

Las relaciones amorosas

El hecho de reconocer que nos atraen las mujeres, conjuntamente con los pasos que damos para reaccionar a dicha atracción, usualmente es una experiencia regocijante. El estar al margen de la cultura dominante nos puede brindar cierta libertad para moldear los tipos de

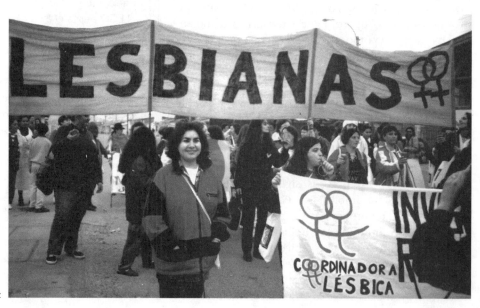

Rosie Muñoz

relaciones que queremos. Algunas de las opciones, dilemas y posibilidades son paralelas a las de nuestras hermanas heterosexuales; otras no.

LA PRESIÓN PARA ESTAR EN PAREJA

Quizás una de las expectativas mayores que tiene esta sociedad de las mujeres es que cumplan con su rol tradicional de enamorarse y formar una relación progenitora con un hombre. A pesar de que las lesbianas rompemos con esta norma al buscar otra mujer como amante, todavía nos sentimos presionadas por los modelos heterosexuales.

Estamos condicionadas a pensar que sólo somos media persona sin alguien más. Algunas veces debemos luchar por sentirnos bien si no estamos en pareja.

Cuando estoy alrededor de parejas lesbianas, no importa por cuanto tiempo, empiezo a sentir gran desesperación como si algo no estuviera bien conmigo porque no tengo una relación. La presión de estar en pareja puede obligarte a formar una

LESBIANAS RURALES

Encontrar otras lesbianas en un pueblo pequeño o área rural puede ser difícil.

Esta es una parte del país donde cualquier cosa que sea diferente a las normas establecidas no es aceptada. Es un área detrás de las montañas. No hay muchas mujeres gay. Si las hay, están bien escondidas de nosotras y del resto del mundo.

Hablar de las lesbianas rurales en los países del sur es hablar de una clase considerable, pero invisible; es hablar del sector popular: costureras, campesinas, indígenas, amas de casa, mujeres obreras, trabajadoras domésticas, etc. Es referirnos a una población que carece de los más mínimos derechos, son mujeres lesbianas que prefieren, en la mayoría de los casos, no investigar acerca de su sexualidad. Es posible, que estas mujeres ni siquiera sepan que las demás existimos, que su lucha por la sobrevivencia no les permite reconocer en su interior, la búsqueda por algo diferente. Unido a esto, la influencia católica y el sexismo extremo cierran el acceso a otro tipo de información, ya que el hombre y la moral social son su máxima autoridad interna y externa. Por ello, no es raro que en los movimientos de lesbianas y homosexuales del mundo, este sector tiene una participación casi nula, ya que luchar por los derechos humanos o la libre preferencia sexual es, ante sus ojos, un exceso frente a las luchas por mejores condiciones de vida, por un salario, por casa, comida, medicinas, educación, etc.

El movimiento de lesbianas y homosexuales es un movimiento interclasista. Sin embargo, cuando algunas lesbianas de la clase obrera o popular se comunican con algún grupo de lesbianas, su proceso de aceptarse a sí mismas es mucho más veloz, pero también sumamente aislado y conflictivo ideológicamente. Al ser diferentes sus prioridades, el acceso que tienen a los medios populares de socialización para lesbianas es limitado. Tampoco es fácil para ellas obtener información acerca de los diversos recursos disponibles para lesbianas, tales como libros o revistas, ya que la distribución de estos materiales educativos en este sector es prácticamente inexistente.

Conocí a unas indígenas que para nombrar la relación de pareja que existía entre ellas se llamaban "primas," y con esto lograban una mayor "aceptación" en su comunidad.

Para algunas lesbianas que viven en pueblos pequeños, el declararse como tales significa vestirse como hombres, actuar como hombres y relacionarse con los hombres como si fueran uno más de ellos. De esta manera beben, se emborrachan y hablan de "las viejas".

ALGUNAS SUGERENCIAS:

1. Busca materiales educativos y escucha música producida por y para lesbianas. (Busca en Recursos allí encontrarás información para órdenes por correo en las librerías de mujeres). Esto puede ser de gran ayuda para tu proceso de auto-aceptación y autoestima.

2. Comunícate con la organización gay o lesbiana más cercana (no importa ló lejos esté). Indaga acerca de las guías diseñadas para homosexuales, que incluyen lugares de interés para mujeres lesbianas, o comunícate con los grupos de homosexuales a nivel nacional. Las organizaciones que no están cerca también pueden darte información valiosa sobre grupos cercanos a tu comunidad, al igual que pueden brindarte nombres de mujeres con las que te puedes comunicar para facilitar el acceso a estos recursos.

3. Participa en actividades políticas de mujeres. ¿Existe algún centro de mujeres cerca? ¿Tal vez en una universidad? ¿Grupos feministas? Muchas lesbianas son políticamente activas y casi todos los grupos de mujeres tienen lesbianas.

4. Llevando a cabo pequeñas reuniones entre amigas donde se lea poesía, se converse, se baile, se oiga música o se compartan comidas, genera el nacimiento de grupos para apoyo, información o política.

Recuerda, no estás sola.

relación con cualquier persona en lugar de pensar mejor la situación.

Entre los modelos heterosexuales de más influencia, se encuentra la institución del matrimonio. Algunas de nosotras escogemos "casarnos" con nuestra amante, ya que consideramos al matrimonio como la forma mejor de demostrar nuestro compromiso mutuo. Otras, preferimos romper con los modelos heterosexuales de intimidad, los cuales han inundado nuestro mundo desde pequeñas. Cuestionamos la validez legítima del matrimonio (originalmente, una institución religiosa) como la única estructura unificadora de parejas aceptada por la ley. Reaccionamos en contra del matrimonio ya que, injustamente, les da prioridad a las parejas sobre las que escogemos mantenernos solteras (al igual que aquéllas que tenemos relaciones íntimas con más de una persona).

A pesar de que es liberador no tener modelos y estereotipos de roles sexistas, también puede existir gran incertidumbre en cómo proceder.

Construir una relación armónica más equitativa, de igual a igual, es una meta cotidiana, individual, política y espiritual de las sociedades del mundo y no sólo de las mujeres lesbianas. Luchar contra miles de años y de formación autoritaria y represiva exige un gran compromiso interno.

"Cuando me casé a los 19, creía saber exactamente cómo iba a ser mi vida de ahí en adelante. No tenía que pensar al respecto. Cuando tuve mi primera relación con otra mujer, no tenía ni la más mínima idea. Tenía miedo. La mitad del tiempo, no sabía hacia dónde iba; no había nadie a quién preguntarle: "¿Estoy actuando correctamente?" Sin modelos ni roles, nuestra forma de vivir tiene que venir de adentro, y en general me gusta que sea así.

"Ser lesbiana me brinda la oportunidad de hacer cosas diferentes a lo que hacen las parejas heterosexuales que he visto. Me gustaría ser menos posesiva de lo que ellas usualmente son. Pero cuando tiene que ver con mi pareja y sus relaciones sexuales con otra mujer (u hombre), me duele. He decidido que tengo que dar la cara a mi muy humana necesidad de dependencia sexual".

"Siempre me sorprende cúantas de mis amigas lesbianas tienen ex-amantes como sus mejores amigas. Me pregunto si será porque la comunidad es tan pequeña, si a las mujeres se nos hace más difícil dejar ir el sentimiento o simplemente si somos capaces de mantener mejores relaciones con cada una. No ocurre lo mismo con mis amigos heterosexuales".

OTRAS OPCIONES

Así como las mujeres heterosexuales, muchas lesbianas ponemos mucho énfasis en ser parte de una pareja. Sin embargo, algunas de nosotras preferimos tener relaciones con otras mujeres de maneras que no están limitadas a las relaciones monógamas tradicionales. Podemos escoger permanecer solteras, tener muchas amantes o tener más de una relación primordial.

Me gusta no tener que ser comparada con nadie. Una razón para ser célibe o soltera es tener claridad sobre lo que quieres en tu vida. Una hace espacio psicológico y emocional. Lo que quieres es no ser dependiente de lo que alguien más quiere.

Cuando estaba en pareja, teníamos que pasar mucho tiempo peleando por los pequeños detalles de todo. Todo tenía que ser por acuerdo mutuo— todo, desde el más mínimo detalle hasta el más grande—me parece pérdida de tiempo y energía.

Cuando estoy conmigo misma, la seguridad y las conexiones con otra gente son totalmente mías. En una relación, mi seguridad depende demasiado de la relación y de la otra persona.

Es increíble cuánta energía me libera. Se siente muy bien. Siento una gran oleada de poder.

El no estar en una relación me ha dado tiempo para reencontrarme con mis amigos de una manera realmente íntima.

Hay tantas mujeres en mi vida ahora. Me encanta la sensación de tratar de crear algo nuevo.

Al escoger no estar en pareja, no nos distanciamos de otras amigas. Siempre queremos y tenemos amistades íntimas. Algunas son sexualmente íntimas.

Es muy difícil para mí pasar la línea divisoria entre amigas y amantes, así es que tengo relaciones con algunas de mis amigas más cercanas. Encuentro esto realmente satisfactorio. Otras veces, me acuesto con mis amigas más cercanas sin tener sexo, lo cual es para mí igualmente satisfactorio.

Tal vez escogemos la intimidad sin sexo porque nos gusta mantener nuestras amistades sin las complicaciones que puede traer una relación sexualmente íntima.

En cierta manera, la comunidad lesbiana ha imitado a la comunidad heterosexual al pensar que el sexo es lo que verdaderamente hace que las relaciones sean íntimas y cercanas. Yo no creo que eso sea cierto. Pienso que puedo tener muy buenas relaciones, íntimas y más cercanas, sin sexo. Incluir el sexo en una relación no necesariamente la mejora.

El éxito de mantenerse soltera para nosotras depende, al menos parcialmente, de nuestra habilidad para evitar caer en una situación de dependencia con otra persona, con el fin de sentirnos bien. En muchas ocasiones, buscamos nuestra felicidad en otra persona en lugar de buscarla en nuestro interior.

UNA COMPAÑERA PRIMORDIAL

Muchas de nosotras escogemos tener una relación sexual íntima con una sola mujer, sin importar si vivimos juntas o no. Construimos una relación organizando nuestro trabajo y diversión de manera que podamos pasar tiempo juntas, ayudándonos mutuamente con nuestros cambios personales y dificultades, avanzando a través de los conflictos. Tal vez estemos juntas como amantes por unos meses, algunos años o una vida entera.

Me gusta estar con alguien que siga todos los hilos de mi vida, incluso los más mundanos.

Me excita escuchar a otra lesbiana hablar acerca de sus aventuras con muchas mujeres. Yo sé que al escoger estar con una sola mujer, me pierdo cierto tipo de aventuras emocionales. Pero para mi amante y yo la verdadera aventura consiste en mantenernos juntas. Después de unos años, podemos decirnos "Te necesito" y saber qué es lo que esto realmente significa.

Mantener una relación viva y saludable a largo plazo conlleva mucho trabajo. La falta de apoyo de parte de la sociedad heterosexual tampoco ayuda. Afortunadamente, las lesbianas involucradas en relaciones a largo plazo han comenzado a escribir al respecto.

El apoyo, la confianza y la valoración en las relaciones humanas han sido de los elementos más importantes que el mundo de lesbianas ha aportado a mi vida. La sexualidad entre mujeres, en mi experiencia, ha sido más enriquecedora y sencilla de lo que yo creía posible.

Una relación comprometida me ha dado la oportunidad de crecer y confrontar actitudes y equivocaciones, así como aprender a amar desde un lugar más interno.

LOS PATRONES FAMILIARES

Muchos de los conflictos que surgen en las relaciones lesbianas tienen su base en los roles heterosexuales tradicionales con los cuales crecimos en nuestras familias.

En mi familia ninguno llegó a extremos de enojo. Nunca hubo peleas, sólo "discusiones". Así que cuando "una amante o amiga íntima me enoja, mi primera reacción es de pánico. Sé que quiero pelear más abiertamente y no quedarme tan tranquila con mi ira, pero es duro.

Mis padres vivieron y trabajaron juntos las 24 horas al día hasta que murieron. La familia de mi amante Luisa era más tradicional, su padre pasaba fuera todo el día trabajando o con sus amigas, y su esposa pasaba mucho tiempo con sus hermanas. Luisa vio a sus padres disfrutando separadamente y ella necesitaba eso. Me costó aceptar que ella

quería estar sin mí algunas veces. Luchamos sobre esas diferencias hasta que pudimos ayudarnos mutuamente a sentirnos seguras de hacer cosas diferentes a nuestras familias.

Yo pasé de ser niña mimada a "marimacha", sin tener responsabilidad alguna por las tareas de la casa. Como a los 10 años de estar viviendo con mi amante Rosa, nos dimos cuenta de que yo tenía que madurar mucho. Me di cuenta de que, al esperar que Rosa se encargara de todo el trabajo de la casa, estaba imitando el rol del hombre que rehusa ayudar a su mujer con las tareas del hogar...

LA UNIDAD Y LA DISTANCIA

Todas las que amamos a otra mujer hemos crecido en una sociedad sexista que devalúa a las mujeres y nos niega un sentido fuerte de identidad. El "rol" tradicional de las mujeres en las relaciones ha sido el darnos por vencidas, darlo todo, ser flexibles, cuidar de los demás seres queridos, etc. A pesar de que existe un sinfín de diferencias entre una mujer y otra, hay cierta unidad que proviene de ser del mismo sexo, con un proceso de socialización similar. Con frecuencia, esto causa que tengamos relaciones tan íntimamente cercanas que terminan por resultarnos sofocantes. Es necesario luchar por encontrar un balance saludable entre la unión y la distancia necesaria para definirnos y crecer como individuos.

Es crítico que mi amante y yo entendamos nuestras limitaciones, cuando queremos decir no y cuando es sí. Si yo no construyo mi propia privacidad de una vez en una relación, lo que resulta es que siento que estoy desapareciéndome como persona.

Si una se involucra con una mujer que vive lejos o que tiene que cambiar el lugar de vivienda por un trabajo, ninguna de las dos debe asumir que la otra va a dejar su hogar, amistades o trabajo para poder estar juntas. Ambas saben lo importante que es esto. Mi amante vive ahora en otro estado. Odio la separación, pero yo valoro su independencia como valoro la mía.

Yo creo que la distancia no es un factor determinante cuando existe en ambas un conocimiento mutuo y una base amorosa. Lo más difícil para mí cuando existe la distancia son otras cosas, como objetivos, acuerdos, claridad, confianza, apoyo. Con frecuencia, cuando la amante o compañera de una es de otra raza o cultura, esto puede provocar fuertes desacuerdos culturales que sólo con respeto y paciencia pueden superarse.

LA VIOLENCIA ENTRE LESBIANAS— MUJERES QUE SON AGREDIDAS O MALTRATADAS POR SU PAREJA

A pesar de lo atrayente que resulta para nosotras la imagen del amor entre mujeres, como algo libre del doloroso mal uso del poder que invade a tantas parejas heterosexuales, las relaciones entre lesbianas pueden estar marcadas por abusos físicos, verbales o emocionales. El abuso puede tomar muchas formas. Aun cuando tu amante no te cause daño físico, es posible que seas víctima de una relación abusiva si frecuentemente te sucede cualquiera de las siguientes cosas: te sientes insultada o degradada, asustada por tu pareja, física o emocionalmente, si ella utiliza la intimidación de cualquier tipo para controlar lo que haces o cuánto tiempo pasas con tu familia o amistades, si se enoja contigo y te culpa de los problemas de su vida en los cuales no tienes nada que ver. Aun si ustedes se aman mutuamente, este tipo de trato es abusivo y tal vez sea necesario que busques ayuda para liberarte de la relación.

En los EEUU, el movimiento de los albergues para mujeres agredidas ha luchado, durante largo tiempo, con los problemas ocultos sobre el maltrato entre lesbianas. Al principio, muchas de las lesbianas que mantenían relaciones abusivas con su pareja sintieron que sus problemas eran malentendidos o exagerados por las trabajadoras del albergue. En un esfuerzo por mejorar esta situación, algún personal de los hogares y juntas directivas, a lo largo del país, ha llevado a cabo adiestramientos para lidiar y contrarrestar la homofobia y el heterosexismo, con el fin de ser más efectivos y poder brindar mejor servicio a las lesbianas en los albergues.

En América Latina no existen albergues para lesbianas. Sin embargo, sí existe el problema del abuso. Los grupos de amistades y terapeutas lesbianas son un recurso para apoyar a una u otra parte de la pareja con el problema y dar claridad y consistencia, además de ofrecer algún tipo de ayuda. En nuestra región se ha comenzado a considerar el abuso como un problema por el cual la comunidad lesbiana debe asumir responsabilidad. Sin embargo, como ha sucedido en otros lugares del mundo, la respuesta tiende a ser negar la existencia del problema. Esta posición plantea que hablar de la violencia que existe entre las parejas lesbianas implica "lesbofobia", fomenta los estereotipos negativos acerca de las lesbianas y puede terminar siendo utilizado para atacar nuestra imagen. Esta reacción sólo causa que la violencia ocurra impunemente y deja sin apoyo y en estado de desamparo a las lesbianas que lo confrontan. La posición de negación ante el maltrato entre lesbianas, fue finalmente traída a la luz en la reunión regional de lesbianas, llevada a cabo en Mar del Plata, Argentina, en 1994. Este tema se aceptó en preparación para la reunión sobre la mujer que se llevó a cabo en Pekín, en septiembre de 1995.

La violación se define como el acto de obligar a una persona a tener sexo en contra de su voluntad. La violación entre personas del mismo sexo es posible y definitivamente ocurre. Lo más triste del caso de aquellas mujeres que son maltratadas o violadas es que nunca se les puede garantizar su seguridad. Es posible que se topen con la persona abusadora en un bar local o reunión política. La concentración de las comunidades lesbianas complica el problema. Las amistades pueden sentirse confundidas acerca de sus lealtades. Es necesario que hagamos un esfuerzo por crear lugares seguros para las víctimas de abuso y violación. La violencia, en todas sus manifestaciones, trata del poder desmedido que ejerce una persona sobre otra. Nadie merece ser controlada o lastimada por otra persona en forma alguna. Infórmate de aquellas organizaciones diseñadas para ayudar a lesbianas.

LAS "MARIMACHAS"

Muchas de las lesbianas declaradas antes del movimiento de liberación femenina de los años 60 y 70 eran parte de una cultura gay en la cual las mujeres seguían un código estricto en el vestido y la conducta, especialmente en situaciones sociales, y se escogía o un rol de "marimacha" (masculinas agresivas) o uno de femme (femeninas y receptivas). Se suponía que las "marimachas" debían iniciar relaciones sexuales y las "femmes" continuar su pasividad aun en la cama, dejando a las "marimachas" hacerles el amor, pero sin reciprocidad. Con frecuencia las lesbianas feministas critican a las marimachas por imitar los roles heterosexuales y perpetuar el sexismo, así como el abuso de poder de los hombres. Otras han respondido:

> Yo era una femme, una mujer que amaba y quería alimentar la fuerza marimacha en otras mujeres. A pesar de que he sido lesbiana por más de 20 años y abrazo el feminismo como una visión de mundo, puedo reconocer una "marimacha" a los 50 metros y sentir la emoción de su poder. Contrario a las creencias, este poder no es obtenido a costa de la identidad de las femmes. Las relaciones marimacha-femme, como yo las he experimentado, son declaraciones eróticas complejas y no réplicas heterosexuales falsas.

> Conozco a una lesbiana que, desde muy joven, adoptó el nombre de Ernesto. Esta obtuvo papeles de identidad con ese nombre, e incluso en sus relaciones laborales, se ha presentado como hombre. Para esto le ha favorecido tener una voz gruesa y pechos pequeños, incluso por más de 10 años ha mantenido una relación de pareja con una mujer que tiene un hijo criado por ambas, ante el cual siempre ha aparentado ser hombre.

La relación "Marimacha-Femme" es un compañerismo erótico, en el cual ambas sirven como una bandera conspicua de la rebelión y exploración íntima de la sexualidad de las mujeres(2).

Algunas mujeres dicen que las "marimachas-femme" son una cosa del pasado, pero muchas lesbianas, recientemente, se han manifestado para decir que no es cierto.

Si hoy en día los códigos son menos estrictos, también los roles son menos rígidos y las identidades más fluidas. De una manera u otra las lesbianas continúan explorando la evocación de las "marimachas-femmes" de la agresividad y receptividad, la celebración de la "diferencia en la naturaleza de las mujeres"(3) y sus formas particulares de erotismo valeroso.

LA OPRESIÓN Y EL APOYO

Las parejas heterosexuales pueden tomarse de las manos en público, ir a cualquier sitio juntos, son bienvenidos como una pareja por sus familias y en servicios religiosos, celebran abiertamente sus relaciones, toman decisiones entre sí, en épocas de enfermedad y en caso de muerte se proveen de bienestar material. Las lesbianas damos por inalcanzable estas cosas comunes, ya que son inexistentes.

En la oficina de la facultad en donde trabajo, escucho a los otros profesores hablando acerca de sus relaciones... nada serio, pero entre ellos se brindan mucho apoyo.

El hecho de declararme lesbiana en el trabajo significaría perder mi puesto. Si Ana, mi compañera, está enferma y estoy preocupada por ella, no puedo buscar consuelo en el trabajo. Si tenemos una gran decisión que tomar, no puedo pedir ayuda y contarla. Todo esto hace a nuestras amigas lesbianas terriblemente importantes, sobre todo las que hablan con nosotras sobre nuestra relación.

A través de todos los tiempos las lesbianas se han apoyado mutuamente en sus relaciones, a pesar de la opresión. Hoy en día y de manera simple, les podemos preguntar a nuestras amigas cómo marchan sus relaciones, darles la oportunidad de hablar de sus peleas, compromisos, celos, trabajo, tareas domésticas y todas las otras cosas sobre las cuales la gente necesita hablar.

Muchas de mis amigas lesbianas encuentran a su única familia en el mundo gay, porque sus madres o padres no sólo las rechazan por ser lesbianas, sino que también han sido capaces de golpearlas o internarlas en hospitales psiquiátricos. Esto es algo que todavía sucede en casi todo el mundo, en las familias más conservadoras y tradicionales del planeta.

Muchas de nosotras estamos creando nuestros propios rituales en donde los amigos/as y la familia (verdadera o alternativa), nos reunimos para celebrar eventos especiales: para afirmar nuestras identidades como mujeres y lesbianas y para honrar nuestros compromisos.

Queriéndonos entre nosotras—como amigas, amantes y familia -creamos una fuente de poder, júbilo, lucha y crecimiento. Esperamos gozar algún día de la libertad de amarnos más abierta, valiente y profundamente, de tantas maneras como podamos crear.

La sexualidad

Una parte del hecho de amar a las mujeres es el sentimiento de atracción sexual hacia ellas. Lo que hacemos con esta atracción es tan variado como nosotras mismas. A través del sexo podemos expresar amor, amistad, lujuria, apoyo, necesidad, sentido de aventura y también disfrutar nuestros cuerpos. Tal vez nos abracemos y nos besemos mucho, acariciemos el cuerpo de nuestra amante durante horas o tengamos un "matutino" (un encuentro sexual espontáneo y rápido que usualmente ocurre fuera de las horas de rutina). Tal vez juguemos con sus pezones o clítoris, exploremos su vagina con nuestros dedos o nuestra lengua, o juguemos con nuestros propios cuerpos sin necesidad de llegar al orgasmo; podemos usar fotos eróticas, compartir fantasías, practicar juegos sexuales, reír mientras hacemos el amor, dormir juntas sin tener sexo genital. El erotismo es libre y toma sus formas en cada ser humano. No existe una forma particular ni correcta de vivir la sexualidad como lesbiana.

Tanto los libros como las películas siempre hacen énfasis en las parejas heterosexuales cuando se trata de ilustrar situaciones románticas y sexuales. Estos son los roles tradicionales que todos esperan. Para las lesbianas, no existe una definición clara acerca de lo que es "tener sexo".

Para mis amantes y yo el sexo siempre trata de aprender mutuamente lo que complace a la otra, e irlo practicando a lo largo del camino. Así es como me gusta. Siento que cualquier cosa es posible.

El sexo con hombres siempre estuvo bien. Pero con Paula estoy asombrada de la intensidad. Quiero tocar y ser tocada, hacer el amor en todo momento, ser brusca, ser dulce, penetrarla, sentirla moviéndose en mí. Creo que finalmente estoy sintiendo la plenitud y profundidad de mi sexualidad. Siempre sospeché que debía haber algo más, pero no imaginaba cómo encontrarlo.

Buscando qué es lo que excita a mi amante, explorándola, saboreándola, aprendiendo sus olores y texturas, crezco para amarme más también.
Al tomar conciencia de mi proceso energético, uno de los caminos que he encontrado es la meditación y un gran respeto por mi energía. Mi compañera y yo hemos decidido no compartir sexualmente esta energía fuera de la pareja.

Sin embargo, el sexo entre lesbianas no está libre de problemas. Lo contrario es un mito. Podemos contribuir al problema al tener la expectativa irreal de que el sexo con las mujeres es siempre "dichoso, intuitivo, espontáneo y profundo".

Hacer el amor con una mujer por primera vez implica generalmente más de lo que sucede en el plano sexual. Nos podemos sentir de repente liberadas como seres sexuales, regocijadas y contentas o completamente asustadas. Puede tomar meses y hasta años aprender a cambiar nuestras normas sexuales, qué es lo que nos gusta y cuáles son nuestros escollos particulares.

Al hacer el amor con una mujer, tenemos al menos una idea básica de lo que la hace sentir bien. También es posible que tengamos la noción equivocada de que como tenemos el mismo "equipo", debemos saber qué le place.

Cuanto más duermo con mujeres, más me doy cuenta de que una no puede asumir que lo que a una le gusta, le gusta a ella. Existen tremendas diferencias. Es preciso hablar de todo esto y usualmente esto no ocurre.

Tengo grandes problemas al iniciarse el sexo, pero una vez que he comenzado se me vuelve fácil venirme. A mi amante le encanta comenzar, pero le cuesta venirse y se frustra mucho. Nos cuesta hablar al respecto.

Durante el primer año y medio tuvimos una vida sexual amplia y apasionada. Cuando nos fuimos a vivir juntas, el sexo de repente se volvió un problema. Resultó que nuestros patrones sexuales eran muy diferentes. Mi amante necesita hablar, sentir intimidad en la conversación y relajarse completamente antes de sentirse sexual. Yo necesito acariciar a mi amante y hacer una conexión física antes de sentirme lo suficientemente relajada como para hablar íntimamente. Yo la llevaba al cuarto y ella se congelaba. Luchamos por meses, ambas sintiéndonos mal antes de averiguar qué estaba pasando.

En esta era del SIDA y otras enfermedades transmitidas por vía sexual (o ETS, por sus siglas en inglés), la negociación con nuestras amantes sobre el sexo protegido—antes de tener sexo—es absolutamente necesaria. Es un mito muy peligroso que las lesbianas no corren peligro de adquirir enfermedades venéreas o VIH. Definitivamente corremos el riesgo.

Al no ser necesario el tener que negociar acerca del control natal con otra mujer, es más incómodo tener que sacar el tema del sexo protegido, pero es crucial.

"No podía creer que ninguna de sus otras amantes le había preguntado si alguna vez había tenido enfermedades antes de tener sexo con ella."

Ya que las mujeres están tan profundamente socializadas para no ser sexualmente confiadas o agresivas, o para buscar el placer abiertamente, puede ser una revelación con una amante el aprender cómo hablar libremente acerca de lo que las dos quieren en el sexo.

Cuando hago el amor con una mujer, el reto es ser cada vez más honesta; decir lo que realmente siento, explorar cuándo no me siento presente en vez de fingir que lo estoy: si estoy distanciándome, averiguar cuál es el miedo.

No es útil que las lesbianas lleguemos al sexo con el legado de los modelos heterosexuales, que son dañinos y nos hacen sentir inseguras de nuestros propios deseos. Es posible que arrastremos con nosotras las siguientes ataduras en cuanto a "hacer el amor":

El asumir que estamos obligadas a tener sexo con nuestra amante cada vez que ella lo desee.

La desconfianza en nuestras respuestas sexuales y la convicción de que no podemos tener orgasmos con una compañera.

La creencia de que a nosotras no nos gusta mucho el sexo y que somos tal vez "frígidas".

Poca experiencia en ser agresivas o tomar la iniciativa en el sexo.

La impresión de que el sexo está bien, pero no es muy profundo.

La pena que nos da tocar nuestro propio cuerpo, ya que creemos (o pensamos) que nuestra compañera piensa que ella lo debería hacer todo.

El enfoque en la destreza sexual, incluyendo el orgasmo como meta principal.

Las cicatrices emocionales por haber sido abusadas sexualmente.

Algunas de nosotras tal vez cuestionamos nuestros propios impulsos y preferencias cuando parecen seguir un modelo masculino. Tal vez no nos sintamos a gusto con algo de lujuria, o por ejemplo, actuando agresivamente al tener fantasías de dominio, o al usar objetos eróticos. Aun éstos podrían ser algunos aspectos de la sexualidad que podríamos disfrutar. Un "vibrador," por ejemplo, no necesariamente es un "sustituto del pene;" nos da placer si disfrutamos la penetración en el sexo. Como lesbianas tenemos la oportunidad de salirnos de la definida sexualidad masculina y reclamar todas las dimensiones de la sexualidad que profundizan nuestra intimidad, placer y amor.

Algunas lesbianas practican el sadomasoquismo (s/m), eso es, la erotización del intercambio consensual de poder, con el objetivo de tener sexo sano, seguro y consensual.

Encontrar el tiempo y la energía para el sexo no siempre es fácil.

El verano pasado estuve con un grupo de 5 parejas lesbianas, todas amigas cercanas. Diez mujeres y todas deseábamos hacer el amor con más frecuencia. Quizás la falta de consistencia en el sexo tiene que ver con tener hijos (algunas de nosotras somos madres), o que la emoción se ha ido de la relación, o ¿estaremos tomando demasiado en serio las cosas negativas que la sociedad piensa de las lesbianas?

Necesitamos sentirnos libres para ser sexuales, independientemente de la forma que esto tome para nosotras. Como mujeres estamos aprendiendo a balancear lo que damos a las demás con lo que tomamos para nosotras mismas. Tal vez también tengamos que reafirmar la necesidad de tomar tiempo para el placer sexual.

La gente dice que las lesbianas prácticamente nunca hacen el amor. Bueno, yo conozco a gran cantidad de ellas que hacen al amor todo el tiempo y tienen una vida sexual abundante y apasionada!

Si tanto tu pareja como tú tienen problemas con el sexo, tal vez quieran unirse a un grupo de discusión especial para lesbianas o buscar consejería (Lee el Apéndice en el cap.14). Lo más importante es que probablemente nos podamos ayudar las unas a las otras como amigas más de lo que hacemos ahora, tocando en nuestras conversaciones problemas sexuales y controversias. "¿Cómo es tu vida sexual?" puede ser una pregunta de mucha ayuda.

Los asuntos legales

Muy poco hemos logrado el movimiento de lesbianas y homosexuales de todo el mundo en el área de los Derechos Humanos. Pese a que existen instrumentos internacionales de protección de los Derechos Humanos, existe mucha discriminación. Constantemente se violan nuestros derechos: el derecho a la vida, a la integridad física y corporal, a la protección de la vida personal y familiar, a la libertad de expresión, de religión, de conciencia y de asociación. Hoy por hoy, son muy pocos los países que poseen una particular reglamentación o ley en contra de la discriminación por orientación sexual y que protejan la relaciones homosexuales al igual que las heterosexuales. Algunos de los países que poseen dichos reglamentos son: Dinamarca, Suecia, Noruega, Francia y San Francisco, en los EEUU.

Como lesbianas, luchamos—al lado de otros grupos minoritarios—por los derechos y protección legal que merecemos. Este asunto va dirigido a las lesbianas pobres, lesbianas de diferentes razas, lesbianas en prisión. La mayoría de los legisladores, jueces y abogados del sistema judicial son hombres heterosexuales, quienes tienen los mismos prejuicios que esta sociedad tiene en contra de las lesbianas y otra gente diferente a ellos.

En el caso de los EEUU, se puede decir que en los últimos 30 años se han logrado algunos cambios. Algunos estados, como Massachusetts y Wisconsin han aprobado leyes de derechos civiles que protegen a los homosexuales. Algunas ciudades han aprobado leyes domésticas para aquellas parejas registradas. Entre los beneficios que algunas compañías ofrecen se encuentra el derecho a nombrar a tu pareja como beneficiaria en el plan de servicios médicos, un beneficio que han tenido las parejas heterosexuales por años.

Las lesbianas han ganado una pequeña pero creciente cantidad de casos de custodia de niños y casos de discriminación en el trabajo. Algunas lesbianas y parejas gay están demandando el derecho al matrimonio. La coadopción por parejas del mismo sexo ha ocurrido en California y existen casos pendientes en varios lugares. Algunos jueces y abogados se están volviendo menos prejuiciosos -incluso algunas son lesbianas abiertamente. Nuestra creciente visibilidad ayuda a impulsar estos cambios.

Las lesbianas enfrentan muchas controversias legales más allá de las que se presentan en este capítulo, tales como la protección de los derechos de las lesbianas en prisión, el derecho a la defensa legal después de redadas policiales en los bares y lugares de reunión públicos, la protección en contra de la discriminación en la vivienda, y el acceso a recursos para aquellas lesbianas que son enviadas a instituciones mentales por sus familiares homofóbicos.

(Ver Recursos para grupos y libros que pueden ser de utilidad).

LOS DERECHOS DE LAS RELACIONES Y LOS CONTRATOS

En Latinoamérica y el Caribe, el Estado ha cometido graves atropellos físicos, verbales, y abusos del poder público. Específicamente, el ejercicio de poder de algunos funcionarios públicos en contra de lesbianas y homosexuales ha sido inhumano. Además de las clásicas razzias (redadas policíacas), existen homicidios de homosexuales por ejercer abiertamente su predilección sexual. Algunos países como Nicaragua, Chile y Argentina, han impulsado legislaciones profundamente homofóbicas. A diferencia de algunos lugares de EEUU, las leyes mexicanas no consideran como delito la homosexualidad o el lesbianismo. Sin embargo, en México la ley es muy confusa, ya que el Artículo 200, Capítulo I, del Código Penal Mexicano, dice que son delitos las faltas a la moral y no se explica lo que se entiende por esto. Por tal ambigüedad, la policía se siente libre de detener a una pareja de homosexuales que estén abrazados en un bar o en la calle y apresarlos o extorsionarlos. Por el mismo comportamiento también se molesta a parejas heterosexuales, pero nunca con la misma violencia que a homosexuales o lesbianas.

Ya que las leyes de las relaciones están orientadas hacia el matrimonio, las amantes lesbianas están en un vacío legal al definir nuestros derechos y responsabilidades mutuas. Hoy en día, las lesbianas estamos explorando diferentes maneras de establecer y proteger nuestras relaciones.

Si estás comenzando o te encuentras en una relación que crees que va a durar algún tiempo, tanto tú como tu amante se pueden proteger realizando un acuerdo formal o contrato sobre los gastos, adquisiciones, trabajo, etc. En donde hay propiedades involucradas (diferente a los casos que incluyen niños), las cortes pueden perfectamente considerar un contrato notarial. De todas maneras, los procedimientos en la corte son dolorosos y costosos, y el resultado en los casos de lesbianas y homosexuales no son predecibles. Si ustedes desean separarse y no pueden resolver las disputas, deben considerar la terapia de pareja o algún tipo de mediación.

Muchas de nosotras que somos abogadas animamos a las mujeres a que acepten en sus contratos "el arbitraje de la comunidad"; de este modo se evita el sistema legal homofóbico y sexista.

LOS DERECHOS MÉDICOS

En caso de enfermedad o muerte, la ley automáticamente confía las decisiones al pariente sanguíneo más cercano al paciente y deja fuera a su amante en cuanto a las decisiones de tratamiento, el lugar del funeral, y la disposición de la propiedad. Tu familia puede escuchar a tu amante, pero no está obligada a obedecer sus deseos.

Tanto tu amante como tú, pueden tratar de garantizar el control en situaciones médicas, dándose un poder legal, escribiendo un poder para el cuidado médico o estableciendo un tutelaje que será efectivo en caso de incapacidad. También pueden expresar sus voluntades respectivas, incluyéndose la una a la otra en su testamento. (ver Aspectos legales en "Recursos").

LA INSEMINACIÓN COMO ALTERNATIVA

Muchas lesbianas están utilizando la inseminación artificial como una forma de concepción, la cual no requiere el tener sexo con un hombre. El capítulo 14 menciona las consideraciones legales que pueden plantearse y decribe las técnicas de inseminación.

En la actualidad, (en EEUU), muchos más proveedores de salud están dispuestos a inseminar a lesbianas y mujeres solteras. Si conoces a alguien que desee hacerlo, debes comunicarte con el Banco de Esperma de California para obtener semen. Ver Recursos para estos y otros programas positivos de inseminación para lesbianas en EEUU.

El cuidado médico

Tal vez el tema de la salud más serio para las lesbianas es que con frecuencia no nos sentimos a gusto o seguras al buscar atención cuando la necesitamos (hasta que haya una emergencia). Esto se debe en gran parte a las actitudes de ignorancia, anti-mujeres y anti-lesbianas que encontramos en la mayor parte del sistema médico.

Como resultado de los movimientos feministas y gay, podemos encontrar unos cuantos proveedores sin prejuicios—usualmente enfermeras, ocasionalmente médicos—la mayoría de las veces en áreas urbanas donde existen grandes comunidades lesbianas y, especialmente, en Centros de Salud controlados por mujeres. Pero la mayoría de nosotras dependemos de médicos que conocen muy poco sobre nuestros asuntos específicos, tales como el riesgo del SIDA, o las enfermedades venéreas a las que estamos más propensas.

Fui a una clínica con una gran hemorragia. El doctor, quien sabía que yo era lesbiana y que no trataba de quedar embarazada, insistió en que yo estaba teniendo un aborto.

Un creciente número de médicos son sensibles hacia las lesbianas, o hacia las necesidades de cuidado médico de las lesbianas, pero también hay profesionales insensibles que nos pueden poner en situaciones incómodas.

Si no nos declaramos ante ellos, entonces tratan de convencernos para que usemos control natal o nos preguntan sobre nuestras relaciones sexuales. Si les decimos que somos lesbianas, podemos oír sermones, observaciones despectivas y preguntas voyeristas. ("¿Qué es lo que las lesbianas hacen en la cama?) Nuestro lesbianismo se puede volver el centro de atención de la visita, y nuestros problemas médicos nunca son realmente resueltos.

También nos arriesgamos a que nuestro lesbianismo sea documentado en nuestros records médicos, que son supuestamente confidenciales, pero no siempre se mantienen así.

Yo no me declararía como lesbiana en situaciones médicas a menos que existiera una razón de peso, porque en el rol de "paciente" tengo muy poco poder y soy especialmente vulnerable al hostigamiento. Así que ensayo anticipadamente cómo voy a mantener mi privacidad y conseguir los cuidados que necesito.- Hay maneras de rechazar preguntas ofensivas o indagaciones innecesarias y preguntar directamente asuntos específicos sobre lo que necesito saber. Por ejemplo, si un profesional dice: "No tenga sexo por un mes", yo le puedo preguntar si debo evitar la excitación sexual o solamente la penetración vaginal. El libro "Lesbian Health Matters!" (Ver Recursos) me ha ayudado mucho al enfrentarme a las visitas médicas. (Para aquellos recursos disponibles para lesbianas latinas, consulte la bibliografía al final del libro.)

Es posible encontrar algún médico sensible a las lesbianas preguntándoles a otras lesbianas, usando un Centro de Salud de Mujeres Feministas o una guía regional de servicios para lesbianas o una línea de teléfono, si la hubiere.

El alcoholismo

Debido a que la opresión crea una tensión adicional en nuestras vidas y porque usualmente los bares son los únicos lugares públicos donde nos podemos reunir abiertamente con otras lesbianas, muchas lesbianas toman alcohol. La bebida se vuelve un problema para cualquiera que no pueda controlar cuándo y cuánto se toma. Si éste es tu caso o conoces a alguien que tenga un problema con la bebida, consulta el capítulo 10.

Un creciente número de programas de apoyo y recuperación están dispuestos a tratar abiertamente a las lesbianas y los programas más progresistas respetan a las amantes como miembros de la familia. En los EEUU, muchos segmentos de Alcohólicos Anónimos tienen reuniones para lesbianas. Dentro de la comunidad lesbiana podemos crear mayor conciencia acerca del alcoholismo. Podemos crear espacios libres de drogas y servir bebidas no alcohólicas en los bares para apoyar la recuperación de las mujeres y otras personas que tengan problemas con la bebida.

La salud mental

Casi todos pasamos por épocas de confusión emocional. En esta sociedad, es muy común que las lesbianas experimentemos tensión emocional adicional debido a nuestra situación.

Es posible encontrar ayuda en amigas que nos escuchen, en grupos de apoyo generales para mujeres, o específicamente para lesbianas. Podemos pedirle a una tercera persona objetiva que sirva de mediadora entre nosotras y nuestra amante, compañera de trabajo o compañera de casa. Cuando estos recursos de ayuda no son suficientes, tal vez escojamos trabajar por un tiempo con un psicoterapeuta.

Un buen terapeuta puede ser de gran ayuda. El encontrar un buen terapeuta no es siempre fácil para una mujer. Históricamente, la profesión de psiquiatría ha sido sexista, antihomosexual y dominada por los hombres. Su meta para las mujeres ha sido que nos adaptemos a nuestro rol en la sociedad. En 1973, la Asociación Psiquiátrica Americana suprimió la homosexualidad de la nomenclatura de enfermedades para ser "curadas", pero algunos terapeutas conservadores aún la consideran anormal.

Es preciso ser cautelosa con el terapeuta que considera tu preferencia sexual como la fuente de todos tus problemas, y de esta manera falla a la hora de tomar en serio tus verdaderos problemas.

Afortunadamente, hoy en día, existen algunas terapeutas lesbianas (la mayoría en zonas urbanas) y más terapeutas heterosexuales que son feministas o ven el lesbianismo como una forma válida de vida. Para encontrar alguno de éstos, alguno de éstos, pregunta a las amigas, en centros de mujeres, revistas o periódicos de mujeres. Algunas veces es importante acudir a una terapeuta lesbiana, la cual entenderá el problema desde "adentro".

No me importa con quién se acueste mi terapeuta, en tanto que ella o él no piense que el acostarse con otra mujer es enfermizo o anormal. Sólo porque el terapeuta sea una mujer no significa que sea lo mejor para usted.

En tu primera entrevista, no vaciles en preguntarle al terapeuta sobre sus puntos de vista, entretenimientos y creencias. Te puedes preguntar: ¿Me siento a gusto hablándole a esta persona? ¿Me escucha? ¿Está el/la terapeuta dispuesto a reconocer la importancia de los factores políticos y sociales, como sexismo y homofobia? ¿Tiene una actitud meramente tolerante hacia las lesbianas o es genuinamente positiva y afirmativa? Vale la pena invertir la energía en buscar a alguien con quien nos sintamos seguras y podamos trabajar bien.

Si en algún momento, a lo largo de la terapia te sientes oprimida de cualquier manera, sácalo a relucir durante la terapia. Si el asunto no se puede resolver, márchate.

Algunas veces, familiares asustados o molestos, presionan u obligan a jóvenes lesbianas a ir a terapia o peor aún, las recluyen en instituciones mentales, con la esperanza de cambiar su orientación sexual. Una joven lesbiana de área rural dijo: "Mis padres dejaron de darme el dinero para ir a la escuela cuando se lo conté. Ellos dijeron "Pagaremos a un psiquiatra, pero nada más". Obviamente en esos casos la terapia es una burla y un castigo.

¡Estamos en todas partes!

Las lesbianas estamos en todas partes. Nos encontramos en todos los posibles grupos étnicos, ocupaciones y localizaciones geográficas. Además, estamos comenzando a identificarnos más abiertamente y a descubrir nuestros temas comunes. Para concluir este capítulo, lesbianas de 4 diferentes grupos nos hablan acerca de sus experiencias especiales y sus preocupaciones.

Lesbianas mayores

Una mujer de 45 años de edad, que se encuentra disfrutando de su primera relación amorosa con otra mujer, nos dice:

Tengo un sentido completamente diferente sobre la vejez desde que conocí a Ruth. En parte, es el amarla y el sentirme tan amada y tan compredida por primera vez. También, a medida que ella y otras lesbianas me enseñan a ser fuerte y autosuficiente, me siento más optimista sobre el envejecimiento.

Una lesbiana de 70 años nos dice:

Muchas mujeres tienen una seguridad falsa. Una mujer dice: "Siempre tendré a mi marido para que se haga cargo de mí". Eso no es cierto. La seguridad no existe para animal alguno, para ningún organismo en el mundo natural. Pero las lesbianas estamos acostumbradas a la realidad de la vida. Eso nos mantiene flexibles y más preparadas para los años venideros. Es en parte la rigidez con la que la gente se apoya entre sí lo que hace que la edad adulta sea más difícil para ellos. La mayoría de las lesbianas no podemos darnos el lujo de ser rígidas.

Cuando se le preguntó de las desventajas de ser lesbiana y vieja, esta mujer dijo: "Le han preguntado a la persona equivocada. Para mí no hay aspecto negativo alguno".

Como la mayoría de las mujeres mayores, a las lesbianas nos molestan los diferentes estereotipos sobre la vejez. Nosotras objetamos el concepto masculino según el cual, con frecuencia, las personas jóvenes asumen que somos débiles e indefensas.

También objetamos ser vistas como sabias, serenas, por encima de las pasiones de la juventud. Generalmente, la gente no quiere pensar en las mujeres mayores como seres sexuales; una lesbiana mayor, con todas las connotaciones sexuales de la palabra, es considerada aún menos aceptable. Aún somos bastante humanas, emocionalmente vivas y sexualmente activas y orgullosas de serlo.

Cualquier mujer mayor se puede encontrar a sí misma aislada e incapaz de encontrar un trabajo satisfactorio y prolongado. Esto es más real para las lesbianas mayores, ya que la homofobia opera sumándose a la discriminación y al sexismo en contra de las personas mayores.

Por esto es necesario que nosotras encontremos y desarrollemos una familia—si no una inmediata, una familia de amigas, homosexuales y heterosexuales, viejas y jóvenes—con la cual podamos compartir, cuidarnos, amarnos y apoyarnos. Esto es especialmente importante para las lesbianas mayores que están solteras, han perdido una amante o viven en áreas remotas donde es difícil encontrar apoyo.

Para algunas lesbianas solteras y mayores que sienten que no les queda mucho tiempo, una pregunta que asusta es "¿Podré encontrar una amante?" Se necesita valor e iniciativa. Si la amante es considerablemente más joven, la diferencia de edades puede ser una controversia. Algunas mujeres sienten que grandes diferencias en las edades son inapropiadas ("Yo debería actuar de acuerdo con mi edad" o "No voy a ser capaz de mantenerme con ella"), otras sienten que la edad no importa.

Alicia y yo crecimos en mundos diferentes, ella en los años 50 y yo en los años 30. Lo que ella quiere para su vida no es lo que yo quería o siquiera esperaba de la mía. En tanto que ambas lo sabemos, respetamos y entendemos estas diferencias, nos llevamos bien. En cierta forma, la diferencia de edad es buena, nos hace ver que no podemos ser el todo para cada una, que necesitamos amigas de nuestra propia edad.

Entre Camila y yo había 21 años de diferencia. La primera vez que hicimos el amor me acuerdo cómo me sentí tomada por ella y mi sorpresa en descubrir mis propios prejuicios sobre el sexo y la vejez, se me desvanecieron de inmediato. Ella había pensado que no se iba a enamorar profundamente otra vez en su vida, que aquel capítulo se había cerrado para siempre. Para las dos, librarnos de esas ideas fijas y poder explorar nuestro amor fue una fuente de energía creativa y alegría. Sin embargo, la realidad de que Camila había vivido su maternidad plenamente (era abuelita), y ahora tenía otros proyectos de vida, y yo apenas iba a comenzar mi viaje de ser madre (tuve que encontrar con quién y cómo). Estas diferencias marcaron las limitaciones en nuestra convivencia. Nos enojábamos muchísimo una con la otra. ¿Por qué ella no podía ver la importancia de lo que estaba haciendo? ¿No veía que necesitaba su apoyo? Al final, fue por un entendimiento mutuo que pudimos respetar la opción de la otra y la necesidad de vivir lo que toca. Hubo mucho amor.

Las parejas de lesbianas mayores necesitan estar preparadas para algunas situaciones especiales. Ver Asuntos legales, para la información acerca de las estrategias que nos pueden ayudar a que las relaciones íntimas sean respetadas en tiempo de enfermedad o muerte. Debemos enfrentarnos a lo inevitable de la muerte y conversar juntas sobre la muerte, la soledad y el miedo.

Una lesbiana mayor que se ha declarado como tal, fuerte, independiente y valerosa, puede encontrar apoyo en una mujer más joven quien, a su vez, puede aceptarla como modelo. Pero también necesitamos apoyo para nuestros miedos, dependencias y debilidades.

"Es bueno reunir a lesbianas mayores con aquéllas más jóvenes. Cuando las personas jóvenes se reúnen más a menudo con lesbianas mayores y ven lo positivo de su imagen, éstas se dan cuenta de que las diferencias no son tantas. También es posible que esto les facilite el proceso de envejecer."

LESBIANAS DE DIFERENTES RAZAS: NUESTRA GRAN DIVERSIDAD

El tejido de nuestras vidas como lesbianas de diferentes razas, es como un tapiz denso, entretejido con cientos de sombras y colores que representan nuestra diversidad. Para algunas de nosotras, la brillantez de nuestro color es el tema dominante del tapiz.

Algunas veces me siento cargada de energía por ser de la raza negra. Escucho a una bella mujer negra cantando y me siento con ganas de pegar brincos de la alegría. Yo pienso: ¡Qué poderosa, ésa soy yo!

NUESTRA PROPIA OPRESIÓN

La homofobia, el odio a las mujeres y la distorsión de nuestro autoimagen están entretejidas con nuestras vidas y culturas. El hecho claro de nuestra opresión como lesbianas y como mujeres no debe variar mucho de lo que nuestras hermanas blancas experimentan. Pero la expresión, las contradicciones, los significados y contextos pueden ser inmensamente diferentes, tanto entre nuestras hermanas blancas como entre nosotras mismas.

Sin importar la preferencia sexual, el hecho de llegar a la madurez como mujer del Tercer Mundo, hace que tengamos que enfrentarnos a ciertas imágenes estereotipadas de mujeres negras o indígenas, imágenes que son predominantes en esta sociedad. Si eres lesbiana, es aún más difícil luchar contra estas imágenes. Para una mujer negra, el luchar contra las imágenes de una mujer negra fuerte que es capaz de cargar a todo el mundo sobre sus espaldas, o de la terrenal vampiresa sexual, es muy difícil. Esas imágenes no son reales, son excluyentes y racistas. Mucha gente espera que una se ajuste a algunas ideas preconcebidas de lo que ellos creen que una mujer negra debe ser. Al persistir en esta actitud, dicha gente está negando nuestra humanidad como mujeres.

Me acuerdo del golpe emocional de palabras insultantes como maricona y tortillera. Me comencé a dar cuenta de que estas palabras tenían algo que ver conmigo. Pero ellas no hablaban por mí o por mis sentimientos como ser humano. La Iglesia Católica me colocó en escuelas para niñas toda mi vida y me enseñó a amar a los demás (sin excluir a nadie). Ahora resulta que eso está mal. Esta fue una época de increíbles contradicciones.

El hecho de decirle a mi familia que yo era lesbiana significó arriesgarme a perderla, no sólo como familia querida, sino como mi red de seguridad, la barrera entre el mundo hostil y yo. Esto lo hizo más aterrador, pero la necesidad que yo tenía de mi familia hizo que este mismo miedo me obligara a ser honesta con ellos.

UNA IMAGEN POSITIVA

Como lesbianas de diferentes razas, somos mujeres que nos movémos entre dos o más culturas o sistemas de valores, ninguno de los cuales parece aceptarnos completamente. Como mujer negra o indígena, cargamos las expectativas de ser mujer en nuestras culturas. Al mismo tiempo, vivimos dentro de la sociedad angloamericana más grande, la cual a través de las escuelas, medios de comunicación masiva y sistemas políticos y económicos, nos enseña otro ideal de "ser mujer". Ambas imágenes son predominantemente heterosexuales.

Debemos enfrentar la negación de nuestro amor por otra mujer ante la sociedad, donde el color de nuestra piel y el lenguaje de nuestra gente, así como nuestra identidad como mujeres que amamos a otras, son utilizadas como golpes contra nosotras; herramientas utilizadas para separarnos las unas de las otras.

Nuestra lucha por sobrevivir y crecer como lesbianas de diferentes razas se vuelve un trabajo difícil, a tener siempre que balancear todos los elementos: quiénes somos y qué escogemos ser. Podemos explorar nuestro pasado y nuestras diversas culturas y sacar de cada una de ellas las cualidades y tradiciones que nos enriquecen más y dan más fortaleza a nuestras vidas.

Como mujeres, y especialmente como latinas, hemos sido educadas para dar atenciones, para cuidar de nuestros seres queridos. Más aún, como lesbianas, ya que nunca nos hemos casado, siempre tenemos que cuidar a todo el mundo, la familia de todo el mundo y las necesidades de todo el mundo. Ahora me estoy cuidando yo también. Estoy reafirmando mi vida.

NUESTRA EXPERIENCIA EN UNA COMUNIDAD DE MUJERES BLANCAS

Como lesbianas, estamos dirigidas hacia nuestra creciente comunidad y a las culturas de las mujeres en este país—bares, conciertos, grupos de apoyo y políticos. Muchas hermanas blancas que estén leyendo esto pueden estar compartiendo el sentimiento de emoción que hemos tenido al entrar a estos lugares, donde es seguro ser quienes somos en realidad, en cuanto a nuestro amor y cariño hacia otras mujeres.

Aun así, existe una dolorosa contradicción. En los mismos lugares donde esperamos sentirnos más aceptadas y apoyadas, muchas veces chocamos con barreras de malentendidos e ignorancia, provenientes de hermanas blancas que no están familiarizadas con nuestras vidas y necesidades como mujeres de diferentes razas. Muchas de las estructuras de la comunidad de mujeres nos excluyen y nos hacen invisibles. El lenguaje y acercamiento son mayormente aquéllos provenientes de una cultura blanca y no de la nuestra.

Estaba trabajando de voluntaria legal para los archivos de grupos de música de mujeres. La mayoría de la colección musical era escrita por mujeres blancas. Yo nombraba mujeres latinas que tienen música preciosa, y ellas insistían en que su colección era feminista. Yo cuestioné cómo definían ellas "feminista", puesto que en la realidad seguía correspondiendo a "blanca".

Algunas mujeres de la comunidad me molestan por mis uñas—el tamaño y color. Mis gustos en cuanto a los colores y la moda en general son completamente diferentes a los de ellas.

Muchas de nosotras sentimos que tan pronto como dejamos de conversar con una mujer blanca sobre nuestras experiencias como mujeres de color o racismo, esa parte de nosotras deja de existir para ellas. Puede ser solitario, desalentador e irritante. Es recomendable compartir la carga con amistades y con otras mujeres que tienen la misma experiencia.

Una amiga mía blanca intervino en una conversación que yo estaba teniendo con otras dos mujeres sobre el racismo entre lesbianas. Ella defendió lo que yo estaba diciendo. Cuando hablamos más tarde le dije que era un alivio no tener que luchar sola. Su cara se puso roja y me dijo: "Ustedes no deberían luchar. Nosotras deberíamos hacerlo. ¡Nosotras deberíamos!" Las lágrimas me vinieron a los ojos del alivio que sentí.

El movimiento de lesbianas constantemente se ha visto asaltado por los cuestionamientos con respecto al racismo. En los 7 Encuentros Feministas de Latinoamérica y el Caribe y los 3 de Lesbianas Feministas de Latinoamérica y el Caribe (el primero en 1987, en México, el segundo en 1990, en Costa Rica, y el tercero en 1991, en Puerto Rico), éste ha sido un punto ignorado y desconocido: irresuelto. Hasta hoy, las mujeres no hemos sabido entender lo que significa una lucha racial, más aun se ha querido negar que el racismo existe entre nosotras sólo porque tenemos un cuerpo similar.

Necesitamos hablar para confrontar los conceptos erróneos y nuestros temores y perderles el miedo. La conversación no debe ser sólo entre nosotras y nuestras hermanas blancas , sino también entre nosotras mismas. Como miembros de grupos oprimidos, hemos sido divididas por sospechas e ignorancia sobre otras gentes de color y aun por nosotras mismas. A veces cuando miramos a otra mujer de diferente raza vemos reflejados en sus ojos la opresión de nuestra cultura, nuestro lenguaje, nuestras costumbres, y experimentamos el miedo de vernos a nosotras mismas.

Cada vez que veía a otra mujer asiática en la calle o en una reunión, no podíamos mirarnos directamente y nos sentíamos avergonzadas, como si no debiéramos estar allí. Eso me mostró la efectividad del racismo para destruir los vínculos entre la gente.

Aquéllas de nosotras que están o han estado en una relación interracial, así como aquellas de nosotras que tenemos amistades de diferentes razas, nos vemos forzadas por la presión a separarnos, por los miedos que siempre han dividido a nuestros pueblos. Cuando lo hablamos con otras mujeres que son diferentes a nosotras, vemos los patrones comunes de género, clase y opresión racial y podemos comenzar a buscar nuestra unidad.

Reclamamos nuestro derecho de unirnos como mujeres y como lesbianas de diversidad racial, cele-

bramos nuestra herencia y nuestra rica tradición. Al mismo tiempo, reconocemos la importancia de una lucha común sostenida por todas las mujeres, particularmente las lesbianas. Debemos recordar que nuestras raíces comunes expanden continentes, razas y lenguajes. Nuestra conversación apenas ha comenzado.

Lesbianas con impedimentos físicos

En EEUU, las lesbianas con condiciones físicas limitadas son un amplio y creciente grupo que la comunidad lesbiana reconoce, pero no apoya lo suficiente. Aquéllas de nosotras que tenemos estas condiciones físicas (paraplejia, cuadriplejia, esclerosis múltiple, distrofia muscular, pérdida de visión o audición, etc.) somos de todas las razas y colores, de todas las culturas, formas, tamaños y edades. Algunas de nuestras condiciones están escondidas, otras son muy visibles. Algunas de nosotras nacemos con condiciones que nos hacen ser "diferentes", otras nos lesionamos inesperadamente o después de un tiempo perdemos el uso completo de algunas de nuestras destrezas físicas.

Durante mucho tiempo hemos estado aisladas las unas de las otras en nuestra identidad como lesbianas y como mujeres con retos físicos.

De acuerdo a mi percepción y a la de otras lesbianas con retos físicos con quienes he hablado, existen muchas razones diferentes por las cuales dudan en declararse como lesbianas. El ser alguien que es físicamente diferente en apariencia me expone al ridículo y a las miradas asombradas. Las lesbianas son siempre atacadas por ser diferentes. ¿Por qué escoger herirme doblemente si puedo evitarlo? Además, la gente piensa que las personas con retos físicos son asexuales. Si yo me manifiesto abiertamente en el trabajo, no sé si ellos se molestarán o simplemente se reirán. Quizás dirán: "¿Cómo puedes ser lesbiana si no tienes relaciones sexuales?"

En la actualidad más y más de nosotras nos estamos declarando como lesbianas y nuestras redes están trabajando. Al final de los años 70, en el Festival de Música de Mujeres de Michigan, algunas de nosotras intercambiamos nombres y comenzamos una lista de correspondencia. La Alianza de Lesbianas con Incapacidades nos ayudó a mantenernos en contacto. Existe también la Alianza Nacional para los Sordos, para Lesbianas y Hombres Gay, la cual tiene capítulos a lo largo de todo EEUU.

El amar a las mujeres, algunas veces es parte del aceptarnos a nosotras mismas como mujeres, lo cual puede ser duro si no coincidimos en la descripción de lo que se supone debe ser una mujer.

Fui lesionada en un accidente que me incapacitó antes de convertirme en lesbiana. Como una mujer en silla de ruedas me sentía mucho menos que una persona. La enfermera que me cuidaba es lesbiana y me dijo que yo era capaz de tener una autoimagen fuerte y positiva a pesar de mi condición. Ella me dijo que la sociedad enseña a las mujeres a odiarse y que nosotras teníamos la opción de amarnos mutuamente. Desde ese momento empecé a pasar tiempo con lesbianas. Me di cuenta de que mientras más me acercaba al lesbianismo, más a gusto me sentía conmigo misma.

A menudo, las lesbianas nos aceptan más a nosotras y a nuestros cuerpos que a los hombres. Pero aun las lesbianas a menudo marcan una distancia con nosotras.

Con frecuencia somos estereotipadas como asexuales o sobredependientes.

Cuando le digo a la gente que Janet es mi amante, ellos me miran como diciendo: ¡Pobre! o "Debe ser una enfermera" o "Quizá ella sea una pervertida que se satisface sexualmente con ese tipo de mujer". No pueden imaginarse que nos amamos y que la incapacidad es sólo una de las muchas cosas que componen nuestra relación.

A pesar de que es común para aquellas de nosotras que pasamos el tiempo en instituciones u hospitales o con auxiliares diarias, el tener relaciones sexuales con nuestras principales ciudadoras, no es necesariamente una relación unilateral. Nuestras amantes nos cuidan tanto como nosotras las cuidamos a ellas. Puede ser necesario que hagamos ciertos arreglos especiales para las relaciones sexuales, pero toda relación sexual en este mundo es moldeada por los deseos, las necesidades y las capacidades de las personas.

Yo me sentí extraña porque tenía que explicar cuáles eran mis necesidades sexuales a cualquier persona con quien quería acostarme, hasta que me di cuenta de que todo el mundo tiene que explicar cuáles son sus necesidades para poder satisfacerlas. Puesto que no existe un conjunto estándar de lo que es hacer el amor entre lesbianas, todo un mundo de sexualidad y de sensualidad queda abierto a la exploración.

Una vez que hayamos aceptado nuestra doble identidad, podemos vivir la vida con mayor plenitud. Pero a mucha gente que conocemos le es muy difícil.

En el campo de la salud, los médicos heterosexuales tratan con naturalidad nuestra condición física, pero raras veces son sensibles a nuestro lesbianismo, de manera que no nos ven como personas completas. Los servicios médicos operados por feministas u otras lesbianas tienden a atendernos bien, pero muchas veces estos sitios son físicamente inaccesibles. La mayor parte del tiempo somos vistas como lesbianas o incapacitadas, pero no como ambas cosas.

Ha existido tanta sensibilidad como falta de ella en esta comunidad. Nosotras podemos confrontar a otras lesbianas acerca de cosas que nunca se mencionarían en el mundo heterosexual, como el simple hecho de tener acceso con silla de ruedas a los conciertos, y el poder sentarnos con nuestras amistades.

Madres lesbianas

Cuando el resto del mundo pretende que no existimos, o nos dice que no podemos existir, nosotras como madres lesbianas, necesitamos decirnos mutuamente "¡Sí, ven y únete!"

Muchas de nosotras éramos madres antes de que supiéramos que éramos lesbianas. Algunas nos hemos convertido en madres después. De cualquier manera, el ser madre está lleno de encanto y trabajo, si bien el ser una madre lesbiana agrega algunas satisfacciones y dificultades especiales. Los asuntos más importantes que vivimos mientras nuestros hijos crecen son compartidos por la mayoría de las madres en nuestra sociedad.

Nuestras situaciones como madres lesbianas son variadas. Algunas vivimos con nuestros hijos, otras no. Algunas se lo hemos declarado a nuestras hijos, otras no. Nuestros sistemas de apoyo varían. Muchas de nosotras somos madres solas, algunas compartimos con el padre. Recibimos diferentes cantidades de apoyo de las amistades, del padre o parientes sanguíneos, de nuestras hijos e hijas. Algunas de nosotras vivimos en vecindarios en los cuales podemos manifestarnos abiertamente sobre el hecho de ser lesbianas y otras de nosotras tienen que mantener su lesbianismo oculto de las personas adultas y de los hijos de los vecinos también.

El mundo heterosexual, el de las conferencias entre familiares y maestros, las visitas a los pediatras y las fiestas de cumpleaños, raramente reconocen que somos tanto lesbianas como madres. Aun dentro de la comunidad lesbiana, a menudo nos sentimos como una minoría invisible. Mientras nuestra necesidad de superar el aislamiento y de hacernos conocer a nosotras mismas nos ha provocado pérdidas y dolores, también ha creado experiencias de alegría y de comprensión en grupos de apoyo y en muchas amistades.

En la actualidad más y más lesbianas escogen tener o adoptar una criatura, ya sea como mujeres solteras o en pareja. Para libros acerca de esta lección y sobre la maternidad lesbiana, ver "Recursos".

EL DECIRLE LA VERDAD A NUESTROS HIJOS

¿Debo decirles a mis hijas e hijos que soy lesbiana? ¿Cuándo? ¿Cuando tenga una amante? ¿Y si ella viene a vivir a mi casa? Es una parte tan grande de mi vida que parece una locura en esconderla de los demás.

Declararme lesbiana a los 49 años, después de 26 años de casada y con 5 hijos en edades de los 13 a los 22 años, causó en mí el miedo a la pérdida de los hijos y otras fantasías catastróficas. Creo que el amor y el apoyo que siempre les he demostrado a mis hijos y mi respeto por su sexualidad, llevó a una integración y aceptación de la mía. Hoy día son mis amigos más fieles y mis consejeros en conflictos de pareja con mi compañera. Resulta que mi fantasía era peor que la realidad.

El hecho de declararnos o no, con nuestros hijos es una elección personal que termina por estar basada en la realidad de la vida de cada madre lesbiana. Cada una de nosotras debe medir la preocupación que sentimos por proteger a nuestras criaturas de una sociedad que solamente da validez a la familias heterosexuales frente a nuestra necesidad de ser honestas y abiertas.

El manifestarles nuestra sexualidad a nuestras hijas o hijos es importante a pesar de que pueden sentir que deben esconder nuestro lesbianismo.

Si otras muchachas supieran acerca de mi mamá, temería no caerles bien. Algunas veces siento como si yo estuviese escondida también, y yo ni siquiera soy lesbiana.

Nuestras hijas e hijos pueden sentir que nuestra elección implica que los estamos rechazando. Una persona de 17 años recuerda:

Mi madre me dijo que ella era lesbiana cuando yo tenía 12 años. Me hizo sentir muy diferente a todo el mundo. Yo pensaba que si una era lesbiana, entonces no le gustaba tener muchachos alrededor. Mi madre me dijo que eso no era cierto, pero 6

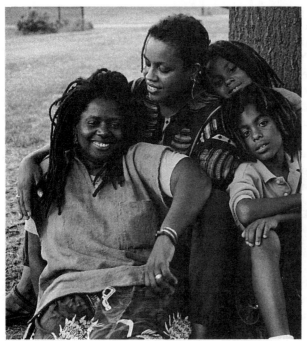

Gigi Kaeser

meses después me fui a vivir con mi padre. Ahora que soy mayor lo veo diferente y me he convencido de que no importa tanto como yo pensaba. Ahora voy a regresar a mi casa.

Para muchas de nosotras la recompensa de declararnos lesbianas ante nuestras criaturas sobrepasa los problemas.

Muchas mujeres de mi grupo de madres lesbianas han dicho que muchos de sus hijas e hijos se sintieron aliviados cuando finalmente supieron acerca de nuestro lesbianismo.

Al preguntarle a mi hijo de 21 años cómo se sentía con respecto a mi preferencia sexual, éste me respondió que siempre mi sexualidad sería aceptada y respetada. ¿Por qué yo no te voy a aceptar y amar? El conflicto es tuyo. Me relató sus convivencias con gente gay y lo fantásticos que eran; me dio un abrazo y me preguntó si me podía ayudar.

Mi hija lo ha sabido desde la primera vez que me declaré como lesbiana. A los 4 años la escuché decir a una hermana comunal que las niñas podían enamorarse de otras niñas y que eso estaba bien. ¿En dónde está la revolución? Algunas veces está en nuestros propios patios.

Pienso que hay grandes logros para aquellas de nosotras que se lo han declarado a nuestros niños. Por el hecho de que nos abrimos a ellos en esta área, también nos abrimos a ellos de muchas maneras. Nos importa el ser diferentes y algunas veces hiere el ser diferente. El que compartamos eso con ellas o ellos crea una relación muy especial y les ayuda a entender el prejuicio. Comienzan a ver que un niño que llame a otro con algún nombre por su religión o raza, está probablemente siendo tan fanático y tan limitado intelectualmente cómo alguien que llama a su madre "marimacha". Pueden hacer conexiones que mucha gente nunca es capaz de hacer.

Para todas aquellas de nosotras que están considerando declararse como lesbianas ante sus hijas o hijos, el encontrar apoyo durante este tiempo puede ayudarnos a avanzar hacia una identidad más sana y fuerte, como lesbiana y como madre. Algunas de nosotras pensamos que es bueno para nuestras hijas o hijos tener una madre lesbiana porque esto les permite ver opciones; no crecen creyendo que el mundo es heterosexual; y que ellos tienen ahí mismo, en la familia, alguien que quiere ser diferente. Cuanto mejor nos sintamos sobre nosotras mismas y nuestras elecciones más tenemos para compartir con nuestras hijas o hijos y entre nosotras.

LA CUSTODIA

A algunas de nosotras no se nos brindó la opción de escoger si queríamos vivir con nuestros hijos o no.

El haberme declarado como lesbiana ha sido realmente difícil para mí, porque mi hijo me fue quitado por su padre. Se me concedieron derechos de visita, y puesto que yo no supe hacerlos específicos, pasé 6 meses sin verlo. Algunas veces, para que funcionen los procedimientos, es necesario todo ese tiempo. Es sorprendente cómo los hombres, los padres, obtienen un tratamiento tan especial. Quiero decir, un padre agresor no es tratado de la forma en que lo es una madre lesbiana. A la vez, sin embargo, fue el ser lesbiana y el haberme mostrado como una mujer fuerte lo que me hizo capaz de enfrentar lo que siguió.

Algunas de nosotras vivimos con el miedo constante de perder a nuestros hijos y reajustamos nuestras vidas para ocultarnos, en nuestros trabajos, con nuestras amantes y con nuestros asuntos vitales. Nuestro derecho básico de educar a nuestros hijos puede ser cuestionado en las cortes judiciales, en cualquier momento, por el padre, los-las abuelas, parientes, personas vecinas o agencias del servicio social. Sin embargo, durante los últimos años un número creciente de lesbianas ha ganado en la corte sus batallas por la custodia. Ahora a algunas de nosotras les es posible vivir libremente con nuestras hijas e hijos.

Algunas veces un padre puede ganar la custodia, pero tarde o temprano mandará al niño o la niña de regreso porque, a menudo, no quiere la responsabilidad de educarles. Además, los hijos o hijas que dejan la casa voluntariamente pueden regresar cuando sean mayores y estén más claros en su identidad.

Es importante reconocer que el no vivir con nuestros hijos e hijas puede ser lo que necesitemos o queramos, a pesar de que en esta sociedad es difícil admitirlo. Algunas lesbianas han dejado a sus hijas e hijos con sus progenitores, lo cual es una decisión valiente, ya que mucha gente cree que las madres deben tener siempre a sus criaturas. Tenemos que ser libres para hacer los arreglos más sensatos y cariñosos.

Algunas veces me siento realmente culpable, como una madre malísima. Debería ser capaz de soportarlo. Debería ser capaz de criar a dos criaturas y no estar abrumada todo el tiempo por ser madre. Por otra parte, a la par de eso está el hecho de que me siento realmente bien cuando puedo estar clara acerca de la decisión de que mi hijo menor viviera con su padre; ha funcionado.

El resistir a la culpa

A todas las madres se les hace sentir culpables por no ser "suficientemente buenas" y nos podemos sentir aún más culpables si pensamos que nuestro lesbianismo hace la vida de nuestras hijas e hijos más difícil. Si nos estamos

divorciando, nuestros hijos expresan la molestia y los sentimientos de desubicación que casi todos los niños experimentan después de la separación de sus padres. Tenemos que recordar que estarán tristes y molestos por esto, aun cuando nosotras no fuéramos lesbianas. Todos los niños, especialmente en la adolescencia, tendrán problemas porque esa es la naturaleza del crecimiento. Es difícil desprenderse de la culpa, porque la visión negativa de las lesbianas por parte de la sociedad la apoya y la refuerza. Nos ayuda ver a nuestras amistades heterosexuales: sus hijos e hijas tienen pesadillas, se quedan enfermos en la casa sin ir a la escuela, tienen sus cuartos hechos un desorden, pelean con sus amistades, se deprimen y se ponen furiosos con sus padres y piensan que ellos tienen la peor suerte del mundo.

El apoyo

Lo más que necesitamos como madres lesbianas, ya sea que permanezcamos o no con nuestros hijos, es lo mismo que si no fuéramos lesbianas...apoyo.

Soy una madre sola, y ése es el factor más importante en lo difícil que me resulta hacer todo lo que estoy tratando de hacer.
Mi amante y yo trabajamos tiempo completo. Una de nuestras hijas está en la guardería y las demás en el kínder. Es un lío. Algunos días la vida familiar parece una negociación sin fin sobre quién va a estar, dónde y cuándo.

Para todas nosotras la ayuda de las amistades es una de las cosas que facilita la vida diaria. Las mujeres que comparten un espacio vital o que viven cerca pueden asumir algunas responsabilidades por los hijos o hijas de las demás.

En mi casa comunal lesbiana, las otras mujeres eran co-madres de mi hija. Cada una hacía una noche por semana de cuidado de los niños y niñas. Cada quien participaba en parte de los gastos de los niños, así que éstos se reducían sustancialmente.

Algunas de nosotras también hemos sido parte de grupos que funcionan y en donde hablamos sobre nuestros sentimientos y experiencias como madres. Ha sido una ayuda el saber que otras madres lesbianas viven con problemas similares a los nuestros, el darnos cuenta de que los problemas no son culpa nuestra, el planificar nuevas estrategias y el compartir las sorpresas y encantos diarios que nuestras hijas e hijos nos dan. He aquí algunas pocas cosas de lo que las madres en un grupo dijeron acerca de esto:

Lo que siempre quise para mis hijas e hijos es una red más amplia de adultos atentos, y nosotras estamos haciendo una en este grupo. No es suficiente simplemente el venir y hablar acerca de ser madres lesbianas; nosotras incluimos a nuestros hijos, hacemos fiestas para todas las personas, vamos a la playa juntos... Las niñas y niños en algún momento deben dar una ojeada al cuarto y decirse "Todos estos niños y niñas tienen madres lesbianas" y sentirse menos aislados... Es maravilloso el darnos cuenta de cuántas madres lesbianas hay. Yo solía pensar que debía haber dos o tres en toda la ciudad... El grupo es un lugar en donde ni nosotras ni nuestros hijos tenemos que esconder parte alguna de nuestras vidas.

Gioconda
por Rosamaría Roffiel

A las mujeres
    Mi vulva es una flor
    es una concha
    un higo
    un terciopelo
    está llena de aromas sabores y rincones
    es color de rosa
    suave íntima carnosa
A mis doce años le brotó pelusa
    una nube de algodón entre mis muslos
    siente vibra sangra se enoja se moja palpita
    me habla
Guarda celosa entre sus pliegues
    el centro exacto de mi cosmos
    luna diminuta que se inflama
    ola que conduce a otro universo

    Cada veinticinco días se torna roja
    estalla
    grita
    entonces la aprieto con mis manos
    le digo palabras de amor en voz muy baja
Es mi segunda boca
    mis cuatro labios
    es traviesa
    retoza
    chorrea
    me empapa
Le gustan las lenguas que se creen mariposas
    los penes solidarios
    la pulpa de ciruela femenina
    o simplemente
    las caricias venidas de mí misma
Es pantera
    gacela
    conejo
    se ofrece coqueta si la miman
    se cierra violenta si la ofenden
    es mi cómplice
    es mi amiga
    una eterna sonrisa de mujer complacida.

PARTE IV

SALUD Y DERECHOS REPRODUCTIVOS

SALUD Y DERECHOS REPRODUCTIVOS

Introducción por Ester Shapiro Rok y María Morison Aguiar

Nuestra salud depende de poder compartir e intercambiar amor y placer. Como mujeres, nuestros cuerpos tienen la capacidad de crear vidas nuevas. Esta responsabilidad y privilegio nos une a todo lo que nos rodea en una relación íntima con el mar y la luna, con la familia y la comunidad, con la sociedad y la cultura, y con lo espiritual. La capacidad de elegir cuántos hijos queremos tener, y qué momento de nuestras vidas queremos dedicar a su cuidado nos asegura un futuro sano para todos. Precisamente porque valoramos tanto la semilla sagrada de la vida, tomamos tan en serio las condiciones de su desarrollo. Queremos compartir con todas las mujeres el cómo debemos cuidar nuestros cuerpos de una manera clara e informada, teniendo en cuenta todo el respeto que se merecen nuestras decisiones más vitales.

En estos capítulos, te ofrecemos primero detalles verídicos de como funcionan nuestros cuerpos con respecto a la sexualidad y la reproducción. Todas nosotras hemos vivido experiencias donde la información básica sobre nuestros cuerpos se nos ha ocultado o negado con la idea de protegernos, pero con unas consecuencias que aumentaron nuestra confusión, vulnerabilidad y peligro. Nadie nos puede proteger de la ignorancia, comprobada como una de las más grandes fuentes de la mala salud. Luego, presentamos información completa y reciente sobre los anticonceptivos. La epidemia del SIDA y otras enfermedades transmitidas sexualmente han aumentado drásticamente la importancia de los condones como métodos de barrera; los cuales nos protegen de infecciones tanto como de embarazos no deseados. Compartimos sugerencias sobre como hablar con nuestras parejas sobre el uso de condones y otros métodos anticonceptivos que nos ofrezcan una protección completa en nues-

tras relaciones sexuales. Nuestras culturas permiten que el varón tenga relaciones sexuales con otras mujeres con tal de que proteja la privacidad de su pareja y su hogar. Esas practicas culturales nos hacen especialmente vulne-rables a las enfermedades transmitidas sexualmente.

Presentamos también un capítulo sobre el aborto, que describe lo que significa obtener un aborto legal o ilegalmente. Enfatizamos la lucha por la legalización del aborto en América Latina y el Caribe. También presentamos la lucha para legalizar el aborto en los EEUU, y lo frágil que sigue siendo este derecho debido a los ataques constantes en contra del mismo. Es precisamente porque reconocemos lo sagrada que es la vida, que queremos tomar las decisiones que nos ayuden a nutrirla mejor. Para que todos los que participamos en la vida familiar y de la comunidad disfrutemos de una vida sana, hemos tomado en cuenta la vida de la madre, y de los hijos e hijas ya nacidos y los que pudieran nacer en un futuro. Para este tema te recomendamos el precioso testimonio que nos ofrece el grupo Católicas por el derecho a decidir, en el capítulo 3. Ellas nos recuerdan que la religión y lo sagrado siempre han sido una responsabilidad primordial de las mujeres dentro de nuestras propias comunidades; pero a la vez, sabemos que no podemos abandonar nuestras responsabilidades hacia la vida simplemente porque un padre o un sacerdote que no conoce nuestras condiciones actuales nos dirige de lejos y de manera absoluta. Reconocemos que el aborto se debe de prevenir cuando sea posible, y que se deben utilizar todos los métodos de prevención del embarazo cuando no se desea traer un hijo al mundo. Nuestros derechos sexuales y reproductivos nacen de un respeto completo hacia nuestras responsabilidades sagradas; también nacen de un respeto completo hacia nuestras responsabilidades de aprender y conocer todas las implicaciones de nuestras decisiones. El capítulo 21 ofrece testimonios y alternativas para la mujer embarazada y para la que no puede quedar embarazada.

Ofrecemos toda esta información como un punto de partida para aprender y actualizar, el conocimiento sobre una buena salud. Sin embargo, para que este conocimiento trascienda y llegue a todas nosotras, necesitamos la conexión y conversación con otras mujeres, para compartir experiencias, apoyarnos en nuestras exploraciones, ayudarnos a aclarar lo que significan nuestras decisiones y ofrecernos estrategias de acción. Nos unimos por medio de los movimientos internacionales para salud y derechos reproductivos de la mujer, que nos apoyan en las luchas en nuestros propios países. En El Cairo en 1993 y luego en Pekín en 1995, acuerdos internacionales aclararon que todas las mujeres del mundo necesitan tomar sus propias decisiones sobre la sexualidad y la natalidad con libertad y soberanía, y en conjunto con sus familias y comunidades.

Muchas veces llevamos tan adentro las creencias básicas de crianza y cultura que ni siquiera nos damos cuenta que son las que guían nuestras relaciones sexuales. Cuando comparamos nuestras ideas con las de otras mujeres, sea en una conversación o leyendo sobre experiencias comunes, nos damos cuenta de que existen otros horizontes. En estos capítulos, muchas mujeres nos hablan de diversos caminos en la vida: una ama de casa que tiene miedo de que la deje su marido por una mujer más joven, la prostituta que vende su cuerpo porque no tiene con que mantener a sus hijos, la mujer infectada con SIDA porque su marido tenía amantes sin ella saberlo, y la mujer con SIDA porque compartió agujas infectadas. Seamos ricas o pobres, casadas o solteras, con muchos amantes o fieles a una pareja, amas de casa o trabajadoras fuera del hogar, con o sin hijos, todas tenemos cuerpos hechos para crear vida y todas vivimos bajo reglas sociales que tratan de controlarlo supuestamente para el beneficio de la sociedad. Pero sobre todas estas diferencias de vivencias, sociales y culturales, todas compartimos el derecho y la responsabilidad de elegir las condiciones en las cuales queremos vivir.

Derechos Sexuales y Reproductivos de la Mujer

DE LA RED COLOMBIANA DE MUJERES POR LOS DERECHOS SEXUALES Y REPRODUCTIVOS

1. Derecho a una educación sexual y reproductiva desde la infancia, no-sexista, que favorezca el conocimiento y autocuidado del cuerpo y el ejercicio de una sexualidad libre, gratificante y responsable.

2. Derecho a decidir libre y responsablemente tener o no tener hijos.

3. Derecho a información y orientación sobre la anticoncepción y al acceso fácil y adecuado a métodos sanos y eficaces.

4. Derecho a un servicio de salud integral, que contemple tanto, lo físico como lo emocional, durante el embarazo, parto, puerperio, lactancia y en caso de aborto.

5. Derecho a una maternidad deseada, libre, decidida y sin riesgos.

6. Derecho al aborto, seguro y legal.

7. Derecho a tratamientos para infertilidad, adecuados y accesibles a todas las mujeres.

8. Derecho a no ser rechazada en el trabajo, en institución educativa o socialmente, por estado civil, estar embarazada, tener hijos o por la edad.

9. Derecho a no ser maltratada ni violentada sexualmente.

10. Derecho a vivir y a trabajar en un medio ambiente que no tenga riesgos para la fertilidad y reproducción.

11. Derecho a una identidad propia trascendente, mas allá de la capacidad reproductiva o materna.

CONOZCAMOS NUESTROS CUERPOS: ANATOMÍA Y FISIOLOGÍA DE LA SEXUALIDAD Y LA REPRODUCCIÓN

Por Esther Rome y Nancy Reame con Wendy Sanford. Adaptado por Blanca Fernandez, Griela Davis, Nancy Diaz, Celeste Cambria, Ana Guezmes (Flora Tristan Centro de la Mujer, Perú), Mabel Bianco (Fundación Para el Estudio e Investigacion de la Mujer, Argentina) y Myriam Hernández-Jennings.

Contribuidoras a las ediciones previas:Abby Schwarz, Adriana Mederos Glassner, Gloria Tejada, Nancy Hawley, Barbara Perkins, Leah Diskin y Toni Randall.

Nuestros cuerpos

A conversar con otras mujeres sobre nuestro cuerpo y aprender sobre la biología, llegamos a una nueva perspectiva acerca de nuestra naturaleza. Nos armamos de información útil para nuestra vida diaria y nos convertimos en participantes activas de nuestra salud y nuestros cuidados médicos.

Es muy importante estar tan familiarizadas con la apariencia de nuestros órganos sexuales, como lo estamos con otras partes de nuestro cuerpo. Encontramos que con tan sólo un espejo podemos ver cómo lucimos externamente. El Movimiento Feminista de Ayuda Mutua nos alienta a perderle el miedo a nuestros cuerpos y a mirarnos por dentro para que veamos nuestras paredes vaginales y cérvix (cuello uterino o de la matriz). Para examinarnos, podemos usar un espejo, una linterna y un espéculo de plástico limpio—un instrumento que introducimos en la vagina para abrirla delicadamente. Podemos autoexaminarnos una o varias veces, solas o en compañía de otras mujeres. Con la práctica, podemos apreciar los cambios del cuello uterino y las paredes vaginales con el ciclo menstrual, con el embarazo, o con la menopausia, y aprender a reconocer algunas infecciones vaginales. A algunas de nosotras nos ha costado trabajo sobreponernos a las inhibiciones que tenemos para mirar y tocar nuestros órganos sexuales.

"Hace dos años, cuando alguien me dijo por primera vez, "Puedes sentir la punta de tu cuello uterino con el dedo", quedé interesada pero confundida. Sólo en raras ocasiones me había tocado la vagina y tenía miedo de tocarme ahí, en ese lugar tan íntimo y "reservado" para amantes y médicos. Me tomó dos meses controlar mis nervios lo suficiente como para intentarlo. Una tarde, muy nerviosa, me agaché en el baño e introduje mi dedo profundamente, dentro de mi vagina. Ahí estaba; se palpaba resbaladiza, redonda, y con una hendidura en el centro. Me dí cuenta que el flujo menstrual salía a través de la hendidura. Esta experiencia fue tan emocionante como maravillosamente ordinaria. La semana pasada me compré un espéculo plástico para poder ver mi cuello uterino. ¿Me tomará tanto tiempo esta vez?

UNA DESCRIPCIÓN DE LOS ÓRGANOS SEXUALES Y REPRODUCTIVOS: SU ANATOMÍA (ESTRUCTURA) Y SU FISIOLOGÍA (FUNCIÓN) LOS ORGANOS PÉLVICOS

La siguiente descripción resulta mucho más clara si te observas el cuerpo con un espejo, mientras lees el texto, y miras los diagramas. La descripción está hecha como si estuvieras en cuclillas, mirándote con un espejo de mano. Si estás incómoda en esa posición, puedes sentarte en el borde de una silla, lo más comodamente que puedas. Asegúrate de tener bastante luz, y el suficiente tiempo y la privacidad necesaria para que te sientas relajada. Puede que quieras ver más usando un espéculo.

Primero, verás la *vulva*, o los genitales externos. Esta incluye todos los órganos sexuales y reproductivos que puedes ver entre tus piernas. Muy a menudo nosotras

Y Dios me hizo mujer
por Gioconda Belli

Y Dios me hizo mujer,
de pelo largo,
ojos,
nariz y boca de mujer.
Con curvas
y pliegues
y suaves hondonadas
y me cavó por dentro,
me hizo un taller de seres humanos.
Tejió delicadamente mis nervios
y balanceó con cuidado
el número de mis hormonas.
Compuso mi sangre
y me inyectó con ella
para que irrigara
todo mi cuerpo;
nacieron así las ideas,
los sueños,
el instinto.
Todo lo que creó suavemente
a martillazos de soplidos
y taladrazos de amor,
las mil y una cosas que me hacen mujer todos los días
por las que me levanto orgullosa
todas las mañanas
y bendigo mi sexo.

confundimos la vagina, que es sólo una parte, con toda el área. La característica más evidente en una mujer adulta es el vello púbico, cuyos primeros mechoncitos son unas de las señales iniciales de la pubertad. Después de la menopausia, el vello se vuelve más escaso. El vello púbico crece del suave tejido adiposo (graso) llamado el *monte* (también monte venéreo, monte de Venus, o monte púbico). El área del monte descansa sobre la *sínfisis púbica*. Esta es la unión de los huesos púbicos, que son parte de los *huesos pélvicos*, o de la cadera. No puedes notar tal unión, pero puedes sentirlos bajo la delgada piel que los recubre por fuera.

Cuando separes las piernas, podrás ver en el espejo que el vello continúa entre tus piernas y probablemente alrededor del *ano*. El ano es la apertura del recto, o intestino grueso, hacia el exterior. Podrás sentir que el área cubierta de vello entre tus piernas también es adiposa, como el monte. Esta área adiposa forma pliegues, llamados los *labios mayores*, que son más o menos pronunciados según cada mujer. En algunas mujeres, la piel de los labios mayores es más oscura. Los labios mayores rodean unos suaves pliegues de piel desprovistos de vellos, estos son los *labios menores*. Los labios menores son sensibles al tacto. Con la estimulación sexual éstos se hinchan y se tornan más oscuros si la piel es de color claro. El área entre los labios menores y el ano es el *perineo*.

Mientras separas los labios menores suavemente, puedes observar que éstos protegen una delicada área que se encuentra entre ellos. Esta área es el *vestíbulo*. Míralo más de cerca. Comenzando por el frente, justo

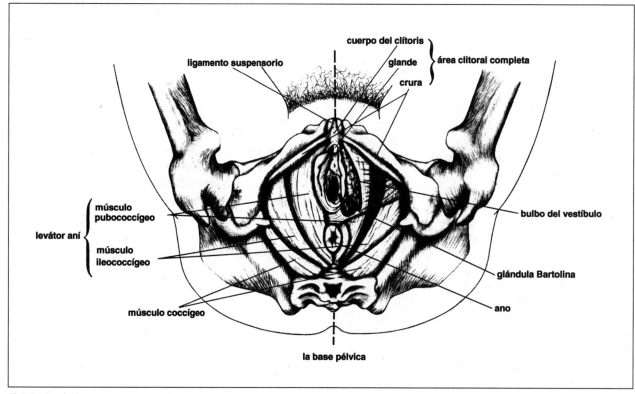

Christine Bondante

debajo del área del monte, verás que donde se unen los labios menores, forman un suave pliegue de piel, que forma una capucha o *prepucio*, por encima y conectado con el *glande*, o la punta del *clítoris*. Tira del prepucio delicadamente, y hacia arriba para ver el glande. Este es el punto de mayor sensibilidad en toda el área genital y está compuesto de tejido eréctil que se entumece durante la estimulación sexual. Deja que el prepucio vuelva a deslizarse sobre el glande. Extendiéndose desde el prepucio, y subiendo hacia la sínfisis púbica, podrá palpar un cordón móvil, resistente y elástico justo bajo la piel. En ocasiones, el tocar este cordón causa estimulación sexual. Dicho cordón móvil es el *cuerpo* del clítoris, el cual está conectado al hueso por un *ligamento suspensorio*. No podrás palpar este ligamento o los próximos órganos descritos, pero todos ellos juegan un papel importante en la estimulación sexual y el orgasmo. En el punto donde ya no puedes palpar el cuerpo del clítoris, éste se divide en dos partes, separándose en forma de una horqueta de ángulo amplio, hasta formar las *crura* (plural de *crus*, que en latín significa toda estructura similar a una pierna), las dos puntas del tejido eréctil que sujetan al clítoris de los huesos pélvicos. Las crura o raíces del clítoris miden aproximadamente 3 pulgadas de largo. Comenzando desde donde el cuerpo y las crura se unen, y continuando hacia abajo—a lo largo de los lados del vestíbulo—están dos bultos de tejido eréctil denominados los *bulbos vestibulares*. Estos, en conjunto con todo el clítoris, el extenso sistema de venas interconectadas, y los músculos pélvicos, se vuelven firmes y se llenan de sangre (congestión pélvica) durante la estimulación sexual. Durante el ciclo menstrual, justo antes de que llegue la menstruación (el período o la regla), es posible que tengas una sensación de hinchazón o pesadez en la región pélvica. Esto ocurre debido a la congestión pélvica. Tanto las raíces del clítoris, como los bulbos vestibulares están envueltos en tejido muscular. Este músculo ayuda a crear tensión y tumescencia durante el estímulo sexual, y se contrae durante el orgasmo, jugando un importante papel en los espasmos involuntarios que se sienten en ese momento. El área clitoral completa, así como los bulbos vestibulares, son los únicos órganos del cuerpo que funcionan exclusivamente para producir el estímulo y la sensación sexual.

Las *glándulas vestibulares* o *glándulas de Bartolino,* son 2 pequeños cuerpos redondeados, que se encuentran a cada lado del orificio vaginal, y hacia la parte posterior de los bulbos vestibulares. Algunas veces, estas glándulas, pueden infectarse e hincharse. Cuando eso sucede, una puede tocarlas. Anteriormente, se pensó que estas glándulas proporcionaban lubricación vaginal durante el acto sexual; sin embargo, ahora sabemos que sólo producen unas pocas gotas de líquido.

Regresemos a lo que puedes ver con el espejo. Manteniendo los labios menores abiertos, y tirando el prepucio hacia atrás nuevamente, notarás que los labios menores se unen a la parte inferior del clítoris. Justamente debajo de esta unión, podrás ver un pequeño punto o hendidura. Este es el *meato urinario*, la salida externa de la *uretra*, un corto (alrededor de una pulgada

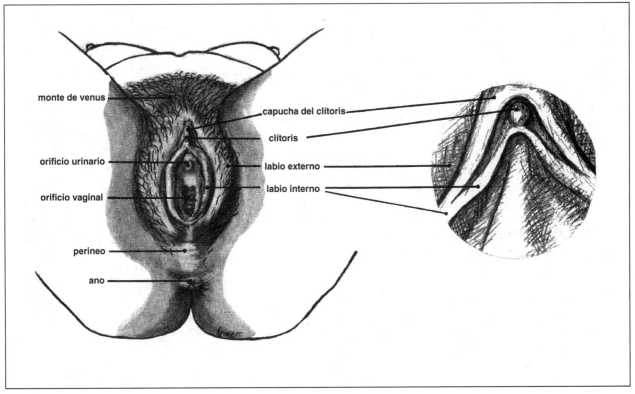

monte de venus

capucha del clítoris

clítoris

orificio urinario

labio externo

labio interno

orificio vaginal

perineo

ano

Nina Reimer

y media), y delgado conducto que conduce a tu *vejiga*. Debajo del meato urinario está una apertura mayor, este es el *orificio vaginal (introitus)*. Es posible que el meato urinario se irrite a causa de alguna actividad sexual enérgica o prolongada, debido a su proximidad al orificio vaginal. Tal irritación puede resultar en molestias al orinar. Alrededor del orificio vaginal, es posible que veas el *himen*. Cuando naciste, el himen era una delgada membrana alrededor del orificio vaginal, y que lo obstruía parcialmente. Por lo general, el himen casi nunca llega a recubrir el orificio vaginal completamente. Los himenes son de muy variadas formas y tipos. En la mayoría de las mujeres, éstos se estiran fácilmente. Aún después de estirados, pequeños pliegues de tejido himenal persisten.

Ahora, introduce uno o 2 de tus dedos dentro de tu vagina. Nota como las paredes vaginales, que estaban tocándose, ahora se abren alrededor de tus dedos y los ciñen. Siente los suaves pliegues de piel. Estos pliegues permiten que la vagina pueda moldearse alrededor de lo que pueda estar dentro de ésta: unos dedos, un tampón, un pene o un bebé. Nota que tu dedo se desliza, dentro de la vagina, mientras lo mueves. Las paredes de la vagina pueden estar casi secas o muy mojadas. Las épocas más secas frecuentemente ocurren antes de la pubertad, durante la lactancia y después de la menopausia, así como durante esa parte del ciclo inmediatamente después que se termina el período menstrual. Los momentos de mayor saturación se producen alrededor de la ovulación, durante el embarazo y con la estimulación sexual. Estas secreciones constantes proveen lubricación, ayudan a mantener la vagina limpia, y mantienen el nivel de acidez de la vagina para prevenir infecciones. Presiona con delicadeza en torno a las paredes vaginales y fíjate donde tiene mayor sensibilidad. Para algunas mujeres el área más sensible se encuentra en el tercio externo solamente; en otras se encuentra en gran parte o toda la vagina. Ahora, coloca tu dedo en el medio de la vagina y trata de apretarlo con la vagina. Esto es más fácil si te imaginas que estás reteniendo la salida de la orina. Lo que estás haciendo es contrayendo los *músculos pélvicos posteriores (o los músculos de la base pélvica)*. Estos músculos sostienen los órganos pélvicos en su lugar y también proveen sostén para todos tus otros órganos superiores hasta el diafragma, el cual está extendido de un lado a otro en la base de su caja torácica. Si estos músculos están débiles, puedes tener problemas para lograr un orgasmo, para controlar el flujo urinario (incontinencia urinaria), o puedes tener un prolapso de los órganos pélvicos.

Solamente existe una delgada pared de piel separando la vagina del recto, así que podrás palpar una protuberancia a un lado de tu vagina, si tiene excreta en el recto, o si tienes una pequeña hemorroide, o un órgano prolapsado haciendo presión en la vagina.

Ahora desliza tu dedo medio, lo más profundamente que puedas, dentro de la vagina. Nota que tu dedo va hacia la parte más estrecha de la espalda en un ángulo, no en forma recta hacia el centro de su cuerpo. Si estuvieras de pie, en lugar de estar agachada, tu vagina estaría aproximadamente a un ángulo de cuarena y cinco grados del suelo. Es posible que puedas sentir la parte final de su vagina. Esta parte de la vagina se llama el *fórnix (o bóveda de la vagina)*. (Si tienes dificultad para alcanzarla, acerca tus rodillas hacia el pecho lo más que puedas, de modo que tu dedo se pueda deslizar más profundamente. Aún así, algunas mujeres no pueden lograr tocar la bóveda de la vagina.) Un poquito antes del final de la vagina, podrás sentir la *cérvix (o cuello uterino)*. La cérvix se siente como si fuera la punta de una naríz con un hoyuelo en el centro. (Si ya has tenido algún bebé, la cérvix puede parecerse más a una barbilla).

La cérvix es la base del *útero*, o la matriz. El útero es sensible a la presión, sin embargo, no tiene terminaciones nerviosas en su superficie. El útero cambia de posición, color y forma durante el ciclo menstrual y durante la excitación sexual, así como durante la pubertad y la menopausia. Por eso es que el lugar donde palpas la cérvix puede variar de un día a otro. Algunos días apenas podrás alcanzarla. El hoyuelo que sientes es la *os*, u *orificio externo* del cuello del útero. La entrada al útero a través de la cérvix es muy pequeña. Dicha entrada está cubierta de mucosidad, la cual controla la entrada de la esperma. Ningún tampón, dedo o pene puede llegar tan arriba como para atravesar la cérvix, a pesar de que ésta es capaz de abrirse enormemente para dar paso al bebé durante la dilatación y el alumbramiento. La mayoría de nosotras podemos ver nuestros cuellos uterinos fácilmente durante el autoexámen, también podremos apreciar los cambios si observamos nuestros cuerpos con cierta regularidad.

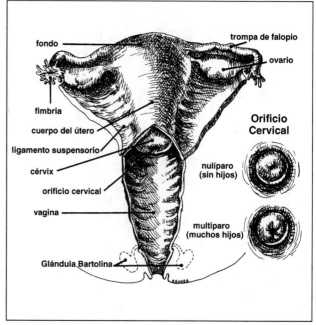

Nina Reimer

Es probable que no puedas sentir el resto de los órganos sexuales, excepto durante el orgasmo. El útero no grávido es, aproximadamente, del tamaño de un puño. Las gruesas paredes uterinas poseen algunos de los músculos más poderosos del cuerpo. El útero (o matriz) se encuentra detrás de la vejiga, que a su vez, está debajo de la pared abdominal, y del recto, que está cerca de la columna vertebral. Las paredes del útero se tocan la una a la otra, a no ser que sean apartadas por un feto en pleno desarrollo o por alguna masa patológica como un tumor o un fibroma. La parte superior del útero se llama el *fondo*.

A ambos lados de la parte superior de la matriz, extendiéndose hacia fuera y hacia atrás, se encuentran las dos *trompas de Falopio* (*trompas uterinas*, u *oviductos*; literalmente, "conductos del huevo"). Estas trompas miden cuatro pulgadas de largo, aproximadamente, y son parecidas a los cuernos de un carnero con el frente hacia atrás. En su interior se encuentran vellos microscópicos (*cilios*) que mueven el huevo u óvulo hacia el útero, y la esperma hacia el óvulo. La apertura que conecta la parte interior del útero a las trompas de Falopio es tan pequeña como una aguja delgada. El otro extremo de la trompa es fimbriado (tiene flequillos) y en forma de embudo. La terminación amplia del embudo cubre parcialmente el *ovario*, sin unírsele, y es sostenida en su lugar por tejido conectivo.

Los ovarios son órganos de aproximadamente el tamaño y la forma de una almendra sin cáscara. Estos se encuentran a ambos lados, y algo debajo, del útero. Los ovarios están, más o menos, a 4 ó 5 pulgadas debajo de la cintura. Se mantienen en su lugar por tejido conectivo, y están protegidos por la gran cantidad de grasa que los rodea. Los ovarios tienen una doble función: producir las células germinales (los óvulos) y producir las hormonas sexuales femeninas (el estrógeno, la progesterona y muchas otras hormonas, de cuyas funciones sólo entendemos unas pocas). El pequeño espacio entre el ovario y el final de la trompa correspondiente, permite que el óvulo flote libremente después que es expulsado del ovario. Las terminaciones en forma de dedos (*fimbria*) de las trompas de Falopio serpentean sobre la superficie del ovario y crean corrientes que mueven el óvulo hacia el interior de la trompa. En raros casos, cuando el óvulo no es "capturado" por la trompa, éste puede ser fecundado fuera de la trompa, resultando en un embarazo abdominal o ectópico.

SEMEJANZAS ENTRE LOS ORGANOS PÉLVICOS FEMENINOS Y MASCULINOS

Todos los órganos femeninos y masculinos, incluyendo los órganos sexuales y reproductivos, son similares en origen, homología (desarrollados del mismo tejido embriógeno), y analogía (similares en función). Los fetos femeninos y los masculinos se ven idénticos durante las primeras 6 semanas en el útero. Lo que sigue son ejemplos de órganos equivalentes:

FEMENINO	MASCULINO
Labios Mayores	Escroto
Labios Menores	Raíz del Pene
Glándula del Clítoris	Glande del Pene
Cuerpo del Clítoris	Cuerpo Cavernoso
Ovarios	Testículos
Bulbo Vestibular	Bulbo del Pene y del Cuerpo Esponjoso
Glándulas de Bartolino	Glándulas de Cowper (bulbouretrales)

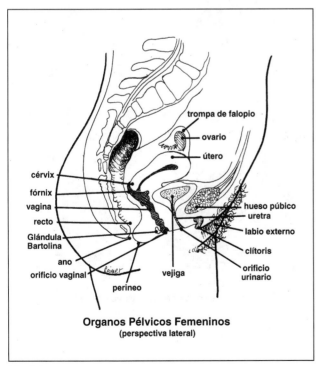

Organos Pélvicos Femeninos
(perspectiva lateral)

Nina Reimer

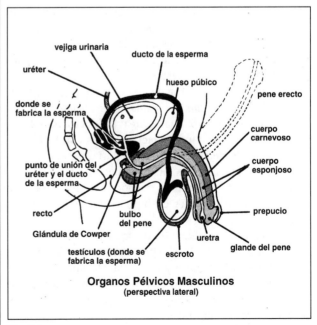

Organos Pélvicos Masculinos
(perspectiva lateral)

Nina Reimer

LOS SENOS

Cuando nos miramos los senos en un espejo, es muy probable que notemos que ambos no son del mismo tamaño ni tienen la misma forma.

Con mucha frecuencia el seno derecho es más pequeño que el izquierdo. Si observamos detenidamente la forma de nuestros senos, también notaremos que, por lo general, se ponen flácidos. Esto es debido a la pérdida de elasticidad de nuestra piel con el paso de los años. Esto sucede con mayor rapidez durante la menopausia. Para algunas de nosotras hay cambios pronunciados durante el ciclo menstrual; justo antes de nuestra menstruación, es cuando nuestros senos se encuentran más hinchados. Durante el embarazo y la lactancia, el tamaño de nuestros senos también puede aumentar considerablemente. Los exámenes regulares de nuestros senos, pueden ayudar a entender los patrones de nuestro ciclo, así como puede también ayudarnos a detectar cualquier cosa fuera de lo común.

En el medio del seno notamos un círculo de piel más oscura. El color puede variar desde un rosado claro hasta casi negro. Durante el embarazo éste puede ampliarse, y en las mujeres de piel blanca, oscurecerse. Algunas veces los cambios son permanentes. Esta piel más oscura está compuesta de la *aureola* y el *pezón*. La aureola puede tener pequeñas protuberancias en su superficie. Estas son las *glándulas sebáceas* u *oleosas*, que segregan el lubricante que protege el pezón durante la lactancia. Con frecuencia, existen vellos que crecen alrededor de las aureolas. El crecimiento de estos vellos puede aumentar con el paso del tiempo o con el uso de la píldora anticonceptiva. Nuestros pezones pueden sobresalir, permanecer planos o estar invertidos (hacia adentro). Cada uno puede ser diferente y todos son normales. Los nervios entran al pezón cerca de la parte inferior de la aureola. Los únicos músculos que se encuentran en nuestros senos están directamente bajo el pezón y la aréola. Estos músculos se pueden contraer en respuesta al frío, al roce o a la estimulación sexual, haciendo que la aureola se arrugue y los pezones parezcan más erectos.

La composición interna de los senos es de *grasa, tejido conectivo* y de una *glándula mamaria (productora de leche)*. La glándula está compuesta de áreas productoras de leche y de conductos. Durante la lactancia, los conductos llevan la leche desde las glándulas mamarias hasta el pezón. Durante los años fértiles, aún cuando no estamos amamantando, estas glándulas periódicamente producen pequeñísimas cantidades de líquido que emana de los pezones.

Con el gran incremento de las hormonas sexuales durante la adolescencia, el tejido glandular en las mamas comienza a desarrollarse y aumentar de tamaño. Todas las mujeres tienen más o menos la misma cantidad de tejido glandular en los mismos momentos en los ciclos reproductivos de sus vidas. La mayor parte del seno está compuesta de grasa que rodea la glándula mamaria por todas partes, y por tejido conectivo. La cantidad de grasa almacenada en los senos es parcialmente determinada por la herencia. Esta grasa hace que varíe el tamaño del seno y explica por qué el tamaño de éste no tiene que ver con la sensibilidad sexual del área del seno, o con la cantidad de leche producida después de dar a luz.

Los niveles de hormonas sexuales cambian durante el ciclo menstrual, cuando se comienza y/o dejan de tomar las píldoras anticonceptivas; durante el embarazo, durante la lactancia y después de la menopausia. Estos cambios hormonales pueden causar cambios en el tamaño y la forma de los senos de algunas mujeres.

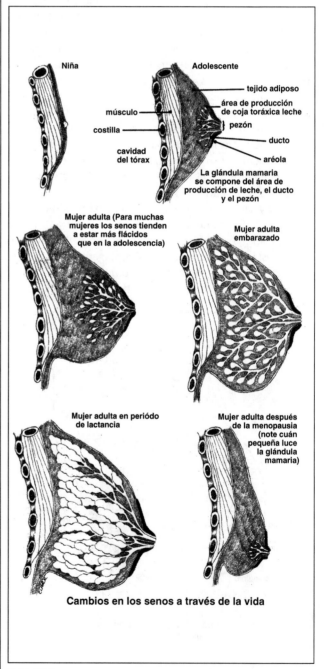

Cambios en los senos a través de la vida

Peggy Clark

LAS ETAPAS DEL CICLO REPRODUCTIVO

En la infancia nuestros cuerpos son inmaduros. Durante la pubertad hacemos la transición de la infancia a la madurez. En las mujeres, la pubertad está caracterizada por la disminución del crecimiento óseo, el crecimiento de los senos, y la aparición del vello púbico y de la axila. La ovulación y la menstruación (menarquia) comienzan cerca del final de la pubertad, alrededor de los 12 años y medio. Sin embargo, cualquier momento desde los 9 a los 18 años es normal. Probablemente una jovencita necesita que su grasa corporal sea alrededor de un cuarto de su peso total para menstruar. Esto sucede al alcanzar las cien libras de peso. Para poder continuar con sus ciclos menstruales, la mujer debe mantener un peso un poco mayor que el que tuvo con su primera menstruación. También se piensa que para que la menstruación se lleve a cabo la pélvis debe alcanzar un cierto tamaño. La menstruación y la ovulación continúan hasta la edad promedio de 48 ó 49 años, con una fluctuación de entre los 40 y los 55 años como normal. Cuando las menstruaciones cesan, la menopausia ha ocurrido. La transición entre las etapas reproductiva y post-reproductiva, se conoce como la *menopausia* o el climaterio. Con frecuencia, esta etapa puede durar hasta 15 años.

La totalidad del ciclo reproductivo es regulada por las hormonas. Estas actúan como mensajeros químicos en el cuerpo que sirven para iniciar ciertos procesos metabólicos. Los niveles de hormonas sexuales son bajos durante la infancia, se incrementan tremendamente durante los años reproductivos y entonces se vuelven algo más bajos y de un balance diferente después de la menopausia. Se piensa que los signos y síntomas de los períodos transicionales son causados por los niveles hormonales cambiantes.

Durante los años reproductivos ocurren fluctuaciones mensuales de las hormonas que determinan el momento de la ovulación y la menstruación. Este ciclo, el ciclo menstrual, regula nuestra fecundidad, dejando la posibilidad de quedar embarazada durante unos pocos días de cada mes.

EL CICLO OVÁRICO: LA OVULACIÓN

Cuando nacemos, ambos ovarios contienen alrededor de un millón de folículos. Los folículos son vesículas de células con un óvulo inmaduro en el centro. Alrededor de 300 a 500 de los 400,000 presentes durante la menarquia se convertirán en óvulos maduros.

Cada mes, durante nuestros años reproductivos, muchos folículos (de 10 a 20) comienzan a madurar bajo la influencia hormonal (ver el Apéndice). Usualmente sólo uno se desarrolla totalmente y es capaz de quedar fecundado. Nuestros cuerpos reabsorben el resto antes de que completen su desarrollo. Uno de los estratos de la célula en el folículo segrega estrógenos. El folículo, con el óvulo en maduración en su interior, se mueve hacia la superficie del ovario. Durante la ovulación el folículo y la superficie ovárica se abren sobre el óvulo, permitiéndole a éste flotar afuera. Próximas a la ovulación algunas mujeres sienten una punzada o espasmo en el abdomen bajo o en la espalda, algunas veces con flujos vaginales, tal vez sanguinolentos. Los síntomas pueden ser tan severos como para ser confundidos con una apendicitis o un embarazo ectópico. Este es el *Mittelschmerz* ("dolor medio"). Otras mujeres tienen dolores de cabeza, malestar gástrico o pereza. Otras mujeres se sienten mejor cerca de la ovulación. El moco cervical también cambia durante a ovulación.

Justo antes de la ovulación el mismo estrato celular en el folículo comienza a segregar progesterona así como estrógeno. Después de la ovulación el folículo se denomina el *cuerpo lúteo* ("cuerpo amarillo", en referencia a la grasa amarilla dentro de éste). Si el ciclo es interrumpido por el embarazo, las hormonas producidas por el cuerpo lúteo ayudan a continuar el embarazo. Si no ocurre el embarazo, el folículo es reabsorbido. Después de algunos meses sólo una cicatríz blanquecina queda cerca de la superficie del ovario. Este es entonces denominado el *cuerpo albicans* ("cuerpo blanco"), que eventualmente desaparece por completo.

Después de la ovulación, el óvulo liberado es barrido dentro de la terminación en forma de embudo de una de

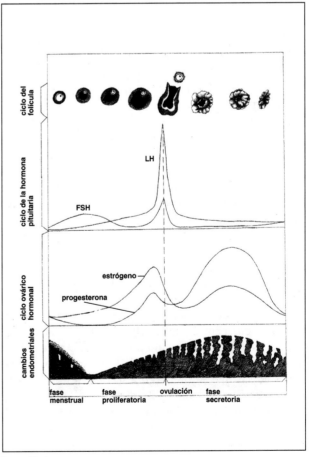

Peggy Clark

las trompas de Falopio (oviductos). Así comienza su travesía de varios días hacia el útero. En su viaje, el óvulo es impulsado por las contracciones en forma de ola (peristáltica) de la trompa. La fecundación, la unión del óvulo de una mujer y el espermatozoide de un hombre, se produce en el tercio externo—más cercano a los ovarios—de las trompas de Falopio. Otro nombre para este suceso es la concepción, y generalmente ocurre durante uno de los días de la ovulación. Hay un número creciente de mujeres en las que el óvulo fecundado se implanta en la trompa de Falopio, mientras se halla todavía en su ruta hacia el útero. Esto puede suceder porque la trompa haya quedado cicatrizada, o doblada por una infección resultante de un DIU (Dispositivo Intrauterino o IUD, por sus siglas en inglés), endometriosis, o una enfermedad pélvica inflamatoria. Sin embargo, éstas no son las únicas causas de un embarazo ectópico. El punto medio de la trompa es el sitio más común donde ocurre este tipo de embarazo, probablemente porque el óvulo se detiene ahí brevemente, durante su recorrido. El embarazo ectópico requiere de cirugía antes de que ocurra una ruptura de la trompa. Sin embargo, esto no necesariamente significa que haya que remover la trompa afectada.

Si el óvulo no queda fecundado, éste se desintegra o fluye hacia afuera con las secreciones vaginales, habitualmente antes de la menstruación. No te darás cuenta que todo esto está sucediendo.

EL CICLO UTERINO

LOS CAMBIOS CERVICALES. El tipo de mucosidad producido por la cérvix cambia durante el ciclo en respuesta a las hormonas. A pesar de que existen patrones generales, puedes examinar tu propio ciclo para reconocer tu patrón particular. Esto lo puedes lograr palpando la entrada de tu vagina con un dedo, observando las secreciones, estando al tanto de tus sensaciones vaginales de humedad o sequedad, y anotando estas características diariamente por varios ciclos.

Si tu ginecólogo(a) te dejara observar la membrana mucosa de estas secreciones en un microscopio, verías que ésta parece un laberinto de fibras enredadas. Resulta extremadamente difícil para los espermatozoides y muchos otros organismos lograr atravesarla. En la ovulación, bajo la influencia de los estrógenos, la mucosa cambia para formar filamentos más largos, más o menos alineados, los cuales pueden guiar los espermatozoides hasta dentro del útero. Esta membrana actúa como guardabarrera para el útero. Durante la ovulación, la mucosa es lo suficientemente profusa como para cubrir la vagina y proteger a los espermatozoides de las secreciones ácidas que se producen ahí. Después de la ovulación, mientras bajan los estrógenos y sube la progesterona—en preparación a la llegada de la menstruación—tu vagina vá secándose gradualmente. Cuando las mujeres menopáusicas están al tanto de los cambios en su mucosa cervical, esto significa que han

Menstruación
por Gioconda Belli

Tengo
la "enfermedad"
de las mujeres.

Mis hormonas
están alborotadas,
me siento parte
de la naturaleza.

Todos los meses
esta comunión
del alma
y el cuerpo;
este sentirse objeto
de leys naturales
fuera de control;
el cerebro recogido
volviéndose vientre.

encontrado una manera simple de observar sus niveles de estrógeno.

Si miras tu cérvix utilizando un espéculo, encontrarás que no es tan fácil ver los cambios de la mucosa. Es probable que puedas notar que cerca del ciclo de la ovulación, el cuello del útero está bien retirado hacia adentro de la vagina. También puede que se agrande y se ablande, y que el *orificio* se abra un poco.

LOS CAMBIOS ENDOMETRIALES Y LA MENSTRUACIÓN

Los estrógenos producidos por el folículo en maduración, causan que el revestimiento uterino (*endometrio*), crezca, se ensanche, forme glándulas e incremente la irrigación de sangre en el útero (fase proliferativa). Esta parte del ciclo puede variar enormemente en duración. La progesterona, producida por el folículo roto después que el óvulo es liberado, provoca que las glándulas del endometrio comiencen a segregar sustancias nutritivas para el embrión (fase secretora). Un óvulo fecundado puede únicamente implantarse en el endometrio en la fase secretora y no en la proliferativa. El huevo fecundado tarda aproximadamente 5 ó 6 días para llegar al útero.

Si la concepción no ha ocurrido, el folículo restante, o cuerpo lúteo, producirá estrógenos y progesterona por cerca de 12 días, con cantidades menores en los últimos días. Mientras los niveles de estrógeno y progesterona bajan, las pequeñísimas arterias y venas del útero se abren. El revestimiento no recibe más nutrición y se desprende. Esta es la menstruación, el período menstrual o la regla. Durante la menstruación, la mayor parte del revestimiento se desprende; un tercio del fondo permanece para formar un nuevo revestimiento mucoso. Entonces un nuevo folículo comienza a crecer y a secretar estrógenos, una nueva mucosa crece y el ciclo comienza otra vez.

Cualquier ciclo que sea más o menos regular es normal. La duración del ciclo generalmente varía de 20 a 36 y seis días, el promedio es de 28 días. (La palabra Menstruación proviene del Latín mensis, que significa "mes"). Algunas mujeres tiene ciclos alternos largos y cortos. Ocurren pequeños cambios espontáneos, y pueden ocurrir cambios más importantes cuando una mujer está bajo una gran tensión emocional. Mientras vas envejeciendo o si tienes hijos, puedes notar cambios marcados. Un período normal dura de 2 a 8 días, con 4 a 6 días como promedio. El flujo de la menstruación se detiene y comienza, aunque esto no siempre es evidente. Un descenso normal para un período menstrual es de alrededor de 4 a 6 cucharadas, o de 2 a 3 onzas.

EL FLUJO MENSTRUAL. El flujo menstrual contiene mucosa cervical, secreciones vaginales, mucosidad y células, y partículas endometriales, así como sangre (algunas veces coagulada). La mezcla de su contenido no es evidente ya que la sangre mancha todo de rojo o marrón. Esta pérdida regular de sangre, aunque pequeña, puede causar anemia. El flujo usualmente no huele hasta que hace contacto con las bacterias del aire y comienza a descomponerse. Hacia el final de la regla, parte del descenso puede tener un olor desagradable.

Las mujeres en diferentes culturas han manejado su regla de diversas formas. Algunas veces no usan cosa alguna. Desde las épocas más tempranas, las mujeres han hecho tampones y almohadillas de los materiales disponibles, con frecuencia lavando y volviendo a usar ropas especiales o trapos. Hoy en día, algunas mujeres hacen las toallas sanitarias de gasa o bolas de algodón. La mayoría de las mujeres usan toallas sanitarias comerciales y tampones. Todos estos productos traen instrucciones. (El Sindrome de Shock Tóxico, SST, por sus siglas en inglés, ha sido asociado con el uso de los tampones y, en ocasiones excepcionales, con esponjas y diafragmas). No

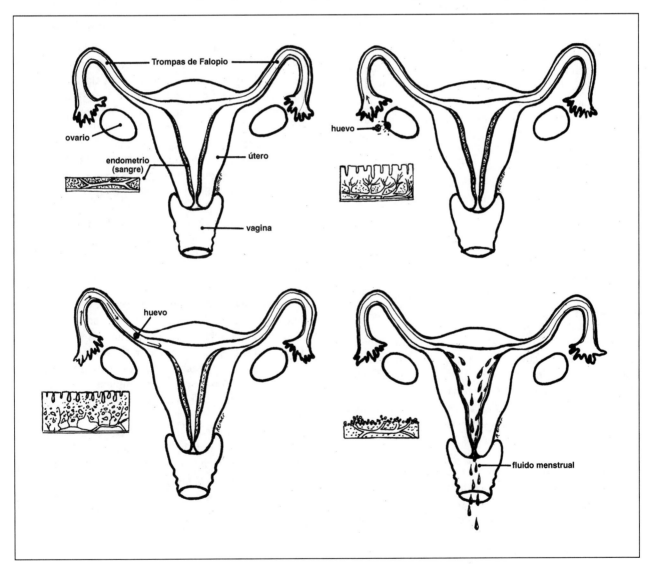

Nina Reimer

uses tampones entre tus períodos, ni uses aquellos que sean más absorbentes de lo que requieres durante su período. Esta información la puedes encontrar en la caja de tampones. Este te ayudará a seleccionar el producto que más te conviene. Un tampón es demasiado absorbente, si es díficil de sacarlo, si se hace pedazos al extraerlo, o si hace que tu vagina se sienta demasiado reseca. Usados bajo tales circunstancias, los tampones pueden causar daños a las paredes vaginales, los cuales probablemente no puedas notar. Algunas mujeres experimentan irritación vaginal, picazón, dolor, olor raro o sangramiento mientras usan los tampones. Si sientes alguno estos síntomas, usa un tampón de absorción más baja, cambia de marca o deja de usar tampones por completo.

Es verdaderamente sorprendente que no se llevan a cabo pruebas para evaluar la seguridad de los tampones antes de que éstos salgan al mercado. La mayoría de las investigaciones son hechas por los fabricantes quienes las mantienen en secreto. A pesar de que la ley así lo exige, el Departamento de Alimentos y Drogas o FDA de los EEUU, no tiene planes para establecer normas uniformes acerca de la seguridad y el rendimiento de los dispositivos médicos de riesgo medio, que incluyen los tampones.

Algunas mujeres han redescubierto las esponjas naturales (sin celulosa), que pueden ser usadas varias veces y las cuales resultan económicas. La FDA no aprueba el uso de las esponjas con este fín, y por eso no permite que sean clasificadas para tales usos. Una esponja es suave y cómoda, y cuando está húmeda toma la forma de su vagina, eliminando la sequedad e irritación tan comunes con los tampones comerciales. Desafortunadamente, ya que las esponjas crecen en los océanos, donde tantos contaminantes son descargados, no conocemos a cuáles han estado expuestas; cuántos contaminantes ha absorbido la esponja, o si los contaminantes residuales pueden causarnos problemas. Prácticamente no se han llevado a cabo pruebas para determinar la seguridad del uso de las esponjas.

Humedece la esponja antes de colocártela. Cuando creas que la esponja está llena, sácala con tu dedo. Lávala bien en agua fresca. Antes de volver a colocártela, debes exprimirla para eliminar el exceso de agua. Algunas mujeres atan una cuerdita a la esponja. Sin embargo, como sucede con los tampones, la cuerdita puede actuar como una mecha para las bacterias del exterior de la vagina. Para simplificar el procedimiento, cuando vayas a usar un baño público, lleva una esponja extra en una bolsita plástica. Si la esponja adquiere mal olor, enjuágala en una solución suave de vinagre y agua. La esponja no tiene que estar esterilizada. (Los tampones y toallas sanitarias no están esterilizados.) Sin embargo, si tienes una infección, no vuelvas a usar la misma esponja. Descarta la esponja cuando ésta comience a romperse.

Otras mujeres están usándo una capucha menstrual de goma, The Keeper, similar en apariencia a una capucha cervical, pero usada cerca del orificio vaginal en el mismo lugar que un tampón. Algunas mujeres usan el diafragma o la capucha cervical. Ambos retienen más que una esponja o tampón. Con la práctica aprenderás a reconocer cuando la tuya está llena. Entonces, sácala, lávala y vuelve a colocártela. Un método desarrollado y usado por las mujeres en grupos avanzados de ayuda mutua es la extracción menstrual.

Las que tenemos sensaciones limitadas en la parte inferior de nuestros cuerpos, o las que estamos confinadas a sillas de ruedas, con frecuencia hallamos que todos estos métodos son irritantes, o difíciles de usar. Aún no existe una solución satisfactoria para este problema.

ACTITUDES EN RELACIÓN A LA MENSTRUACIÓN. Las diferentes actitudes culturales, religiosas y personales sobre la menstruación, forman parte de nuestra experiencia menstrual y reflejan con frecuencia, actitudes negativas hacia las mujeres.

Considera, las formas en que has sido influenciada por actitudes y costumbres sobre la menstruación, por ejemplo:

En 1988, el Women's Environmental Network en Londres, Inglaterra, lanzó una exitosa campaña para detener el procesamiento con cloro de algunos productos de papel. Esta campaña dirigió su esfuerzos específicamente a la producción de tampones, toallas sanitarias y pañales desechables. El cloro blanquea los productos más que los otros blanqueadores. Por lo tanto, los fabricantes lo prefieren, pensando que la blancura le da al producto una apariencia de limpieza, a pesar de que las funciones de éste no difieran. Sin embargo, durante el proceso de blanqueo, el cloro se combina con otros compuestos orgánicos para crear cerca de mil compuestos orgánicos clorinados. Uno de ellos es la dioxina, que es un compuesto altamente carcinógeno. Aún cuando los productos de papel retienen vestigios de dioxina, la mayoría de ésta es descargada con el agua de desecho. Cuando los productos de papel son tirados en un vertedero de desperdicios o en un incinerador, los vestigios no son destruídos y pueden concentrarse o dispersarse. Una vez que se diseminan en el ambiente, los compuestos orgánicos clorinados viajan a todos los continentes.

En América del Norte, the Women and Environments Education and Development Foundation (WEED) ha comenzado una campaña similar a la de Inglaterra. Puedes encontrar detalles actuales, incluyendo dónde poder adquirir productos que no son blanqueados con cloro, de la fundación en: 736 Bathurst Street, Toronto, Ontario M5S 2R4; (416) 516-2600; fax: (416) 531-6214.

Las compañías manufactureras de productos sanitarios siempre están introduciendo productos "nuevos y/o mejorados" en el mercado. Evita los tampones y las toallas sanitarias que contengan desodorantes o perfumes, así como también, los desodorantes íntimos femeninos en atomizadores. Muchas mujeres tienen reacciones alérgicas a los químicos de éstos. Si alguno de estos productos te causa problemas, deja de usarlo inmediatamente.

➤¿Qué escuchaste por primera vez acerca de la menstruación?

➤¿Qué has encontrado en relación a ésta en: tu familia, amigos, publicidad, parejas, amantes, libros, películas. maestros enfermeras, médicos, tabús, jerga, nombres, chistes?

➤¿Qué experiencias particulares recuerdas?

➤¿Cómo te hacen sentir?

➤¿Son tus experiencias actuales diferentes?

➤¿En qué medida la menstruación es parte de tu vida actual?

Algunas culturas acostumbraban a aislar por completo a las mujeres durante su período, o sólo les permitían estar en compañía de otras mujeres cuando tenían la menstruación. La gente de dichas culturas creía que el sangramiento menstrual era sucio y atribuían poderes sobrenaturales a las mujeres que estaban menstruando. Algunas veces estos "poderes" eran considerados benéficos, pero más a menudo eran considerados perjudiciales. Es probable que las mujeres mismas hayan iniciado estas prácticas para así tener tiempo para la meditación, o para darles a las mujeres mayores una oportunidad para poder compartir sus secretos y consejos íntimos con las mujeres más jóvenes.

Nuestros tabús incluyen abstenernos del ejercicio, de las duchas, y de las relaciones sexuales, u ocultar el hecho

COMO APRENDER MÁS ACERCA DE TU CICLO

Una buena forma de comenzar a aprender más acerca de su propio ciclo y de lo que es usual y normal para Ud., es a través de una gráfica sencilla. Anote la fecha del comienzo de su regla en un calendario. Agregue cualquier cosa que le interese o haga anotaciones en un cuaderno o en un diario. Algunas de las cosas a las que le debe prestar mayor atención son: el color, la textura, si hay coágulos, cambios cervicales, cambios en los senos, fluctuaciones en su estado general, su estado emocional o su estado sexual. Puede que Ud. encuentre que no existe un patrón donde inicialmente pensó que lo había, o puede encontrar que algunos cambios ocurren en momentos específicos de su ciclo.

de la menstruación por completo. Fíjate en la fraseología de las propagandas para los productos menstruales para que observes cuanto se reflejan dichas ideas en tu país.

Con la creencia de que todo el ciclo menstrual hace que las mujeres sean inestables o menos capaces, algunas personas nos niegan el trabajo y nos tratan como inferiores. Tanto las mujeres como los hombres experimentan vaivenes anímicos. Sin embargo, en el caso de las mujeres estos cambios son vistos como un signo de una inestabilidad intrínseca o inherente. Esta actitud negativa nos conduce a negar el reconocimiento de tales cambios por temor a ser descartadas. El concepto de que las mujeres pierden mucho tiempo de su trabajo debido a la menstruación es en gran parte infundado. Un estudio de enfermeras mostró que éstas pierden muy poco tiempo a causa de problemas menstruales (1). La mayor parte de las mujeres no muestran diferencia alguna que pueda ser medida en relación a su capacidad de razonamiento en todo el ciclo, (2) o en su capacidad para realizar trabajos (3). Nosotras aún trabajamos donde somos "nececitadas" —en el hogar, en las fábricas, en las oficinas—sin la necesidad de concesiones en los horarios o rutinas que tengan en cuenta las diferencias individuales de nuestros ciclos. Sin embargo, los hombres, quienes son mucho más propensos a las enfermedades graves que incapacitan, y a enfermedades impredecibles, como los problemas cardíacos, continúan en cargos de muy alta responsabilidad (la presidencia del país, por ejemplo).

SENTIMIENTOS ACERCA DE LA MENSTRUACIÓN. Cuando tenemos la regla o menstruamos por primera vez, muchas de nosotras hemos sentido temor o desconcierto, debido al desconocimiento y la poca información que teníamos acerca de la menstruación: de dónde venía la sangre, por qué sangrábamos, por que se acompañaba de dolor, etc. Algunas hemos creído que nos estábamos muriendo o teníamos una herida. Generalmente evitábamos que nuestra familia o personas cercanas a nosottras: maestro, niños o niñas o amigo se enterasen de que estábamos menstruando. Por otro lado, algunas de nosotras nos hemos sentido "menos que otras" o incapaces cuando aún no menstruabamos y todas nuestras amigas ya habían tenido su primera menstruación.

Testimonio: Yo empecé a menstruar antes de lo 10 años y me sentía insegura. Mis padres me habían informado de la menstruación y cuando se presentó no me produjo temor o idea de enfermedad pero si mucha verguenza, porque mis amigas de colegio aún no menstruaban. Desde los 8 años me habían crecido los senos y el vello púbico y esto me hacía sentir diferente a las demás. Mis amigas y amigos no me creían cuando yo decía mi edad.

El comienzo y el final de la menstruación, siempre será

diferente para cada persona -bienvenida para algunas y no para otras-. Mientras nos relacionemos mejor con nuestros cuerpos y conozcamos más sobre nosotras mismas, las experiencias con nuestros ciclos menstruales pueden ir cambiando.

Cuando nos sentimos especialmente bien en relación a nosotras mismas, podemos experimentar nuestros periodos como autoafirmativos, creativos y placenteros o tener al mismo tiempo sensaciones contradictorias.

Con un grupo de amigas en la universidad conversábamos mucho de nuestras vidas, nuestras parejas y lo que nos pasaba cuando menstruábamos. Para algunas la menstruación nos parecía muy molesta, nos sentíamos cansadas o de mal humor, con sensación de pesadez en el bajo vientre, otras comentaban que les producía pocas molestias y a otras ninguna. LLegamos a valorar este proceso como parte de nuestras vidas y a no sentirnos menos capaces.

El deseo de muchas de nosotras, a veces dificil de lograr para algunas pero no imposible, es conversar con nuestras hijas e hijos, acerca de los múltiples cambios en el ciclo de vida, de manera que puedan sentirse cómodos y sin prejuicios en relación a éstos y los vivan de un modo diferente al que nosotras los vivimos.

LOS PROBLEMAS MENSTRUALES. La menstruación es un acontecimiento normal y saludable que ocurre a través de muchos años en la vida de una mujer. Aún así, muchas mujeres, en muy variadas culturas, sufren problemas menstruales que fluctúan desde pequeñas molestias hasta fuertes dolores. Para las que tenemos estos problemas, tanto ocasionalmente, como en forma regular, es importante reconocer que éstos ocurren y adaptarnos a ellos—arreglando nuestros horarios de modo que tengamos más descanso si lo necesitamos en esos momentos, programando las reuniones críticas para un momento en el que no esté próxima la menstruación, etc.

Puede que los problemas menstruales no sean inevitables. Simplemente no sabemos lo suficiente acerca de las interacciones entre nuestra salud física y emocional, nuestro ambiente externo (físico y social), y nuestro ambiente interno (incluyendo los cambios cíclicos de las substancias químicas y la herencia) para conocer por qué algunas tenemos problemas y otras no. Tampoco sabemos lo suficiente como para entender por qué algunos remedios funcionan para algunas y no para otras.

Los diferentes puntos de vista, expresados comúnmente por los médicos, no han sido útiles para la mujer. La forma en la cual los médicos clasifican el problema de salud de una mujer, frecuentemente afecta la forma en que la mujer es tratada por el médico, así como el

tratamiento médico que ésta recibe. En el pasado, los médicos atribuían los dolores menstruales y otros problemas a una diversidad de causas físicas y psicológicas. Los remedios médicos algunas veces incluyen calmantes generales (cuando otro tratamiento funciona mejor), hormonas (algunas veces en la forma de píldoras anticonceptivas), sedantes, una "palmadita en la cabeza", una histerectomía o una recomendación para ir a ver a un psiquiatra. Muchos doctores afirman que el ciclo de una mujer es complicado y misterioso y no respetan nuestros propios conocimientos. Por fín, los investigadores están trabajando para entender algunas de las razones de los problemas menstruales, pero aún queda mucho por saber.

EL SÍNDROME PREMENSTRUAL (SPM). El Síndrome Premenstrual (SPM), o PMS, por sus siglas en inglés, es el desarrollo de síntomas que se presentan algunos días antes o durante el primer día de la menstruación. Los investigadores no han coincidido en una definición del síndrome premenstrual. Algunos investigadores incluyen sólo los síntomas que desaparecen completamente después de la menstruación, mientras que otros incluyen una severa intensificación premenstrual de síntomas que existen durante todo el mes.

Hasta ahora, todos los esfuerzos para encontrar una base biológica para el síndrome premenstrual han fracasado. En pruebas bien controladas, ninguno de los tratamientos médicos, como la progesterona, las altas dosis de vitaminas o minerales, el aceite de prímula nocturna o los antidepresivos, han tenido mejor efecto que un placebo. No se han hecho pruebas clínicas cuidadosas con los supresores hormonales. Muchas de éstas drogas son caras y tienen importantes efectos secundarios cuando se toman en grandes dosis por largos períodos de tiempo. Los remedios de autoayuda pueden funcionar. Algunas mujeres se sienten mucho mejor al hacer cambios en sus dietas o incrementar los ejercicios. La tasa de respuesta a los placebos es tan alta para el síndrome premenstrual, que las pruebas no controladas hacen que cualquier remedio parezca efectivo.

El número y la severidad de los síntomas solamente, no permite distinguir a las que reportan tener el síndrome premenstrual de aquellas que no lo reportan. Sin embargo, una reciente investigación sobre las características psicológicas de las mujeres con síndrome premenstrual, muestra algunas distinciones interesantes entre los dos grupos. Las mujeres con síndrome premenstrual tenían una autoestima más baja, eran más propensas a culparse por acontecimientos negativos, sentirse culpables al estar enojadas, evitaban los eventos tensos; eran más propensas a desear que los problemas desaparecieran por sí solos antes que intentar resolverlos, a reservar sus sensaciones y sentir más tensión. Esto suena mucho a lo que podría ser considerado como un proceso de iniciación o una fórmula para llegar a ser una buena hembra. Este asunto no parece tratarse tanto del hecho de que algunas mujeres tengan diferentes tipos de cambios cíclicos, sino de cómo nuestra crianza afecta nuestras respuestas a los cambios. Estas hipótesis se ajustan bien a los informes de mujeres quienes dicen que se sienten más vigorosas y creativas antes de la menstruación. Una de las investigaciones concluye que ayudando a una mujer a incrementar su autoestima y enseñándola a aprender una manera más flexible y directa de solucionar sus problemas, y a sentirse más cómoda con sus disgustos, puede ser la solución para que ésta pueda experimentar sus síntomas premenstruales de forma muy diferente. Así es que la cura para el síndrome premenstrual quizás pueda encontrarse en la resocialización y no en la medicina.

LA DEPRESIÓN. Las que nos deprimimos antes de la menstruación, podemos descubrir que en esta etapa tendemos a preocuparnos más por nuestros problemas cotidianos, es decir, estos problemas nos parecen más serios de lo que son. Para algunas mujeres les resulta útil identificar los problemas que les molestan, de manera que cuando se sienten aliviadas de la depresión, los pueden resolver con más tranquilidad.

Testimonio: Puedes planificar buscar ayuda para ti, especialmente en los momentos en que te sientas peor. Por ejemplo, pedir a tus amigas más cercanas que te visiten, o pedirle al resto de la familia que te ayude con la casa o conseguir una persona que te ayude con tus hijos o hijas. Puedes iniciar un grupo de auto-ayuda reuniéndote con amigas leyendo este libro o guiándote de los anuncios de los periódicos. Si el cansancio te agobia, trata de programar horas extras de sueño o llevar a cabo ejercicios que te llenen de energía como bailar, o hacer algo que te agrade.

LA DISMENORREA. La dismenorrea, (o calambres menstruales severos) es una condición que incluye una constelación particular de síntomas que consisten de dolores del vientre y, con frecuencia, náuseas y diarrea, pueden ser causados por el exceso de un cierto tipo de prostaglandina que se encuentra en el útero y que tal vez "se filtra" a los intestinos. (Las prostaglandinas son substancias que se encuentran en todo el cuerpo, una de las cuales causa contracciones del músculo uterino e intestinal). Con demasiadas prostaglandinas, las usuales contracciones rítmicas e indoloras del útero durante la menstruación se hacen más largas y apretadas en la fase de contracción, reteniendo así oxígeno de los músculos. Esta falta de oxígeno es lo que nosotras percibimos como dolor. Sin embargo, no sabemos por qué algunas mujeres tienen más prostaglandinas en el útero que otras. Debido

a que el útero es un músculo, los ejercicios de relajamiento ayudan, así como los masajes, y algunas veces las técnicas de biorretroacción. Las preocupaciones con frecuencia empeoran los dolores ya que nos ponen tensas. Las antiprostaglandinas, una clase de medicamentos elaborados para la artritis, constituyen una solución médica que ayuda a algunas mujeres. En casos severos, es recomendable tomar el medicamento antes de que empiecen los dolores. Aún así, puede que el medicamento sólo reduzca el dolor. Algunas mujeres toleran estos medicamentos mejor que otras. La queja más frecuente es el malestar de estómago que causan algunos de estos medicamentos que, generalmente, puede evitarse tomando el medicamento con leche u otros alimentos. Muchas mujeres han encontrado que un medicamento deja de ser efectivo y que deben probar con otro (4). Las antiprostaglandinas también reducen la cantidad del flujo y la duración de la menstruación. No sabemos aún cuán seguros son estos medicamentos si se usan durante un tiempo prolongado, o de manera intermitente. Hasta ahora, parecen relativamente seguros. Lo más importante que debes recordar es que, independientemente del remedio que prefieras, tú puedes hacer algo en relación a la dismenorrea.

La endometriosis y las inflamaciones pélvicas también causan problemas menstruales, especialmente fuertes dolores abdominales. Hoy en día, a medida que los médicos comienzan a encontrar algunas bases físicas para los trastornos menstruales, están recetando medicamentos que tratan específicamente ese problema . Debemos entender que los médicos, haciéndo diagnósticos a base de los síntomas, están *sólo tratando los síntomas* y no conocen las causas fundamentales. Aunque algunos medicamentos, especialmente las prostaglandinas, se muestran muy prometedores, debemos ser precavidas porque no queremos que su uso vuelva a ser otra historia como la del SDE o la Talidomida. Aún no sabemos los riesgos que trae tomar estos medicamentos de por vida. Es mejor comenzar con los tratamientos menos invasivos; con frecuencia estos son remedios caseros. La acupuntura también ha ayudado a las mujeres con los diferentes tipos de problemas menstruales.

ALGUNOS REMEDIOS CASEROS PARA PROBLEMAS MENSTRUALES EN GENERAL. Las mujeres hemos estado compartiendo nuestros remedios caseros para la menstruación y sus síntomas durante siglos. Algunas de nosotras hemos ganado un mayor respeto por nuestros propios conocimientos después de ensayar con remedios tradicionales y buscar otros nuevos. Aquí hemos incluído sólo aquéllos reportados con mayor frecuencia como remedios efectivos. Prueba una o más de las siguientes sugerencias. Debido a que *cada mujer es diferente y tiene distintas reacciones, presta atención a cómo el remedio que escogiste te afecta a tí.*

LOS ALIMENTOS. Asegúrate que los alimentos que comes sean variados, suficientes y balanceados. No tienes que estar bajo peso para estar malnutrida. Presta atención a los efectos positivos y negativos de lo que comes. Muchas mujeres encuentran que comer *más* cereales enteros y harinas íntegrales, frijoles, vegetales, frutas, y levadura de cerveza, así como *menos* o *nada* de sal, azúcar, alcohol y cafeína (en el café, el té, el chocolate y las bebidas gaseosas) las ayuda. Algunas evitamos la sal, la harina blanca y la cafeína por lo menos durante la semana antes de nuestros períodos y encontramos que eso nos ayuda (lee el cap. 7, Los Alimentos). También puede ser que necesites consumir comidas pequeñas y frecuentes o meriendas, en lugar de 2 o 3 comidas más grandes.

EL SUEÑO. Procura dormir el tiempo que tu cuerpo necesite. Tu ritmo puede cambiar durante tu ciclo. Deja tiempo para horas extras de sueño, si lo necesitas.

LOS EJERCICIOS. Lee el cap. 8, Mujeres en movimiento. Algunos ejercicios de yoga, especialmente la posición de cobra, son particularmente útiles. Experimenta con diferentes posiciones para encontrar cuales de éstas te ayudan, aún cuando funcionen sólo temporalmente.

REMEDIOS CASEROS PARA PROBLEMAS MENSTRUALES ESPECÍFICOS

Los dolores de vientre y el dolor de espalda. Las tisanas (infusiones de hierbas) pueden ser útiles. La tisana de hojas de frambuesa es uno de los remedios que se recomiendan con mayor frecuencia. Prepara una cucharada grande de las hojas por cada tasa. Algunas mujeres toman suplementos de calcio y magnesio en proporción de dos-a-uno por algunos días antes de la regla o durante todo el ciclo. Comienza con 250 miligramos de calcio y la mitad de magnesio. (Toma las tabletas por separado). La Dolomita, un calcio que contiene magnesio, puede estar contaminada con plomo o arsénico. Tomar estos suplementos en dosis altas, por períodos prolongados de tiempo, puede causar problemas. También puede ser útil el aplicar calor a tu vientre, o a la parte más baja de tu espalda. El orgasmo, logrado con tu pareja o a través de la masturbación, puede funcionar. Algunas mujeres usan medicamentos comunes, como la aspirina, el acetaminofen (ej., Tylenol), el ibuprofen o el alcohol. Todos los tipos de masajes también pueden ayudar. Cualquiera que sea el remedio que escoja, recomendamos la moderación en su uso. Ver el dibujo de masajes menstruales para dos personas e investiga otros masajes específicos para los problemas menstruales en los libros de yoga, Shiatsu, acupresión, y terapia de polaridad.

Depresión, tensión, mal humor e inflamación. Muchas mujeres encuentran que la vitamina B-6 o la piridoxina es de gran ayuda. Comienza con 25 a 50 miligramos al día. Si comienzas a sentir hormiguero u otros signos de daño nervioso temporero, es necesario que la dejes de tomar. Lee la p.— para aprender cuáles son los alimentos ricos en vitamina B-6. Para mejor absorción, úsala con un complejo-B corriente. Trata de reducir el sodio ingiriendo menos sal, e incrementa el consumo de potasio (ver el cap. 7). Algunas mujeres usan diuréticos (como el agua, infusiones que eliminan el agua, alimentos—consulta un libro sobre el uso de los remedios—o medicamentos). Siempre ejerce la precaución al usar cualquier remedio o medicamento; la mayoría de los duréticos, a excepción del agua, agotan el potasio del cuerpo.

La anemia. Con frecuencia, la anemia puede ocurrir si tienes menstruaciones muy abundantes y de larga duración. Debes tratar de controlar los niveles de hierro para evitar la anemia. Esto se puede lograr mediante el consumo de alimentos ricos en este mineral (Lee Cap. 7) o tomando suplementos.

Los períodos cuantiosos y/o el sangramiento irregular. Trata de comer alimentos con vitamina C y bioflavinoides (también llamados vitamina P) o toma suplementos de éstos. La mayoría de los alimentos con vitamina C también contienen bioflavinoides. Si estos problemas comienzan después de dejar de usar las píldoras anticonceptivas, prueba con la vitamina A. Ten cuidado cuando tomes más de 10,000 UI de vitamina A al día. El exceso de vitamina A es tóxico. Si comienzas a sentir náuseas, irritación de la piel, picazón, u otros cambios, deja de usarla.

La amenorrea. Otro problema menstrual es la amenorrea (la ausencia de períodos menstruales). La amenorrea primaria es cuando nunca se ha tenido un período menstrual a la edad máxima en la cual la menstruación usualmente comienza (18 años); la amenorrea secundaria es la interrupción de la menstruación después de por lo menos un período. Algunas causas son el embarazo, la menopausia, la lactancia, la insuficiencia de grasa en el cuerpo, las dietas, la inanición, el fuerte entrenamiento físico- especialmente en la adolescencia temprana—el uso previo de medicamentos anti-conceptivos, el uso de algunos medicamentos, un defecto congénito del tracto genital, un desbalance hormonal, los quistes o tumores, alguna enfermedad específica, las anormalidades cromosómicas, la tensión, o los factores emocionales. Debido a que la amenorrea es un síntoma frecuente de infertilidad, los tratados de medicina y los médicos le prestan una atención considerablemente mayor a ésta, que al SPM o a los períodos dolorosos. Una vez más, los médicos dedican mayor consideración a un problema menos común—pero más dramático—y le prestan poca atención a los tipos de ajustes emocionales que nosotras debemos atravesar y a los tipos de apoyo que necesitamos.

Es posible que quieras probar algún remedio casero para que te baje el período, o para aquellos períodos raros en los cuales te baja muy poca sangre. Puede comenzar con una infusión de hojas de poleo o "pennyroyal" (no uses el aceite; éste puede ser tóxico). Prepara una cucharada por cada taza. La pérdida de peso, de 10 a 15% por debajo de un mínimo saludable, también puede detener tus períodos; el regreso a tu peso mínimo lo corrige. Si tomas anti-conceptivos, prueba con suplementos de vitamina B-6, acido fólico y vitamina E y reduce la cantidad de proteina que comes. La anemia severa puede detener la menstruación temporalmente. Para los síntomas de la menopausia, lee el cap. 13, El Envejecimiento.

APÉNDICE

LAS HORMONAS DEL CICLO MENSTRUAL SIMPLIFICADAS. Durante la parte reproductiva de la vida de una mujer, constantemente se producen niveles basales de todas las hormonas sexuales. Agregados a estos niveles, se producen fluctuaciones que crean el ciclo menstrual. Los principales órganos involucrados en el ciclo son el hipotálamo (una parte del cerebro), la hipófisis, y los ovarios (ambas glándulas). El hipotálamo dá una señal a

EL MASAJE MENSTRUAL PARA DOS

LA MUJER CON LOS DOLORES MENSTRUALES

A. Descansa acostada boca abajo, con o sin ropa. Puedes usar una manta o almohada debajo para mayor comodidad.

B. Extiende los brazos hacia afuera, o doble los codos un poco. Dirije la punta de los pies hacia adentro, si te es posible.

C. Díle a la otra persona lo que se siente bien y lo que nó. Además de ser cómodo, el masaje debe hacerte sentir bien.

LA PERSONA QUE DÁ EL MASAJE

A. El movimiento básico:

1. Quítate los zapatos y utiliza el talón del pie (o arrodíllate y usa la parte inferior de la mano).

2. Asegúrate de que la mujer esté cómoda. Puedes moverle los pies o las piernas para ayudarla a relajarse y a establecer contacto físico.

3. Párate, situándo tu pierna externa en el suelo, cerca de la cabeza y sobre el hombro de la mujer que está en el suelo.

4. Coloca el talón de tu pie sobre el borde superior de la cresta ilíaca de la pelvis de la mujer, en dirección contrárea a la pelvis y del mismo lado donde tú estás de pie (vea el diagrama).

5. "Engancha" tu talón bajo el hueso pélvico lo mejor que puedas. Si no estás seguro(a) donde está la cresta pélvica, pálpala con tus dedos primero. Puede estar más arriba de la espalda de lo que piensas.

6. Mantén ambas piernas un poco dobladas.

7. Empuja suavemente hacia el frente, hacia los pies de la mujer, en intervalos regulares de uno o dos por segundo.

(a)Cuando estés haciéndo ésto, balancéate con todo tu cuerpo, doblando sólo la rodilla y el tobillo de la pierna sobre la cual estás parado(a).

(b) Muévete hacia adelante y hacia atrás. Evita el movimiento circular.

(c) Cuando estés empujando lo suficientemente firme, todo el cuerpo de la mujer que recibe el masaje también se moverá.

(d) Trata de no empujar hacia el suelo con el talón. Para prevenir esto, mantén tus dedos del pie mirando hacia arriba.

(e) Mantén tu talón en contacto con el hueso pélvico de manera que la mujer que recibe el masaje no se sienta estropeada.

8. Incrementa la frecuencia y la duración de este masaje mientras que la mujer que tiene los dolores lo desee. Probablemente necesites trabajar más vigorosamente de lo que imaginaste al principio.

B. Cuando te sientas cómoda con el movimiento básico:

1. Mueve tu talón de lado a lado en diferentes puntos a lo largo de la cresta del pelvis de la mujer, del lado más cercano al que estás apoyado(a). Evita la columna vertebral.

2. Párate sobre tu otra pierna y repite el paso A y B-1.

3. ámbiate de lados con la frecuencia que desees. Continúa con los masajes hasta que los dolores de la mujer disminuyan o desaparezcan.

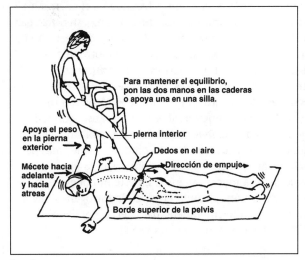

Para mantener el equilibrio, pon las dos manos en las caderas o apoya una en una silla.

Apoya el peso en la pierna exterior

pierna interior

Dedos en el aire

Dirección de empuje

Mécete hacia adelante y hacia atreas

Borde superior de la pelvis

Ester Rome

la hipófisis; que, entonces, dá una señal a los ovarios; quienes, a su vez, dan una señal al hipotálamo. La señalización es producida por hormonas segregadas por los diferentes órganos y transportadas de una parte del cuerpo a otra a través de la sangre.

El hipotálamo es sensible a los niveles fluctuantes de las hormonas producidas por los ovarios. Cuando los niveles de estrógenos—principalmente el estradiol-beta-17—bajan, el hipotálamo incrementa la hormona liberadora de gonadotropina (LHRH). Esta hace que la hipófisis incremente la hormona estimulante del folículo (o FSH, por sus siglas en inglés). Esta provoca el crecimiento de 10 a 20 de los folículos ováricos. Sólo uno de éstos madurará completamente; los otros comenzarán a reabsorberse algún tiempo antes de la ovulación. Los que se reabsorben son denominados atrésicos.

Mientras los folículos crecen, las cantidades de estrógenos que segregan van aumentando. Los estrógenos afectan la mucosa del útero, dándole la señal para que crezca, o prolifere (fase proliferativa). Cuando el óvulo se acerca a la madurez dentro del folículo que se desarrollará completamente, el folículo segrega una carga de progesterona además de los estrógenos. Probablemente, los estrógenos estimulan al hipotálamo para incrementar la LHRH. Este factor liberador le dá la señal a la hipófisis para segregar grandes cantidades de FSH y de hormona luteinizante (LH, por sus siglas en inglés). Es probable que las cantidades culminantes de FSH-LH den la señal al folículo para que libere el óvulo (ovulación). Bajo la influencia de la LH, el folículo cambia su función. Ahora llamado el cuerpo lúteo, el folículo segrega cantidades decrecientes de estrógenos y cantidades crecientes de progesterona. La progesterona hace que la membrana mucosa uterina cargada de estrógeno segrege líquidos nutritivos para el óvulo si éste es fecundado (fase secretora o lútea). Inmediatamente después del nivel culminante, que estimula a la ovulación, la FSH regresa a un nivel basal. La LH vá reduciendo, mientras la progesterona aumenta. Si el óvulo es fecundado, el cuerpo lúteo continúa segregando estrógenos y progesterona para mantener el embarazo. Sin embargo, lo que estimula al cuerpo lúteo a hacer tal cosa es la gonadotropina coriónica humana (GCH). La GCH es una hormona que la placenta en desarrollo segrega. La GCH es casi químicamente identica a la LH, así es que no debe sorprendernos que tenga la misma función. Si el óvulo no es fecundado, el cuerpo lúteo se convierte en el cuerpo albicans. Durante este proceso el cuerpo albicans produce niveles más bajos de hormonas, facilitando el camino para la liberación de la membrana mucosa uterina. En este momento empieza la menstruación. Cuando el nivel de estrógenos alcanza un punto suficientemnete bajo, el hipotálamo libera LHRH y el ciclo comienza otra vez.

Capítulo 18

LOS ANTICONCEPTIVOS

Por Susana Bell y Lauren Wise, con Suzannah Cooper-Doyle y Judy Norsigian. Adaptado por Blanca Fernández, Griela Davis, Nancy Díaz, Celeste Cambria, Ana Guezmes (Flora Tristán, Centro de la Mujer, Perú), y Dinnys Luciano (Centro de Apoyo Aquelarre, República Dominicana).

Con agradecimiento especial a Yolanda Hobin y Soledad Díaz. Contribuidoras a las ediciones previas: Maggie Merced, Felice Apter, Charon Asetoyer, Sara Dickey, Anne Kelsey, Sophie Martin, Ava Moskin, Cindy Pearson, Linda Potter, Judith Richter, James Trussell, Kevin Whaley, y Susan Wood.

Nuestra habilidad para determinar cuándo queremos concebir es fundamental y paralela a nuestra habilidad para tener autonomía sobre nuestras vidas, así como para entender nuestros cuerpos, tener control de nuestra salud y disfrutar nuestra sexualidad.

Hoy en día, la mayoría de nosotras queremos métodos anticonceptivos eficaces y confiables. Además, queremos que dichos anticonceptivos no tengan efectos secundarios dañinos, sean fáciles de usar, nos protejan de las enfermedades transmitidas por vía sexual (incluyendo el VIH y el SIDA) y puedan usarse antes del momento preciso del coito.

Aunque hemos comenzado un siglo lleno de nuevas y maravillosas tecnologías, es irónico que muchas mujeres consideren que los métodos anticonceptivos actuales dejan mucho que desear. Muchas de nosotras estamos insatisfechas con nuestras opciones y aún quedamos embarazadas cuando no lo deseamos. Algunos adelantos científicos nuevos en el área de los anticonceptivos parecen promedores. Sin embargo, esto no es suficiente. Por su cuenta, estos adelantos no pueden substituir el trabajo crucial de cambiar las actitudes de la sociedad en cuanto a la sexualidad y el control de la natalidad, retando el desequilibrio de poder entre las mujeres y los hombres, y asegurando que información confiable y verdaderas opciones estén disponibles para todos aquéllos que quieran evitar los hijos. La libertad reproductiva verdadera depende de la capacidad y el poder para escoger libremente cómo, cuándo y con quién tener hijos.

Algunos obstáculos para obtener los anticonceptivos y usarlos adecuadamente

LOS ANTICONCEPTIVOS Y LA INFORMACIÓN SEXUAL

La educación sexual represiva prevaleciente en esta cultura ha causado que desarrollemos actitudes negativas en cuanto a nuestra sexualidad y que sintamos vergüenza por nuestros deseos sexuales. Esto ha servido de barrera entre nosotras y la información que necesitamos. Las actitudes negativas generales en cuanto a la sexualidad no permiten que el material educativo importante sea distribuído libremente en las escuelas públicas, los consultorios médicos y en otros medios de información. Como consecuencia, nuestra juventud carece de los recursos necesarios para cuidarse sexualmente. El mito que establece que hablar de sexo conduce a la promiscuidad ha sido derrotado en muchos estudios. Sin embargo, en lugar de ayudar, las leyes actuales referentes a la educación sexual obstaculizan el acceso a la información y los servicios que necesitamos.

¿QUIÉN PROTEGE NUESTROS INTERESES?

Muchas de nosotras pensamos que si un anticonceptivo está disponible en un consultorio médico, clínica o farmacia, su seguridad y eficacia ya han sido comprobadas. El Departamento de Alimentos y Drogas de los EEUU (Food and Drug Administration o "FDA") regula los métodos anticonceptivos, decidiendo cuáles siguen siendo experimentales, al igual que cuáles ya son legales y pueden ser recetados y distribuidos. Todos los métodos anticonceptivos deben ser probados, primero en animales y después en mujeres, antes que el FDA los apruebe para ser lanzados al mercado. Muchas veces, las compañías de medicamentos prueban los nuevos métodos anticonceptivos en mujeres de países del Tercer Mundo, o en este país, en mujeres pobres, de raza latina o afroamericana. (ver la sección acerca del Depo-Provera). Cuando el FDA está satisfecho con la efectividad y la seguridad de algún anticonceptivo, en particular, de acuerdo a lo que requiere la ley, éste lo aprueba para que sea distribuido en el mercado general. Sin embargo, la historia reciente de los anticonceptivos ha mostrado que las complicaciones a largo plazo y los efectos negativos son difíciles de entender cuando estos métodos son aprobados. Los requisitos del FDA hacen que transcurran alrededor de 10 años de trabajo antes de que la distribución comercial de un medicamento sea aprobada. Sin embargo, toma cerca de 20 años o más para que las complicaciones de una droga o medicamento empiecen a aparecer. Como resultado, todas aquellas mujeres que usan anticonceptivos orales o internos se convierten en sujetos experimentales a largo plazo o "Conejillos de Indias".

Cuando buscamos información y recursos acerca de los anticonceptivos para poder tomar buenas decisiones, encontramos información conflictiva y afirmaciones falsas. Mucha de la información disponible ha sido investigada y publicada por las propias compañías de medicamentos y, por lo tanto, sirve los intereses de dichas compañías. El consejo de los doctores no es siempre correcto, ya que mucha de su información viene directamente de las publicaciones médicas y de los vendedores de las compañías que producen los anticonceptivos. Además, muchos doctores tienden a recetar su método anticonceptivo favorito, y no necesariamente el mejor para nosotras. Cuando muchos doctores se enteran de las complicaciones y los riesgos asociados con algún anticonceptivo en particular, titubean en informarnos, ya que piensan que esta información nos sugestiona. Como explicó un ginecólogo de Boston en un testimonio ante un congreso médico: *"...bueno, si se les dice que pueden tener dolores de cabeza, tendrán dolores de cabeza..."* Esta actitud paternalista y condescendiente no nos permite recibir la información que necesitamos para hacer una selección responsable acerca de cual método anticonceptivo es el mejor para nosotras. En estos casos, muchas de nosotras nos encontramos con métodos inadecuados y peligrosos, y como no estamos dispuestas a tomarnos el trabajo de continuar investigando, terminamos por no usar nada. La efectividad o alta tecnología del anticonceptivo es irrelevante si es usado inapropiadamente o si, sencillamente, no se usa.

LOS HOMBRES Y LOS ANTICONCEPTIVOS.

Hoy en día, muchas mujeres y hombres asumen que la responsabilidad de prevenir el embarazo debe recaer en la mujer. Una de las razones que se ofrece para esta conjetura es que, como somos nosotras las que damos a luz y criamos los hijos, tenemos más interés en prevenir el embarazo que los hombres.

El hecho de poner la responsabilidad completa de evitar los hijos en las mujeres no sólo es inapropiado, sino injusto. No puede ser que la mujer sea la única responsable de hacer los arreglos para ver al médico, ir a la farmacia, pagar los medicamentos y asegurarse de que no se terminen los medicamentos. Con los anticonceptivos orales e internos, nosotras somos quienes sentimos los efectos y, más seriamente, asumimos los riesgos que producen. Si no estamos usando anticonceptivo alguno y algún hombre nos presiona para tener relaciones sexuales, debemos decir que no y asegurarnos de que él respete nuestra decisión. Si quedamos embarazadas, nos dicen que es nuestra culpa. Frecuentemente, la carga producida por la responsabilidad total de evitar los hijos, nos causa coraje y resentimiento. Con frecuencia, esto se interpone entre nosotras y nuestros compañeros, además de afectar nuestro placer sexual y la relación en general.

La comunicación entre las parejas sobre la fertilidad y la sexualidad siempre es afectada por la dinámica del poder entre el hombre y la mujer. Ciertas libertades o poderes que las mujeres norteamericanas han logrado, no se aceptan en muchos países latonoamericanos. Las latinas en los EEUU también encuentran que en muchas situaciones no tienen el poder en el matrimonio o en la relación para insistir en que el marido o el amante participe en la responsabilidad de evitar los hijos. El hombre puede tomar parte en la responsabilidad de usar anticonceptivos de muchas maneras: puede usar condones, puede ayudar a pagar por los gastos médicos y de farmacia, puede ayudar a la mujer a ponerse el diafragma o a insertarse la espuma. Si se trata de una relación en donde ambos han decidido no tener hijos, el hombre puede hacerse una vasectomía. Cuando no existe la disponibilidad de algún buen método anticonceptivo en el momento, la pareja puede buscar nuevas formas de hacer el amor sin llegar al coito. Hay muchas maneras de tener relaciones sexuales con un hombre, pero este capítulo trata de cómo prevenir el embarazo cuando el sexo incluye el contacto del pene y la vagina. Un hombre que verdaderamente comparte la responsabilidad de prevenir el embarazo manifiesta una sexualidad responsable y gana nuestro respeto.

LAS MUJERES Y LOS ANTICONCEPTIVOS.

Como no pueden salir en estado, los hombres pueden darse el lujo de separar su deseo sexual de las consecuencias de un embarazo. Nosotras no tenemos ese lujo y por eso necesitamos insistir en que se respeten nuestros deseos. La existencia de los anticonceptivos no debe obligarnos a tener relaciones sexuales, si no deseamos hacerlo. Muchas de nosotras encontramos que nos resistimos al uso de anticonceptivos. Las que parecen ser razones personales, muchas veces son presiones sociales y políticas, tales como la educación sexual inadecuada, la desigualdad que existe en cuanto al sexo y el poder entre mujeres y hombres.

Los siguientes son una serie de ejemplos de nuestros conflictos con el sexo y el uso de anticonceptivos:

1. Estamos desconcertadas, avergonzadas o confusas acerca de nuestra propia sexualidad.

2. No podemos admitir que estamos teniendo una relación sexual, porque sentimos (o alguien nos dijo) que es incorrecto.

3. Somos demasiado románticas con respecto al sexo: éste debe ser apasionado y espontáneo y nos parece que el uso de anticonceptivos es demasiado premeditado, mecánico y complicado.

4. Dudamos antes de incomodar a nuestro compañero. Este miedo de no complacerlo es una manifestación de desigualdad y falta de control en nuestra relación.

5. Sentimos que, *"esto no puede pasarme a mí, no quedaré embarazada."*

6. Tememos que los médicos disponibles nos van a tratar en forma rápida, impersonal o, inclusive en forma hostil. Si somos jóvenes o solteras, tememos ser juzgadas como promiscuas e irresponsables. También podemos temer que el médico se lo diga a nuestros padres.

7. No reconocemos nuestra profunda insatisfacción con el método que estamos usando y lo empezamos a usar descuidadamente.

8. Nos sentimos tentadas a quedar embarazadas sólo para probarnos a nosotras mismas que somos fértiles, para tratar de mejorar una relación tambaleante, o porque queremos tener a alguien a quien cuidar.

¿QUÉ PODEMOS HACER?

Podemos buscar información acerca de los anticonceptivos disponibles por nuestra propia cuenta y compartir ésta entre nosotras. Hablando abiertamente y comparando cuidadosamente las experiencias y los conocimientos, podemos guiarnos mutuamente hacia los métodos y recursos más efectivos. Podemos reconocer cuando el médico no es lo suficientemente cuidadoso en sus exámenes y explicaciones y exigir la atención que necesitamos. El hablar con otras mujeres nos puede ayudar a entender también nuestra resistencia sutil a los anticonceptivos. Podemos iniciar el largo, pero importante proceso de hablar con nuestro compañero acerca de la protección contra el embarazo, animándolo a compartir la responsabilidad con nosotras. Es necesario insistir en que las leyes, las cortes, las escuelas secundarias, las iglesias, las madres y los padres, los doctores, los proyectos de investigación, las clínicas y las compañías farmacéuticas cambien sus prácticas y actitudes para que podamos disfrutar de nuestra sexualidad sin quedar embarazadas. Podemos crear clínicas de autoayuda y otras instituciones alternativas de atención médica, así como también lo han hecho organizaciones de mujeres en algunos países de Latinoamérica. Podemos usar las buenas clínicas que ya existen. Podemos hacer una campaña para obtener domicilios decentes y empleos en agencias e instituciones donde cuiden a nuestros niños. De esta forma podremos elegir libremente el uso de anticonceptivos en lugar de vernos forzadas a usarlos por las circunstancias. Podemos insistir en que los métodos anticonceptivos satisfagan las necesidades de todas las mujeres: ricas y pobres, norteamericanas blancas, latinas, asiáticas y afroamericanas, saludables e incapacitadas, de países subdesarrollados y naciones poderosas. Como quiera que luchemos, debemos hacerlo juntas.

¿Cómo ocurre el embarazo?

El embarazo depende de un óvulo y un espermatozoide saludables y de una mucosidad cervical favorable. Para que un anticonceptivo sea efectivo, éste tiene que interrumpir el proceso que culmina en la concepción. Para más detalles ver el cap. 17.

Durante el coito, el semen es eyaculado por el pene del hombre y depositado dentro de la vagina de la mujer. En presencia de ciertas condiciones que se dan cuando estamos fértiles, la mucosa cervical ayuda a algunos de los espermatozoides, guiándolos a través de la apertura cervical hacia el útero y las trompas de Falopio. Si el espermatozoide encuentra un óvulo en el tercio externo de la trompa de Falopio, puede unirse a él. El proceso en el cual un óvulo y un espermatozoide se unen, se llama concepción o fertilización. El óvulo fertilizado tarda varios días en viajar por las trompas de Falopio hasta el útero, donde después de 1 1/2 ó 2, se implanta en la membrana uterina y se desarrolla en el curso de los siguientes 9 meses.

Ocasionalmente, el semen queda depositado en los labios de la vagina o cerca, cuando se produce la eyaculación sin penetración del pene en la vagina. Si existe la presencia de mucosidad cervical fértil, el espermatozoide puede moverse hacia la vagina y seguir la misma ruta para unirse al óvulo. (De esta forma una mujer puede quedar embarazada aunque tenga un himen intacto o si nunca ha tenido penetración sexual).

El óvulo deja el ovario (proceso conocido por ovulación) aproximadamente 2 semanas antes de que comience el siguiente período menstrual y puede ser fertilizado solamente durante las 12 a 24 horas siguientes. Una mujer puede quedar embarazada 5 días antes de la ovulación si la mucosidad cervical fértil esta presente. Aunque no es común, la concepción puede suceder después de que la mujer haya tenido relaciones durante su período, si la mucosidad cervical está presente, especialmente si tiene ciclos cortos. Un malentendido común es la idea de que el óvulo deja al ovario a la mitad del ciclo entre los períodos menstruales. Esto es cierto sólo cuando el ciclo dura 28 días (se supone que esto no se puede dar por cierto hasta que el ciclo se termine y empiece la menstruación).

EL SEMEN

El semen se produce en los testículos del hombre. La estimulación sexual hace que la sangre fluya dentro del tejido eréctil del pene, haciendo que éste se ponga rígido, duro y erecto. El semen que sale del pene contiene espermatozoides. Si se continúa la estimulación del pene, el hombre generalmente llega al orgasmo y expulsa semen. Cuando el orgasmo empieza, los espermatozoides empiezan su viaje desde los testículos a los ductos diferentes, pasando sobre la vejiga y a través de la próstata hacia la uretra. Luego son impulsados desde la uretra con contracciones rítmicas, que dan mucho placer al hombre. Esto se llama eyaculación. Entre 300 a 500 millones de espermatozoides salen en una sola eyaculación. Se necesita este gran número para asegurar la concepción porque, aún bajo condiciones favorables, sólo unos 200 espermatozoides alcanzan al óvulo.

Los espermatozoides se mueven rápidamente y, dependiendo de la mucosa cervical, pueden alcanzar al óvulo en sólo 30 minutos. Sin la ayuda de la mucosa cervical, los espermatozoides no pueden sobrevivir en el medio ambiente ácido de la vagina. Sin la mucosa cervical para nutrirlos y protegerlos, los espermatozoides mueren entre media a 4 horas. Cuando la mujer está en el momento de su ciclo donde se crea la mucosa cervical (durante o después de la menstruación), es posible que los espermatozoides puedan sobrevivir de 3 a 5 días en su cuerpo.

Para que un método anticonceptivo sea efectivo, debe detener el proceso de la concepción en cualquier punto a lo largo del camino que recorre el espermatozoide para llegar al óvulo.

CÓMO ELEGIR UN MÉTODO ANTICONCEPTIVO

Ya que no existe método anticonceptivo perfecto alguno, tu elección debe ser la mejor posible dentro de las circunstancias. La seguridad y efectividad son probablemente los factores más importantes a considerar. La conveniencia también es importante para algunas mujeres. Las que tenemos problemas médicos, enfermedades crónicas, o impedimentos físicos, vamos a tener otras necesidades en nuestra búsqueda de métodos efectivos de protección contra el embarazo. Aquellas de nosotras que somos saludables y fértiles, queremos mantener este estado y no complicar nuestra salud con un anticonceptivo que nos haga daño. Necesitamos un anticonceptivo que, además de protegernos del embarazo, también nos proteja de las enfermedades transmitidas por vía sexual, del VIH y del SIDA.

La siguiente tabla compara el riesgo de muerte asociado con los anticonceptivos, así como con el embarazo y el aborto. Esta tabla no toma en cuenta factores tales como clase social, discriminación racial o embarazos previos.

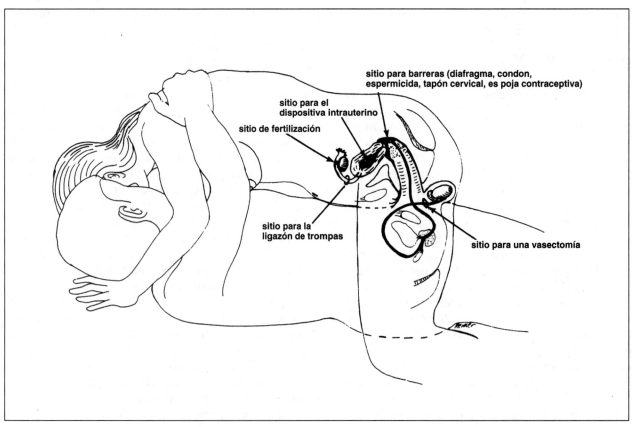

Nina Reimer

RIESGOS DE MUERTE ASOCIADOS CON LOS MÉTODOS ANTICONCEPTIVOS, EL EMBARAZO Y EL ABORTO

	PROBABILIDAD DE MUERTE EN UN AÑO
píldoras anticonceptivas (no fumadoras)	1 en 66,700
píldoras anticonceptivas (fumadoras—25 o más cigarrillos por día) (ver cap. 10 sobre los peligros del tabaco)	1 en 1,700
IUD	1 en 10,000,000
Barreras químicas	ninguna
Métodos naturales	ninguna
Esterilización:	
Ligadura de trompas	1 en 38,500
Histerectomía	1 en 1,600
Vasectomía	1 en 1,000,000
Embarazo:	
Embarazo interrumpido	
Aborto ilegal	1 en 3,000
Aborto legal:	
Antes de 9 semanas	1 en 262,800
Entre 9 y 12 semanas	1 en 100,100
Entre 13 y 16 semanas	1 en 34,400
Después de 16 semanas	1 en 10,200
Prosiguiendo el embarazo	1 en 10,000

Fuente: Esta tabla fue adaptada de La Tecnología Anticonceptiva de R. Hatcher, 1990-92, 15ava ed. rev. Nueva York: Irvington, 1990.

Los anticonceptivos difieren en cuanto a la protección que ofrecen contra las enfermedades transmitidas por vía sexual (gonorrea, herpes, clamidia, VIH) y contra la enfermedad pélvica inflamatoria (EPI). En general, los anticonceptivos de barrera, especialmente los condones, ofrecen una buena protección contra muchas infecciones del aparato reproductivo. Se advierte que el uso incorrecto de éstos, reduce la eficacia de protección que pueden ofrecer. La píldora o pastilla anticonceptiva ofrece protección mínima contra la EPI; pero aumenta el riesgo de contraer una enfermedad pélvica inflamatoria si se tienen relaciones sexuales descuidadas. Los dispositivos intrauterinos (descontinuados en muchos lugares por las consecuencias que causan) no ofrecen protección contra las enfermedades transmitidas por vía sexual y aumentan la probabilidad de desarrollar una enfermedad pélvica inflamatoria, especialmente durante el mes siguiente a la inserción.

Con frecuencia, las estadísticas acerca de la eficacia de los anticonceptivos, que son publicadas en libros y revistas, no diferencian entre el mínimo porcentaje de error esperado, que está basado en el uso consistente y correcto del anticonceptivo, y el porcentaje típico de error basado en los registros de su uso actual. El porcentaje típico se refiere a situaciones tales como olvidarse de tomar la píldora, no ponerse el condón a tiempo o quitarse el diafragma 6 horas después de la relación. Esto también refleja factores tales como la frecuencia de las relaciones y la edad de la mujer. La clasificación típica te dará una idea más clara de la efectividad del método que escojas. Recientemente, investigadores han revisado cuidadosamente los estudios de la efectividad de los anticonceptivos y, como resultado de sus revisiones, han corregido sus cálculos en ambas clasificaciones.

Si piensas que el método anticonceptivo que estás usando te produce algún síntoma de enfermedad, acude a una clínica, llama a tu médico. Si no escuentras respuesta satisfactoria en la clínica ni con el médico, debes buscar una segunda opinión. Mientras tanto, deja de usar ese anticonceptivo, pero asegúrate de usar otro método para evitar el embarazo.

Muchas de nosotras que usamos o hemos usado una variedad de métodos anticonceptivos escogemos el diafragma, el tapón cervical o la espuma y el condón, porque previenen el embarazo efectivamente, son seguros y ofrecen protección mínima contra las enfermedades transmitidas por vía sexual y la enfermedad pélvica inflamatoria. Las autoras de este libro consideramos que la manera más segura de controlar la fertilidad y evitar el embarazo es a través del uso de los métodos anticonceptivos de barrera. Como el aborto es legal en los EEUU, las mujeres que viven en este país tienen la opción de elegir el aborto, si sus métodos anticonceptivos fallan y quedan embarazadas. En América Latina, donde el aborto es ilegal, (con la excepción de Cuba y Puerto Rico), es más importante todavía asegurarse de utilizar el método anticonceptivo más seguro para evitar el embarazo. Aun en los EEUU, muchas mujeres no aceptan el aborto por razones morales o religiosas. Los problemas de salud, asociados con el embarazo y el alumbramiento, varían muchísimo entre las mujeres y dependen de la salud de la mujer, el acceso a un cuidado apropiado, antes y después del alumbramiento, y los factores económicos y sociales. Más allá de la seguridad anticonceptiva que ofrecen, pensamos que los métodos anticonceptivos de barrera deben ser usados porque también brindan protección mínima en contra de las enfermedades transmitidas por vía sexual y el VIH. Debemos tratar de cambiar las actitudes y los prejuicios que en el pasado nos han apartado del uso de estos métodos.

TASAS DE ERROR TÍPICAS Y MÍNIMAS DURANTE EL PRIMER AÑO DEL USO DE ANTICONCEPTIVOS REVERSIBLES (todos menos la esterilización) Y LA ESTERILIZACIÓN EN LOS EEUU.

MÉTODO	PORCENTAJE DE MUJERES QUE TUVIERON UN EMBARAZO ACCIDENTAL EN EL PRIMER AÑO DE USO.	
	MÍNIMA*	TÍPICA†
Accidental‡	85	85
Espermicidas§	6	26
Abstinencia periódica		25
del ritmo	9	
met. de ovulación	3	
sintotermal#	2	
postovulación	1	
receso	4	19
tapón§		18
Tapón cervical		
mujeres parturientas	20	40
mujs. no parturientas	9	20
Diafragma**	6	20
Condón††para mujeres (Realidad)	5	21
para hombres	3	14
IUD		
Progestasert1.	5	2.0
T de cobre 380A	0.6	0.8
Lng 20	0.1	0.1
Píldora		
Combinada	0.1	
De prestrógenos	0.5	
Estrógenos inyectables		
DMPA(Debo-Provera)	0.3	0.3
Norplant y Norplant-2	0.05	0.05
Esterilización femenina	0.5	0.5
Esterilización masculina	0.1	0.15

Fuente: Esta tabla ha sido reimpresa y adaptada con el permiso del Consejo de Población, de la tabla de James Trussell, "Fallas de los Anticonceptivos en EEUU: Una Actualización," Estudios de Planificación Familiar Vol. 21, No. 1 (Ene./Feb. 1 990), p. 52.

*Entre las parejas que inician el uso de un método (no necesariamente por primera vez) y para quienes lo usan en forma perfecta (cotidiana y correctamente), éste es el porcentaje esperado para que ocurra un embarazo accidental durante el primer año, si no se deja de usar por alguna otra razón.
†Entre parejas típicas que empiezan a usar anticonceptivos (no necesariamente por primera vez) éste es el porcentaje de embarazos accidentales durante el primer año, si no se deja de usar por alguna otra razón.
‡Los porcentajes mínimos y los típicos están basados en los datos de población donde los métodos anticonceptivos no se practican, y de mujeres que dejaron de usarlos para quedar embarazadas.
§En espumas y supositorios vaginales (óvulos)
#mucosa cervical (ovulación). Método reforzado con el calendario basándose en la temperatura preovulatoria del cuerpo.
**Con crema o jalea espermicida
††Sin espermicidas.

Esta figura es diferente a las anteriores porque incluye a mujeres que probablemente estaban embarazadas cuando iniciaron el uso de Norplant. Si se excluye a estas mujeres, la clasificación de error serio sería el 0.04%.

EL DIAFRAGMA Y LA CREMA O JALEA ESPERMICIDA

Antes de que se inventara el diafragma en el siglo XIX, las mujeres tenían que depender de los hombres (por medio del condón y de la interrupción del coito antes de la eyaculación) para prevenir el embarazo. Algunas mujeres desesperadas recurrían, como último recurso, al aborto o al infanticidio. El diafragma fue un avance sensacional, ya que mediante éste las mujeres finalmente lograron el control de su fertilidad, librándose de salir embarazadas sin desearlo. El diafragma fue muy popular hasta los años 60 -(usado por un tercio de las parejas en los EEUU que usaban anticonceptivos). Sin embargo, al comenzar la década del 70, la Organización de Planificación Familiar (Planned Parenthood) de este país indicó que sólo el 4% de sus clientes estaba eligiendo el diafragma. *¿Qué había pasado?*

A fines de 1950 y 1960, la industria farmacéutica, la profesión médica, las fundaciones privadas y el gobierno empezaron a invertir dinero en la investigación de otros métodos anticonceptivos, desarrollando y distribuyendo la píldora y el dispositivo intrauterino (IUD), excluyendo completamente investigaciones sobre el diafragma y otros métodos de barrera. Con frecuencia, estos estudios estaban dirigidos hacia el desarrollo de nuevas tecnologías anticonceptivas, motivados por el dinero, y no por la salud y el bienestar de las mujeres. Muchas mujeres creímos lo escrito en las publicaciones de las industrias farmacéuticas y médicas acerca de la seguridad de la píldora y el dispositivo intrauterino y deseábamos que estos métodos nos permitieran tener mayor espontaneidad sexual y protección contra el embarazo que con el uso de los diafragmas.

En los últimos 25 años, muchas mujeres han empezado a usar el diafragma nuevamente. Cuando existe buena comunicación con nuestra pareja, cuando estamos cómodas con nuestro propio cuerpo, y si hemos aprendido a utilizarlo bien, el diafragma es un anticonceptivo con muchos beneficios. Los diafragmas utilizados y ajustados correctamente, evitan el embarazo, protegen contra las enfermedades transmitidas por vía sexual y son más seguros que la píldora y el IUD.

Sin embargo, todavía existen obstáculos para el uso del diafragma. Por ejemplo, sólo un médico puede recetarlo legalmente. A veces los médicos no tienen tiempo para demostrarle a la mujer cómo colocarlo y , por lo general, cobran demasiado por sus servicios. Las actitudes de los médicos ante la sexualidad pueden afectar sus opiniones sobre ciertos métodos anticonceptivos, afectándonos a nosotras. Muchos médicos no confían en la habilidad de la mujer para usar un método de barrera; con frecuencia asumen que el IUD o la píldora son mejores y que no queremos "lidiar" con el diafragma. En años recientes, la investigación en cuanto a los métodos de barrera ha aumentado, pero todavía es inadecuada. De 1980 a 1983, casi $62 millones de dólares se invirtieron cada año en la búsqueda de anticonceptivos. De esta cantidad sólo $2.9 millones se invirtieron en la búsqueda de nuevos y mejores métodos de barrera.

DESCRIPCIÓN

El diafragma, que debe usarse siempre con crema o jalea espermicida, está hecho de goma suave y elástica, en forma de cúpula llana (ver ilustración). Este tiene un aro de metal flexible (en forma de arco, espiral o plano). Cuando se inserta apropiadamente, el diafragma se ajusta sobre el cuello de la matriz o útero, acomodándose detrás del hueso púbico y detrás del cuello cervical. El diafragma viene en una variedad de tamaños, (medido en milímetros—desde 50 a 105 mm., o en pulgadas—de 2" a 4") dependiendo del tamaño de tu vagina.

FUNCIÓN

Cuando el diafragma está en su lugar y correctamente colocado, la jalea o crema espermicida forma un sello alrededor del cuello uterino, previniendo la entrada del semen al canal cervical. Los espermatozoides pueden nadar alrededor del aro del diafragma, pero mueren al entrar en contacto con el espermicida. Algunas mujeres también usan la crema espermicida alrededor del diafragma para ayudar a destruir los espermatozoides que quedan en la vagina. Acuérdate de siempre de usar el diafragma con un espermicida adecuado, ya que esto es lo que verdaderamente ofrece la protección. El propósito primordial del diafragma es mantener el espermicida en su lugar.

EFICACIA

La probabilidad de fracaso del diafragma puede ser tan bajo como un 6%, si se ajusta adecuadamente a la medida y se le enseña a la mujer a usarlo en forma correcta y consistente. Es probable que el 6% de fracaso se deba a la expansión vaginal que ocurre durante el coito, lo cual causa que el diafragma se salga de lugar. También existe la posibilidad de que el diafragma se salga de lugar cuando la mujer se encuentra encima del hombre durante la penetración. En estos casos, la clasificación típica cataloga el nivel general de error cerca de un 20%. Este margen de error también puede reflejar el uso inadecuado del diafragma, al igual que otros factores como la edad y la frecuencia de las relaciones sexuales.

Puedes lograr un 100% de efectividad y seguridad con el diafragma si tu compañero también utiliza el condón durante tu ciclo de fertilidad.

REVERSIBILIDAD

El diafragma no afecta tu fertilidad en absoluto. Simplemente no lo uses si quieres quedar embarazada.

RIESGOS PARA LA SALUD Y POSIBLES PROBLEMAS

El diafragma es un método anticonceptivo casi completamente libre de riesgos para la salud. No puede deslizarse hacia arriba y "desaparecer" (como algunas de nosotras tememos), ya que la vagina se extiende sólo una pulgada más allá de la cérvix. Ciertas cremas o jaleas pueden irritar la vagina o el pene. Si esto sucede, cambia de marca. Si el diafragma se mueve hacia adelante, puede causar calambres en el útero, la vejiga o la uretra. En algunas mujeres puede provocar uretritis (urethritis) o cistitis. El diafragma puede deslizarse hacia el recto, lo que también es incómodo. Cuando esto sucede, generalmente se debe a que el diafragma no es del tamaño adecuado. Experimenta con otros tamaños a ver cuál te queda mejor. Si padeces de algún impedimento físico en el cual existe pérdida de sensación de la cintura para abajo (por ejemplo, parálisis) esto puede aumentar la probabilidad de fracaso del diafragma, ya que no se puede sentir cuando éste se sale de sitio.

A algunas mujeres el diafragma les produce hongos vaginales recurrentes. Esto se puede evitar si te aseguras de lavar y secar bien el diafragma después de usarlo. (Para ver los efectos negativos de las jaleas y cremas, ver p. —.)

¿QUIÉNES NO DEBEN USAR EL DIAFRAGMA?

Si tu útero está severamente desplazado, (prolapso uterino) no debes usar el diafragma. Si tienes una desviación de la espina dorsal (escoliosis) o una médula espinal incompleta (espina bífida) es posible que no puedas usar el diafragma. Para poder colocarse el diafragma adecuadamente se requiere de cierta destreza manual. Algunas mujeres con impedimentos físicos necesitan la ayuda de sus compañeros para poder usar el diafragma. A aquellas mujeres con infecciones urinarias crónicas, al igual que a aquellas con historial del síndrome de choque tóxico (toxic shock syndrome) tampoco se les recomienda que usen este método anticonceptivo.

Algunas mujeres sienten vergüenza al tener que tocar las partes íntimas de su cuerpo, lo cual les impide colocarse el diafragma adecuadamente. Si no te sientes cómoda colocándote el diafragma y no crees que puedas acostumbrarte, es probable que éste no sea el método más recomendable para tí. Es posible que quieras averiguar si existen grupos de apoyo mutuo en tu comunidad en donde puedas ir a charlar con otras mujeres acerca de dichos sentimientos.

DISPONIBILIDAD

El tamaño del diafragma que necesitas depende del tamaño y el contorno de tu vagina y de la fuerza del músculo que rodea la pared vaginal. En los EEUU, el doctor, la enfermera u otro practicante de salud, son generalmente quienes miden y ajustan los diafragmas. La persona que te ayuda con el diafragma también puede ayudarte a elegir entre las 3 clases de diafragmas de aros metálicos disponibles (de arco, espiral o plano) de acuerdo a tu anatomía en particular. Si encuentras que el tipo de diafragma seleccionado no es el adecuado, pide intentar con otro. Casi siempre, el médico tiene los diafragmas disponibles en su consultorio. Si no es así, él o ella te puede dar una receta con el tamaño adecuado para que lo compres en la farmacia.

MUY IMPORTANTE: Cuando te hayan fijado el diafragma, practica poniéndotelo y quitándotelo antes de dejar el consultorio. De esta manera te pueden decir si lo estás haciendo bien (o vé a casa, practica y regresa en unos días con el diafragma en su lugar). Tócalo y siéntelo cuando está colocado correctamente y, si tienes problemas, busca ayuda inmediatamente. Muchos médicos olvidan este paso importante.

CÓMO USAR EL DIAFRAGMA

Como con cualquier dispositivo, el diafragma es fácil de usar una vez que se practica. El proceso de colocarlo y luego sacarlo puede parecer difícil al principio, pero cada vez es más fácil y rápido. El diafragma debe ser colocado por lo menos 6 horas antes del coito, ya que las cremas y jaleas empiezan a perder su potencia espermicida en el cuerpo después de ese tiempo. Algunas mujeres prefieren ponerse el diafragma justo antes del coito, mientras que a otras no les gusta interrumpir las caricias que anteceden al acto sexual y se lo colocan con más anticipación.

PREPARACIÓN E INSERCIÓN DEL DIAFRAGMA:

Pon de una cucharadita a una cucharada (o 3/4 de pulgada) de crema o jalea dentro de la cúpula (ver ilustración superior). Esparce la crema (algunos libros dicen que se ponga la crema en el aro, otros dicen que la crema en el aro hace que se resbale el diafragma. Un término medio efectivo es poner crema por dentro del aro y no por encima. Después, aprieta la cúpula presionando el aro firmemente entre el pulgar y el dedo del corazón.

Si tienes problemas, puedes comprar un insertador de plástico (sólo se usa con diafragmas planos flexibles). Ponte en cuclillas, siéntate en el inodoro, párate con una pierna levantada o recuéstate con las piernas encorvadas. Con la mano libre, separa tus labios vaginales y empuja el diafragma hasta un tercio de profundidad en la vagina, con la crema o jalea hacia arriba. Si jamás has usado tapones ni te has colocado supositorios vaginales, es importante que sepas que el ángulo apropiado para la inserción es apuntando hacia la espalda y no directamente hacia arriba.(ver la ilustración de abajo). Ahora, empuja la parte de abajo del aro con tus dedos hasta que sientas que el diafragma cae en su lugar. Después, tócalo para que te asegures que sientes el contorno del cuello uterino a través de la cúpula blanda del diafragma. Algunas mujeres insertan un poco más de crema o jalea con un aplicador cuando el diafragma está en su lugar, para lograr mayor protección, pero esto no es realmente nece-

sario. Si recién comienzas a usar el diafragma y te sientes nerviosa en cuanto al nivel de protección que ofrece en contra del embarazo, pídele a tu compañero que también se ponga un condón durante tus días más fértiles.

Cuando el diafragma está correctamente colocado, no lo debes sentir. Tu compañero tampoco lo debe sentir, a pesar de que algunos hombres sienten la punta del pene tocando la goma, en lugar del tejido cervical y vaginal . (Esto no es doloroso.) Nunca uses medicamentos a base de aceite ni lubricantes como vaselina o jalea de petróleo con el diafragma, ya que éstos destruyen la goma. Es importante que dejes el diafragma en su lugar por lo menos por 6 horas después de la relación, ya que éste es el período de tiempo que toma el espermicida en matar todos los espermatozoides. De hecho, puedes dejar el diafragma en su lugar hasta por 24 horas, pero no más. Si quieres usar una ducha vaginal después del coito (esto no es necesario), es importante que esperes por lo menos las 6 horas mínimas requeridas antes de quitarte el diafragma.

Si tienes relaciones sexuales nuevamente, debes añadir más crema o jalea con un aplicador, sin mover el diafragma de su lugar.

CÓMO REMOVER EL DIAFRAGMA

Para quitar el diafragma, ponte en posición cómoda, quizás la misma que usaste para insertarlo. Si tienes problemas para encontrar el diafragma, busca otra posición. Desliza un dedo dentro de tu vagina y engánchalo en la parte inferior del aro, entre el diafragma y la pared vaginal o sobre la cúpula de plástico. Hálalo hacia abajo y afuera. Si tienes uñas largas ten cuidado de no rasgarlo.

CUIDADO DEL DIAFRAGMA

Lava el diafragma con jabón suave y agua caliente (no hirviendo). Procura enjuagarlo bien y secarlo cuidadosamente. Luego, colócalo en su recipiente (lejos de la luz). Nunca lo hiervas. De vez en cuando, revisa que no tenga agujeros, poniéndolo contra la luz o llenándolo con agua

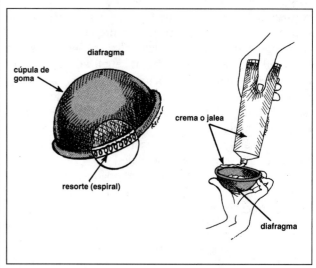

Nina Reimer

y buscando goteras, especialmente alrededor del aro. Si empujas la cúpula con tu dedo, será más fácil detectar posibles roturas a lo largo del aro.

DURACIÓN DEL PRODUCTO

Revisa la medida de tu diafragma cada 1 o 2 años. Es posible que necesites un tamaño diferente, si has ganado o perdido peso, si te has hecho cirugía vaginal o después de un embarazo o aborto. El diafragma puede durar alrededor de 3 años si se cuida apropiadamente.

COSTO

En los EEUU, el diafragma cuesta alrededor de $20 dólares. El examen médico para colocar el diafragma puede costar de $50 a $100 dólares, dependendiendo de si vas a una clínica o a un médico privado y a la duración del examen. Las jaleas y cremas varían en precio lo cual depende del tamaño del envase. La mayoría de éstas cuestan un mínimo de $9 dólares. Un envase de 3 a 8 onzas contiene aproximadamente 12 aplicaciones. En América Latina, los costos son diversos y van de acuerdo con el factor económico de cada país.

VENTAJAS

El diafragma resulta ser un buen método anticonceptivo, ya que sólo se tiene que usar cuando se va a tener relaciones sexuales. Independientemente si tienes un compañero que apoya el uso de este método anticonceptivo, o si eres soltera y tienes relaciones sexuales con poca frecuencia, el diafragma es un método muy efectivo, siempre y cuando se use en forma correcta y consistente. Además, este método está practicamente libre de contraindicaciones y peligros para la salud.

El diafragma también es útil cuando quieres tener relaciones durante tu período y no quieres que un flujo pesado de sangre interfiera. El uso del diafragma, puede ser una buena manera de aprender acerca de tu cuerpo.

Mientras más familiarizada estés con tu cuerpo, más disfrutarás del sexo.

Existe una variedad de estudios que indican que el uso del diafragma en conjunto con crema o jalea espermicida, reduce la probabilidad de contraer gonorrea o tricomoniasis en el canal vaginal. Además, el diafragma puede servir de protección en contra de las enfermedades transmitidas por vía sexual y de la displacia cervical. También puede ayudar a aliviar la adenosis.

DESVENTAJAS Y RESPONSABILIDAD

El uso exitoso del diafragma depende enteramente de ti (a menos que tengas un compañero cooperador que apoye el uso de este método anticonceptivo). Cualquiera que sea el caso, es importante que estés consciente de que el diafragma sólo funciona si te acuerdas de usarlo cada vez que hay penetración, asegurándote de que siempre tengas crema espermicida a la mano.

La crema o jalea también aumenta el volumen de secreciones que tienes después del sexo, lo cual les resulta molesto a algunas mujeres. Sin embargo, éstas no manchan y pueden ser limpiadas con facilidad. Experimenta con marcas diferentes y, si es necesario, usa un algodón o un pañuelo facial para limpiar dicho residuo después de la relación.

A pesar de que hoy en día la mayoría de las cremas y jaleas espermicidas no tiene olor ni sabor, algunas personas que disfrutan del sexo oral, las encuentran desagradables. Esto se puede evitar limpiando cuidadosamente el área vaginal, después de insertar el diafragma y esperar hasta después de las relaciones orales para colocarlo. Esta última alternativa puede ser peligrosa ya que puedes encontrarte tan envuelta en el momento que olvides ponerte el diafragma. Algunas mujeres tienen infecciones urinarias al usarlo.

Después de que te hayas adaptado al uso del diafragma, tanto tu pareja como tú pueden compartir la respon-

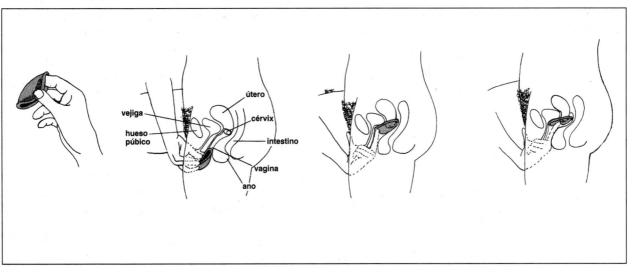

Nina Reimer

sabilidad de la inserción. Sin embargo, la mayoría de la mujeres prefieren ponerse el diafragma ellas mismas.

EL CONDÓN FEMENINO

DESCRIPCIÓN

En 1993, el Departamento de Drogas y Alimentos de los EEUU aprobó el primer condón para mujeres—llamado "Reality"en este país o Femidom en otros países (ver ilustración)—un anticonceptivo de barrera que se vende sin receta médica. El condón femenino consiste en una capa suave de poliuretano (goma elástica), que está cerrada por un lado (esta parte cubre la apertura del cuello cervical). Un anillo flexible de poliuretano está colocado a ambos lados del condón, uno en el extremo cerrado y el otro en el extremo abierto, a la orilla exterior del condón (este anillo permanece fuera de la vagina después de la inserción). El anillo de adentro (en el extremo cerrado), se usa para insertar el condón y sirve también como ancla interna. El anillo que permanece en la parte exterior de la vagina cubre los labios y mantiene el condón en su lugar durante la penetración. Cuando está en su lugar, el condón Reality se pega a la pared vaginal, formando un pasadizo para el pene. Al igual que el condón masculino, cada condón femenino se usa sólo una vez. El condón femenino Reality viene prelubricado y no contiene espermicida. Este método tampoco requiere de la colocación precisa sobre el cuello cervical.

EFICACIA

El condón femenino Reality fue diseñado para proteger a la mujer, tanto del embarazo como de las enfermedades

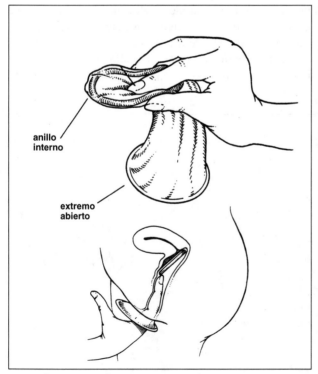

anillo interno

extremo abierto

INSERCIÓN DEL CONDÓN FEMENINO

transmitidas por vía sexual. El condón femenino tiene un nivel de fracaso típico de 21%. Su uso correcto y consistente brinda mayor protección en contra de las enfermedades transmitidas por vía oral y el VIH, que el diafragma o tapón cervical, y es tan efectivo como estos dos métodos para prevenir el embarazo.

REVERSIBILIDAD

Al igual que el diafragma, el condón femenino no tiene efectos duraderos en el sistema reproductivo. Sencillamente no lo uses si quieres quedar embarazada.

CÓMO USAR EL CONDÓN FEMENINO

Inserta el condón femenino antes de cualquier contacto entre la vagina y el pene. Aprieta el anillo interior e inserta el condón dentro de la vagina hasta el hueso púbico, usando dicho anillo para guiarte. Usando tu dedo índice, cerciónate de que la capa no esté torcida, para que sea fácil que el pene penetre en la vagina (ver ilustración).

VENTAJAS

La situación económica, así como la violencia doméstica y el desequilibrio de poder entre el hombre y la mujer sirven de obstáculo para que la mujer se sienta lo suficientemente cómoda como para pedirle a su compañero que use un condón. Sin embargo, cuando la mujer puede ofrecer una alternativa, la dinámica cambia.

El condón femenino puede ser insertado hasta 8 horas antes de la penetración y, por lo tanto, no interrumpe las relaciones sexuales de la misma manera que el condón masculino. Al contrário que con el condón masculino, que tiene que ser colocado mientras el pene está erecto, el hombre no necesita tener una erección completa para penetrar a la mujer con el condón femenino. En suma, para los hombres que están de acuerdo en usar el condón, pero que se les hace difícil mantener la erección mientras que se lo ponen, el condón femenino es una buena alternativa.

La capa de poliuretano del condón femenino es más fuerte que la membrana de látex de los condones masculinos. Es más suave, delgada y resistente a los aceites. Finalmente, el condón femenino es un producto disponible sin receta médica que puede ser obtenido sin necesidad de una visita a una clínica o consultorio. Sin embargo, todavía no está disponible en todos lados.

DESVENTAJAS

El condón femenino es definitivamente más caro que el masculino. Algunas mujeres encuentran que el condón femenino es difícil de usar, poco conveniente y produce mucho reguero. Algunos hombres dicen que pueden sentir el anillo externo y que eso les molesta, por lo cual no les gusta este método.

Al igual que con el diafragma, para poder usar el condón femenino (y otros anticonceptivos de barrera) correctamente, es necesario superar las inhibiciones y la vergüenza de tocar nuestros genitales. Como mencionamos anteriormente, esto se puede lograr con la práctica.

EL CONDÓN MASCULINO

DESCRIPCIÓN

Con la excepción de la interrupción del coito antes de la eyaculación, el condón es el único método anticonceptivo temporal que el hombre puede usar. Además, el condón es el único método anticonceptivo de barrera cuya eficacia en contra de la transmisión del VIH durante la penetración vaginal o anal, ha sido documentada. En la actualidad, los condones pueden obtenerse con facilidad y sin receta médica en las farmacias, almacenes y colmados. En algunos lugares de EEUU, los condones pueden obtenerse por correo. Además, las mujeres también los pueden comprar. No es sorprendente que el condón sea el método anticonceptivo de barrera más popular en los EEUU y América Latina.

En 1350 A.C., los egipcios usaban los condones como cubiertas decorativas para sus penes. No fue hasta el siglo XVIII que el condón se hizo popular como un método de protección para el embarazo.

Al igual que todos los métodos anticonceptivos de barrera, el condón fue dejado en el olvido cuando salieron al mercado la píldora y el dispositivo intrauterino. Las parejas comenzaron a disfrutar y compartir la espontaneidad y la libertad sexual que trajeron estos métodos, sin efectos negativos para el hombre. Hoy en día, el condón se ha vuelto a hacer popular debido a que la gente ha aprendido más acerca de la protección que ofrece en contra de las enfermedades transmitidas por vía sexual y el SIDA.

El condón es un tipo de envoltura o capucha hecho generalmente de goma sintética (o látex) y diseñado para usarse sobre el pene erecto del hombre. La función principal del condón es impedir que el semen entre en contacto con la vagina. Por lo general, los condones vienen enrollados individualmente en paquetitos plásticos. Estos miden cerca de 7 1/2 pulgadas y el extremo abierto tiene un aro de goma de 1 a 3/8 de pulgada de diámetro para mantenerlo ajustado al pene. El extremo cerrado tiene una tetilla pequeña que sirve para recoger el semen y ayudar a que el condón no se reviente. Los condones también vienen de plástico (poliuretano) para aquellos hombres que son alérgicos al látex. Los condones de piel (membrana de cordero) tienen agujeritos microscópicos que pueden retener el semen, pero no sirven como protección para las enfermedades transmitidas por vía sexual ni el SIDA. Como se ha vuelto a considerar el condón como un método seguro de protección en contra del embarazo, el VIH y las enfermedades transmitidas por vía sexual, se han logrado muchos adelantos en cuanto a su diseño. Hoy en día, los condones se pueden obtener de diferentes tamaños, colores, olores; con lubricante o espermicida, o sin ellos.

EFICACIA

Un condón de buena calidad, usado correctamente, tiene una probabilidad de fracaso de sólo un 3%. Sin embargo, la probabilidad de fracaso típico del condón es del 14%. Aquellos condones que dicen contener espermicida, tienen muy poca cantidad de éste y no parecen ser más efectivos que los que vienen sin espermicida. Sugerimos que se combine el uso del condón con la espuma, crema o jalea espermicida para poder obtener mayor protección. Usados en conjunto con el dispositivo intrauterino o el diafragma, el condón ofrece protección adicional durante la ovulación.

REVERSIBILIDAD

Al igual que con los otros anticonceptivos de barrera que hemos mencionado, el uso del condón masculino es completamente reversible. En otras palabras, no conlleva efectos a largo plazo y sólo es necesario descontinuar su uso si se desea concebir.

CÓMO USAR EL CONDÓN

Tanto el hombre como la mujer pueden colocar el condón. Para que se pueda colocar con facilidad, es preferible que el pene esté completamente erecto. Es muy importante que el condón sea puesto en su lugar antes de iniciar cualquier contacto entre la vagina y el pene. Con frecuencia, el hombre tiende a secretar un poco de semen cuando está excitado. A pesar de que éste no necesariamente contiene espermatozoides, puede transmitir el VIH.

VENTAJAS

Los condones son baratos, accesibles y fáciles de usar. Cuando se usan en forma correcta (siempre que la vagina y el pene entren en contacto) los condones ofrecen muy buena protección en contra de las enfermedades transmitidas por vía sexual, incluyendo el VIH. Si el hombre sufre de eyaculación prematura, el condón puede disminuir la estimulación de su pene lo suficiente para ayudarlo a prolongar la erección.

Además, el condón también tiene la ventaja de que atrapa el semen, lo cual no hace necesario que ambos participantes tengan que limpiarse antes de proseguir o marcharse. Los condones también están disponibles sin receta médica.

DESVENTAJAS

El condón tiene que ser usado en el momento del coito (o de cualquier contacto entre la vagina y el pene). Algunas parejas dicen que esto arruina la espontaneidad del acto sexual, a pesar de que ambos pueden convertir el acto de colocar el condón en parte del ritual erótico que antecede al coito. Por otra parte, el condón puede aminorar la sensación del hombre, ya que su pene no entra en contacto directo con las paredes vaginales. Por estas razones, muchos hombres rechazan usar el condón, olvidando los efectos que los otros métodos anticonceptivos pueden tener sobre el placer y la salud de la mujer. Algunos hombres dicen que el condón no les quita la sensación lo suficiente como para dejarlo de usar. El condón elimina una de las fuentes de lubricación durante la penetracion y la fricción que resulta puede irritar la vagina. Para remediar este problema se pueden usar los condones lubricados, preferiblemente con espermicida, o un lubricante adicional.

DISPONIBILIDAD

Puedes encontrar los condones en las farmacias, en las agencias de planificación familiar o en máquinas despachadoras. Hay muchos tamaños de condones y se venden en paquetes de 6, 12, o 36. El precio varía de acuerdo a la marca y el lugar donde lo compras. En los EEUU, un paquete de 6 condones cuesta de $4 a $11, y un paquete de 36, cuesta de $13 a $22 dólares. Algunas marcas de muy buena calidad son "Ramses" y "Trojans".

DURACIÓN DEL PRODUCTO

Sin usarse, los condones pueden durar hasta 5 años después de la fecha de fabricación, si se mantienen lejos del calor, el sol y la luz fosforecente. La fecha de expiración se encuentra impresa en el paquete. Como el calor es uno de las factores que destruye al condón, no los guardes durante mucho tiempo (por más de un mes) en la cartera o bolsillo. Una vez que el condón sea usado, debe desecharse inmediatamente.

EL TAPÓN CERVICAL

En 1988 el tapón cervical fue aprobado para salir al mercado en los EEUU. Este método anticonceptivo consiste en un tapón en forma de dedal que se adapta amoldándose al cuello del útero. Al igual que el diafragma, el tapón cervical obstruye la entrada de los espermatozoides. Generalmente, se pone una pequeña cantidad de espermicida dentro del tapón para matar cualquier espermatozoide que haya conseguido penetrar. A principios del siglo XX este método se utilizó en algunos países de Europa y EEUU. Con el aumento del uso de la píldora y el IUD, el uso del tapón cervical y el diafragma ha disminuido en popularidad.

En los EEUU, el (*National Women"s Health Network*), los grupos feministas, y algunos doctores y enfermeras, han invertido casi 10 años haciendo campaña a favor del tapón cervical y llevándolo a través del proceso tedioso de aprobación por el Departamento de Drogas y Alimentos. Además, muchas de las investigaciones sobre el tapón cervical se han llevado a cabo por las clínicas feministas. La disponibilidad del tapón cervical es una verdadera victoria para los activistas en pro de la salud de la mujer.

DESCRIPCIÓN

El único tapón cervical aprobado en los EEUU es el "Prentif", hecho de caucho o goma flexible. Este parece un dedal con aro y se adapta al cuello de la matriz de la misma manera que un dedal se adapta a tu dedo. El tapón Prentif mide cerca de 1/2 pulgada y cubre casi todo el cuello de la matriz (ver fotografía pág. —). Ya que todas las mujeres somos diferentes, este tapón viene en 4 tamaños distintos, desde 22mm. hasta 31mm. de diámetro (menos de una pulgada a casi 1/2"). Otros tipos de tapones, que no están aprobados por la FDA, son el tapón de cúpula (llamado tapón Dumas) y el tapón Vimule. La información que sigue es sólo sobre el tapón cervical Prentif.

FUNCIÓN

Al igual que otros métodos de barrera, el tapón cervical mantiene los espermatozoides alejados del útero. Dicho tapón está diseñado para crear un sello casi hermético alrededor de la apertura cervical. La succión hace que el tapón se ajuste al cuello uterino de manera que los espermatozoides no puedan pasar más allá del tapón. Esencialmente, dicho tapón funciona de la misma manera que el diafragma. El espermicida mata los espermatozoides y refuerza el sello de succión entre el tapón y el cuello uterino.

EFICACIA

Las investigaciones sobre el tapón Prentif nos muestran que es tan efectivo como el diafragma. El porcentaje mínimo de fracaso es del 9% y el típico es del 20%. Para mujeres que ya han tenido hijos, el tapón es menos efectivo; (el 26% en las que lo usan correctamente todo el tiempo y tipicamente, el 40%). Dicho porcentaje de fracaso puede ser debido a que el tapón se salga cuando ocurre la penetración durante las relaciones sexuales.

CÓMO OBTENER EL TAPÓN CERVICAL.

Puedes obtener una lista de médicos y clínicas que colocan el tapón cervical en los siguientes sitios: el Centro de Salud Feminista Concord, 38 South Main Street, Concord, NH 03301, (603) 225-2739; Compañía de Responsabilidad Limitada del Tapón Cervical, 430 Monterey Ave., Suite 1B, Los Gatos, CA 95030, (408) 395-2100; o del Boston Women's Health Book Collective, P.O. Box 192, Somerville, MA 02144, (617) 625-0277. El tapón cervical debe ser adaptado al cuello por un médico adiestrado. Cuando es colocado apropiadamente, el tapón cubre completamente el cuello de la matriz y se ajusta firmemente a él. Asegúrate de que el doctor o doctora te brinde tiempo para que puedas practicar cómo ponértelo y quitártelo, antes de dejar el consultorio.

CÓMO USAR EL TAPÓN

Para usar el tapón cervical correctamente, se recomienda usar una pequeña cantidad de jalea o crema espermicida dentro de éste. Sólo una tercera parte del tapón deber llenarse, ya que si usas demasiada crema , puede interferir con la succión. El espermicida debe ser extendido por dentro del tapón y no por el aro. Puedes insertarlo 24 horas antes del contacto sexual. Como refuerzo, algunas mujeres insertan jalea o crema en la vagina, si tienen relaciones cuando el tapón ha estado colocado por varias horas. Sin embargo, algunos médicos creen que esto interfiere con la succión del tapón.

Como con el diafragma, debes mantener el tapón en su lugar por lo menos durante 6 horas después del contacto sexual o coito. No es necesario usar una ducha vaginal, pero si lo haces, nunca lo hagas con el tapón puesto, ya que ésta puede diluir la crema o jalea.

Los médicos no se han puesto de acuerdo en la frecuencia con la cual se debe extraer el tapón. Aunque algunos creen que éste se puede dejar por 72 horas contínuas (3 días) o más, los reglamentos del FDA establecen que no debe dejarse puesto por más de 48 horas (2 días). Esto se debe en parte a que no tenemos estadísticas sobre el nivel de eficacia, si se deja puesto más tiempo, y por el riesgo de causar el síndrome de choque tóxico. Algunas mujeres se quitan el tapón una vez al día o en días alternos (un día sí, un día no), para permitir que las secreciones cervicales fluyan libremente. Esto puede ayudar a prevenir infecciones y el síndrome de choque tóxico.

Durante tu período, remueve el tapón con frecuencia o no lo uses, para reducir el riesgo del síndrome de choque tóxico y porque el fluido menstrual puede romper la succión. Algunas mujeres evitan el mal olor remojando el tapón por 20 minutos en una taza de agua mezclada con un cucharadita de vinagre de sidra o jugo de limón. Después de remojarlo, enjuágalo y sécalo antes de usarlo.

Durante 1 o 2 meses después de empezar a usar el tapón, y siempre que tengas relaciones con alguien que no sea tu pareja usual, revisalo antes y después de usarlo, y utiliza un espermicida extra. También puedes pedirle a tu compañero que use el condón como protección adicional. Si el tapón no te queda perfectamente ajustado y dependiendo del ángulo de penetración y de tu anatomía en particular, éste puede desplasarse cuando el pene ejerce presión sobre el cuello uterino. Si esto te preocupa, prueba con un tapón de otro tamaño o cambia al diafragma.

¿QUIÉNES NO DEBEN USAR EL TAPÓN CERVICAL?

Muchas mujeres, aun aquéllas que no pueden usar el diafragma, pueden usar el tapón cervical, pero los tamaños que existen no se adaptan a todas las mujeres. Si tienes una irritación o laceración cervical, no puedes usarlo, ya que el tapón no permite que fluyan libremente las secreciones cervicales que pueden ser la causa del problema. Si has padecido del síndrome de choque tóxico o tienes propensión a contraer esta enfermedad, es recomendable que no uses este método anticonceptivo.

Si el cuello de tu matriz es demasiado largo o tiene una forma irregular, tampoco debes utilizar este método.

También puede darse el caso de que la vagina sea tan larga que sea dificil ponerse y quitarse el tapón con facilidad. Algunas mujeres han descubierto que el insertador/removedor del diafragma (parecido a un gancho de crochet de plástico) puede ayudar a sacarlo. Si necesitas uno, pídele a tu médico una receta. Otras razones para no usar el tapón cervical son las mismas que las del diafragma (ver "Quiénes no deben usar el diafragma").

VENTAJAS

Cuando se usa apropiadamente, el tapón es muy efectivo y ventajoso para mujeres que no han dado luz (para mujeres que han pasado por un parto, es menos efectivo), especialmente porque puede ser insertado con bastante anticipación a las relaciones sexuales y, por lo tanto, no interrumpe el "preludio romántico". El tapón es relativamente barato ya que cuesta sólo aproximadamente $30 dólares. En los EEUU, una visita a un médico privado para obtener el tapón y aprender a colocarlo fluctúa entre $70 y $130. Ya que requiere muy poco espermicida, el tapón es menos fastidioso que el diafragma y la crema te dura más tiempo. Además, debido a que es más pequeño, el tapón es más cómodo que el diafragma.

El tapón cervical es una buena alternativa para aquellas mujeres que tienen infecciones recurrentes del sistema urinario que ocurren cuando usan el diafragma, debido a la presión causada por el aro de éste. No obstante, las mujeres que usan el tapón cervical también pueden padecer de infecciones de las vías urinarias, debido a la acumulación de bacterias en la vagina.

El tapón cervical también brinda cierta protección contra la gonorrea y la clamidia. Sin embargo, no protege contra muchas de las enfermedades transmitidas por vía sexual.

Al igual que el diafragma, el tapón nos ayuda a conocer mejor nuestro cuerpo y los cambios que pasamos durante nuestro ciclo reproductivo.

DESVENTAJAS

El tapón aún no está disponible en todas partes. Tu acceso a este método anticonceptivo depende en gran medida de dónde vivas. El tapón sólo viene en 4 tamaños y no se adapta a todas la mujeres. Además, el tapón puede producir un olor desagradable si te lo dejas puesto por demasiado tiempo (con frecuencia, dicho mal olor indica la presencia de bacterias que producen infecciones). Puede que, en ocasiones, tu compañero se sienta incómodo si su pene golpea el aro del tapón. Además, es recomendable que después de las relaciones, siempre te asegures de que el tapón no se haya movido de lugar. Si se rompe el sello de succión, la eficacia del tapón se reduce.

Muchas mujeres tienen dificultades al insertarlo y quitarlo. (Ver la sección sobre los posibles efectos negativos de las cremas o jaleas).

LA ESPONJA ANTICONCEPTIVA.

Las investigaciones para desarrollar la esponja anticonceptiva se aceleraron por varios factores, entre los cuales se encuentran los siguientes: El número de mujeres que están abandonando el uso de la píldora y el IUD (dispositivo intrauterino), el reconocimiento de la institución médica del derecho que tienen las mujeres para buscar mejores alternativas anticonceptivas, y el aumento en la búsqueda de las recursos públicos y privados para mejorar los métodos anticonceptivos de barrera y producir otros nuevos.

En 1983, el Departamento de Drogas y Alimentos de los EEUU aprobó el uso general de la esponja anticonceptiva y ésta fue lanzada al mercado. Durante los 10 años siguientes (1983- 1995), un sinnúmero de mujeres pudieron utilizar la esponja anticonceptiva ("Today Sponge"). Desgraciadamente, este método anticonceptivo de barrera ya no se encuentra disponible en este país. A pesar de que dicha esponja es una forma efectiva y segura para prevenir el embarazo, los únicos fabricantes, Whitehall-Robins Health Care, cesaron la producción cuando en 1994, durante una inspeccion del FDA, se encontró que el agua utilizada en la fabricación de la esponja estaba contaminada. La intención verdadera del FDA no era eliminar la producción de este producto por completo, sino mejorar las condiciones bajo las cuales se fabricaba. Sin embargo, la Whitehall-Robbins decidió que el costo del proceso para cumplir con los requisitos del FDA era demasiado elevado y decidieron descontinuar la producción de dicho producto.

Otra esponja anticonceptiva llamada "Protectaid", es fabricada y vendida por AXCAN Ltd. en Canadá. Por ahora, dicha esponja no está disponible en los EEUU. Esta esponja tiene 3 espermicidas (nonoxyl-9, colato de sodio, y cloruro de benzalconio) en concentraciones pequeñas, lo cual disminuye la probabilidad de contraer infecciones de la cérvix o la vagina.

A todas nosotras nos gustaría que la salud de la mujer fuera más importante que los costos de una compañía, especialmente cuando se trata de un método anticonceptivo tan efectivo y conveniente. En estos tiempos, cuando se está brindando tanta atención a las investigaciones acerca de la salud de la mujer, es importante que contemos con el compromiso de las compañías manufactureras de estos productos.

LOS ESPERMICIDAS VAGINALES: JALEAS Y CREMAS

Las cremas y jaleas espermicidas fueron realmente inventadas para ser usadas con el diafragma y con el tapón cervical (y para ser usadas con el condón como protección adicional). El porcentaje mínimo de fracaso de los espermicidas que se usan solos (jaleas, cremas, espumas y supositorios vaginales) es de un 6% y el típico, un 26%. Los estudios recientes, en los que está basado este cálculo, se refieren a los supositorios y a la espuma anticonceptiva.

La mayoría de las cremas o jaleas vienen en un tubo con un aplicador de plástico. Las jaleas son transparentes y las cremas, por lo general, son blancas. Ambas están disponibles en cualquier farmacia, sin receta. (Ver, "Cómo obtener la espuma").

CÓMO USAR LAS JALEAS Y LAS CREMAS

Para aprender a usar estos productos en conjunto con el diafragma o el tapón, puedes leer las secciones anteriores. Para usarlas en conjunto con el condón, tú o tu compañero deben llenar el aplicador, insertarlo en tu vagina e inyectar espermicida poco a poco. Esto debe llevarse a cabo no más de 15 minutos antes de cualquier forma de contacto entre la vagina y el pene. Las cremas y las jaleas deben ser reaplicadas cada vez que vaya a ocurrir penetración. Es importante que te dejes puesta la jalea o la crema durante 6 a 8 horas después del coito y que esperes por lo menos esta cantidad de tiempo antes de usar una ducha vaginal.

POSIBLES EFECTOS NEGATIVOS

El uso de los espermicidas puede aumentar la posibilidad de tener infecciones de la uretra, la vejiga y la vagina.

Es importante entender que las cremas y jaleas espermicidas usadas solas y no en conjunto con otros métodos anticonceptivos de barrera, ofrecen muy poca protección en contra del embarazo. Existe mucha controversia acerca del impacto que los espermicidas pueden tener sobre el riesgo de contraer el VIH. A pesar de que los espermicidas disminuyan el riesgo de infectarse con gonorrea y clamidia y, subsecuentemente, pueden reducir la susceptibilidad al VIH, no están considerados entre los métodos anticonceptivos más eficaces. Además, el uso frecuente de espermicidas puede contribuir a irritar el tejido vaginal. Sin embargo, se ha probado que los espermicidas no producen efectos negativos al sistema reproductivo.

VENTAJAS

Al igual que los condones, las cremas y jaleas espermicidas pueden ser obtenidas en casi todas partes. Los espermicidas pueden aumentar la protección contra la gonorrea y la clamidia. También ofrecen cierta protección en contra de la enfermedad pélvica inflamatoria y la vaginosis bacterial.

DESVENTAJAS

Algunas mujeres piensan que el uso de las cremas y jaleas espermicidas es fastidioso, ya que aumenta la cantidad de secreciones que hay que limpiar después del coito. Además, los espermicidas pueden causar reacciones alérgicas. Algunas parejas rechazan este método anticonceptivo ya que consideran que los espermicidas tienen mal olor o sabor. Siempre puedes cambiar de marca si piensas que eso puede ayudar. La jalea espermicida puede ser menos irritante que la crema, pero es más viscosa.

EL ESPERMICIDA VAGINAL EN AEROSOL—
LA ESPUMA VAGINAL

DESCRIPCIÓN

La espuma vaginal es una crema blanca cargada de aire que tiene la misma consistencia que la crema de afeitar. Dicha espuma contiene nonoxyl-9, la cual mata a los espermatozoides. La espuma vaginal viene en una lata con un aplicador de plástico. En los EEUU, la espuma vaginal cuesta aproximadamente $10. Las tres marcas más populares son Delfken, Emko y Koromex.

FUNCIÓN

La espuma se coloca dentro de la vagina y alrededor del cuello cervical en la vagina. Cuando se usa adecuadamente, ésta no deja que los espermatozoides penetren en el útero y los elimina.

EFICACIA

Si se usa en forma correcta y consistente, el porcentaje de fracaso de la espuma vaginal fluctúa entre del 6 al 26%. Recomendamos el uso de esta crema en combinación con el condón masculino. Cuando se usan juntos cada vez que hay penetración, el porcentaje de eficacia es

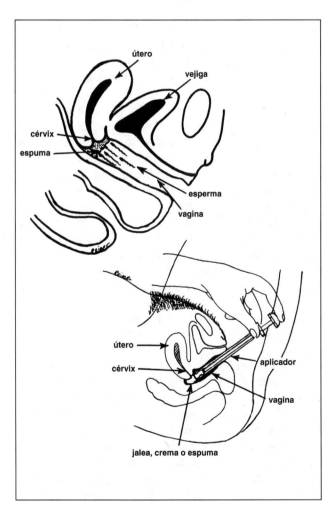

Nina Reimer

prácticamente el 100%. También se recomienda su uso durante la primera semana en que la mujer empiece a usar la píldora anticonceptiva por primera vez. Los problemas generales en la eficacia de este método casi siempre se deben al uso inadecuado.

CÓMO USAR LA ESPUMA VAGINAL

Inserta la espuma por lo menos 30 minutos antes del coito. Si la espuma viene en lata, agítala muy bien alrededor de 20 veces. Mientras más burbujas tenga, mejor bloquea la esperma. El espermicida tiende a asentarse en el fondo del recipiente, por ese motivo es importante agitar la lata para que se mezcle. Coloca el aplicador de cabeza, la presión descarga la espuma, la cual es impulsada dentro del aplicador. Algunas marcas vienen con aplicadores precargados.

Recuéstate, usando tu mano libre para separar los labios de tu vagina. Inserta el aplicador cerca de 3 a 4 pulgadas o 10 cms y presiona el émbolo o brazo móvil. Luego, comienza a extraer el aplicador, asegurándote de no jalar el émbolo o brazo móvil y succionar la espuma. Si estás usando el tipo de espuma que viene en un aplicador precargado, asegúrate de usar la cantidad de espuma adecuada. Inserta un aplicador completo de Emko, Emko Pre-fil o dos aplicadores llenos de Delfen o Koromex. (Si nunca has usado el tapón cervical, puedes aprovechar este momento para practicar su inserción con el aplicador). Te darás cuenta de que el ángulo de tu vagina es sesgado y en dirección a la espalda, no directamente hacia arriba. Tienes que depositar la espuma en la entrada del cuello cervical. Antes de guardarlo, lava el aplicador con jabón suave y agua caliente; no lo hiervas. No es preciso que lo laves inmediatamente.

PRECAUCIONES

Deposita la espuma en tu vagina *cada vez* que tengas relaciones sexuales. Deja que la espuma permanezca dentro de tu vagina durante seis a ocho horas. No debes usar duchas vaginales durante este período de tiempo. Si te sientes incómoda con la cantidad de secreciones, puedes usar una toalla sanitaria. Ten siempre una lata extra. Algunas latas tienen indicadores para avisarte cuando la espuma se está acabando. Para mayor seguridad y eficacia, usa la espuma en combinación con el condón masculino.

EFECTOS NEGATIVOS

En ocasiones, la espuma irrita, provocando dolor, comezón o sensación de calor en la vagina o el pene. Otros efectos negativos son parecidos o iguales a aquéllos producidos por el uso de jaleas y cremas espermicidas.

RESPONSABILIDAD

Como con la mayoría de los métodos anticonceptivos, la responsabilidad del uso de la espuma recae en la mujer. A algunas mujeres les gusta compartir dicha responsabilidad con su pareja. Esto es ventajoso ya que crea cierta conciencia en el hombre acerca de la importancia de compartir la responsabilidad de evitar los hijos.

VENTAJAS

Cuando se usa en combinación con el condón, la espuma vaginal es un método anticonceptivo muy efectivo. La inserción de la espuma es fácil, rápida y su uso es menos fastidioso, ya que produce menos secreciones. Además, la espuma vaginal ayuda a prevenir la gonorrea y la clamidia.

CÓMO OBTENER LA ESPUMA

La espuma vaginal está disponible en cualquier farmacia y no es necesario tener una receta médica. Prueba con diferentes marcas. Si una marca específica te causa irritación, cambia a otra.

OTROS ESPERMICIDAS VAGINALES: SUPOSITORIOS ESPUMOSOS, LAMINILLAS Y TABLETAS

Existen otros 3 tipos de espermicidas vaginales: los supositorios espumosos, las laminillas anticonceptivas y las tabletas vaginales.Los supositorios espumosos (Encare, Oval, Intercept, Koromex, Inserts, Prevent, Semicid) y las laminillas vaginales contraceptivas (PVC) pueden usarse solos. *Sin embargo, recomendamos con mucha insistencia que solamente utilices éstos en combinación con el condón masculino.* Para usar un supositorio o tableta vaginal, desenvuélvelo e insértalo en tu vagina, de 10 a 30 minutos antes del contacto sexual. Para usar la laminilla PVC, primero asegúrate de que tus manos estén secas. Luego coloca una hoja delgada de papel en tu dedo e insértala en el cuello cervical 15 minutos antes de iniciar el contacto sexual. Los supositorios, al igual que las tabletas y las laminillas, son efectivos solamente durante una hora. *Si vas a tener relaciones sexuales repetidas, necesitas usar uno de estos dispositivos antes de cada penetración.* Estos productos se disuelven en la vagina y no se sacan despues de las relaciones. Tampoco son tan efectivos como los otros espermicidas porque no se dispersan por la vagina en la misma forma que las espumas y las cremas. Las ventajas y desventajas son iguales a las de las jaleas y cremas espermicidas.

PLANIFICACIÓN NATURAL

Podemos aprender a observar y a entender aquellos cambios hormonales de nuestros cuerpos que están ligados a la fertilidad observando 3 simples señales corporales: la secreción cervical, la temperatura básica del cuerpo y los cambios cervicales. De esta manera podemos averiguar con exactitud cuándo ocurren nuestros ciclos de fertilidad (aptas para concebir) e infertilidad. Sólo toma unos pocos minutos observar y documentar nuestras observaciones.

El método de observación de fertilidad es una forma simple y acertada de entender cuándo podemos y cuándo no podemos quedar embarazadas durante nuestros ciclos. Contrario al Método del ritmo, que está basado en la información de los ciclos pasados para ver cuándo vamos a es ser fértiles en el futuro, el Método de observación de fertilidad, está basado en lo que está ocurriendo en el momento. Tú misma observas los cambios de tu cuerpo sin tener que adivinar ni predecir. El Método del ritmo siempre ha sido notorio por su nivel de fracaso, ya que asume, erróneamente, que la ovulación se puede predecir en forma acertada durante el ciclo actual, basado en las observaciones de los ciclos anteriores. Sin embargo, el período de ovulación puede ser muy diferente de una mujer a otra y puede variar de ciclo en ciclo. Los métodos naturales que funcionan han sido desarrollados y sus bases científicas están bien documentadas. Estos no deben confundirse con el Método del ritmo.

Usando la observación de la fertilidad, aprendemos que somos fértiles durante sólo una tercera parte de nuestro ciclo. Aunque no estemos interesadas en el uso de este método para evitar los hijos, podemos usarlo para conocer mejor nuestros cuerpos, para lograr un embarazo por coito o por inseminación, para reconocer aquellos problemas de infertilidad con el fin de cambiarlos, o para predecir la menstruación. (ver cap. 23 para aprender acerca de la inseminación artificial).

LAS TRES SEÑALES DE FERTILIDAD

Los siguientes son los 3 indicios más seguros para identificar la fertilidad (o infertilidad):

1. El fluido cervical (secreciones de mucosidad). Esta es una manera diaria de identificar la fertilidad y la infertilidad con una simple observación, mientras se desarrolla el ciclo. El fluído cervical nos dice cuando empieza y termina la fertilidad en cada ciclo, los momentos de mayor fertilidad y cuando se aproxima la ovulación. La fertilidad empieza cuando el fluído cervical aparece y dura hasta 4 días, después del día de mayor secreción (el último día del fluído cervical fértil). La ovulación ocurre en cualquier momento 2 días antes o después de que la secreción llega a su punto culminante. Durante el ciclo entero, el fluído cervical identifica los días fértiles e infértiles sin importar la regularidad de éste. El fluído cervical también indica los niveles de estrógeno y progesterona en el cuerpo. El fluído es mojado y fértil cuando sube el nivel de estrógeno y es seco o pegajoso cuando la presencia de progesterona es más dominante (después de la ovulación).

2. La temperatura básica del cuerpo (TBC) indica los días infértiles antes de la ovulación y confirma el embarazo. La temperatura es más baja antes de la ovulación y más alta después de ésta. Antes de la ovulación, la temperatura de una mujer es típicamente 97 a 97.5 grados F. Después de la ovulación, la temperatura es típicamente 97.6 a 98.6 grados F. Una elevación sostenida (más de 3 días) de por lo menos 4/10 grados Farenheit, confirma la ovulación. Si la TBC permanece elevada por más de 17 días (sin la presencia de fiebre), se puede con-

firmar el embarazo. La TBC confirma la ovulación después de que ocurre e identifica los días infértiles *post-ovulatorios* cuando se pueden tener relaciones sexuales sin riesgo de embarazo. Sin embargo, la temperatura básica o basal no sirve para identificar cuando comienza la fertilidad ni cuáles son los días *preovulatorios* en los cuales se pueden tener relaciones sexuales sin riesgo de embarazo.

3. La cefalización o los cambios cervicales. *("Cephalad shift")* Esto representa un cambio en la posición y sensación del cuello de la matriz. (Debido a que esto también puede representar la tendencia de crecimiento en el extremo anterior del embrión, puede ser indicativo de que ha ocurrido la concepción). Cuando se es fértil, el cuello cervical se pone más suave y elevado y la abertura se dilata. Cuando el fluido cervical cambia de húmedo a seco, el cuello se vuelve firme, más bajo y menos abierto. Los cambios del cuello cervical por sí solos no nos dicen cuándo empieza o termina la fertilidad o cuáles son los días seguros para tener relaciones. Sin embargo, es una manera valiosa de confirmar la exactitud de las observaciones del fluido cervical y de la TBC.

Las tres señales de fertilidad son simples de observar y registrar, y no requieren más de unos minutos al día.

CÓMO EVITAR EL EMBARAZO MEDIANTE LA OBSERVACIÓN DE LA FERTILIDAD

Para prevenir el embarazo usando estas 3 señales, puedes usar uno de estos dos métodos:

1. La Planificación Familiar Natural (PFN). En este método, la pareja se abstiene de todo contacto sexual en el cual el pene entre en contacto con la vagina, mientras la mujer está pasando por la parte fértil de su ciclo reproductivo (casi un tercio del ciclo). La PFN es aceptable para aquellas mujeres (y parejas) que no desean usar métodos anticonceptivos artificiales por razones religiosas, médicas o filosóficas. La PNF es enseñada por instructores en organizaciones afiliadas a la Iglesia Católica.

2. El Método de Observación de Fertilidad (MOF). Este método le brinda a la mujer 2 alternativas: posponer el contacto entre el pene y la vagina hasta los días postovulatorios o usar métodos anticonceptivos de barrera durante la parte fértil del ciclo. Este método también le permite a la mujer saber cuándo corre mayor riesgo de embarazarse si no usa los métodos anticonceptivos de barrera con cautela.

Acuérdate: Cualquier contacto entre la vagina y el pene durante la fase fértil de tu ciclo conlleva una probabilidad alta de embarazo.

Es crucial que también aprendas acerca del método de observación de la fertilidad directamente de otras mujeres y anotes tus observaciones diariamente. Dependiendo del método que uses, escribe el día de tu ciclo; si te sientes seca o húmeda; describe el color y la consistencia de cualquier mucosidad externa; tu temperatura y los cambios en el cuello cervical. No es recomendable aprender acerca de este método solamente a través de la lectura, ya que los libros no te pueden brindar comunicación directa ni apoyo mutuo. Sin embargo, varios de los libros que puedes encontrar en la sección de recursos, pueden resultarte muy útiles.

Para mayor información acude a tu Centro Local de Salud para Mujeres o escribe a los siguientes grupos no religiosos: Asociación de Maestros del Método de Ovulación (AMMO). P.O. Box 101780, Anchorage, AX 99510-1780; Sistema para la Observación de la Fertilidad (SOF), P.O. Box 1190, Nueva York, NY 10009. Ambos son grupos feministas que ofrecen todas las opciones para la observación de la fertilidad. Para obtener una lista gratis de los libros y grupos sobre la observación de la fertilidad (incluyendo las asignaturas que enseñan su filosofía y las opciones para prevenir el embarazo), manda un sobre con estampillas con tu dirección al Sistema para la Observación de la Fertilidad (SOF), P.O. Box 986, Corvallis, OR 97339. (El SOF se especializa en recopilar toda la información disponible sobre la observación de la fertilidad). Si estás dispuesta, y quieres escuchar algo de la moralidad católica mezclada con la información, en la mayoría de los hospitales católicos o en las iglesias te ayudarán a encontrar una maestra.

He aquí algunos asuntos a considerar al escoger un grupo:

1 ¿Tiene la maestra experiencia propia en estos asuntos? ¿Son una pareja de hombre y mujer? ¿Es la maestra doctora o monja? Si el maestro es un varón, ¿es un sacerdote?

2. ¿Se incluyen grupos de participación en el programa? ¿Se reúnen más de una vez?

3. ¿Existen opciones para aprender en un grupo compuesto sólo de mujeres? Si todas las clases están abiertas para los hombres, ¿están orientadas hacia las parejas heterosexuales? ¿Qué esfuerzos se han hecho para asegurar el apoyo a otros estilos de vida y sexualidad?

4. ¿Puedes obtener ayuda de la maestra meses o años después de haber terminado tu curso?

5. ¿Para qué se usa el dinero de la matrícula? ¿Estás inconscientemente apoyando una causa que puedes considerar ofensiva?

6. ¿Cuál es la posición de las organizaciones responsables y de las maestras y maestros ante el control de la natalidad y el aborto? ¿Estás siendo presionada a apoyar cierta manera de pensar que no necesariamente compartes? Si oyes el término Pro-vida, recuerda que esto indica una filosofía antiaborto.

EL MÉTODO DE LA OVULACIÓN.
(Observación de la mucosidad cervical)

Hace 30 años, una pareja australiana, Evelyn y John Billings, descubrieron un método efectivo para averiguar cuándo Evelyn estaba en la fase fértil de su ciclo reproductivo y así prevenir el embarazo de una forma aceptada por la Iglesia Católica—una que pudiera reforzar la filosofía católica acerca de la sexualidad, del matrimonio y de las mujeres. Los Billings desarrollaron el Método de la Ovulación, una forma de interpretar los estados vaginales de humedad o sequedad y la consistencia de la mucosidad con el fin de determinar cuando la mujer está fértil. El método de ovulación es muy efectivo, fracasa sólo un 3% de las veces, siempre y cuando se utilice correcta y consistentemente.

Como sabes, todas las mujeres tenemos secreciones vaginales que varían con nuestros ciclos menstruales. No notas nada por varios días y de repente sientes un flujo—una sensación de viscosidad o de humedad en tus labios vaginales. Esto es causado por las secreciones de mucosidad, que provienen de las células del canal cervical como respuesta a los cambios hormonales.

El siguiente es un breve trazo de la relación que tienen estas secreciones con la fertilidad (ver también el cap. 17).

1. LA MENSTRUACIÓN. El ciclo comienza en el primer día de tu período. Como la secreción del fluido fértil puede empezar durante el período, especialmente en mujeres que tienen ciclos cortos, el período menstrual no es un momento libre de riesgo para quedar embarazada.

2. FASE LIBRE DE MUCOSIDAD, LUEGO DE LA MENSTRUACIÓN. La mayoría de las mujeres tenemos varios días de sequedad vaginal después de la menstruación. Durante estos días no hay flujo vaginal notable (ni visible en la ropa interior) ni secreciones visibles en la entrada de la vagina. Por lo general, durante este período los labios vaginales se sienten secos. Durante cualquiera de estos días pre-ovulatorios secos (antes de la ovulación) puedes tener relaciones sexuales sin protección, *siempre y cuando te asegures de que has estado seca todo el día. Es recomendable que esperes un día después del último de la menstuación para asegurarte de que el fluído menstrual no esté encubriendo el comienzo de la secreción fértil. Si tus labios vaginales siguen secos al día siguiente, puedes tener relaciones sexuales sin protección.*

3. FASE DE MUCOSIDAD. La fertilidad comienza justo cuando las secreciones o flujo mucoso aparecen. Generalmente, esto ocurre después de varios días secos que siguen al último día de la menstruación, a pesar de que esta mucosidad también puede aparecer durante la menstruación. Puedes determinar el momento en que comienza tu fertilidad cuando sientes la presencia del flujo vaginal. Puedes observar este flujo en los labios vaginales, en el papel higiénico o en tu ropa interior. Cuando comienza, el flujo tiene una consistencia viscosa (por 1 o 2 días), y después se vuelve más cremoso, húmedo, resbaladizo y, algunas veces, parece clara de huevo. En el momento en que aparece la mucosidad, ésta ali-

menta y protege la esperma hasta la ovulación. Para prevenir el embarazo durante esta fase es imprescindible posponer las relaciones sexuales o utilizar anticonceptivos de barrera, desde que aparece el flujo mucoso hasta la tarde del 4 día después de que éste haya cambiado de consistencia (de húmedo a pegajoso) o regrese la sensación de sequedad.

El último día en el cual la mucosidad presenta las características de fertilidad es llamado el día de mucosidad culminante *(mucus peak day)*. La ovulación ocurre en cualquier momento, 2 días antes o después de este día. El numero de días fértiles varía de un ciclo a otro, aunque generalmente dura de 6 a 12 días (cerca de una tercera parte del ciclo).

4. FASE POST-OVULATORIA. Después del día de mucosidad culminante, tus secreciones cambian dramáticamente: ya no son húmedas ni resbaladizas. Regresa la sequedad vaginal y si hay flujo, éste es más espeso (viscoso, pegajoso o gomoso). En tal caso, el cambio es evidente. Estos días secos o espesos señalan el comienzo de la fase lútea; 10 a 16 días secos antes de que empiece tu siguiente regla. Desde el 4º día después del día culminante hasta que tu período comience, no hay riesgo de salir embarazada ya que durante este período no puedes concebir.

Estas descripciones cubren un patrón general por el cual pasa la mayoría de las mujeres. Aunque cada mujer es diferente y estos patrones pueden variar de mujer a mujer, no es difícil para cada mujer aprender a reconocer su patrón individual.

Si tienes una infección vaginal, no reconocerás la diferencia entre la mucosidad cervical y el flujo producido por la infección. *Si en cualquier momento te sientes insegura acerca de si estás fértil o no, debes siempre asumir que puedes estarlo y usar anticonceptivos hasta que te sientas más segura.*

EL MÉTODO SINTOTÉRMICO

El Método Sintotérmico (MST) está basado en la observación combinada de la temperatura básica del cuerpo (TBC) y de la mucosidad cervical. Algunas mujeres consideran que también incluye el Método del ritmo. Sin embargo, ya que la mucosidad cervical proporciona una información más precisa y confiable acerca de los períodos preovulatorios infértiles y los fértiles, el método del ritmo ya no es usado por la mayoría de los grupos que enseñan las diferentes formas de observar la fertilidad.

Si te basas en el método sintotérmico para observar tu ciclo reproductivo, encontrarás que éste combina los principios del método de observación de mucosidad (ver sección anterior) con la observación de la temperatura básica del cuerpo. Al igual que el método de observación de mucosidad (o método de ovulación), el Método sintotérmico considera que la fertilidad comienza y termina de acuerdo con la presencia y ausencia de la mucosidad cervical. Además, la temperatura del cuerpo es más baja antes de la ovulación y más alta despúes. Tomándote la temperatura (con un termómetro que mida en décimas de grado), cada mañana al mismo tiempo y anotando ésta en una gráfica, notarás cómo tu temperatura se eleva un poquito después de la ovulación y se mantiene alta hasta que empieza tu menstruación. (Dicha temperatura desciende cuando comienza tu regla y permanece baja hasta la siguiente ovulación). Tu período de fertilidad termina, ya sea en el 4º día después del día culminante de mucosidad o en la tarde del 3º día de temperatura elevada.

EFICACIA DE LOS MÉTODOS NATURALES DE OBSERVACIÓN DE FERTILIDAD

Algunos profesionales de la salud consideran que todos los métodos anticonceptivos naturales son poco confiables. En la mayoría de los casos, dichos profesionales han confundido el concepto "natural" con la palabra "ritmo". Estudios recientes (basados en aquellas mujeres que evitan todo contacto sexual entre el pene y la vagina durante su fase fértil), indican que tanto el método de ovulación, como el método sintotérmico, pueden ser extremamente efectivos cuando son enseñados cuidadosamente, al igual que comprendidos y utilizados correctamente. Cuando estos métodos son utilizados en forma correcta y consistente, su porcentaje de fracaso es del 3% (para el método de ovulación) y del 2% (para el método sintotérmico) durante el primer año de uso.

Estos métodos tienen un porcentaje mayor de fracaso cuando: No se usan en forma correcta y consistente, o sea, cuando las mujeres y sus compañeros tienen relaciones sexuales que consisten en el contacto directo entre el pene y la vagina durante la fase fértil de la mujer; cuando la pareja no entiende el método escogido, o cuando no pueden ponerse de acuerdo acerca de cómo usarlo. Dichos métodos también pueden fallar durante períodos de mucha tensión emocional.

Tanto el método de observación de fertilidad como el método sintotérmico pueden ser utilizados para aumentar la eficacia y disminuir el riesgo asociado con los métodos anticonceptivos de barrera, evitando cualquier contacto sexual durante la fase fértil.

REVERSIBILIDAD

Ya que estos métodos son naturales y no envuelven químicos ni aparatos, lo único que tienes que hacer si quieres un embarazo es tener relaciones durante tus días fértiles.

RESPONSABILIDAD

La responsabilidad básica para el uso de estos métodos recae en la mujer. Sin embargo, también requiere la cooperación del hombre.

VENTAJAS

Ninguno de estos 2 métodos conlleva efectos negativos. Muchas de nosotras disfrutamos del hecho de conocer más acerca de nuestros cuerpos y nuestros ciclos reproductivos. Dicho conocimiento nos resulta muy útil cuando tenemos que tomar otras decisiones relacionadas con nuestra salud. Además, la cooperación mutua necesaria para llevar a cabo estos métodos puede conducir a un mejor entendimiento y a una mayor compenetración entre las parejas.

DESVENTAJAS

La mayor desventaja de los métodos anticonceptivos naturales es el riesgo de embarazo si no se usan correctamente. Otra de las desventajas de estos métodos es que no ofrecen protección en contra de las enfermedades transmitidas por vía sexual, incluyendo el VHI. Además, usar estos métodos con confianza requiere tiempo (por lo menos 2 ciclos). Si tu compañero no coopera, es recomendable que pruebes otra cosa. Si decides no utilizar un método de barrera y prefieres abstenerte del contacto sexual cuando estás en tu fase fértil, esto puede resultar sexualmente frustrante, a menos de que disfrutes de otras formas del sexo.

LA MECANIZACIÓN DEL PROCESO DE OBSERVACIÓN DE FERTILIDAD.

Se han desarrollado varios inventos y aparatos para medir los cambios hormonales, con el fin de indicar la fertilidad con precisión. Estos inventos utilizan los mismos principios de los métodos naturales descritos anteriormente, pero como se necesitan aparatos adicionales para medir los cambios hormonales, su uso tiende a resultar más caro, sin que necesariamente garanticen resultados más exactos.

LOS ANTICONCEPTIVOS ORALES

En 1960, el Departamento de Drogas y Alimentos de los EEUU (FDA, por sus siglas en inglés) aprobó el uso general de las pastillas anticonceptivas para el mercado estadounidense sin las pruebas y los estudios adecuados. Aunque la literatura médica confirmó los daños de "la Píldora" original, a principios de 1967 (que ya habían sido documentados en 1961), muy pocos profesionales advirtieron el peligro de usarla con tanta amplitud y rapidez. Para los profesionales de la época, obrar con más cautela hubiese representado una lucha en contra de la ideología prevaleciente, la cual apoyaba el rápido desarrollo y distribución de nuevas drogas y medicamentos. Además, ninguno de ellos quería ser señalado como responsable de "detener el progreso". Para las mujeres, el hecho de tomar una píldora que era casi 100% efectiva para prevenir el embarazo, significaba una alternativa maravillosa ante los métodos disponibles. La píldora se convirtió en un experimento gigante: en un período de 2 años, cerca de 1.2 millones de mujeres norteamericanas la estaban usando, y para 1973, este número se había elevado a casi 10 millones. Sin embargo, muchas mujeres comenzaron a enterarse de los peligros de las pastillas anticonceptivas altas en estrógeno (coágulos de sangre, ataques cardíacos, depresión, suicidio, aumento de peso y disminución del deseo sexual, etc.), cuando leyeron el libro de Barbara Seaman, *The Doctors' Case Against the Pill* (El caso de los doctores en contra de la píldora*)*, publicado en 1969, y luego, reeditado en 1979 (Nueva York: Dell).

A raíz de la publicación de este libro, muchas mujeres decidieron dejar la píldora y buscar otros métodos anticonceptivos. A finales de la década de los 60, la combinación de los esfuerzos de las mujeres y de las consumidoras activistas, junto con las altamente difundidas sesiones del Congreso de los EEUU, logró que se llevaran a cabo un número de modificaciones necesarias en las pastillas anticonceptivas. Entre éstas figuró la introducción de una hoja explicativa dentro de los envases de pastillas, con el fin de orientar a las consumidoras acerca de su uso, incluyendo las indicaciones y contraindicaciones. A partir de 1978, el FDA comenzó a exigir que también los médicos y farmacistas brindaran hojas adicionales de información acerca de los posibles efectos negativos y las complicaciones asociadas con el uso de la píldora. Como gran parte de los efectos negativos más serios de las pastillas anticonceptivas están asociados con contenidos elevados de estrógeno, las compañías farmacéuticas comenzaron a desarrollar pastillas con concentraciones más bajas de esta hormona, así como también otras compuestas sólo de progestina. En la actualidad, la píldora combinada de estrógeno y progestina contiene menos hormonas, es más segura que la Píldora con altas concentraciones de estrógeno y tiene beneficios adicionales para la salud. Hoy por hoy, más de 70 millones de mujeres a través del mundo usan la píldora. En los EEUU, es el método anticonceptivo reversible usado con más frecuencia.

Recientemente, unas pastillas anticonceptivas conocidas como "pastillas de tercera generación" (third generation pills) han sido aprobadas para el mercado estadounidense. Al igual que las demás pastillas anticonceptivas combinadas, éstas contienen una concentración más baja de estrógeno. Sin embargo, la progestina contenida en dichas pastillas es diferente. En 1995, después

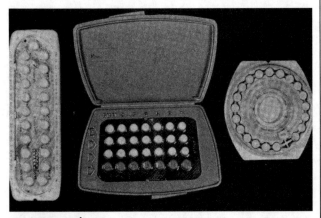

PAQUETES DE PÍLDORAS. Elizabeth Shapiro

de que 5 estudios demostraron una relación entre el uso de las pastillas de 3ª generación y un aumento en el riesgo de coágulos de sangre no fatales, un grupo de Gran Bretaña llamado el *Committee on Safety of Medicine,* recomendó que las mujeres dejaran de usarlas. Por su parte, el Deraptamento de Drogas y Alimentos, concluyó que dicho riesgo no era suficiente para justificar que se descontinuara su uso. Debido a esta controversia, nuestras autoras recomiendan que las mujeres eviten usar estas pastillas hasta que se hayan llevado a cabo investigaciones más completas acerca de sus efectos a largo y a corto plazo.

En algunos países, las pastillas anticonceptivas están disponibles sin receta médica. Por ejemplo, en México, las mujeres pueden comprar las pastillas anticonceptivas en la farmacia, sin necesidad de visitar primero a su médico o practicante de salud. Por el contrario, dichas pastillas sólo pueden ser obtenidas con receta médica en otros países. Algunas personas consideran que este requisito constituye una "barrera médica", especialmente para aquellas mujeres que viven en lugares en donde el acceso a cuidado médico es limitado y los costos e inconvenientes de visitar al doctor pueden ser desalentadores. A pesar de la molestia de tener que obtener una receta médica para comprar la Píldora, las autoras no recomendamos que ésta se haga disponible sin receta por varias razones: Primeramente, se eliminarían los exámenes médicos que pueden detectar aquellos factores de riesgo que hacen que la Píldora no sea segura para algunas mujeres. Segundo, los exámenes de rutina de prevención y detección disminuirían como resultado de menos visitas al médico. Con frecuencia, es durante estas visitas cuando los proveedores de salud detectan las enfermedades transmitidas por vía sexual, así como otros problemas que requieren cuidado médico. Tercero, nada sustituye el contacto personal entre el médico (o enfermera practicante) y la paciente, especialmente en términos del intercambio de información importante y útil en cuanto a los anticonceptivos. Finalmente, es muy probable que el acceso a la píldora anticonceptiva sin receta disminuya la capacidad económica que tiene la mujer para obtenerla. En otras palabras, la mayoría de los seguros médicos, públicos y privados, no cubren aquellos medicamentos que no requieren receta médica. Por lo tanto, las mujeres interesadas en este producto tendrían que pagarlo por su cuenta.

FUNCIÓN

Para entender cómo funcionan las pastillas anticonceptivas, necesitas saber cómo funciona la menstruación. El cap. 17, describe lo que son las hormonas y cómo éstas (especialmente el estrógeno y la progesterona), guían el ciclo menstrual de la mujer.

La forma en que las pastillas anticonceptivas más utilizadas (de hormonas combinadas) actúan para prevenir el embarazo está trazada en el esquema de la pág. —, el cual pone, frente a frente, un ciclo menstrual promedio y uno con la píldora. Este esquema muestra como la píldora interrumpe el ciclo menstrual con la introducción de versiones sintéticas de las hormonas femeninas.

Las píldoras combinadas previenen el embarazo de varias formas. Para empezar, éstas inhiben el desarrollo del óvulo en el ovario. Durante tu período, el bajo nivel de estrógeno impulsa a tu glándula pituitaria a producir la *hormona estimuladora de folículos* (FSH), una hormona que desarrolla la madurez del óvulo en uno de tus ovarios. La píldora te proporciona el estrógeno sintético suficiente para elevar tu nivel de estrógeno y evitar que se produzca la FSH. De esta manera, durante el mes que tomas la píldora, tus ovarios permanecen relativamente inactivos y no hay óvulo que se una al espermatozoide. Este es el mismo principio por el cual el cuerpo de la mujer detiene la ovulación cuando hay un embarazo: el cuerpo lúteo y la placenta secretan estrógeno a la sangre, inhibiendo la producción de FSH. Si por el contrario, empiezas a ovular, esto significa que tu cuerpo necesita más estrógeno de lo que contienen tus pastillas anticonceptivas o quizás porque, sin darte cuenta, has olvidado tomar una o más pastillas.

La progesterona sintética, llamada *progestina*, es utilizada de manera diferente en las distintas variedades de pastillas. La progestina provoca efectos anticonceptivos importantes, incluyendo el aumento en el espesor de la mucosidad cervical, la disminución en la movilidad de los espermatozoides y del óvulo, y el desarrollo incompleto del revestimiento uterino.

LAS PASTILLAS ANTICONCEPTIVAS COMBINADAS

EFICACIA. Las pastillas anticonceptivas combinadas tienen un promedio de fracaso calculado muy bajo (las veces en que se espera que una mujer que esté tomando la píldora correctamente, quede embarazada). Dicho promedio es cerca del 0.1%. Sin embargo, el promedio de fracaso típico, es cerca del 3%. Esto se debe a varias razones: 1. Si te olvidas de tomar la píldora durante un día o más, 2. Si no usas otro método como refuerzo (condón, diafragma, etc) cuando recién comienzas a usar la píldora, 3. Si estás tomando medicamentos adicionales tales como antibióticos o antiespasmódicos que pueden interferir con la absorción de la píldora, 4. Si tienes vómitos o diarrea y 5. Si cambias de una marca a otra. Si cualquiera de estas situaciones se presenta, usa otro método anticonceptivo como refuerzo por el resto del ciclo para evitar salir embarazada.

REVERSIBILIDAD. Si quieres quedar embarazada, deja de tomar las pastillas cuando se te termine el paquete que estás usando. La mayoría de las mujeres recuperan su fertilidad en poco tiempo. Sin embargo, puede que pasen varios meses antes de que tus ovarios vuelvan a funcionar regularmente. También es posible que tus primeras menstruaciones después de dejar la píldora se

atrasen por 1 o 2 semanas o no se presenten del todo. Si tus períodos eran irregulares antes de tomar la píldora, especialmente si eres adolescente, puede que vuelvan a serlo por 1 o 2 años después de dejarla.

La mayoría de las mujeres logran quedar embarazadas con éxito cuando dejan de tomar las pastillas anticonceptivas. Sin embargo, éstas tardan un promedio de 1 o 2 meses más en quedar embarazadas que aquellas mujeres que nunca han tomado la píldora. Si no has podido embarazarte y has estado tratando durante un año después de dejar la píldora, es recomendable que busques ayuda médica. (ver cap. 28).

FACTORES DE RIESGO Y SEGURIDAD.

Muchas de nosotras nos ponemos nerviosas cuando diariamente (por meses y hasta años) tomamos medicamentos que afectan a casi todos los órganos de nuestro cuerpo, especialmente cuando sus efectos no han sido estudiados completamente y varían de mujer a mujer. Sin embargo, algunas de nosotras tomamos cualquier riesgo que sea necesario por encontrar algún método eficaz de evitar los hijos.

Como verás a continuación, existe una gran cantidad de información sobre los beneficios y efectos adversos de la píldora. En la mayoría de los casos de efectos severos o muerte, se encontró que las mujeres afectadas no habían sido examinadas con el cuidado suficiente por el médico que recetó la píldora, habían tomado la dosis más alta, no se habían hecho ver por un doctor mientras la tomaban, o no se les había hablado de los riesgos. Algunas de estas mujeres no prestaron atención a los síntomas de peligro, que sirven como señal de advertencia (tales como dolores) y buscaron ayuda demasiado tarde.

POR CUÁNTO TIEMPO SE DEBE TOMAR LA PÍLDORA

Si en la actualidad no estás teniendo problemas, es posible que quieras disfrutar de la libertad que te brinda la píldora indefinidamente. Sin embargo, si la tomas por muchos años, en cierto sentido, serás parte de un enorme experimento de los efectos a largo plazo de los anticonceptivos orales en mujeres sanas. Los investigadores no están de acuerdo acerca de por cuánto tiempo se debe tomar la píldora. Sin embargo, si pasas de los 40 años de edad, la información acerca de los riesgos de la píldora es más precisa y los científicos están de acuerdo en que el nivel de riesgo de tener una muerte asociada con este anticonceptivo es mayor, especialmente si tienes otros factores de riesgo que puedan comprometer tu salud. (ver "Quiénes definitivamente no deben tomar la píldora"). Los investigadores también están de acuerdo en que el hecho de dejar las pastillas anticonceptivas periódicamente no parece mejorar tu habilidad futura para ser mamá. Algunos estudios sugieren que ciertas mujeres jóvenes que han usado la píldora tienen mayor riesgo de desarrollar cáncer del seno antes de los 35 años de edad. (Ver "La píldora y el cáncer").

CICLO MENSTRUAL NORMAL*

Día 1. La menstruación comienza.

Día 5. Un óvulo en un folículo (bolsa, saco) empieza a madurar en uno de tus ovarios. El óvulo empieza a desarrollar una respuesta al mensaje hormonal (FSH) de la glándula pituitaria, la cual en su momento ha sido indirectamente impulsada por el bajo nivel de estrógeno (una hormona del ovario) durante tu regla. Días 5 al 14. El folículo en el cual se esta desarrollando el óvulo, fabrica un poco de estrógeno y después, más y más.

1. El estrógeno estimula el revestimiento del útero, haciéndolo más grueso y a las células del cuello para producir el fluido que recibe al espermatozoide.
2. Mientras el estrógeno aumenta, va deteniendo la FSH hasta eliminarla por completo.
Día 14. Ovulación: la elevación del estrógeno y el surgimiento de la progesterona ocurren durante los días 12 y 13, provocando indirectamente la ovulación. El óvulo maduro se libera, inicia un viaje de 4 días por las trompas de Falopio hasta el el útero. La concepción puede ocurrir en las primeras 24 horas.
Día 14 al 16 aprox: 1 folículo roto, llamado ahora cuerpo lúteo

El estrógeno continúa, la progesterona aumenta y:
1. Mantiene la mucosidad cervical (tapón de secreción) espeso y seco. Esto se convierte en una barrera para la esperma.

2. Estimula las glándulas del recubrimiento del útero para que secreten una substancia azucarada que causa mayor espesor en el recubrimiento.

Días 26, 27 y 28 aprox. Si la prevención del embarazo es exitosa,

CICLO MENSTRUAL CON LA PÍLDORA

Día 1. La menstruación comienza.

Día 5. Toma la primera píldora. En ella tomas 2 hormonas sintéticas cada día: estrógeno y progesterona sintética Estrógeno. La píldora contiene mas estrógeno que la que normalmente hay en tu cuerpo en el día 5— suficiente para detener el mensaje de tu glándula pituitaria (FSH) para el desarrollo del óvulo. Al tomar esta cantidad de estrógeno diariamente por 21 días, evitas el desarrollo del óvulo. Por lo tanto, no habrá óvulo que se una al espermatozoide.

Progestina. Un poco de esta hormona cada día proporciona 3 efectos de refuerzo importantes:
1. Mantiene al tapón de mucosidad seco y espeso, para que al espermatozoide se le haga difícil atravesarlo.
2. No permite que el recubrimiento del útero se desarrolle propiamente, así es que si un óvulo madura (si el nivel de estrógeno en la píldora es muy bajo o si olvidaste tomarla) y el esperma se une a él, éste no puede implantarse.
3. Impide la activación de las enzimas que permiten que el espermatozoide se una al óvulo.

Días 6 a 25: continúa tomando una pildora al día.

Día 26. Toma tu última píldora.†

la secreción del cuerpo lúteo, tanto de estrógeno y progesterona descienden a un nivel muy bajo. Este descenso crea un "medio apropiado para reducir el exceso de capas" en el tejido que al útero.

Día 29 al día 1 aprox: 1 período menstrual empieza. El bajo nivel de estrógeno (ver días 26 al 28) empieza a estimular indirectamente a la hormona pituitaria para el desarrollo del óvulo (HEF) para esperar un nuevo ciclo.

Días 27 y 28. El descenso repentino del estrógeno y la progestina crean un medio apropiado para reducir el exceso de capas en el tejido que recubre al útero.‡

Día 29 al día 1. Empieza el período menstrual. Es más ligero que el normal, a causa del efecto 2 de la progestina en la píldora.

*Esta es una versión simplificada del ciclo menstrual. Para una mayor descripción, lee el cap. 7, pp.311–314.

†Con las píldoras combinadas de 28 días, tomarás píldoras sin hormonas desde el día 27 al día 5.

‡De Emilia Menin, La Mujer en el Cuerpo. Boston: Imprenta Beacon, 1987, p. 52.

SI DEJAMOS LA PÍLDORA

Como mencionamos anteriormente, la mayoría de las mujeres pueden embarazarse fácilmente cuando dejan de tomar las pastillas anticonceptivas. Sin embargo, típicamente, éstas tardan un promedio de 1 ó 2 meses más en salir embarazadas que aquellas mujeres que nunca han tomado la píldora. Puede que aquellas mujeres que dejan la píldora, pero no quieren salir embarazadas, se sientan incómodas usando otros métodos anticonceptivos, especialmente los de barrera. Es triste que la mayoría de estas mujeres queden embarazadas en los primeros meses después de dejar la píldora. Necesitamos discusión, información y apoyo para elegir otro método anticonceptivo. El hecho de tener un compañero que entienda y aprecie nuestro deseo de cambiar a un método anticonceptivo más saludable ayuda bastante.

SEÑALES DE ADVERTENCIA

Cualquier problema que persista durante más de 2 o 3 ciclos debe ser reportado al doctor o a una instalación médica inmediatamente. Estos síntomas pueden ser señales de problemas más graves: dolor severo e hinchazón en las piernas (muslos o pantorrillas), dolor de cabeza, vértigo, debilidad, entumecimiento, visión borrosa (o pérdida de la vista), problemas al hablar , dolor de pecho o deficiencia respiratoria, dolor abdominal. Reporta cualquiera de estos síntomas inmediatamente, ya que pueden ser señales de un ataque al corazón, un infarto o de tumores en el hígado. Estas señales también pueden indicar que es necesario que dejes de tomar la píldora (Algunos calambres en las piernas pueden ser causados por la retención de fluido provocado por el estrógeno de la píldora. No confundas estos calambres con el dolor severo de piernas, pero tampoco vaciles en

llamar al médico si tus calambres son dolorosos o si tienes cualquier duda).

MUJERES QUE DEFINITIVAMENTE NO DEBEN USAR LAS PASTILLAS ANTICONCEPTIVAS

No hay duda de que la píldora es peligrosa para ciertas mujeres. El Departamento de Drogas y Alimentos exige que las compañías farmacéuticas publiquen una lista de contraindicaciones que prohíben el uso de la píldora y la incluyan en sus envases.

NO USES LA PÍLDORA SI:

➤Padeces de cualquier enfermedad o condición asociada con coagulación excesiva (venas varicosas severas, tromboflebitis (coágulos en las venas, frecuentemente en las piernas), embolia pulmonar (coágulos sanguíneos que han viajado al pulmón, generalmente desde las piernas), infarto, enfermedad o defecto del corazón, enfermedad de la arteria coronaria).

➤Padeces de hepatitis activa u otras enfermedades del hígado. Debido a que el hígado es el órgano que metaboliza la progesterona y el estrógeno, ninguna mujer que tenga una enfermedad en el hígado debe tomar la píldora hasta que se haya curado. Utiliza un buen método anticonceptivo alternativo, ya que el embarazo también puede afectar a un hígado enfermo.

➤Fumas en exceso. Según las estadísticas, aquellas mujeres que fuman más de 20 cigarrillos por día (una cajetilla) y son mayores de 35 años de edad, tienen un riesgo más elevado de derrames cerebrales, ataques al corazón y otros problemas de coagulación, cuando toman la píldora.

➤Si estás amamantando a tu bebé y sólo han pasado 6 semanas o menos desde que diste a luz. El estrógeno que se encuentra en las pastillas anticonceptivas combinadas puede secar la leche materna, especialmente si se ingiere al poco tiempo de haber dado a luz. Esta hormona también puede reducir la cantidad de proteína, calcio y grasa que se encuentra en la leche materna. El estrógeno también puede pasarse a la leche. En la actualidad, este es un asunto muy controversial ya que nadie conoce los efectos a largo plazo de esta substancia en los niños.

➤Si diste a luz o abortaste durante las últimas 3 semanas, ya que puede haber un riesgo elevado de tromboembolia durante este período.

➤Si padeces de tumores o cáncer del hígado, del seno (o historial de esta enfermedad), de los órganos reproductivos; si estás embarazada en la actualidad; si has padecido de alguna enfermedad de la vesícula durante el embarazo, si padeces de migrañas con síntomas neurológicos focales (migrañas clásicas), hipertensión moderada o severa (presión sanguínea de 160/100 o más), diabetes con ciertas complicaciones vasculares y/o has usado la píldora por más de 20 años.

MUJERES QUE SÓLO DEBEN USAR LA PÍLDORA COMO ÚLTIMO RECURSO:

Para aquellas mujeres que se encuentran en las siguientes situaciones o condiciones, los riesgos de tomar la píldora, generalmente, son mayores que los beneficios. Antes de elegir la píldora, considera otros métodos anticonceptivos y discute los riesgos potenciales con tu médico o practicante de salud:

➤Mujeres mayores de 40 años de edad, con factores de riesgo secundarios (diabetes, alta presión, riesgo de tromboembolia u otras complicaciones). Como, por lo general, estas complicaciones también aumentan durante el embarazo, aquellas mujeres mayores de 40 deben considerar usar algún método anticonceptivo de barrera, el dispositivo intrauterino (IUD) u operarse para no tener hijos (la vasectomía para tu compañero es otra opción) en lugar de tomar la píldora.

➤Aquellas mujeres mayores de 50 años de edad tienen un riesgo elevado de enfermedad cardíaca y enfermedad cerebrovascular. El estrógeno que se encuentra en la píldora hace que este nivel de riesgo aumente más aún.

➤Fumadoras, especialmente aquéllas que fuman más de 15 cigarrillos diarios y son mayores de 35 años de edad.

➤Mujeres que padecieron de diabetes gestacional o regular durante un embarazo previo. El proceso de metabolización de azúcar en aquellas mujeres que toman la píldora es alterado significativamente. La progestina tiende a ligarse a la insulina del cuerpo y mantenerla fuera de circulación, lo cual aumenta la necesidad que tiene la mujer diabética de insulina. Si padeces de diabetes, tu practicante de salud seguramente recomendará que optes por una pastilla anticonceptiva compuesta sólo de progestina del tipo "norethindrone" y que te sometas a pruebas de sangre regularmente.

➤Mujeres que están amamantando a sus bebés parcial o completamente, especialmente aquellas que lo han hecho completamente por 6 semanas a 6 meses después de dar a luz; debido a los efectos del estrógeno en la leche descritos anteriormente.

➤Mujeres con migrañas que después de iniciar el uso de la píldora, desarrollaron hipertensión leve, Sídrome de Gilbert o enfermedad de la vesícula.

*Las condiciones presentadas son contraindicaciones asociadas con las píldoras combinadas, no para las de progestina, quizás para éstas las indicaciones sean menores.

MUJERES QUE PROBABLEMENTE DEBEN CONSIDERAR OTRO MÉTODO ANTICONCEPTIVO ANTES DE ELEGIR LA PÍLDORA

Según la Organización Mundial de la Salud (World Health Organization), existe cierto desacuerdo acerca de cuán arriesgadas son las siguientes situaciones o condiciones para aquellas mujeres que desean tomar la píldora. De acuerdo con dicha organización, para las siguientes mujeres las ventajas de tomar la píldora siguen siendo mayores que las desventajas. Sin embargo, otros piensan que estas mujeres no deben usar la píldora con frecuencia. Debido a que los niveles de riesgo varían de mujer a mujer, las autoras de este libro recomiendan que si te encuentras entre las mujeres descritas a continuación, consideres otro método anticonceptivo o te hagas examinar minuciosamente antes de elegir la píldora como tu método anticonceptivo. Además, si eliges la píldora, es muy importante que tengas fácil acceso a un proveedor de salud con el que te puedas comunicar si sospechas que algo anda mal.

➤Mujeres con anemia falsiforme (sickle-cell anemia) o rasgos de esta enfermedad. Aquellas mujeres negras que desean usar la píldora deben someterse a una prueba para detectar esta enfermedad antes de comenzar a usarla.

➤Mujeres con condiciones que les dificulte o les impida seguir correctamente las indicaciones para el uso adecuado de la píldora. Entre estas mujeres se encuentran aquéllas que padecen de enfermedades psiquiátricas graves, alcoholismo, adicción a drogas u otras substancias, o las que están desamparadas o tienen impedimentos mentales.

➤Enfermedad cardíaca o renal, o historial familiar de estas enfermedades; historial familiar de niveles elevados de lípidos, muerte de la madre, padre o hermana(o), (especialmente de la madre o hermana) debido a un ataque cardíaco antes de la edad de 50; historial de ictericia relacionada con el embarazo; cirugía electiva a llevarse a cabo dentro de las próximas 4 semanas; yesos largos o lesión grave en la pierna inferior; hijas de madres que tomaron DES.

Puede que tampoco sea recomendable que tomen la píldora aquellas mujeres que padecen de depresión, cloasma, pérdida del cabello relacionada con el embarazo, asma, epilepsia, fibromiomata uterino, acné, venas varicosas o hepatitis B o C.

COMPLICACIONES Y EFECTOS NEGATIVOS

Las hormonas en la píldora penetran en la sangre, viaja a través del cuerpo y afectan muchos tejidos y órganos, de la misma manera que los estrógenos naturales y la progesterona. Sin embargo, las hormonas encontradas en las pastillas anticonceptivas son sintéticas y tienen efectos exagerados en el cuerpo de la mujer.

A pesar de que cada paquete de pastillas viene con una descripción detallada del producto, incluyendo sus indicaciones y contraindicaciones, (requerido por el FDA), los doctores deben explicar claramente los riesgos que tomamos si elegimos la píldora. Desafortunadamente, ni ellos mismos siempre saben cuáles son los riesgos. Además, algunas veces los médicos creen que dichos efectos son psicosomáticos y el hecho de informarnos acerca de ellos puede influenciarnos. Esta actitud es insultante y peligrosa.

ASEGÚRATE DE INFORMARTE ACERCA DE LOS RIESGOS ASOCIADOS CON LA PÍLDORA ANTES DE TOMARLA.

La mayoría de las mujeres no sentimos efectos secundarios algunos al usar la píldora. Algunas de nosotras sentimos efectos mínimos. Ciertas mujeres tienen síntomas parecidos al embarazo durante los primeros 3 meses, pero después de esto ya no notan nada. Otras prefieren someterse a los efectos ligeros a cambio de la conveniencia y efectividad de la píldora. Si quieres usarla, tómala por unos meses para ver cómo reacciona tu cuerpo.

LAS PASTILLAS ANTICONCEPTIVAS Y LA ENFERMEDAD CARDIOVASCULAR— ATAQUE AL CORAZÓN E INFARTO

La enfermedad cardiovascular (ataques al corazón, infartos, embolias pulmonares y otros desórdenes de coagulación) es responsable de la mayoría de muertes relacionadas con la píldora. (Esto puede estar relacionado con la gran cantidad de triglicéridos [grasa en la sangre] y los altos niveles de colesterol en las usuarias). El riesgo de muerte por esta enfermedad es mayor entre las usuarias de la píldora que entre las que nunca la han tomado; la diferencia es más pronunciada en las que toman altas dosis de píldoras, en las mayores de 35 años de edad y en las fumadoras. (En otras palabras, el riesgo de la enfermedad circulatoria es menor para las de 35 años que tomamos pastillas anticonceptivas de dosis baja). Estudios recientes muestran que el riesgo de la enfermedad cardiovascular no está relacionado con la duración de tiempo en que tomes la píldora y que desaparece cuando dejas de tomarla. (Ver "Señales de advertencia").

LAS PASTILLAS ANTICONCEPTIVAS Y LA HIPERTENSIÓN

Menos del 5% de las mujeres que toman la píldora desarrollan hipertensión (presión sanguínea alta) que puede ser un gran riesgo para un ataque al corazón e infarto. La incidencia de presión alta es mayor en las mujeres de edad avanzada y aumenta con el tiempo durante el cual ellas tomen la píldora. Las mujeres que desarrollan hipertensión deben dejar de tomar la píldora. Con frecuencia, después de dejar la píldora, la presión sanguínea vuelve a niveles normales en unas pocas semanas. Las mujeres con un historial familiar de hipertensión o quienes ya tienen la presión alta, son a las que más se les recomienda usar otro método anticonceptivo.

LA PÍLDORA Y EL CÁNCER

La relación entre el uso de la píldora y el cáncer cervical no está clara. Sin embargo, varios estudios sugieren que puede haber alguna relación . Por esta razón, los médicos recomiendan que las mujeres que toman la píldora se hagan un examen vaginal (Papanicolau) todos los años.

Los investigadores no están de acuerdo en la relación que tiene la píldora con el cáncer del seno. Muchos estudios muestran que las mujeres que toman la píldora no desarrollan el cáncer de seno con mayor frecuencia que las que no la toman. Sin embargo, ciertos estudios indican que aquellas mujeres que comienzan a usar la píldora antes de los 25 años de edad, y la usan por más de 40 años tienen un riesgo más elevado de desarrollar cáncer del seno antes de los 35 años de edad

LAS PASTILLAS ANTICONCEPTIVAS Y SUS EFECTOS EN TUS HIJOS PRESENTES Y FUTUROS

No parece haber un aumento en el riesgo de ciertos defectos congénitos en los bebés cuyas madres estaban tomando la píldora cuando se embarazaron ni para aquéllas que dejaron la píldora y se embarazaron al poco tiempo. No es recomendable que uses pastillas anticonceptivas combinadas mientras estés amamantando. (Ver cap. 27).

Aquellos niños que encuentran píldoras anticonceptivas y se las comen pueden desarrollar náuseas. No estamos enteradas del daño que esto puede causar. Si esto le sucede a alguno de tus hijos, debes llamar o ir a tu dispensario o clínica inmediatamente.

OTROS EFECTOS

Las náuseas y los vómitos son los efectos negativos más comunes de la píldora. El estrógeno puede dañar tu flora intestinal o hacerte sentir mal del estómago, igual que una mujer embarazada cuyo cuerpo esta siendo modificado por los altos niveles de estrógeno que la placenta deposita en la sangre. Generalmente, las náuseas desaparece después de 3 meses. Tomar tabletas antiácidas o la píldora con el desayuno o la cena, tiende a aliviar este problema. También puedes cambiar a una píldora con 20 microgramos de estrógeno (v.g. LoEstrin—1/20).

CAMBIOS EN LOS SENOS

Puede ser que tus senos aumenten de tamaño, se pongan más sensibles y llenos, pero esto dura generalmente sólo durante los primeros 3 ciclos. Te puedes sentir aliviada si cambias a una píldora con sólo 20 microgramos de estrógeno.

CAMBIOS EN EL FLUJO MENSTRUAL.

Tus períodos son más ligeros con la mayoría de las píldoras (las de estrógeno provocan un fluido más normal). Ocasionalmente, notarás que tu flujo es muy escaso o saltas un período. Si esto sucede y te olvidaste de tomar algunas píldoras, o te retrasaste empezando el nuevo paquete, hazte la prueba de embarazo. Si saltas un período cuando no has olvidado de tomar píldora alguna, esto no significa necesariamente que estás embarazada. Algunas veces esto sucede porque llevas mucho tiempo tomando la píldora o por tomar píldoras de progestina. Si saltas dos períodos seguidos, consulta a tu médico y hazte una prueba de embarazo.

SANGRAMIENTO ENTRE PERÍODOS

Si no hay suficiente estrógeno y progesterona en las píldoras que estás tomando, especialmente como para mantener el revestimiento del útero en una parte de tu ciclo, una parte de éste se desprenderá. (Esto también puede ocurrir si olvidas una píldora.) Con las pastillas anticonceptivas combinadas esto ocurre generalmente durante los primeros 3 ciclos solamente, ya que tu útero se acostumbra a los nuevos niveles de hormonas. Si este sangramiento no se detiene después de unos meses, y has estado tomando la píldora todos los días, acude al médico para ver si necesitas cambiar de marca o si tienes algún otro problema. Esto es muy común con las píldoras de progestina sola. Este tipo de sangramiento es más común en las mujeres que toman píldoras combinadas de bajas concentraciones de hormonas. *El sangramiento no significa que la píldora no esté funcionando.*

DOLORES DE CABEZA

Ocasionalmente, las mujeres que toman la píldora desarrollan dolores de cabeza severos, recurrentes o persistentes, incluyendo migrañas severas. Las migrañas son dolores punzantes de cabeza que vienen como resultado de problemas de la circulación de sangre al cerebro. Estas son dolorosas y pueden ser una señal de advertencia de infarto inminente. Estos síntomas deben ser tomados en serio y consultados con tu médico de cabecera inmediatamente. Puede ser necesario que cambies de dosis, de marca o que dejes de tomar la píldora por completo, especialmente si no te mejoras.

DEPRESIÓN

Es posible que 1 de cada 4 mujeres que toman la píldora se ponga más irritable, ansiosa o deprimida. Si estos síntomas persisten en los ciclos subsecuentes en lugar de mejorar, puede ser útil cambiar a un tipo de pastillas anticonceptivas con concentraciones más bajas de hormonas. También puede ser beneficioso tomar un suplemento de vitamina B6. Si tienes depresiones serias, deja la píldora, pero empieza a usar otro método anticonceptivo si lo necesitas.

CAMBIOS EN LA INTENSIDAD DEL DESEO Y LA RESPUESTA SEXUAL

Muchas mujeres se sienten más sensuales y menos inhibidas una vez que el miedo al embarazo desaparece. Sin embargo, algunas mujeres que toman pastillas anticonceptivas con concentraciones más altas de progestina y más bajas de estrógeno, pueden perder el deseo sexual, se les dificulta el orgasmo, se quejan de sequedad vaginal y de falta de sensación en la vulva.

INFECCIONES DEL SISTEMA URINARIO

Aunque algunos estudios indican que las mujeres que toman la píldora tienden a tener más infecciones de la vejiga y la uretra (el conducto que lleva la orina fuera del cuerpo), estudios más recientes refutan estos datos. Con frecuencia, el coito es la causa de las infeciones del sistema urinario.

VAGINITIS Y FLUJO VAGINAL

La vaginitis es una inflamación vaginal que puede ser causada por una infección de hongos, tricomoniasis, bacterias o virus. La píldora cambia la flora vaginal normal. Su rol en la vaginitis aún no está claro. Sin embargo, si no te mejoras, es recomendable que dejes de tomar la píldora. Se ha comprobado que las pastillas anticonceptivas hacen a las mujeres más susceptibles a la clamidia, pero no necesariamente a la monilia (Cándida albicans). El flujo vaginal puede ser causado por el estrógeno en las píldoras, y no siempre significa que hay una infección—aunque si te está molestando, debes consultar un doctor.

DISPLACIA CERVICAL

El desarrollo de células anormales en el cuello de la matriz es un problema más común en aquellas mujeres que usan anticonceptivos orales que en las que no los usan.

PROBLEMAS DE LA PIEL

La píldora puede estar asociada con el eczema y la urticaria, (sarpullido o erupción) y, en ocasiones raras, con el cloasma o con los cambios en la pigmentación de la piel, descrito algunas veces como "pecas gigantes" o "manchas del embarazo". La píldora de progestina puede aumentar o causar que la piel de algunas mujeres se torne grasosa. La píldora de estrógeno puede disminuir el acné.

INFLAMACIÓN DE LAS ENCÍAS

La píldora, como el embarazo, puede causar inflamación en las encías. Las mujeres que toman la píldora deben cepillar sus dientes con más cuidado, utilizar regularmente el hilo dental e ir al dentista de cada 6 meses a un año.

LA EPILEPSIA Y EL ASMA

La píldora puede agravar el asma existente y puede cambiar la eficacia de los medicamentos que estás usando para tratar esa condición. Parece que la píldora no agrava la epilepsia, pero la medicina usada para controlar los ataques de epilepsia puede disminuir la eficacia de la píldora. Es muy importante que las mujeres con estas condiciones estén bajo supervisión médica constante.

REACCIONES CON OTRAS MEDICINAS

Cuando la píldora reacciona químicamente con otra medicina, sus efectos no son los que se esperan. Su efecto disminuye cuando se toma con el antibiótico rifampicin, anticomvulsionantes como la *griseofulvin*, *carbamazepine*, *fenobarbital* y otros barbitúricos. También puede cambiar el efecto de otras medicinas como anticoagulantes orales, antidepresivos, tranquilizantes, bloqueadores Beta, corticoesteroides, *gypolycemics*, metiladona, o incrementan la concentración de los estrógenos en la píldora, cambiando así una dosis baja por una alta. Consulte a un profesional de la salud antes de ingerirla con estas medicinas.

ENFERMEDAD DE LA VESÍCULA Y EL HÍGADO

La píldora está asociada con una incidencia elevada de enfermedad de la vesícula y de tumores del hígado (benignos y malignos). La ictericia puede ser un síntoma temprano de complicaciones del hígado, así es que a los primeros signos de ictericia debes de dejar de tomarla. Los tumores benignos del hígado son raros, pero pueden aumentar de tamaño rápidamente y pueden reventarse espontáneamente.

INFECCIONES VIRALES

El ligero aumento de la bronquitis y de las enfermedades virales entre las usuarias de las pastillas anticonceptivas nos sugiere que éstas pueden afectar la inmunidad del cuerpo. Algunos investigadores piensan que la píldora afecta la inmunidad de las células vaginales y, por consiguiente, hace a las mujeres más susceptibles al papilomavirus humano (HPV por sus siglas en inglés), el cual es causante de las verrugas vaginales. (Ver cap. 19).

OTROS PROBLEMAS

A pesar de que los estudios no son concluyentes, la píldora también ha sido asociada a las siguientes condiciones: Trastornos visuales, incluyendo molestias para aquellas mujeres que usan lentes de contacto; daño a la córnea, pleuresía, síntomas de artritis; úlceras en la boca, contusiones, Lupus Erimatoso, una enfermedad de origen desconocido que puede ser causada por una alergia; cólicos abdominales durante los primeros 3 meses; cambios en el funcionamiento de la tiroides; a la pérdida del cabello llamada alopecia; al excesivo crecimiento de cabello (hirsutismo); a los crecimientos benignos del teji-

do muscular; a la autofonía, desorden auditivo o nasal que provoca un aumento en la resonancia de tu voz y de tus sonidos respiratorios, y más. No existe evidencia definitiva alguna que demuestre que la píldora es la causa de estas condiciones. De cualquier modo, si te has enfrentado a alguno de estos problemas, considera que pueden estar relacionados con el uso de la píldora.

EFECTOS BENÉFICOS

Por encima de la enorme efectividad que tiene en prevenir el embarazo, la píldora tiene varios efectos benéficos. Las mujeres que la toman tienen períodos menstruales más cortos, con menos sangramiento y menos calambres. La tensión premenstrual tiende a disminuir. La deficiencia de hierro es ligeramente menor, probablemente por la disminución del fluído menstrual. El crecimiento de tumores benignos en los senos es menos frecuente. En algunas mujeres el acné se mejora. La píldora también te protege contra la enfermedad pélvica inflamatoria y contra el cáncer de los ovarios y del endometrio y contra el embarazo ectópico. También es posible que ayude a prevenir la artritis reumatoide y los quistes en los ovarios. Estudios recientes demuestran que la píldora puede ayudar a aumentar la masa ósea (densidad de los huesos).

LA NUTRICIÓN Y LA PÍLDORA

La píldora altera los requisitos nutritivos de las usuarias, lo cual puede causar algunas de las complicaciones y efectos negativos. El uso de la píldora se ha visto asociado a la necesidad de aumentar las vitaminas C, B2 (riboflavina), B12 y especialmente de la B6 (piridoxina) y del acido fólico (folato o folacin). Por lo general, las mujeres que tienen problemas de nutrición son las adolescentes, las de escasos recursos económicos, las que están en recuperación de una enfermedad reciente o de una cirugía, o las que acaban de dar a luz. En este grupo también podemos incluir a las mujeres que la han estado tomando por más de 2 años y las que usan marcas con niveles de estrógeno moderados o altos. Ya que los cambios metabólicos suceden en los primeros meses de empezar a tomarla; es una buena idea hacerse un examen físico y de sangre después de 6 meses de comenzar a tomarla y si sospechas tener alguna deficiencia en particular.

Algunos estudios han demostrado que las mujeres que toman la píldora tienen cambios en la forma en que toleran la glucosa. Esto afecta la metabolización de carbohidratos en forma negativa, y resulta en un aumento de peso y de los de los niveles de glucosa e insulina (fluctuando de moderado a diabético). Estas alteraciones se ven con mayor frecuencia en las mujeres que toman píldoras de baja dosis.

Mientras tomes la píldora, trata de mantener un balance nutritivo saludable:

1.Come alimentos saludables—especialmente aquéllos que contengan carbohidratos complejos.

2.Reduce el consumo de azúcar.

3.Toma vitaminas, especialmente del complejo B (pero menos de 25 a 50 mg. de vitamina B6 por día), suplementos de vitamina C (pero menos de 1,000 mg por día) y ácido fólico.

Seguir haciendo esto por unos meses después de dejarla es buena idea, especialmente si planificas quedar encinta. Un alto promedio de mujeres que concibieron 4 meses después de haberla dejado desarrollaron deficiencias de ácido fólico y de vitamina B6, durante su embarazo.

EL METABOLISMO Y EL AUMENTO DE PESO.

La píldora altera el metabolismo del cuerpo y la forma en que éste maneja el exceso de agua en los tejidos . El estrógeno puede causar aumento de peso debido al incremento de los tejidos del pecho, las caderas y los muslos, después de varios meses de estarla tomando. Ambas píldoras, las de estrógeno y las de progestina, pueden provocar la retención de líquidos, un efecto cíclico, temporal y usual que empieza generalmente en el primer mes como resultado del aumento de sodio. Sentirás los tobillos hinchados, el pecho sensible, incomodidad al usar lentes o cualquier peso mayor de 5 libras. Cambiar a una píldora con menos cantidad de estrógeno y progestina o reducir el consumo de sal, son algunas maneras de controlar la retención de fluído.

Las píldoras de progestina (Ortho-Novum, Norlestrin, Ovral), pueden provocar aumento permanente del apetito y el peso debido a la elaboración de proteínas en el tejido muscular. Esto es beneficioso si quieres aumentar de peso. La depresión relacionada con la píldora también te puede causar aumento del apetito y el peso.

CÓMO OBTENER LA PÍLDORA

Como mencionamos anteriormente, en los EEUU, precisas de una receta médica para obtener la píldora. A pesar de que esto significa acudir al médico, *nunca se te ocurra usar las pastillas anticonceptivas de alguna amiga.* Como hemos visto, ciertas condiciones físicas hacen peligroso el consumo de la píldora, así es que es de vital importancia que te hagas un examen cuidadoso antes de tomarla. Asegúrate de que un médico te haga un examen pélvico interno, un examen de senos, de los ojos, el Papanicolau y definitivamente un examen de la presión sanguínea, así como pruebas de sangre y orina. La consulta debe incluir preguntas sobre tu historial médico familiar, sobre el cáncer del seno, la coagulación de la sangre, diabetes, migrañas y de cualquier medicamento que estés tomando. Si fumas cigarrillos, también es importante hablar de ello. Si naciste entre 1945 y 1970, averigua si tu madre tomó DES cuando estaba embarazada. Si es así, debes hacerte un examen colposcópico, porque puedes tener adenosis, una condición que la píldora puede agravar. (Ver la sección DES en el cap. 24). Mucha gente prescribe y usa la píldora de una manera precipitada; asegúrate de que te hagan un buen examen para de cada una de las contraindicaciones. Mientras estés tomándola debes examinarte una vez al año.

CÓMO USAR LA PÍLDORA

Las píldoras monofásicas de combinación vienen en paquetes de 28 píldoras, pero también en paquetes de 21. Con las de 28 días, que son 21 píldoras de hormonas seguidas de 7 pastillas placebo de diferentes colores (sin medicamentos), toma una píldora al día, sin pausa entre cada paquete. Tendrás tu regla mientras estés tomando las 7 pastillas de colores. La píldora de 28 días es buena si crees tener problemas para recordar el plan de 21 días. Con el paquete de 21, toma una al día por 21 días y después te detienes por 7 días, durante los cuales menstruarás. No existe diferencia médica entre estos dos tipos de pastillas.

Puedes escoger cuándo comenzar a tomar la píldora. Si empiezas tomando la primera píldora el primer domingo después de tu regla, vas a tener que usar otro tipo de anticonceptivo como refuerzo por la primera semana. Lo mejor es tomar la primera píldora el primer día de tu período, no necesitas un método de refuerzo. Toma una píldora aproximadamente a la misma hora cada día. Si sientes náuseas, tómala con la comida o después de un bocadillo a la hora de dormir.

He aquí un método casi seguro: Toma la píldora a la hora de acostarte, examina el paquete cada mañana para asegurarte de haberla tomado la noche anterior y ten contigo un paquete de repuesto en caso de que tengas que dormir fuera de casa o hayas perdido algunas píldoras. Lee las instrucciones cuidadosamente. Si estás tomando otro medicamento que te provoca náuseas o que puede interferir con la píldora, usa otro método anticonceptivo mientras lo estés tomando.

SI OLVIDAS UNA PASTILLA

El riesgo de embarazarte aumenta con el número de píldoras que olvidas tomar. Si olvidas tomar sólo una, tómala tan pronto como te acuerdes y toma la siguiente a la hora acostumbrada, aunque esto signifique tomar dos pastillas el mismo día. No necesitas usar un método anticonceptivo de refuerzo. Si olvidas dos o más píldoras, usa un método anticonceptivo y sigue las indicaciones del panfleto que viene con las píldoras.

RESPONSABILIDAD

Las píldoras anticonceptivas son, más que nada, responsabilidad de la mujer. Tú vas al doctor, eres examinada, tienes que acordarte de tomarla, sientes los efectos y corres los riesgos. Es muy importante saber lo más posible acerca de los riesgos y los beneficios, al igual de cómo tomar la píldora correctamente.

VENTAJAS

Las siguientes son algunas de las ventajas más importantes de las pastillas anticonceptivas:

1. Protección casi completa contra aquellos embarazos que no deseas.

2. Regularidad en los ciclos menstruales—un período cada 28 días.

3. Cerca del 50% de reducción en el riesgo de contraer la enfermedad pélvica inflamatoria.

4. Un flujo más ligero en tu regla. Esto complace a la mayoría de las mujeres, aunque molesta a otras.

5. Alivia la tensión pre-menstrual.

6. Reduce o hace desaparecer los calambres menstruales.

7. En algunas mujeres, la píldora de estrógeno alivia el acné.

8. Permite disfrutar más del sexo porque el miedo a quedar embarazada desaparece.

9. Prevención de cáncer ovario o cáncer del endometrio.

El tomar la píldora no está relacionado con el placer físico. Si estás empezando a tener relaciones y aún tienes mucho que aprender sobre tu cuerpo y el del hombre, la píldora te puede mantener más relajada, al principio. Después, cuando te sientas más cómoda con el sexo y te puedas comunicar más abiertamente con tu pareja, las interrupciones para utilizar otros métodos de barrera tampoco serán tan frustrantes.

DESVENTAJAS.

La mayoría de las desventajas asociadas con la píldora han sido mencionadas anteriormente (en la sección de contraindicaciones y efectos negativos). La única que hay que añadir es que tienes que recordar tomar la píldora cada día. Algunas mujeres son olvidadizas o viven vidas tan caóticas que se olvidan de hacerlo (es más fácil olvidarse de tomarlas durante los viernes y sábados). Con mucha frecuencia, a las jóvenes que viven con sus padres y sienten la necesidad de esconder las píldoras, se les hace imposible tomarlas a tiempo.

DIFERENCIAS ENTRE LAS DISTINTAS MARCAS DE PASTILLAS.

¿Cómo decides cuál es la píldora que debes tomar? Debes saber que las diferentes píldoras tienen distintas clases, potencias y cantidades de estrógeno y progestina sintéticos. Las píldoras con menos de 50 microgramos de estrógeno, tienen una incidencia baja de efectos negativos serios y son tan efectivas como las de dosis altas. Hoy en día, casi todos los médicos empiezan recetando píldoras con 35 microgramos.

Algunas de las píldoras monofásicas combinadas que contienen 35 microgramos o menos de estrógeno son: Loestrin 1.5/30, Loestrin 1/20, Lo/Ovral, Nordette, Levlon, Brevicon, Modicon, Ovcon-35, Norinyl 1+35, OrthoNovum 1/35, Demulen 35, Genora, Nevola, and Ortho-Cyclen.

Las píldoras bifásicas o trifásicas combinadas con 35 microgramos de estrógeno son las Ortho-Novum 10/11, Ortho-Novum 7-7-7, Tri-Norinyl, Tri-Levlen, Trifasil, Ortho-tri-Cyclen, and Nevola 10/11.

PÍLDORAS DE PROGESTINA PURA

En ocasiones, las píldoras de progestina son llamadas mini-píldoras, pero este término no se utiliza aquí para evitar la confusión con la píldora baja en estrógeno, al igual que con una píldora que fue retirada del mercado hace varios años. Menos del 1% de las mujeres que toman píldoras anticonceptivas, toman las de progestina.

DESCRIPCIÓN. Estas píldoras contienen bajas dosis de la misma progestina disponible en las píldoras combinadas. Las Micronor y Nor-Q-D, contienen, cada una de ellas, 0.35 mg. de noretindrona y las Ovrette contienen 0.075 mg. de norgestrel. Estas no contienen estrógeno. Se toman diariamente, en forma contínua, iniciando en el primer día de tu regla, a la misma hora (particularmente importante) sin parar, durante tu período que puede ser irregular.

La progestina cambia la mucosidad cervical de manera que bloquea la esperma, interrumpiendo el viaje del óvulo a través de las trompas; impide la habilidad de la esperma para unirse al óvulo e impide la implantación. Puedes sentirte más segura al tomarla, sabiendo que no tienen estrógeno, que tienen sólo una pequeña cantidad de progestina y que son tan efectivas como el IUD. Por otro lado, los ciclos irregulares pueden deprimirte, o puede ser que no desees ser parte de los experimentos con nuevas píldoras.

EFICACIA. El porcentaje mínimo de fracaso es de 1 a 1.25%, mayor que el de la píldora combinada. El porcentaje de error típico es del 5%. El porcentaje de embarazos es menor para las mujeres que cambian de la píldora combinada a la de progestina, que para las que nunca han tomado la píldora.

CONTRAINDICACIONES. Las mujeres a las cuales se les recomienda no tomar más la píldora de progestina, son aquéllas que presentan las siguientes condiciones: embarazo, sangramiento vaginal sin explicación y cáncer del seno. Aquellas mujeres con las siguientes condiciones deben usar la píldora de progestina sólo como último recurso: hepatitis, ictericia, cirrosis, tumores del hígado benignos o malignos, quistes en los ovarios, complicaciones cardíacas, historial de cáncer del seno, y aquellas mujeres que esten amamantando a sus bebés, las cuales no pueden tomar las píldoras correcta ni consistentemente.

POSIBLES EFECTOS NEGATIVOS. Una de las quejas más comunes, es que el sangramiento menstrual es muy irregular en cantidad y duración; otra, es molestia en los senos. También existe el riesgo de un embarazo ectópico y de quistes en los ovarios.

EL NORPLANT

DESCRIPCIÓN

El Norplant es un anticonceptivo hormonal duradero vendido en los EEUU desde 1990. En 1994, más de 3 millones de mujeres de 26 países alrededor del mundo usaban Norplant, incluyendo 900,000 mujeres en los EEUU. Aunque Norplant fue rápidamente aceptado por muchas mujeres en muchos países, el uso de este método contraceptivo ha disminuído dramáticamente. El número de peticiones para quitarlo del mercado ha aumentado, aun por mujeres satisfechas con el método.

Norplant consiste en 6 cápsulas de Silastic no-biodegradable, goma flexible, del tamaño de un fósforo, las cuales contienen la progestina sintética, levonorgestrel, que existe en algunas píldoras anticonceptivas. Estas se introducen en la parte carnosa de la parte superior del brazo de la mujer, justo bajo la piel, por un profesional adiestrado. La hormona se va liberando poco a poco, por las paredes de las cápsulas hasta que éstas son quitadas del brazo. Las cápsulas pueden sentirse y, en ocasiones notarse, como arrugas o protuberancias. El Norplant está diseñado para durar hasta 5 años.

FUNCIÓN

Este método de progestina sólo trabaja de 3 maneras: impide la ovulación (los ovarios no producen óvulos); espesa y disminuye las secreciones cervicales (esto impide que los espermatozoides entren a la cérvix); y por el adelgazamiento del endometrio (provoca adelgazamiento de las paredes del útero).

El Norplant comienza a funcionar luego de 24 horas de implantado y proporciona protección efectiva contra el embarazo hasta por 5 años. Después de cinco años, la eficacia de las cápsulas se reduce significativamente y existe un alto riesgo de embarazo ectópico, por lo tanto, deben después de este tiempo. Puede volverse a implantar otro grupo de cápsulas o elegir otro método anticonceptivo, si todavía deseas evitar el embarazo.

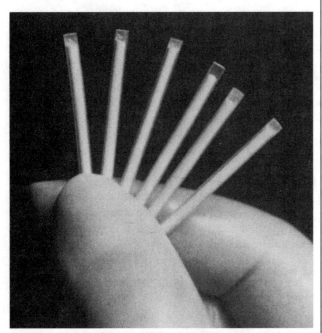

UN JUEGO DE SEIS CÁPSULAS DE NORPLANT. Concilio de Población

EFICACIA

Norplant es extremadamente efectivo. El porcentaje de embarazos es de 0.5% en el primer año de uso, de 0.5% en el segundo año, 1.2% para el tercero,1.6% para el cuarto, y 0.4% en el quinto. El porcentaje total es de 3.7%. Hoy en día, la compañía que fabrica Norplant (Leiras) produce sólo cápsulas hechas de fibra suave, y éstas representan un porcentaje de fracaso menor para las mujeres al compararse con las cápsulas usadas anteriormente. Las mujeres con un peso de más de 154 libras tenían mayor riesgo de quedar embarazadas al empezar el 3º año de uso con las antiguas cápsulas, pero con las nuevas, la diferencia es menor.

Se ha reportado menor eficacia del Norplant en aquellas mujeres que metabolizan esteroides rápidamente; aquéllas que usan drogas para epilepsia tales como fenitoina (Dilantin), carbamazepina, o fenobarbital o aquéllas que toman rifampicin. Si tomas cualquier medicamento recetado, pregúntale al médico si existe nueva información sobre la posibilidad de la interacción de los medicamentos.

REVERSIBILIDAD

Norplant puede quitarse en cualquier momento, aunque los factores de costo y la disponibilidad de un médico entrenado pueden ser determinantes en la decisión de la mujer. Los porcentajes de embarazos para las mujeres que se han quitado el Norplant (y que no han usado ningún otro método contraceptivo) es comparable al de las mujeres que no usan anticonceptivos. Muchas mujeres comienzan a ovular y menstruar de nuevo durante el primer mes luego de remover el Norplant.

SEGURIDAD Y POSIBLES PROBLEMAS

La hormona contenida en Norplant se ha usado en combinación con métodos contraceptivos orales por más de 20 años. Aunque los datos acumulados son aún insuficientes para permitir la detección de efectos adversos o a largo plazo, el FDA ha recibido informes de un pequeño número de infartos, de trombocitopenia y trombosis trombocitopenia púrpura, (desorden de la sangre por el que disminuyen las células responsables de la coagulación, causando hematomas y sangramiento abundante) y seudotumor cerebral (inflamación en el cráneo), en mujeres que usan Norplant. Los folletos informativos que se distribuyen ahora con el Norplant incluyen informes sobre reacciones adversas. A pesar de estos informes, el FDA reafirma la eficacia y seguridad de la hormona levonorgestrel como método contraceptivo de larga duración y la seguridad de las cápsulas de Norplant. Un formulario de reconocimiento para pacientes, presentado en 1995, permite a la mujer certificar que se la ha provisto de información y se la ha dado la oportunidad de discutir a cabalidad sobre Norplant antes de ser implantado. (Véase en la sección "Desventajas" información sobre posibles usos de coacción de Norplant).

En general, los métodos anticonceptivos a base de progestinas no son la primera opción recomendada para aquellas mujeres que están amamantando, comparados con aquellos métodos anticonceptivos no hormonales. Algunas mujeres que amamantan usan el Norplant, pero no antes de 6 semanas después del parto. Hasta la fecha, los estudios no han demostrado efecto mayor alguno en el crecimiento o la salud de aquellos bebés cuyas madres empezaron a usar Norplant antes de las 6 semanas siguientes al parto. (Los anticonceptivos a base de estrógeno nunca deben ser usados por aquellas madres que amamantan a sus bebés).

Estudios indican que no existe un aumento en el nivel de riesgo de defectos congénitos en aquellos bebés de mujeres que usaron pastillas anticonceptivas durante el embarazo, y dicho riesgo no parece ser diferente con el uso de Norplant. Sin embargo, si quedas embarazada mientras estás usando el Norplant, debes hacer que te remuevan los implantes, si quieres preservar el embarazo.

Al igual que las pastillas anticonceptivas, el Norplant afecta la función de las glándulas adrenales y la tiroides; el proceso metabólico de los lípidos y lipoproteínas, y el nivel de azúcar en la sangre. Puesto que la mayoría de las pastillas anticonceptivas contienen de 4 a 5 veces el nivel de progestina que se encuentra en el Norplant, se asume que los problemas relacionados con dicha hormona sintética son menores con este método anticonceptivo que con la píldora. En comparación con otros métodos anticonceptivos a base de hormonas, el Norplant expone a la mujer a una cantidad más baja de hormonas.

Debido a que los efectos a largo plazo de Norplant no han sido establecidos, la Red Nacional de Salud de la mujer se opuso a que este método anticonceptivo fuera aprobado por el Departamento de Drogas y Alimentos en 1990. En 1994, casi 200 pleitos fueron presentados en contra de Wyeth-Ayers, distribuidor de Norplant en los EEUU. De estas 200 demandas judiciales, 46 fueron presentadas por grupos de mujeres en forma de "class action suit". Estos pleitos son intentos legítimos de mujeres lesionadas para obtener compensación por una variedad de problemas causados por el Norplant; desde cicatrices y sufrimiento emocional atribuído a las dificultades envueltas en la extracción de los implantes, hasta quejas de desórdenes del sistema inmune causados por el contacto con el silicón de la cubierta del implante.

MUJERES QUE NO DEBEN UTILIZAR EL NORPLANT

El uso del Norplant puede ser una opción arriesgada para mujeres que están embarazadas o han tenido cáncer de seno.

CONDICIONES QUE PUEDEN HACER DEL NORPLANT UNA OPCIÓN ARRIESGADA

El uso del Norplant puede ser una opción arriesgada para mujeres que tienen o han tenido problemas de coagulación, enfermedades del corazón o infartos, enfer-medades agudas del hígado (o tumores) o cáncer de pecho (confirmado o temido). Con excepción del cáncer del seno, todas estas condiciones de salud afectan a más mujeres de color que a mujeres blancas. Además, las que están amamantando a bebés menores de 6 semanas o a las que se les ha diagnosticado un sangramiento vaginal anormal toman riesgo en usar Norplant, también aquéllas que están tomando medicamentos contra ataques epilépticos o los antibióticos *rifampin/rifampicin*. Ya que no se sabe si los anticonceptivos con progestina aumentan el riesgo de serios problemas cardiovasculares en las fumadoras, se les recomienda no utilizar el Norplant o dejar de fumar antes de utilizarlo. Las mujeres deben examinarse con regularidad si deciden usar el Norplant y presentan algunas de las siguientes condiciones: historial de menstruación irregular, diabetes; altos niveles de colesterol y triglicéridos; hipertensión; enfermedades del corazón, los riñones o vesícula biliar; lesiones coronarias; migrañas u otros dolores de cabeza; historial de acné o reacciones alérgicas usando las píldoras combinadas.

CÓMO OBTENER EL NORPLANT

Muchos doctores, enfermeras y clínicas de planificación familiar, ofrecen el Norplant. Asegúrate de obtenerlo de alguien que haya sido adiestrado especialmente para implantar las cápsulas, porque una inserción indebida puede hacer más difícil quitarlas después. Pregunta a tu proveedor/a si ha tomado un curso de adiestramiento para la inserción y extracción de los implantes o que te diga quién lo haya tomado. Obtén con anterioridad toda la información posible y asegúrate de que haya disponibilidad inmediata para su remoción y por un costo que puedas pagar.

El Norplant debe ser implantado durante los primeros 7 días después que comience tu menstruación (para asegurarte de que no estás ambarazada) y bajo condiciones estériles (para evitar una posible infección). Se inyecta anestesia local en el brazo, que puede causar dolor inicialmente. Después de hacer una pequeña incisión, las cápsulas se van colocando una a una, justo bajo la piel y en forma de abanico. El proceso, hecho en una clínica o consultorio, no debe durar más de 10 a 15 minutos, pero si hay complicaciones, lo cual es raro, puede durar un poco más. La incisión se cubre con un vendaje protector que puede quitarse después de unos días. Puedes notar decoloración, inflamación, o hematomas en el área del implante durante unos días.

Cuando está debidamente colocado no debe causar dolor o incomodidad por más de un día o 2. Si persiste el dolor, consulta con tu proveedor/a para asegurarte de que no haya infección.

COSTO

Norplant es manufacturada por Leiras Oy Pharmaceuticals, en Finlandia, y se distribuye en los EEUU por Wyeth-Ayerst, una compañía farmacéutica privada. Casi todos los proveedores de cuidado de la salud venden los materiales para implantes e inserciones desde $365 hasta $375. El costo total de Norplant, incluyendo consejería, implante, remoción y visitas de seguimiento es de $615 a $715. Más de 50 HMOs y 1,000 de otros seguros cubren parte o todos los costos. Las mujeres de bajos ingresos y sin seguro privado pueden obtenerlo por medio de Medicaid, el programa federal y del estado que reembolsa a profesionales de la salud por servicios prestados a mujeres que llenen los requisitos. Todos los estados cubren el Norplant para mujeres que reciben Medicaid. La cobertura de Norplant por Medicaid en los 50 estados es una bendición dudosa. Por una parte, Medicaid les brinda más acceso al Norplant a mujeres de bajo ingreso, pero también aumenta la posibilidad de abusos futuros de su uso. De acuerdo a una investigación reciente de Planned Parenthood, el 95% o más de las mujeres a quienes se les inserta el Norplant en algunas de estas clínicas, reciben Medicaid.

El costo de la extracción de los implantes puede ser mucho más alto. Algunos proveedores de salud cobran $150 por implante (esto significa $900 por remover los 6 implantes.) Además de esto, algunos estados tienen una ley que establece que cuando el costo del implante es cubierto por Medicaid, el costo de quitarlo sólo será cubierto por Medicaid si dicha decisión es por motivo médico. Nosotras sabemos de varias mujeres que se sintieron incómodas después de la inserción de Norplant, porque sus doctores no pensaron que esto era motivo suficiente para quitar los implantes, no pudieron obtener cobertura de Medicaid para hacerlo.

Estimando un promedio de uso de 5 años, el costo anual de Norplant fluctúa entre $125 y $150. El comprar 13 ciclos de pastillas anticonceptivas, incluyendo una visita al ginecólogo, asciende a un costo anual de casi $300, o cerca de $1500 en un promedio de 5 años. No obstante, el costo de Norplant es el mismo así sea usado por sólo unos cuantos meses o por 5 años completos, puesto que la mayor parte del costo del implante (implante más inserción) se cobra al principio y no a plazos. Por lo tanto, a aquellas mujeres que desean evitar los hijos por un año, o menos, no se les recomienda este método.

Un costo adicional para las mujeres que sufren de sangramiento inesperado con el Norplant (ver "Complicaciones y efectos negativos"), es el gasto en toallas sanitarias.

REMOCIÓN

Los implantes de Norplant deben ser extraídos al cabo de 5 años, aunque si lo deseas, puede ser antes.

El secreto para una extracción exitosa es un implante adecuado. Cuando las cápsulas se adhieren al tejido más profundo, es más problemático quitarlas. Algunas mujeres desarrollan más tejido que otras alrededor de las cápsulas, particularmente mujeres afroamericanas, las cuales tienden a formar queloides.

La substracción es más difícil que el implante. Aunque es un proceso simple que no toma más de 20 a 30 minutos, puede haber complicaciones, pero éstas son raras. Estas complicaciones pueden incluir una operación dolorosa que puede durar 2 horas o más; hematomas graves; cicatrices; daño nervioso. En algunas ocasiones, 1 ó 2 de las cápsulas no salen la primera vez que tratan de sacar las, y hay que volver para otra visita. Asegúrate de que el practicante esté debidamente adiestrado en esta práctica; si no, pídele que te refiera a uno que lo esté.

Después de quitar las, la mujer debe mantener el lugar del implante limpio, seco y vendado por varios días para evitar una infección. Pueden aparecer hematomas, pero, por lo general, desaparecen por completo.

CUIDADOS

No hay cuidados especiales para el Norplant, aunque no se debe mojar, golpear o forzar el lugar del implante por algunos días luego de colocado.

COMPLICACIONES Y EFECTOS NEGATIVOS

SANGRAMIENTO IRREGULAR. El problema más común asociado con el Norplant es el sangramiento irregular e impredecible, lo cual aumenta la necesidad de usar toallas sanitarias. En el primer año de uso, cerca del 75% de las usuarias reportan alguna irregularidad en la menstruación, desde amenorrea (ausencia de sangramiento) al sangramiento excesivo (no tanto como para producir anemia). Las irregularidades en el sangramiento disminuyen generalmente durante el primer año de uso. La mayoría de las mujeres vuelven a su ciclo menstrual regular. Si vuelves a tu ciclo regular y pierdes una menstruación, debes hacerte la prueba de embarazo. El sangramiento irregular es la razón más común para descontinuar el Norplant.

Algunas personas que experimentan incomodidad al tener relaciones sexuales con mujeres que tienen su período encuentran que el Norplant interfiere con su vida sexual. Debes considerar este detalle al decidir si usas Norplant o no.

Algunas clínicas recomiendan probar la píldora de progestina por 1 o 2 meses (ver "Píldoras de progestina") antes de usar el Norplant. Si experimentas sangramiento irregular y es muy molesto, el Norplant no es la mejor opción.

Dolores de cabeza, acné, cambios de peso y depresión son efectos comunes del Norplant. (En EEUU, el aumento de peso es más común que la pérdida de peso). La depresión, el nerviosismo, pérdida de cabello y las náuseas también están asociadas con el Norplant. Aunque por lo general no son severos, algunas veces estos problemas son lo suficientemente molestos como para quitar el Norplant. También se han reportado casos de náuseas y mareos por mujeres que tienen el implante.

QUISTES EN LOS OVARIOS. El uso del Norplant aumenta el riesgo de quistes en los ovarios, los cuales generalmente no presentan síntomas, pero pueden causar dolor en la parte baja del abdomen. Estos quistes desaparecen espontáneamente, pero en raras ocasiones requieren cirugía, y pueden ser otra razón para quitar las cápsulas de Norplant.

CUÁNDO BUSCAR AYUDA

Las mujeres que están usando Norplant deben buscar atención médica si presentan cualquiera de los siguientes problemas: dolor severo en la parte baja del abdomen (posible señal de embarazo ectópico), sangramiento vaginal considerable, dolor del brazo, pus o sangramiento en el lugar de inserción, expulsión del implante (muy raro), ictericia, retraso del período menstrual después de largos intervalos de períodos regulares, migraña o visión borrosa.

Aunque es raro el embarazo en las usuarias de Norplant, cuando esto ocurre, cerca del 17% de las veces resulta ser embarazo ectópico. Sin embargo, el porcentaje de embarazos ectópicos ha sido menor que el estimado para mujeres en los EEUU que no usan métodos anticonceptivos. El porcentaje de embarazos ectópicos para usuarias de Norplant puede ser mayor en mujeres de mucho peso, y puede aumentar en mujeres que hayan usado Norplant por largo tiempo. Además, el porcentaje de embarazos ectópicos es sustancialmente diferente en mujeres de diferentes países.

VENTAJAS

Es extremadamente efectivo, de larga duración y fácilmente reversible (presumiendo que no haya problema al remover las cápsulas), no interrumpe el coito, y evita en las mujeres el efecto negativo del estrógeno, el cual se encuentra en todas las píldoras anticonceptivas combinadas. Tampoco requiere de ningún método en especial (como acordarte de tomar la píldora). Para algunas mujeres la disminución del sangramiento menstrual es una ventaja.

Para las mujeres que no desean más hijos, el Norplant es una alternativa menos drástica que la esterilización.

DESVENTAJAS

Las complicaciones y los efectos negativos descritos arriba son, por supuesto, posibles desventajas.

El Norplant no proporciona protección alguna contra las enfermedades transmitidas por vía sexual, incluyendo el VIH.

Algunas personas han expresado preocupación acerca de que el Norplant pueda aligerar más la formación de queloides (formación excesiva de cicatrices en la piel) en mujeres afro-americanas y mujeres de descendencia mediterránea. Esto necesita estudiarse más a fondo.

La peor desventaja puede ser que la mujer no tiene control total (como sucede con el dispositivo intrauterino y otros contraceptivos). Al igual que el DIU, el Norplant debe ser implantado y quitado por un médico. Como tal, el método podría ser usado como un arma social de control sobre las mujeres. Ya ha sido utilizado de manera inapropiada, forzada y hasta punitiva.

Se han reportado muchos casos de mujeres que solicitaron la extracción del Norplant y se las negaron. Por ejemplo, en Bangladesh, a mujeres que sufrían de los efectos secundarios del Norplant se les dijo que el implante no era quitable. Una ley de Dakota del Sur establece que si el Medicaid paga por la implantación de Norplant, no pagará por la substracción del mismo a menos de que haya una razón médica para hacerlo. Aun cuando nadie se niegue a ello, hay casos en los que el personal adiestrado para hacerlo simplemente no está disponible.

La dependencia de un solo proveedor de salud también puede contribuir al mal uso del Norplant de otras maneras. Investigadores o proveedores de salud pueden omitir información valiosa acerca de otros métodos anticonceptivos o abreviar la información acerca de los riesgos a la salud con el uso de Norplant. En EEUU, se ha observado que ciertos grupos específicos de mujeres han sido señalados para el uso de Norplant de manera dudosa. Por ejemplo: algunas mujeres de bajo ingreso, beneficiarias de asistencia pública, en ocasiones, *han tenido* que "escoger" el Norplant sobre otros métodos anticonceptivos para poder seguir recibiendo asistencia pública y otros servicios. El colmo del uso abusivo de este método es que ha sido usado en grupos de prisioneras como condición para recibir la libertad bajo palabra. Las primeras 4 mujeres que recibieron libertad bajo palabra con estas condiciones eran beneficiarias de asistencia pública, y 3 de ellas eran mujeres de raza negra. En 1994, a 6 mujeres que fueron declaradas culpables de abuso o abandono infantil, les fueron brindadas las "opciones" de usar Norplant o servir varios años en prisión. Este tipo de castigo y coerción reproductiva nos recuerda a un período vergonzoso en la historia de EEUU, durante el cual se intentó imponerles a las mujeres pobres y de otras razas el control de natalidad por medio de la esterilización masiva. (Ver la película, La operación).

La Red Femenina Brasileña por los Derechos Reproductivos y de Salud comenzó una campaña internacional contra el Norplant en 1994. Esta campaña creció como reacción a la introducción de Norplant en los países latinoamericanos, y en reconocimiento a su uso desproporcionado en el hemisferio occidental, donde la pobreza abunda. En comunidades de bajo ingreso, la gente tiende a ser menos sana en general, y tiene menos acceso a servicios médicos que en las comunidades con mayores recursos. Por lo tanto, el Norplant puede causar más daño a la salud de la mujer. Esto enfatiza la importancia de tener un sistema adecuado de planificación familiar o de cuidado de la salud de manera que el Norplant pueda ser usado apropiadamente.

RESPONSABILIDAD

La responsabilidad por el uso del Norplant recae totalmente en la mujer. Sin embargo, al igual que con otros métodos anticonceptivos, el hombre puede también responsabilizarse, especialmente si esto significa la prevención de las enfermedades transmitidas por vía sexual.

La mujer debe recordar que debe quitarse el Norplant luego de 5 años, si no antes. La experiencia en muchos países ya demuestra que algunas mujeres olvidan quitárselo. En nuestra sociedad, puede ser difícil para las clínicas y otros proveedores hacer un seguimiento y recordarles a las mujeres después de 5 años que deben quitárselo.

A cada usuaria de Norplant se le debe dar una tarjeta con la fecha del implante y la fecha para quitárselo, con sus expedientes médicos. El profesional también debe especificar estas fechas en el expediente médico de la mujer y tenerlo en su oficina o clínica.

EL DEPO-PROVERA Y OTROS ANTICONCEPTIVOS INYECTABLES

El acetato de depo-medroxi progesterona (DMPA, por sus siglas en inglés), mejor conocido como Depo-Provera, Depo, o "la inyección," es una hormona sintética de acción prolongada (sólo progestina) utilizada como anticonceptivo y fue aprobado por la FDA en 1992 para uso en los EEUU. Se administra como una inyección intramuscular profunda de 150 mg cada 3 meses, pero provee protección para 14 semanas. Antes de 1992, el *DMPA* estuvo en el mercado para otros usos aprobados (por ejemplo, el tratamiento de cáncer uterino). Otros métodos anticonceptivos inyectables, los cuales no se venden en EEUU, incluyen el NE10 (norenthindrone enanthate o Noristerat) el cual es efectivo por un mes. Al igual que con DMPA, el NE10 es un inyectable de progestina solamente, mientras que otros inyectables de una vez por mes contienen tanto estrógeno como progestina. Hoy en día, el Depo Provera está fabricado y distribuído por la Compañía Upjohn, está disponible en más de 90 países y lo usan alrededor de 30 millones de mujeres.

El *DMPA* suprime la ovulación, evita que la secreción cervical permita la sobrevivencia de los espermatozoides y crea una barrera para éstos. En el primer año de uso, tiene un porcentaje de fracaso del 0.3%.

Para usar el DMPA como método anticonceptivo, debes recibir la primera inyección dentro de la primera semana después de que comienza el período; tu protección contra el embarazo comienza inmediatamente. Si deseas continuar usando el DMPA como método anticonceptivo, debes recibir una inyección cada 3 meses.

COMPLICACIONES Y EFECTOS NEGATIVOS

Al igual que el Norplant, el efecto más común del DMPA es una alteración en el ciclo menstrual: períodos muy fuertes, períodos iregulares, ausencia del período (amenorrea). Cerca de la mitad de las mujeres que usan DMPA por un año reportan amenorrea. Este es un efecto cuya frecuencia aumenta mientras más se usa. Los cambios y desórdenes en la menstruación son la causa más común para descontinuar su uso.

Otros efectos incluyen el aumento exagerado de peso, mareos, nerviosidad, malestar estomacal, disminución del líbido (impulso sexual), pérdida del cabello, depresión severa, acné, dolor de los senos y dolor de espalda.

De acuerdo a varios estudios realizados en los EEUU, el DMPA no aumenta el riesgo relativo de cáncer del seno. Sin embargo, un estudio en Nueva Zelandia encontró que el riesgo de cáncer del seno es más alto entre aquellas mujeres que usan Depo-Provera por más de 6 años. Este estudio también sugiere que en mujeres jóvenes, el DMPA puede estimular el crecimiento de tumores que ya existían en los senos. Basado en los datos disponibles, la relación entre el DMPA y el cáncer del seno continúa incierta.

El uso del DMPA no parece aumentar el riesgo de cáncer del hígado, los ovarios, o del cáncer invasivo de la cérvix. Aunque los estudios no han demostrado efectos negativos en aquellos bebés que maman, los métodos anticonceptivos no hormonales son considerados una mejor alternativa para las mujeres que les dan el pecho a sus bebés.

El Depo-Provera no provee protección contra las enfermedades transmitidas por vía sexual, incluyendo el VIH. Algunos investigadores sugieren que el sangramiento prolongado o irregular que puede ocurrir con el DMPA puede también facilitar el contagio de las enfermedades transmitidas por vía sexual, incluyendo el VIH.

Varios estudios sencillos han demostrado que las mujeres que usan el DMPA son más propensas a perder densidad ósea o a no fabricar más hueso, dependiendo de su edad. Aunque la masa ósea puede ser recuperada si el uso de la hormona es descontinuada antes de la menopausia, es posible que una pérdida significante pueda ocurrir, aumentando el riesgo de fracturas en la edad avanzada. Probablemente, aquellas mujeres menores de 16 años no deben usar el DMPA, ya que la pérdida de masa ósea a esta edad puede aumentar el riesgo de osteoporosis después de la menopausia.

El DMPA hace que los niveles de las lipoproteínas de alta densidad o "colesterol bueno" bajen significativamente. Reacciones alérgicas (anafiláticas y anafilatoides) pueden ocurrir inmediatamente después de la inyección de DMPA, pero estas reacciones son raras.

REVERSIBILIDAD

A diferencia del Norplant o las píldoras de progestina, *DMPA* puede retrasar la fertilidad. Una mujer puede que tenga que esperar un promedio de 6 meses a un año para quedar embarazada luego de usar *DMPA*, ya que tiene un efecto prolongado en la ovulación. Muchas mujeres quedan embarazadas un año después de la última inyección.

COSTO

Upjohn provee jeringuillas desechables para una sola dosis a las clínicas por $29.50. Incluyendo la visita al ginecólogo, es posible que le cobren alrededor de $50 por inyección (o $200 al año). El costo anual por el uso de *DMPA* es similar al costo por el uso de pastillas anticonceptivas.

VENTAJAS

El método *DMPA* es reversible, muy efectivo, puede usarse sin el conocimiento o consentimiento de la pareja, no interfiere con las relaciones sexuales, y requiere responsabilidad mínima por parte de la usuaria (sólo una visita al médico cada 3 meses para otra inyección.) Reduce el riesgo de un embarazo ectópico y, a diferencia de las píldoras anticonceptivas y Norplant, ha demostrado no tener interacción con antibióticos y drogas que inducen las enzimas. El *DMPA* reduce la frecuencia de ataques epilépticos en mujeres con desórdenes, y la frecuencia de crisis de anemia falsiforme en mujeres con esta enfermedad.

DESVENTAJAS

El *DMPA* tiene muchos efectos negativos relacionados con las hormonas. (véase "Complicaciones y efectos secundarios")

Este es un método que depende del proveedor, del cual la usuaria no tiene control. Deja espacio para posible manipulación y coacción de la mujer.Esto ha sido documentado,—particularmente entre mujeres de color, mujeres de bajos ingresos, algunas mujeres jóvenes que han declarado tener "comportamiento fuera de control", y mujeres con alguna incapacidad física o impedimentos mentales. Los doctores que suponen que estas mujeres no son capaces de utilizar otros métodos anticonceptivos, las han identificado como "receptores ideales", alentándolas a usar *DMPA* y otros métodos de acción prolongada en lugar de tomarse el tiempo de explorar diferentes opciones. Por ejemplo, en EEUU, se admi-nistró *DMPA* a mujeres afroamericanas, nativas norteamericanas e impedidas mentalmente, como anticonceptivo antes de que el FDA lo aprobara para este uso. Un importante estudio de Depo-Provera en Grady Memorial Hospital de Atlanta (1967-1978) violó los derechos de miles de mujeres de ingresos bajos, a las cuales se les suministró esta droga sin su consentimiento, para luego hacerles un seguimiento.

LA CONTROVERSIA

Muchas activistas de la salud de la mujer se han opuesto a la difusión del uso del *DMPA*, ya que no hay estudios a largo plazo y es posible que sea usado a la fuerza, sin el consentimiento de la mujer. La Red Nacional por la Salud de la Mujer, dio testimonio oponiéndose a la aprobación del *DMPA* en los EEUU, en la Audiencia especial del Consejo de Consulta concertada por el FDA en 1983. La práctica de recetar drogas para usos no aprobados es legal, pero los médicos que hacen esto están obligados a obtener consentimentos firmados, informándole a la mujer que es una droga aún sin aprobar y explicando los riesgos potenciales. Luego de que el FDA lo aprobara en 1992, varias organizaciones de la salud para la mujer, incluyendo la Organización Nacional para la Salud de las Latinas, y el Centro de Recursos Educativos de la Salud para Mujeres Nativas Americanas, y la Red Nacional para la Salud de Mujeres, informaron sobre el uso desproporcionado de *DMPA* en mujeres de bajos ingresos y mujeres de color. Se pidió una moratoria de su uso, y se comenzó a distribuir información actualizada y consistente sobre este anticonceptivo (comunícate con la Red Nacional para la Salud de la Mujer para una copia, o mira la sección de Recursos).

Si se administran rápida y fácilmente, las inyecciones pueden ser favorables para las(los) proveedoras(es) y las usuarias. Sin embargo, para aquéllas que no hemos sido informadas acerca del *DMPA* y que somos consideradas como "receptoras ideales" (esto significa que somos blancas pobres, negras, latinas o retrasadas mentales que no podemos utilizar con responsabilidad otros métodos), no nos beneficia tener el *DMPA* tan fácilmente. Aunque podemos dejar de usar otros métodos inmediatamente si tenemos problemas, el *DMPA* debe permanecer en nuestro sistema por lo menos varios meses hasta que nuestros cuerpos puedan metabolizarlo. Hasta que estemos seguras de que el consentimiento de todas las mujeres para el uso de este método sea la regla y no la excepción, el uso indebido de *DMPA* y métodos similares que las mujeres no puedan descontinuar por su propia decisión, representa una seria amenaza para aquellas mujeres que ya son vulnerables al abuso.

LOS ANTICEPTIVOS DE EMERGENCIA, LUEGO DEL CONTACTO SEXUAL SIN PROTECCIÓN

El anticonceptivo de emergencia (llamado en previas ediciones la "píldora del día siguiente") puede necesitarse luego de tener relaciones sexuales sin protección, por mujeres que no usan ningún método anticonceptivo; aquéllas para quienes su método no ha funcionado con eficacia; o por aquéllas que han sido violadas o atacadas sexualmente.

En ediciones previas de este libro hemos hecho preguntas serias acerca de la seguridad y efectividad de varias de las pastillas conocidas como "the morning after pill", o píldora de la mañana siguiente. Algunos estudios diseñados inadecuadamente con seguimiento impropio de las mujeres participantes, nos llevaron a dudar del éxito de este método. En la actualidad, pensamos que las pastillas anticonceptivas de emergencia deben estar abiertamente disponibles y que la información acerca de ellas debe ser circulada ampliamente. Nuestra posición ha cambiado a medida que nuevos estudios más cuidadosos se han llevado a cabo, los cuales verifican la seguridad y efectividad de dicho método anticonceptivo de emergencia. Para información gratuita acerca de cómo prevenir el embarazo después de haber tenido relaciones sexuales sin protección, al igual que para obtener nombres y números de teléfono de profesionales de la salud en tu área, quienes te puedan proveer métodos anticonceptivos de emergencia, llama al (800) 584-9911.

Una de las barreras más grandes que afecta el uso de los métodos anticonceptivos de emergencia es la ignorancia. Un número significativo de mujeres, al igual que muchos profesionales de salud, no saben de la existencia ni de la eficacia de estos métodos. Los demás métodos anticonceptivos descritos en este capítulo, tales como la píldora, el dispositivo intrauterino, son promovidos para el control de la natalidad. Sin embargo, en muchos países (incluyendo EEUU) éstos también se han sido promovidos y vendidos como métodos anticonceptivos de emergencia. En 1997, el Departamento de Drogas y Alimentos de los EEUU, finalmente concluyó que las pastillas anticonceptivas ordinarias son seguras y efectivas para anticoncepción de emergencia, y publicó la dosis apropiada para 6 marcas, abriendo así el camino para que los manufactureros las promovieran como pastillas de "la mañana siguiente".

La probabilidad de quedar embarazada después de tener relaciones sexuales una sola vez (una penetración solamente) sin protección es baja. Dependiendo de dónde estés en tu ciclo menstrual, y la habilidad que tenga tu cuerpo para concebir, la probabilidad fluctúa entre el 0 y el 20%. Si una mujer ha participado en un solo acto sexual sin protección, la probabilidad de la transmisión de una ETS (como gonorrea, clamidia, o triconomas) para ambos participantes, es mucho más alta que el riesgo de que la mujer quede embarazada.

El método más comúnmente usado para la anticoncepción de emergencia es una dosis especial de las pastillas de hormonas combinadas, tomadas dentro de 3 días (72 horas) después de haber tenido relaciones sin protección. En norteamérica y Europa, los proveedores de salud típicamente recomiendan 200 microgramos del estrógeno "ethinyl estradiol" y 1 miligramo de progestina "levonorgestrel" (o dos miligramos de norgestrel) repartidos en 2 dosis iguales. La primera dosis se toma lo más pronto posible (hasta 72 horas después de tener relaciones sin protección), y la segunda dosis, 12 horas más tarde. Esta forma anticonceptiva de emergencia se conoce como el "régimen Yuzpe", nombrado así por el doctor canadiense que la desarrolló hace 25 años.

Las hormonas usadas en el régimen Yuzpe están disponibles en varias marcas de pastillas anticonceptivas. En Finlandia, Alemania, Suecia, Suiza, y el Reino Unido, son empaquetadas y promovidas específicamente para uso de emergencia; en EEUU no lo son. Si usas pastillas anticonceptivas de emergencia, es importante que tomes sólo una marca de pastillas y solamente aquéllas recomendadas para cada dosis.

Este método funciona cambiando los niveles de hormonas de la mujer, lo cual previene el embarazo alterando el proceso de ovulación, el transporte del óvulo y la implantación. Dicho método es muy efectivo y previene el embarazo en el 75% de las mujeres que de otra forman hubieran salido embarazadas después de un solo acto sexual sin protección.

Aunque las hormonas usadas en el método anticonceptivo de emergencia son las mismas que se encuentran en algunas pastillas anticonceptivas, éstas son usadas por tan poco tiempo que la mayoría de las mujeres las pueden tomar sin peligro (no se han reportado complicaciones a largo plazo). *No es recomendable que uses este método* si padeces de migrañas en la actualidad o si tienes historial de éstas. Tampoco uses este método si tienes una migraña en el momento en que necesitas el método anticonceptivo de emergencia. Si existe la posibilidad de que estés embarazada, es recomendable que te hagas la prueba del embarazo antes de usar este método de emergencia. Si aún después de haberte tomado la pastilla anticonceptiva de la mañana siguiente, quedas embarazada, no existe evidencia de peligros potenciales para tu bebé.

Las náuseas y los vómitos son los efectos negativos más comunes de este método anticonceptivo de emergencia; cerca de la mitad de las mujeres que lo usan sienten náuseas y 20% vomitan. Por esta razón, algunos proveedores de salud aconsejan tomar las pastillas con la comida o con una medicina anti-naúseas. Otros efectos negativos incluyen dolor de los senos, mareo, dolor abdominal, y dolor de cabeza. El uso de pastillas de hormonas combinadas para la anticoncepción de emergencia también puede alterar la fecha de tu próximo período menstrual; puede que empiece unos cuantos días más temprano o más tarde de lo usual.

Las pastillas que contienen progestina solamente (levonorgestrel) también son usadas para la anticoncepción de emergencia. La progestina puede prevenir la fertilización inmovilizando los espermatozoides o previniendo la implantación, lo que hace que el útero no sea capaz de mantener el óvulo fertilizado. La dosis usual para la anticoncepción de emergencia son 2 dosis separadas de progestina (0.75 miligramos de levonorgestrel en cada dosis) 12 horas aparte. La primera dosis debe ser tomada dentro de 72 horas después de haber tenido relaciones sin protección y la segunda dosis, 12 horas más tarde. Las mujeres que usan sólo progestina para la anticoncepción de emergencia experimentan náuseas, vómitos, dolor de los senos, pero con menos frecuencia que las mujeres que usan pastillas de hormonas combinadas.

En varios países orientales (incluyendo Hungría, Bulgaria, la antigua Unión Soviética, y la República Checoslovaca), algunos países en desarrollo (incluyendo China, Kenya, Ecuador y Malasia), y unos cuantos países occidentales (Países Bajos, El Reino Unido), la progestina (vendida bajo el nombre de Postinor) ha sido usada por mujeres que tienen relaciones sexuales con poca frecuencia.

EL DISPOSITIVO INTRAUTERINO
(DIU O IUD, POR SUS SIGLAS EN INGLÉS)

Hace siglos, cuando los camelleros del Medio Oriente iniciaban un largo viaje a través del desierto, insertaban piedritas dentro del útero de la hembra para evitar que se preñara en el viaje. Un objeto extraño en el útero parece prevenir el embarazo la mayoría de las veces. Los DIU se convirtieron en anticonceptivos populares en 1960 porque parecían ser una alternativa perfecta para la píldora. Resultaba igual de eficaz que la píldora, pero no introducía hormonas sintéticas al cuerpo. Una vez insertado, las mujeres no tienen que preocuparse porque olviden usarlo. Es un método discreto, así que no puede ser descubierto por nadie que la mujer no desee que lo sepa. Requiere un mínimo de nuestra parte, por lo que parece "apropiado" para mujeres jóvenes o pobres (especialmente de color) de los EEUU y de los países del Tercer Mundo, donde el control de la natalidad es poco apropiado e irresponsable.

En el mundo entero, el uso del DIU ha aumentado. Hoy día, más de 106 millones de mujeres lo usan, 72 millones en China y muchas mujeres en otros países del Tercer Mundo. Desafortunadamente, la mala salud y el acceso limitado a los cuidados médicos agravan los riesgos y las complicaciones del DIU. En los EEUU, el uso de este método ha disminuído dramáticamente de un 10% de todas las mujeres que utilizaban el anticonceptivo en 1970 a menos del 1%; la mayoría de las usuarias son mujeres mayores de 35 años.

Cuando el DIU fue fabricado por primera vez en 1960, el FDA no necesitaba aprobar aparatos para uso médico (incluyendo el DIU) por su seguridad y eficacia, antes de que se lanzaran al mercado. En algunos casos, surgieron serios problemas y el DIU fue retirado del mercado. El mejor ejemplo es el Dalkon Shield, un dispositivo intrauterino que fue vendido desde 1971 a 1975, fabricado por la compañía A.H. Robins. Estuvo implicado en un gran número de casos de enfermedades inflamatorias de la pelvis y de abortos espontáneos. En los EEUU, 20 mujeres murieron por causa de abortos relacionados con el Dalkon Shield. En 1974, el Dalkon Shield fue retirado del mercado (aunque los dispositivos ya vendidos no fueron recogidos). Y se siguió distribuyendo fuera del país.

En 1981 y en 1983, la Red Nacional para la Salud de la Mujer demandó a A.H. Robins, con la intención de que se retirara el Dalkon Shield a nivel mundial, calculando que alrededor de 550,000 mujeres en el mundo entero lo estaban usando. La demanda proporcionó un importante medio para la educación del público acerca del Dalkon Shield y de la necesidad de responsabilizar a las compañías por los productos defectuosos, no sólo en EEUU sino en todo el mundo. Miles de mujeres demandaron a A.H. Robins. En 1985, la compañía pagó aproximadamente $250 millones de dólares para liquidar unas 4,400 demandas y la corte le ordenó que pagara $24.8

millones en 11 casos por daños. Ese mismo año, A.H. Robins se declaró en bancarrota y se le ordenó establecer un fideicomiso para compensar a las mujeres que habían sufrido daños. Diez años más tarde, el fideicomiso del Dalkon Shield tuvo que pagar $1.42 millones a 185,000 mujeres en EEUU y $110 en otros países.

Hoy en día, se requiere la aprobación del FDA antes de vender cualquier dispositivo intrauterino en los Estados Unidos. En EEUU sólo existen 2 dispositivos a la venta, el TCu-380A (ParaGard) y el aparato de Progesterona T(Systema Progestasert), los cuales son más efectivos y más seguros que el Diakon Shield. El DIU puede ser un método satisfactorio para las mujeres que tengan una relación estable y monógama y que enfrenten poco riesgo de contraer una ETS. Para mujeres que deseen un método efectivo por largo tiempo y que no planeen tener hijos. Para mujeres que ya han tenido hijos, es una buena alternativa a la esterilización. La siguiente información es acerca del TCu380A y del dispositivo de progesterona T, a menos que se mencione otro específicamente.

DESCRIPCIÓN

El DIU es un pequeño aparato que se inserta dentro del útero. Algunos contienen cobre o progesterona o una progestina sintética. El DIU consta de una o más cintas. Cuando el IUD está en su lugar, las cintas se extienden por la parte superior de la vagina. Viene en diferentes tamaños y formas (ver foto).

CÓMO FUNCIONA

Nadie sabe exactamante cómo funciona. La teoría más aceptada es que previene la fertilización. El DIU de cobre provoca una inflamación o infección crónica de menor grado en la matriz. Esto hace que el sistema de defensa del cuerpo produzca grandes cantidades de glóbulos blancos en el útero, prostaglandinas, y enzimas en el útero y las trompas de Falopio. Estas células pueden dañar o destruir el espermatozoide o al óvulo y evitan que se unan; también puede impedir la construcción del recubrimiento del útero, que ocurre después de la implantación del huevo fertilizado. El DIU también puede acelerar el movimiento en las trompas de Falopio, provocando que el óvulo llegue al útero más rápido, aumentando la producción de la glándula prostática, lo que impide la implantación; o hace que la unidad implantada óvulo-espermatozoide (blastocisto) sea desalojada. Los dispositivos intrauterinos que liberan hormonas hacen más espesas las secreciones cervicales, evitando que los espermatozoides pasen a través de ellas.

DIFERENTES TIPOS DE DISPOSITIVOS INTRAUTERINOS

El TCu-380A (ParaGard) es un dispositivo intrauterino de plástico que tiene un hilo metálico enrollado en un tallo vertical y una cubierta de cobre en cada "brazo," con una cinta clara o blanquecina adherida a él. Otros dispositivos que contienen cobre son el Multiload-250, el Multiload-375 y varias formas del Cobre-Ts. Los dispositivos de cobre tienden a aumentar el sangramiento del período menstrual. El TCu-380A dura 10 años, mientras que otros dispositivos tienen que reemplazarse más frecuentemente.

El dispositivo T de progesterona (Progestasert) está hecho de plástico que contiene progesterona sintética y tiene adherida una cinta doble azul-negra. (Véase "Posibles efectos", efectos anticonceptivos de la progesterona). Otro dispositivo que contiene hormonas es el LNG-20, que puede dejarse por 5 años y se usa principalmente en Escandinavia, Europa occidental, y Singapor. Estos dispositivos disminuyen el sangramiento de la menstruación, pero producen un mayor porcentaje de embarazos ectópicos. El Progestrone T debe ser reemplazado una vez al año porque la progesterona que contiene dura sólo 12 meses.

Todos los dispositivos de plástico están cubiertos con bario, así que pueden ser visibles por medio de rayos-X (ver "Perforación").

EFICACIA

El dispositivo intrauterino está considerado como una forma muy efectiva para el control de la natalidad. El porcentaje de fracaso menor del Tcu-380A es del 0.6% y el de la Progesterona T es del 5% en el primer año de uso. El porcentaje de fracaso típico para el Tcu-380A es del 0.8%; para la Progesterona T es del 2%. Los porcentajes de embarazos con el DIU son menores entre las mujeres de más de 30 años.

Es una buena idea usar un método suplementario, por lo menos los primeros 3 meses después de colocado el DIU, ya que éste es el tiempo en que existe la posibilidad de expulsar el DIU y de concebir.

EXPULSIÓN

El peor inconveniente del DIU es el alto porcentaje de expulsión. Nuestro cuerpo tiene la tendencia natural a expulsar objetos extraños. Durante un año de uso, entre el 1% y el 10% de las mujeres los han expulsado, algunas veces sin notarlo. Esto depende de a la experiencia del proveedor que insertó el DIU. Las mujeres que están más expuestas al embarazo sin saberlo son las jóvenes, las mujeres que nunca han concebido, y mujeres que padecen períodos menstruales abundantes y/o calambres ya que son más propensas a expulsar estos dispositivos.

Si tu cuerpo no lo tolera, por lo general, lo expulsará en los primeros 3 meses. Esto sucede con más frecuencia durante la menstruación. Ya que no sentirás si lo has expulsado, revisa la taza del excusado, tu tapón o toalla sanitaria. Asegúrate de tocar el cordón varias veces al mes, especialmente después de tu menstruación.

Señales de la expulsión del DIU pueden ser descargas vaginales raras, calambres o dolor, manchas, sentir el cordón muy largo o la sensación del DIU en tu vagina o en la boca del útero. Cuando está siendo expulsado, tu compañero podrá sentir dolor o irritación durante la relación.

Mientras más tiempo tu cuerpo retenga el DIU, menos probabilidad habrá de expulsarlo.

REVERSIBILIDAD

Muchas mujeres que dejan de usar el DIU para quedar embarazadas pueden concebir tan fácilmente como aquéllas que nunca lo han usado. Sin embargo, el DIU puede causar daño a nuestra fertilidad. Puede causar daños al perforar. Y aumenta el riesgo de la enfermedad pélvica inflamatoria en las primeras semanas después de colocado el dispositivo. Estas serias complicaciones pueden causar disminución de la fertilidad o esterilidad y pueden conducirte a una histerectomía. Los médicos deberían advertir esto a todas las mujeres que eligen el DIU como su método anticonceptivo, especialmente a aquéllas que desean algún día tener hijos.

SEGURIDAD

Estudios han revelado serios efectos negativos del DIU. Algunas mujeres han muerto por estas complicaciones; otras han tenido serios daños. El DIU aumenta la posibilidad de desarrollar la enfermedad pélvica inflamatoria durante las primeras semanas después de colocado. Cuando el especialista coloca el dispositivo correctamente en el útero y utiliza medidas básicas de prevención de infecciones, el riesgo de infección es menor para mujeres saludables. Debido a los riesgos de infección y perforación cada vez que se coloca el dispositivo, muchos especialistas recomiendan que las mujeres usen el TCu-380A (el cual hay que reemplazar cada 10 años) en lugar de la Progesterona T (que debe reemplazarse cada año).

Investigadores están de acuerdo en que el DIU es una mala opción anticonceptiva para mujeres que se encuentran en riesgo de contraer una ETS, incluyendo el VIH. Los dispositivos intrauterinos pueden aumentar el riesgo de adquirir VIH en mujeres, ya que causan cambios en las paredes del útero. Si una mujer es VIH positivo, un dispositivo intrauterino puede aumentar su riesgo de transmitir la enfermedad a su pareja. Todavia no hay confirmación de esta teoria. Los investigadores se encuentran en desacuerdo acerca de si las mujeres que usan estos dispositivos son más propensas a desarrollar *PID* luego de contagiarse con una enfermedad transmisible por vía sexual, que aquéllas que no los usan.

SEÑALES DE ADVERTENCIA

Las siguientes señales significan serios problemas: menstruación ausente o tardía; dolor abdominal; dolor al tener contacto sexual; temperatura elevada; fiebre; escalofríos; descargas vaginales notables o malolientes; sangre o menstruación profusa. *Consulta con un médico inmediatamente* ya que éstas pueden ser señales de infección, perforación o embarazo. Informa si has estado expuesta a cualquier enfermedad transmisible por vía sexual o cualquiera de estos problemas que dure más de varios ciclos.

MUJERES QUIENES DEFINITIVAMENTE NO DEBEN USAR EL DIU

El DIU no deber ser usado en absoluto por las mujeres embarazadas o quienes tengan cáncer en la región genital; sangramiento anormal no diagnosticado; las que tengan una infección pélvica activa, reciente o recurrente, gonorrea o clamidia activa; *endometritis postpartum o* aquéllas que hayan tenido un aborto después de 3 meses de la infección. (Recuerda que la gonorrea y la clamidia en las mujeres es, a menudo, asintomática).

Entre las precauciones recomendadas al usar el DIU se encuentran: lavarse las manos, usar guantes, limpiar la cérvix y la vagina con un antiséptico a base en agua; y usar la técnica "no-tocar" para insertarlo.

QUIÉNES DEBEN USAR EL DIU SÓLO COMO ÚLTIMO RECURSO

Para las mujeres con las siguientes condiciones, los riesgos de usar el IUD generalmente son muchos más que las ventajas: mujeres con riesgo de exponerse a ETS/VIH (usuarias de drogas intravenosas, aquéllas que tienen múltiples parejas sexuales, o que su pareja las usa, o una pareja que a su vez tiene múltiples parejas sexuales); las que tienen dificultad de acceso a tratamiento de emergencia. Antes de escoger un DIU, considera cuidadosamente otros métodos y discute los riesgos potenciales con el médico; si decides usar el DIU debes ser observada cuidadosamente para poder detectar cualquier problema. Considera cuán severa es tu condición, cuán accesibles y beneficiosos pueden resultar otros métodos anticonceptivos, y cuán accesibles están los servicios de seguimiento de emergencia.

QUIÉNES PROBABLEMENTE NO DEBAN USAR EL DIU

Existe desacuerdo considerable acerca de cuanto riesgo conllevan las siguientes situaciones o condiciones para las mujeres que desean usar el DIU. La Organizacion Mundial de la Salud cree que para mujeres con ciertas situaciones o condiciones, las ventajas del DIU generalmente sobrepasan los riesgos de usarlo. Otros creen que los dispositivos intrauterinos deben ser usados con poca frecuencia por aquellas mujeres con ciertas situaciones o condiciones; solamente después de haber considerado otros métodos y luego de haber sido examinadas cuidadosamente por el proveedor de salud. Tales mujeres necesitan tener la capacidad de comunicarse con un proveedor de salud a la mayor brevedad posible si sospechan que están experimentando efectos negativos.

Las autoras de este libro están de acuerdo con este plan más cauteloso y recomiendan que las mujeres con las siguientes condiciones deben considerar usar otro método anticonceptivo: enfermedades de la sangre o problemas de coagulación, bajas defensas contra la infección, (en las mujeres con diabetes o tomando esteroides), inhabilidad para controlar el cordón del DIU, o para observar las señales de advertencia (en mujeres con impedimentos físicos, tales como enfermedad de la columna, artritis reumatoide, esclerosis múltiple, o deficiencias mentales), problemas revelados en el papanicolau que no se han resuelto, historial de desmayos severos o reacción vasovaginal; anemia, calambres o sangramiento menstrual severo; enfermedades de las válvulas del corazón; historial de embarazo ectópico. Si naciste en la década de los 50, o a principios de los 60, trata de averiguar si tu madre tomó DES. La exposición al DES en el útero (hija DES) resulta en una alteración de la forma del útero, o ciertas otras anormalidades uterinas (útero biconado, estenosis de la cérvix, pólipos endometriales, miomata, útero pequeño), pueden distorsionar la forma del útero tanto que es imposible insertar el DIU.

COMPLICACIONES Y EFECTOS NEGATIVOS.

INFECCIONES. Análisis recientes demuestran que la la enfermedad pélvica inflamatoria (PID, por sus siglas en inglés) (ver cap. 23) es mayor en las mujeres que usan el DIU que en las que no utilizan el anticonceptivo; la PID probablemente sucede de 2 a 3 veces más en las mujeres que usan el DIU que en las que utilizan otro método. Ya que la PID es más común durante el primer mes después de haber sido colocado el DIU, algunos médicos recomiendan el uso de antibióticos por corto tiempo para prevenir una infección. (Algunos médicos piensan que el cordón que está suspendido del DIU dentro de la vagina puede servir como escalera para que los gérmenes lleguen a la matriz.) Las mujeres que tienen una enfermedad transmisible por vía sexual mientras usan el DIU, también tienen un alto riesgo de desarrollar PID. El PID no desaparece por sí mismo. Puede provocar un tremendo dolor, un embarazo ectópico, esterilidad y hasta la muerte.

Las mujeres que quedan embarazadas usando el DIU pueden ser más susceptibles a abortos con infección, llamados abortos sépticos. Muchas veces, es necesario ir al hospital y en casos extremos, esto puede causar la muerte a la mujer. Es por esto que el DIU debe ser quitado si quedas embarazada.

SANGRAMIENTO EXCESIVO. El problema más común para las mujeres que usan el DIU es el aumento del flujo de sangre menstrual, algunas veces excesiva, con dolorosos calambres y/o dolor de espalda. Algunas mujeres sufren también largos períodos de sangramiento o manchado y/o calambres entre su períodos. Generalmente, estos síntomas son más intensos durante los primeros 3 a 6 meses después de haberse implantado el DIU. Aproximadamente el 15% de las usuarias se los quitan después de un año, por el sangramiento y los calambres.

El DIU que contiene cobre aumenta el sangramiento de un 20 a un 50% durante la menstruación. El fuerte fluído menstrual puede empeorar una anemia existente, pero no parece provocarla. Aunque muchas mujeres que están menstruando pueden estar al borde de una anemia, es, de todas formas, una buena idea hacerse un examen de sangre antes de obtener el DIU y una vez al año mientras lo usas. Come suficientes alimentos ricos en hierro. Aunque los DIU con hormonas disminuyen el fluído menstrual, las mujeres que lo usan pueden sufrir manchado o sangramiento ligero entre sus períodos.

PERFORACIÓN O EMPOTRAMIENTO. Aunque raras, éstas son las más serias complicaciones del DIU. La perforación de la pared uterina puede ser parcial, con una parte del DIU encajado en la pared y la otra parte en el útero; o puede ser completa, con el DIU entero dentro de la cavidad abdominal. La perforación sucede o empieza a suceder con más frecuencia durante la inserción, debido, más que nada, a técnicas deficientes del médico. Esto es menos frecuente cuando te haces un ultrasonido, así es que insiste siempre en este proceso.

El empotramiento es un problema (mucho menos común que el anterior) por el cual las paredes del útero empiezan a cubrir el DIU; si éste queda parcialmente encajado en la pared uterina, seguirá siendo efectivo. Pero los DIUs empotrados causan más dolor cuando son extirpados. En algunos casos, necesitarás que se dilate y se trate para poderlo sacar. En distintos casos que conocemos, las mujeres han tenido que hacerse una histerectomía por un DIU empotrado, lo cual es una práctica devastadora para la mujer que desee tener hijos.

La primera señal de cualquiera de estas 2 condiciones podría ser un cordón más corto o la falta de éste durante tu chequeo mensual (una buena razón para revisar el cordón más de una vez al mes). Si esto sucede, asegúrate de ver a un médico inmediatamente. Deberías usar otro método de anticoncepción, ya que si el DIU ya no está en el útero, no estarás protegida contra el embarazo. De hecho, algunas mujeres sólo se enteran de la perforación después de descubrir que están embarazadas. Puedes volver a colocarte el DIU o escoger otro método de control.

CORDÓN PERDIDO. Ya que la pérdida del cordón del DIU puede ser la señal de la expulsión o perforación, no hay manera de saber lo que ha pasado a menos que te quites el DIU, o bien, hay varios procedimientos disponibles para tratar de localizarlo. Un médico puede hacerte un examen por tacto o usar un instrumento para biopsia. Si en el examen por tacto no se localiza el DIU, tal vez sirvan los rayos-X o el ultrasonido. Si el DIU está en el útero, ella o él, podrán tratar de halar el cordón para

sacarlo. Esto puede requerir la dilatación del cuello, lo cual puede ser doloroso.

Si no se localiza el DIU, significa que ha sido expulsado. Si estás embarazada y no quieres abortar, no debes hacerte el examen de rayos-X. En su lugar solicita un ultrasonido, aunque este procedimiento es caro y hasta ahora nadie conoce los efectos a largo plazo, si es que los hay, en el desarrollo del feto.

Existen desacuerdos sobre qué hacer si el DIU se localiza fuera del útero. Algunos investigadores piensan que debe ser removido si se descubre una perforación en las primeras semanas luego del implante, pero si se descubre un tiempo después, la remoción del DIU puede causar mayores complicaciones. Algunos investigadores piensan que es necesario removerlo sólo si la mujer exhibe síntomas abdominales. El recobrar un DIU que no está en la matriz y no ha sido expulsado requiere cirugía. Esto puede hacerse en servicios externos de tu hospital o clínica. Una operación laparoscópica es necesaria en este caso. Si el DIU no es recuperado por la laparoscopía, se necesitará una cirugía más extensa.

EMBARAZO. Si tu menstruación se atrasa y estás usando el DIU, hazte una prueba de embarazo. Si sabes que estás embarazada y, estás usando el DIU, deben quitártelo desees o nó continuar el embarazo. Si estás embarazada y no te quitan el DIU, es más probable que sufras una infección pélvica o un aborto séptico. Existen condiciones fatales que deben ser tratadas. Si te quitas el DIU, las oportunidades de un aborto disminuyen al 25%. Si no, tienes un 50% de probabilidad de abortar, y durante el segundo trimestre las probabilidades son 10 veces mayores de lo normal. Si no pierdes al embarazo puede existir la posibilidad de tener un bebé prematuro o de bajo peso.

EMBARAZO ECTÓPICO. Si quedas embarazada y tienes el DIU en su lugar, existe el 3% de probabilidad de un embarazo ectópico. Las mujeres que conciben con el Progestasert tienen 5 veces más probabilidad de tener un embarazo ectópico que las que usan el DIU de cobre. Un embarazo ectópico es un serio problema que puede provocar hemorragia, infección, esterilidad y, a veces, la muerte. Con frecuencia no es diagnosticado, por lo tanto las usuarias del DIU deben estar enteradas de los posibles síntomas (Lee cap. 22.)

OTROS POSIBLES EFECTOS. Las mujeres que usan DIU pueden estar más propensas a desarrollar vaginitis. Los dispositivos de cobre no parecen producir reacciones alérgicas o tener efectos negativos para el feto que se va desarrollando. No hay evidencia del que el DIU provoque cáncer, pero no ha sido estudiado suficientemente como para conocer los efectos a largo plazo de los materiales con que están hechos (polietileno) o del material que contienen algunos (progestina y bario).

CÓMO OBTENER EL DIU.

Debido al riesgo de perforación, el DIU debe ser colocado por una persona adiestrada. Escoge un médico que tenga experiencia con el DIU y que conozca los aparatos que usa. Si no puedes obtener la clase de DIU que deseas, vé can otro.

Debes hacerte un examen completo de pelvis y de senos, incluyendo el Papanicolau, la prueba del embarazo y pruebas para enfermedades transmitidas por vía sexual, antes del implante. Esto es muy importante, porque si tienes enfermedades transmitidas por vía sexual o estás embarazada, no deberás usarlo. Esto significa por lo menos 2 visitas al médico, porque los resultados tardan varios días. En los EEUU, debes firmar, por ley, un documento de consentimiento en el momento en que te lo vayan a colocar.

El médico deberá hacer un sondeo para medir la profundidad y posición de tu útero. El DIU puede colocarse con el útero inclinado.

La inserción se hace a través de la apertura del cuello, la cual tiene un diámetro del tamaño de una pajilla delgada. Justo antes de la inserción, el DIU se acomoda en un tubo de plástico parecido a una pajilla. El médico introduce suavemente el tubo dentro de la vagina y hacia el útero a través del cuello (ver ilustración). Después empuja el DIU a través del tubo y lo suelta, adaptándolo al útero. El médico retira el tubo y el DIU queda en el útero, con el cordón colgando hacia la vagina. Asegúrate de entender cómo revisar el cordón.

El proceso puede lastimar bastante algunas veces, porque el insertador ensancha la boca del cuello y el dispositivo irrita el útero. Puedes sufrir calambres durante la inserción y el resto del día, especialmente si nunca has dado a luz. Lleva a alguien que te pueda acompañar a casa después. Podrás necesitar un anestésico local o tomar un analgésico, si no, puedes jadear rápidamente o relajarte y hacer respiraciones profundas.

CUÁNDO USAR EL DIU

Esto representa una polémica. Muchos médicos aconsejan insertar el DIU durante o inmediatamente después de tu menstruación si estás segura de que no estás embarazada. La boca del útero estará ligeramente abierta en ese tiempo, por lo tanto, la inserción puede ser menos dolorosa. Además, el hecho de que estés menstruando significa que no estás embarazada (aunque algunas veces hay mujeres que tienen uno o 2 períodos livianos estando embarazadas). Otros creen que puede haber peligro de infección durante la menstruación y evitan colocarlo en ese momento. Los médicos también suelen pensar que el DIU podría ser colocado inmediatamente después de un alumbramiento o aborto. Sin embargo, hoy muchos tienen miedo de una infección u otras complicaciones en esos momentos. De la misma manera, en los últimos años, los médicos han cambiado sus puntos de vista acerca de la inserción después del parto; ellos creen ahora que el DIU puede ser colocado con seguridad, inmediatamente después del parto si la mujer ha tenido un parto y un alumbramiento normales, si su matriz es firme y el sangramiento ha disminuido. No obstante, hay un alto porcentaje de expulsión en estos momentos. El mejor momento para la inserción puede ser entre períodos menstruales y, por lo menos, 6 semanas después del alumbramiento o aborto.

Debido a que en los primeros meses después de la inserción del DIU puede ocurrir una expulsión o infección, debes ir a visitas de seguimiento de 3 a 6 semanas después, para asegurarte de que tu dispositivo está en su sitio y no hay señales de infección.

CÓMO REVISAR TU DIU

Al principio querrás revisar el cordón antes de las relaciones sexuales (puedes pedirle a tu pareja que lo haga) y después de cada menstruación. Al cabo de unos 3 meses, más o menos, es suficiente hacerlo una o 2 veces al mes.

Puedes tratar de sentir el cordón con tu dedo o buscarlo durante tu examen cervical personal utilizando un espejo. Para revisarlo con tu dedo, ponte en cuclillas, lo más cerca que puedas de tus talones para acortar el largo de tu vagina y alcanzarla. La tina del baño o la regadera son buenos lugares, o mientras estás sentada en el excusado. Puedes confundirte con los pliegues de tu vagina, pero cuando alcances el cuello lo sabrás, ya que es más duro y firme que todo lo que hayas tocado. Encuentra el hoyuelo en tu cuello, ésta es la entrada del útero, ahí asomarán los cordones. Algunas veces tu útero estará inclinado de tal manera que no alcanzarás los cordones; trata el próximo día. Si no puedes encontrar los cordones, o si son muy largos o cortos, o si tienes una pequeña protuberancia de plástico, llama a tu médico o clínica.

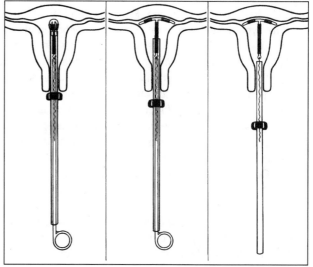

INSERCIÓN DEL TCU-380A. Concilio de Población

Investigación y desarrollo de "vacunas antifertilidad"

Uno de los debates que genera más controversia en el desarrollo de los nuevos anticonceptivos se relaciona con la investigación de métodos que usan el sistema inmune, conocidos como "vacunas antifertilidad". Durante los últimos 30 años, varios institutos de investigación han estado desarrollando estos métodos.

Estos anticonceptivos engañan el sistema inmune, haciendo que ataque una de las moléculas que participa en el sistema de señales químicas, las cuales son esenciales para el comienzo del ciclo reproductivo. Las moléculas que se usan para engañar al sistema inmune, son moléculas como el "Toxoid", una proteína extraída de la difteria, que al unirse a una hormona en la sangre o a un receptor en la superficie del espermatozoide o del óvulo, causa una reacción inmune en contra de estos elementos naturales, destruyéndolos e impidiendo así, el comienzo del ciclo reproductivo.

Aunque teóricamente estos anticonceptivos se pueden desarrollar tanto para los hombres como para las mujeres, la mayoría de las investigaciones internacionales se han concentrado en métodos para las mujeres y, en particular, en el desarrrrollo de varios inmuno-anticonceptivos contra la gonadotropina coriónica humana (GCH), una hormona que produce el cuerpo de la mujer poco después de la fertilización del óvulo. La comunidad investigadora sostiene que un anticonceptivo sistémico, que actúe a largo plazo y que permita un sangrado menstrual regular, sin efectos hormonales, representa una valiosa y novedosa opción. Si la llamada "hormona del embarazo" es efectivamente interceptada por los anticuerpos, el embrión no se puede implantar y la mujer tiene un sangramiento tipo menstrual.

Desde los años 70 en países como Australia, Brasil, Chile, República Dominicana, Finlandia, India, y Suecia se han venido ensayando esta clase de anticonceptivos en más de 400 personas y se han encontrado serias dificultades para generar y mantener una respuesta inmune, así como problemas con efectos secundarios. Por ejemplo en el Instituto Nacional de Tecnología de la India, el anticonceptivo funcionó en un 80% de las mujeres y sólo durante un promedio de 3 meses; en Suecia, el Programa de Investigación en Reproducción Humana de la Organización Mundial de la Salud (WHO/HRP), tuvo que suspender la Fase II de su ensayo clínico porque los efectos secundarios se consideraron inaceptables.

Desde 1993, se ha lanzado una campaña internacional y descentralizada, que en la actualidad es coordinada por la Red Global de Mujeres por los Derechos Reproductivos (WGNRR), en contra del desarrollo de métodos anticonceptivos basados en la manipulación del sistema inmune. En la primavera de 1997, alrededor de 500 grupos de mujeres—de solidaridad con el Tercer Mundo, activistas de consumo, derechos humanos, desarrollo, grupos médicos y organizaciones de 41 países —firmaron un llamado para detener la investigación sobre "Vacunas antifertilidad" ya que consideran que los riesgos para la salud y el bienestar de las mujeres y sus fetos potenciales no se justifican puesto que no prestan ventaja alguna sobre los anticonceptivos ya existentes.

Es probable que, por la misma naturaleza del sistema inmune, éste sea un método anticonceptivo poco fiable. Se sabe que las respuestas del sistema inmune varían de acuerdo a varios factores internos y externos de nuestros cuerpos. No hay tampoco una forma aceptable de interrumpir una reacción inmune cuando ésta se ha producido, por lo cual no es una opción "reversible". A esto se le suman las críticas y preocupaciones sobre los efectos secundarios graves, como la inducción de enfermedades autoinmunes y las alergias. Otra preocupación es que debido al carácter tecnológico de estas "vacunas antifertilidad" existe el riesgo de que se usen o administren irresponsablemente ya que su efecto puede durar desde un año hasta toda la vida; no se pueden "dejar" cuando se desea, y son fáciles de administrar a escala masiva, incluso sin el conocimiento de la mujer o del hombre.

REFERENCIAS:

Ada,G.L., y David Griffin, eds. *Vacunas para la Regulación de la Fertilidad. Evaluación de su seguridad y eficacia.* Ponencias en un simposio organizado por el Programa de Reproducción Humana de la Organización Mundial de la Salud. Cambridge, Inglaterra; Cambridge University Press, 1991.

Llamado para detener la investigación sobre "*Vacunas antifertilidad (Anticonceptivos Inmunológicos)*", 1993. Sacado de Vacunas contra el embarazo: ¿milagro o amenaza? De Judith Richter, London y Atlantic Highlands, NJ: Zed Books Ltd.; Australia y Nueva Zelanda: Spinifex Press, 1996.

Richter: Vacunación contra el Embarazo

Talwar,G. Pran, et al. Una vacuna que evita el embarazo en las mujeres. Ponencias de la Academia Nacional de la Ciencia, USA 91 (agosto 1994): 8532-536.

WHO/HRP (Organización Mundial de la Salud/ Programa especial de Investigación en la Reproducción Humana) . Informe sobre el estado de la Fase II del ensayo de la vacuna anti HCG. Progreso en la Reproducción Humana nº 30(1994):8.

VENTAJAS

No debes preocuparte si te olvida tomar la píldora, revisar tus señales de fertilidad o por usar un método como barrera en el momento de las relaciones. Revisar los cordones varias veces al mes, fomentará tu conocimiento sobre tu vagina y cuello y te ayudará a sentirte cómoda tocando tus genitales.

Si tienes un DIU que contiene progesterona, probablemente sangrarás menos durante tus períodos.

DESVENTAJAS

La mayoría de las desventajas en términos de dolor y riesgo ya han sido descritas. Considera particularmente la posibilidad de la infertilidad a largo plazo debido al *PID*. Los dispositivos no ofrecen protección contra las enfermedades transmitidas por vía sexual, incluyendo al VIH.

RESPONSABILIDAD

La mujer va al médico para la inserción, 3 meses después para una revisión y después una vez al año. Ella experimenta lo que es la inserción y los efectos negativos. La mujer o su pareja deben revisar los cordones periódicamente y acordarse de cuándo tienen que reemplazar el dispositivo.

COSTO

Una visita inicial, incluyendo examen y pruebas de sangre cuesta alrededor de $100. La segunda visita, incluyendo la compra e implante del DIU, cuesta de $215 en una clínica (por 2 visitas, el costo total es de $315) hasta $300 con doctor privado (total $400). El costo para quitarlo es de alrededor de $100.

NUEVOS DISEÑOS DEL DIU

Los investigadores están siempre diseñando nuevos productos para perfeccionar la eficacia y reducir los problemas del DIU. Inspecciona todos los nuevos DIUs con precaución, porque la experiencia ha demostrado que muchos de los efectos negativos a largo plazo se conocen sólo después de haber sido lanzados al mercado. Algunos de los nuevos diseños de los cuales hemos oído, incluyen variaciones de los DIUs con cubierta de cobre y con progesterona (el Lng ya está disponible en algunos países), DIUs sin marcos rígidos (FlexiGard Device) y un invento que se adhiere a las paredes uterinas (GyneFled DIU).

LA INTERRUPCIÓN DEL COITO (COITUS INTERRUPTUS)

La interrupción del coito o retiro es el método más utilizado por todo el mundo, un método costumbrista que ha pasado de generación en generación. Implica la retirada del pene justo antes de la eyaculación, así que la esperma se deposita fuera de la vagina y de los labios vaginales. El retiro no es muy efectivo, hay veces en que el hombre no se retira a tiempo para evitar el contacto con la vagina y los labios vaginales (la esperma se puede mover desde los labios vaginales hacia las trompas de Falopio). Repetidos contactos sexuales en corto tiempo, aumentan la probabilidad de fracaso, ya que hay más espermatozoides mezclados con el fluido lubricante. No es posible dar porcentajes reales de fracaso porque se han hecho muy pocos estudios. Sin embargo, basados en este pequeño número, los investigadores estiman que el porcentaje mínimo de fracaso es del 4%, pero el típico es del 19%.

El retiro conlleva inconveniencias junto con su alto porcentaje de fracaso. El hombre debe mantenerse bajo control y por eso no puede relajarse. Cuando se utiliza por largo tiempo, puede causar eyaculación prematura. El retiro puede ser incómodo también para la mujer, ya que el hombre tiene que retirarse antes de que ella llegue al orgasmo, interrumpiendo su respuesta sexual, y, como también ella está esperando que su pareja se retire a tiempo, tampoco puede relajarse por completo. Algunas parejas que han estado usando el método de interrupción por largo tiempo han resuelto estos problemas. Finalmente, el *coitus interruptus* no te protege contra las enfermedades transmitidas por vía sexual incluyendo el VIH; las gotas de lubricación que salen del pene mucho antes de la eyaculación pueden tener VIH.

LA ESTERILIZACIÓN

La esterilización es un método permanente de anticoncepción, disponible para los hombres y para las mujeres. Aunque ha habido algunos intentos exitosos para revocar la ligadura de trompas y la vasectomía, la operación puede considerarse como permanente e irreversible. En las mujeres, las trompas de Falopio son cortadas y/o bloqueadas, de manera que el óvulo y los espermatozoides no pueden encontrarse. Esto se conoce como ligadura de trompas. En los hombres, los conductos deferentes son cortados y/o bloqueados para que los espermatozoides no se mezclen con el fluído seminal. Esto se conoce como vasectomía. Hoy día, la esterilización es el método contraceptivo más usado en todo el mundo. Para muchas mujeres, la decisión de ser esterilizadas viene de un deseo positivo de no quedar embarazadas nunca más. Otras ya han tenido hijos, otras deciden que no desean tenerlos.

El elegir la esterilización es un asunto que requiere mucha consideración. Los estudios han demostrado que casi el 25% de las mujeres que han sido esterilizadas se arrepienten, particularmente las que tenían menos de 30 años cuando fueron esterilizadas. Algunas mujeres se deciden por la esterilización como medida desesperada, ya que no encuentran otra forma irreversible de contracepción para ellas. (Nada señala tan claramente nuestra necesidad de mejores métodos anticonceptivos temporales). Muchas sienten que no tienen otra elección por "la falta de oportunidades de empleo, de educación, cuidados diarios, habitación decente, cuidados médicos adecuados, seguridad, anticonceptivos efectivos y de acceso al aborto, todo esto crea una atmósfera sutil de coerción". Para la mayor parte de las mujeres, la decisión de hacerse una esterilización es un asunto muy emocional.

Desde 1974, las mujeres han revelado y los estudios han documentado, un terrible patrón del abuso de la esterilización. Las víctimas son generalmente pobres, negras, puertorriqueñas, chicanas, indias norteamericanas y, con frecuencia, con muy poco o ningún conocimiento del inglés. La mayoría (no todos) de los casos documentados de esterilización forzada en los EEUU, se refieren a mujeres. Y aquí nos basamos en las experiencias de las mujeres.

Algunas veces los médicos consideran a las mujeres mentalmente incapaces. Ellos las presionan para que den su consentimiento durante el parto o el alumbramiento; los oficiales de beneficencia las amenazan con la pérdida de sus beneficios si rehusan; nadie les informa que la operación es permanente. Las mujeres afroamericanas del sur, están muy familiarizadas con la "Apendicectomía del Misisipí," donde les ligaban las trompas o les sacaban la matriz sin que ellas lo supieran. Algunas veces las esterilizaciones se hicieron, primero, con el propósito de adiestrar a los residentes y a los internos. De un millón de histerectomías que se hacen cada año, quizás una de cada 5 son hechas únicamente para la esterilización, sin una legítima razón médica. La histerectomía, un proceso de cirugía mayor, no es necesaria para la esterilización. El riesgo de muerte o de complicación por una histerectomía es de 10 a 100 veces mayor que el de la ligadura de trompas. Especialmente si las mujeres son pobres, los programas públicos y privados facilitan los servicios de esterilización, más que los de abortos o cuidados prenatales y que la asistencia financiera para que nuestras hijas crezcan saludables; o se niegan a practicar abortos hasta que aceptamos ser esterilizadas. En años recientes los legisladores de por lo menos 10 estados han propuesto la esterilización obligatoria para todas las mujeres que están recibiendo asistencia pública. (Tal medida no ha sido aprobada todavía.) Ocasionalmente los médicos rehusan esterilizar a las mujeres blancas de clase media que no tienen hijos y que solicitan este servicio. La esterilización y sus abusos son experimentados de diferente manera por diferentes grupos de mujeres. El abuso de la esterilización es internacional. (Ver, "Desarrollo para el conocimiento internacional" para conocer la participación del gobierno de los EEUU). Las feministas, las activistas de la salud y otras mujeres, se han unido para exponer el abuso de la esterilización y para organizarse en su contra en hospitales, comunidades, cortes y legislaturas. En 1975, respondiendo a esta presión, la ciudad de Nueva York fue la primera en este país en sentar la pauta. El 9 de marzo de 1979, las reglamentaciones federales de esterilización entraron en vigor.

Los requerimientos más importantes incluyen:

➤Obtener consentimiento voluntario usando un formulario obligatorio de consentimiento, en el idioma de cada persona.

➤Prohibir la amenaza abierta o implícita de la pérdida de los servicios de beneficencia o de la ayuda médica, si no se da el consentimiento.

➤La explicación oral y por escrito de métodos alternos de anticonceptivos y sus riesgos, los efectos laterales y la irreversibilidad de la esterilización, dados también en el idioma de cada persona.

➤Esperar por lo menos 30 días después de que la persona haya firmado el documento de consentimiento antes de la esterilización (excepto en un parto prematuro y en una cirugía de emergencia).

➤Está prohibido obtener el consentimiento mientras la mujer está de parto, antes o después de un aborto, o mientras la persona está bajo la influencia del alcohol o de las drogas.

➤La prohibición de histerectomía para la esterilización en los programas federales.

➤La imposición de una suspensión a las esterilizaciones hechas con los fondos federales de las personas menores de 21 años que hayan sido declaradas legalmente incompetentes o estén institucionalizadas involuntariamente.

➤Auditoría de los programas de esterilización en los 10 estados donde las esterilizaciones son llevadas a cabo con fondos federales.

El abuso de la esterilización no es algo nuevo. Desde principios del siglo XIX, personas conocidas como eugenistas trataron de popularizar la idea de que los problemas sociales, tales como el crimen y la pobreza, podrían ser eliminados impidiendo a ciertas personas "inadaptadas" que tuvieran hijos. El movimiento eugenista, que aún hoy tiene simpatizantes, alega que los criminales, los "imbéciles," los negros y los inmigrantes podrían procrear más gente "inferior" a ellos mismos si se les permite reproducirse. Los eugenistas apremian al proyecto de ley que da el poder al Estado para esterilizar a tales individuos contra sus deseos. Estas leyes eugenistas fueron aprobadas en 37 estados y todavía se conservan en los libros de otros más.

El gobierno no censura o hace cumplir estas reglas y, a menudo, los doctores y los hospitales las ignoran. En algunos lugares, sin embargo, han reducido la cantidad de abusos de esterilización. Asegúrate de que la clínica u hospital donde la lleves a cabo, cumpla con estas regulaciones. Si sospechas que no lo hará, comunícate con tu Centro Local de Salud para Mujeres o con una de las siguientes organizaciones:

Unión Americana de Libertades Civiles
Proyecto de Libertad Reproductiva
132 West 43rd Street
Nueva York, NY 10036

Proyecto Nacional de Salud para las Mujeres Negras
1237 Ralph David Avernathy Blvd., S.E.
Atlanta, GA 30310

Organización Nacional de la Salud de la Mujer Latina
P.O. Box 7567
Oakland, CA 94601

Red Nacional de la Salud de la Mujer
1325 G Street NW
Washington, DC 20005

Centro de Recursos de Educación
para la Salud de las Mujeres Nativas Americanas
P.O. Box 572
Lake Andes, SD 57356

LA LIGADURA DE TROMPAS

La esterilización femenina es efectiva inmediatamente. Puede hacerse bajo anestesia general, espinal o local, y las mujeres generalmente se van a casa el mismo día. Durante el primer año luego de la operación, la esterilización femenina es casi un 100% efectiva. Un estudio reciente en EEUU sobre su uso refleja que con el tiempo, el riesgo de fracaso aumentó. A los 5 años de la esterilización, más del 1% de las mujeres habían quedado embarazadas, y a los 10 años, el porcentaje de fracaso subió a 1.8%. El porcentaje mayor de fracasos fue asociado con el uso de coagulación bipolar o presillas. Además, el porcentaje era mayor para unas mujeres más que para otras: mujeres negras y no-hispanas; y las mujeres más jovenes tenían mayor riesgo que las blancas, y las no-hispanas. A pesar de que este estudio confirma que la esterilización es un método muy efectivo para el control de la natalidad, también nos recuerda la importancia de estar completamente informadas sobre las técnicas que el médico va utilizar y si tiene en cuenta nuestras circunstancias particulares.

La laparoscopia es la técnica quirúrgica más común para la esterilización en los EEUU. Aunque ésta puede hacerse bajo anestesia local, general o espinal, es adecuado utilizar un sedante ligero con la anestesia local. El proceso tarda 30 minutos y consta de una pequeña incisión en el ombligo para inflar el vientre con gas (bióxido de carbono u óxido nitroso) para que las trompas de Falopio puedan ser localizadas más fácilmente. La mujer se inclina hacia atrás, con la cabeza hacia abajo, permitiendo que sus intestinos se alejen de las trompas. Estas son visibles insertando unas pinzas (tenáculo) en el cuello y un instrumento (sonda o cánula intrauterina) a través de la vagina para manipular el útero y las trompas. Un laparoscopio (un tubo delgado que contiene un lente y una luz) es insertado a través de la incisión para verlas. Se introduce un instrumento para obstruir las trompas a través del laparoscopio o por una segunda pequeña incisión, debajo del ombligo. Las trompas se pueden obstruir quemándolas (electrocoagulación o cauterización) o cortándolas, pellizcándolas para cerrarlas o poniéndoles unos anillos, y se cosen las incisiones (ver ilustración). Después, algunas mujeres sienten dolor en la espalda ocasionado por el gas.

La minilaparotomía, o minilaparoscopía, consta de una pequeña incisión justo arriba del hueso púbico de la mujer, poniendo las trompas a la vista con un tentáculo y con el ultrasonido (ver arriba), las trompas de Falopio se empujan hacia la incisión y se bloquean (por lo general se atan o se cortan). Se cose la incisión. Al parecer, las mujeres tienen más calambres y dolor que con la laparoscopía, y pueden durar varios días.

La ligadura de trompas también puede realizarse a través de la vagina (colpotomía o culdoscopia) o del cuello (histeroscopia, un proceso experimental). La esterilización por laparotomía consta de una cirugía mayor. En las esterilizaciones a través de la vagina de la mujer o por la cérvix existe un riesgo mayor de infección y fracaso, por lo tanto, estas técnicas no son muy recomendadas.

Probablemente la esterilización no afecte las secreciones hormonales de la mujer, los ovarios, el útero o la vagina. Tu ciclo menstrual continúa, pero puede tornarse irregular. El óvulo madura y es liberado por el ovario cada mes, pero se detiene en la parte superior de la trompa y es absorbido nuevamente por el cuerpo.

COMPLICACIONES Y EFECTOS NEGATIVOS

Siempre que una cirugía se lleve a cabo con el uso de anestesia, puede haber ciertas complicaciones. Las más serias son relativamente raras y dependen, en gran parte, de la habilidad y experiencia del médico que las realice. Las irregularidades y ataques cardíacos, infecciones, el sangramiento interno y la perforación de un vaso sanguíneo mayor, son algunos de los peligros potenciales.

Las técnicas laparoscópicas implican problemas, tales como daños internos por quemaduras o pinchaduras a otros órganos o tejidos, quemaduras de la piel, perforación del intestino o del útero y embolia por el bióxido de carbono (que podría causar la muerte inmediata).

Algunas mujeres experimentan un síndrome post-laparoscópico, que incluye un fuerte sangramiento irregular y el aumento de cólico menstrual, que puede crear la necesidad de repetir la dilatación y las curaciones o, en algunos casos, la histerectomía completa.

REVERSIBILIDAD

Ninguna mujer debe someterse a la esterilización con la esperanza de que pueda ser reversible. Si crees que algún día podrías tener la oportunidad de procrear, utiliza otra forma de control de natalidad.

No obstante, los recientes avances de la microcirugía han aumentado la posibilidad de la reconstrucción de las trompas, llamada reanastomosis. Es cirugía mayor, requiere de una extrema habilidad por parte de un cirujano especializado, un equipo caro y la mujer debe tener buena salud. La operación puede costar de $10,000 a $15,000 dólares o más. Esto significa que sólo mujeres de muchos recursos económicos podrían hacerse la cirugía plástica para reparar las trompas y esto no ofrece garantía. Una posible forma de abuso de esterilización se puede desarrollar a lo largo de estas líneas: La tecnología para la esterilización inversa se beneficiaría grandemente, debido a la combinación de los reconocimientos médicos de las mujeres que quieren invertirla, la fascinación científica por nuevas técnicas quirúrgicas y la preferencia del Concilio de Población por la esterilización, como la forma más efectiva del anticonceptivos. Las técnicas para invertirla fomentan el malentendido popular de que todas las mujeres pueden hacerlo cuando lo deseen. Hasta ahora, debido a la desigualdad económica y al racismo, la esterilización invertida no estará disponible para las mujeres pobres y las de color, ni en este país ni en el resto del mundo.

Antes de ser sometida a esta operación, tú y tu pareja deben hacerse una prueba de fertilidad. También debes hacerte un examen laparoscópico para determinar qué tan dañadas están tus trompas como para ser reparadas. La cauterización tiende a destruir una cantidad significativa de tejido. Las presillas y los anillos parecen destruir mucho menos el conducto, pero, aun así, el retroceso es muy poco probable.

NUEVAS TÉCNICAS EN LA ESTERILIZACIÓN FEMENINA

Las nuevas técnicas posiblemente incluyan la inyección de substancias en las trompas de Falopio, la introducción de pelotillas o tapones, la modificación de los procesos quirúrgicos y el uso de nuevos tipos de presillas o anillos. Hemos oído acerca de experimentos que utilizan el metilciano-acrilato, también conocido como Cola-loca o Super-cola, y de tapones de silicón. Los efectos negativos a largo plazo de estas substancias son desconocidos.

QUINACRINA

La quinacrina es una droga usada para tratar la malaria. Se ha estudiado como una forma no-quirúrgica de esterilización en Chile, Tejas, y Vietnam. Debido a que recientes estudios con animales han demostrado que tiene efectos tóxicos, los científicos y la Organización Mundial de La Salud piden que se descontinúe su uso para este propósito. Activistas de la salud de la mujer están haciendo campaña contra su uso para propósitos de esterilización, ya que algunos indivíduos con intereses económicos en su comercialización continúan promoviendo la quinacrina en países en desarrollo. Para más información sobre esta campaña comunícate con el "Boston Women's Health Book Collective".

ESTERILIZACIÓN MASCULINA-VASECTOMÍA

La esterilización masculina es un proceso mucho más simple que el de la esterilización femenina. General-mente se hace en la oficina del doctor o la clínica y tarda cerca de media hora. El médico aplica una anestesia local (como linocaine), hace una o 2 pequeñas incisiones en el escroto, localiza los dos *vasa diferentia* (tubos que llevan los espermatozoides de los testículos al pene),remueve un pedazo de cada uno y ata los extremos. Los hombres no se esterilizan inmediatamente ya que todavía queda esperma en el *vasa deferentia*. Por esta razón, deben usar otro método de control de natalidad por 2 meses o hasta que hayan tenido dos conteos de esperma negativos.

La vasectomía deja el sistema genital masculino básicamente sin cambios. Sus hormonas sexuales permanecen en operación y no hay diferencia notoria en su eyaculación, porque los espermatozoides sólo forman una pequeña parte del semen. Algunos hombres, aunque conocen estos hechos, están todavía ansiosos acerca de lo que la vasectomía pueda hacer de su funcionamiento sexual. Platicar con alguien que se la haya hecho ayudará a disipar tales ansiedades.

En algunos hombres se han encontrado anticuerpos para su propio esperma después de una vasectomía. Algunos investigadores sugieren que estos anticuerpos pueden conducir a ciertas enfermedades del sistema inmunológico, aunque muchos hombres completamente fértiles también han creado anticuerpos y hasta ahora estas sugerencias no tienen apoyo.

Los hombres que se hacen la vasectomía pueden tener un aumento en el riesgo de cáncer de próstata. Un informe de 1980 que indicaba que la vasectomía podría producir arteriosclerosis (endurecimiento de las arterias) no ha sido apoyado por otros estudios.

Operaciones experimentales han colocado tapones de plástico o químicos inyectables dentro del conducto para taparlo temporalmente, por si el hombre después quiere tener hijos. Estos métodos parecen ser reversibles pero no tan efectivos como la vasectomía. También se está explorando sobre las formas para producir la esterilidad temporal aumentando la temperatura de los testículos, a través de baños calientes superficiales o del ultrasonido.

La vasectomía debe ser considerada como irreversible.

LA ABSTINENCIA

No hay nada malo con la abstinencia. De hecho, algunas veces es precísamente lo que queremos. La abstinencia significa hacer el amor sin tener contacto sexual. Es la forma más efectiva de anticoncepción, ha sido utilizada por siglos y todavía es muy común. No tiene efectos físicos ulteriores con tal de que la prolongada excitación sexual vaya seguida del orgasmo para aligerar la congestión pelvica. (ver secciones sobre masturbación y sexo oral en el cap.14).

MÉTODOS QUE NO SON MÉTODOS

LAS DUCHAS VAGINALES

Algunas mujeres se duchan con agua u otras soluciones especiales inmediatamente después del contacto sexual, con la intención de sacar el semen de la vagina antes de que la esperma entre en el útero.

La ducha es el método menos efectivo de todos. La fuerza de la eyaculación envía la esperma por la boca del útero. Algunos espermatozoides pueden llegar al útero antes de que llegues al baño; y la ducha, que es un chorro de líquido que penetra en tu vagina bajo presión, podrá empujar algunos espermatozoides dentro de tu matriz al mismo tiempo que expulsa otros hacia afuera.

La ducha también deposita la responsabilidad exclusivamente en las mujeres, que debemos saltar al baño inmediatamente. ¡No la uses!

EL IMPEDIRLE EL ORGASMO A LA MUJER

Algunas personas piensan que para poder concebir, la mujer debe tener un orgasmo. Esto es falso. Una de las mayores diferencias entre las mujeres y los hombres en la reproducción, es que el hombre debe tener una erección y una eyaculación para provocar un embarazo, mientras que la mujer puede concebir sin ningúna excitación sexual.

Capítulo 19

LAS ENFERMEDADES
TRANSMITIDAS POR VÍA SEXUAL

Por María Crowe y Judy Norsigian; adaptado por Blanca Fernández, Griela Davis,
Nancy Díaz, Celeste Cambria, Ana Guezmes (Flora Tristán Centro de la Mujer, Perú) y
Dinnys Luciano (Centro de Apoyo Aquelarre, República Dominicana).

Con agradecimiento especial a Hilda Armour,
Guillermo McCormick, Esther Rome, Pam White
y Paul Weisner.

Contribuidoras a las ediciones previas:
Esther Rome, Fran Ansley, Judy Norsigian,
Michele Topal (Asociación Americana de Salud
Social), y Katherine M. Stone.

Muchas personas se sorprenden al saber que las enfermedades transmitidas por vía sexual (o ETS, por sus siglas en inglés), son en realidad el grupo de infecciones más comunes que vemos hoy en día. Según datos de *Populations Reports*, (1993), en algunos dispensarios de planificación familiar, atención prenatal y salud materno-infantil de países en desarrollo, se ha encontrado que de cada 10 mujeres, hasta una o 2 están infectadas con una ETS.

Los pocos estudios realizados en países en desarrollo muestran tendencias variadas. Entre 1987 y 1991, por ejemplo, en 15 de los 21 países de América Latina la incidencia de gonorrea disminuyó, mientras que en 12 países aumentó la incidencia de sífilis primaria, secundaria o congénita.

La elevada incidencia de las ETS entre mujeres que acuden a los dispensarios de atención prenatal, ginecológica o de planificación familiar enfatiza la importancia del problema. En estudios realizados en países en desarrollo se ha mostrado que hasta el 18% de las pacientes que acuden a los dispensarios públicos tienen gonorrea, 17% tienen sífilis y hasta un 30% tienen tricomoniasis.

Tanto los hombres como las mujeres pueden padecer enfermedades transmitidas por vía sexual en forma asintomática. Sin embargo, la incidencia de estas enfermedades en las mujeres es mayor que en los hombres. Por ejemplo, el 70% de las mujeres y el 30% de los hombres infectados por clamidia pueden ser casos asintomáticos, lo mismo que el 30% de las mujeres y el 5% de los hombres infectados con gonorrea.

Alrededor de un 10% de adultos en edad reproductiva son infectados, con al menos una de estas enfermedades cada año. Incluso, cada año más de 12 millones de norteamericanos contraen una ETS, la cual es transmitida de persona a persona, principalmente a través del contacto sexual. Hasta hace poco estas infecciones se conocían como enfermedades venéreas o "EV", un término asociado por mucha gente con la gonorrea y la sífilis. En la actualidad, han sido identificadas más de 20 ETS; muchas a niveles epidémicos en este país. Además de las enfermedades en sí, que varían de benignas a mortales, existe la posibilidad de complicaciones que pueden dañar la fertilidad de la mujer.

Hoy en día hablamos de las ETS como un grave problema de salud sexual y reproductiva para las mujeres. En el Programa de Acción Mundial de Población y Desarrollo, aprobado en el Cairo en 1994, se reconoció que las desventajas económicas y sociales de la mujer la hacen especialmente vulnerable a las enfermedades transmitidas por vía sexual, incluyendo el VIH.

En este Programa, se señaló además que en la mujer, los síntomas de las enfermedades transmitidas por vía sexual no suelen ser evidentes, lo cual hace que su diagnóstico sea más difícil que en el hombre. En la mujer, las consecuencias para la salud suelen ser más graves e incluyen en particular, el riesgo incrementado de infertilidad y de embarazo ectópico. El riesgo de transmisión del varón infectado a la mujer también es más elevado que a la inversa, ya que a muchas mujeres les resulta imposible tomar medidas para protegerse.

A todo esto hay que añadir los riesgos de las relaciones sexuales forzadas, a las que viven sometidas millones de mujeres anualmente.

Frecuentemente algunos sectores sociales utilizan las enfermedades transmitidas por vía sexual para producir un nuevo léxico de fantasía sexual que refuerza el control social sobre la sexualidad femenina. Por ejemplo, algunos discursos plantean el celibato y la monogamia como las únicas opciones posibles para protegerse de las ETS y el SIDA. Estos sectores utilizan una retórica erótica en su publicidad, que revela una moralidad sexista y homofóbica de lo que define una sexualidad normal y natural de las mujeres y los hombres.

Por lo tanto, las enfermedades transmitidas por vía sexual se nos presentan bajo la retórica del riesgo y no como una consecuencia de la falta de poder de las mujeres sobre su sexualidad, sino como castigo por el ejercicio de una supuesta sexualidad inadecuada, o simplemente por ser sexualmente activa. Muchas de nosotras todavía creemos que las niñas "buenas" no contraen las ETS. Cuando somos infectadas, se nos marca como "promiscuas" si somos solteras, o "traidoras", si llevamos una relación monogámica. Lo peor de todo, es que cuando estamos enfermas se nos hace difícil encontrar ayuda, aún cuando más la necesitamos.

Mientras nuestra sociedad continúe viendo a las enfermedades transmitidas por vía sexual como un castigo para la gente que tiene relaciones sexuales casuales, el problema será difícil de tratar, y mucho más difícil de erradicar.

Ninguna mujer debe sentirse avergonzada por tener sentimientos sexuales o por elegir ser (o no ser) sexualmente activa. Pero es importante mantener nuestras relaciones sexuales en forma saludable. Debemos ver las ETS en un contexto amplio de salud y derechos sexuales y reproductivos. En la Conferencia Internacional de Población y Desarrollo se asumió que la salud reproductiva es sinónima de la capacidad de disfrutar de una vida sexual satisfactoria y sin riesgos. Esta también es equivalente al derecho de procrear, y a la libertad para decidir hacerlo o no hacerlo y con qué frecuencia. La salud sexual tiene como objeto el desarrollo de la vida y las relaciones personales, y no el mero asesoramiento y la atención en materia de reproducción y de enfermedades transmitidas por vía sexual. Esto significa aprender a prevenir las ETS antes que sucedan, así como también aprender aquellos medios necesarios para tratarlas una vez que sean adquiridas y curarlas, siempre que sea posible.

Podemos ayudar a prevenir la difusión de las enfermedades transmitidas por vía sexual sin renunciar a nuestras vidas sexuales. Ya que no es fácil hablar de estas enfermedades, es más difícil encontrar la información que necesitamos. Algunas veces parece más fácil evitar el tema y olvidar la prevención, especialmente cuando nuestros compañeros no cooperan o se muestran hostiles a practicar el "sexo saludable". Sin embargo, la reciente epidemia del SIDA y del VIH (virus de imunodeficiencia humana), ha contribuido al aumento del conocimiento público acerca de la necesidad de practicar la prevención para evitar contraer un virus mortal, para el cual no hay cura. Hoy en día, la mayoría de las mujeres estamos dispuestas a hablar del uso del condón, nuestro principal medio de prevención para las ETS, aunque mucha gente todavía no lo hace. El cambiar nuestras actitudes y comportamientos es un mayor desafío para los años 90.

Las ETS ponen en evidencia el poder que nos otorga el conocimiento y control sobre nuestra sexualidad. La falta de información, los miedos a hablar de nuestras vidas y nuestros cuerpos, son parte de la amplia gama de riesgos adicionales que enfrentan las mujeres frente a las ETS. Además, aun cuando nos sentimos a gusto hablando de sexo, preferimos que nadie sepa si tenemos una ETS.

Cuidado con las relaciones casuales

Entablar relaciones en aventones, cafés y teatros, con la intención de tener relaciones sexuales conduce a la enfermedad o al embarazo. Evita a los hombres que traten de tomarse libertades contigo. Este tipo de comportamiento refleja egoísmo y falta de consideración de parte del hombre por tu seguridad. No creas en nadie que te diga que es necesario entregarse al deseo sexual. Conoce a los hombres con los que te relacionas.
ASOCIACION AMERICANA DE SALUD SOCIAL. 1926
Anónimo.

Me he sentido muy incómoda en estos últimos días. Mi marido me ha dicho que ha estado con otra mujer y que podría haber contraído una ETS. No sé qué hacer. ¿Cómo puedo llamar a mi médico y exponerme a mí misma? Si le comento a mis amigas, se preocuparían. Ayer oí de una línea de teléfono abierta de apoyo para las ETS, y después de mucho pensarlo, llamé. Fue un alivio recibir información sin que nadie supiera mi identidad.

Tener una ETS puede afectar la manera de vernos a nosotras mismas, nuestra sexualidad y nuestras relaciones. Podemos sentirnos como víctimas, enojadas o deprimidas y aún culparnos a nosotras mismas injustamente.

Si una persona en una relación supuestamente monógama contrae una ETS, frecuentemente esto se convierte en una situación dramática para ambos.

Mi esposo, nuestro bebé y yo, junto con nuestra niñera de 16 años, fuimos al campo a fines del verano. Cuando volvimos a casa, empecé a tener comezón vaginal. Después me dí cuenta de que mi esposo también tenía comezón. Le pregunté si se había acostado recientemente con alguien. Él me confesó que lo había hecho con la niñera. De otra manera nunca me lo hubiera dicho.

Aun cuando el enfrentarnos a estas enfermedades no nos incomode, el hecho de contraer una ETS generalmente trae problemas. Tenemos que invertir tiempo valioso y dinero en cuidados médicos; es necesario decírselo a nuestras parejas para que también reciban tratamiento; y tenemos nuestros propios sentimientos para lidiar con ellos. Los amigos, consejeros, terapeutas o un grupo de ayuda mutua pueden ser de gran ayuda en estas circunstancias.

En realidad, ¿qué son las ETS?

Las enfermedades transmitidas por vía sexual (ETS) es un término usado para describir cualquier enfermedad o infección que puede ser contraída primordialmente a través del contacto sexual. Dichas enfermedades pueden ser causadas por bacterias, virus, pequeños insectos o parásitos.

LAS ETS MÁS COMUNES

Clamidia
Gonorrea
Infección humana por Papilomavirus
(verrugas genitales)
Herpes genital
Uretritis nongonococal(UNG)
Tricomoniasis
Vaginosis bacterial (también llamada hemofilia)
VIH/ SIDA
Sífilis
Pediculosis
Sarna
Chancroide
Hepatitis B

CÓMO SE TRANSMITEN LAS ETS

Los organismos (microbios, gérmenes) que causan estas enfermedades -excepto las ladillas y la sarna) generalmente entran al cuerpo a través de las membranas mucosas -las superficies cálidas y húmedas de la vagina, la uretra, el ano y la boca. Por lo tanto, puedes adquirir una ETS a través del contacto íntimo con alguien que ya tenga la infección, especialmente con el sexo oral, anal o genital. Cuando tu pareja tiene más de una ETS, puedes ser infectada con todas a las que fuiste expuesta; la gonorrea y la clamidia por lo general se transmiten juntas.

Los cuentos o mitos de que es posible contraer una ETS en los excusados, al tocar las perillas de las puertas u otros objetos, no son ciertas, excepto bajo ocasiones verdaderamente extrañas.

Tampoco puedes contraer una ETS al levantar cosas pesadas, por el esfuerzo, o por estar sucia. Los animales no transmiten ETS a los humanos. Los organismos que causan la mayoría de las ETS viven mejor en un medio cálido y húmedo, como el de los revestimientos genitales o de la garganta. Expuestos al aire, estos organismos mueren en menos de 1 ó 2 minutos.

¿CUÁLES SON LAS PROBABILIDADES DE CONTRAER UNA ETS?

Estadísticamente, si eres joven (entre 15 y 24), sexualmente activa con más de un compañero y vives en un medio urbano, tienes un alto riesgo de contraer una ETS. Las posibilidades de contraer una infección individual dependen también de tu habilidad para ejercer la prevención efectiva. Sin embargo, si eres heterosexual y tienes contacto sexual con un hombre que sufre de una ETS, los riesgos de contraerla son mayores. Por ejemplo, después de una sola exposición a la gonorrea, tendrás un 80% de probabilidad de contraerla.

Si eres lesbiana, es menos probable que contraigas una ETS, porque la mayoría de éstas no son transmitidas fácilmente entre las mujeres. Es posible transmitir el herpes con los besos, el sexo oral y genital, o por el contacto de la piel a través de una herida abierta. También es teóricamente posible, aunque es raro, transmitir la gonorrea a la garganta durante el sexo oral. Si tienes contacto sexual con hombres y mujeres, las posibilidades de contraer una ETS son las mismas que para las heterosexuales. Para mayor información ponte en contacto con la Asociación Americana de Salud Social(véase Recursos).

EL CONTROL NATAL Y LAS ETS

Mientras que la píldora no parece promover la gonorrea, los estudios muestran que las mujeres que usan la píldora son más susceptibles a la clamidia y, posiblemente también al VIH.

Los métodos de barrera (condón, diafragma, tapón cervical, esponja contraceptiva y espermicidas), ofrecen protección contra las ETS, mientras que la píldora, el dispositivo intra-uterino y el Norplant no ofrecen ninguna.

¿QUÉ TAN GRANDE ES EL PROBLEMA?

Las estadísticas muestran que la incidencia de contagio de casi todas las ETS va en aumento. De las únicas ETS que vamos a tratar con detalle en este capítulo, sólo la gonorrea ha permanecido relativamente estable (aún en un nivel epidémico), gracias a los programas federales masivos para la protección y el control.

La incidencia mundial de las ETS es alta y sigue aumentando. La situación ha empeorado considerablemente con la aparición de la epidemia del VIH. Aunque la incidencia de algunas ETS se ha estabilizado en algunas partes del mundo, el número de casos ha aumentado en muchas regiones.

En los EEUU, las mujeres son el grupo infectado con

VIH que más rápido crece. El SIDA es la causa principal de muerte en mujeres, entre las edades de 20 a 44 años, y éstas son predominantemente pobres, afroamericanas y latinas. En la ciudad de New York, el 20% de los casos de SIDA son mujeres; de estos el 51% son afroamericanas y el 32% latinas. El efecto del SIDA es aún más devastador porque las mujeres no están siendo diagnosticadas en las primeras etapas de la enfermedad, y como resultado, no reciben tratamiento adecuado y a tiempo.

Las mujeres puertorriqueñas constituyen uno de los grupos más afectados por la epidemia del SIDA en las Américas. El SIDA es la primera causa de muerte en mujeres entre los 15 y 34 años de edad en Puerto Rico. En 1990, en el Hospital Municipal de San Juan, una de cada 26 parturientas estaba infectada con el VIH. La alta incidencia del virus en la mujer puertorriqueña se debe a que el 75% de los casos de SIDA en la Isla ha sido reportado entre hombres heterosexuales usuarios de drogas, y sus parejas sexuales, en su mayoría mujeres.

La incidencia de sífilis, considerada bajo control a finales de 1970, está volviendo a aumentar rápidamente, sobre todo entre mujeres, mientras que de las ETS recientemente reconocidas, la clamidia y el herpes, están creciendo tan rápido que son llamadas "las nuevas epidemias". La incidencia de las verrugas genitales también está aumentando, en particular entre las mujeres.

Las infecciones de clamidia son ahora las primeras causas de la esterilidad en las mujeres. Desafortunadamente, muchas clínicas y médicos todavía no cuentan con una prueba para diagnosticar esta enfermedad.

En la actualidad, se está trabajando con el método sindrómico para el tratamiento de pacientes con ETS. En este método el diagnóstico está basado en un conjunto de síntomas, y trata todas las enfermedades que pueden causar ese síndrome, ayudando a formular un diagnóstico más preciso sin tener que recurrir a numerosas pruebas de laboratorio, y así permitir el inicio del tratamiento con una sola visita.

En el método sindrómico, los proveedores de salud diagnostican y tratan a los pacientes de acuerdo a grupos de síntomas o síndromes, y no de acuerdo a determinadas ETS. Así, por ejemplo, administran tratamiento para flujo vaginal o las úlceras, no para gonorrea o sífilis.

Puesto que varias ETS pueden causar un síndrome particular, los proveedores tal vez tengan que administrar tratamiento para varias ETS al mismo tiempo. Por ejemplo, las úlceras genitales son síntomas tanto de chancro blando como de la sífilis. Por lo tanto, los proveedores que aplican el método sindrómico, en lugares donde ambas enfermedades son prevalentes, deben administrar a los\as pacientes con úlceras genitales un tratamiento para ambas ETS.

La información obtenida acerca de la historia sexual del\la paciente puede ayudar a distinguir entre los síndromes que son sexualmente trasmitidos y otras infecciones del aparato reproductor.

El diagnóstico sindrómico tiene varias ventajas:

1. Se obtiene un mejor diagnóstico clínico, pues evitan los diagnósticos erróneos y el tratamiento ineficaz.

2. Puede aprenderlo el personal de atención primaria en salud.

3. Facilita el tratamiento de pacientes sintomáticos en una visita.

Los mayores inconvenientes del método sindrómico son:

1. No sirve para atender debidamente a las personas con ETS que no presentan síntomas. Las mujeres con ETS son a menudo asintomáticas.

2. Se desperdician medicamentos, escasos en muchos países en desarrollo, en el tratamiento de ETS que los\as pacientes realmente no tienen.

Ver cuadro #1 sobre evolución de las ETS.

LA IMPORTANCIA DE LA PREVENCIÓN

La información sobre salud sexual y reproductiva, los cambios necesarios en las legislaciones vigentes en los países de la región, que obstaculizan la prevención y la atención de las ETS, así como una mayor autonomía de las mujeres y mayor control de éstas sobre sus cuerpos, constituyen condiciones fundamentales para enfrentar el grave problema de las ETS.

1. Para comenzar, la prevención es importante debido a que la mayor parte de la literatura sobre el tratamiento y la cura de las ETS no sirve para controlar y reducir estas enfermedades. Ya que muchas mujeres (y también algunos hombres) no tienen síntomas, podemos comenzar, sin saberlo, una cadena de infecciones que afecta a mucha gente. Podemos detener esta cadena si cada una de nosotras usa algún método de protección adicional mientras se encuentra una cura.

2. Usando la prevención, nos podemos proteger de serias complicaciones, tales como la enfermedad pélvica inflamatoria (PID, por sus siglas en inglés) y la infertilidad, además de proteger a nuestras hijas(os) de enfermedades congénitas.

3. Debido a que nuestros cuerpos se deterioran al estar enfermos, es importante prevenir las enfermedades. También es muy agotador el tomar las grandes dosis de antibióticos requeridos para curar algunas de las ETS (Por esta razón no debe usarse la llamada inyección de antibióticos del día siguiente, para prevenir las ETS).

4. Porque el herpes y las verrugas genitales no tienen cura hasta la fecha, el uso de condones, cremas anticonceptivas, jaleas y espumas, puede reducir el nivel de contagio.

5. Porque hasta ahora no hay cura para el SIDA, la prevención contra el VIH debe tener prioridad.

MANERAS DE PREVENIR LAS ETS

La prevención es la estrategia más eficaz para enfrentar las ETS. Las complicaciones y secuelas de las afecciones resultantes de la propagación de los organismos patógenos de las ETS del lugar de la infección a otra parte del aparato reproductor o del cuerpo en general tienen un enorme costo físico y emocional e incluso económico, para nosotras.

Podemos protegernos a nosotras mismas de las ETS de múltiples maneras. Algunas tienen que ver con el sentido común. Habla con tu amante sobre ellas antes de tener relaciones. Pregúntale a él o a ella si han estado expuestos a una ETS. ¡Esto es especialmente importante si estás embarazada! Revisa cuidadosamente tu cuerpo y el de tu amante, fijándote en cualquier mal olor, flujos anormales, heridas, protuberancias, comezón o enrojecimiento. Si crees que tú o tu pareja tienen una infección, no toques las heridas, ni tengas relaciones.

El ser responsables en cuanto a las ETS es algo de lo que hay que hablar. Es mucho más difícil hablar de ello en el momento, ya que decirle a alguien con quien te sientes entusiasmada, "Oh, sí, pero antes de ir más lejos, ¿podemos tener una conversación sobre las ETS?" Es duro imaginar estar murmurando en el oído de alguien en los momentos de pasión, "¿Te importaría usar este condón, en caso de que alguno de los dos tenga una ETS?" También es embarazoso hablar de ello si no está claro si quieren hacer el amor.

Para más ideas acerca de cómo hablar de sexo más cómodamente con un amante, véase el cap.14.

LOS TRATAMIENTOS CONVENCIONALES VS. LOS TRATAMIENTOS ALTERNATIVOS COMO LA AUTOAYUDA

En la mayoría de los casos, los tratamientos para las ETS producidas por bacterias, necesitan grandes dosis de antibióticos para que mueran. Los antibióticos no son efectivos contra los virus como el herpes. Algunas personas son alérgicas a la penicilina, mientras que otras sufren efectos secundarios no deseados. Otras veces los antibióticos no funcionan. La mayoría de los herbolarios no recomiendan tratar las infecciones serias como la gonorrea, la clamidia y la sífilis con remedios naturales - por lo menos sin haberlas tratado antes con antibióticos. No importa qué tratamiento uses, recuerda, curarte de una ETS no significa que no puedas adquirir otra en el futuro.

PROBLEMAS SOCIALES
LOS CUIDADOS MÉDICOS Y EL TEMA DE MORALIDAD

El estigma social que atañe a la ETS, frecuentemente afecta la calidad del cuidado médico más de lo que pensamos.

1. Hasta ahora, las escuelas de medicina prácticamente no prestan atención a las ETS. Como resultado, los médicos que han recibido adiestramiento durante los años pasados, no saben mucho acerca del diagnóstico ni del tratamiento, especialmente cuando no hay síntomas, o estos son característicos de otras infecciones. Por lo tanto, los doctores y los trabajadores de las clínicas que tratan regularmente las ETS, probablemente tienen la información más reciente, pero rara vez están informados sobre los métodos de prevención (tales como los condones y los contraceptivos vaginales). Por esto es tan importante que participemos en los servicios con claridad de nuestro rol como usuarias, de nuestros derechos sexuales y reproductivos.

2. La mayoría de los proveedores de cuidados médicos consideran las ETS como un castigo apropiado para el "sexo inmoral". Esto es particularmente cierto cuando se trata de la mujer, ya que con frecuencia, se le aplica el adjetivo de promiscua más que al hombre. Esto es más cierto todavía para las mujeres pobres y de color que para las blancas de clase media y con frecuencia esta actitud afecta la calidad de los servicios médicos.

RESUMEN

1. Las ETS son muy comunes. Si eres sexualmente activa y no tienes una relación monogámica, los riesgos de contraer alguna de éstas enfermedades son mayores.

2. La mejor manera de lidiar con una ETS es, en primer lugar, evitándola, para lo cual debes usar métodos preventivos, cuando sea posible. Los condones masculinos y femeninos ofrecen la mayor protección, aunque el diafragma, el tapón cervical, la esponja contraceptiva y los espermicidas químicos, proveen también alguna protección.

3. Si crees que existe la más leve posibilidad de que tengas una ETS, acude al médico lo más pronto posible. Mientras tanto, trata de averiguar si la persona con la que tuviste relaciones sabe que ha sido expuesto(a) a una ETS.

4. No tengas relaciones sexuales hasta que te hayan examinado y estés segura de estar curada (pide una cita con tu médico).

5. Si has contraído una ETS, infórmaselo a tus parejas sexuales más recientes, personalmente o con un anónimo.

6. Antes de aceptar el tratamiento, asegúrate de entender qué es lo que estás tomando y por cuánto tiempo, los efectos secundarios y todo tipo de tratamientos requeridos. No te avergüences por hacer preguntas, es tu vida no la de ellos.

7. Recuerda, si ya has sido curada, puedes volver a contraer la misma ETS otra vez, el tratamiento para una ETS no te protegerá de cualquier otra. Para encontrar más información sobre los síntomas, las pruebas y el tratamiento, busca la sección de Recursos al final de éste capítulo; si lo deseas puedes llamar a las líneas abiertas incluidas en esa sección.

3. En lugar de culpar a los pacientes por el contagio de la ETS, la profesión médica debe examinar las razones por las cuales no han establecido mejores medios para la protección adecuada, el diagnóstico, el tratamiento, los reportes y el seguimiento de los pacientes con ETS. Es por ello que el trabajo de concientización con el personal de salud sobre la calidad de los servicios, así como de los derechos sexuales y reproductivos de las mujeres, es una estrategia esencial para asegurar que los servicios constituyan un espacio para enfrentar la subordinación femenina y no para reafirmarla. Asegúrate que tu enfermera, doctor u otro practicante diagnostique y trate las ETS de acuerdo a las recomendaciones de los Centros de Control de Enfermedades (CCE). Ya que las ETS no tratadas pueden traer serias consecuencias, la prevención y el tratamiento deben tener prioridad.

Personas de todos los niveles de responsabilidad, demasiado moralistas o muy avergonzados del sexo, han retrasado la búsqueda de métodos de prevención y han escatimado la difusión de información sobre los métodos disponibles de prevención y cura.

Con la amplia difusión del control natal, que ha reducido el temor al embarazo, el miedo a las ETS ha sido el factor más reciente que ha influido en la disminución de las relaciones sexuales fuera del matrimonio. Aún la información y el acceso a los métodos anticonceptivos que ayudan a prevenir las ETS, son difíciles de adquirir, especialmente para los adolescentes.

EL DINERO Y LA POLÍTICA

El tratamiento de las ETS y sus complicaciones, tales como la enfermedad pélvica inflamatoria, cuestan alrededor de 3 billones al año. Las fundaciones para la investigación de las ETS, el entrenamiento médico, los programas de protección y la educación pública son inadecuados.

Durante los años pasados, varios miembros del Congreso de los EEUU—especialmente aquellos que forman parte del Partido del congreso para Asuntos de la Mujer—han abogado por el Acta de la Prevención de la Infertilidad. Este proyecto de ley podría autorizar el aporte de 50 millones de parte del gobierno, por medio del Centro de Control de Enfermedades para la planificación familiar y para las clínicas comunitarias, ofreciendo servicios de consejería a las mujeres y a sus parejas acerca de la prevención, educación, tratamiento y control de la clamidia y la gonorrea, con el fin de ofrecer protección en contra de estas enfermedades. El apoyo público para iniciativas

MÉTODOS EFECTIVOS CONTRA LAS ETS

Los métodos siguientes son médicamente efectivos contra las ETS en laboratorios y clínicas. Ningún método es el 100% efectivo, pero el utilizar cualquiera de éstos puede reducir en gran manera las posibilidades de contagiarse de una ETS.

1. Los condones utilizados para la relación vaginal, oral o anal, son el mejor método de prevención que tenemos hasta ahora. El hombre puede ponerse el condón antes de que su pene toque tu vulva, boca o ano.

2. Utiliza el nuevo condón femenino. Este podría ser especialmente útil para las mujeres cuyos hombres no puedan o no quieran usar el condón.

3. Usa espermicidas vaginales (espumas, cremas y jaleas).

4. Usa un diafragma (de preferencia con un espermicida) para protegerte contra la ETS que afecta primeramente al cuello de la matriz (al igual que la gonorrea y la clamidia). Algunos investigadores han descubierto que las mujeres que usan diafragmas tienen una menor incidencia de clamidia que aquellas que usan otros métodos anticonceptivos.

5. El lavar los genitales antes y después de la relación no es un remedio recomendable para las mujeres. Es importante para los hombres lavarse los testículos y el pene, particularmente después del sexo anal y antes del sexo oral o vaginal. La ducha en ambos casos no previene las ETS, pero sí lava las secreciones normales de la vagina y ayuda a nuestros cuerpos a luchar contra las infecciones, aunque también puede propagar la infección hacia nuestro aparato reproductor.

6. No recomendamos el uso del antibiótico del día siguiente. Cuando se usa 9 horas después de haber estado con una persona infectada, estas cápsulas de antibiótico contienen suficiente droga para prevenir estas enfermedades, pero no lo suficiente como para curar una infección establecida. Este método tiene serios inconvenientes. Cada vez que usamos un antibiótico, aumentamos las posibilidades de hacernos alérgicos a él y después no lo podremos usar para otras enfermedades, para las cuales sería el tratamiento adecuado. Así es que si tomas antibióticos frecuentemente, podrías desarrollar cierta resistencia a los efectos de la gonorrea. No recomendamos este método.

7. También hay métodos de barrera que pueden usarse para el contacto de la boca a la vagina o de la boca al ano. Estos no han sido aprobados científicamente, pero algunas personas ponen cubiertas de plástico alrededor del área antes del contacto y después las desechan.

como ésta, tanto a niveles nacionales como locales, puede ser criticados en los años venideros.

Los costos pueden ser redefinidos si se incrementaran las actividades de prevención y mayor poder de decisión de las mujeres, adoptando además formas sencillas y eficaces de diagnosticar las ETS, facilitar el acceso a servicios eficaces y que tomen en cuenta las necesidades particulares de las mujeres e incrementar el tratamiento para las personas con ETS.

LOS CAMBIOS QUE PODEMOS HACER AHORA

Aunque algunos profesionales de la medicina sostienen que la única solución para estas epidemias se encuentra en el desarrollo de una vacuna, otros creen que podemos y debemos atacarlas desde ahora.

Es posible cambiar el curso y disminuir la incidencia de la gonorrea. Varios países de Europa y China han educado a la población en cuanto a la prevención, los síntomas, las pruebas y los tratamientos de dichas enfermedades. En Suecia se promueve el condón, lo que ha resultado en la reducción de la incidencia de las ETS, sin restringir la actividad sexual.

Para poder usar las herramientas que tenemos ahora, necesitamos cambiar la actitud acerca de que las ETS son un castigo para el "sexo inmoral". Podemos iniciar programas de educación pública más efectivos sin estos prejuicios morales en nuestras escuelas y comunidades. Existen algunas películas, panfletos y folletos, con medidas preventivas que las mujeres pueden usar. Podemos distribuir éstos en lugares públicos como librerías, escuelas, cines, centros sociales e instalaciones de salud; podemos hablar con amigas, padres o hijos(as) para asegurarnos de que tienen la suficiente información. Podemos apoyar a los centros para mujeres para que luchen por un sexo más seguro y para la educación acerca de la salud. Cuando nuestra sociedad acepte la sexualidad, será más fácil enfrentar las ETS.

Los médicos deben aprender más acerca de las ETS. Se han desarrollado instrumentos para hacer nuestras propias pruebas y éstas deben estar disponibles al público en general. Más paramédicos y trabajadores de la salud deben trabajar para la comunidad, en cuanto a programas de protección, pruebas y tratamientos disponibles para todos los grupos económicos y sociales; podemos pedir una prueba de rutina para las ETS cuando vayamos al médico; muchos doctores pueden incluir automáticamente pruebas para estas si tienen un gran número de clientes que las requieran.

LAS ENFERMEDADES TRANSMITIDAS POR VÍA SEXUAL—SÍNTOMAS Y TRATAMIENTOS

LA GONORREA

La gonorrea es causada por el gonococus, una bacteria parecida a un grano de café, la cual se desarrolla a lo largo de los pasajes tibios y húmedos de los órganos genitales y urinarios, y afecta al cuello de la matriz, a la uretra y al ano. Esta enfermedad se puede transmitir a otra persona a través del sexo genital, genital-oral (con el cual se expone la garganta), y a través del sexo genital-anal. Puedes adquirir una infección de gonorrea en los ojos, si los tocas con la mano humedecida con secreciones infectadas. Una madre puede transmitir la gonorrea a su bebé durante el nacimiento. Rara vez se han infectado niños muy pequeños por usar toallas contaminadas con un fluido corporal fresco. Con más frecuencia se han encontrado niños con gonorrea que han sido objetos del abuso sexual. La gonorrea también puede transmitirse a las mujeres a través de la inseminación con un semen infectado. La enfermedad persiste más tiempo y se difunde más en las mujeres que en los hombres. La gonorrea no tratada puede conducir a una seria y dolorosa infección en el área pélvica, y a la enfermedad pélvica inflamatoria, la cual puede causar esterilidad.

Una complicación menos común es la proctitis, que es una inflamación del recto. Si los ojos han sido infectados por el gonococo (conjuntivitis gonocócal), puede sobrevenir la ceguera. Otro contagio de la gonorrea, raro pero serio, ocurre cuando la bacteria viaja por el torrente sanguíneo, causando una infección en las válvulas del corazón o meningitis artrítica. La gonorrea puede tratarse y curarse con antibióticos en cualquier etapa para prevenir un daño mayor, pero cuando el daño ya ha sido hecho, no puede ser reparado.

Recuerda, es importante el uso de medidas preventivas, porque la mujer rara vez presenta síntomas. Con el tiempo, el dolor la obliga a ver al doctor; en este momento la infección probablemente ya está considerablemente difundida. Una mujer que haya necesitado de una histerectomía, puede ser infectada en el cuello de la matriz (si la tiene), en el ano, la uretra o la garganta.

SÍNTOMAS GENERALES

Aunque la mayoría de las mujeres con gonorrea no presentan síntomas, el 80% no los notan por ser leves o los confunden con otras condiciones. Los síntomas aparecen por lo general de 2 días a 3 semanas después de haber estado expuesta a la enfermedad. El cuello de la matriz es el sitio más común para que se desarrolle la infección. En la gonorrea cervical se produce un flujo causado por la irritación provocada por el gonococo cuando muere. Si te examinas a tí misma con un espéculo, puedes ver un flujo espeso y rojizo y pequeñas protuberancias o señales de erupción en la cérvix o cuello de la matriz. Al principio, puede que atribuyas estos síntomas a otros problemas ginecológicos o al uso de métodos de control natal, como la píldora. La uretra también puede ser infectada, causando dolor y ardor al orinar. Si la infección se difunde puede afectar a las Glándulas Bartolinas y de Skene (situadas a cada lado de la abertura urinaria). Si la enfermedad se difunde hacia el útero y las trompas de falopio, puede que sientas dolor en uno o ambos lados de la parte baja del abdomen, vómito, fiebre y/o periodos menstruales irregulares. Mientras más severa sea la infección, más fuertes serán los dolores y los síntomas. Estos síntomas también pueden indicar la presencia de la enfermedad pélvica inflamatoria.

La gonorrea también puede ser transmitida a la garganta por medio del pene (gonorrea faríngea). En este caso, puede no haber síntomas o simplemente un dolor de garganta o inflamación de las glándulas.

Sólo del 1 al 3% de las mujeres con gonorrea, desarrollan la infección gonococal diseminada (IGD). Los síntomas son: erupción, escalofríos, fiebre, dolor en las coyunturas y en los tendones de las muñecas y los dedos. Conforme progresa la enfermedad, es posible sufrir de llagas en las manos, dedos, pies y tobillos.

LOS SÍNTOMAS EN EL HOMBRE

El hombre generalmente tiene una secreción espesa y lechosa del pene, y siente dolor o ardor al orinar. Algunos no tienen síntomas. La gonorrea en el hombre es confundida con frecuencia con la uretritis nongonococal (UNG), que también produce una secreción, y requiere de una droga diferente para su cura. Si tienes relaciones con un hombre que muestra estos síntomas, pídele que vaya de inmediato a ver al médico. Por lo general, el diagnóstico está listo el mismo día. Si no tiene gonorrea ni UNG, no tienes por qué tomar medicamentos.

LAS PRUEBAS Y EL DIAGNÓSTICO

Es muy importante hacerte las pruebas antes de tomar medicamentos, ya que éstos tienden a disfrazar los síntomas y a causar que los resultados de las pruebas no sean válidos.

No te duches antes de los exámenes, ya que la bacteria puede ser lavada dando un resultado negativo. La solución colorante y el cultivo son las pruebas más comunes para la gonorrea. Constan de un simple examen pélvico o de garganta. La solución colorante es ampliamente utilizada y muy segura en los hombres que presentan síntomas, sin embargo es sólo un 50% segura en las mujeres y hombres asintomáticos. En esta prueba se coloca sobre una laminilla, una muestra de las secreciones, se le aplica colorante y se examina la bacteria bajo el microscopio. Si el examen de tu compañero resulta positivo, es necesario que también seas tratada, sin importar el resultado de tus exámenes.

La prueba del cultivo (más segura pero más lenta), implica tomar un poco del flujo, ponerlo en un plato para cultivos e incubarla bajo condiciones especiales de laboratorio durante 16 a 48 horas para permitir que la bacteria se reproduzca. Sin embargo, el cultivo puede no ser exacto, ya que es difícil mantener los especímenes en buenas condiciones durante transporte al laboratorio. La seguridad del examen depende también del lugar del cuerpo elegido para tomar la muestra . Si tienes la infec-

ción en los sitios más comúnmente afectados (cervix y el canal anal), existe un 90% de posibilidad de no encontrar la infección. (Muchas mujeres con gonorrea tienen también tricomoniasis y/o clamidia.) El examen del cuello uterino es el más sencillo y seguro (de un 88 a un 93%). Muchas mujeres que tienen infección cervical desarrollan también la infección en el canal anal. Si te has hecho una histerectomía pide también un cultivo de la uretra. Si has tenido relaciones orales-genitales, pide un examen de la garganta. Pregunta qué es lo que utilizan para el cultivo. Los métodos Thayer-Martin y el Transgrow son los mejores.

A veces las mujeres prefieren hacerse los dos exámenes, el del colorante para el contagio inicial, y el cultivo para confirmar el diagnóstico. Si el primero sale negativo, pero definitivamente has estado expuesta a la gonorrea, deberás empezar a ser tratada mientras llegan los resultados del cultivo.

Aunque estas pruebas no son totalmente confiables, son las que están más disponibles en los consultorios y clínicas. Si tienes duda acerca de tus exámenes, trata de hacerte otros en otro lugar o si no regresa después de una o dos semanas; mientras más pronto, mejor.

OTRAS PRUEBAS

El Departamento de Alimentos y Drogas de los EEUU recientemente ha aprobado dos nuevas pruebas para la gonorrea. La técnica ELISA (nombre industrial, Gonozima) detecta antígenos para la bacteria de la gonorrea en los especímenes del cuello uterino, del ano o de la uretra. Esta prueba se puede llevar a cabo en 1 ó 2 horas, pero la tecnología es más complicada y mucho más cara que el cultivo. Por lo general, los médicos todavía prefieren el cultivo cuando tienen un buen laboratorio cerca.

Existen exámenes rápidos para detectar la gonorrea ya autorizados por el Departamento de Alimentos y Drogas. Estos tardan desde 30 minutos a varias horas. Ya que su exactitud no está aún bien demostrada, puede haber resultados positivos cuando no estés infectada (falso positivo) o uno negativo, estando infectada (falso negativo). Estos exámenes no son tan fiables como los cultivos.

EL TRATAMIENTO

Muchos médicos recetan medicamentos antes de que los resultados del cultivo estén listos o antes de que el diagnóstico esté seguro, por 3 razones principales: los exámenes no siempre son exactos; el doctor no tiene la seguridad de que el paciente regrese; y porque mientras más rápido se trate la gonorrea, más fácil es curarla. Pide, si tienes dudas, un tratamiento para tu pareja.

Por otro lado, en algunos lugares pueden rehusar atenderte, aunque estés segura de tener la infección, hasta que el diagnóstico sea positivo. La razón principal para esto es que no tengas que tomar antibióticos sin necesidad.

Los dispositivos intrauterinos pueden obstaculizar el tratamiento y dificultar el lograr una cura, ya que éstos difunden la infección y aumentan las posibilidades de una enfermedad pélvica inflamatoria. Antes del tratamiento es recomendable que te quiten van dicho dispositivo.

Los centros para el control de las enfermedades recomiendan una dosis de Ceftriaxona, como tratamiento inicial para la gonorrea. Ya que la clamidia frecuentemente coexiste con la gonorrea, también se recomienda seguir con un tratamiento a base de Doxiciclina (7 días), para atacar la clamidia. Sin embargo, si es posible, hazte la prueba para la clamidia, para evitar el uso innecesario de los antibióticos. La Doxiciclina es preferible a la Tetraciclina, ya que esta última debe tomarse 4 veces al día, mientras que la Doxiciclina sólo se toma 2 veces al día. Las mujeres embarazadas deben tomar eritromicina (es menos efectiva, pero más segura, ya que no contiene Penicilina).

EL SEGUIMIENTO

Con la Ceftriaxona no hay necesidad de hacerse otro cultivo para verificar si ha habido una cura.

LA GONORREA Y EL EMBARAZO

Las mujeres embarazadas deben hacerse una prueba rutina para la gonorrea, por lo menos una vez durante el embarazo. Una mujer embarazada con gonorrea puede infectar a su bebé al nacer. En el pasado, muchos bebés se quedaban ciegos debido a la conjuntivitis gonococal. En la actualidad, es muy común tratar los ojos del recién nacido(a) con nitrato de plata, o gotas con antibiótico para prevenir esta enfermedad, aún cuando la madre esté segura de no tener gonorrea y sepa que el tratamiento no es necesario.

LA CLAMIDIA Y EL UREAPLASMA

Hoy en día, la clamidia, causada por la bacteria "Chlamydia Trachomatis", es la enfermedad bacterial transmitida por vía sexual más común en los EEUU. La clamidia puede causar serios problemas en las mujeres, incluyendo la infección de la uretra, la cervicitis (inflamación de la cérvix), la enfermedad pélvica inflamatoria y la infertilidad, así como peligrosas complicaciones durante el embarazo y el alumbramiento (ver abajo). En los hombres, la clamidia puede causar una inflamación de la uretra. Este organismo provoca también la proctitis (inflamación del recto). La clamidia anal se ha encontrado en niños víctimas del abuso sexual.

La clamidia es transmitida durante el sexo vaginal o anal, con alguien que está infectado. También puede transmitirse a los ojos por las manos humedecidas con las secreciones infectadas, y de la madre al bebé durante el parto. Es posible, pero no probable, pasar la clamidia a la garganta con las relaciones orales.

La inflamación de la uretra en los hombres también puede ser provocada por el Ureaplasma "urealyctum" (también llamado T-Miocoplasma), que es una bacteria transmitida sexualmente. Esta ha sido encontrada en los órganos genitales de mucha gente que se ve saludable y sin síntomas de infección. El ureaplasma es causante de más de un cuarto de los casos de uretritis en los hombres, pero aún no se sabe qué papel juega en la cervicitis o en la enfermedad pélvica inflamatoria de las mujeres.

SÍNTOMAS GENERALES

Una quinta parte de las mujeres con clamidia no tienen síntomas. El síntoma más común es el aumento del flujo vaginal, el cual se desarrolla por lo general, en los siguientes 7 a 14 días después de haber tenido contacto con la bacteria. Otros síntomas son: dolor al orinar, sangrado vaginal no usual, sangrado después de las relaciones sexuales y dolor en el abdomen inferior. Durante el examen, el cuello de la matriz puede estar inflamado. Si no hay síntomas, debes atenerte a lo que tu pareja te diga en cuanto a si tiene síntomas, o si le han diagnosticado una ETS. Si eres sexualmente activa, lo mejor es usar protección contra la clamidia regularmente.

LOS SÍNTOMAS EN EL HOMBRE

Generalmente, el hombre siente ardor al orinar y tiene una secreción de la uretra, que aparece de 1 a 3 semanas después de haber sido expuesto. Los síntomas son semejantes a los de la gonorrea, pero más ligeros. El período de incubación es más largo; por lo menos 7 días. Cerca del 10% de los hombres no tiene síntomas, aun así, pueden transmitir la enfermedad. Con frecuencia sólo un miembro de la pareja presenta los síntomas, mientras que el otro lleva la infección. Ambos deben ser tratados para evitar la transmisión del uno al otro.

Algunos doctores no están lo suficientemente enterados sobre los peligros de la clamidia; además de que es muy fácil confundirla con la gonorrea u otras enfermedades, por esto generalmente está mal diagnosticada. Tampoco hacen mucho caso a los síntomas de la mujer, o los atribuyen a otras causas.

Empecé con una cistitis. Unos meses después apareció la fiebre, los escalofríos y el dolor en la parte baja del abdomen. El doctor nunca mencionó la posibilidad de una clamidia o de una enfermedad pélvica inflamatoria. En su lugar, me hizo pruebas para la gonorrea, las cuales salieron negativas. Después de 6 meses de estar verdaderamente enferma, me dieron ampicilina, que no me sirvió. Continuaron diciendo, "No tiene nada, deben ser problemas emocionales". Después de 9 meses tuve una seria inflamación pélvica, a la que llamaron "una pequeña infección pélvica". No fue hasta que mi esposo empezó a tener síntomas de uretriris, cuando me tomaron en serio y nos trataron con los medicamentos adecuados.

Recuerda que el tratamiento común para la gonorrea no es efectivo contra estos otros organismos. Si crees haber estado expuesta a la clamidia, espera los resultados del examen antes de aceptar el tratamiento para la gonorrea.

LAS PRUEBAS Y EL DIAGNÓSTICO

Los proveedores de servicios han utilizado generalmente dos métodos para diagnosticar las ETS: el diagnóstico etiológico o identificación del organismo que causa los síntomas, mediante un microscopio o por pruebas de laboratorio, las cuales resultan caras para los países del tercer mundo y requieren de mucho tiempo, y por medio del diagnóstico clínico, en el cual se identifican las ETS en base a la experiencia clínica. Esto a su vez implica riesgos de equivocación; incluso en aquel personal con vasta experiencia.

Existe un tercer método que intenta identificar todas las posibles ETS que pueden causar un síntoma. Este es el método sindrómico.

Hoy en día, las pruebas para la clamidia están ampliamente disponibles, mientras que las del ureaplasma todavía no lo están. En la mayoría de los casos cuando se presenta una secreción o flujo, se examina al paciente para la gonorrea y si resulta negativo, el médico puede diagnosticar la clamidia o la cervicitis mucopurulenta. La incubación de la enfermedad también es un indicio. La clamidia toma más tiempo que la gonorrea, sin embargo, el período puede variar, dependiendo de si la clamidia, el micoplasma o la combinación de ambos con otra bacteria, están causando la infección. Cuando el organismo causante de la infección es determinado, el diagnóstico cambia y es combatido. El Centro de Control de Enfermedades sostiene que un examen microscópico de la uretra es la única prueba segura. Las pruebas para el ureaplasma consisten en un cultivo del espécimen tomado del cuello de la matriz. Este se lleva a cabo en los grandes centros médicos y en algunos laboratorios de salud pública. Los exámenes para la clamidia (la prueba monoclonal de anticuerpos), son los menos caros, los más rápidos y en la actualidad, los más ampliamente disponibles. Son un poco menos confiables, pero ofrecen una gran ayuda para el diagnóstico. Para pedir informes sobre los exámenes, comunícate con el Departamento de Salud Pública. Las pruebas de sangre, actualmente disponibles para la clamidia son consideradas poco prácticas.

EL TRATAMIENTO

La Tetraciclina es el tratamiento más común para la clamidia y el ureaplasma. El Centro de Control de Enfermedades de los EEUU recomienda la doxiciclina como la mejor opción, porque ésta se toma 2 veces al día, en lugar de 4 veces como la Tetraciclina. La Eritromicina se receta cuando la Tetraciclina y la Doxiciclina no se pueden tomar, por ejemplo, durante el embarazo. La mayoría de los antibióticos utilizados para las ETS, incluyendo la Penicilina, no son efectivos. La gente con clamidia en los ojos es tratada con agentes antibacteriales locales, como la Clorotetraciclina.

Toma todos los medicamentos recetados, o la infección reaparecerá más tarde, causará más problemas y será más difícil de erradicar. Por lo general, con el tratamiento apropiado, la infección desaparece en 3 semanas. Si no es así, regresa con tu médico que te dará un antibiótico diferente o un tratamiento más largo. Tus parejas sexuales regulares deben tomar también el medicamento, tengan o no los síntomas. Ya que el 10% de la ureaplasma es resistente a la Tetraciclina, algunos médicos recomiendan hacerse un cultivo una a dos semanas después del tratamiento. Antes de tomar cualquier antibiótico, asegúrate de no ser alérgica, por los posibles efectos indeseables. Las mujeres embarazadas no deben tomar ni tetraciclina ni doxiciclina. Evita el alcohol hasta que la infección esté controlada, ya que puedes irritar la uretra. No tengas contacto sexual hasta que tú o tu pareja estén sanos. Si parece que sigues sufriendo clamidia y los antibióticos no han acabado con la infección, puede tratarse de otro tipo de infección bacterial o, posiblemente, un caso de enfermedad pélvica inflamatoria.

LA CLAMIDIA, EL UREAPLASMA Y EL EMBARAZO

Los estudios indican que del 8 al 10% de las mujeres embarazadas pueden estar infectadas por la clamidia, la cual, si no es tratada, puede ser transmitida al bebé al nacer. A los bebés infectados se les puede desarrollar una conjuntivitis o pulmonía. La clamidia también está ligada al aborto, al embarazo ectópico, al parto prematuro y a las infecciones de postparto. A causa de estos riesgos, se les recomienda a las mujeres embarazadas que se hagan la prueba de la clamidia.

Ya que el ureaplasma está fuertemente ligado a la causa de la infertilidad, del aborto y del parto prematuro, algunos investigadores piensan que cualquier mujer con casos de infertilidad o de embarazos ectópicos, debe hacerse la prueba del ureaplasma, o de cualquier otro micoplasma.

EL HERPES

El herpes (que en griego significa "escurrirse o entrar desapercibidamente"), es causado por el virus simple del herpes, un pequeño organismo primitivo, estudiado considerablemente en los últimos años. El virus entra al cuerpo a través de la piel y de las membranas mucosas de la boca y los genitales, y viaja a través de los terminales nerviosos en la base de la espina dorsal, donde reside permanentemente, alimentándose de los nutrientes que producen las células del cuerpo. Hay dos tipos de herpes simple (virus del herpes simple VHS). El primer tipo conocido como "VHS I", generalmente se caracteriza por llagas y ampollas en los labios, la cara y la boca, mientras que el segundo tipo, conocido como "VHS II", se caracteriza por llagas en el área genital. El VHS I se encuentra generalmente en la parte superior de la cintura, y el VSH II en la parte inferior. Debido al aumento del sexo oral-genital es posible pasar el Herpes II a aquellas áreas superiores del cuerpo donde generalmente sólo se veía el Herpes I. En este capítulo trataremos principalmente del herpes genital (VHS II).

Puedes adquirir el herpes genital o VHS II por el contacto directo de piel durante las relaciones sexuales vaginales, anales u orales, con alguien que tiene la infección activa. También es posible difundirla de la boca a los genitales (u ojos), a través de los dedos. Aunque la enfermedad es más contagiosa cuando la piel está rojiza hasta que las llagas se encostran, el herpes también puede contagiarse cuando no hay síntomas. La mayoría de las veces se transmite de esta manera.

SÍNTOMAS GENERALES

Los síntomas del herpes genital generalmente aparecen de 2 a 20 días después de la infección, aunque la mayoría de la gente no tiene síntomas, o no se dan cuenta de ellos hasta más tarde. Un brote de herpes comienza generalmente con una sensación hormigueante o de comezón en la piel o en el área genital. A esto se le llama período prodrómico y puede ocurrir varias horas o varios días antes de que las llagas aparezcan.

También sentirás ardor, dolor en las piernas, nalgas o genitales, y/o una presión en el área afectada. Las llagas que aparecen, empiezan como una o varias protuberancias rojas y se vuelven ampollas en 1 día o 2. Estas salen en los labios mayores y menores de la vagina, en el clítoris, la apertura vaginal, en el perineo, y ocasionalmente, en las paredes vaginales, nalgas, muslos, ano y ombligo. Las mujeres también pueden tener llagas en el cuello de la matriz, las cuales no provocan síntomas discernibles. La mayoría de las mujeres, tienen llagas en la vulva y en el cuello de la matriz durante la primera infección. Después de algunos días, las ampollas se rompen, dejando unas úlceras superficiales que pueden segregar, o sangrar. Después de 3 ó 4 días se forma una costra y las llagas sanan por sí mismas.

Mientras las llagas están activas, te dolerá al orinar y es posible que sientas dolor lento pero no intenso, o un ardor agudo en toda el área genital. Algunas veces el dolor se va hacia las piernas. Es posible que también tengas ganas de orinar con frecuencia y/o algún flujo vaginal. Puedes también tener vulvitis (inflamación dolorosa de la vulva). Durante el primer brote, tendrás fiebre, dolor de cabeza e inflamación de los ganglios linfáticos de la ingle. El brote inicial generalmente es el más doloroso y tarda más tiempo en sanar (de 2 a 3 semanas).

LOS SÍNTOMAS EN EL HOMBRE

Los hombres sienten dolor en los testículos durante el período prodrómico, seguido de llagas que aparecen en la cabeza del pene y en el escroto, el perineo, las nalgas, el ano y los muslos. El hombre también puede tener llagas sin saberlo, porque están escondidas dentro de la uretra. También puede presentarse una secreción de la uretra.

LAS RECAÍDAS

Mucha gente no experimenta un segundo brote de herpes, pero casi el 75% reincide, de 3 a 12 meses después del brote inicial, y en la misma parte del cuerpo. Los episodios de reaparición son más leves, tardan de 3 días a 2 semanas y no incluyen al cuello de la matriz. Las causas más frecuentes para esta reincidencia parecen ser la tensión emocional, algún trauma en la piel, la menstruación o el embarazo. El número anual de reapariciones ha ido disminuyendo con el tiempo. La reaparición del herpes está asociada con la baja resistencia, que provoca infecciones como la tricomoniasis, las infecciones en la vejiga, verrugas venéreas, infecciones por rozaduras y vaginitis. Las dietas pobres y los medicamentos que debilitan el sistema inmunológico (cafeína, estimulantes, pastillas anticonceptivas y dietéticas), pueden hacerte más susceptible a tener una recaída. Las personas con deficiencia de Vitamina B o que siempre están tensas, parecen ser las que sufren más recaídas. Los estudios demuestran que el VHS II en el área genital se repite más fácilmente que el VHS I.

LAS PRUEBAS Y EL DIAGNÓSTICO

Junto a tu médico puedes diagnosticar el herpes al ver las llagas, aunque, en ocasiones, éstas pueden confundirse con el chancroide, la sífilis o las verrugas venéreas. Las pruebas de laboratorio confirman el diagnóstico o indican la presencia del herpes, aunque las llagas no estén activas.

LA PRUEBA DE TZANCK

Esta prueba es parecida al Papanicolau. Se toma una muestra de la llaga activa, se coloca en una laminilla de laboratorio con un fijador y se manda al laboratorio. Este es un método seguro de diagnóstico y puede usarse tanto en hombres como en mujeres. Tampoco es caro (3 a 15 dólares). Esta prueba sólo denota la presencia de herpes en el cuerpo, pero no puede distinguir entre el VHS I o II.

EL CULTIVO VIRAL

El cultivo viral se hace usando células vivas en un medio donde el virus se pueda desarrollar. Esta prueba tiene la ventaja de distinguir entre el VHS I y II, pero es más caro, y pocos laboratorios o médicos están equipados para hacerlo. Esta prueba es más segura y puede hacerse cuando las llagas empiezan a aparecer. Este método está considerado como el más seguro.

OTRAS PRUEBAS

Puedes hacerte un examen sanguíneo para medir el nivel de anticuerpos del herpes en la sangre. (Una vez que has estado expuesta al virus, tu cuerpo crea anticuerpos para detener la infección). Para esta prueba se necesitan 2 pruebas de sangre, una durante el ataque inicial y la segunda, 2 ó 4 semanas después. Si tienes herpes, la segunda muestra tendrá un nivel de anticuerpos mucho más alto. (Se necesitan alrededor de 2 semanas para crear anticuerpos.) Esta prueba sólo es efectiva cuando se lleva a cabo durante el contagio inicial en personas que no tienen herpes oral (ya que no distingue entre el VHS I y II). Debido a que la mayoría de la gente no tiene síntomas, esta prueba no es de ayuda general.

Pronto estarán disponibles nuevas pruebas de sangre.

EL TRATAMIENTO

Hasta ahora, no existe cura para el herpes. Sin embargo, los investigadores están en búsqueda de vacunas, terapias antivirales, y estimulantes para el sistema inmunológico. Mientras tanto, es importante mantener las llagas limpias y secas. Si son muy dolorosas, usa una crema con Xilocaína o Cloruro Etílico. Si tienes un brote de herpes, tu médico te recetará un medicamento antiviral llamado Aciclovir (nombre comercial: Zovirax.) Para el primer brote, el Aciclovir puede utilizarse localmente. Para las recaídas puede tomarse oralmente al iniciarse los síntomas. Si se toma a diario ayudará a reducir las recaídas y los brotes. Si la tomas al empezar los síntomas, el dolor se reducirá al igual que la duración del brote. Sin embargo, el Aciclovir no cura el herpes.

Existe alguna evidencia que sugiere que la aplicación temprana local de un 15% de Idoxuridina, diluída en Sulfoxida de Dimetilo, reduce la severidad de las lesiones y acorta el período de recuperación del brote.

Es recomendable que te comuniques con tu dispensario médico o Departamento de Salud, para que puedas averiguar acerca de los recursos que están disponibles en cuanto a diagnóstico y tratamiento.

Los tratamientos homeopáticos también sirven de ayuda.

LOS TRATAMIENTOS ALTERNATIVOS Y DE AUTO AYUDA

Cuando las llagas aparecen, remójalas con agua tibia con Bicarbonato de Sodio, de 3 a 5 veces al día. Entre tanto, mantén las llagas secas y limpias. Una secadora de pelo te ayudará a secarlas. Las llagas sanan más rápido si están expuestas al aire, así es que usa pantaletas de algodón, o ningunas. Si te duele al orinar, hazlo en la ducha o regadera, o rocía agua sobre tus genitales mientras orinas (utiliza cualquier botella plástica rociadora). Cuando las llagas se revienten, aplica algún compuesto secante, como el Peróxido de Hidrógeno o Dom Borrows, disponibles en cualquier farmacia. Para aliviar el dolor, toma acetaminofén (Tylenol), o aspirina.

Muchas mujeres han encontrado mucha ayuda para el herpes en los siguientes tratamientos. Pueden o no servirte. Ya que la mayoría de los productos mencionados a continuación pueden conseguirse en las tiendas de alimentos naturales, es posible que sean caros. Te sugerimos que compres uno o dos de éstos. Recuerda, todos estos remedios son más efectivos si los combinas con una buena nutrición y el descanso. (Si estás embarazada, no tomes tés medicinales o altas dosis de Vitamina C sin consultar a tu médico).

1. La Echinácea es una planta que purifica la sangre. Existen cápsulas de venta en las tiendas naturistas. Toma 2 cápsulas cada 3 horas, haz una tintura y aplícala (1 cucharadita cada dos horas por 3 o 4 días), o prepárate un té (4 tazas al día).

2. Toma 2,000 mg. de Vitamina C. La Vitamina E, aplicada en las llagas, también te puede ayudar.

3. La clorofila (en polvo) y el trigo, son hierbas antivirales. Bébelas con agua caliente. También el comer algas azul-verdosas te será de ayuda (3,000 mg. diariamente)

4. La lisina es un aminoácido muy efectivo para algunas mujeres, para suprimir los primeros síntomas. Si dejas de usarlo, los síntomas reaparecerán. Toma de 750 a 1,000 mg. al día, hasta que las llagas desaparezcan. Después, toma 500 mg. al día. La lisina parece impedir los efectos de la argenina (una substancia que se encuentra en la nuez -especialmente los cacahuates- el chocolate y la cola), la cual estimula el herpes. Se recomienda dejar de tomar alimentos ricos en esta substancia durante el ataque del herpes.

5. Toma de 5 a 60 mg. de Zinc diariamente.

6. La cáscara de uva puede ser antiviral. Algunas mujeres recomiendan comer uvas rojas.

7. Los tratamientos de acupuntura administrados a los primeros síntomas, algunas veces previenen las recaídas. La estimulación sobre la punta de los dedos del pie en los puntos necesarios, también puede prevenir los brotes (presionando 3 veces el dedo gordo hacia adelante, desde la curva del tobillo a lo largo de la línea del tobillo y el dedo pequeño).

CÓMO ALIVIAR LOS SÍNTOMAS

1. Prepara compresas de té de clavos, utiliza bolsitas de té negro remojadas en agua (el ácido tánico es anestésico), o toma baños de tina con uvaursi (conocido también como kinnikinnick de gayuba).

2. Aplica aceite de vitamina E en las llagas, ungüento de vitaminas A y D, bicarbonato de sodio o maicena. (algunas personas creen que si mantienen las llagas húmedas se sentirán mejor, pero así duran más).

3. Prepara cataplasmas con tabletas de calcio pulverizadas, olmo medicinal pulverizado, mirra, raíz de consuelda o leche fría. Haz una pasta utilizando cualquiera de éstas y aplícalas en las llagas. Después de aplicarlas, mantén la pasta húmeda con agua caliente.

4. La gelatina a base de sábila o áloe vera, ablanda y ayuda a secar las llagas y a sanarlas.

EL HERPES Y EL EMBARAZO

Los estudios muestran que las mujeres con herpes tienen un mayor riesgo de abortos y partos prematuros. Igualmente importante es saber si la madre está en la etapa de contagiar el virus en el momento del parto, ya que el herpes puede ser transmitido al bebé, provocando daños cerebrales, ceguera y muerte en el 60 al 70% de los casos. Es importante saber que esto es raro, pues sucede únicamente en 1 de cada 5,000 nacimientos normales. El riesgo es mucho mayor cuando la madre tiene un brote primario en el momento del parto; cuando tiene llagas, el bebé tiene un 50% de probabilidad de contraer el herpes durante un nacimiento vaginal. Para una madre reincidente, el riesgo disminuye hasta un 4%, ya que le ha transmitido a su bebé anticuerpos a través del fluido amniótico.

Las mujeres embarazadas que no tienen herpes, deben evitar el contacto sexual sin protección durante las últimas 6 semanas. Si estás embarazada y has recaído, avísaselo a tu médico o partera. Si tienes síntomas prodrómicos o llagas activas justo antes del parto, debes hacerte una cesárea 4 a 6 horas antes de que se reviente la fuente. Después del alumbramiento ten cuidado de no infectar al bebé.

EL HERPES Y EL CÁNCER

La mayoría de los investigadores creen que una vez que la mujer ha tenido herpes genital, tiene un mayor riesgo de padecer de cáncer cervical. Esta creencia no ha sido fundamentada. No obstante, si tienes herpes, es recomendable hacerte el Papanicolau cada año. Es posible que los factores que te hacen susceptible al herpes, lo sean también para el cáncer.

LA PREVENCIÓN

Los esfuerzos para desarrollar una vacuna contra el herpes aún están muy lejos. Los investigadores continúan persiguiendo la posibilidad de una vacuna genéticamente fabricada. Ya que no existe la cura del herpes, es muy importante que protejas. Esto no significa que nunca puedas tener relaciones con alguien que tenga el virus en estado latente; simplemente significa que debes utilizar tu sentido común para evaluar el riesgo y tomar precauciones cuando sea posible. Cerca de 30 millones de norteamericanos están infectados, pero sólo un cuarto o un tercio de ellos lo saben. Las sugerencias siguientes, pueden reducir las posibilidades de contraerlo.

En América Latina y el Caribe, las mujeres tienden a invertir mucho más tiempo en cuidar de la salud de otros que de la suya, por lo cual las posibilidades de detectar una ETS y buscar tratamiento a tiempo, se reducen. A esto se añade que muy frecuentemente las mujeres no saben que tienen una ETS, ya que son asintomáticas o tienen miedo de buscar ayuda.

La falta de poder de la mujer para negociar una relación protegida con su pareja es un grave problema. Se requiere proveer servicios especiales para las mujeres, eliminando el estigma de que estos servicios son sólo para las prostitutas. Se deben desarrollar estrategias para acercar las mujeres a los servicios y capacitar las mujeres para que se protejan.

1. Si gozas de buena salud, comes bien y controlas la tensión emocional, serás menos susceptible al herpes (practica el yoga, respiraciones profundas, meditación o lo que sea bueno para ti).

2. Evita las relaciones con alguien que tenga llagas activas.

3. Si tu pareja tiene herpes, se deben tomar las precauciones necesarias, aunque no haya síntomas. Esto es porque el herpes puede esparcirse y transmitirse sin síntoma alguno.

4. Ya que el herpes puede contagiarse por el contacto de la piel, evita tocar las llagas abiertas. Lávate bien después de examinarte o de tocar tu área genital. Siempre lava tus manos antes de ponerte lentes de contacto.

CÓMO PROTEGER A LOS DEMÁS (SI TIENES HERPES)

1. Si tienes llagas activas, no tengas relaciones sexuales. Utiliza condones cuando las llagas no estén presentes (entre los brotes).

2. No dones sangre durante el brote inicial.

3. Los hombres no deben donar esperma durante un brote activo de herpes.

CÓMO PREVENIR LAS RECAÍDAS

1. La tensión emocional o "estrés" parece contribuir en forma significativa a los ataques de herpes. Si es posible, calcula qué es lo que provoca los ataques, y trata de eliminar o reducir la tensión en tu vida.

2. Limita el uso de estimulantes, como el café, té, colas y chocolate.

3. Aumenta el consumo de Vitaminas A, B y C y del Acido Pantoténico, así como el Zinc, el Hierro y el Calcio para ayudar a evitar las recaídas.

4. Evita alimentos que tengan cantidades de argenina (nueces, chocolates, cola, arroz y harina de semilla de algodón.) En su lugar come alimentos con lisina: papas, carnes, leche, levadura de cerveza, pescado, hígado y huevos.

5. Si tus recaídas son severas o frecuentes, trata de tomar diariamente Aciclovir. Este medicamento es caro, pero previene las recaídas. Discútelo con tu médico.

CÓMO APRENDER A SOBRELLEVAR EL HERPES

El aceptar al herpes como parte permanente de tu vida es algo difícil. Te sentirás alterada al enterarte que tienes herpes y buscarás una cura. Puedes sentirte apartada, sola y enojada, especialmente con quien te contagió. Estarás preocupada por las consecuencias que esto puede tener en tus relaciones amorosas, especialmente al principio. También te preocuparás por tener bebés, o cáncer cervical. No todo el mundo experimenta el herpes de esta manera, ni éstas reacciones duran para siempre.

Después del primer episodio, me sentía lejana a mi cuerpo. Cuando empecé a hacer el amor otra vez, tuve dificultades para tener un orgasmo o para confiar en mis respuestas. Derramé algunas lágrimas por ello. Sentía que mi cuerpo estaba invadido. Me sentía envuelta en un enigma; de algún modo me sentía contaminada. Y siempre existía la ansiedad "¿Estará bien mi bebé? Sería injusto que su nacimiento se viera afectado.

Si tienes una relación con alguien que no tiene herpes, puede que esto afecte a ambos de un modo sutil.

A veces nos intimida. Mi amante siente que tiene que protegerme del estrés porque me podría dar herpes. No me pide atención, tiempo o consuelo, cuando lo necesita.

El modo en el cual el herpes afecte tu relación, dependerá de la confianza que tengas con tu pareja y qué tan cómoda puedas sentirte al compartir tus problemas.

De la forma como te afecta el herpes, dependerá tu actitud hacia la enfermedad. Por ejemplo, la gente que considera al herpes como síntoma del estrés, de enfermedad o de otros problemas, en vez de verlo como un desastre, parece tener mucha más facilidad para encontrar los medios para sobrellevarlo.

El herpes es doloroso e inconveniente, pero es algo con lo que aprendes a vivir. Pienso en el como un desequilibrio. Sabiendo que está relacionado con el estrés, me mantengo en buena condición física y trato de no preocuparme por ello.

Lo único bueno que puedo decir acerca del herpes, es que me hace ser honesta con el cuidado de mí misma. Cuando siento que me empieza a picar o a doler el área genital, sé que debo ir más despacio. Tomo largos baños tibios, trato de pensar relajadamente y mandar energía saludable y tranquilizadora a esa área. Algunas veces medito.

El humor es la mejor manera de sobrellevar el herpes. Hay tanto que nos asusta de esta enfermedad que es preciso resignarnos a aceptar que es sólo uno de los trucos crueles de la vida, con el que la gente tiene que vivir.

El herpes es más fácil de soportar si te sientes lo suficientemente cómoda al hablar de él abiertamente. Algunas personas encuentran que las recaídas disminuyen después de que empiezan a platicar en forma abierta acerca de su condición, con familiares cercanos y amigos íntimos.

Realmente fue útil cuando mi familia y yo hablamos acerca del virus. Dijimos cosas como "El virus está más cómodo dormitando en el área espinal; la temperatura aquí afuera es peor y no le gusta toda la atención que recibe". Creo que esto me calma y

alivia. Quién sabe, ¡tal vez me escucha! Lo único que sé es que cuando siento los dolores de aviso, me siento a cenar y discuto acerca de cómo mi pequeño virus prefiere quedarse dónde está y así no viene!

Puedes buscar más ayuda e información acerca del herpes en los centros de salud de tu comunidad.

LA SÍFILIS

La sífilis es causada por una pequeña bacteria espiral llamada espiroqueta. Puedes contraer la sífilis a través del contacto sexual o de la piel, con alguien que esté infectado (primario o secundario o ya latente), y cuando los síntomas estén presentes (ver abajo). Una mujer embarazada con sífilis puede transmitirla a su bebé.

La sífilis se difunde por las llagas abiertas y en las erupciones que contienen la bacteria, que puede penetrar a las membranas mucosas de los genitales, boca y ano, así como en heridas abiertas de otras partes del cuerpo.

SÍNTOMAS GENERALES

Una vez que la bacteria ha entrado al cuerpo, la enfermedad pasa por 4 etapas, las cuales depende de la etapa en que la persona reciba tratamiento.

PRIMERA ETAPA

Generalmente, la primera señal de sífilis se caracteriza por una llaga dolorosa llamada chancro, que parece un grano, una ampolla o una herida abierta, que aparece de 9 a 90 días después de que la bacteria penetra el cuerpo. La llaga aparece por lo regular en los genitales, en el lugar o cerca del sitio donde entró la bacteria. Sin embargo, puede aparecer en las puntas de los dedos, labios, senos, ano o boca. Algunas veces el chancro se desarrolla o se esconde dentro de la vagina o en los pliegues de los labios vaginales, sin mostrar evidencia de la enfermedad. Sólo el 10% de las mujeres que tienen chancro, se dan cuenta de ello. Si te examinas frecuentemente con un espéculo, es más fácil darte cuenta si empieza a desarrollarse. En la primera etapa, el chancro es muy infeccioso. Los métodos preventivos sólo funcionan si las barreras físicas cubren la llaga infectada. Con tratamiento o sin él, la llaga sanará en 1 a 5 semanas, pero la bacteria que está en el cuerpo aumenta y se difunde.

SEGUNDA ETAPA

La segunda etapa ocurre en cualquier momento, desde una semana a 6 meses después de la infección inicial. Cuando ocurre, la bacteria ya se ha difundido por todo el cuerpo. Esta etapa tarda generalmente semanas o meses, pero los síntomas pueden aparecer y desaparecer por varios años. También aparece una erupción (sobre todo el cuerpo, o en las palmas de las manos y en las plantas de los pies);llagas en la garganta; fiebre o dolor de cabeza (todos síntomas de gripe). Es posible que notes que se te está cayendo el pelo, o descubras una hinchazón en el área de los genitales y el ano. Durante la segunda etapa, la sífilis se puede difundir a través de las mucosas y áreas inflamadas (condilomalata).

ETAPA LATENTE

Durante esta etapa, que puede durar desde 10 hasta 20 años, no hay signos visibles. Sin embargo, puede que la bacteria esté invadiendo los órganos internos, incluyendo el corazón y el cerebro. La enfermedad no es infecciosa después de los primeros años de la etapa latente (cuando los síntomas de la segunda etapa no están presentes).

ETAPA FINAL

En esta etapa aparecen los efectos serios de la etapa latente. Dependiendo de los órganos a los que la bacteria haya atacado, la persona puede desarrollar enfermedad cardíaca severa, invalidez, ceguera y/o incapacidad mental. Con los diagnósticos y tratamientos disponibles en la actualidad, no debería darse el caso de que alguien llegue a esta etapa. En esta última etapa la sífilis ya no es infecciosa.

LOS SÍNTOMAS EN EL HOMBRE

Los síntomas en el hombre son similares a los de la mujer. En el hombre, el lugar más común donde aparece el chancro es en el pene y en el escroto. Puede esconderse en los pliegues del prepucio, bajo el escroto, o donde el pene se une al resto del cuerpo. En las primeras etapas, los hombres son más propensos que las mujeres a desarrollar una inflamación de los ganglios linfáticos en el área de la ingle.

EL DIAGNÓSTICO Y EL TRATAMIENTO

La sífilis puede ser diagnosticada y tratada en cualquier momento. Sin embargo, ya que cada vez es menos común, los médicos pueden confundir los síntomas con otras ETS, incluyendo el chancroide, herpes y el linfogranuloma venéreo (LGV).

Al principio, en la etapa primaria, el médico puede buscar síntomas sutiles, como la inflamación de los ganglios linfáticos en la ingle, o examinar algunas de las secreciones del chancro, si es que se ha desarrollado. No te pongas ningún medicamento sobre las llagas hasta que el médico las haya revisado. (La bacteria de la sífilis en la superficie es más fácil de matar). Las espiroquetas estarán en el torrente sanguíneo, una o 2 semanas después de que se forma el chancro. Hay dos tipos de análisis sanguíneos que se usan para detectarla. Uno es la prueba de protección llamada el VDRL o RPR. El otro (FTA-ABS o MHA-Tp) lo confirma. Si sospechas haber estado expuesta a la sífilis y acabas de ser tratada contra la gonorrea, pero no con penicilina, debes hacerte 4 pruebas, una cada mes para cubrir todo el período de incubación. (Algunos medicamentos utilizados para la gonorrea, no curan la sífilis.) Recuerda, la incubación tardará alrededor de 90 días.

Si eres sexualmente activa con más de un compañero(a), o si él o ella lo es, hazte una prueba para la sífilis en tu chequeo regular. Las inyecciones de penicilina o sus substitutas, las píldoras de doxiciclina y tetraciclina, para las personas alérgicas a la penicilina, son el tratamiento más común para la sífilis. Ya que se tienen recaídas o se cometen errores, es importante hacer por lo menos dos pruebas seguidas para asegurarse de que el tratamiento haya sido completo. A los 6 meses o al año, deben hacerse otros estudios. Las primeras 3 etapas pueden ser curadas completamente sin daños permanentes y, aún en la última etapa, los efectos destructivos pueden detenerse.

LA SÍFILIS Y EL EMBARAZO

Una mujer embarazada con sífilis puede transmitir la bacteria al feto, especialmente durante los primeros años de la enfermedad. La bacteria ataca al feto de la misma manera que lo hace con el adulto, y el bebé puede nacer muerto, o con importantes tejidos deformes o enfermos. Pero si la madre se atendió 16 semanas antes del embarazo, es posible que el feto no se vea afectado. (Aunque el feto haya contraído la infección, la penicilina puede detener la enfermedad, sin embargo no puede reparar el daño ya hecho). Toda mujer embarazada debe hacerse un examen para la sífilis tan pronto como sepa que esta afectada; otra vez después de dar a luz y siempre que crea que ha estado expuesta a ella. Recuerda: Si tienes sífilis, puedes tratarte antes de transmitirla al feto.

VERRUGAS GENITALES Y PAPILOMAVIRUS HUMANO

Las verrugas genitales son causadas por el papilomavirus humano (PVH), similar al que causa las verrugas normales. Existen más de 20 tipos de PVH que provocan infecciones invisibles, verrugas o lesiones en el área genital.

Generalmente el PVH se contagia durante las relaciones sexuales con una persona infectada. Las infecciones causadas por el PVH son en la actualidad, las ETS más comunes en los EEUU. Algunos de los PVH que causan lesiones en el cuello de la matriz están asociados con el aumento del riesgo del cáncer cervical. Desafortunadamente, estas lesiones invisibles no son fácilmente detectadas, ni por el médico ni por la mujer infectada.

Los síntomas de las verrugas genitales aparecen por lo general de 3 semanas a 8 meses después de haber estado expuesta. Durante el período presintomático (así como cuando está presente), las verrugas son más contagiosas, así que es recomendable que tu pareja use el condón, si alguno ha sido expuesto al virus. Las verrugas genitales visibles son como las normales. Al principio son manchas pequeñas y dolorosas que aparecen en la apertura vaginal. Las verrugas también aparecen en los labios, la vulva, dentro de la vagina, en la cérvix, o alrededor del ano, donde se pueden confundir con hemorroides.

El calor y la humedad ayudan al desarrollo de las verrugas genitales, las cuales presentan una forma de coliflor cuando crecen. Las lesiones cervicales, más frecuentes que las verrugas visibles, no son visibles y no producen síntomas.

LOS SÍNTOMAS EN EL HOMBRE

Las verrugas salen en la cabeza del pene (algunas veces bajo el prepucio), a lo largo del pene y ocasionalmente en el escroto. El uso del condón puede ayudar a prevenir el contagio.

EL DIAGNÓSTICO Y TRATAMIENTO

El diagnóstico de las verrugas generalmente se hace por medio de un examen ocular. Un Papanicolau anormal puede indicar la presencia del PVH y la colposcopia se hace para encontrar las verrugas o las lesiones. Si hay lesiones, se hace una biopsia para diagnosticar el PVH y para observar cambios anormales. Si tienes verrugas cervicales o lesiones, hazte un Papanicolau cada 6 meses para la detección de cualquier cambio celular anormal.

Existen varios tratamientos para las verrugas genitales:

1. Los médicos prescriben con frecuencia la solución de Podofilina. Aplícala en las verrugas y lávalas de 2 a 4 horas después, para evitar quemaduras químicas. Protege la piel de alrededor con vaselina. Algunas veces los tratamientos severos son necesarios y no siempre tienen éxito. También hay un tratamiento seguro y fácil disponible con receta médica -el Podofilox.

2. El Acido Tricloracético (ATC) comunmente es utilizado por un bajo porcentaje de médicos. Sin embargo, parece ser mejor que la Podofilina en muchos aspectos. Además de tener el mismo grado de eficacia que la Podofilina, la potencia del ATC es más fácilmente controlada; funciona desde el primer contacto y se detiene después de 5 minutos, reduciendo el peligro de contagio. No parece provocar reacciones severas, como lo hace ocasionalmente la podofilina. Algunos doctores usan el ATC durante el embarazo, aunque no se han hecho estudios para verificar su seguridad en esos casos.

3. La crioterapia (tratamiento con hielo seco), o el ácido, pueden congelar o quemar las verrugas pequeñas. Este tratamiento puede ser doloroso y, algunas veces, produce cicatrices. También se necesita anestesia local.

4. Puedes aplicar crema Flourouracil-5. Puede causar irritación e incomodidad.

5. La cirugía o la electrodisecación (usando corriente eléctrica para destruir el tejido), es necesaria para las verrugas grandes que no responden a otros tratamientos. Este proceso requiere anestesia. Si tienes un marcapaso, la corriente eléctrica podría alterarlo, así que asegúrate de decírselo a tu médico.

6. Ciertos estudios recientes sugieren que los rayos láser aplicados a las verrugas son un tratamiento efectivo que no afecta al tejido normal ni deja cicatrices. Algunos médicos lo recomiendan particularmente en las infecciones cervicales por PVH (verrugas y otras lesiones). Es necesaria la anestesia local o general, dependiendo del número y tamaño de las verrugas. Sólo los doctores especializados en el uso del láser pueden administrar este tratamiento.

No importa qué tratamiento uses, lo que importa es que elimines todas las verrugas, aún las que están dentro de la vagina y en la cérvix, para evitar que el virus se difunda. Los compañeros sexuales también deben ser tratados. El remover las verrugas no siempre significa que se ha eliminado todo el PVH. Desafortunadamente, las verrugas pueden regresar y requerir tratamiento adicional.

LAS VERRUGAS GENITALES Y EL EMBARAZO

Las verrugas genitales tienden a crecer más durante el embarazo, probablemente debido al aumento de los niveles de progesterona. Si las verrugas están localizadas en la pared vaginal y son muy grandes y numerosas, la vagina puede volverse menos elástica, haciendo más difícil el parto. No uses Podofilina para remover las verrugas, ya que la piel la absorbe y puede causar defectos de nacimiento o la muerte del feto. Existen programas de servicios de apoyo para las mujeres infectadas con el PVH (ver Recursos).

OTRAS ENFERMEDADES TRANSMITIDAS POR VÍA SEXUAL

Existen muchas más ETS de las que podemos cubrir en éste capítulo. En el capítulo 24 tratamos los problemas médicos y de salud más comunes. Infórmate de las infecciones comunes que pueden transmitirse sexual o asexualmente. La Hepatitis B y las ETS que son raras, o que tienden a afectar más a los hombres que a las mujeres (como el chancroide, el linfogranuloma venéreo, el granuloma inguinal y las ETS intestinales), son tratadas en el libro de Donna Cherniack *Un libro sobre las enfermedades transmitidas por vía sexual*.

Recursos y alternativas si piensas que tienes una ETS

Obtén un diagnóstico lo más pronto posible. La mayoría de las ETS son fáciles de curar, a pesar de que puede ser difícil tener acceso al sistema médico. Las mujeres que creen tener una ETS tienen muchas opciones cuando buscan la atención médica. Algunas de las ventajas y desventajas sobre esto aparecen en la lista de más abajo.

MÉDICOS PRIVADOS, CLÍNICAS GINECOLÓGICAS Y HOSPITALES DE EMERGENCIA (CON HONORARIOS VARIABLES)

La mayoría de los consultorios privados, clínicas y hospitales de emergencia, carecen del equipo necesario para hacer un cultivo de rutina para la gonorrea, mucho menos para la clamidia y el herpes. Además, la mayoría de los médicos en esos lugares tienden a no reaccionar con mucho interés si la paciente es blanca y de clase media.

> La primera vez que le pedí al ginecólogo un cultivo de rutina para la gonorrea, sonrió con una mirada de camaradería. "Estoy seguro que ningún hombre con el que usted haya tenido que ver, tiene gonorrea".

Por otra parte, estos mismos médicos pueden ser más despectivos aún si se trata de pacientes con ETS que también sean negras y pobres.

En América Latina, también se verifican acciones discriminatorias en los servicios de salud sexual hacia mujeres inmigrantes, como en el caso de las haitianas en la República Dominicana, y las dominicanas en otros países del Caribe.

CLÍNICAS DE SALUD PÚBLICAS (GRATUITAS O DE MUY BAJO COSTO)

Los departamentos de salud pública de los EEUU han puesto, por todo el país, clínicas especializadas en las ETS (algunas veces dentro de los hospitales), las cuáles son llamadas clínicas "L" o "de la piel". Ya que diariamente se enfrentan a las ETS, la mayoría tiene personal con experiencia en el diagnóstico de éstas y un buen equipo para las enfermedades más grandes. También ofrece los servicios de un consejero que responde a las preguntas acerca de las ETS. La mayoría de las clínicas hacen pruebas para la hepatitis o para las ETS intestinales y aún las más pequeñas están equipadas para combatir la gonorrea, la sífilis y sus complicaciones más comunes como la enfermedad pélvica inflamatoria.

Las mujeres que utilizan las clínicas de salud pública, han dicho que en varias ocasiones se han sentido estigmatizadas (lo cual es completamente opuesto a las experiencias de las pacientes en hospitales y clínicas de la comunidad).

> Cuando estás sentada en una clínica de salud pública, todo el mundo te mira como si estuvieras sucia o algo así. Después, mucha gente tiene que leer tu expediente: la secretaria, la enfermera, el doctor. Todos saben. Es verdaderamente embarazoso.

Debido que las clínicas públicas están sobrepobladas, pasas largo tiempo esperando de a ser recibida por un doctor muy ocupado, o por una trabajadora social que no tienen tiempo de contestar tus preguntas. La calidad de los servicios varía, por supuesto, de clínica a clínica. Para encontrar las instalaciones públicas más cercanas, llama a la línea nacional para las ETS: (800) 227-8922.

CENTROS DE SALUD FEMINISTAS

Con frecuencia, los centros de salud feministas ofrecen el mejor cuidado para las mujeres con ETS. Si carecen del equipo necesario para tu diagnóstico, te pueden poner en contacto con un doctor o una clínica compatible a tus necesidades. Para una lista de los centros feministas, escribe a (The Boston Women's Health Book Collective) Box 192, West Somerville, MA 02144, o escribe a la Red Nacional para la Salud de la Mujer, 1325 G. Street NW, Washington DC 20005.

EN BUSCA DE TRATAMIENTO

Antes de ir con un médico o clínica, procura enterarte de los servicios que ofrecen y de sus honorarios. Los exámenes con frecuencia son gratuitos, pero la consulta sí te costará. Si eres menor de edad y no quieres que tus padres se enteren, pregunta cuál es su sistema de pago.

En los EEUU, si eres menor de edad, puedes ser examinada y tratada, en todos los estados, sin la autorización de tus padres. No obstante, la ley no le prohibe al médico que se lo diga a tus padres. Querrás conocer su política antes de buscar sus servicios.

En cualquier lugar donde decidas curarte, tienes derecho a un tratamiento con dignidad y cortesía. Deben hacerte un historial médico y un examen pélvico. El doctor debe explicarte todos los exámenes, tratamientos y efectos negativos. Antes de irte, averigua cuando será tu siguiente consulta. Si tu doctor o trabajadora social están demasiado ocupados para responder a tus preguntas, pide hablar con otra persona. Es buena idea llevar a alguien contigo. No te vayas hasta que tus preguntas sean contestadas. Aun así te sentirás insegura sobre tu tratamiento. Algunas veces las pruebas no son seguras y en otras, los tratamientos no funcionan. Esto significará más visitas al médico, tiempo y dinero. El tratamiento puede ser doloroso -por ejemplo, 2 grandes inyecciones en las nalgas para la sífilis. Pero la alternativa—no tener tratamiento—es peor.

Las ETS y la ley

En algunos países de América Latina, algunas ETS son enfermedades de notificación obligatoria, como es el caso del SIDA.

La ley estatal obliga a los médicos y a las clínicas, a reportar todos los casos de gonorrea y sífilis a la oficina local o estatal de salud. También deben reportarse, en la mayoría de los estados, los casos de chancroide, granuloma inguinal y linfogranuloma venéreo. La clamidia sólo se reporta en algunos estados.

Si tienes gonorrea o sífilis, la trabajadora social te hará una entrevista y te pedirá los nombres de las personas con las que tuviste contacto y que te transmitieron la enfermedad. Por lo general, estas personas son prevenidas anónimamente—tu nombre no se menciona. Si no quieres dar nombres, diles que tu misma les informarás. Entonces quedará bajo tu responsabilidad el avisar a cada persona con la que tuviste relaciones sexuales y pedirles que busquen un tratamiento. Recuerda: notificándoles a las personas con las cuales hayas tenido contacto sexual, puede salvar su fertilidad y aún sus vidas.

Vínculo entre las ETS y el SIDA

Algunas enfermedades transmitidas por vía sexual facilitan la transmisión del VIH de una persona a otra. Se estima que el riesgo de infección por VIH puede aumentar de 2 a 10 veces en presencia del chancro blando, de la infección por clamidia, la gonorrea, la sífilis o la tricomoniasis.

En 6 estudios se encontró que las infecciones por clamidia, la gonorrea y la tricomoniasis, que no causan úlceras, contribuyen a aumentar de 3 a 5 veces el riesgo de transmisión del VIH a las mujeres (Populations Reports, 1993: 6).

La infección por el VIH también afecta a las demás ETS. En personas infectadas por el VIH, cualquier otra ETS puede ser más resistente al tratamiento.

Capítulo 20

EL SIDA, EL VIRUS DE LA INMUNODEFICIENCIA HUMANA (VIH) Y LAS MUJERES

Por Mary Ide, Wendy Sanford y Amy Alpern. Adaptación de Olga Amparo Sánchez (Casa de la Mujer, Colombia), Myriam Hernández-Jennings y Maribel Pintado-Espiet.

Con la colaboración de: Amy Alpern, Marion Banzhaf, Laurie Cotter de ACT/UP Nueva York, Risa Denenberg, Liz Galst, Jenny Keller, Vicky Legion y el Proyecto Chicago Women and AIDS, Patricia O. Loftman, MS, CNM, Janet L. Mitchell, MD, MPH, Jamie Penney y Lindsey Rosen, y Deborah Cotton.

Un vistazo a las mujeres y el VIH/SIDA

Las mujeres son los rostros ocultos del SIDA en América Latina y el Caribe. El grupo de personas diagnosticadas con el Virus de Inmunodeficiencia Humano (VIH) crece a una velocidad alarmante. A pesar de que el VIH ha afectado a todas las clases sociales, está claro que se está convirtiendo en una más de las enfermedades de la pobreza.

En los países desarrollados, tambien las mujeres pobres y aquellas que pertenecen a las minorías étnicas representan un número desproporcionado de los casos de VIH/SIDA. En los EEUU, del millón y medio de personas que hasta septiembre de 1991 han sido infectadas con el VIH, se cree que aproximadamente entre 300,000 y 400,000 casos son mujeres. Del número de mujeres infectadas con el VIH en 1991, a 19,796 de ellas se les diagnosticó SIDA. La mayoría de estas mujeres eran de bajos recursos económicos, y aproximadamente, el 50% de estas eran afroamericanas y el 20% latinas. Más de la mitad de las mujeres que han sido diagnosticadas con VIH en los EEUU fueron infectadas mediante el uso de jeringuillas hipodérmicas contaminadas con VIH, al consumir drogas por vía intravenosa.

Las mujeres han sido profundamente afectadas por el VIH. En América Latina, el incremento de los casos de SIDA entre las mujeres ha pasado del 2.6% en 1987 al 13.4% en 1993. En el 1992, el total acumulado de casos reportados fue de 72,562. De este total, 10,703 casos, el 15% fueron mujeres; 53% de ellas fueron contagiadas por contacto heterosexual, mientras que el 20% de éstas fueron contagiadas debido al uso de drogas. Por lo tanto, podemos concluir que una proporción significativa de las mujeres que contraen el SIDA son infectadas a través del contacto heterosexual. La interpretación de los valores culturales de los roles entre los dos géneros puede darnos la clave del porqué la mujer mantiene prácticas sexuales sin protección. En una encuesta reciente, el 63% de mujeres latinas dijeron que nunca usaban condones con su pareja estable. En una sociedad machista tradicional, las mujeres no hablan acerca del sexo con los hombres porque puede sugerir promiscuidad. Además, la frecuencia y el tipo de sexo que practica la pareja latinoamericana, es a menudo determinada por el hombre. En 1992, el número total de casos reportados y diagnosticados en América Latina y el Caribe fue de 18,768. Se estima que el número de casos nuevos en ese año fueron 330,463.

En Argentina, el 15.2% de las personas infectadas con el VIH son mujeres. En comparación con años anteriores, la diferencia entre hombres y mujeres infectadas es del 3.9% Esto representa un aumento en los casos de infección en las mujeres, así como también, en los casos de recién nacidos, por transmisión de madre a hijo. En cuanto a las vías de transmisión del virus, en las mujeres se ha observado un aumento en los casos de transmisión por vía intravenosa, lo cual denota un aumento en la adicción a drogas entre las mujeres: el 40.8%—transmisión por uso de drogas intravenosas, el 30.2%—transmisión por contacto heterosexual, el 20.5%—transmisión de madre a hijo.

En México, los casos de SIDA entre los sectores de la clase media y alta han ido disminuyendo proporcionalmente, mientras que los casos de SIDA entre los sectores de la clase pobre han ido aumentando (4). En 1985, el 70% de los casos de brasileños diagnosticados con SIDA, eran graduados universitarios. Para 1989, esta cifra se había reducido proporcionalmente a un 30%.

Para el 1989, el SIDA ya constituía la 8ª causa de muerte en Puerto Rico, y la causa principal de muerte entre mujeres de 25 a 34 años de edad. Para noviembre de 1990, el 17% de los casos de SIDA en Puerto Rico eran mujeres. Además, se ha observado un cambio en la causa principal de transmisión del VIH en las mujeres en Puerto Rico. El contacto heterosexual está comenzando a figurar como la causa principal de la transmisión de VIH, dejando la transmisión del virus debido al uso de drogas intravenosas en un segundo plano. En 1987, el 28% de las mujeres con SIDA contrajeron la infección a través de relaciones sexuales. Esta cifra aumentó a un 43% en 1990. Para el 1991, el 58% de los casos reportados de mujeres con SIDA en Puerto Rico era debido a la transmisión heterosexual, convirtiéndose éste en el factor de riesgo de contagio de SIDA más común entre las mujeres ese país.

En Colombia para el año 1993 ya existían 9,787 casos reportados de personas infectadas con el VIH, de las cuales 4,583 ya tenían SIDA. La transmisión en la mayoría de estos casos fue debida al contacto heterosexual, siendo el hombre la figura principal en el patrón de transmisión. Se estima que para la fecha de esta publicación el total de casos de personas infectadas con VIH en Colombia podría subir a 90,000, si se considera la teoría de que por cada caso reportado de VIH existen alrededor de 5 a 10 casos sin reportar.

Muchos de los casos de SIDA entre las mujeres de México y Brasil (66% y 34% respectivamente) son atribuidos a transfusiones de sangre. En un estudio llevado a cabo en Honduras se descubrió que un 20% de los casos de mujeres con VIH estaban asociados a transfusiones de sangre. Se ha comprobado que la mayoría de las transfusiones de sangre llevadas a cabo en países en vías de desarrollo, son generalmente para el tratamiento de mujeres y niños con anemia, al igual que para las hemorragias. La anemia y las hemorragias son dos de las causas más significativas de la muerte de medio millón de mujeres que ocurren cada año en estos países.

Las estadísticas en el caso de la transmisión del virus entre mujeres son muy bajas, pero esto tal vez se deba a la falta de estudios acerca del sexo bisexual, o entre lesbianas. Las mujeres a quienes se les ha diagnosticado SIDA *tienden a morir a una frecuencia dos veces mayor que los hombres con el mismo diagnóstico*, y el 63% mueren debido a complicaciones diversas sin haber obtenido un diagnóstico oficial de SIDA. Además, las mujeres son las que con mayor frecuencia, se encargan del cuidado de los hombres, los niños y de otras mujeres que tienen el VIH o el SIDA; a menudo sin recibir remuneración alguna por estos servicios.

Por lo tanto, podemos decir que el SIDA afecta nuestras vidas como mujeres en forma muy poderosa. Sin embargo, la experiencia de la mujer con el SIDA y el VIH ha sido, en gran medida, pasada por alto en cuanto a todos los aspectos de la respuesta pública al SIDA, desde el acceso a los estudios acerca de nuevos medicamentos, la actitud de los proveedores de servicios de salud, hasta las prácticas de las compañías de seguros médicos y los servicios para las mujeres incapacitadas. Este capítulo les ofrece a las mujeres información básica acerca del VIH y el SIDA. Alentamos a nuestras lectoras a que consulten otras fuentes de información que aparecen en la sección de Referencia.

Es importante que tomemos en cuenta el amplio contexto mundial del SIDA. El número de personas a través del mundo entero con el virus del SIDA continúa creciendo significativamente. En la actualidad, más de 22 millones de personas están infectadas con el virus, de las cuales la mayor parte se encuentra en países en vías de desarrollo, y se estima que una 3ª parte de éstas son mujeres. Para el año 2000 se calcula que la cifra de personas con el virus a nivel mundial será de 30 a 40 millones. Cada día que pasa en América Latina y el Caribe, el SIDA se va convirtiendo en una enfermedad que ataca mayormente a las mujeres, los niños y a las personas de bajos recursos económicos. La gran mayoría de estas mujeres han sido infectadas a través de relaciones heterosexuales. Por consecuencia, en el mundo entero, así como cada vez más en los EEUU, el SIDA es una enfermedad de las mujeres y los niños, los grupos minoritarios y los pobres. Las políticas internacionales al respecto, son inquietantemente similares a la política de la epidemia del SIDA en los EEUU, donde las personas que adquieren el SIDA con mayor frecuencia y que sufren más por la falta de tratamiento, no controlan los recursos destinados a la investigación y el tratamiento de dicha enfermedad.

Políticas del diagnóstico tardío del HIV/SIDA y la muerte prematura de las mujeres

¿Por qué para las mujeres el riesgo de morir a un ritmo más acelerado que los hombres es dos veces mayor después que se les diagnostica el SIDA, y/o por qué mueren tan frecuentemente de complicaciones relacionadas con el VIH, aún antes de ser formalmente diagnosticadas?

La respuesta se encuentra en las desigualdades sexuales, raciales y de clase que persisten en el mundo entero. El sexismo inherente al sistema de servicios de salud, a menudo coloca a las mujeres en un punto invisible con respecto al SIDA. Aunque con mucha frecuencia, el sistema ve a las mujeres con el virus del SIDA como las responsables por la infección de hombres y niños, en lugar de ofrecerles los servicios de salud que necesitan, se limitan a culparlas y a ignorar sus síntomas. La atención al público está más enfocada en las prostitutas que pueden infectar a sus clientes, y en las madres que pueden infectar a sus bebés, que en la prevención y el tratamiento para las mujeres en general. Como es normal, con frecuencia, las responsabilidades familiares toman precedencia sobre los cuidados de salud, de manera que muchas mujeres posponen la atención médica hasta después de estar experimentado durante mucho tiempo los síntomas de la infección por VIH. Como las mujeres, por lo general, reciben sueldos más bajos que los hombres y, a menudo, como madres solteras tienen la responsabilidad de mantener a otros miembros de la familia, cuentan con menos recursos económicos para atenderse. El racismo seriamente afecta la calidad de las opciones de los servicios de salud disponibles para las mujeres de grupos minoritarios en los EEUU en general, pero sobre todo, de aquellas que tienen el virus. El racismo y la discriminación de clases también contribuyen a las condiciones que fomentan el abuso de drogas, pero impiden el acceso a los programas de tratamiento contra la adicción en las comunidades minoritarias.

Además, las mujeres con el virus que logran llegar al médico o a una clínica pueden encontrar que sus síntomas son pasados por alto, como si no tuvieran relación alguna con el VIH. La tendencia del sector médico a descartar las quejas de las mujeres se complica aún más con la creencia, todavía muy difundida, de que el SIDA es una enfermedad de los hombres. No es raro que se les diga a aquellas mujeres que presentan síntomas de VIH, tales como pérdida de peso, dolores de cabeza, o fatiga (cansancio extremo), que sus quejas están relacionadas con la tensión y no con el VIH. Debido a la falta de investigaciones y a una definición apropiada de la relación de los síntomas ginecológicos con el VIH o el SIDA, también ha sido muy difícil que se acepte dicha relación.

La definición del SIDA que ofrecen los Centros para el Control de las Enfermedades (Centers for Disease Control, o CDC por sus siglas en inglés), en los EEUU, caracteriza a esta enfermedad como una condición que presenta síntomas de una o más de las enfermedades indicadoras del SIDA, además de la evidencia de infección con el VIH en las pruebas de laboratorio. Por muchos años, las enfermedades o los factores indicadores del SIDA no incluían lo que, en ocasiones, podía ser una muestra de los primeros síntomas de la mujer, porque éstos se trataban de quejas ginecológicas (como los casos recurrentes de candidiasis vaginal (género de hongos). También se omitieron aquellas enfermedades conocidas como infecciones oportunistas femeninas (enfermedad pélvica inflamatoria, hongo vaginal, herpes genital, etc., ver glosario), que son aquellas infecciones que atacan el sistema inmune cuando está debilitado. A pesar de que la mayoría de las mujeres que mueren de SIDA, mueren de las mismas infecciones que los hom-

bres, esto constituye una omisión significativa. Como resultado de la definición inadecuada del SIDA del CDC, se ha subestimado el número total de casos de SIDA en los EEUU. Con frecuencia, las mujeres han sido erróneamente diagnosticadas, o simplemente, no se les ha diagnosticado el VIH (a menudo mueren antes de recibir tratamiento alguno), y la investigación crucial de las mujeres y el VIH/SIDA ha sido aplazada. Lo peor es que como muchas instituciones, tanto públicas como privadas, confían en la definición del CDC, a las mujeres con el VIH o el SIDA que están enfermas pero no tienen un diagnóstico oficial, se les ha negado el acceso al tratamiento, los servicios, los beneficios de los seguros médicos y por incapacidad, los estudios de medicamentos, y a la vivienda, en otras palabras, el acceso a la vida misma.

Gracias a la presión de los activistas del SIDA y de la Comisión Nacional sobre SIDA, en el invierno de 1991-1992, el Centro para el Control de las Enfermedades presentó una nueva definición del SIDA, aunque ésta todavía no incluye, entre las enfermedades indicadoras, aquellas que con frecuencia afectan a las mujeres. Recientemente, una nueva y más adecuada definición del SIDA ha sido puesta en vigencia. Esto demuestra la tremenda importancia del activismo, que en gran parte ha estado en manos de la comunidad de homosexuales y lesbianas, que con gran esfuerzo lograron mover a un gobierno que había reaccionado de forma impresionantemente lenta a la crisis del SIDA. Podemos decir con bastante certeza que una de las razones principales por la cual la situación del SIDA se convirtió en crisis, se debe a que a principios de la década de los 80, el gobierno de los EEUU reaccionó con demasiada lentitud en asignar recursos a la investigación, el tratamiento y, sobre todo, a la educación, acerca de las maneras de prevenir la propagación del VIH. Como resultado, miles de hombres y mujeres han muerto innecesariamente. La razón para esta renuencia está bien clara: la discriminación contra aquellos a quienes primero ataca el SIDA—los hombres homosexuales, los drogadictos, los pobres, y los grupos minoritarios. Los medios de comunicación alimentan estos prejuicios, refiriéndose a aquellos que han contraído el SIDA mediante transfusiones sanguíneas como "víctimas inocentes", implicando que las personas que se contagian por vía sexual o por el uso de drogas intravenosas son "culpables". El único culpable aquí es el público que retuvo sus recursos mientras el virus sé extendía.

La presión constante de los activistas es necesaria para progresar en el combate del VIH y el SIDA. Para participar, la invitamos a ponerse en contacto con las organizaciones que citamos en la sección de Referencias.

La situación socio-económica de las mujeres puede contribuir a un aumento en el grado de vulnerabilidad y riesgo que tienen éstas para contraer el SIDA. La conducta arriesgada no es el único factor que contribuye al riesgo que corren las mujeres de contraer el VIH. Existen otras prácticas y costumbres que se consideran naturales y aceptadas que también pueden contribuir al riesgo de infección. Las costumbres de muchas partes de América Latina, donde se celebra al hombre viril y se acepta que sea mujeriego fuera de la casa con tal que respete su hogar, son parte de unos patrones culturales que nos pueden costar la vida. Necesitamos encontrar nuevas maneras de comunicarnos con nuestras parejas que sean congruentes con nuestros valores culturales, pero que a la vez nos protejan mejor. Una mujer que emigró de México a una comunidad en las afueras de Boston, nos cuenta su estrategia:

La desigualdad sexual, al igual que el racismo y el clasismo que persisten en los EEUU, América Latina y el Caribe, también son responsables de esta situación. El sexismo que existe en los sistemas de salud, con frecuencia coloca a la mujer en un lugar invisible con respecto al SIDA. En lugar de ver a la mujer como otra víctima de esta terrible enfermedad, muchas veces el sistema de salud tiende a culparla por contribuir a la infección de hombres y niños.

LAS MUJERES POBRES

No importa cómo se miren las cifras, las mujeres pobres corren mayor riesgo de ser infectadas con el virus del SIDA que las mujeres de clase media alta. Es necesario prestar atención inmediata al impacto que tiene el abuso de drogas en las mujeres, tema que ha sido pasado por alto durante mucho tiempo. El 50% de las mujeres infectadas con el VIH identifica el uso de drogas intravenosas como un factor de riesgo, y el 20% de ellas indican haber

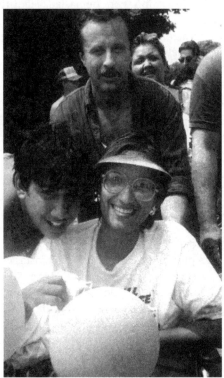

Ellen Shub

tenido relaciones sexuales con una persona del sexo masculino, cuyo uso de drogas intravenosas ha sido confirmado. Como consecuencia, la adicción a drogas es el factor más significativo que contribuye a la infección de VIH en las mujeres pobres.

Por décadas, el abuso de drogas ha sido el factor principal en la destrucción de las comunidades minoritarias. Se ha permitido que continúe su existencia y la destrucción que trae consigo porque este problema tiene efecto mínimo en los grupos blancos mayoritarios, que en ocasiones, tienden a lucrar se con las prácticas adictivas de este grupo social.

El motivo de la incidencia elevada del abuso de substancias en ciertos grupos sociales puede ser hallado en el racismo y su impacto en las comunidades a través de la pobreza, la ausencia de oportunidades educativas y de empleo, la vivienda pobre, los altos niveles de violencia, y los servicios deficientes de salud. Todos estos factores que se encuentran presentes en nuestra sociedad, contribuyen a la epidemia del SIDA.

El lugar y/o la jerarquía de las mujeres en nuestra sociedad tiene igual importancia; el papel de la mujer en las comunidades pobres, y en la subcultura del uso ilícito de drogas. Lo que surge es una imagen de la mujer, que aún mantiene los roles más tradicionales, ya que se define a ésta en términos de su pareja y de su capacidad para producir bebés. Las mujeres pobres colocan sus necesidades en un segundo plano, enfocando más su atención en los hijos, la familia, o en los demás. Debido a que la gran cantidad de instituciones médicas y de salud son insensibles a la mujer, éstas desconfían y acuden a dichos lugares con gran ansiedad. Como resultado, con frecuencia las mujeres dejan a un lado su propia salud y buscan asistencia médica sólo en momentos de crisis; muchas veces no lo hacen hasta que se encuentran en las últimas etapas de una enfermedad. La enfermedad del VIH no es la excepción.

A pesar de la proliferación de los mensajes preventivos y la educación, las mujeres tienden a escuchar éstos con cautela, por miedo a ser abandonadas por su pareja, si le exigen un comportamiento más saludable en torno al sexo o a las drogas. Esto ocurre especialmente si la mujer está siendo maltratada. De hecho, existe una conexión letal entre el SIDA y la VIOLENCIA DOMÉSTICA, en la cual la mujer pierde su habilidad para negociar por su seguridad sexual. Esto también ocurre en los casos de violación e incesto.

En términos generales, las mujeres tienden a reaccionar a un nivel más emocional que intelectual cuando se trata de prácticas que pueden tener un impacto significativo en sus vidas. Los enormes riesgos del SIDA nos están convirtiendo en mujeres más practicas, que queremos evitar que nuestros hijos se conviertan en huérfanos porque nuestros maridos no se cuidaron cuando buscaron sus placeres sexuales fuera de la casa. La educación pública que surge de nuestras comunidades y considera nuestras costumbres

LENGUAJE DE LA ENFERMEDAD DEL VIH: GLOSARIO

SIDA: Es la abreviatura del Síndrome de Inmunodeficiencia Adquirida. El SIDA es un síndrome viral (grupo de enfermedades), que debilita nuestro sistema inmunológico. Un sistema inmunológico afectado debilita la habilidad que tiene nuestro organismo de combatir diversas infecciones y enfermedades letales. Hasta la fecha no existe una cura para el SIDA.

ANTICUERPO: Es una proteína especial que crea el sistema inmunológico de nuestro organismo para combatir los agentes específicos que provocan las infecciones. Sin embargo, en el caso de la infección del VIH, el virus que infecta al organismo, no es destruido por el anticuerpo.

ASINTOMÁTICO(A): Esto significa que una persona ha contraído la infección del VIH, pero no presenta ninguna señal o síntoma. Es posible infectar a otros aun cuando usted esté asintomática.

ALTO RIESGO O COMPORTAMIENTO PELIGROSO: Se refiere específicamente a las actividades sexuales o aquellas relacionadas con el consumo de drogas, que aumentan las probabilidades de contraer o transmitir el VIH. Los comportamientos de alto riesgo son aquellos que permiten que la sangre, el semen o el flujo vaginal de una persona entre en contacto con la sangre o las membranas mucosas (en los ojos, la boca, la vagina o el recto), de otra persona. Las dos actividades de más alto riesgo son las relaciones sexuales sin protección (condones) y el compartir jeringuillas para el uso de drogas intravenosas.

VIH: Es la abreviatura para el Virus de Inmunodeficiencia Humana (HIV, por sus siglas en inglés). El VIH es un virus de actividad lenta, que se piensa que es la principal causa del SIDA. Aunque el término a menudo se utiliza de modo intercambiante con el del SIDA, aún no se ha probado que todo aquel que esté infectado con el VIH desarrollará el SIDA.

VIH POSITIVO/INFECTADO DE VIH/SEROPOSITIVO: Describe a una persona que ha sido infectada por el VIH.

SISTEMA INMUNOLÓGICO: El sistema inmunológico protege al organismo de las infecciones. En este sistema, las células y las proteínas especializadas, que se encuentran en la sangre y otros líquidos del organismo, trabajan juntas para eliminar a los agentes que producen enfermedades, y otras substancias tóxicas extrañas.

INMUNOSUPRESIÓN: Es el término que indica que el sistema inmunológico ha sido debilitado, ya sea debido a una respuesta contra la infección del VIH, o a otros factores.

INFECCIONES OPORTUNISTAS: Son las infecciones que aprovechan la oportunidad de atacar a aquellas personas cuyo sistema inmunológico ha sido debilitado, como en el caso del SIDA. Las infecciones oportunistas más comunes asociadas con el SIDA, tanto en los hombres como en las mujeres son: la pulmonía conocida como neumocistis carini (NPC), el citomegalovirus (CMV), el mycobacterium avium intracelular (MAI) y la toxoplasmosis. Los problemas ginecológicos comunes que pueden convertirse en infecciones oportunistas de las mujeres con el virus son: las enfermedades pélvicas inflamatorias, el papilomavirus humano (PVH), las infecciones causadas por hongos, el herpes genital y la vaginitis crónica.

PERSONA VIVIENDO CON SIDA (PVCS): El PVCS es un término positivo en el caso de alguien que tiene SIDA. Utilizar este término ayuda a evitar los estereotipos y juicios negativos, tales como víctima del SIDA, víctima inocente o portador del SIDA.

PRÁCTICAS SEXUALES SEGURAS O PROTEGIDAS: Se refiere a las prácticas que ofrecen protección en contra de la transmisión del VIH durante la relación sexual. Esto implica el uso de barreras que protegen contra la transmisión de los líquidos del organismo que podrían transportar el VIH, siempre que se tienen relaciones sexuales. Las barreras protectoras incluyen los condones (mejor combinados con espermicidas), las envolturas plásticas o protectores bucales para el sexo oral, los guantes de látex o los protectores de dedos. Los líquidos del organismo de una persona infectada que pueden transmitir el VIH incluyen el semen, la sangre (incluyendo la sangre menstrual), las secreciones genitales y la leche materna.

SEROCONVERSIÓN: Es el cambio que se produce en la sangre de una persona cuando deja de estar libre de anticuerpos VIH (seronegativos), y pasa a tener anticuerpos VIH (seropositivos). Aunque éste no siempre es el caso, por lo general, esto sucede dentro de los 6 meses siguientes a haber estado expuesto(a) al virus.

CÉLULA T (TAMBIÉN CONOCIDA COMO CÉLULA CD4): El tipo de glóbulo blanco (linfocito) que es vital para el funcionamiento adecuado del sistema inmunológico. Las células T o CD son el objetivo del VIH. El código del virus se adhiere a la información genética de la célula T o CD, para después utilizar la maquinaria de la célula en la creación de nuevas partículas del virus. El sistema inmunológico del organismo se destruye porque las células CD son su control central. Como el VIH tiende a reducir el número de células T4, este número se utiliza como marcador para conocer la severidad de la infección VIH.

Fuente: Adaptado con autorización de ACT UP/New York Women and AIDS Book Group; Women, AIDS and Activism, Boston: South End Press, 1990; y Peg Byron, "HIV the National Scandal" Nacional" en MS., Vol.1, No.4 Enero/Febrero 1991, pg.133.

culturales, se ha comprobado que es más efectiva al lograr que mujeres y hombres se cuiden mejor. Por favor, vean sección: Cómo protegernos del VIH.

LAS MUJERES EN PRISIÓN

De acuerdo con Susan Rosenberg, una prisionera política en Marianna, la prisión de mujeres de máxima seguridad en Florida:

> Las mujeres de la prisión que tenemos el virus o el SIDA declarado, somos el centro de esta crisis. Vivimos aisladas, encerradas en un infierno muy particular.

Las prisioneras se enfrentan a condiciones de vida que, a menudo, son insalubres y a un sistema de salud que es dramáticamente inadecuado. Las mujeres en estas condiciones han formado un frente unido con el fin de fortalecer su capacidad para luchar, lo cual las ha motivado para exigir sus derechos en torno a los servicios de salud y a crear programas de ayuda mútua. Es urgente que todas las activistas del SIDA apoyen a aquellas mujeres encarceladas que tienen el virus, y las ayuden a exigir un servicio de salud adecuado, la participación en las pruebas clínicas bajo la supervisión de un grupo neutral (sin la presencia del personal de la cárcel), la liberación de las mujeres que se encuentran enfermas, y la participación en programas internos de educación sobre el SIDA.

LAS MUJERES QUE TRABAJAN PARA LA INDUSTRIA DEL SEXO

Para aquellas mujeres que se ganan la vida trabajando en la industria del sexo, el SIDA plantea consecuencias conocidas. El público (los medios de comunicación, la policía, la Corte), tiende a culpar a las prostitutas, y no a sus clientes, de la compra y venta del sexo. Igualmente, las prostitutas han sido acusadas de propagar el SIDA cuando, de hecho, una prostituta es *dieciocho veces* más susceptible a contraer la enfermedad del cliente masculino que de contagiarlo a él. Aun cuando su experiencia las ha enseñado a protegerse de las enfermedades transmitidas sexualmente con el uso de los condones, las prostitutas cargan con la culpa de aquellos clientes que se niegan a usar protección. Ellas también aportan uno de los ejemplos de mayor éxito, en cuanto a los cambios que las mujeres pueden realizar para desarrollar prácticas sexuales más seguras. Algunas han perfeccionado la técnica de poner el condón en el pene del cliente sin que éste se entere, lo cual requiere empezar con el condón en la boca e ir deslizándolo alrededor del miembro, al chupar. Esta técnica puede resultar útil para cualquier mujer cuando su compañero se resista a usar condones, o para las parejas que tratan de hacer del uso del condón algo más sensual. ("Practícalo primero con un banano", recomienda el excelente folleto *Making It* que trata el tema del sexo protegido y que en la actualidad, está disponible en español a través de cualquier agencia que se dedique a la educación acerca del VIH y el SIDA).

La habilidad de una prostituta para protegerse del VIH es como la de cualquier mujer: depende del poder que tenga en la relación. En general, las prostitutas más buscadas tienen mayor libertad para imponer sus términos en el encuentro sexual, pero las mujeres pobres que trabajan en la calle tal vez no tengan el poder para insistirle al cliente que use un condón, o tal vez los condones les resulten demasiado caros. Por ello, las prostitutas de los países pobres y de los sectores pobres de la industria sexual de Estados Unidos, son las más vulnerables al SIDA. Nuevamente, el SIDA y la pobreza se encuentran cruelmente ligados. Las cuestiones de poder siguen a las prostitutas hasta sus relaciones privadas: aquellas que usan condones durante el sexo con un cliente no se protegen con sus amantes; tal vez deseen sentir una relación sexual distinta con su amante, y otras, tal vez se les dificulte imponer sus propias condiciones, cuando no se trata de una proposición de negocio.

El turismo del sexo es una industria que está creciendo rápidamente. En algunos países el negocio del sexo se encuentra muy bien organizado y resulta altamente lucrativo. En muchas ocasiones, a las mujeres se les ofrece trabajo en el extranjero en oficios de "entretenimiento". En búsqueda de mejores ingresos, estas mujeres cruzan fronteras y viajan a través de diferentes continentes para proveer servicios sexuales, en lugares donde la remuneración por estos servicios es mayor que en su propio país.

En la República Dominicana, el índice de VIH entre las prostitutas, es mucho más alto en aquellas que han trabajado en el extranjero, que en las que se han limitado a hacer negocio en su propio país. En 1988, 80 de las mujeres dominicanas que pidieron hacerse la prueba de VIH en su país, habían sido "trabajadoras sexuales" en 27 países, entre los cuales se hallan las Américas, Europa y el norte de Africa. En estos países, estas mujeres se encuentran en una situación en la cual sus derechos son prácticamente nulos y la mayoría de éstas termina siendo deportada, al descubrirse su seropositividad.

En todo el mundo, las mujeres en la industria sexual se están organizando para mejorar su situación, con la prevención del SIDA como su objetivo. Las trabajadoras sexuales o prostitutas holandesas han diseñado una calcomanía que dice "Lo hago (con un condón)", con la finalidad de pegarlo en los baños de los bares y las discotecas y en sus propias ventanas para alertar a sus clientes. El Colectivo de Prostitutas de Victoria (Prostitutes Collective de Victoria), en Australia, ha lanzado la campaña educativa "Hello, sailor" dirigida a los marineros que se encuentran de visita.

En los EEUU, casi todos los estados ya han aprobado leyes que obligan a todas las prostitutas que son arrestadas a hacerse la prueba del VIH. Sin embargo, no hay una ley equivalente que obligue a los clientes a hacerse la prueba del SIDA. El sexismo es evidente. Las prostitutas exigen la protección y los cuidados de salud pertinentes en lugar de las amenazas y los análisis obligatorios.

Otro factor importante que se debe considerar es el hecho de que en algunos casos, las estadísticas indican que las mujeres que no son prostitutas, que participan en actividades potencialmente arriesgadas para la trans-

CÓMO SE TRANSMITE EL VIH

Es un mito que sólo ciertos grupos de alto-riesgo corren el peligro de infectarse con el VIH (el virus que causa el SIDA). Esto no es cierto. Es nuestra conducta la que nos pone en peligro de contraer el VIH, no el grupo social al que pertenecemos. Para que el VIH pase de una persona a otra, es necesario que se cumplan 3 condiciones:

1. El virus debe estar presente. Esto significa que una persona debe tener el virus. El sexo entre homosexuales, el sexo por vía anal, o el consumo de drogas por vía intravenosa, por sí solos no causan la infección. El virus debe estar presente. El VIH se transmite cuando se comparten los fluídos del cuerpo en los que se encuentra el virus. El virus puede ser transmitido durante las actividades sexuales, incluyendo el coito pene-vagina, el sexo oral, el sexo anal, la masturbación con los dedos, y compartiendo juguetes sexuales sucios, tales como vibradores o penes plásticos (dildos). El VIH puede transmirse al compartir jeringuillas que contengan sangre, incluyendo los aparatos utilizados para la administración de las drogas intravenosas (la heroína, la cocaína, las anfetaminas), o las agujas utilizadas para los tatuajes, o para penetrar la piel con el fin de colocar aretes, anillos, etc.

2. El virus debe estar presente en cierta cantidad. La sangre, el semen y las secreciones vaginales y cervicales son los fluídos, que transportan las concentraciones mayores del virus, aunque la saliva, las lágrimas y la orina pueden—o no—llevar cantidades minúsculas del VIH. Los estudios muestran que es posible encontrar cantidades suficientes del virus en la mucosidad inicial que produce el hombre cuando está sexualmente estimulado: el líquido transparente que sale del pene antes de la eyaculación. Los besos en los cuales se utiliza la lengua son de bajo riesgo, aunque en teoría podrían resultar peligrosos, si a ambas personas les sangraran las encías, o las tuvieran lastimadas, lo cual permitiría la transmisión de sangre a sangre. No se ha descubierto evidencia del virus en el sudor, ni en el vómito. El VIH tampoco puede ser transmitido por los insectos, por medio de la preparación de alimentos, por compartir el mismo vaso, por el contacto de manos, ni por los asientos de los sanitarios o inodoros.

3. El virus penetra el cuerpo a través de la piel. Esto sucede a través de minúsculas rasgaduras o heridas en las membranas mucosas de la boca, la vagina o el recto, de heridas en la piel, o directamente a la sangre mediante una aguja. Los estudios recientes sugieren que el virus también puede penetrar a través de las membranas intactas de la vagina. Para información acerca de los riesgos de infección del feto durante el embarazo, vea Los Derechos Reproductivos—El VIH y el Embarazo.

La transmisión del VIH puede ocurrir sin que las personas involucradas tengan conocimiento de que están infectadas. El virus puede existir en forma latente en la sangre de una persona durante 10 años, sin causar ningún síntoma visible. Es posible que durante 10 años una persona no sepa que está contagiada, y esté propagando la enfermedad. Esto es lo que lo hace tan peligroso y la razón por la cual los análisis son tan importantes; el motivo por el cual protegernos de la transmisión del VIH tiene un sentido tan importante.

misión del VIH/SIDA, o cuyas parejas lo hacen, tienen el mismo riesgo de contraer esta enfermedad. En otras palabras, el mayor grupo de mujeres que tienen el riesgo de contraer VIH/SIDA no necesariamente son las prostitutas.

Un estudio recientemente llevado a cabo en México indica que sólo un 0.8% de los casos de SIDA reportados han sido entre prostitutas o trabajadoras sexuales. Sin embargo, las estadísticas indican que el 9% de estos casos ocurren entre mujeres que no son prostitutas, sino amas de casa comunes y corrientes. En otros países, a través de todo el mundo, se pueden encontrar estadísticas similares.

Las lesbianas y el VIH

"A las lesbianas se nos ha dicho que somos un grupo de bajo-riesgo. Sin embargo, el definir las probabilidades de riesgo en términos de grupos y no de conducta o hábitos sexuales, puede tener consecuencias fatales".

Es un mito que las lesbianas corren poco riesgo de contraer el VIH, sin embargo, ¿qué tan a menudo nos detenemos a pensar si nuestras prácticas sexuales son arriesgadas o no? Las lesbianas no son un grupo homogéneo con un comportamiento sexual predecible. Por el contrario, viven una gran variedad de estilos de vida y se involucran en una amplia gama de comportamientos sexuales. Algunas lesbianas, por ejemplo, tienen relaciones sexuales con hombres (el estudio del Instituto Kinsey de 1987 reporta un 45%, algunas consumen drogas, otras venden sexo; y al igual que los hombres y las mujeres heterosexuales, no siempre le dicen a su pareja todo lo que han estado haciendo.

En la actualidad el número de casos de transmisión de mujer a mujer parece ser bajo, pero estas cifras pueden ser producto de un prejuicio por parte de la comunidad médica. Por ejemplo, el Centro para el Control de las Enfermedades no ha prestado mucha atención en sus estudios a la cuestión de la transmisión de mujer a mujer. El hecho es que no sabemos cuántas lesbianas tienen SIDA, menos aún cuántas tienen VIH. Debido a la posibilidad de la transmisión de otras enfermedades sexuales, como la clamidia, el herpes, o las verrugas genitales, es probable que el VIH también pueda transmitirse.

Como el VIH puede encontrarse en el fluído vaginal y la sangre, incluyendo la sangre menstrual, existen muchas maneras mediante las cuales una mujer pudiera infectarse de una amante del mismo sexo que tenga el virus. Al practicar el sexo oral sin protección, sobre todo cuando la mujer está menstruando o tiene una infección vaginal, el virus puede entrar en la corriente sanguínea, a través de minúsculas laceraciones en la boca. También es posible contraer el virus si se introduce un dedo infectado en la boca, la vagina, o el ano. Otra manera en la cual las lesbianas pueden correr el riesgo de contagiarse del

virus VIH es al compartir un vibrador o pene plástico, de una mujer infectada a otra. También puede ocurrir la infección a través de laceraciones en los dedos de la mano, cuando estos son usados para penetrar la vagina o el ano de la mujer. Para protegernos y proteger a nuestras compañeras, tenemos que hacer algo más que obtener información acerca de las prácticas sexuales seguras, tenemos que ponerlas en práctica. *(Vea el Sexo protegido)*.

Los síntomas en las mujeres

Rosa tiene vaginitis crónica, probablemente debido a un hongo vaginal. Después de casi un año de tratamientos repetidos, su doctor continúa recetándole el mismo medicamento. A pesar de que ella le ha dicho al doctor que el medicamento ya no funciona, él sigue recetándole lo mismo.

Los resultados del Papanicolau de Diana son Clase II. También tiene verrugas venéreas, y en la clínica le dijeron que éstas eran un síntoma de PVH (Papilomavirus humano). Le hicieron una cirugía o criocauterización para su Papanicolau anormal y le explicaron que ya estaba bien. Regresó un año después y se encontró con la sorpresa desagradable de que su último Papanicolau mostró células cancerosas.

Margarita tiene que estar hospitalizada por una enfermedad inflamatoria de la pelvis. Su doctor no comprende por qué no está respondiendo al tratamiento antibiótico normal.

Los primeros síntomas del VIH que pueden aparecer, tanto en hombres como en mujeres, en la fase asintomática de la infección, incluyen: pérdida de peso, fatiga o cansancio extremo, glándulas inflamadas, y la presencia de problemas de la piel, tales como dermatitis seborréica. Durante la fase sintomática de la enfermedad, los síntomas varían desde infecciones bronquiales, hasta úlceras bucales o aftas. Puede existir la presencia de fiebre, sudores nocturnos, pérdida de apetito, dificultad para tragar, dolores de cabeza y diarrea.

Algunas condiciones ginecológicas pueden ser indicativas de una infección con el VIH o SIDA. La mayoría de las mujeres cuyo sistema inmunológico está en buenas condiciones, se recupera rápidamente con los tratamientos normales para los problemas ginecológicos. Sin embargo, las mujeres que tienen el virus requieren de un tratamiento intensivo, o si no la infección puede progresar con mayor velocidad. Las condiciones ginecológicas que pueden indicar la presencia de la infección por VIH son:

1) La cándida vaginal recurrente (hongo vaginal), que puede preceder a la presencia de aftas orales (una infección oportunista tanto en los hombres como las mujeres); 2) La enfermedad pélvica inflamatoria; y 3) El herpes genital severo y extenso.

También existen algunas condiciones ginecológicas que pueden ser factores de riesgo para una infección por VIH. Esto significa que pueden hacer que la persona sea más vulnerable a ser infectada por el VIH, en caso de estar expuestas a éste.

1. Es muy probable que una mujer con una enfermedad transmitida por vía sexual que también se expone al VIH, tenga mayor riesgo de contraer una infección. El herpes genital, los chancros y la sífilis (todas son enfermedades genitales ulcerosas), ofrecen fácil acceso al VIH, ya que crean una vía más directa a la corriente sanguínea. Cuando no se ha recibido tratamiento para las enfermedades transmitidas por vía sexual, la probabilidad de contagio con el VIH puede ser hasta 100 veces mayor.

2. La irritación vaginal por hongos (cándida), las tricomonas, o la presencia de vaginitis bacterial, pueden causar lesiones microscópicas, o un número alto de glóbulos blancos. Esto implica que si una mujer con tal condición es expuesta al VIH, el riesgo de contraerlo aumenta significativamente.

El papilomavirus humano (PVH) es la causa de las verrugas genitales (condilomas). No se sabe a ciencia cierta si es más probable que las mujeres con el virus pueden ser infectadas con el PVH, o viceversa. Sin embargo, se sabe que las mujeres que empezaron a tener relaciones sexuales a una edad temprana, y que han tenido muchas parejas, tienen un mayor riesgo de contraer ambas enfermedades vírales. En todas las mujeres, el PVH ha sido relacionado al cáncer cervical. Como el PVH ocasiona cambios celulares que pueden acabar en un cáncer, se recomienda que las mujeres con el virus se hagan un Papanicolau por lo menos cada 6 meses. Sin embargo, puesto que el Papanicolau no detecta las células cervicales anormales en las mujeres infectadas con VIH, algunos expertos recomiendan que las mujeres con el virus se sometan a una colposcopia con biopsia (examen microscópico de las células cervicales).

Si tienes un historial extenso de infecciones ginecológicas, tal vez debes considerar la posibilidad de hacerte la prueba de VIH.

CÓMO ENFRENTARSE A LOS RESULTADOS DEL ANÁLISIS DE SANGRE

Aunque los resultados de tu prueba de VIH sean negativos (y te has cuidado para no exponerte al virus durante los últimos 6 meses), puede que encuentres que, además de sentir alivio, puedes también sentir cierto grado de culpabilidad. Tal vez te preguntes ¿por qué yo no?, al ver que tus amigos sufren de la enfermedad. Tal vez te ocurra como a mucha gente, que al principio se les dificulta seguir practicando el sexo protegido o usando jeringuillas limpias. Quizás puedas encontrar la ayuda que buscas si recurres a un grupo de apoyo, un consejero o a una buena amiga.

Si tu prueba resulta positiva para el VIH, recuerda que esto no significa que tienes SIDA. Este es el momento de prestar atención especial a tu salud. Si es posible, aliméntate mejor, descansa más, y protégete de otras enfermedades que se transmiten a través del contacto sexual. Existen tratamientos como el AZT que, de iniciarse a tiempo, pueden ser decisivos en cuanto a si desarrollas el SIDA o no. Debido a esto, es esencial que encuentres los servicios de salud que necesitas. También es importante que hagas las gestiones para negociar los beneficios de seguro o por incapacidad que estén a tu alcance. Además, es muy importante buscar apoyo emocional; sin éste tal vez te sientas demasiado asustada para actuar, o demasiado enojada para proceder. Busca grupos comunitarios especialmente diseñados para mujeres con el virus; grupos donde te proporcionen apoyo y puedas dárselo a otras, donde puedas compartir ideas y aprender. También puedes leer acerca de las experiencias de otras mujeres. Las fuentes de referencia las puedes encontrar en los centros para mujeres, o en aquellos lugares dedicados a brindarle atención a las personas con VIH. Puedes comunicarte por correo con algunas de las organizaciones que aparecen en este libro. También puedes solicitar información en las instituciones de salud que son de tu confianza. En algunos países, existen servicios telefónicos a través de los cuales puedes obtener información, sin necesidad de dar tu nombre.

Tratamientos

TRATAMIENTOS MÉDICOS

En América Latina, el Caribe y los EEUU, el acceso a los servicios de salud oportunos y de buena calidad se encuentra en gran medida determinado por la condición económica, étnica o regional. Por este motivo, las mujeres de clase social privilegiada (independientemente de su origen étnico), tienen mejores posibilidades de encontrar servicios de buena calidad y de disponer de tratamientos adecuados. Sin embargo, en la actualidad, el acceso médico está siendo negado a las personas indocumentadas que viven en los EEUU debido a nuevas leyes aprobadas por el Departamento de Inmigración y Naturalización de este país.

Uno de los defectos peores del sistema de salud de los EEUU es el hecho de que la posibilidad de obtener un mejor tratamiento para el VIH y el SIDA, es mayor para anglosajones o de clase social privilegiada, y un peor tratamiento para los de otro origen étnico o de un nivel socioeconómico bajo. En todos los niveles existen proveedores de salud altamente dedicados, pero aquellos que trabajan en los sectores pobres tienen que superar obstáculos inmensos para proporcionar la atención médica que consideran adecuada. Los factores no médicos también tienen un gran impacto: cosas tan sencillas como lo es tener quien le cuide a los niños, puede ser el elemento decisivo para que una madre con VIH tenga, o no, la posibilidad de recibir tratamiento. A continuación presentamos lo que deberían ser las normas básicas mínimas de cuidado médico para cualquier persona con el VIH o SIDA. (En los EEUU, existen líneas telefónicas de emergencia del SIDA y agencias especializadas que pueden ayudarla a encontrar el mejor cuidado médico posible en su área, vea la sección de Referencia).

Un mejor cuidado médico conlleva visitas médicas, así como exámenes físicos y análisis de laboratorio frecuentes. Las normas mínimas de cuidado médico para cualquier persona con SIDA incluyen lo siguiente:

1. Los conteos celulares de linfocitos (células T o CD4). El progreso de la enfermedad debe supervisarse a menudo mediante análisis de laboratorio o "marcadores", para proporcionar una base que permita la planificación del tratamiento médico. El marcador más importante en la enfermedad del VIH es el conteo de las células T (o CD4). Los médicos deben entender que el significado y la relevancia de estas pruebas en las mujeres, las mujeres embarazadas, y todas las personas de color, pueden ser diferentes a la interpretación y la adaptación demostradas en el caso de los hombres blancos.

2. Las vacunas. Las vacunas deben ser administradas diariamente.

3. Las terapias profilácticas. El tratamiento médico puede también incluir la administración de medicamentos antivirales actualmente en uso, tales como AZT o DDI. El uso de medicamentos profilácticos (preventivos) contra el PCP es esencial. La profilaxis contra otras infecciones oportunistas también debe tomarse en cuenta. Los doctores que tratan a pacientes con VIH deben estar al día en cuanto a los últimos tratamientos disponibles para combatir el SIDA, sus efectos secundarios, incluyendo cómo ciertos medicamentos específicos pueden afectar el sistema reproductivo femenino.

El apoyo o la ayuda de los demás es importante para tu bienestar emocional. También necesitarás la ayuda de una trabajadora social, una psicóloga u otro profesional o persona de tu confianza, así como consultar con una nutricionista. Por último, a menudo las mujeres con VIH tienen vaginitis crónica, infecciones de la pelvis, enfermedades vaginales y cervicales, e infecciones pulmonares. A menos que estos problemas secundarios sean tratados en forma adecuada, las normas de un régimen de cuidado médico normal serán incapaces de mejorar la salud, o prolongar la vida de las pacientes.

Si hay nuevos medicamentos experimentales para el tratamiento del SIDA disponibles, puede que quieras probarlos. Debes considerar el acceso a las terapias que hayan sido aprobadas como parte de tu plan de tratamiento médico. Para mantenerte al día en cuanto a las nuevas drogas antivirales y otros medicamentos, así como la información más reciente en cuanto al protocolo de los tratamientos, incluyendo las pruebas clínicas de medicamentos experimentales, te sugerimos que te pongas en contacto con los Institutos Nacionales de la Salud (National Institutes of Health, o NIH, por sus siglas en

inglés—teléfono: (800) TRIALS A). Las pruebas clínicas de medicamentos experimentales en seres humanos, se usan para verificar la seguridad, la eficacia y los niveles o dosis adecuadas de tales medicamentos. La participación en una de estas pruebas clínicas es una manera de beneficiarse de la investigación más reciente, y de recibir medicamentos y atención médica gratuita. También implica riesgos, pero muchas personas con SIDA prefieren el riesgo de probar una nueva droga que podría ayudarles, a la certeza de sufrir sin ella. Sin embargo, muchas de las pruebas clínicas de medicamentos experimentales relacionadas con el SIDA, incluyendo aquellas que se encuentran bajo la dirección de los Institutos Nacionales de la Salud, han discriminado a las mujeres, haciéndoles difícil el acceso a la participación en estos estudios. Muchos de estos programas de investigación no proveen transportación o cuidado infantil.

En América Latina y el Caribe, Cuba se encuentra a la cabeza de la investigación acerca del VIH/SIDA. Es importante obtener información de estas investigaciones y propagar su circulación.

Gran parte de los experimentos con medicamentos se consideran satisfactorios, aún cuando los resultados sólo están basados en el estudio de hombres. Algunas de estas pruebas, especialmente las que están relacionadas con los medicamentos que pudieran afectar al feto, requieren evidencia de esterilización, o un examen de embarazo antes de que una mujer pueda ingresar al programa. Frustrados por el lento avance en el proceso de aprobación de estos medicamentos experimentales, por parte de La Federación de Drogas y Alimentos (Food and Drug Administration), algunas personas con SIDA han encontrado sus propias formas de acceso a los medicamentos experimentales, por medio de organizaciones de activistas y redes informales relacionadas con el SIDA.

OTROS TIPOS DE TRATAMIENTO

Existen Alternativas a los tratamientos biomédicos convencionales. Los tratamientos alternos que se usan, en combinación con los tratamientos alopáticos más comunes, como los medicamentos, pueden reducir la severidad de los síntomas asociados con el VIH. También pueden fortalecer el sistema inmunológico, aunque no existe evidencia documentada de su eficacia. El uso de la medicina China—tanto la acupuntura como el uso de hierbas medicinales—a menudo puede mejorar el conteo de células CD, el funcionamiento del sistema inmunológico, y disminuir algunos de los efectos y síntomas secundarios, como los sudores nocturnos, las náuseas, las diarreas, y las neuropatías (falta de sensibilidad en las extremidades), provocados por los medicamentos. Muchas de las personas que utilizan la medicina china indican que se sienten con mayor control de sus vidas y son más capaces de soportar su enfermedad.

Los tratamientos alternativos como la acupuntura, la bioenergética y la homeopatía pueden beneficiar a las mujeres afectadas por el VIH/SIDA. Sin embargo, hace falta más investigación y que exista mayor comunicación entre profesionales que ofrecen estos tratamientos alternativos y aquellos que están a cargo de los servicios de salud.

Algunos métodos psicológicos que han sido incorporados a la medicina con el fin de estimular emociones positivas que pueden ayudar a obtener mejores resultados del tratamiento, han ayudado grandemente a mejorar el funcionamiento del sistema inmunológico, incrementando el sentido de calidad de vida de la persona. Estas prácticas incluyen la visualización, la relajación, los ejercicios y la terapia cognitiva. Los quiroprácticos y sus pacientes han indicado que pueden detener el avance de algunos síntomas, como la neuropatía y los dolores de cabeza. El cuidado quiropráctico puede reducir la tensión muscular y el estrés, y ayuda a reducir el insomnio.

Las personas con el VIH, por lo general, se deterioran físicamente debido a la enfermedad y a algunos medicamentos que usan en su tratamiento. Las terapias de nutrición, como las vitaminas y los suplementos, así como las dietas altas en calorías y bajas en azúcar, pueden aumentar el vigor y crear un mayor sentido de bienestar. Los alimentos deben ser variados y nutritivos. Estos deben estar bien lavados y preparados en forma saludable. Se debe evitar la carne cruda, al igual que el pescado y los mariscos crudos, y la leche y el queso no pasteurizados. Para prevenir la toxoplasmosis, que es una enfermedad oportunista, las personas con VIH que tienen gatos, particularmente si son pequeños, no deben tener contacto con las cajas especiales que se utilizan para los gatos caseros y que contienen los excrementos de dichos animales (si lo hacen deben usar guantes).

Si tienes seguro médico, averigua si tu compañía cubre los gastos de tratamientos alternos. Puedes ponerte en contacto con las organizaciones locales de ayuda al SIDA, los hospitales y las clínicas, ya que algunas de ellas proporcionan terapias alternas. Algunas de estas organizaciones ofrecen tratamiento libre de costo para aquellas personas sin recursos económicos, o están dispuestas a ajustar sus honorarios de acuerdo a los ingresos del cliente.

Cualquiera que sea la combinación de tratamientos médicos y alternos que se utilicen, actualmente no existe cura alguna contra la infección del VIH y el SIDA. Una persona con SIDA, refiriéndose al hecho de que tiene que combatir un síntoma tras otro, dijo: "tener SIDA es como tener que apagar fuegos forestales en mi cuerpo constantemente".

Los derechos reproductivos— el VIH y el embarazo

La política pública en respuesta al SIDA ha amenazado las vidas reproductivas y las opciones de las mujeres con VIH. El derecho de una mujer con VIH a decidir si desea continuar o suspender su embarazo corre grave peligro, ya que se enfrenta una discriminación exagerada, porque no se le considera como una persona potencialmente enferma de por sí, sino como una fuente de contagio o transmisión para la "víctima inocente" que lleva en su cuerpo. Algunas de las personas encargadas de las políticas del SIDA en los programas médicos y de salud, están opuestas a la idea de que las mujeres con VIH queden embarazadas, y les recomiendan el aborto a aquellas que ya lo están. Sin embargo, la evidencia médica con respecto a los efectos del embarazo en la salud de las mujeres con VIH y las estadísticas, métodos y factores de riesgo de transmisión al feto, son inadecuados e inconclusos.

La investigación actual sugiere que el embarazo no acelera el VIH, ni hace que surgan síntomas ni complicaciones relacionadas con cuando se trata de una mujer asintomática (que no presenta síntomas de la enfermedad). Los síntomas de VIH tampoco parecen empeorar cuando la mujer sale embarazada durante las etapas avanzadas de la enfermedad.

Es posible que el VIH pase de una mujer embarazada a su feto. Las investigaciones muestran que entre el 7 y el 40% de los bebés nacidos de mujeres con VIH, desarrollan dicha infección. Por lo tanto, aproximadamente el 60% ó 3/5 partes de los bebés nacidos de mujeres con VIH, permanecen libres del virus.

Existen 3 maneras en las cuales las mujeres infectadas con el VIH pueden transmitirles la infección a sus bebés: 1) a través de la placenta, 2) durante el parto y 3) durante el período de lactancia. Sabemos que es más probable que una mujer transmita el virus VIH al feto, inmediatamente después de haber sido infectada o durante el alumbramiento. Un conteo bajo de células CD (menos de 300), anemia, inflamación de la placenta, la presencia de otras infecciones y el SIDA avanzado, pueden aumentar el riesgo de que se transmita el VIH de la madre al feto, y poner en peligro la salud de ésta y la de su bebé. Sin embargo, recientemente ha sido aprobado el uso del medicamento AZT para las mujeres embarazadas, lo cual disminuye la probabilidad de que el bebé nazca infectado, de un 16 a un 8%.

Todo niño nacido de una mujer con VIH tendrá los anticuerpos de la madre en su sangre. Es posible que el análisis de sangre salga positivo para el VIH durante un tiempo, aún cuando no esté infectado. Como los análisis actuales no pueden distinguir entre los anticuerpos de la madre y los del hijo, es necesario esperar algunos meses para determinar si el bebé está o no infectado. Se han desarrollado nuevas pruebas que pueden determinar si existe la infección del VIH en bebés de 3 a 6 meses de nacidos. Los investigadores están en busca de pruebas confiables para detectar la infección del feto. Sin embargo, el llevar a cabo estas pruebas puede ser complicado. Algunos políticos abogan por que se lleven a cabo pruebas de rutina del VIH en todos los recién nacidos, como forma de averiguar el porcentaje de mujeres en edad reproductiva infectadas con el VIH. Aquellas personas que se preocupan por la defensa de los derechos de las mujeres, se oponen rotundamente a cualquier análisis de

LA PRUEBA DEL VIH

El hecho de descubrir que estás infectada con VIH es algo traumático que cambia tu vida; de cierta forma, el hecho de descubrir que no se tiene VIH, también es un reto. Es recomendable que antes que decidas hacerte la prueba del VIH, lo pienses cuidadosamente y busques la ayuda necesaria. Investiga si existen grupos de apoyo o consejeros en el área donde vives, para que te ayuden a tomar las decisiones acerca de la prueba. Una buena idea es buscar un centro, donde además de hacer la prueba, también ofrezcan servicios de consejería.

¿QUÉ ES LA PRUEBA DEL ANTICUERPO DEL VIH?

La prueba del anticuerpo de VIH es una prueba de sangre que sirve para detectar los anticuerpos de VIH, el cual se cree que es el virus responsable del SIDA. Cuando una persona está infectada con el VIH, el sistema inmunológico del cuerpo produce anticuerpos en un intento por combatir el VIH. Una pequeña muestra de sangre, generalmente tomada del brazo, puede detectar la presencia de estos anticuerpos. A menudo, la prueba se conoce erróneamente con el nombre de la "prueba del SIDA", pero la realidad es que no indica si tienes SIDA o no.

¿CUÁLES SON LAS RAZONES PARA HACERTE LA PRUEBA?

1. Si quieres saber si estás infectada, para considerar la posibilidad de recibir cuidado médico (incluyendo las terapias de prevención temprana), inscribirte en pruebas de medicamentos experimentales, o tomar tratamientos no biomédicos.

2. Conocer el estado de tus anticuerpos puede ayudarte a evitar las prácticas sexuales arriesgadas, o a compartir jeringuillas.

3. Si estás pensando tener un hijo o amamantar a tu bebé.

4. Si piensas que te sentirías menos presionada si supieras a ciencia cierta si estás, o no, infectada.

¿CUÁLES SON LAS RAZONES PARA NO HACERTE LA PRUEBA?

1. Si nunca has estado expuesta al riesgo de infección con el VIH.

2. Si no te consideras capaz de enfrentarte a los intensos sentimientos que conlleva este proceso y estás llevando un estilo de vida que no se considera arriesgado para el VIH.

3. Si te sientes presionada por el médico o consejero a hacerte la prueba en un lugar donde confíes que

los resultados se mantendrán confidenciales (ver abajo).

¿CUÁNDO DEBES HACERTE LA PRUEBA?

Debes hacerte la prueba después de un mínimo de 2 a 6 meses a partir de tu última probabilidad de exposición al VIH. El 98% de las personas presentan anticuerpos a los 2 meses de haber estado expuestos.

¿DÓNDE DEBES HACERTE LA PRUEBA?

En los EEUU, puedes hacerte la prueba en muchos hospitales, clínicas y consultorios médicos, pero es importante seleccionar el lugar con cuidado. Algunos centros de pruebas ofrecen la confidencialidad de los resultados; otros brindan servicios completamente anónimos. Estos últimos te inscriben mediante un código numérico, y no utilizan datos personales, como tu nombre o dirección, de manera que durante todo el proceso se te identificará sólo por el número asignado. En los análisis confidenciales el resultado queda archivado en tu expediente médico confidencial. Es importante que sepas que en muchas ocasiones, los expedientes médicos están a la disponibilidad del personal del lugar donde se llevan a cabo las pruebas, y que en algunos casos, las cortes y las compañías de seguros pueden obtener acceso a dichos expedientes. Los resultados podrían usarse para evitar que obtengas un seguro médico o la atención adecuada para otro tipo de problema de salud. Por esta razón, muchas personas prefieren un análisis anónimo. El departamento de salud pública local o alguna institución relacionada con el SIDA, puede darte información acerca de los lugares donde puedes obtener un análisis anónimo.

En la mayoría de los casos, la prueba del VIH es voluntaria. Las pruebas son obligatorias cuando se trata de militares y para otorgar a los extranjeros la residencia en los EEUU. Algunos prisioneros y prostitutas también tienen que enfrentarse a un análisis de sangre obligatorio. La mayoría de los activistas del SIDA considera que el hecho de requerir que las pruebas de VIH sean obligatorias para ciertas personas, no sólo se considera como una injusticia, sino que conlleva usar dinero que podría emplearse mejor en la educación y el tratamiento del SIDA. Es posible que quieras hacerte una prueba anónima, si piensas que puedes ser candidata para una prueba obligatoria en el futuro cercano.

¿Y LOS RESULTADOS DEL ANÁLISIS?

El hecho de obtener un resultado positivo significa que has sido infectada con el VIH y has desarrollado anticuerpos contra el virus. (A diferencia de los anticuerpos para otros virus, los anticuerpos del VIH no te inmunizan del virus). El resultado positivo a la prueba de VIH no significa necesariamente que ya tengas SIDA o que desarrollarás la enfermedad en el futuro. Sin embargo, obtener un resultado positivo implica que puedes contagiar a otras personas con el virus si intercambian fluidos corporales. Los resultados positivos falsos son raros. Esto ocurre cuando los resultados de tu prueba salen positivos cuando en realidad no lo son. Un resultado negativo significa que no has desarrollado anticuerpos para el virus y, en la mayoría de los casos, quiere decir que no estás infectada. Sin embargo, un resultado negativo no siempre implica que se está libre del virus. El sistema inmunológico demora de 3 semanas a 6 meses en producir anticuerpos después del contagio; en algunos casos, tarda aún más. Si te contagiaste recientemente, existe la posibilidad de que el análisis no pueda detectarlo. Es recomendable hac-

erse otro análisis de 4 a 8 semanas más tarde. En algunos casos raros, puede que la persona infectada nunca produzca los anticuerpos y obtenga resultados negativos constantemente, a pesar de estar infectada. Un resultado indeterminado significa que no es posible confirmar la presencia o ausencia de los anticuerpos del VIH en la muestra de sangre tomada para el análisis; esto sucede a menudo porque se ha padecido de una infección reciente. En este caso es necesario esperar entre 4 y 8 semanas antes de someterse a otra prueba. La mayoría de las personas con resultados indeterminados no están infectadas con el VIH.

Fuente: The HIV Antibody Test, folleto por la San Francisco AIDS Foundation, y disponible en las agencias de SIDA o en el Departamento de Salud Pública de la zona donde Ud. vive, y "Anonymous HIV Antibody Testing" folleto del Fenway Community Health Center. Para obtener copias, llame al teléfono: (617) 267-0900.

sangre que se lleve a cabo sin el consentimiento informado de la madre. Estas personas argumentan en forma convincente que el tiempo y el dinero empleado en los análisis de sangre masivos, bien podría invertirse en la prevención, la educación y el tratamiento del VIH.

Irónicamente, si una mujer tiene el virus, está embarazada y desea suspender su embarazo, tal vez encuentre que las clínicas de aborto se nieguen a darle servicio. Esto refleja la ignorancia de algunos proveedores de salud y su temor en cuanto a la transmisión del VIH, o lo que los activistas llaman fobia al SIDA. Tal vez tengas que enfrentarte a la desagradable situación de que te aconsejen que debes someterte a un aborto, y no encuentres un lugar dónde quieran llevártelo a cabo. Esto puede ser considerado como otra restricción significativa de tus opciones reproductivas.

Las personas que abogan por la preservación de los derechos reproductivos de las mujeres con VIH, ya sea el derecho a quedar embarazadas y llevar el embarazo a su término, o suspenderlo, están luchando arduamente para preservar estos derechos. Estos derechos también incluyen el acceso, sin discriminación, a los cuidados de salud y a la información y procedimientos médicos actualizados. La decisión de la maternidad es difícil, aún cuando se tengan amistades y familiares que ofrezcan apoyo. Muchas mujeres se preguntan si existe alguna persona responsable en sus vidas que pueda hacerse cargo de su hijo, en caso de que ellas mueran de SIDA.

El aborto es penalizado en un gran número de países de América Latina y en algunos países del Caribe. Esto impide que aquellas mujeres que están embarazadas y tienen VIH puedan interrumpir su embarazo bajo condi-

ciones seguras. Es una triste realidad que una gran mayoría de los servicios de salud disponibles discrimina a la mujer embarazada con VIH de tal manera que en ocasiones, ponen en peligro su salud y su vida al negarle los servicios que necesita y al obligarlas a esterilizarse, o a hacerse un aborto.

Si estás considerando la inseminación artificial, debes saber que la inseminación por medio de un donante puede ser una fuente de transmisión del VIH. Hoy día es cosa de rutina que los bancos de espermatozoides someten a todos los donantes a pruebas de sangre para detectar el VIH, y otras enfermedades que se transmiten por medio del sexo. Estos bancos pueden congelar el semen durante un período de, por lo menos, 2 meses para asegurar que el semen del donante no presenta el virus. Las mujeres que prefieren buscar su propio donante en lugar de recurrir a un banco de espermatozoides, deben insistir en que el donante discuta francamente sus conductas de riesgo, que se haga una o más pruebas del VIH, y que practique sexo seguro durante un período de, por lo menos, 2 meses antes y durante el proceso de inseminación.

CÓMO PROTEGERNOS DEL VIH

El virus de la inmunodeficiencia humana puede vivir en la sangre, por lo menos, durante 10 años sin causar síntomas. Hoy en día, el tener relaciones sexuales sin la protección debida conlleva a que nos expongamos a todas las personas con quien nuestra pareja ha intercambiado fluidos corporales en la última década; lo mismo sucede cuando se comparten las jeringuillas. Aún cuando estemos en una relación monógama a largo plazo, nuestros amantes pueden ser bisexuales y no decírnoslo, o consumir drogas, sin que lo sepamos, o tal vez hayan sido infectados por algo que hicieron mucho antes de habernos conocido. La forma más segura de proceder es considerar a todas nuestras parejas sexuales como transmisores potenciales del virus y, por lo tanto usar siempre protección. Se sabe que existen barreras que evitan la transmisión del VIH. Sin embargo, muchas de nosotras no nos protegemos o lo hacemos de manera inconsistente. Para las mujeres de América Latina, se trata también de valores culturales que no se cambian con facilidad, porque se nos hace muy difícil hablar con nuestras parejas de nuestras necesidades íntimas. Y las latinas de los EEUU, vivimos entre dos culturas donde la libertad hablar del sexo que se le permite a la mujer norteamericana para nos parece a veces seductora y a veces imposible de practicar.

¿Por qué no estamos practicando el sexo protegido en nuestras vidas? He aquí algunas de las razones que las mujeres han mencionado:

"El que las mujeres no practiquemos el sexo protegido se debe principalmente al desequilibrio económico, social y físico entre el hombre y la mujer".

El papel que la sociedad le ha impuesto a la mujer tiene gran impacto en el matrimonio, las relaciones no maritales y en el sexo comercial. Las sociedades patriarcales fomentan el rol de la mujer como "el sexo débil", a través de la educación, la familia, la religión y las políticas gubernamentales. Esto ha tenido un efecto adverso en la habilidad que tiene la mujer para ejercer sus derechos, incluyendo el derecho de protegerse de las prácticas sexuales arriesgadas.

1. NUESTRAS ACTITUDES.

¿Quién, yo? Yo no soy homosexual ni drogadicta, así que estoy a salvo... Tengo buen gusto en cuanto a los hombres... o las mujeres... Puedo distinguir cuando alguien está infectado... Si él tuviera VIH tendría el pelo grasoso y la piel quebrada... Lo amo tanto, él nunca haría nada que pudiera perjudicarme... Si traigo un condón, va a pensar que soy una mujer fácil... Quiero que el sexo sea romántico... Tengo miedo a que él se niegue... o se enoje.

Con este tipo de actitud, ¿quién va a sacar un condón o una envoltura plástica de su cartera? Como dijo una mujer:

Es como si ese condón fuera un balde de agua helada sobre el romance, en otras palabras: "Está bien, para ser brutalmente honesta, tanto tú como yo hemos tenido sexo con otras personas". El condón parece crear un ambiente de desconfianza: "podrías contagiarme una enfermedad, podrías matarme".

Otra razón para no usar protección puede ser debido a que quieras tener un bebé, lo cual significa que no quieres utilizar métodos anticonceptivos.

2. LA ACTITUD DE NUESTRA PAREJA.

Algunos hombres se quejan porque argumentan que los condones arruinan el sexo. Algunos temen no tener una erección si se ponen un condón, o piensan que sin la penetración, el sexo no es real. Por lo tanto, insisten en el coito sin protección. Si están acostumbrados a tener el control en la relación sexual, se disgustan cuando una mujer empieza a practicar el sexo protegido. Se sienten acusados de andar "por ahí".

Una amante lesbiana tal vez piense que las lesbianas no corren peligro de contagiarse.

El cliente de una prostituta puede rehusarse a pagar por sexo protegido. También existen razones culturales. Un grupo de mujeres de Chicago escribió:

Si eres pobre y latina, la sexualidad es un área donde los hombres aún sienten que tienen control sobre sus vidas. Si las mujeres llevan a casa el mensaje del sexo protegido, tal vez nos convirtamos en el blanco de la frustración y la ira que los hombres sienten como resultado del racismo, el desempleo y la pobreza. La comunidad misma debe desarrollar una estrategia educativa.

Cualquiera que sea la razón, es posible que nuestras sugerencias de practicar el sexo con la protección debida provoquen respuestas indeseables:

El compañero de Ana agujereó los 6 condones que ella llevó a casa de la clínica con un lápiz, gruñendo: "Te voy a enseñar lo que opino de esta mierda".

Puede parecernos que las únicas dos opciones disponibles son tener relaciones sin protección o no tener relaciones.

Muchos de estos hombres prefieren romper la relación antes que usar un condón.

3. OTROS FACTORES.

El costo y el acceso de los productos para el sexo protegido, son factores importantes para muchas mujeres. Algunas clínicas reciben subsidios, los cuales equivalen a menos de una quinta parte del costo de un condón por cliente. Las adolescentes a menudo se encuentran en un aprieto. Existen pocas clínicas de las escuelas secundarias que distribuyen condones. Para colmar la situación, los grupos conservadores de muchas regiones del país luchan en contra de la educación sobre el SIDA y la distribución de condones en las escuelas.

La religión católica, al igual que otras denominaciones cristianas fundamentalistas, también han jugado un papel importante en la resistencia que tienen algunos países a impulsar la educación sexual, especialmente en cuanto a la práctica del sexo protegido y el uso del condón, y hasta han llevado a cabo campañas para impedir su difusión. Por ejemplo, en Colombia, la Iglesia Católica logró que se retirara de los medios de comunicación la campaña del Ministerio de Salud, que exhortaba al uso del condón para prevenir el VIH/SIDA y las otras enfermedades transmitidas a través del sexo.

Así es que estamos luchando contra la corriente cuando se trata de protegernos del VIH. Quizás, lo que puede lograr un cambio es el apoyo mutuo entre las mujeres. Podemos obtener el apoyo y la ayuda necesaria de recursos, como los proyectos educativos de los grupos pioneros ACE con base en las prisiones (Lee las Referencias), y hasta un grupo de amigas, sentadas alrededor de una mesa en la cocina, hablando sobre el sexo seguro. Lo importante es que podamos ayudarnos las unas a las otras a protegernos; tenemos que hacerlo.

Estas son algunas de las ideas que ciertas mujeres encuentran eficaces: Lee todo lo que puedas acerca del uso de los condones y practica poniendo uno en un banano; practica con tus amigas lo que vayas a decirle a tu compañero, inventa—junto a tu pareja—maneras para que el uso del condón o la envoltura plástica (para practicar el sexo oral con una mujer), se convierta en algo sensual; coloquen el condón juntos, practica ponerlo con la boca, exploren hacer el amor sin que haya penetración; puede que te sorprendas que la mayoría de las mujeres pueden tener orgasmos así (Lee cap. 14). Si el hombre se niega a usar un condón—y terminan teniendo relaciones—cuando menos coloca espermicida en tu vagina, o usa un condón femenino (Lee cap. 18), si él se preocupa por tener familia, intenta decirle que no quieres infectarte con algo que afecte la capacidad reproductiva de los dos. No te engañes a tí misma: desfía los mitos. Recuerda lo siguiente: no puedes saber si alguien está infectado, o no, con sólo mirarle, el amor no te protege del VIH, tener un solo compañero sexual no te protege, obligar al hombre a sacar el pene antes de eyacular no te protege, tener relaciones pene-vagina en lugar de sexo anal no te protege, las píldoras anticonceptivas y los diafragmas te protegen del embarazo, pero no del VIH (el VIH puede pasar a través de las paredes de la vagina hacia cualquier lado, por lo cual el diafragma no es una protección adecuada). Además de la abstinencia sexual, los condones de látex son la mejor protección que existe contra la transmisión sexual del VIH.

Para las mujeres, hablar de sexo es hablar de poder. Poder en términos de sentirse valiosas, valoradas, es tener un alto grado de estima propia para desear protegernos a nosotras mismas. El poder en nuestras relaciones: ser capaces de defender nuestra opinión y persuadir al compañero sexual de que debe usar protección. El poder en nuestros bolsillos: ser capaces de mantenernos a nosotras mismas y a nuestros hijos en caso de dejar a un compañero que nos pone en peligro porque no usa protección. El poder en nuestras amistades que nos apoyan para que nos protejamos. El poder de sentirnos orgullosas de nuestra sexualidad. También existe el poder de hablar abiertamente sobre el sexo, aun en las ocasiones en que resulte difícil hacerlo. Finalmente, con las drogas y el alcohol, nuestro poder de protegernos se debilita. Si somos adictas, el poder que necesitamos dependerá del acceso que tengamos a un tratamiento de calidad. Todas las mujeres se merecen el poder de conservar su salud y la de sus seres queridos.

GUÍA PARA RELACIONES SEXUALES MÁS SEGURAS

La idea que se encuentra detrás del sexo protegido se basa en 4 cosas:

1. Necesitas pensar y hablar sobre la prevención del VIH, mucho antes de comenzar a tener relaciones sexuales.

2. Debes saber que el sexo protegido puede ser divertido, imaginativo e íntimo.

3. Utiliza barreras para protegerte de la sangre, el semen o los fluidos vaginales potencialmente infectados.

4. Evita las drogas y el alcohol, ya que pueden impedir que no cumplas con los 3 puntos anteriores.

A continuación te ofrecemos una lista de actividades sexuales riesgosas y las maneras de disfrutarlas sin infectarte con el VIH. Estos métodos solamente resultan eficaces si el condón, u otra barrera, se encuentra en su lugar antes del contacto sexual. Lee el capítulo 18 para mayor información sobre los espermicidas y cómo usar el condón. Estos capítulos abordan los temas del control de la natalidad y las enfermedades transmitidas sexualmente.

El coito pene-vagina. Para óptima protección, el hombre debe usar un condón de látex lubricado para evitar que se rompa, y la mujer debe utilizar un espermicida vaginal que contenga nonoxinol-9, ya que en las pruebas de laboratorio éste ha demostrado ser eficaz para matar el VIH. La espuma o la gelatina espermicida debe cubrir su vagina por completo. (Lee las instrucciones del paquete, para cerciorarte de que la concentración del espermicida sea mayor del 9%). NO existe evidencia de que las esponjas anticonceptivas con espermicida y los supositorios vaginales maten el VIH. Los espermicidas también causan irritaciones vaginales en algunas mujeres. Haz la prueba con diferentes marcas. Algunos condones contienen el espermicida en el lubricante. Si usas un lubricante, selecciona uno con base de agua, como la Gelatina K-Y, el Probe, o el Astroglide. No uses lubricantes a base de aceite, tales como la vaselina, la mantequilla, o el Crisco, ya que estos pueden dañar los condones en cuestión de minutos.

El condón femenino es una prometedora alternativa nueva que nos ofrece mayor control como mujeres (Lee cap. 18).

►*El sexo oral (felación).* El sexo oral es especialmente peligroso si el hombre eyacula en tu boca, pero incluso las pequeñas gotas de lubricante (el líquido que sale del pene antes de la eyaculación), pueden contener el VIH. Para protegerte, usa condones de látex sin lubricación en cuanto el pene esté erecto, y coloca uno nuevo cada vez que vayas a tener sexo oral.

➤*El sexo oral (cunilinguo).* En este caso la protección puede lograrse usando una envoltura plástica, común y corriente, de las que usamos para guardar los alimentos. Sin embargo, debes tratar de evitar que el plástico se adhiera a tu nariz o a tu boca ya que esto podría causar asfixia. Asegúrate de cubrir tanto toda el área vaginal, como el ano. (En el pasado se recomendaba usar protectores bucales con este fin, pero éstos son pequeños, gruesos y difíciles de obtener). Ten mucho cuidado si estás menstruando o si tú o tu pareja presentan una infección vaginal; ambos fluidos transmiten el VIH.

➤*El coito pene-ano.* Esta es una actividad de alto riesgo, debido a la fragilidad del tejido del recto, que puede desgarrarse fácilmente y, por lo tanto, permitir que el VIH penetre directamente a la corriente sanguínea. Por esta razón, muchas mujeres han decidido evitar el coito anal por completo. Si lo practicas, el hombre debe usar un condón de látex con un lubricante a base de agua, incluso, puede utilizar dos condones al mismo tiempo.

➤*Los juegos con los dedos y los puños.* El insertar la mano o el puño dentro del recto o la vagina, o jugar con los dedos (en la vagina, los labios vaginales, o tocar el ano de tu pareja), son prácticas arriesgadas debido a que el tejido interno puede herirse y rasgarse con facilidad. El VIH es capaz de llegar a la corriente sanguínea a través de cortaduras en los dedos o viceversa. Para protegerte, usa guantes quirúrgicos de látex y cambiátelos con cada uso.

➤*El contacto boca-ano.* El contacto de la boca con el ano puede propagar las bacterias y los virus que están presentes en el excremento o en la saliva. Para protegerte, usa un forro de plástico o un protector bucal (como el que usan los dentistas).

➤*Los "deportes acuáticos"* (Algunas personas derivan placer sexual al orinarse encima de otra persona o de ser el objeto de este tipo de "juego sexual"). Si deseas participar de este tipo de juego sexual, es recomendable que uses gafas de natación para protegerte los ojos, y que evites que la orina te caiga sobre cualquier laceración o cortadura.

➤*Los juguetes sexuales/vibradores.* Estos ofrecen placer sexual, sin el peligro que conlleva entrar en contacto con el semen. Sin embargo, cuando estos aparatos se comparten, pueden transmitir el VIH. Si vas a utilizar un juguete sexual como un pene plástico, asegúrate de que esté limpio antes de usarlo; quizás quieras colocarle un condón antes de usarlo o compartirlo. En realidad, es mejor no compartir los juguetes sexuales o los vibradores. Lava todos los aparatos sexuales con agua oxigenada o cloro, después de usarlos.

➤*Las actividades menos arriesgadas.* Las actividades menos arriesgadas incluyen besarse (excepto los besos en donde hay intercambio de saliva, especialmente cuando hay lesiones en la boca o enfermedades en las encías), abrazarse, tocarse, acariciarse, masturbarse mutuamente (evita la eyaculación sobre la piel en las partes donde existan cortaduras pequeñas o laceraciones), las fantasías eróticas y los masajes.

ARTÍCULOS DISPONIBLES PARA RELACIONES SEXUALES MÁS SEGURAS

Los condones (para hombres o para mujeres), lubricantes y espermicidas están a la venta en casi todas las farmacias, clínicas de salud y boutiques sexuales. El papel plástico que se vende en el supermercado para envolver las sobras de alimentos, en ocasiones, sirve como una barrera eficaz. Para averiguar donde puede obtener guantes de látex y protectores de dedos, es necesario preguntar en las clínicas de salud, hospitales de tu localidad, o en las tiendas que venden aparatos sexuales, éstas últimas y otros almacenes especializados venden penes plásticos, juguetes sexuales y vibradores. En la clínica Planned Parenthood, o en las clínicas donde ofrecen tratamiento para las enfermedades transmitidas sexualmente, así como en algunas escuelas de educación superior, proporcionan condones gratuitamente.

EL USO SEGURO DE LAS JERINGUILLAS INTRAVENOSAS

El compartir las jeringuillas utilizadas para el consumo de drogas intravenosas es la manera más fácil de contraer el VIH de una persona infectada. Un manual que habla de como protegerse del SIDA recomienda:

Si deseas usar drogas regularmente, considera cambiar a una droga no necesite ser administrada por vía intravenosa y busca las opciones menos arriesgadas. Los centros de atención contra la drogadicción pueden ayudarte a evaluar el consumo de drogas. Si decides continuar consumiendo drogas intravenosas, asegúrate de limpiar siempre todos los aparatos que utilizas en la preparación y administración de la droga antes de inyectarte. Con un frasco pequeño de cloro y, con la jeringuilla, succiona el líquido, y luego hazlo salir a chorro; repite esto 3 veces consecutivas con el cloro, para matar el virus del SIDA. Luego succiona agua pura en la jeringa otras 3 veces, para enjuagar el cloro. Asegúrate también de enjuagar el instrumento que uses para "cocinar" la droga en cloro. Usa algodón limpio cada vez que extraigas el líquido. En caso de emergencia puedes usar alcohol, alcoholado, vodka o vino, a pesar de que éstos no son tan efectivos como el cloro.

Capítulo 21

SI PIENSAS QUE ESTÁS EMBARAZADA: INFORMACIÓN, RECURSOS Y ALTERNATIVAS

Por Jane Pincus y Jill Wolhandler. Adaptación de Mercedes Muñoz (AVESA, Venezuela), Rosa Zamora Estrada y María Eugenia López (Comité Nacional de Defensa de los Derechos Reproductivos, Bolivia).

Algunas de nosotras deseamos tener un bebé y dentro de un período de meses o años, quedamos embarazadas. Algunas de nosotras quedamos embarazadas inesperadamente, o cuando no deseamos o no podemos tener un bebé.

A menudo, nos encontramos solas tratando de encontrar la salida al laberinto de nuestra situación. A medida que nos abrimos paso en este proceso, tenemos el derecho de recibir cualquier apoyo y consejo necesario para tomar la decisión más adecuada. Tenemos el derecho de terminar el embarazo o de llevarlo a cabo hasta el final.

Como en ningún otro momento en la vida de una mujer, el estar embarazada requiere que estemos conscientes de nuestra situación personal; si somos valoradas, si nos sentimos seguras y a salvo, y si estamos cómodas con nuestra situación. Nuestra raza, clase, religión, habilidad física, edad, orientación sexual, y estado marital pueden influir en la manera en la cual nos perciben los profesionales con quienes estamos en contacto mientras tomamos una decisión y la clase de consejos que nos den. Si no te sientes respetada y valorada por los profesionales de salud encargados de tu cuidado médico, es posible que quieras buscar apoyo moral y consejo por separado en lo que te decides a seguir con el embarazo o no.

Hay muchas formas de averiguar si estás embarazada. Es mejor enterarse lo antes posible, de modo que si deseas tener el bebé puedas hacer los arreglos pertinentes y obtener el cuidado necesario inmediatamente. Inclusive, es ventajoso enterarse oportunamente del embarazo por si tienes dudas acerca de que si quieres tener el bebé, o si definitivamente no deseas llevar a cabo el embarazo. En los EEUU, Puerto Rico, y Cuba, el aborto es legal y la mujer puede escoger el embarazo o su terminación si tiene los recursos económicos. En los demas países latinoamericanos, la lucha para legalizar el aborto se continúa hoy en día (ver cap. 22, "El Aborto"). Cualquiera que sea la situación, mientras más temprano nos enteremos del embarazo, más tiempo tendremos para buscar la ayuda necesaria para tomar la decisión más conveniente, sin correr riesgos innecesarios. *Si sospechas que estás embarazada y aún no te has hecho una prueba de embarazo, no asumas que definitivamente estás embarazada. Es recomendable que utilices algún método anticonceptivo si tienes relaciones sexuales y no deseas quedar embarazada.*

Algunas señales comunes de los comienzos de un embarazo (de una a 2 semanas después de la concepción), son: (1) pérdida de un período; (2) un período con menos sangrado o menos días de lo usual; (3) inflamación, dolor u hormigueo en los senos (cerca de dos semanas después de la concepción); (4) frecuencia urinaria; (5) fatiga o cansancio; (6) náuseas o vómitos; (7) sensación de llenura y/o inflamación del vientre, y calambres; (9) cambios en la digestión (estreñimiento o acidez estomacal); (10) cambios de ánimo. Ten presente que algunas mujeres quedan embarazadas y no están conscientes de ello durante los primeros meses. Las señales de un embarazo varían de una mujer a otra, al igual que de un embarazo a otro.

Dónde hacerse una prueba de embarazo

En América Latina, al igual que en el Caribe, las pruebas de embarazo se llevan a cabo generalmente a través de tres vías: mediante un examen médico, a través de un laboratorio, o por medio de pruebas caseras que están disponibles en las farmacias.

El examen médico es generalmente llevado a cabo por un médico especialista en ginecología.

En general, para poder obtener un diagnóstico definitivo, la mujer es sometida a un ecosonograma o es referida para una prueba de laboratorio.

En el laboratorio, te pueden hacer 2 tipos de pruebas: (1) Detección de H.C.9.B. en la sangre, para la cual te toman una muestra de sangre 7 días después de la concepción. Esta prueba es bastante confiable, pero costosa. (2) Detección de H.C.9.B. en la orina. Para esta prueba, es necesario que lleves una muestra de orina a la clínica o laboratorio, y es más fiable si esperas para tomar la muestra de orina al menos ocho días después del primer retraso de la regla.

En los EEUU las pruebas de embarazo se pueden obtener a través de muchas clínicas y centros de salud. Además, estas pruebas son llevadas a cabo por practicantes médicos (doctores, enfermeras, asistentes de médico, comadronas o matronas). En muchos lugares las organizaciones de planificación familiar (Planned Parenthood, por ejemplo), los centros de salud de la mujer y las clínicas de aborto son los servicios para las pruebas de embarazo que se utilizan con mayor frecuencia. También existen las pruebas de embarazo caseras, que puedes obtener en las farmacias o centros de salud (vea más adelante). En algunos lugares puede que tengas que llamar al médico o al hospital para obtener una prueba. Además, existen las pruebas gratuitas. Sin embargo, debes estar consciente de que algunos servicios gratuitos pueden ser ofrecidos como una excusa para promover algo más. Por ejemplo, los grupos como "Derecho a Nacer" (Birthright), anuncian pruebas de embarazo y asesoría gratuitas y ofrecen ayuda con los embarazos problemáticos. Estos grupos también distribuyen propaganda antiabortiva, esperando asustarte y convencerte para que no consideres el aborto como alternativa, aún cuando ya hayas decidido que no deseas tener un bebé.

Dondequiera que vayas, es posible que la persona que te informe del resultado de la prueba de embarazo asuma actitudes inapropiadas que no se ajusten a tus sentimientos: él o ella podrían informarte de todo acerca del aborto, pero no acerca del cuidado prenatal y el tener un bebé; podrían informarle a tu esposo, novio o padres, de tu visita a la clínica sin tu permiso; actuar como si estuvieras en una situación crítica y sintiéndote terrible; o podrían felicitarte por la "feliz noticia". Es importante que recuerdes en esos momentos que esto se trata de ti y de tu cuerpo. Esta es tu decisión, al igual que tus circunstancias. Es muy probable que tus opiniones y tus sentimientos sean muy distintos de lo que opina la persona que te está atendiendo piensa. Puedes sentirte confundida, alegre, asustada, feliz o desconcertada. Todas estas reacciones son humanas, y no existe motivo por el cual tengas que ajustar tus sentimientos espontáneos a lo que arbitrariamente se ha estereotipado como la reacción "natural" al enterarse de un embarazo.

Diferentes tipos de pruebas de embarazo

Todas las pruebas de orina y de sangre reaccionan con la hormona llamada gonadotropina coriónica humana (o "HCG", por sus siglas en inglés), la cual es segregada en la sangre de la mujer embarazada por la placenta en desarrollo. Esta hormona aparece en la orina, a través de la cual es expulsada. Las pruebas de orina de laboratorio, en las cuales la orina es examinada en una laminilla, son las pruebas de embarazo más rápidas, más fáciles y menos costosas. Una gota de orina se mezcla con el suero de prueba sobre una laminilla; después de dos minutos, la presencia o ausencia de pequeños trozos en la mezcla, indica si existe la presencia de la hormona HCG en la orina. Estas pruebas son las más precisas para la mayoría de las mujeres, cerca de 27 días después de la concepción (cuando la regla se ha retrasado por 30 días).

En un tubo de ensayo para pruebas de orina, la orina se mezcla con la hormona HCG purificada. Después de 1 ó 2 horas, las células se acumulan en el fondo del tubo en forma de rosquilla, si existe suficiente HCG para que la prueba sea positiva. Generalmente, estas pruebas pueden detectar un embarazo con precisión unos pocos días antes que las pruebas de laminilla. Recientemente, se han desarrollado pruebas de orina precisas, que son capaces de detectar un embarazo con precisión tan pronto como a los catorce días después de la concepción.

Para recolectar una buena muestra de orina usa un frasco muy limpio y seco. No uses un frasco o recipiente viejo de medicina o una botella de champú, ya que residuos de los químicos o el jabón pueden contaminar la muestra. Si el embarazo está en sus comienzos, es especialmente importante que tomes la muestra cuando te levantes en la mañana, ya que éste es el momento en el cual la orina se encuentra más concentrada. Una pequeña cantidad (varias cucharadas) es suficiente para la prueba. Cubre la orina y manténla refrigerada. Es importante que no ingieras ni uses substancias como la aspirina o la marihuana, el día anterior a la prueba, ya que éstas pueden interferir y alterar los resultados.

Los resultados de la prueba de embarazo pueden ser positivos, negativos o inconclusos. Un resultado positivo casi siempre significa que existe la presencia de un embarazo. Un positivo falso—es decir, un resultado positivo cuando una mujer no está embarazada es realmente muy raro. Los positivos falsos pueden ser causados por un error en la lectura de la prueba, drogas (marihuana, metadona, Aldomet, grandes cantidades de aspirina, hormonas sintéticas como las píldoras anticonceptivas, algunos tranquilizantes y otras drogas que afectan al sistema nervioso), proteína o sangre en la orina, jabón u otras substancias en el frasco, cambios hormonales relacionados con la menopausia, ciertos tumores, u otras condiciones médicas raras.

Una prueba negativa puede significar que no estás embarazada, pero los negativos falsos son bastante comunes. Frecuentemente, es muy temprano en el embarazo para que la prueba pueda medir la pequeña cantidad de HCG en la orina. La cantidad de HCG comienza a disminuir después de un par de meses; por 4 ó 5 meses el nivel de HCE puede ser tan bajo que la prueba puede determinar en un negativo falso. Otras razones para los negativos falsos son (1) si la orina se torna demasiado tibia; (2) si la orina no está lo suficientemente concentrada; (3) si el frasco está contaminado, o si existen residuos de substancias o medicamentos como los mencionados anteriormente; (4) si se trata de un embarazo enfermizo que tiene posibilidades de malograrse; (5) si se trata de un embarazo ectópico (embarazo fuera del útero como por ejemplo en la trompa del falopio); (6) o sí ha habido algún error en la práctica de la prueba. Un médico, un técnico de laboratorio o una enfermera, puede ayudarte a evaluar las posibilidades de un negativo falso, así como también discutir otras causas por las cuales ocurren retrasos en el período, si no estás embarazada. Si sospechas que estás embarazada, aún cuando la prueba es negativa, sométete a un examen pélvico o repite la prueba de orina. No te quedes esperando la regla.

En una semana me hicieron 3 pruebas de embarazo; todas ellas fueron inconclusas, de acuerdo a los resultados de laboratorio que recibí. Cuando se me practicó el examen de sangre, el cual estableció mi embarazo como real en lugar de imaginario, me sentí furiosa con el establecimiento médico por dudar de mí.

PRUEBAS DE EMBARAZO CASERAS

Algunas mujeres aprecian la opción de una prueba de embarazo casera porque brinda privacidad, conveniencia y control de la experiencia. En los EEUU, con mucha frecuencia, las pruebas caseras se venden en las farmacias. No obstante, son un gasto adicional y no todas nos podemos darnos ese lujo. Sin embargo, otras mujeres se sienten aisladas llevando a cabo una prueba casera. La prueba en sí no es difícil de hacer, pero las pruebas caseras pueden dar resultados falsos, más frecuentemente que las pruebas de laboratorio. Las instrucciones no incluyen suficiente información para evaluar si el resultado es correcto, de modo que puede que necesites información adicional.

PRUEBAS DE SANGRE

Existen dos tipos de pruebas de sangre: Los análisis radioinmunes (o RIA, por sus siglas en inglés), los cuales examinan la subunidad beta de la hormona HCG y los análisis radioreceptores ("RRA"), los cuales son más sensitivos que las pruebas de laminilla o de tubo. Estas pruebas pueden detectar niveles bajos de HCG en la sangre,

aún antes del primer período perdido. Esto es posible ya que HCG aparece en la sangre antes que en la orina. La prueba de los análisis radioinmunes es necesaria para poder detectar un embarazo ectópico, o un aborto pasado por alto. La prueba de los análisis radioinmunes ("RIA") es precisa de siete a doce días después de la concepción, mientras que la prueba "RRA", también conocida como Biocept-G, es sólo segura después de 14 a 17 días después de la concepción. Como todas las pruebas, existen ocasiones en que estos análisis también pueden dar resultados falsos.

PÍLDORAS E INYECCIONES

Si el doctor te sugiere inyecciones o píldoras para ver si éstas te provocan la regla, no aceptes. Este procedimiento, algunas veces llamado prueba de extracción hormonal, no es una prueba de embarazo adecuada ni precisa, y es peligrosa. Las drogas usadas en esta prueba son hormonas sintéticas (usualmente progestina), que pueden causar efectos negativos en aquella mujer que las tome, además de defectos en el feto si la mujer está embarazada y decide tener el bebé. A pesar de que en 1973, la Federación de Drogas y Alimentos de los EEUU emitió avisos en contra de esta prueba y retiró la aprobación para su uso en 1975, un estudio en 1976 mostró que algunos médicos todavía estaban usándola.

EXÁMEN PÉLVICO

Para verificar los resultados de una prueba de embarazo o descubrir cuánto tiempo de gestación tienes, hazte un examen pélvico alrededor de 6 semanas después de tu último período menstrual. Si estás embarazada, (1) tú misma, tu doctor, obstetra u otro practicante sentirán que la punta del cuello del la matriz (cérvix) se ha suavizado; (2) tu cérvix puede cambiar de un rosado pálido a un color azulado por el incremento de la circulación sanguínea (tú misma puedes observarlo si tienes un espéculo y un espejo); (3) tu matriz o útero se siente más suave al tacto de aquella persona que te examina; y (4) el tamaño y la forma del útero cambian.

Algunas mujeres sencillamente presienten que están embarazadas. Algunas de nosotras sentimos que sabemos el *momento* en que quedamos embarazadas. Tal vez una señal—un período perdido, senos adoloridos—confirma que nuestros cuerpos se sienten diferentes.

Con mi primer hijo perdí un período y me dolían los pechos. Con José, supe el momento en que lo concebí. No hay manera de definirlo, no hay manera de explicar cómo me sentí. Sólo lo supe.

Ahora ya sabes si estás embarazada o no. Si vas a tener el bebé, consulta la Parte IV, El Parto. Si estás planificando tener un aborto, quizás quieras leer el Capítulo #22. En cualquier caso, es posible que quieras contar con este libro como una base de referencia.

Cuando no estás segura de lo que vas a hacer

Es recomendable que repases bien las diferentes posibilidades y alternativas en torno a lo que significan para ti. Puedes impulsivamente, tomar una decisión repentina; puedes creer que sabes lo que quieres y encontrarte luego confundida, después de conversar con diferentes amistades y proveedores de salud; puedes cambiar de opinión; puedes estar indecisa por un largo tiempo y encontrar realmente difícil el tomar una decisión. No se requiere que hables con alguien para decidir, pero hablar con la gente que crees que serán de apoyo puede ser inmensamente útil. Puede que desees o no incluir a los miembros de la familia o al hombre involucrado. El platicar puede hacer que te sientas más cercana a una decisión que antes, o puede que no obtengas el apoyo que esperas cuando más lo desees y lo necesites. Frecuentemente, las demás personas en tu vida pueden tener sentimientos tan fuertes acerca de tu embarazo que no resultan útiles como sistema de apoyo emocional, e incluso, pueden confundirte.

Cualquiera que sea la decisión que tomes, ésta debe ser *tuya* y de nadie más. Las demás personas en tu vida (la familia, los amigos, tu pareja) *pueden* ayudarte a decidir lo que quieres hacer, pero algunas veces es más sabio hablar con ellos *después* de que ya hayas tomado una decisión. *No debes tener que justificar tu decisión ante nadie. Sin embargo, si no actúas y tomas una decisión oportunamente, no te quedará más remedio que optar por tener el bebé, ya que el tiempo es un factor importante.*

En los EEUU, Puerto Rico, y Cuba, donde el aborto es legal, la asesoría de gente profesional y experimentada en tu propia comunidad es probablemente la más útil. Sin embargo, el escoger la ayuda correcta puede ser extremadamente difícil, situación que ha empeorado recientemente por la presión legal que ejercen muchas clínicas de planificación familiar para evitar alguna mención del aborto. *Hay centros de "aborto", cuyo único propósito es asustarte y prevenir el aborto. También existen agencias de "adopción", cuyo propósito principal es alejarte de tu bebé.* (ver más adelante). En países donde el aborto no es legal, es importante hablar con otras mujeres con quienes tienes completa confianza.

EL TENER Y CRIAR LOS HIJOS

Busca información acerca de cómo criar a los hijos; observa y platica con madres, padres, y niños que conoces. Ofrécete a cuidar los niños de tus amigos. Si estás casada o vives con alguien, piensa en cómo el tener un bebé cambiará tu vida y la de tu pareja, así como la vida que tienen juntos. Si eres soltera, piensa en cómo podrás mantener y cuidar de un niño; ¿Dónde vivirás y con quién? Si ya tienes niños, ¿qué significará un nuevo bebé para ti y para ellos? Siempre ten presente que todas necesitamos ayuda en diferentes momentos para criar a nuestros hijos.

EL ABORTO ES UNA ALTERNATIVA

Para muchas mujeres el aborto es una opción positiva. Tener un aborto puede ser menos traumático, física y emocionalmente que tener un niño no deseado. El período de tiempo más fácil y seguro para tener un aborto es dentro de los primeros 3 meses (primer trimestre) del embarazo.

En caso de que desees o decidas interrumpir el embarazo, te encontrarás con situaciones diversas, según el país donde vivas.

En América Latina, anualmente ocurren alrededor de 4 millones de abortos clandestinos; ochocientas mil mujeres han sido hospitalizadas como consecuencia de las complicaciones de estos abortos. En un estudio en nueve países latinoamericanos realizado en 1986, se demostró que el cuidado médico necesario, como resultado de las complicaciones resultantes de los abortos clandestinos, demandó entre el 8 y el 14% del presupuesto para cuidado hospitalario.

Si vives en un país en el cual el aborto es ilegal, es aún más importante que determines si estás embarazada lo más pronto posible, ya que es casi seguro que la cantidad de obstáculos que enfrentarás causarán que pierdas un tiempo precioso, tratando de obtener alternativas para terminar tu embarazo, si es que así lo has decidido.

El hecho de que el aborto sea ilegal, con excepción del caso en el cual la vida de la madre corra peligro, o en caso de violación o incesto, a menudo trae como consecuencia que sólo aquellas mujeres que tienen recursos económicos, tengan acceso a abortos realizados bajo condiciones médicas e higiénicas adecuadas en clínicas clandestinas que existen a través de toda Latinoamérica. En Venezuela, por ejemplo, el costo de un aborto fluctúa entre el equivalente de 294 y 600 dólares.

Recuerdo un caso terrible de una adolescente de 13 años de edad, embarazada como resultado de una relación incestuosa entre ella y un familiar de 15 años. Era un embarazo de 14 semanas. Un médico sin escrúpulos le cobró a la familia $5,900. Como era una familia de clase media, se vieron obligados a vender el auto y se endeudaron con muchas personas. Además, tuvieron que pasar por la humillación de ser atendidos de madrugada, después de entrar por la puerta trasera de la clínica, y fueron tratados como unos dementes. No sé como pudieron soportar tanto dolor.—Testimonio de una sicóloga de una clínica de mujeres en Venezuela.

Las mujeres pobres se ven obligadas a recurrir a métodos caseros, sin condiciones higiénicas, corriendo graves riesgos que fluctúan entre la esterilidad permanente y la muerte, pasando por todo tipo de infecciones y complicaciones de salud.

En la Clínica de Maternidad de Concepción Palacios, de Caracas, donde nacen el 10% de los venezolanos, la primera causa de muerte es el aborto séptico.

Es importante que tomes las precauciones necesarias para no correr riesgos. La interrupción del embarazo parecido por personal médico capacitado en condiciones de higiene adecuadas, no representa mayor riesgo que cualquier otro procedimiento quirúrgico para la mujer. El aborto "séptico", nombre por el cual se conoce el aborto realizado por personas no profesionales en condiciones de higiene inadecuadas, implica graves riesgos, incluso la muerte.

Si tu caso es una de las excepciones en las cuales el aborto es permitido en tu país, inicia las gestiones para hacerlo lo antes posible. Asesórate y haz valer tus derechos. En muchos casos, a pesar de tener las condiciones necesarias para tener derecho a un aborto terapéutico, las mujeres tienen que enfrentar aquellos obstáculos impuestos por funcionarios que se oponen al aborto y se niegan a atenderlas, u obstaculizan los trámites exigidos por la ley, demorándolos de tal forma que se venza el período de tiempo estipulado por la ley para poder llevar a cabo el aborto.

Los prejuicios en contra del aborto generan sentimientos de culpabilidad, lo cual también afecta a muchas mujeres.

Ésta es la primera vez que realmente lo cuento a la gente, ya que fue una cosa muy grande para mí. Hay muchas mujeres que han tenido abortos. Estas mujeres han tomado esta decisión también—así que nada está mal conmigo... Cuando estés dispuesta a hablar acerca de ello, haces que otra mujer se sienta más cómoda hablándote a tí.

Soy madre de 3 pequeños varones. Ser una madre y tener niños ha sido siempre muy importante para mí, y esto hizo la decisión mucho más difícil. Amando a los niños como yo lo hago, también supe que tener el bebé y luego darlo en adopción, no sería lo mejor para mí. Antes de tomar la decisión de tener un aborto, lloré mucho. Me despertaba alrededor de las 4:30 de la mañana y pensaba en qué hacer y lloraba. Estoy segura que experimentar la pérdida de un niño en potencia era parte de ello. Mi pareja se oponía a tener el bebé y yo no deseaba tener otro niño sin su ayuda. Fue entonces que me decidí por el aborto. No era feliz con esto, porque yo deseaba al niño y estaba enamorada del padre.

Sabía que los abortos eran legales, pero eso era todo. Tenía miedo de mencionárselo a mi doctor. Pensé que él me acusaría de ser malvada. (No lo hizo). También pensé que sufriría un terrible dolor. El hospital tenía un programa que explicaba el procedimiento el día anterior a todo nuestro grupo. Fue muy útil.

Me pongo muy amargada cuando escucho a la gente que expresan con pena como esos pobres bebés tienen derecho a vivir y que hay mucha gente que desea los bebés y no puede tenerlos. Un bebé no se concibe y se regala y eso es todo. Se trata de una parte del cuerpo de una mujer. Ese bebé es parte de ella, y esperar que ella lo entregue después de atravesar un embarazo, es realmente ridículo. Sé que muchas mujeres podrían, pero otras no. Yo no podría hacerlo. Sé que si no hubiera abortado, habría pasado 9 meses de infierno, compartiendo con mi novio, mis padres, mis amigos, mi trabajo, mi situación financiera, mi salud, mi futuro completo, si lo conservaría o no, cómo lo mantendría y así—un dolor de cabeza tras otro. En ese momento de mi vida, creo que no hubiese podido manejaro todo. No podría manejarlo ni siquiera ahora, estoy mejor ahora que hace un año.

Las mujeres más jóvenes son vulnerables a los valores religiosos fundamentalistas o derechistas, y a la propaganda diseminada en todas partes, creyéndose aún en grandes grupos que las "chicas buenas" no usan el control natal y no se hacen abortos. Para las jóvenes de familias latinas, criadas en los EEUU, la experiencia de vivir entre dos mundos y valores les hace mas difícil saber dónde buscar ayuda para tomar sus decisiones. Algunas jóvenes también terminan lamentando sus abortos, o silenciosamente se sienten culpables por ellos. Debido a la presión de llevar un embarazo a su término, puedes volverte más vulnerable a otras presiones—conservar tu bebé o darlo en adopción (ver más adelante).

LA ADOPCIÓN Y EL CUIDADO ADOPTIVO
Alternativas informales para la crianza de los niños

A través de la historia, el compartir la crianza de los niños con otros miembros de la misma familia y entre grupos de amigos y personas de confianza, ha permitido asegurar que todos los niños de una comunidad tengan la oportunidad de sobrevivir y desarrollarse. Basado en el concepto de que los niños nos pertenecen a todos y que, por lo tanto, todos somos responsables por su bienestar, esta alternativa al modelo familiar tradicional comparte, y, en ocasiones, otorga la responsabilidad de la crianza de los niños a aquellas personas de la comunidad que están más capacitadas para hacerlo. Este modelo es muy común en América Latina y el Caribe, así como en los EEUU.

En dicho modelo de crianza, unos padres demasiado jóvenes, o una madre soltera, tienen la alternativa de entregar el cuidado de su bebé a alguien a quien conocen y en quien confían. Esta persona puede ser un miembro de la familia de la madre, del padre o una amistad de confianza. Este arreglo puede ser temporal o permanente..

En mi familia decíamos que era como una adopción sin papeles. Mi abuela solía recoger los niños de otros miembros de nuestra familia que, por alguna razón u otra no podían criarlos. A pesar de que nunca se llenaron papeles legales al respecto, primos y primas se convirtieron en hermanos y hermanas, y familiares lejanos se convirtieron en tíos o tías.

A pesar de que en estos arreglos no existen compromisos legales, a través de ellos es posible brindarles a aquellos niños necesitados una mejor oportunidad de recibir cuidado regular, el amor, cariño y apoyo, los cuales son tan esenciales para su desarrollo. En el sistema formal de crianza, (Foster Care), el estado o el gobierno coloca a niños necesitados con familias responsables dentro o fuera de la comunidad. Sin embargo, en este tipo de arreglo, contrario al modelo descrito anteriormente, es raro que el niño o la niña pueda permanecer con una misma familia por un período largo de tiempo, o en forma permanente. Si decides que quieres compartir o ceder el cuidado y la crianza de tu hijo o hija, a otra persona, es recomendable que acudas a un abogado para que dicha persona sea nombrada el guardián legal temporal (o permanente) del niño(a). De esta manera la persona que escojas podrá tomar decisiones médicas en tu ausencia. En algunos sitios este tipo de arreglo requiere que cedas por completo tus derechos legales sobre el niño(a); en otros lugares, estos arreglos se pueden llevar a cabo sin que pierdas tus derechos como madre natural.

Explora las alternativas y los servicios de adopción disponibles. Discute acerca de tus derechos legales con tu propio abogado, con una oficina de ayuda legal, o con un grupo de mujeres informadas. No es recomendable que busques ayuda con alguien que puede beneficiarse o sacar provecho de tu decisión, tal como un abogado o un(una) trabajador(a) social sugerido por una agencia de adopción. Las agencias de adopción sirven principalmente para llevar a cabo adopciones, en lugar de atender las necesidades de una mujer con un niño no deseado, aún cuando ambas cosas son parte de la responsabilidad de estas agencias. Todos los derechos y leyes varían de estado a estado y de país en país. Algunos de los estados permiten sólo aquellas agencias que tramiten adopciones, mientras que otros permiten adopciones privadas, arregladas por un abogado, médico o la mujer que está embarazada o ha tenido un niño. Nunca firmes documento alguno hasta que estés absolutamente segura de tu decisión. En algunos estados existe un período de gracia, incluso después de que firmes los documentos de adopción, durante el cual puedes cambiar de opinión.

No hay duda que la institución de la adopción está diseñada para aquellas personas con una situación económica acomodada. Tanto las agencias de adopción, como los padres adoptivos, hacen hincapié en las mejoras económicas, educacionales y las ventajas sociales que quieren obtener u ofrecerle al adoptado(a) en potencia. Esto perpetúa la impresión errónea de que aquellas personas que son pobres no son tan buenos padres como aquéllos con buena situación económica. Es importante recordar que las cosas verdaderamente importantes para cualquier niño o niña son la seguridad y la comodidad que les brinda un ambiente seguro y estable. Tanto los bebés, como los niños pequeños tienen una capacidad increíble para moldearse y adaptarse cuando tienen una persona que habitualmente les ofrece amor, cariño y apoyo emocional. No es necesario que todas las condiciones externas sean "ideales".

Además de frecuentemente servir como un medio de discriminación racial y económico, a través de la historia, la adopción también ha servido como instrumento social para ejercer control sobre la sexualidad de la mujer. Esto es especialmente cierto en los EEUU. La adopción les ha brindado a muchas familias blancas con recursos, la oportunidad de adoptar niños blancos (o de la raza que quieran), saludables. Tan recientemente como en los años 70, familias blancas de clase media acostumbraban ocultar los hijos que eran el producto de relaciones "inaceptables", tales como los hijos ilegítimos, especialmente aquéllos cuyos padres eran de otras razas. Con mucha frecuencia, la mujer embarazada bajo estas circunstancias, era enviada a otro lugar (muchas veces lejos de la familia y los amigos), a tener a su bebé, el cual se le quitaba después para darlo en adopción forzosa. Muchas veces, la madre natural nunca se enteraba de lo que sucedía con su bebé, y al niño adoptado sólo se le daba información mínima acerca de su familia de origen. Esta era la forma en que una sociedad dominante le negaba a la mujer tanto su sexualidad como la posibilidad de desarrollar relaciones familiares positivas, sin importar raza o clase social.

Existen anuncios diseñados con el fin de atraer adolescentes embarazadas vulnerables e incautas, invitándolas a venir a otra ciudad, con todos los gastos pagados, para tener sus bebés con privacidad y entregarlos secretamente. Muchas de estas agencias de "adopción", que se describen como modernas, que han proliferado en muchos estados, disfrazan la línea entre el apoyo financiero a las madres aisladas, asustadas y solteras, y "la venta de bebés", prohibida por la ley en muchos estados. Muchos abogados han entrado en el negocio de las adopciones privadas, algunos más inescrupulosos que las agencias. Un "mercado negro" existe para bebés blancos, saludables, e incluso para niños del extranjero, los cuales sólo aparecen en los medios públicos de información cuando un caso particularmente grave se descubre. Mientras tanto, las impacientes parejas infértiles buscan abiertamente a aquellas mujeres embarazadas jóvenes y desesperadas directamente a través de los anuncios, trasladándose frecuentemente a estados donde pueden escapar del escrutinio agencial. Algunos precavidos líderes profesionales están alarmados por esta tendencia que está creciendo rápidamente.

Muchas mujeres se han reunido recientemente para compartir sus experiencias acerca de lo que sintieron al dar sus hijos en adopción. Estas reuniones se llevan a cabo especialmente para brindar apoyo mutuo, así como también para explorar si la decisión de dar un hijo en adopción fue libre o forzada. La opinión unánime que ha resultado de estas reuniones es que el hecho de dar a un niño en adopción no significa que ya no se es madre; una siempre será la progenitora de ese hijo ausente.

> Ellos te usan en contra de ti misma—¡explotan tus miedos, inseguridades, al igual que tus sentimientos de culpabilidad! Regalas todo tu poder. No ves lo que sucede, así que nunca llegas al punto donde decides huir con tu bebé.
>
> No puedo creer que firmé ese documento. Pensé que estaba haciendo lo mejor: no quería que la niña fuera marcada de por vida. Por años después no podía recordar nada sobre cómo la entregué. Escuché acerca de una mujer que había olvidado incluso que ella había tenido un bebé.
>
> Cuando escucho a la gente decir que la adopción es la alternativa que las mujeres deben escoger en lugar del aborto, siento un nudo en el estómago y todas mis memorias regresan. La adopción podría ser una opción para algunas personas, pero no fue una buena respuesta para mí.

El daño que se le ha hecho a la mujer a través del proceso de adopciones cerradas y la coacción, finalmente ha sido reconocido. Dicho reconocimiento ha resultado en adopciones más abiertas, que protegen los derechos de la madre natural. Estos cambios pueden hacer de la adopción un proceso más humano y sensitivo, tanto para la madre natural, como para el niño. Sin embargo, la adopción sigue siendo una alternativa difícil.

Capítulo 22

EL ABORTO

Aspectos físicos y emocionales del aborto: Por Jill Wolhandler, con Ruth Weber. La historia y la política del aborto: Por Trude Bennett, con Jill Wolhandler y Dana Gallagher. Adaptación por Rosario Cardich (Movimiento Manuela Ramos, Perú), y Cecilia Olivares (CIDEM, Bolivia) y Laura Polania.

Contribuidoras a las ediciones previas: Vickie Alexander, Diane Balser, Terry Courtney, Margie Fine, Linda Gordon, Debra Krassner, Jane Pincus, Meredith Tax y las miembros del Grupo de Acción de Derechos Reproductivos del Brooklyn College, Carol Driscoll, Nancy Miriam Hawley, Elizabeth McGee, Pamela Berger, Wendy Sanford, Marlene Gerber-Fried, Judy Norsigian, Sarah Butterweiser, Concord Feminist Health Center, Helen Caulton, Liz Hill, Ana Ortiz, Stephanie Poggi, Loretta Ross, Kira Sarpard, Jill Wolhander, y Susan Yanow.

Nota de Rosario Cardich: en la adaptación de este capítulo se han utilizado datos de una investigación que se llevó a cabo entre 1992 y 1993 en Lima, Perú. Esta se basó en la experiencia de 50 mujeres que abortaron en servicios médicos privados, en el período de un año previo a la entrevista, en la ciudad de Lima. Todos los testimonios que se incluyen sustituyendo los originales son pasajes tomados de los relatos que aparecen en el libro "Visiones del Aborto" de Rosario Cardich con Frescia Carrasco. Así mismo, la recopilación de la información de estudios realizados y publicados en la región por feministas, así como de revistas del movimiento por la salud de las mujeres y de investigadoras/es académicoas/os.

La legislación sobre el aborto en América Latina

Las mujeres siempre han utilizado el aborto como un medio de control natal. A menos que nosotras mismas podamos decidir sí deseamos tener un/a niño/a y cuándo tenerlo, es difícil controlar nuestras vidas o participar completamente en la sociedad. Los abortos legales, seguros y de costos accesibles, ayudan a darnos ese control. Sin embargo, en América Latina persiste una política restrictiva generalizada del aborto, con las excepcions de Cuba, Puerto Rico, Barbados y Guyana.

La práctica del aborto está regulada jurídicamente por el sistema de las indicaciones. Este señala que el aborto es punitivo, salvo que sea autorizado por la concurrencia de determinadas indicaciones. Estas indicaciones son terapéuticas o médicas por riesgo para la vida de la mujer (en Argentina, Bolivia, Brasil, Costa Rica, Ecuador, Guatemala, Haití, Jamaica, México, Nicaragua, Panamá, Paraguay, Perú, Uruguay, Venezuela); eugenésicas, por enfermedad fetal grave o incurable (en Panamá, Trinidad y Tobago, Uruguay); éticas o criminológicas, por violación sexual (en Argentina, Bolivia, Brasil, Ecuador, México, Uruguay); económicas o sociales, por precaria situación familiar (en Uruguay)(Bermúdez:1993:217-30).

La mayoría de los 4 millones de abortos que se realiza en esta región son clandestinos, es por esto que, dichos abortos tienen consecuencias adversas -el aborto es una de las principales causas de muerte materna, debido a la carencia de controles de calidad que afectan a las mujeres así como a la sociedad en general. Se estima que entre el 30 y el 40% de las camas de los servicios públicos de salud de ginecología están ocupadas por mujeres en esta situación. Para la atención de estas complicaciones se destinan entre el 13 y el 24% de los costos hospitalarios en 5 países centroamericanos (Lovera 1992:39).

Desde fines de los años 70, el movimiento feminista latinoamericano ha planteado en el debate público, ya sea la despenalización o la ampliación de las indicaciones legales, a la vez que lucha por la garantía de la atención en el sistema público de salud, en los casos ya previstos por la ley y los que fuesen ampliados. En las circunstancias previstas por la ley los abortos deben ser accesibles en los hospitales públicos con previa autorización del Juez, quien resuelve basándose en el informe médico. Sin embargo, estos trámites se alargan de modo que cuando se consigue la resolución, el aborto ya no se realiza porque la gestación está demasiado avanzada, y ya no se encuentran médicos que acepten practicar el aborto, o sencillamente, ya es demasiado arriesgado para la salud de la mujer el llevarlo a cabo. Esto ocurre con frecuencia y fue documentado y divulgado en los medios de comunicación populares en Brasil, en el año de 1980.

El drama de J., menor de 12 años y de su madre Císera, ganó espacio en la prensa carioca. *O Jornal do Brasil, O Dia, O Fluminense y O globo,* informó que, violada por su padrastro, la menor J. no conseguiría permiso médico para realizar el aborto previsto por la ley.

Tal hecho presenta otra realidad: también en los casos previstos por la ley como situaciones no punitivas (embarazo resultante de estupro [violación], que conlleva riesgo para la vida de la madre), la práctica del aborto es negada por el poder del sistema médico. Este hecho forma parte de una dolorosa petición judicial de los abogados de J., enviada a la prensa, cuando sólo se podía hacer al final de la gestación de la joven. La historia de Císera y de su hija J. fue editada y posteriormente relatada en un libro por Danda Prada (Linhares Barsted 1993:238).

Encontramos que la penalización del aborto no convence a la mujer de no abortar, sino, más bien, la obliga a hacerlo en condiciones peligrosas que amenazan su vida y su salud. Asimismo, aún cuando es delito, son escasos los procesos para el aborto. El aborto es el delito más cometido y menos sancionado legalmente. Existe una tácita aceptación, si se compara el número de detenciones con el número de abortos inducidos que se realizan en nuestros países.

LOS ABORTOS CLANDESTINOS

Se ha hecho un estudio reciente de la proporción de embarazos indeseados que terminan en abortos, combinando 3 fuentes de información: el análisis de las encuestas de fecundidad, las encuestas a profesionales de la salud acerca de las condiciones en las cuales se realiza el aborto provocado, y las estadísticas oficiales sobre el número de mujeres hospitalizadas por complicaciones cada año. Se calcula que aproximadamente 2.8 millones de mujeres tienen abortos provocados todos los años en Brasil, Colombia, Chile, México, Perú y la República Dominicana. Como la población de estos 6 países representa cerca del 70% de la población total de América Latina, si se deduce el valor futuro de esta variable en

función de sus valores anteriores, resultan alrededor de 4 millones de abortos voluntarios cada año (The Alan Guttmacher Institute, AGI:1994).

Mujeres de diversas edades, razas, religiones, estatus económicos y maritales y preferencia sexual, escogen tener abortos clandestinos por muchas razones. Es posible quedar embarazadas por fallas de los métodos anticonceptivos, información y acceso inadecuados. Puesto que ningún método anticonceptivo es 100% efectivo, el aborto es un respaldo necesario cuando la anticoncepción falla. Podemos estar embarazadas, querer un niño y darnos cuenta que no tenemos los medios necesarios para criarlo; o podemos decidir, que incluso un embarazo planificado, es un error después que nuestras circunstancias personales o económicas cambian. Podemos descubrir a través de la amniocentesis que nuestro feto tiene un defecto genético serio. Podemos quedar embarazadas por una violación, por incesto o debido a otras clases de coerción sexual, tan comunes en nuestras sociedades. Una educación sexual deficiente o inexistente deja a nuestras jóvenes particularmente vulnerables a las presiones sexuales.

El decidir entre tener un bebé o un aborto siempre es una elección difícil. Tienes que decidir lo que crees que es responsable, moral y mejor, tanto para ti, como para la gente importante en tu vida, dependiendo de tus necesidades, recursos, compromisos y esperanzas. Creemos que un embarazo obligatorio y una maternidad forzada son moralmente erróneos.

Para las mujeres que pueden sentir incertidumbre espiritual sobre el hecho de terminar con una vida humana en potencia, algunos maestros espirituales han sugerido que se tome esta difícil decisión basándonos en lo que causará el menor sufrimiento para todos los interesados.

¿Cómo vamos a traer a un niño no deseado al mundo? Conversé con mi esposo y llegué a la conclusión de que no podíamos tenerlo... En la casa nos falta agua, luz, -desde abajo tenemos que cargar el agua 120 metros, pero estamos gestionando agua para nuestra zona, pero eso cuesta mucho-, así que los dos tenemos que trabajar.

Nunca he usado anticonceptivos, no tenía conocimiento. He leído acerca de ellos, pero nunca me he confiado. Cuando estaba hospitalizada con mi último bebé, conocí a dos señoras que salieron embarazadas a pesar de diferentes métodos anticonceptivos aprobados. Por eso no tengo mucha confianza en esas cosas. Me he cuidado sólo con el ritmo y me confundí, no sé qué pasó y salí embarazada.

A pesar de haber usado las píldoras anticonceptivas, no era muy propensa a tomarlas. Después de mi primer hijo, me dije, "ya no, no quiero quedar embarazada." Ya ves, yo me cuidaba con esas pastillas y fallaron. Son cosas que pasan, ¿qué voy a hacer...?

Tomaba pastillas que me permitían dar de lactar al bebé y no sé qué es lo que ha pasado, porque yo tomaba las pastillas como me decía el doctor, puntualmente. Después, él mismo me dijo, "el 1% falla y te tocó a ti". No me convence esa explicación... Yo me olvidé de tomar la pastilla una mañana, pero la tomé en la noche, nada más. Durante los 3 meses que estuve tomándolas no me olvidé de tomarlas en ningún momento.

Era un embarazo que yo no quería y, bueno, mi mamá y yo pensamos, decíamos que si es algo que no es por nuestra propia voluntad, no podemos tenerlo ¿no es cierto? Para mí el haber abortado ha sido lo mejor, porque yo pensaba... la violación es algo que no se desea, no sé ni siquiera quién es esa persona, y no voy a tener algo que no quiero y que ha sido producto de la violencia. Para mí en este caso, el aborto fue el mejor remedio para lo que me ocurrió.

Es un hecho que, a pesar de las leyes que señalan al aborto como un crimen, las mujeres deciden abortar y lo hacen clandestinamente. Las condiciones en que se practican los abortos clandestinos son, con frecuencia, lamentables e incluyen una diversidad de procedimientos. Existe un mercado de servicios de aborto diversificado y segmentado. Este mercado es diversificado porque coexisten procedimientos de diverso tipo, más o menos cruentos, seguros y eficaces -desde la interrupción del embarazo realizado en clínicas por personal calificado, con procedimientos médicos, como el legrado y la aspiración al vacío, que recién se está introduciendo en nuestros países en consultorios médicos o en clínicas privadas y es un método más moderno, eficaz y seguro que el curetaje, hasta el uso de procedimientos peligrosos aplicados por personal no calificado (según el país se llaman curanderas, curiosas, aborteras, comadronas, empíricas/os, entre otros). La técnica más usada es la introducción en el útero de una sonda (un pedazo de tubo de goma). En algunos casos la sonda se utiliza para introducir líquidos (preparados de yerbas, agua jabonosa, lejía, vinagre, entre otros) en el útero. En algunos casos la sonda se usa sola, en otros es reforzada por una vara de metal, con la cual se inserta en el útero para provocar la hemorragia. También se usan otros objetos como palos, ramas, tallos o pedazos de alambre y metal.

Por otro lado, están los intentos de las propias mujeres por terminar su embarazo, ya sea consumiendo compuestos hormonales en forma oral, vaginal o en inyectables (el uso de la sonda está disminuyendo a medida que se incrementa el uso de los preparados hormonales). Así mismo, persisten los métodos tradicionales, como ingerir hierbas abortivas, o el exceso de actividad física y la violencia.

En esa época no me cuidaba porque no tenía conocimiento de métodos. Mi esposo me llevó al doctor y él dijo que estaba embarazada, me recetó aceite de ricino y unas ampolletas de no sé qué. Me tomé el aceite de ricino, me apliqué las ampolletas; tenía casi 5 semanas. Aparte de eso, yo me tiraba de la cama. Un día llegué a tirarme del techo porque no quería tener otro hijo, porque ya habían conflictos con mi esposo.

Cuando me dio la hemorragia, mi esposo me llevó al hospital, me internaron. Me quedé 3 días. Llegué en la noche, al día siguiente me limpiaron, el dolor fue mucho, en realidad ni anestesia tenía... Y no era una persona, sino 5, 6 personas las que estaban ahí. El doctor pasó por mi camilla y me preguntó si yo deseaba evitar los hijos y me dio las indicaciones de las diferentes formas disponibles. Luego le pedí que me colocara un dispositivo intrauterino y después me marché.

No me vino la regla. Yo le decía a mi enamorado que no me iría mal, que me quería poner las inyecciones para abortar, pero él no me quería ayudar en nada. Fui con él al médico y éste me dijo que sí estaba en estado; yo quería llorar y él no quería que nadie lo supiera. Pero yo conversé de esto con una amiga que me recomendó las pastillas, pero sólo tomé una, porque no sabía para qué eran; en la farmacia las compré. También tomé agua de ruda, de orégano en poción, tomaba una o dos veces por semana, pero tenía miedo a que mi mamá se diera cuenta. Después que le conté a mi mamá, fui con ella a ver una señora, quien trató de hacerme el aborto, pero no salió bien. Nos dijo que nos iba a cobrar 60 soles, primero le íbamos a dar la mitad y cuando terminara, la otra mitad. Ella vino a mi casa, me dijo que abriera las piernas y me introdujo una especie de enema, con unos líquidos rojos adentro. Le pregunté qué era lo que me ponía y dijo "líquidos abortivos, nada más." Era color de la beterraga, inclusive lo toqué, tenía unas cositas ásperas, pequeñas.

Como no bajaba, me lo puso 3 veces seguidas un día, al día siguiente y una vez más, pero no lo boté. Me estaba irritando bastante, me dolía..., entonces la señora, al ver que no podía, se lo dijo a mi mamá y de allí me fui a un médico particular.

Nos cobró 200 soles , nos pidió que dejáramos dinero por adelantado y que trajera toallas higiénicas. Me recetó una inyección para dilatar el útero, pero no me la querían vender, aunque llevé receta médica. Esa inyección me la tenía que poner un día antes e ir en ayunas. Le dije al médico que no me la había puesto y se molestó, dijo que iba a ser más complicado y más caro. Mi mamá le dijo que no tenía más dinero, que solamente tenía 30 soles más, y él aceptó. Me pidió que me desvistiera de la cintura para abajo y me pusieron un suero en la vena. Me acuerdo que el médico me dijo que abriera la boca porque me iba a poner algo y me quedé dormida, desperté en la camilla y ya me lo habían hecho.

Estuve averiguando y buscando durante 2 semanas, hablé con varias personas. Yo preguntaba y me decían "cualquier cosa que te pase, no puedes decirlo a nadie". En una casa vi cómo se hacían, pero no me gustó y le dije que regresaría; esa amiga me pedía 20 soles. Fui con la señora que me recomendó, porque a ella le hicieron un aborto allí, pero no volví. Antes de ir a esta señora fui a un doctor, él me pedía 80 soles, entonces no tenía plata, pero después, volví al doctor.

Bueno, por unos ratos quería abortar y por otros no, porque sabía que era peligroso. Tenía miedo porque una amiga, mi vecina, había tenido problemas; tenía miedo... Pensaba, "de repente me muero y qué pasa". Hablé con mi esposo. En uno de los consultorios me habían dicho que lo pensara bien y en caso de que quisiera tener el aborto, me podían dar una dirección. Fui con mi esposo. Entramos los dos—él adonde sea va conmigo. Le pregunté a la señorita... de qué forma lo hacian, si usaban la sonda, y me dijeron que no, porque yo les expliqué el temor que tenía. Nos hablaron del método de succión y que no me iba a doler tanto; allí nos explicaron todo y acepté. Cuando me lo hicieron, sentí un pequeño dolor, porque nunca había vivido esa experiencia. Yo conté el tiempo mientras lo hacían, fue bien rápido... y después me quedé un rato a descansar... hasta ahorita no he sentido nada.

Decidí afrontar la situación y acudí a un ginecólogo. Luego de los análisis me dijo, "avísame si no deseas continuar el embarazo porque yo te puedo ayudar". Una amiga con la que hablé me recomendó otro doctor. Cuando decidí hacerme el aborto, fui a hablar con los dos médicos y finalmente opté por uno que me inspiró confianza, el que mi amiga me recomendó -ella también le tenía confianza. Para mí era muy importante la seguridad, la confianza; el otro doctor tenía actitudes de lo más desagradables en relación al dinero, a cómo tenía que ser la "movida" -una cosa definitivamente mafiosa-. Había que ir un día, dejarle el dinero—no me podían dar el nombre del doctor hasta que no le pagara—de ahí tenía que ir a un sitio, luego a otro. En fin, me espanté, me puse mal, salí corriendo... ¿Que me suceda algo en ese momento que me va a pasar?

Yo tenía una actitud favorable hacia el doctor que me recomendó mi amiga; hablar con él me inspiró confianza. Decidir era también no pensar ya más en otras alternativas, sólo en la interrupción del embarazo, y simplemente basarme en la confianza, pero estaba muy preocupada por la parte física de la intervención, y todavía lo estoy. Leí acerca de cómo se efectuaba, qué riesgos había, y venía a mi mente todo lo que yo había escuchado al respecto, tanto en la parte emocional como física. La parte emocional dejó de preocuparme después de la decisión, pero lo físico me preocupaba, porque quería quedar bien.

El mercado de abortos está segmentado, porque la calidad de los servicios de aborto están asociados a la capacidad económica, así como a los recursos sociales y psicológicos de la mujer que los demanda. El sector socioeconómico al que pertenecen las mujeres define las diferencias de calidad de los abortos inducidos. Son las mujeres pobres y de menores recursos sociales y psicológicos las que mueren por el uso de procedimientos peligrosos; o las que padecen graves secuelas físicas a largo plazo para la salud (por ejemplo, problemas ginecológicos e infertilidad). En los 6 países estudiados por el Instituto Guttenmacher: Brasil, Colombia, Chile, México, Perú, República Dominicana (AGI:1992), de cada 100 mujeres que se provocan un aborto, se cree que entre un 30 y un 45% sufren complicaciones, pero sólo entre un 20% y un 30% son hospitalizadas para el tratamiento de éstas.

Las mujeres de escasos recursos económicos, psicológicos y sociales, no pueden obtener acceso a servicios de aborto realizados en buenas condiciones, debido a varios factores: alto costo, falta de apoyo en el proceso de decisión y búsqueda de medios, falta de protección social y dificultad para obtener servicios de calidad, producto de la penalización y consecuente clandestinidad.

Según los cálculos del riesgo general de complicaciones para 3 grupos de población: mujeres rurales pobres, mujeres urbanas pobres y mujeres urbanas con mayores recursos, las mujeres pobres son las que corren el mayor riesgo -cualquiera que sea el tipo de aborto que tengan. Se cree que más de 5 de cada 10 mujeres rurales pobres, y cerca de 4 de cada 10 mujeres urbanas pobres, comparadas con un poco más de una de cada 10 mujeres urbanas de altos ingresos, tienen complicaciones por un aborto inducido. El mayor riesgo para las mujeres pobres está ciertamente relacionado con el uso de servicios prestados por personas no idóneas, porque son intervenidas con métodos poco eficaces (los cuales tienen un riesgo mayor de complicaciones), o porque se provocan el aborto ellas mismas (AGI:1994).

Había pensado tanto, que iba bien decidida, era la única opción y confiaba en que se me dieran las garantías médicas; no tenía mucho temor. Me decía, ésta es mi opción y la voy a usar. Fue menos de lo que yo me imaginé, suponía que el aborto era similar al parto, pero no fue así, hubo dolor sí, pero solamente un rato y menos que en el parto. Yo tengo formación cristiana, pero no me sentía culpable, como no me siento culpable por mi divorcio. Lo he mirado por todos los costados y pienso que es lo justo; igual pienso de mi aborto, no me siento culpable... Sí, estaba consciente de que un ser humano estaba presente allí, entonces le hablé, "mira, hijo, yo te quiero, pero te haría desgraciado, si te traigo al mundo en estas condiciones"... y eso me dio más tranquilidad. Si terminaba con Luis, lo más probable sería que en este momento, iba a estar cargando con 3 hijos, además de trabajar.

En realidad, el embarazo ha sido el problema más grande de mi vida, es lo peor que me ha pasado, no la intervención en sí, sino el embarazo. Finalmente, ahora pienso que el aborto es una cuestión de conciencia, que está en la mente y en la boca de las personas. Lo he experimentado conmigo misma. Lo peor era la situación y no la intervención, la intervención en todo caso ha sido la solución. Ahora yo misma pienso que mucho depende del concepto que tiene la gente en su mente, así como yo lo tenía. No es como para que diga que es algo normal, ahora entérense todos, pero tampoco lo siento como algo tremendo, horroroso, terrible, como en algún momento imaginé que era, sino al contrario, siento que solucioné un problema. Fue una decisión fea para mí, pero la he pasado y ha sido una experiencia importante en mi vida. Esta experiencia me ha dado la sensibilidad para entender e identificarme con los problemas de otras mujeres.

En algunas ciudades se han establecido servicios privados de aborto, que son conocidos por el personal de salud, así como por algunos sectores de la población, y por la policía. Esta última eventualmente presiona o extorsiona para denunciar a quienes realizan abortos en los servicios privados, y hace lo mismo con miles de mujeres atendidas en los hospitales públicos por abortos sépticos o incompletos; o se hace de la vista larga.

A los hospitales públicos llegan principalmente las mujeres en estado crítico, son atendidas generalmente en los servicios de emergencia y muchas de ellas mueren. En un estudio que se refiere a muertes maternas en los hospitales de Buenos Aires, Argentina, se ha documentado que "si bien se puede admitir un acceso tardío en este tipo de pacientes, la explicación [de las muertes] resulta insuficiente si se tiene en cuenta que todas las muertes ocurren en instituciones médicas y que los avances en la medicina y la cirugía en los últimos años para la atención de estos casos, aplicada correctamente, debiera revertir los resultados" (Cortigiani y otros, 1986:36, citado en Ramos y Viladrich:1993).

En los servicios privados clandestinos, los motivos y actitudes del personal que brinda los servicios de aborto

Abortos con complicaciones: un estudio exploratorio en un hospital de Buenos Aires

Ramos y Viladrich (1993: 64-67) estudiaron la dinámica asistencial de un hospital público en Buenos Aires. Ellas centraron el estudio en la relación entre los profesionales y el personal del servicio, y las mujeres internadas por complicaciones de aborto. Encontraron que en la consulta de reconocimiento "en su mayoría, las mujeres niegan la realización de maniobras abortivas y sostienen su "inocencia", con el argumento de que desconocían su situación de embarazadas. Esta negación se debe básicamente a dos motivos: por un lado, el temor a la denuncia policial y a que tienen una gran incertidumbre de cuál será el precio que deben pagar por haberse provocado un aborto. Por otro lado, temen también la sanción moral e ideológica que recae sobre el aborto y de la cual los profesionales y el personal que las atiende son portavoces".

Las autoras dicen que "el servicio de salud muestra más preocupación por "preservar el embarazo" y "saber la verdad", que por asistir a una mujer en situación crítica. Las amenazas de aborto son entonces tratadas para retener el embarazo, independientemente de la voluntad de la mujer. Los abortos en curso son completados con legrados, luego de investigar qué tipo de maniobras abortivas se utilizaron". Afirman que el "engaño de las mujeres" (el hecho de ocultar las maniobras abortivas), perturba a los profesionales porque asume una negación de la colaboración para con ellos. Esta situación subvierte los parámetros básicos de la relación médico-paciente. La ausencia de colaboración paciente-médico coloca a los profesionales en la situación de sentirse manipulados por mujeres que demandan su curación (léase legrado), en situaciones sobre las que no disponen de información suficiente para evaluar las consecuencias de sus actos asistenciales y en las cuales el aborto aun puede evitarse". Observan que "los profesionales también se sienten amenazados por la sanción legal, es decir, por la ley que criminaliza su complicidad con aquellas mujeres que recurren a las prácticas abortivas. Por ello, no efectúan el legrado hasta que no resulta absolutamente necesario desde el punto de vista clínico". Concluyen que "la atención a las mujeres que sufren de complicaciones por un aborto inducido, debe sortear los obstáculos propios del "clima ideológico" en el que la institución intenta resolver el problema médico. La necesidad de la confesión, coloca a las mujeres y a los médicos en una compleja negociación afectiva que implica tiempo y supone que hay alguien que acusa y otro que se defiende".

varían considerablemente; cuando el personal muestra solidaridad con la mujer, ofrece un mejor trato, brindando apoyo emocional, orientación, información, servicios de planificación familiar y seguimiento. Desafortunadamente, esto se da en pocos casos. En realidad, muchos servicios clandestinos incluyen elementos en sus procedimientos que exacerban los temores y las dificultades emocionales de quienes acuden por sus servicios, en vez de evitarlos o aminorarlos.

Técnicas médicas para el aborto

Cuando estés considerando un aborto o escogiendo cuándo tenerlo, tienes el derecho y la necesidad de conocer los procedimientos usados en cada etapa del embarazo, los riesgos y las posibles complicaciones, y el costo.

En el embarazo, un pequeño grupo de células se adhiere a los revestimientos del útero, aproximadamente una semana después de la concepción. Una masa de tejido llamado la *placenta* se desarrolla en el revestimiento uterino para alimentar al *embrión*. Al final del 2º mes, el embrión, ahora llamado *feto*, es rodeado por un saco protector lleno de liquido, el *saco amniótico*. Cerca de las 20 semanas, la mujer comienza a sentir que el feto se mueve. Alguna vez, entre las semanas 24 y 28, el feto alcanza el punto donde ya puede vivir fuera de la madre, por lo menos por un corto tiempo, bajo un cuidado intensivo en el hospital.

¿CUÁNTO TIEMPO LLEVAS DE EMBARAZO?

La duración de un embarazo usualmente se cuenta desde el primer día del último período menstrual normal (UPM) y no desde el día de la concepción (fertilización). El calculación basada en el UPM es impreciso y engañoso. Puede que pienses que tienes 2 semanas más del embarazo de lo que realmente llevas. Este método asume que cada mujer no sólo tiene un ciclo de 28 días, sino que ovula exactamente 2 semanas después que su período comienza. (Nadie tiene un ciclo regular *todo* el tiempo). El *primer trimestre* son las primeras 13 semanas; el *2º trimestre* consta de la semana 14 hasta la semana 24 del UPM; de las 25 semanas del UPM en adelante, son el *3º trimestre*. El aborto es más seguro, fácil y menos costoso durante el primer trimestre. Puede ser difícil que alguien te practique un aborto en el 2 trimestre, e imposible durante el tercer trimestre, a menos que tu vida esté en peligro debido a tu embarazo.

Por lo general, la manera más común de fechar un embarazo, es a partir del primer día del último período menstrual. Sin embargo, tienes que considerar si ese período fue normal para ti. Si vino en un momento inesperado o fue más ligero que el usual, la concepción puede haber sucedido *antes* de ese sangrado.

Si llevas una gráfica de los cambios corporales que te están ocurriendo, y usas de fertilidad el método consciencia, habrás escrito un expediente de la ovulación y

serás capaz de reconocer el embarazo bastante temprano. Si practicas un autoexamen cervical, puedes notar que tu cérvix ha cambiado de color y se torna azulada púrpura, lo cual sucede temprano en el embarazo. Las señales del embarazo pueden ayudarte a confirmar la fecha de concepción.

Un trabajador(a) de salud con experiencia, o un doctor(a), pueden estimar el tiempo de un embarazo sintiendo el tamaño del útero durante un examen pélvico. La exactitud de este tacto es usualmente dentro de un límite de dos semanas. El ultrasonido o sonograma, otro método para determinar el tiempo del embarazo, también tiene un margen de error de 2 semanas. El personal de salud que realiza el aborto, toma la decisión final sobre lo avanzado que está el embarazo y si él/ella está dispuesto a realizar el aborto. Si el(la) profesional se niega a practicar el aborto, puedes encontrar a otro(otra) que esté dispuesto a hacerlo. Estadísticamente, los riesgos del aborto aumentan conforme el embarazo progresa y el útero se vuelve más grande y suave.

En un aborto, los contenidos del útero (embrión o feto, placenta y los revestimientos del útero) son extraídos. En el aborto se utilizan diferentes métodos, dependiendo de cuánto ha crecido el tejido del embarazo, la experiencia y adiestramiento de la persona que lo practica, los criterios que favorece la comunidad médica local y el equipo disponible. El cuadro resume los procedimientos médicos para abortar. Es posible que estos procedimientos no estén disponibles en tu área, o pueden llamarse de forma diferente. Pide explicaciones de las palabras y los términos que no entiendas.

Durante un aborto por aspiración endouterina (1, 2 y 3 en el cuadro): la aspiración ya sea mediante una jeringa manual o una bomba eléctrica, requiere sólo de anestesia local y el precedimiento no toma más de 15 minutos. Este precedimiento se puede aplicar cuando es manual hasta las 12 semanas de gestación (primer trimestre), cuando es eléctrico, hasta las 17 semanas. El cuello del útero se dilata, se introduce en el útero una cánula que se conecta, ya sea a la jeringa o a la bomba eléctrica, y se ejerce la succión que evacúa el contenido del útero. La aspiración endouterina es un procedimiento quirúrgico completamente seguro cuando se realiza en condiciones clínicas apropiadas.

Existen dos técnicas de aspiración, la eléctrica y la manual. Ambas se basan en el mismo principio de crear un vacío (presión negativa), que permite succionar el contenido uterino.

TIPOS DE ASPIRACIÓN ENDOUTERINA:

CARACTERÍSTICAS	ELÉCTRICA	MANUAL
La presión es creada	por la bomba eléctrica	por la jeringa
Las cánulas se conectan	a la bomba	a la jeringa

Presión negativa	continua	discontinua
Capacidad	350-1,200 cc	60 cc
Cánulas de	metal, plástico rígido o flexible	plástico flexible
Tamaños de cánula	6 a 16 mm	4 a 12 mm

En la actualidad, la aspiración es el método más común, porque de todos los métodos, es el que implica menores posibilidades de complicaciones y es considerablemente menos arriesgado que el embarazo, el alumbramiento y el parto. De hecho, en la actualidad, la aspiración es la más segura de las operaciones, más segura que la extracción de las amígdalas y la circuncisión. Sólo toma unos pocos minutos (de 5 a 15).3 Los abortos por aspiración aún no están disponibles en todas las grandes ciudades. *Esta clase de aborto es la más segura y la menos dañina para una mujer, tanto física como emocionalmente. Puede ser practicada durante los 4 primeros meses del embarazo.*

1. Un procedimiento de aspiración antes de la 5ª o 6ª semana del UPM, cuando el embarazo no puede ser verificado todavía por un examen pélvico, se llama *aborto preventivo, aspiración endométrica* o *regulación menstrual.* (Algunas personas lo llaman también *extracción menstrual,* pero ese término describe un procedimiento diferente, y no debe confundirse. Una jeringa se adhiere a la cánula para succionar los revestimientos del útero, incluyendo la pequeña cantidad de tejido fetal y placentario, si existe un embarazo. Como se utiliza una jeringa en lugar de una bomba motorizada para crear un vacío, no se necesita electricidad.

Ninguna dilatación (extensión de la apertura cervica) es necesaria para insertar una pequeña cánula (de cuatro a cinco milímetros), de plástico flexible dentro del útero. La anestesia local se usa en pocas ocasiones, porque no hay dilatación y el procedimiento sólo toma unos pocos minutos. Pueden ocurrir las mismas complicaciones con un aborto por aspiración practicado unas pocas semanas más tarde, una vez que el embarazo es confirmado. Sin embargo, como sólo se utilizan instrumentos flexibles, hay menos riesgo de perforar el útero, y se evitan los problemas que pueden resultar de la dilatación de la cérviz. Sin embargo, hay una probabilidad levemente mayor de que quien hace la intervención tenga un error al practicar el aborto, y el embarazo prosiga.

Algunas mujeres desean interrumpir el embarazo tan pronto como sea posible o prefieren no saber si están realmente embarazadas. Sin embargo, tener un aborto antes de que sepas con seguridad que estás embarazada, no significa necesariamente que no tienes que enfrentar algunos sentimientos sobre el embarazo y el aborto. Un inconveniente es que es posible que no estés embarazada; existen muchas razones para que un período se retrase; incluyendo ¡la ansiedad acerca de estar embarazada! (Si el test del embarazo HCGB Gonadotropina coriónica en un laboratorio están disponibles en tu área, puedes evitar un procedimiento innecesario si confirmas tu embarazo de esta forma). También, las pruebas para el tipo sanguíneo Rh no son usualmente parte del aborto preventivo, y a las mujeres Rh negativas generalmente no se les ofrece el Rhogam.

2. Abortos por medio de una *evacuación uterina temprana (EUT),* practicados cuando un examen pélvico confirma el embarazo, usa una técnica similar a la anterior, excepto que se usa una cánula flexible de 5 a 6 milímetros. Los proyectos de control de la población han exportado esta técnica a muchos países del Tercer Mundo porque es muy fácil entrenar legos para hacerlo y no requiere de una bomba de succión motorizada o de mucho equipo.

3. Durante un *aborto por aspiración al vacío,* la apertura cervical se dilata para que pueda usarse una cánula más larga. Una aspiradora eléctrica es la fuente de la succión. Hay muchas variaciones de este método. Por más de una década las mujeres han estado trabajando para crear las técnicas de aspiración más seguras y menos traumáticas físicamente. Un número de mujeres que han creado y dirigen centros de salud feministas han entrenado practicantes para usar la menor dilatación y cánulas flexibles pequeñas, las cuales reducen el riesgo de desgarrar o perforar el útero o la cérvix. (Una cánula de ocho milímetros puede usarse para los abortos de entre once a doce semanas del UPM). El *curetaje legrado,* o raspado del interior del útero con un lazo metálico llamado *cureta legra,* no es rutinariamente necesario. Las experiencias en estas y otras clínicas muestran que este enfoque es más confor-table para las mujeres que aquél que practican la mayoría de los profesionales quienes usan cánulas más largas de metal o plástico rígido (las cuales requieren mayor dilatación) y una cureta después de la succión.

4. *Dilatación y curetaje (D y C)* es un procedimiento ginecológico rutinario que se usa para tratar condiciones, tales como sangrado excesivamente denso y para diagnosticar varios problemas uterinos. Generalmente se practica en un hospital bajo anestesia general. Como los estudiantes de medicina aprenden rutinariamente la D y C, aún suele ser el método más común para los abortos del primer trimestre.

5. *Dilatación y evacuación (D y E)* es un método más nuevo que combina las técnicas D y C y la aspiración al vacío, para abortos más allá de las doce semanas del UPM. Como el tejido fetal es más largo y el útero es más suave y fácil de lastimar que en el primer trimestre, una D y E es más complicada y requiere de un nivel más alto de habilidad de parte de la persona que ejecute el aborto. Un examen ultrasónico o ecografía puede ser requerida de antemano.

LA EXTRACCIÓN MENSTRUAL

A inicios de la década de los 70, los grupos de autoayuda en el Centro de Salud de Mujeres Feministas en Los Angeles y en otras partes de EEUU desarrollaron una técnica que usa una cánula pequeña de plástico flexible para extraer los revestimientos del útero cerca del momento en que el período menstrual es esperado. Las mujeres practicaron entre sí para desarrollar instrumentos y técnicas seguras. La extracción menstrual fue desarroyada sobre la base de una investigación experimental por mujeres en grupos de autoayuda avanzados; no puede obtenerse en servicios médicos. La extracción menstrual ayuda a las mujeres a evitar la incomodidad de un período menstrual, provee información sobre la menstruación y capacita a las mujeres a aprender habilidades básicas para el cuidado de la salud. Un embarazo muy temprano, si está presente, sería removido probablemente junto con los revestimientos del útero. Se necesitan más investigaciones, antes de poder conocer si la extracción frecuente de los revestimientos uterinos crea algún problema de salud a largo plazo, aún cuando hasta el momento no hay evidencia alguna. Muchos aspectos de las técnicas desarrolladas para la extracción menstrual han sido incorporadas en la práctica médica para abortos tempranos con cánulas flexibles. La extracción menstrual es un ejemplo poderoso de la investigación médica hecha por y para las mujeres.

La cérviz necesita ser dilatada más que en un aborto temprano para que los instrumentos más largos puedan ser introducidos dentro del útero, con el fin de terminar el embarazo.

Los dilatadores se usan para agrandar más la apertura cervical, si es necesario. Entonces el médico usa los fórceps, una cureta y la succión al vacío, para aflojar y quitar los ligamentos uterinos, y los tejidos fetales y placentarios. Un fármaco (oxitocina) puede administrarse para ayudar al útero a contraerse, retrasando el sangrado que normalmente ocurre.

6. En un *aborto inducido* del segundo trimestre, el/la doctor(a) inyecta (instila), una solución que provoca el aborto a través del saco amniótico, que rodea al feto. (Antes de la semana 16 del UPM este saco no es lo suficientemente grande como para ser localizado con precisión, así que el procedimiento de inducción no puede usarse hasta este momento). Horas más tarde, las contracciones hacen que la cérvix se dilate y el feto y la placenta son expulsados. Una D y C se ejecuta frecuentemente después del aborto para remover cualquier tejido que haya quedado, y para darles a los médicos/as en adiestramiento más oportunidad de aprender. Se requiere de una estadía en el hospital de entre 12 a 48 horas, la cual es costosa.

La primera solución comúnmente usada en los abortos de segundo trimestre fue la solución de salina (sal) hipertónica. En años recientes el uso de la prostaglandina se ha extendido, así como las combinaciones de salina, prostaglandinas, úrea y/u otros ingredientes. Para detalles y una comparación entre el aborto salino y el de prostaglandina, véase la página ——. Este tipo de abortos inducidos son frecuentemente llamados *salinos* o *abortos de prostaglandina*, según sea la solución que causa el aborto.

7. Los *supositorios de Prostaglandina*, colocados en la vagina, algunas veces causan contracciones uterinas fuertes que resultan en un aborto. Este es el método abortivo más reciente y el menos conocido. Muchos hospitales usan los supositorios de prostaglandina solo cuando un feto ha muerto y la mujer no entrará en trabajo de parto para expulsarlo de su cuerpo. Náuseas, vómito, diarrea, fiebre y fracaso al provocar el aborto, son problemas comunes.

8. En una *histerotomía* el cirujano extrae al feto y la placenta a través de una incisión realizada en el abdomen y el útero, como una pequeña cesárea. La incidencia de serias complicaciones para esta clase de cirugía mayor es considerablemente más alta que para otros métodos abortivos. Es posible que necesites una histerotomía cuando los métodos de inducción han fallado repetidamente, o no puedan usarse por razones médicas.

RIESGOS Y COMPLICACIONES

Como con cualquier procedimiento médico, con el aborto legal existen posibles riesgos y complicaciones. En los EEUU, el riesgo de una complicación en caso de aborto durante el primer trimestre es aproximadamente 1%. Entre más tardío sea el aborto, mayor es el riesgo de las complicaciones. Los signos de una complicación aparecen generalmente a los pocos días después del aborto. Los listados a continuación son los posibles riesgos y complicaciones de los abortos por aspiración, sus síntomas y tratamientos.

INFECCIÓN

La infección es una de las complicaciones más comunes. Aún cuando se usen instrumentos esterilizados y antisépticos, las bacterias algunas veces viajan dentro del útero. Los signos de una infección son fiebre de 38.05 grados Celsius o más alta, dolores fuertes y/o descarga vaginal con mal olor. El tratamiento consiste en antibióticos, usualmente tetraciclina o ampicilina. Es importante asistir a un examen ginecológico después de concluir los medicamentos para asegurarse de que ya no haya infección y que no exista signo de retención de tejido. Si se deja sin tratar, una infección puede causar serias enfermedades, esterilidad, e incluso la muerte.

RETENCIÓN DE TEJIDO

Como quien realiza la intervención no puede ver realmente dentro del útero durante el aborto, ocasionalmente queda algún tejido dentro. Los signos de la retención de tejido incluyen sangrado denso, pasaje de grandes coágulos de sangre, fuertes cólicos, sangrado por más de tres semanas, o signos de embarazo (por ejemplo, pechos inflamados, náuseas, cansancio) que duren más de una semana. El tejido que permanece dentro del útero es propenso a infectarse. Algunas veces se administran los fármacos (Methergine o Ergotrate) para estimular el útero a contraerse y expulsar el tejido. El otro tratamiento es remover el tejido por medio de un procedimiento de aspiración, similar a un aborto por aspiración, pero más corto u ocasionalmente una D y C.

PERFORACIÓN

La perforación ocurre cuando un instrumento atraviesa la pared del útero. Existe mayor riesgo de perforación en una D y E, que en un aborto durante el primer trimestre. Cuando una mujer está despierta, sentirá un dolor agudo o un calambre. Si la perforación ocurre, el equipo médico llevará cuenta del pulso, la presión arterial, los calambres y el sangrado, muy de cerca. El útero es un músculo muy fuerte y frecuentemente sana rápidamente por sí mismo. Sin embargo, si hay algunas indicaciones de que un vaso sanguíneo largo u otro órgano han sido lastimados, necesitarás hospitalización y posiblemente cirugía. Si el aborto no ha sido completado cuando ocurre la perforación, por lo general, éste se termina en un hospital.

HEMORRAGIA

La hemorragia uterina (sangramiento excesivo), durante o después de un aborto, es más propensa a ocurrir en los abortos durante el segundo trimestre. Algunas veces el sangrado excesivo puede ser un signo de retención de tejido, perforación, o fallo del útero al contraerse. Pueden administrarse fármacos para estimular las contracciones del útero, o puede practicarse un procedimiento de aspiración para reducir el sangrado. Examínate antes de salir de la clínica o consultorio e informa al personal de salud de la cantidad de sangre que estás perdiendo.

LACERACIÓN CERVICAL (DESGARRO)

Hay más riesgo de que la cérviz sea lastimada durante un aborto en el segundo trimestre que en un aborto más temprano. Un desgarramiento puede no sentirse cuando sucede, pero quien hace la intervención debe informarlo y registrarlo en su expediente médico. Un desgarramiento pequeño sana sin tratamiento, uno más serio puede requerir puntos, y provocar alguna pérdida de sangre.

ABORTO FALLIDO-CONTINUACIÓN
DEL EMBARAZO

En muy raras ocasiones, aunque algún tejido haya sido extraído, la mujer continua embarazada. Esto sucede con mayor frecuencia en el embarazo temprano (menos de 4 semanas después de la concepción, 6 semanas del UPM). Después del aborto, el personal de salud debe inspeccionar el tejido removido del útero para asegurar que todo el tejido del embarazo ha sido extraído. En casos de un embarazo múltiple, algunas veces un embarazo es removido, pero los otros permanecen (ya sea en el mismo útero, o, más raramente, en un útero doble). Si esto sucede, las señales de embarazo pueden continuar.

El aborto tiene que repetirse en un lapso de más o menos una semana.

SÍNDROME POSTABORTIVO
(SANGRE EN EL UTERO)

Si el útero no se contrae apropiadamente o si un coágulo de sangre bloquea la apertura cervical y evita que la sangre salga del útero, ésta se acumula en su interior: el dolor, los calambres y algunas veces las náuseas se incrementan. Algunas veces los coágulos se expulsan con un masaje profundo directamente sobre el útero (presionando fuerte con los dedos justo arriba del hueso púbico). Si esto no funciona, los coágulos deben ser extraídos mediante la reaspiración del útero.

POSIBLES EFECTOS EN FUTUROS EMBARAZOS

Tener un aborto no disminuye las posibilidades de tener un bebé saludable en el futuro. Hay algunos indicios de que tener abortos severos puede aumentar levemente las posibilidades de aborto espontáneo o nacimiento prematuro, pero no se han hecho suficientes investigaciones al respecto. (Dilatar la cérvix debe hacerse tan poco y tan delicadamente como sea posible para minimizar los riesgos de debilitarla).

LA ANESTESIA

Si vas a tener un aborto por un método de succión, puedes tener la opción de usar la anestesia (drogas que reducen el dolor). Si sabes cuáles son tus opciones y cómo pueden afectarte, puedes decidir cuál tipo de anestesia prefieres, o pedir que no se utilice anestesia alguna.

Hay dos tipos básicos de anestesia: la *local*, la cual afecta sólo la cérvix, y la *general*, la cual te pone en estado inconsciente ("dormida"). También hay un método más nuevo que combina un anestésico local con drogas que causan una pérdida parcial de la conciencia. Esto se llama *sedación analgésica*.

La anestesia local se inyecta dentro de la cérvix (cuello del útero). Esta relaja el músculo cervical, aliviando los calambres que pueden ocurrir cuando los instrumentos, tales como los dilatadores, pasan a través de la cérvix. Este método no disminuye los calambres causados por las contracciones del útero cuando éste se vacía.

La anestesia general se administra usualmente por vía intravenosa (inyectada dentro de un vena en el brazo). Esto provoca inconciencia; no verás lo que está pasando ni sentirás menos dolor, pero podras escuchar bien lo que se dice. La sedación analgésica, tales como los narcóticos o los tranquilizantes, también se administran por vía intravenosa.

Cualquier droga anestésica tiene riesgos y complicaciones, que se suman a los riesgos del aborto. Con la anestesia local puede que brevemente experimentes un campanilleo en tus oídos, comezón en las manos o pies, o mareos. Los ataques o reacciones alérgicas serias son raros. Si tienes una anestesia general, puedes sentirte drogada, asqueada y desorientada al depertar; algunas mujeres no se sienten bien, incluso un par de días más tarde. Puedes despertar con calambres. En raras ocasiones, una reacción puede dañar seriamente el hígado u otros órganos. En suma, la anestesia general aumenta algunos de los riesgos del aborto en sí. Por ejemplo, hay más sangrado porque el músculo uterino está más relajado. También hay un riesgo mayor de una perforación seria, porque los médicos(as), desafortunadamente, han sido educados para ser menos gentiles con los instrumentos si la mujer está dormida y no pueden quejarse de un dolor poco usual. Los riesgos, los efectos negativos y la recuperación de la analgesico-sedante varían con los fármacos particulares que se usen, pero, generalmente, duran varias horas, o menos.

Para un aborto durante el primer trimestre, la anestesia general o sedación analgésica no es médicamente necesaria. Para una Dilatación y Evacuación durante el segundo trimestre, la cual toma más tiempo y puede ser más incómoda, estas drogas fuertes son usadas con mayor frecuencia. Algunas mujeres, por sus propias razones, escogen no estar despiertas. La mayoría de las mujeres encuentran que los calambres son bastante soportables con un anestésico local o sin él.

Me sentí muy bien acerca de mi decisión de no ser anestesiada durante mi aborto. Descubrí que tengo la fuerza para enfrentar mi miedo al dolor. Mis calambres fueron fuertes por unos cuantos minutos, pero me concentré en la respiración profunda y sostuve la mano de mi asesora. Diez minutos después me sentí bien y lista para ir a casa.

Con la anestesia local o la sedación analgésica, tienes poco control sobre la experiencia del aborto, porque estas más propensa a la inconsciencia de lo que ocurre durante el procedimiento. Algunas veces los médicos o las enfermeras expresan hostilidad durante esos minutos emocionalmente vulnerables, justo antes de que las drogas surtan efecto y cuando están desapareciendo.

Desafortunadamente, es difícil obtener evidencia de cuán frecuentemente esta clase de abuso emocional ocurre. Las mujeres están frecuentemente, ya sea inconscientes o parcialmente conscientes cuando esto ocurre, y los únicos testigos son el personal médico que encuentra esta clase de conducta aceptable o que no arriesgarán sus trabajos y rango profesional contándoselo a otros profesionales.

Cada experiencia abortiva de una mujer es única, dentro de un límite conocido de posibilidades. Nadie puede predecir si encontrarás los calambres dolorosos o suaves, o cuáles serán los efectos de la anestesia para ti. Trata de descubrir qué drogas se usan en el consultorio clínico al que asistirás. La información sobre los efectos de las drogas y los riesgos deben ser una parte de tu preparación para un aborto y te ayudarán a hacer las mejores elecciones en caso de que tú tomes las decisiones.

Algunos servicios de aborto tienen una manera predispuesta de hacer las cosas, y puede que ellos respondan a tus demandas o no.

FACILIDADES PARA ABORTAR EN LOS EEUU

Esta sección se refiere a los abortos legales, aun cuando con la situación política actual nuestro derecho a los abortos legales está en serio peligro. Cuántas opciones tienes acerca de dónde tendrá lugar tu aborto, depende de dónde vives, cuánto dinero tienes o cuánto cubre tu seguro, tu edad, cuánto tienes de embarazo y cuáles son las fuentes de información que están disponibles para ti.

AGENCIAS QUE TE PUEDEN AYUDAR A OBTENER UN ABORTO EN LOS EEUU

Desde que el aborto fue legalizado han existido una variedad de fuentes de información responsables, acerca de dónde obtener un aborto. Sin embargo, por una decisión de la Corte Suprema de los EEUU, en 1990 (Rust contra Sullivan), puede que ocurran algunos cambios. La Corte sostuvo la regla de clausura que les prohibe a los doctores y asesores que reciben fondos federales bajo el Título X, proveer información y recomendar lugares para abortar. Esta decisión afecta la planificación familiar y las clínicas de planificación familiar ("Planned Parenthood"). Aun cuando muchas clínicas no han decidido cómo manejar esta situación, es posible que la mayoría rechace los fondos, por su compromiso de proveer información precisa y completa, y cuidado para las mujeres.

Algunos grupos en contra del aborto se enmascaran como agencias de orientación y tratan de "persuadir" a las mujeres de no abortar. Estas aparecen anunciadas frecuentemente como centros de embarazo "problema" o "crisis". Si la regla de clausura se mantiene, habrá más de estos. Si no estás obteniendo la información que deseas, siéntete libre de irte, o colgar el teléfono. Si puedes, haz que te acompañe alguien en quien confías.

Para información fiable, comunícate con: proveedores de aborto (pueden aparecer en las páginas amarillas), clínicas ginecológicas en hospitales no católicos, centros de salud comunitarios, clínicas de planificación familiar, centros de mujeres y centros de salud feministas (anunciados en los directorios telefónicos, periódicos locales y directorios de los campos universitarios). Las clínicas de planificación familiar ("Planned Parenthood") tienen oficinas en casi todos los estados, proveen referencias y, en algunas áreas, operan clínicas de abortos. También puedes obtener información de la Federación Nacional de Abortos en la Línea Informativa, (800) 772-9100; la Red de Trabajo Nacional para la Salud de la Mujer, (202) 347-1140, o las otras organizaciones nacionales anunciadas en los Recursos. Ellos también tienen información sobre los fondos de la Ayuda Médica, y los fondos para las mujeres de bajos recursos que solicitan abortos.

¿QUÉ BUSCAR CUÁNDO SE ESCOGE UN SERVICIO DE ABORTO?

En los EEUU, la mayoría de los abortos del primer trimestre son practicados en clínicas independientes que no son parte de los hospitales. Los abortos también son practicados en las oficinas de doctores, clínicas hospitalarias externas, y en los hospitales, algunas veces con una estadía de una noche. *Un ambiente de hospital no es necesario para los abortos del primer trimestre excepto cuando ciertas condiciones de salud serias requieren que estén disponibles las facilidades de emergencia de un hospital.* Los abortos de D y E del segundo trimestre también pueden ser practicados con seguridad en una clínica equipada apropiadamente o en la oficina del doctor. Sin embargo, están menos disponibles y es posible que tengas que viajar para obtener uno.

La legalización de algunos procesos abortivos ha resultado en instalaciones más seguras, pero cómo nos sentimos después de un aborto también puede verse influido por la calidad de la asesoría y el tratamiento del personal, el cual varía con las motivaciones de aquellos que manejan o son propietarios de una instalación, y con las políticas abortivas. La propaganda antiabortiva es penetrante en nuestra sociedad. Los mensajes de que el aborto es malo, que las mujeres que han tenido abortos son egoístas o irresponsables sobre el sexo y el control natal, que el aborto es asesinato y que es una experiencia traumática emocionalmente, han creado un clima en el cual el aborto está rodeado por la culpa, la lástima y el miedo. Incluso muchos partidarios de los derechos al aborto frecuentemente describen el aborto como un mal necesario.

Desafortunadamente, algunos consejeros y equipo médico en las clínicas expresan estos conceptos. El tratamiento insensible y sin apoyo del equipo clínico es especialmente problemático y puede hacer un aborto desagradable o peor. Tu tienes derecho a que se te trate con respeto. Un miembro del equipo en una clínica feminista dice cómo debe y puede ser:

En nuestra clínica, las consejeras son entrenadas para ayudar a cada mujer a proteger sus sentimientos. Nosotras no invadimos la privacidad de nadie, si ella nos dice que su decisión es clara, no forzada, y que ella no desea discutir sus razones o sentimientos. Las mujeres hablan unas con otras, no sólo con la asesora. Nosotras proveemos información muy detallada y precisa sobre el procedimiento del aborto. Cuando una decisión debe ser tomada, la mujer en sí es una participante activa. Deseo que la mujeres puedan caminar en cualquier centro médico sintiendo que nosotras merecemos ser tratadas con respeto y demandarlo, cuando no sea así. Debemos dejar de sentirnos agradecidas cada vez que no somos abusadas abiertamente.

Las barreras raciales, culturales y de clase también moldean nuestra experiencia.

Sólo porque ellos te brindan a una mujer blanca con quien hablar, no significa que fuistes bien aconsejada. Ella era amable y me brindó buena información. Yo le traté de explicar como me sentía acerca de hacerme el aborto. Aunque me estaba escuchando, tuve la impresión de que no me entendió.

Una consejera afro-americana dice:

Soy la única mujer de raza negra que trabaja en la clínica. Es importante para mí estar ahí para ayudar a las mujeres de mi raza que vienen para tener abortos, de otro modo, todo lo que ellas ven son caras blancas. Me convertí en consejera porque sabía que podía establecer una diferencia—yo quería ayudar a todas las mujeres.

También pueden existir los motivos de lucro para convencer a las mujeres a aceptar la anestesia general. Con la mujer inconsciente no hay necesidad de estarla apoyando o ser amable durante el procedimiento, y el médico puede trabajar más rápido, practicando más abortos y haciendo más dinero.

LO QUE DEBES SABER

Ya sea que tengas que buscar para encontrar un servicio para abortos o que puedas escoger entre muchas instituciones, formula las preguntas de antemano. No sólo tienes que tener una idea de lo que te espera, pero también tienes que prepararte para negociar las opciones que no necesariamente son parte de la rutina de los procedimientos. Por ejemplo:

1. Costo. ¿Tiene la cuota que ser pagada toda de una vez? ¿Cubrirá la Ayuda Médica o el seguro de salud algo de eso? ¿Se incluye todo o pueden haber cargos adicionales (por ejemplo, para un Papanicolau o para un Rhogam)?

2. ¿Existen requerimientos de edad o requerimientos de consentimiento especiales? ¿Tengo que decírselo a mis padres o a mi esposo, obtener su consentimiento y/o traer un documento que certifique mi edad?

3. ¿Cuánto tengo que esperar en la clínica? ¿Se hará todo en una visita?

4. ¿Se proveerá cuidado infantil para mi(s) niño(s)?

5. ¿Qué necesito traer conmigo?

6. ¿Hay algo en mi historial médico que interferirá con que yo obtenga un aborto en esa clínica?

7. ¿Puedo traer a alguien conmigo? ¿Puede él/ella estar conmigo durante toda la asesoría y el procedimiento de aborto, si es eso lo que yo deseo?

8. ¿Habrá una asesora o una enfermera conmigo que me brinde información y apoyo antes, durante y después del aborto?

9. ¿Habrá gente del equipo que hable mi lengua nativa? Si no es así, ¿me proveerá el centro un(a) intérprete?

10. ¿Puede la clínica satisfacer algunas necesidades especiales que yo tenga (por ejemplo, acceso a una silla de ruedas)?

11. ¿Qué tipo de procedimiento abortivo se utilizará?

12. ¿Qué tipo de anestesia y otros medicamentos están disponibles? ¿Qué opciones tengo?

13. ¿La clínica se hará responsable del seguimiento de rutina? ¿Cómo tratarán las complicaciones? ¿Qué tipo de servicios de respaldo están disponibles en caso de emergencia?

14. ¿Se practicará un examen de los pechos, un Papanicolau o un cultivo gonorréico?

15. ¿Estarán disponibles opciones para el control natal si lo deseo?

16. ¿Se realizan los abortos si las mujeres son VIH positivo?

17. ¿Puede haber antiabortistas vigilando o bloqueándome la entrada a la clínica? Si así fuera, ¿qué arreglos existen para enfrentar esto y protegerme?

Acuerdate: Pregunta sobre *cualquier* cosa que te preocupe.

Frecuentemente la forma en que el equipo responde a las preguntas indica su actitud hacia las mujeres que vienen por abortos. Puedes darte cuenta de ello por la manera como te atienden por teléfono, así como en persona.

En los países de Latinoamérica, donde el aborto es ilegal, estas preguntas siguen siendo pertinentes. Pero también es importante incluir:

¿Es posible que la policía esté vigilando la salida de la clínica o el consultorio? Si así fuera, ¿qué arreglos existen para manejarlo y protegerme?

En los EEUU, aunque el aborto sigue siendo legal, el movimiento en contra del aborto ha creado un clima de hostigamiento y violencia hacia el personal y las mujeres que acuden a dichas clínicas. Algunas clínicas tienen entradas alternas para evitar a los manifestantes. Frecuentemente hay defensores de los derechos al aborto en la clínica para apoyar y proteger a las mujeres que ingresan a la clínica. Muchas mujeres se sienten trastornadas y furiosas al tener que enfrentarse a estas demostraciones en las clínicas. Algunas desean confrontarlos, otras prefieren evitarlos, o ignorarlos. Nosotras creemos que las protestas en las clínicas de abortos constituyen hostigamiento—nadie además de ti tiene el derecho de decidir si debes tener un aborto. Nadie tiene el derecho a tratar de interferir con esa decisión.

Con los incidentes terribles en los cuales, asesinos, en contra del aborto, han matado a médicos y otros trabajadores y trabajadoras en clínicas de aborto, hemos llegado a unas condiciones de enorme peligro para el derecho legal del aborto.

EL ABORTO POR ASPIRACIÓN AL VACIO

Son muy pocos los casos de abortos practicados actualmente en América Latina con procedimientos de aspiración al vacío durante el primer trimestre, en una clínica o consultorio externo. Las clínicas varían mucho, y tu experiencia puede ser muy diferente de la de otra mujer, incluso en la misma clínica o consultorio.

PRELIMINARES MÉDICOS

Después de llegar a la clínica o consultorio, te harán preguntas para tu historia clínica. Un trabajador de salud te extraerá sangre para revisar el factor Rh (6) y la anemia, hará otra prueba de embarazo y revisará tu pulso, presión arterial y la temperatura (los signos vitales).

CONSEJERÍA

Algunas clínicas y/o consultorios proveen consejería individual. La consejera explica el procedimiento abortivo y lo que se espera después. Puede hablar también sobre las opciones de métodos anticonceptivos. La sesión de asesoría es una ocasión para que formules preguntas y expreses cualquier temor o preocupación, especialmente sobre el embarazo o el aborto.

EL ABORTO

La asesora te llevará al cuarto de examen, después de que vayas al baño. Antes del aborto, la persona que hace la intervención, ejecuta un examen bimanual exámen pélvico para sentir el tamaño y la posición de tu útero, confirmando la etapa del embarazo. El/ella necesita esta información para decidir la longitud de la cánula que va a usar y el ángulo en el cual se insertarán los instrumentos con seguridad.

Si éste es tu primer examen pélvico, díselo a tu asesora. Si éste es tu primer examen o has tenido otros, asegúrate de que el médico vaya despacio, que sea amable, que te explique lo que está pasando y que te permita tener algo de control sobre el procedimiento. Luego, el médico inserta un espéculo en tu vagina, separando las paredes vaginales para ver el cuello de la matriz. Puede que sientas presión, pero no debe doler. Si te pincha, pídele al médico que reajuste el espéculo. Un cultivo de clamidia y gonorrea pueden ser tomados, y un Papanicolau, si no has tenido uno recientemente.

El médico limpia completamente tu vagina con una solución antiséptica para ayudar a prevenir la infección. Si te van a poner una anestesia local, ésta se inyecta en la cérvix o cuello de la matriz. Como la cérvix tiene muy pocas terminaciones nerviosas, puede que no sientas esto del todo, o puede que sientas como un pinchazo o presión. Luego se adhieren unas pinzas a la cérvix para mantenerla estable. Es posible que sientas un pinchazo, un calambre, o nada. Algunos practicantes entonces miden el interior del útero con una barra delgada llamada *sonda*; otros creen que esto no es necesario. El sondeo podría causar un calambre corto. La apertura cervical se extiende gradualmente, insertando y removiendo los dilatadores de tamaños cada vez más grandes. Probablemente sientas alguna clase de calambre, tal vez similar a los suaves calambres menstruales o más fuertes. Podrían usarse de 2 a 8 dilatadores; la dilatación toma por lo general menos de 2 minutos.

Un tubo esterilizado se inserta a través de la cérvix en el útero. Las cánulas se hacen de distintos diámetros, desde el tamaño de una pequeña pajilla o sorbeto, hasta el tamaño de una pluma grande (5 a 12 milímetros). Entre más avanzado el embarazo, más grande es la cánula que se necesita para removerlo. La cánula se conecta con tubos a una botella. La *aspiradora*, una máquina de succión motorizada, crea un vacío en la botella. Cuando la cánula se mueve a lo largo de las paredes uterinas, la succión suave extrae el tejido del embarazo fuera, a través de la cánula y la tubería dentro de la botella. La aspiración no toma usualmente más de unos pocos minutos, lo cual depende de cuántas semanas de embarazo tengas.

Los fórceps pueden usarse para remover el tejido. Algunos médicos insertan una cureta y raspan el interior del útero para revisar que esté completamente vacío. Otros piensan que este paso adicional es innecesario, causa sangrado extra, aumenta el riesgo de perforación, alarga el aborto y causa incomodidad y dolor.

Cuando el útero está vacío, comienza a contraerse a su tamaño original (antes del embarazo). Estas contracciones pueden variar desde débiles hasta calambres notablemente dolorosos—cada mujer es diferente. Respirar profundamente y con un ritmo regular, especialmente con la ayuda de una asesora o amiga, puede ayudarte a relajar tu cuerpo, y a "superar el dolor" de los calambres. También es importante mantener los músculos de tu estómago tan relajados como sea posible, y no voltearte. Los calambres deben disminuir inmediatamente después que la cánula es removida o dentro de los siguientes 10 minutos, aproximadamente.

1: *espéculo*
2: *tenazas*
3: *sonda*
4 y 5: *dilatadores*

6 y 7: *cánulas de plástico flexible*
8: *cánula de plástico rígido*
9: *cureta*
10: *fórceps*

DESPUÉS DEL ABORTO

Después de limpiar tu vagina por fuera y revisar el sangrado, el profesional removerá el espéculo. Entonces puedes trasladarte a un cuarto más cómodo para sentarte o acostarte un rato. Podrías sentirte débil, cansada, con calambres o con náuseas por un rato, o podrías estar lista para levantarte inmediatamente.

Antes de que te vayas, una consejera debe explicarte las instrucciones de cuidados posteriores (qué esperar y vigilar). Tus signos vitales, calambres o sangrado, deben ser chequeados antes de que te vayas.

Los siguientes testimonios de mujeres latinoamericanas ilustran las circunstancias difíciles del aborto ilegal:

Hubiese preferido que me durmieran toda y no sentir nada... Me dolió más que dar a luz. Yo quería que mi hermana -quien es médica- estuviera conmigo, pero no la dejaron estar presente. Sólo estaba el médico y una persona que trabaja con él. Fue algo muy frío, la verdad, era muy impersonal...

Yo pensaba que el aborto iba a ser diferente, pensaba que no iba a sentir, pero los nervios son los que a mí me matan. Es bien traumático el aborto, es un momento que se te hace eterno, yo quería que acabase y ya; yo quería que el doctor me durmiera. Yo le dije al doctor que me aplicara anestesia

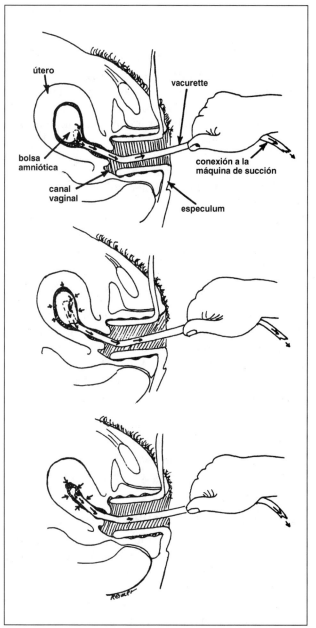

Nina Reimer

general, pero él me contestó que así dolía. Quizás a otras personas no les afecte tanto, pero para mí fue traumático el dolor, porque lo sentí más que cuando di a luz. Me dolió todo, cada paso.

Le pregunté al doctor si me iba a doler y me dijo que no... y en el momento en que me estaban haciendo el aborto, yo quería ver y el doctor me decía, "tranquila". Yo lloraba, me dolía la cabeza. En ese momento yo recordaba todo lo que me había pasado antes [violación por un extraño]; me dolía y me halaba y todo se confundía, y el doctor me preguntó, "¿por qué lloras, porque te duele o porque te acuerdas?", le dije, "porque me acuerdo." Me dijo que contara hasta 15, y que después iba a pasar. Yo iba contando y sentía que halaba, despacito, despacito, yo quería ver, pero no me podía levantar. Le pregunté al final cómo era y me dijo, "sólo es un coágulo de sangre"; y no sé, quería verlo.

Fue muy doloroso, incluso grité, y el doctor dijo que si seguía así, lo dejaba para otra ocasión. Entonces yo me asusté, porque pasaría más tiempo y tuve que soportarlo, fue una experiencia horrible. Afectivamente me siento aliviada, tranquila, porque la semana anterior a que ocurriera, estaba muy mal, como estresada; ahora sigo siendo la chica de antes, porque me he hecho una revisión y el doctor me dice que todo está normal.

El doctor me explicó el método para la intervención. Cuando yo estaba en la camilla... me encomendaba a Dios, estaba muy nerviosa, pensaba que de repente no me iba a poder levantar de esa camilla, pensaba que me iba a quedar allí para siempre... El médico me ayudó, su asistente también, me decía que respirara profundo porque yo estaba tensa y sentía las piernas durísimas...

Yo sentía que me abrían y después me succionaban, sentía mucho dolor. Dos veces me hicieron la succión y a la segunda vez, ya terminó todo. Fue rápido, yo pensé que iba a demorar más, fueron como 20 minutos, más se demoró el médico en prepararme.

Creo que sentía mareos porque no había comido; no tenía hambre. Después del dolor y del temor, me vino un sudor frío, me desmayaba... Luego me fui al baño, me eché agua y fue pasando. Me fui caminando, pero tenía temor, tenía miedo de que me bajara sangre.

ABORTOS DURANTE EL SEGUNDO TRIMESTRE

Con mucha frecuencia, las mujeres eligen sus abortos durante el segundo trimestre porque no fueron capaces de conseguir el dinero a tiempo para tenerlos durante el primer trimestre. Irónicamente, un aborto más tardío cuesta más. Otras razones para elegir los abortos durante el segundo trimestre podrían incluir errores en la detección del embarazo: pruebas de embarazo negativas falsas, o una medición uterina imprecisa. Las mujeres que estaban embarazadas cuando comenzaron a tomar píldoras anticonceptivas o que no se les dijo que era posible quedar embarazadas con el DIU puesto, algunas veces ni siquiera sospechan de un embarazo por muchos meses. Ocasionalmente una mujer (especialmente una adolescente), podría no admitir la posibilidad de embarazo. Como ella carece de apoyo, dinero o información, podría sentirse temerosa, abrumada y al no estar preparada para enfrentarse a un embarazo, entonces lo niega, esperando que de algún modo éste se irá por sí mismo. Dadas todas estas situaciones comunes, una mujer puede llegar a la experiencia del aborto tardío ya exhausta emocionalmente.

Un gran porcentaje de las mujeres que son forzadas a buscar un aborto durante el segundo trimestre son jóvenes, pobres, o mujeres inmigrantes de zonas rurales. Ellas soportan lo más duro de las actitudes que "culpan a la víctima". Una mujer podría ser tratada como si ella fuera estúpida y/o irresponsable y merece ser "castigada", por una atmósfera sin apoyo y una experiencia dolorosa.

La mayoría de los médicos o consultorios prefieren no ejecutar abortos del segundo trimestre.

LAS VENTAJAS DEL PROCEDIMIENTO DE DILATACIÓN Y EVACUACIÓN

La D y E tiene muchas ventajas sobre los procedimientos de aborto inducido, usados más comúnmente en los segundos tres meses del embarazo. No solo una D y E es más segura, también es más fácil física y emocionalmente que un aborto inducido, en el cual la mujer debe pasar por la labor y el parto de un feto, frecuentemente mientras está en el cuarto de una clínica. Una D y E es mucho más rápida (de 10 a 45 minutos, comparada con muchas horas, en una estadía de una noche en una clínica por un aborto inducido), y las complicaciones son menos probables, aun cuando se necesitan más estudios. Una D y E puede ser practicada en un consultorio médico equipado apropiadamente o una clínica, con un anestésico local y tal vez también un tranquilizante, aunque muchos todavía se practican en los hospitales usando anestesia general. Pocos médicos practican los procedimientos de D y E después de 24 semanas del UPM con buenos resultados; el límite de 16, 18 o 20 semanas es más común.

Sin embargo el problema más grande con la D y E, es que no está ampliamente disponible. No hay suficiente personal entrenado para practicar procedimientos de D y E, especialmente en el límite de la semana 18 a la 24 del UPM. A muchos médicos les disgusta la idea de extraer un feto del segundo trimestre ejecutando una D y E. Preferirían practicar abortos inducidos, los cuales no requieren de su presencia después de la inyección. (Dejan a la mujer con el equipo de enfermeras para que se ocupe del feto abortado). Desafortunadamente, no hay médicos suficientes dispuestos a aceptar la tensión personal de practicar las D y E. Nosotras necesitamos más médicos/as que brinden mayor prioridad al hecho que una D y E *es mucho más segura y menos perturbadora para las mujeres.*

UN ABORTO INSTILADO DURANTE EL SEGUNDO TRIMESTRE

CÓMO ESCOGER UN SERVICIO. Tener un aborto inducido de 16 a 24 semanas de embarazo, es una experiencia más difícil que un aborto del primer trimestre, o un aborto de D y E en el segundo trimestre. Podrían tenerse horas de trabajo incómodas mientras el útero se contrae para abrir la cervix y expulsar al feto. La complicación y los porcentajes de mortalidad, aunque no más altos que para un embarazo de término completo y parto, son más altos que para los abortos tempranos o una D y E hecha por un médico/a hábil. Emocionalmente, también, puede ser una experiencia dura, aun cuando estés muy segura de que no deseas tener un bebé. El dolor y/o la incomodidad, la duración del tiempo, la similitud de la experiencia con el parto de un bebé, una atmósfera de intimidación o sin apoyo en la clínica, y la influencia de una parte muy influyente de la sociedad que dice que los abortos tardíos son "malos"—estos factores pueden hacer del aborto inducido una experiencia perturbadora.

EL ABORTO, LA AMNIOCENTESIS Y LOS IMPEDIMENTOS FÍSICOS

Nosotras creemos que la amniocentesis (ver p.430) debe de estar disponible como una opción para abortar si se encuentran serios defectos genéticos, y ello no debe crear conflictos con nuestro compromiso de construir un mundo mejor para la gente con discapacidades. El movimiento de los derechos de la discapacidad ha señalado el peligro de confundir la presencia de un defecto genético con la noción de una vida digna de vivirse. Una mujer debe tener el derecho de gestar un niño con un problema grave de salud y no ser castigada con la falta de apoyo por su elección. Todas nosotras tenemos acceso y podemos crear redes de información para que una mujer que confronte el diagnóstico de síndrome de Down, o cualquier otra malformación seria en su feto, pueda conocer a otros padres y niños que vivan con estas condiciones, y aprender realísticamente sobre la calidad, el costo y la disponibilidad de los servicios que puedan mejorar sus vidas.

COMPARACIÓN ENTRE LOS ABORTOS CON SOLUCIÓN SALINA Y CON PROSTAGLANDINA

En un aborto inducido, quien lo practica inyecta una solución abortiva al saco amniótico a través del abdomen, las contracciones uterinas expulsan al feto. Las dos soluciones más comúnmente usadas son una solución salina (sal), que generalmente causa la muerte del feto, seguida de las contracciones uterinas, o la prostaglandina F_2a, que provoca contracciones de trabajo de parto. Algunas veces la urea o la sal es añadida a la solución de prostaglandina.

La solución salina tiene un porcentaje de complicación más bajo, un porcentaje menor de abortos incompletos y consecuentes D y C y una posibilidad también menor de tener que repetir la inyección. Las desventajas de la solución salina incluyen una espera más larga antes de que el trabajo inicie un riesgo de emergencias serias, tales como un sobresalto, y posiblemente la muerte, si una instilación descuidada permite que la sangre entre en un vaso sanguíneo. Problemas del hígado o los riñones, fallo cardíaca, presión arterial alta y anemia hereditaria, son razones médicas para no practicar un aborto salino.

La prostaglandina F_2a trabaja más rápidamente y no tiene el mismo riesgo de emergencias serias que acarrea la salina. Sin embargo, tiene más efectos negativos, incluyendo náuseas, vómitos y diarrea; un porcentaje mayor de falla a la primera instilación y un porcentaje mayor de sangrado excesivo y retención de placenta (requiere de una D y C inmediata). Las contracciones de labor son por lo general más rápidas, agudas y más dolorosas, y existe un riesgo de que se desgarre la cérvix. En casos muy raros el feto es expulsado con signos de vida y no fallece hasta poco después. Las razones médicas para evitar la prostaglandina son antecedentes de convulsiones, epilepsia y asma.

PRELIMINARES

Lee el cuadro para sugerencias de preguntas que puedes formular cuando hagas una cita. Planea estar en la clínica una noche.

Las mismas pruebas y análisis son necesarios para un aborto por succión. Al tomar tu historial clínico, el médico debe revisar las condiciones que podrían contraindicar el uso de los métodos salinos o de prostaglandina.

EL PROCEDIMIENTO

LA INSTILACIÓN. El médico limpia tu abdomen, insensibiliza una pequeña área bajo tu ombligo con una anestesia local, e inserta una aguja a través de la piel en tu útero. Esto podría asustarte, pero probablemente sentirás solo un calambre leve cuando la aguja entra en tu útero. Para la solución salina, se extrae un poco de líquido amniótico. La solución abortiva se inyecta lentamente en el saco amniótico. Podrías experimentar presión, o una sensación de congestión. Si estás recibiendo una solución salina y sientes ondas de calor, vértigo, dolor de espalda, extrema sequedad o sed, díselo al médico inmediatamente; esto podría indicar que la sal está entrando en un vaso sanguíneo, lo cual es peligroso.

LA ESPERA. Tomará horas antes de que las contracciones del trabajo de parto se inicien, de 8 a 24, o más, con la solución salina y menos, con la prostaglandina. Los medicamentos pueden aliviar las náuseas y la diarrea causada por la prostaglandina. Si las contracciones del trabajo de parto no se inician dentro del tiempo esperado, podrían administrarte oxitocina para estimular las contracciones. Esto conlleva un riesgo de ruptura del útero, si las contracciones son muy fuertes. Algunas veces la instilación se practica una segunda vez.

LAS CONTRACCIONES. Al inicio, las contracciones se sentirán como calambres suaves. Más tarde, podrías sentir mucha presión en el área rectal y entonces un chorro de líquido de la vagina— al romperse el saco amniótico (bolsa de las aguas). Cada trabajo de una mujer es diferente en términos de cuánto se tarda y cómo se siente. Cuando se usan la prostaglandina o la oxitocina, las contracciones son más rápidas y agudas que con la solución salina.

En general, las contracciones no son tan fuertes como las del trabajo de parto a término completo, pero pueden ser dolorosas. El relajamiento, la respiración profunda o el jadeo pueden ayudar a hacer las contracciones tardías más fáciles de tolerar. Sentarse o acuclillarse podría ser lo más cómodo, aunque el personal de la clínica podría querer que te acuestes.El apoyo y la compañía de una amiga pueden ayudarte también. No se administra anestesia general, pero deben ofrecerte tranquilizantes y medicamentos contra el dolor, siempre y cuando no retrasen el trabajo.

LA EXPULSIÓN. A la larga, las contracciones expulsarán al feto y en el transcurso, de una hora, la placenta.

LA RECUPERACIÓN. Permanecerás en la clínica probablemente por algunas horas después del aborto. Si no fue expulsada toda la placenta , podrías necesitar un procedimiento de aspiración o una D y C para remover el tejido retenido. El cuidado posterior es el mismo que el de un aborto por succión.

DESPUÉS DE UN ABORTO

EL CUIDADO POSTERIOR. Las mujeres tienen una variedad de experiencias después de un aborto. La mayoría se siente bien y no tienen problema alguno, pero algunas se sienten cansadas o tienen calambres por varios días. El sangrado varía desde nada hasta 2 ó 3 semanas de flujo ligero a moderado, el cual podría detenerse y comenzar de nuevo. Los signos de embarazo podrían durar hasta una semana. Algunas mujeres experimentan una variedad de cambios, 4 ó 7 días después de un aborto, por que sucede siempre la caída de los niveles hormonales. Debido a la caída en los niveles hormonales, sangrado, calambres, inflamación de los pechos y/o sentimientos de depresión, se podrían incrementar, o aparecer si ellos no han estado presentes.

Aquí presentamos una lista de las maneras de cuidarte a ti misma después de un aborto:

1. Trata de seguir lo que tu cuerpo necesita—descanso por un día si te sientes cansada. (Si no puedes descansar porque no tienes a nadie que te ayude a cuidar de tus niños, o tienes que ir a trabajar para evitar perder tu trabajo, la recuperación podría ser más lenta). Evita alzar pesos o el hacer ejercicios arduos durante los siguientes días, pues esto podría incrementar tu sangrado. Beber alcohol también podría tener este efecto. Algunas veces se prescriben Ergotrate o Methergine (drogas que estimulan la contracción del útero), existe la teoría de que podrían mantener el sangrado al mínimo y ayudan a expulsar cualquier tejido retenido en el útero.

2. Para ayudar a prevenir la infección, no pongas nada en tu vagina: Esto evitará la introducción de gérmenes que podrían viajar hacia arriba en tu útero, antes de que éste haya tenido la oportunidad de sanar completamente. No uses tapones, duchas, o tengas coito por 2 ó 3 semanas(7). Está bien bañarse en tina o nadar, a menos de que estés sangrando.

3. Vigila los signos de las complicaciones. Si tienes fiebre de 38.05 grados Celsius, o más alta, calambres o dolor severo, flujo vaginal de mal olor, vómito, desmayos, sangramiento excesivo (humedecer una toalla entera en una hora o menos, o expulsar coágulos), o signos de embarazo que duren más de una semana, repórtalo a la clínica o al médico inmediatamente. Es importante estar alerta para poner atención a estos signos de aviso. Recuerda que las complicaciones son raras, pero les suceden a algunas de nosotras. No es tu culpa si tienes una complicación, pero si no le brindas cuidado tan pronto como sea posible, podría convertirse en una situación seria, así que no ignores los posibles signos de aviso. Frecuentemente una llamada a la clínica te asegurará que lo que te está pasando no es una complicación, sino una experiencia dentro de un límite normal.

Después del aborto, tuve retención de tejido. Necesité una reaspiración [básicamente, un segundo aborto] para prevenir una infección y remover el tejido que quedó. Había decidido terminar mi embarazo, pero no esperaba otro aborto una semana más tarde. No tuve otra elección más que enfrentarlo de nuevo y esperar que mi cuerpo retornara a la normalidad.

4. Frecuentemente el lugar donde te practicaron el aborto es la mejor fuente de información y consejo o atención médica, en caso de una posible complicación. Llámalos si algo te está molestando, incluso si no puedes regresar allí para que te atiendan. Si para que te atiendan necesitas atención médica de seguimiento, trata de consultar con personal experimentado en el tratamiento del aborto.

5. Es importante recibir un chequeo en 2 ó 3 semanas. Un examen pélvico da información sobre la pequeña posibilidad de la retención de tejido o infección que podrían no causar todavía algunos síntomas. También, puedes recibir cualquier cuidado ginecológico de rutina que no haya sido hecho en el momento del aborto. Fre-

cuentemente esta es una buena ocasión para discutir sobre el uso de anticonceptivos, lo cual podría haber sido difícil de hablar en el momento del aborto.

6. Tu próximo período se iniciará probablemente durante las 4 ó 6 semanas después de tu aborto. Si no se presenta tu período en seis semanas, comunícate con el servicio donde te practicaron el aborto. *Puedes quedar embarazada inmediatamente después de un aborto, aún antes de tu siguiente período, así que necesitas usar un anticonceptivo confiable si tienes relaciones coitales y no deseas otro embarazo.* Podrías decir y creer, "Nunca tendré coito de nuevo, así que yo no necesito un anticonceptivo". Y aun cuando haya muchas formas maravillosas de hacer el amor sin el coito (ver cap. 14, "La Sexualidad"), podrías cambiar de parecer después. *Una cosa que tienes en común con todas las mujeres que tienen abortos, es que sabes que puedes quedar embarazada.* Si no estabas segura antes, sabes sin duda que necesitas usar anticonceptivos si tienes coito otra vez y no deseas quedar embarazada.

Escoger un método anticonceptivo es un problema muy individual (ver cap. 18, "Los Anticonceptivos"). Algunos servicios te estimularán a usar ciertos métodos, especialmente las píldoras, las cuales pueden empezar a tomarse el mismo día de un aborto del primer trimestre. Si haces esto, estarás protegida después del primer ciclo de píldoras, en las cuatro semanas posteriores. Sin embargo, las hormonas artificiales de las píldoras afectan todo tu cuerpo y pueden causar cambios que son similares a los signos de embarazo, lo que podría ser confuso, justo después de un aborto. Probablemente no es una buena idea que te coloquen un DIU inmediatamente después de un aborto, por los mayores riesgos de infección y perforación. También, los efectos del DIU de calambres y de sangrado podrían enmascarar los síntomas de una infección relacionada con el aborto. Un diafragma o una gorra cervical puede ser ajustada o reajustada en el chequeo postabortivo. Puedes iniciar alguna clase de control natal natural después de un aborto u obtener espuma y condones de una farmacia sin una prescripción. Si la clínica o el médico te estimula a usar "inyección " (DepoProvera), o a ser esterilizada, asegúrate de conocer los riesgos y los de los otros métodos que son más propensos a permitirte quedar embarazada después, si lo deseas. (Ver cap. 18 para la discusión de la reversibilidad de varios métodos anticonceptivos).

RU-486 Y LA PROSTAGLANDINA: UN ABORTIVO TEMPRANO

El RU-486 (mifepristone) es un esteroide que, cuando se combina con una prostaglandina, es un abortivo temprano eficiente (sustancia causante del aborto). También se le llama la *píldora del aborto* o la *píldora francesa* (porque su primer uso extendido ha sido en Francia), el RU-486 ha generado una controversia substancial y atención de los medios durante finales de los 80 y el inicio de los 90.

¿CÓMO TRABAJA EL RU-486?

Por medio del bloqueo de la acción normal de la progesterona en el útero, el RU-486 puede prevenir la implantación de un huevo fertilizado en el útero, o puede traer la menstruación, incluso cuando la implantación ya se ha realizado. Esta droga "antiprogesterona" es más efectiva cuando se usa dentro de las 9 semanas del último período menstrual, y después de 48 horas de la ingestión de una dosis de prostaglandina, ya sea en supositorio, inyectada u oralmente. La prostaglandina incrementa las contracciones uterinas y realza la efectividad del RU-486.

¿SON EL RU-486 Y LA PROSTAGLANDINA SEGUROS Y EFECTIVOS?

El RU-486 más la prostaglandina han sido probados en más de una docena de países, principalmente en una pequeña escala. Sin embargo, la mayoría de la información viene de Francia, donde más de 100.000 mujeres las han usado en 1991, y donde un tercio de todos los abortos ahora se practican ahora usando este método. Hasta ahora, el RU-486 más la prostaglandina aparecen relativamente seguros en un corto término. Sin embargo hay efectos negativos comunes, tales como calambres abdominales (algunas veces severos), vértigo, diarrea y vómito. En suma, cerca de una mujer en mil, experimentará suficiente sangrado como para requerir de una transfusión. (La frecuencia de esto es el doble de la hemorragia después de un aborto de succión). El seguimiento a largo plazo de las mujeres que usan estas drogas es esencial para determinar efectos a largo plazo, en caso de que los hubiese.

El RU-486 más la prostaglandina es exitoso en el 96% de los casos, cuando se usa dentro de las 9 semanas del último período menstrual de una mujer. Cuando éste falla, es necesario un aborto de succión o una D y C. Si un embarazo continúa después de administrar el RU-486 más la prostaglandina, los efectos en el feto en crecimiento se desconocen. Es posible que el RU-486, dado que es un esteroide, podría causar defectos de nacimiento, por lo que las mujeres deben estar conscientes de esto. Sin embargo, hay varios casos conocidos en los que las mujeres tomaron RU-486, pero no tomaron subsecuentemente la prostaglandina, sus embarazos continuaron y tuvieron bebés que parecían normales en todo.

El RU-486 puede usarse solo, con porcentajes de éxito menores, como ha sido demostrado en estudios en Los Angeles y otras partes.

EL RU-486 MÁS LA PROSTAGLANDINA EN EL AMBIENTE DE LOS PAÍSES EN DESARROLLO

Las mujeres en los llamados países en desarrollo han expresado gran interés en el RU-486, especialmente en ambientes donde el aborto es ilegal y los porcentajes de mortalidad materna, debido precisamente al aborto ilegal, son altos. Por una parte, ellas están preocupadas por los efectos a largo plazo del RU-486, los posibles problemas a corto plazo que podrían aparecer con las mujeres pobres y malnutridas (algo que la experiencia francesa no puede aludir) y la situación insegura para las mujeres que podrían sangrar abundantemente y no tener acceso a las transfusiones de sangre. Por otra parte, ellas reconocen los peligros actuales de las prácticas comunes, tales como la inserción de objetos sin esterilizar y las soluciones cáusticas dentro del útero. Aún sin el respaldo médico apropiado, algunas mujeres argumentan que el uso de RU-486 proveería una situación completa más segura, porque el riesgo de infección reduciría de manera importante si se evitara el uso de instrumentos sucios en el útero.

Sin duda, las mujeres necesitan desesperadamente procedimientos abortivos seguros, especialmente en los países donde el aborto es ilegal. En Brasil, por ejemplo, miles de mujeres han usado prostaglandina oral sola, que está fácilmente disponible para intentar un autoaborto temprano. Aun cuando no es exitoso la mayoría de las veces, muchas mujeres que fallan con este intento, acuden entonces a un hospital para que se complete el aborto, usualmente con una D y C.

OTROS PROBLEMAS A CONSIDERARSE

Como el RU-486 se ha vuelto tan controvertido políticamente en muchos países, muchos grupos antiaborto se han opuesto a su uso, incluso para propósitos de investigación; por ello, pasará algún tiempo antes que el RU-486 más la prostaglandina sea aprobado para usarse como un abortifaciente en América Latina. Mientras tanto, el RU-486 está siendo estudiado para otros usos potenciales, tales como en el tratamiento del cáncer de mama, el síndrome de Cushing y la endometriosis.

Cuando se introduzca en América Latina, si es que se hace, es crucial que se realice una rigurosa vigilancia tras la comercialización del RU-486 más la prostaglandina, para determinar los efectos a largo plazo, si es que los tiene. (Idealmente, esto debe hacerse en muchos países). Las pruebas clínicas el las que participen mujeres de diferentes antecedentes raciales, culturales y socioeconómicos, son esenciales también para demostrar la seguridad y eficacia de este abortivo en las mujeres de distintos antecedentes y con diferentes problemas de salud, tales como la desnutrición.

El RU-486 debe estar más ampliamente disponible, aunque los abortos quirúrgicos y de succión tienen que ser preservados todavía para las mujeres que los necesitan o los desean, especialmente en casos donde se requiere un aborto tardío. Desafortunadamente, si las clínicas de abortos actuales enfrentan una competencia substancial de otros proveedores que ofrecen el RU-486, es posible que algunas de estas clínicas (incluyendo centros de salud controlados por mujeres) sean forzadas a salirse del mercado, limitando de este modo el acceso a los abortos por succión o quirúrgicos.

El RU-486 también tiene potencial como un inductor ocasional de la menstruación, si se toma varios días antes del día en que se espera el período de una mujer. Sin embargo, no puede usarse regularmente por su tendencia a desorganizar el ciclo menstrual, haciendo difícil el conocimiento de la fecha posible del siguiente ciclo menstrual. Drogas similares podrían ser más prometedoras como inductoras de la menstruación una vez al mes, y necesitan ser mejor investigadas. Un enfoque tal al control de la fertilidad no requeriría de una prueba de embarazo positiva, y podría ser usado por las mujeres que sospechan que pudieran estar embarazadas, pero que preferirían no retrasar la acción.

Sentimientos después de un aborto

No hay una regla general para describir cómo se sienten las mujeres con respecto a sus abortos—sentimientos positivos, negativos o mixtos, todos son naturales. Las mujeres frecuentemente sienten nueva fuerza al haber tomado y ejecutado una decisión importante, pero frecuentemente difícil.

Me sentí orgullosa de mí misma por haber elegido tener un aborto y terminar mis estudios en la universidad. Nunca antes había tomado una decisión que me hiciera sentir que yo era la persona más importante. Escoger el aborto tiene que ver con el poder personal. Se trata de hacer una elección en favor de mi persona y mi propio futuro. Fue darme a mí misma un voto de confianza.

Sentí un gran alivio. Supe desde el momento en que descubrí que estaba embarazada que tener un aborto era lo que debería hacer. Me sentí de la misma manera después del aborto y lista para seguir adelante con mi vida.

Mis amigos me apoyaron en mi decisión. Ellos hablaron acerca del asunto conmigo y vinieron a la clínica, también. Estuve un poquito cansada por un día más o menos, pero eso fue todo.

Algunas veces las mujeres se sienten culpables por tener un aborto. Esto no es sorprendente porque nuestra sociedad todavía no acepta la opción del aborto. Tanto énfasis se ha puesto sobre la maternidad y los derechos del feto que mucha gente actúa como si un feto fuera más importante que una mujer.

El movimiento en contra del aborto, que manipula los temores de las mujeres, ha mostrado el aborto como un procedimiento traumático y peligroso. Ellos hablan acerca de un síndrome "postabortivo", y aseguran que hay efectos psicológicos a largo plazo en las mujeres, y daño a la futura fertilidad. Estas afirmaciones no son ciertas. El aborto seguro no dificulta la fertilidad, mientras que los peligrosos abortos ilegales sí lo hacen. La depresión severa después de un aborto es extremadamente rara. De hecho, la mayoría de las mujeres experimentan alivio. Al mismo tiempo, algunas mujeres experimentan tristeza o una sensación de pérdida, especialmente si ellas no fueron capaces de explorar sus sentimientos antes del aborto. Podemos apoyarnos unas a otras quebrando el silencio y el aislamiento que rodea al aborto.

Ser capaz de hablar sobre tus sentimientos con un amigo/a compasivo y objetivo, pariente, asesor o grupo, es lo más importante que puedes hacer para ayudarte a tí misma a sentirte mejor, a resolver las dificultades y a continuar.

Mis conflictos sobre el aborto fueron resueltos cerca de un año y medio después, cuando yo encontré la fuerza para hablar de él en un grupo de mujeres. La calma y el cuidado que las otras mujeres compartieron conmigo, así como algunas de sus propias experiencias con el aborto, me ayudaron a resolver mis propios sentimientos.

Algunas de nosotras podríamos tener sentimientos negativos sobre el sexo, o el coito en particular, por un tiempo después del aborto. Por otra parte, algunas de nosotras tuvimos la posibilidad de elegir un método anticonceptivo confiable por vez primera después del aborto, y nos sentimos más relajadas sobre el sexo. Algunas veces el aborto provoca otros cambios. Las relaciones podrían terminar, la experiencia completa podría fortalecer una relación, o capacitarnos para hacer otros cambios positivos en nuestras vidas.

Algunas de nosotras podríamos tener otras maneras adicionales de reaccionar para resolver sentimientos difíciles: gritos, llantos, rezo, música, meditación, arte, atletismo, u otra actividad física. Algunas bloqueamos nuestros sentimientos en lugar de sentirlos, hacemos bromas sobre ellos, más tarde nos sentimos orgullosas por sobrellevar algo solas, sin expresar nuestros sentimientos. Tenemos que respetar las diferentes maneras en que las mujeres confrontan sus sentimientos.

Si hubiésemos tenido que abortar porque no teníamos los recursos—trabajos decentes, cuidado infantil, educación, alimentación—para criar un niño, podríamos enojarnos y amargarnos.

Algunas elegimos transformar nuestros sentimientos en acciones: hacemos trabajo político para obtener la legalización del aborto, trabajamos por que se cumplan las normas y reglamento sobre las indicaciones para abortos legales en los hospitales públicos, demandamos cuidado infantil diurno y trabajo, educamos a nuestras hijas sobre el sexo, ayudamos a una amiga que se está enfrentando con un embarazo no deseado.

Historia y política del aborto

Los estudios antropológicos demuestran que el aborto, a través de la historia, ha sido una práctica que se remonta a las sociedades antiguas y preindustriales del mundo entero. En el mundo occidental, antes del cristianismo, los griegos y los romanos consideraban el aborto aceptable durante las etapas tempranas del embarazo.

Por muchos siglos y en diferentes culturas existió una historia rica de mujeres que se ayudaron unas a otras para abortar. Hasta los finales de los 1800, mujeres curanderas en la Europa occidental y los EEUU proveyeron abortos y entrenaron a otras mujeres para hacerlos, sin prohibiciones legales.

En la actualidad, en otras partes del mundo hoy hábiles mujeres abortistas todavía lo practican, a pesar de la expansión de la medicina institucionalizada. En Tailandia, Malasia y las Filipinas, por ejemplo, las mujeres abortistas continúan su técnica tradicional del aborto por medio del masaje.

Desde sus inicios, el cristianismo consideró todo aborto pecaminoso, aun cuando la Iglesia no tenía—ni tiene—una posición fija sobre cuándo el feto se convierte en persona.(8) En los siglos más tempranos, el aborto se consideraba claramente un pecado contra los códigos sexuales de la Iglesia—no un pecado de "asesinato".

Cuando en 1869, el Papa Pío IV declaró que todas las mujeres que abortaban estaban sujetas a la excomunión, cualquiera que fuera la duración del embarazo, la Iglesia Católica asumió su papel activo contra el aborto.

El aborto se convirtió repentinamente en un crimen y un pecado por varias razones. Una tendencia de reforma humanitaria en la mitad del siglo XIX amplió el apoyo liberal a la criminalización del aborto, porque éste era en ese tiempo un procedimiento peligroso que se practicaba con métodos agresivos, poca antisepsia y altos porcentajes de mortalidad. Pero esto por sí solo no puede explicar el ataque contra el aborto, porque existían, por ejemplo, otras técnicas quirúrgicas riesgosas que se consideraban necesarias para la salud y el bienestar de la gente, y no fueron prohibidas. "Proteger" a las mujeres de los peligros del aborto significó realmente controlarlas y restringirlas a su papel tradicional de crianza. La legislación antiabortista era parte de un contragolpe antifeminista a los movimientos crecientes por el sufragio, la maternidad voluntaria y otros derechos de las mujeres en el siglo diecinueve. El prevalente remilgo público y el moralismo antisexual condenaron el feminismo y consideraron el sexo como un placer maligno, con el embarazo como castigo. Al mismo tiempo los médicos varones estaban estrechando su control sobre la profesión médica. Los médicos consideraban a las obstetra, que atendían los partos y practicaban los abortos como parte de su práctica regular, como una amenaza a su propio poder económico y social. La institución médica tomó posesión activa de la causa antiabortista en la segunda mitad del siglo XIX como parte de su esfuerzo para eliminar a las obstetra.

En América Latina se mantienen legislaciones muy conservadoras sobre el aborto, mediante las cuales se penaliza con privación de libertad, tanto para la mujer como para quien se lo practique. En algunas legislaciones se llega a extremos como el que se presenta en Costa Rica, donde se castiga con prisión de 3 a 30 días a quien "anuncie procedimientos o sustancias destinadas a provocar el aborto, o a evitar el embarazo" (Calvo:1993).

MOVIMIENTO FEMINISTA

La trayectoria del movimiento en la defensa del derecho al aborto está marcada por las contradicciones internas del propio movimiento, por las coyunturas políticas de los países a lo largo de las décadas del 70 y 80, por los enfrentamientos con la Iglesia Católica, y por el esfuerzo en buscar aliados e interlocutores.

Se dan debates a nivel nacional e internacional, a través de los Encuentros Feministas Latinoamericanos y del Caribe así como los de las Redes, tanto la Red Mundial por los Derechos Reproductivos como por La Red Latinoamericana de Salud de la Mujer. El estado actual del debate en nuestro continente da cuenta de la participación de las mujeres en torno al tema. Las argumentaciones para modificar el estatus del aborto van desde la despenalización del mismo hasta la legalización total.

La impunidad absoluta es la expresión de la visión del aborto libre, autorizado en cualquier momento del embarazo; la única condición es que la gestante lo solicite. Por otro lado, el sistema de los plazos establece un límite temporal para el aborto lícito, que por lo general es determinado hacia la 12a. semana. Hasta entonces, basta que sea la gestante quien solicite el aborto y que sea un médico quien lo practique, para que se autorice la interrupción del embarazo.

Entre los puntos que defiende el movimiento feminista en la década del 80 están:
➤defensa de la autonomía del individuo sobre su cuerpo
➤preocupación por la salud de la mujer
➤preocupación por las mujeres pobres, víctimas del aborto clandestino
➤extensión y democratización de los avances de la ciencia en la detección de las anomalías fetales
➤que sea tratado como un asunto civíl y no religioso

HISTORIA Y POLÍTICA DEL ABORTO EN LOS ESTADOS UNIDOS

Finalmente, muchos países se preocuparon por reducir la población en el siglo XIX. Las industrias en desarrollo y los territorios en expansión en los Estados Unidos necesitaban trabajadores y granjeros. Con la declinación del porcentaje de natalidad entre los blancos a finales de los 1800, al gobierno estadounidense y al movimiento eugenésico les urgía que las mujeres nativas blancas de nacimiento se reprodujeran, y previnieran el peligro del "suicidio de la raza". El floreciente capitalismo industrial contaba con que las mujeres eran trabajadoras del hogar no remuneradas, trabajadoras a medio tiempo, de baja paga, reproductoras y socializadoras de la próxima generación de trabajadores. Sin el aborto legal, las mujeres encontraron más difícil resistirse a las limitaciones de estos papeles subordinados.

Entonces, como ahora, hacer ilegal el aborto, ni eliminaba la necesidad de abortar ni prevenía su práctica. En la década de 1890, los doctores estimaron que había dos millones de abortos anuales en los EEUU. Un estudio reciente en la ciudad de Nueva York mostró que más del 45% de las mujeres que habían tenido abortos legales, habrían tratado de obtenerlos, aun si éstos hubieran sido ilegales.

Las mujeres que están determinadas a no proseguir con un embarazo no deseado, siempre han encontrado alguna forma para tratar de abortar. A la falta de mejores alternativas, todas, muy frecuentemente, han recurrido a métodos peligrosos, algunas veces mortales, tales como inserción de agujas de tejer, o perchas en la vagina y el útero, duchado con soluciones peligrosas, como la lejía, y el ingerimiento de fuertes drogas o químicos. La percha se ha convertido en el símbolo de la desesperación de millones de mujeres que se han arriesgado hasta la muerte para terminar un embarazo. Cuando estos intentos las han lastimado; resultaba duro para ellas obtener tratamiento médico; cuando estos métodos fallaron, las mujeres todavía tenían que encontrar un abortista.

EL ABORTO ILEGAL EN LOS ESTADOS UNIDOS

Muchas de nosotras no sabemos cómo era necesitar un aborto antes de la legalización. Las mujeres que podían costear el pago de doctores hábiles, o ir a otro país, tenían los abortos más fáciles y seguros. La mayoría de las mujeres encontraron difícil, si no imposible, arreglar y pagar por abortos médicos.

Con una sola excepción, los doctores a quienes les pedí un aborto me trataron con desprecio, sus actitudes variaban desde la hostilidad hasta el insulto. Uno me dijo, "Ustedes pisan con fuerza como para quebrar las reglas, pero cuando son atrapadas, todas vienen arrastrándose por ayuda en la misma forma.

El mundo secreto del aborto ilegal en los EEUU fue aterrador y costoso. Aun cuando hubo legos y doctores hábiles y dedicados que ejecutaron abortos ilegales seguros, la mayoría de los abortistas ilegales, doctores y todos aquellos que anunciaban como tales, sólo procuraban obtener buenas recompensas por su servicio. En los 60, los abortistas, frecuentemente, no atendierron a las mujeres si ellas no podían pagar $1.000, o más, en efectivo. Algunos abortistas varones insistían en tener relaciones sexuales antes del aborto.

Los abortistas enfatizaron la rapidez y su propia protección. Frecuentemente ellos no usaban anestesia porque a las mujeres les tomaba mucho rato recuperarse, y ellos querían a las mujeres fuera de la oficina tan rápido como fuese posible. Algunos abortistas eran rudos y sádicos. Casi ninguno explicaba lo que estaba pasando, no discutía técnicas de control natal ni tomaba las precauciones adecuadas contra la hemorragia o la infección.

Típicamente, el abortista le prohibía a la mujer llamarlo(a) de nuevo. Frecuentemente ella no conocía su nombre verdadero. Si una complicación ocurría, el hostigamiento por la ley era una posibilidad aterradora. La necesidad por la discreción creaba aislamiento para las mujeres que tenían abortos y aquellos que se los proveían.

La mujer que practicó mi aborto no me cobró mucho. Nadie en nuestro vecindario tenía mucho dinero, y encontrar un "doctor" que practicara un aborto era imposible. Después que llegué a casa, desarrollé una fiebre alta. Estaba tan enferma que deliraba por la fiebre y el dolor. Mi madre me llevó a la sala de emergencias. Los doctores le preguntaron quién había hecho el aborto, pero se negó a contestarles; entonces se negaron a atenderme. Dijeron que me dejarían morir si ella no les decía el nombre y la dirección del abortista. Asustada, mi madre les dió un nombre y una dirección falsos y entonces ellos comenzaron a tratarme. Cuando los policías fueron a arrestar a la abortista y descubrieron que mi madre les había dado información falsa, fueron a mi casa y arrestaron a mi esposo. Lo mantuvieron en la cárcel por varios días hasta que él estuvo de acuerdo en darles la información que deseaban. Los policías lo llevaron a la casa de la mujer para asegurarse de que él había dicho la verdad. El la llamó en español para advertirle que la policía estaba allí, pero ellos hicieron que se callara. A pesar de que yo casi muero, sentí que la mujer había hecho lo mejor que podía y había estado tratando de ayudarme cuando yo estaba desesperada y no tenía otro lugar adonde acudir. Habría sido imposible para mí tener otro niño entonces, y espero que otras mujeres nunca tengan que atravesar lo que yo experimenté—ser tratada como una criminal, aun cuando necesitas atención médica inmediata.

En la década de los 50, cerca de un millón de abortos ilegales anuales fueron realizados en los EEUU, y cerca de mil mujeres murieron cada año como resultado. Las mujeres llegan a las salas de emergencia sólo para morir de infecciones abdominales extendidas, víctimas de abortos insanitarios o estropeados por ineptitud. Muchas mujeres que se recuperan de esas infecciones se encontraron estériles o enfermas crónica y dolorosamente. La

enorme tensión emocional frecuentemente duraba un largo tiempo.

Las mujeres pobres y las mujeres de color corrieron los mayores riesgos con los abortos ilegales. En 1969, el 75% de las mujeres que murieron de los abortos (la mayoría de ellos ilegales), eran mujeres de color. El 90% de todos los abortos legales en ese año fueron practicados en pacientes blancas, en consultorios privados.

INTENTOS PARA HACER LOS ABORTOS ILEGALES MENOS PELIGROSOS

Muchas comunidades tenían redes informales de gente que sabía dónde las mujeres podían obtener un aborto. En los 60, grupos de clérigos y grupos feministas, montaron sus propios servicios para ayudar a las mujeres a obtener abortos ilegales más seguros. Algunos grupos encontraron que ellos necesitaban aprender más sobre los cuerpos de las mujeres y sobre las técnicas abortivas, para evaluar a los abortistas y ayudar a las mujeres a evitar los procedimientos peligrosos. Cuando ellos aprendieron, empezaron a buscar y crear alternativas mejores y más seguras. En Chicago, un grupo de mujeres formó el Colectivo Jane, el cual proveía abortos ilegales seguros, efectivos y con apoyo. Cuando ellas descubrieron que uno de los hábiles abortistas que ellas usaban no era doctor, las mujeres de Jane se dieron cuenta de que ellas podían aprender a ejecutar los abortos con entrenamiento adecuado, y así lo hicieron. Durante un período de 4 años, el Colectivo Jane fue capaz de ayudar a cerca de 11.000 mujeres a obtener abortos ilegales, durante el primer y el segundo trimestres, con un porcentaje de seguridad comparable con los abortos legales practicados en las instituciones médicas. También redujeron el costo a 50 dólares y nunca discriminaron a mujer alguna por su incapacidad de pagar el derecho. De esta manera, lograron poner a muchos costosos e inseguros abortistas ilegales de Chicago fuera del negocio.

Grupos como el Colectivo Jane y otros grupos de mujeres menos conocidos, demostraron que las legos determinadas y dedicadas con entrenamiento médico no formal, con instrucción y práctica cuidadosas, ejecutaron abortos competente y humanamente. Como lo que ellas estaban haciendo era ilegal, ellas tenían que tomar medidas de seguridad para proteger las identidades y la seguridad de las implicadas. Ellas no podían discutir su papel en el suministro de abortos por teléfono, o por escrito; ni podían hablar públicamente sobre lo que estaban haciendo, para estimular a otras mujeres y ayudarlas en un trabajo similar. Una regla común era no decirle a persona alguna, *sin importar que tan cercano fuera una amiga*, cualquier información sobre las actividades de aborto que ella no necesitaba conocer, porque esto podía hacerla participe del "crimen" así como una fuente potencial de peligro para la seguridad del grupo. Arreglos complicados protegían el anonimato de las mujeres que proveían los abortos y las direcciones donde éstos eran realizados. Los instrumentos y los suplementos tenían que ser obtenidos, almacenados y transportados en secreto. Si una mujer tenía una complicación durante o después de su aborto, o cuando ella deseaba un rutina de seguimiento postaborto, necesitaba saber dónde ir por ayuda y qué información darle al personal médico para recibir el cuidado, mientras protegían la seguridad. Y, lo más impresionante de todo, estos grupos de mujeres insistían en que todos estos arreglos incluían apoyo emocional, reaseguramiento y cordialidad.

A pesar de la existencia de los grupos como el Colectivo Jane, la mayoría de las mujeres que tenían que buscar un aborto ilegal sobrellevaban el riesgo substancial y los traumas. Es crucial que conservemos el aborto seguro, legal y accesible, para que el aborto nunca vuelva a ser clandestino de nuevo.

Algunas mujeres han escrito sobre cómo aprender a practicar abortos no médicos y cuentan como han obtenido buenos resultados con las alternativas, especialmente de una a 4 semanas de la concepción. Aún la información acerca de muchas técnicas de abortos no médicos, especialmente las de hierbas, es incompleta, vaga, e incluso imprecisa. Mientras el intento para inducir un aborto temprano con la acupuntura, la acupresión o la vitamina C, podrían no ser exitosos, no es propenso a entrañar serios riesgos. Ingerir preparaciones de hierbas, sin embargo, podría ser peligroso, algunas veces incluso mortal, cuando las mujeres no tienen un conocimiento amplio de las hierbas y no pueden reconocer los signos de las complicaciones. En 1978 los Centros para el Control de Enfermedades reportaron 3 casos de envenenamiento con aceite de pennyroyal, en intentos no exitosos para inducir los abortos. Una de las mujeres murió. La pennyroyal es una hierba potente que aparece en muchos libros y artículos como una sustancia abortiva (abortivo), sin instrucciones claras sobre las dosis seguras, los peligros de sobredosis y las diferencias entre el aceite y un té preparado con las hojas.

Ha habido un renacimiento de interés en la extracción menstrual, una técnica simple que usa una succión leve para remover el período de una mujer dentro de unos pocos días antes del momento en que éste es esperado. Durante las 2 últimas décadas, las mujeres en pequeños grupos de autoayuda han aprendido el procedimiento, practicándoselo unas a otras, por un período extenso (ver Recursos). Ahora, con la posibilidad de que el aborto podría una vez más ser ilegal en los EEUU, algunas mujeres desean aprender la extracción menstrual para ser capaces de ayudar a otras mujeres, cuyos períodos se retrasan 1 ó 2 días y que sospechan que podrían estar embarazadas.

LA LUCHA POR EL ABORTO LEGAL

En los 60, inspiradas por los derechos civiles y los movimientos antiguerra, nosotras empezamos a luchar más activamente por nuestros derechos como mujeres.

El rápido y creciente movimiento de mujeres llevó el tabú relativo al aborto, al público. Furia, dolor y miedo estallaron en las demostraciones y exposiciones, cuando las mujeres con años de clandestinidad se levantaron en frente a los extraños para hablar sobre sus abortos ilegales. Nosotras marchamos, nos manifestamos y cabildeamos por el derecho de la mujer al aborto. Los grupos de liberación civil y clérigos liberales nos apoyaron.

La reforma vino gradualmente. Unos pocos estados liberalizaron sus leyes sobre el aborto, permitiéndoles abortar a las mujeres en ciertas circunstancias (es decir, embarazo como resultado de una violación o incesto, siendo menor de 15 años), pero dejándole la decisión a los doctores y a los hospitales. Los costos eran altos todavía y pocas mujeres se beneficiaron realmente.

En 1970, el estado de Nueva York fue más allá con una ley que permitía el aborto hasta de la semana 24 a voluntad de la madre desde el último período menstrual, si era practicado en un centro médico por un doctor. Otros pocos estados pasaron leyes similares. Las mujeres que podían costearlo se congregaron en los pocos lugares donde los abortos eran legales. Las redes feministas ofrecieron apoyo, préstamos y referencias y lucharon por mantener los precios bajos. Pero por cada mujer que lograba llegar a Nueva York, muchas otras vivían en comunidades aisladas y tenían recursos financieros limitados. Sin dinero ni movilidad, éstas no podían ser ayudadas tan fácilmente. El aborto ilegal era común todavía. La lucha continuaba; un número de casos ante la Corte Suprema urgían que se revocaran todas las leyes restrictivas de los estados.

En enero 22, 1973, la Corte Suprema de los EEUU, en la famosa decisión Roe contra Wade, estableció que el "derecho a la privacidad... fundado en el concepto de la Enmienda Catorce de la libertad personal...es lo suficiente amplio para abarcar la decisión de una mujer de si termina o no su embarazo". La Corte sostuvo que a través del término del primer trimestre de embarazo, sólo una mujer embarazada y su doctor tienen el derecho legal para tomar la decisión de un aborto. Los estados pueden restringir los abortos del segundo trimestre sólo por el interés de la salud de la mujer. La protección de un "feto viable" (capaz de sobrevivir fuera del útero) se permite sólo durante el tercer trimestre. Si la vida o la salud de una mujer embarazada está en peligro, ella no puede ser forzada a continuar su embarazo.

Aunque Roe contra Wade dejó mucho poder en las manos de los doctores, fue una victoria importante para nosotras. Aun cuando la decisión no garantizaba que las mujeres serían capaces de obtener abortos cuando ellas lo desearan, la legalización y la conciencia creciente de las necesidades de las mujeres trajo servicios abortivos mejores y más seguros.

Las infecciones severas, la fiebre y las hemorragias de los abortos ilegales o autoinducidos, se volvió una cosa del pasado. Mujeres preveedoras de salud mejoraron las técnicas abortivas. Algunas clínicas comerciales contrataron activistas del aborto feministas para dar asesoría. Los grupos de mujeres locales montaron servicios de referencia públicos y las mujeres en algunas áreas organizaron instalaciones abortivas, sin fin de lucro, controladas por mujeres. Estos esfuerzos han dado vuelta para ser justo el inicio de un esfuerzo más largo para preservar el aborto legal y hacerlo accesible para todas las mujeres.

Hemos aprendido que la legalización, aunque esencial, no es suficiente. Las leyes y su cumplimiento varían, pues dependen de quién esté el poder. Un movimiento fuerte necesita mantener una constante presión pública.

En 1978, Italia aprobó una ley, dándoles a las mujeres el derecho a abortos del primer trimestre, gratuitos. La ley requiere la aprobación de un doctor, un período de espera y el consentimiento de los padres, para mujeres menores de 18. Los abortos se pueden realizar sólo en los hospitales públicos donde cualquiera participa, desde los administradores, los cirujanos hasta los anestesiólogos, pueden demandar el estatus de "pacifista que se niega a tomar las armas", y negarse a participar. En este país católico, donde la Iglesia ejerce mucha presión, el 72% de los doctores italiano se convirtieron en pacifistas dentro de un año y se negaron a practicar abortos legales. Algunos de estos mismos doctores, sin embargo, continuaron realizando abortos ilegales fuera de los hospitales, cobrándoles altas cuotas a las mujeres que no podían obtener abortos legales.

La aprobación de la ley fue justo el inicio de la lucha de las feministas italianas. Ellas tuvieron que seguir demandando abortos de las clínicas y hospitales. En 1978, ellas se ocuparon de hacer funcionar la clínica de abortos del Policlínico, el hospital más grande de Roma, cuyo director había prometido la realización de abortos, y luego cambió de opinión. Después de 3 meses (y tres ataques policiales), las mujeres fueron finalmente desalojadas.

La ocupación del hospital ayudó a consolidar el movimiento italiano proelección. Cuando una medida salió a la luz para revocar el aborto legal, en mayo de 1981, fue vencida dos a uno. Esta fue una victoria impresionante en un país católico con fuerzas antiabortivas poderosas y adineradas.

El caso de Puerto Rico también demuestra que legalizar el aborto no termina la lucha para lograr que los abortos sean accesibles. Se estima que el promedio fluctúa entre 17,000 y 25,000 abortos anuales. El 73% de las mujeres que abortan en Puerto Rico son católicas y piensan que el aborto es ilegal. Las políticas del aborto en los EEUU, donde los movimientos contra el aborto trabajan para limitar el acceso de mujeres pobres, han logrado limitarlo en la isla. La legalidad se reduce a una batalla inconclusa si no va de la mano con el acceso y los servicios medicos adecuados.

SERVICIOS DESPUÉS DE LA LEGALIZACIÓN

Aun cuando la legalización redujo grandemente el costo del aborto, todavía dejó a millones de mujeres en los EEUU, especialmente mujeres de color y jóvenes, mujeres pobres y/o rurales, sin acceso a los abortos seguros y costeables. Las regulaciones del estado y los fondos han variado ampliamente y los abortos del segundo trimestre son costosos. Aun cuando los fondos federales de la Ayuda Médica pagan los abortos, poco menos del 20% de todo el condado público y los hospitales citadinos realmente los proveyeron. Esto significó que cerca del 40% de las mujeres estadounidenses nunca se beneficiaron de las leyes de aborto liberalizadas.

Durante el final de los 70 y el inicio de los 80, los centros de salud feministas alrededor del país proveyeron abortos de bajo costo que enfatizaban la calidad del cuidado y mantuvieron el compromiso político en el movimiento de los derechos reproductivos. La competencia de otros proveedores de abortos locales, el hostigamiento de la Agencia de Impuestos, y una economía orientada con fines lucrativos, hizo su sobrevivencia difícil. Al inicio de los 90, sólo 20 de 30 de estos centros permanecieron abiertos.

Cronología del aborto en América Latina

1976

MÉXICO. El Movimiento Nacional de Mujeres presenta propuesta de reforma al Código Penal ante el Coordinador del Decenio de la Mujer de la Cámara de Diputados.

1977

COLOMBIA. Socorro Ramírez, candidata feminista del Bloque Socialista a la Presidencia de ese país, incorpora el derecho al aborto libre y gratuito dentro de su plataforma de gobierno.

PERÚ. Feministas organizadas dan a conocer un pronunciamiento a favor de la legalización del aborto y acceso a la anticoncepción.

1978

MÉXICO. Feministas organizan manifestación por legalización del aborto frente al Monumento de la Madre.

1979

AMÉRICA LATINA. Grupos y organizaciones feministas se adhieren al "Día Internacional de Acción propuesto por ICASC (International Contraception, Abortion, Sterilization Campaign). Durante la Jornada (28 de marzo) se realizan marchas, foros, conversatorios, para levantar las consignas "Derecho al aborto, a la anticoncepción, y contra la esterilización forzada: Las mujeres deciden..."

COLOMBIA. Feministas realizan la primera manifestación a favor de la legalización del aborto.

VENEZUELA. Feministas organizan un debate público en el Parque Central de Caracas para presentar el libro "El aborto en Venezuela", de Giovanna Mérola.

MÉXICO. Manifestación feminista frente a la Cámara de Diputados para entregar el Anteproyecto de reformas al Código Penal, el que es defendido por el grupo parlamentario comunista.

1980

BRASIL. En Río de Janeiro, feministas realizan protesta contra prisión de mujeres que han abortado. Piden la despenalización.

PUERTO RICO. El Tribunal Supremo resuelve el caso "Pueblo vs. Duarte Mendoza", que sienta jurisprudencia sobre el derecho al aborto.

1982

BRASIL. Adquiere mayor visibilidad en el proceso electoral la campaña por la despenalización del aborto del movimiento feminista. Algunos candidatos discuten este pedido y es incorporado a la plataforma de partidos opositores.

En Río de Janeiro se declara el 28 de setiembre como "Día Nacional de la lucha por la legalización del aborto".

1984

BRASIL. El Consejo de la Condición Femenina del Estado de Sao Paulo pide que se garantice el aborto seguro. Paralelamente se rechaza en la Cámara de Diputados un proyecto de ley de la diputada feminista Cristina Tavares, para ampliar causales del aborto.

1985

BRASIL. El gobierno del Estado de Río de Janeiro aprueba el proyecto de la diputada feminista Lucía Arruda, a favor de la atención por aborto en los hospitales en casos permitidos por el Código Penal. Por presiones de la Iglesia Católica y del Gobernador Brizola, pronto la ley es revocada.

1987

PERÚ. El Movimiento Feminista propicia la despenalización del aborto y critica proyecto de ley presentado por el partido de gobierno ante la Cámara de Diputados, como contrario a la realidad de las mujeres.

BRASIL. Feministas inician campaña para recolectar 30 mil firmas a favor de enmienda que garantice derecho al aborto en los primeros 90 días de gravidez.

COSTA RICA. Feministas participan en el Pre-Taller "Problemas y Estrategias frente al embarazo indeseado en América Latina" organizado por Sí-mujer y la Coalición por la Salud de la Mujer de EEUU, plantean iniciar la lucha por la despenalización del aborto.

MÉXICO. El Congreso del Estado de Yucatán despenaliza el aborto en caso de violación, riesgo de vida de la madre, anomalías fetales, y si la mujer ha tenido un accidente.

1988

ARGENTINA. En el Día Internacional de la Mujer, un grupo de feministas constituye la Comisión por el Derecho al Aborto.

BRASIL. Se realiza el Simposio Internacional Christopher Tietze, convocado por la International Women's Health Coalition de los EEUU. para discutir La salud de la mujer en el Tercer Mundo: Efectos del Embarazo Indeseado, al cual asisten profesionales de la salud, investigadores y feministas.

1989

CHILE. El gobierno de Pinochet deroga la ley que permitía el aborto terapeútico. Mujeres de diversas organizaciones se pronuncian en contra, por un comunicado cuyo encabezamiento es "A ninguna mujer le gusta abortar".

ARGENTINA. La diputada Florentina Gómes Miranda presenta en su Cámara un proyecto de ley para modificar el código civil en los capítulos referentes al aborto.

MÉXICO. Cerca de 300 mujeres intelectuales, artistas, científicas, políticas, protestan públicamente por allanamientos policiales a clínicas de abortos, expresando que "Ninguna mujer aborta por gusto".

URUGUAY. Grupo de feministas lanza propuesta de iniciar campaña por despenalización del aborto.

NICARAGUA. La Asociación Nacional de Mujeres (AMNLAE) presenta en la Asamblea Nacional propuesta de reforma del Código civil y Penal para despenalizar el aborto.

1990

MÉXICO. El Congreso del Estado de Chiapas aprueba la despenalización del aborto por razones de planificación familiar, si lo decide la pareja y para las madres solteras. Después queda en suspenso por presiones de la Iglesia Católica y grupos "Pro vida".

ARGENTINA. En la Asamblea Nacional de Mujeres Feministas se lanza la campaña nacional por la legalización del aborto.

El V Encuentro Feminista Latinoamericano y del Caribe acuerda declarar el 28 de setiembre como el "Día por el Derecho al Aborto de las Mujeres de América Latina y del Caribe", creándose la Coordinadora Latinoamericana.

La Comisión Pro Aborto presenta al Congreso el documento definitivo del proyecto de ley de anticoncepción y aborto.

1991

PERÚ. Se desata fuerte controversia a raíz de propuesta de despenalización del aborto por violación, planteada por el movimiento de mujeres en la propuesta de reforma del Código Penal.

MÉXICO. El Foro Nacional por la Maternidad Voluntaria y la Despenalización del Aborto, realizado en Chiapas, culmina con la firma del Pacto por la Maternidad voluntaria. Es una de las primeras acciones del movimiento feminista y de diversas organizaciones civiles en apoyo de las mujeres de Chiapas, luego de la vuelta atrás de la despenalización del aborto en ese Estado.

COSTA RICA. Organizaciones de mujeres apoyan la propuesta de la licenciada Nury Vargas ante la Asamblea Constituyente, para reformar el Código Penal en relación con el aborto.

REPÚBLICA DOMINICANA. Se presenta en la Cámara de Diputados una propuesta de Ley General de Salud que deja abierta la posibilidad de de la interrupción de un embarazo que ponga en peligro la vida de la mujer. Los diputados que elaboran el proyecto toman en cuenta las propuestas de la Coordinadora de ONGs. En República Dominicana el aborto está prohibido sin excepión en el Código Penal.

1992

URUGUAY. Grupos de activistas se reúnen en jornada de trabajo convocada por la Coordinación de la Red de Salud de las Mujeres Latinoamericanas y del Caribe, para elaborar estrategias en función de la campaña continental a favor de despenalizar el aborto.

1993

La Campaña 28 de Septiembre, Día por la Legalización del Aborto en América Latina y el Caribe, estuvo a cargo durante 1993 de Católicas por el Derecho a Decidir de Uruguay, y su lema fue la "Maternidad voluntaria".

Los objetivos de la Campaña fueron: 1) diseminar información a sectores claves y al público en general, sobre todo a través de los medios de comunicación; 2) promover la investigación y las publicaciones sobre aborto, derechos sexuales y derechos reproductivos; 3) apoyar los derechos sexuales y reproductivos en conferencias internacionales y durante los procesos de seguimiento y 4) crear estrategias efectivas entre las ONGs para trabajar en conjunto a favor de la despenalización del aborto en la Región.

1994

Durante la segunda campaña, coordinada por GIRE (Grupo de Información en Reproducción Elegida) de México, se decidió cambiar el nombre a Campaña por la Despenalización del Aborto en América Latina y el Caribe, considerando que en muchos países no se estaba trabajando por la legalización, sino por la despenalización (entendida en algunos países como la inclusión de nuevas causas permitidas para practicar el aborto en los códigos penales respectivos o como la desaparición del delito del aborto y su tratamiento en las leyes de salud). Esta segunda campaña, el año de la Conferencia Internacional de Población y Desarrollo en Cairo, se centró en los derechos de las mujeres a decidir cuando se trata de cuestiones de población.

1995

Se realizó una Reunión de Evaluación de la Campaña en Lima, Perú, con la participación de trece organizaciones de doce países.Bajo la coordinación de GIRE.

BRASIL. La jerarquía de la Iglesia Católica y grupos evangélicos presentaron una propuesta para incluir en la Constitución la protección a la vida desde la concepción. El trabajo de *lobby* y difusión de información realizado por organizaciones feministas impidió que llegará a discutirse en el pleno del Senado.

GUYANA. En mayo se aprueba la Ley para la Interrupción Médica del Embarazo. Desempeñó un papel fundamental el Grupo Pro Reforma, que impulsó la ley durante dos años y cuyo lema principal fue "pro-vida, pro-elección, pro-reforma".

1996

La Campaña se centró en el aborto como un problema de salud pública.Bajo la coordinación de GIRE.

Los objetivos de la Campaña fueron: 1) diseminar información a sectores claves y al público en general, sobre todo a través de los medios de comunicación; 2) promover la investigación y las publicaciones sobre aborto, y derechos sexuales y derechos reproductivos; 3) apoyar los derechos sexuales y reproductivos en conferencias internacionales y durante los procesos de seguimiento y 4) crear estrategias efectivas entre las ONGs para trabajar en conjunto a favor de la despenalización del aborto en la Región.

BOLIVIA. El Ministro de Salud declaró públicamente la urgencia de debatir la legalización del aborto, en vista de su magnitud y de las muertes maternas que ocasiona el aborto inseguro. Varias organizaciones no gubernamentales se unieron para conformar la Campaña 28 de Septiembre en Bolivia.

1997

Durante la Reunión de Evaluación de la Campaña 28 de Septiembre, realizada en Río de Janeiro, se eligió a CIDEM (Centro de Información y Desarrollo de la Mujer) de Bolivia, como organización coordinadora de la Campaña a nivel regional. Se manejaron los slogans "¿Quién decide? y "Por el derecho a decidir".

COLOMBIA. La Corte Constitucional, integrada por 9 magistrados, debatió la inconstitucionalidad del aborto en casos de violación, incesto, malformación fetal e inseminación artificial no consentida. El aborto, que según el Código Penal está prohibido sin excepción, declaró inconstitucional el aborto en todos los casos.

EL SALVADOR. Se reformó el Código Penal y el aborto pasó a ser prohibido sin excepción. Anteriormente estaba permitido en casos de peligro para la vida o salud de la mujer, violación y malformación fetal. La modificación fue impulsada por la Iglesia Católica y el partido gobernante ARENA, y entró en vigor en 1998.

REPÚBLICA DOMINICANA. La Cámara de Diputados aprueba el proyecto para la Ley General de Salud.

1998

Durante la Reunión de Evaluación de la Campaña 28 de Septiembre, realizada en Santa Cruz, Bolivia, se eligió a la Red Nacional Feminista de Salud y Derechos Reproductivos de Brasil, como organización coordinadora para el período de 1999 al 2002.

BOLIVIA. La Campaña 28 de Septiembre, integrada por organizaciones de 5 departamentos del país, presenta a la sociedad civil un Anteproyecto de Ley para la Interrupción del Embarazo. El anteproyecto contempla los mecanismos necesarios para que el aborto ya permitido por ley (por violación e incesto, por peligro para la salud o vida de la mujer), además de por malformación fetal, sea accesible para las mujeres que lo requieran.

BRASIL. Se cuenta ya con 13 servicios de salud que prestan atención al aborto legal: cuando la vida de la mujer está en peligro y cuando el embarazo es resultado de una violación.

MÉXICO. En marzo GIRE y otras ONGs mexicanas presentaron en el Parlamento de Mujeres una serie de reformas legislativas referentes al aborto: que en los estados y D.F., en donde no existe, se incluya la causal de "peligro para la salud física y mental de la mujer" y "por motivos eugenésicos"; que se establezca un procedimiento que facilite el derecho a abortar en los casos permitidos por la ley.

El 28 de mayo (Día por la Salud de las Mujeres) GIRE publicó en 6 diarios de circulación nacional un pliego que explica que la penalización del aborto no logra impedirlo y pide modificaciones al Código Penal del Distrito Federal para incluir las causas mencionadas arriba, además de "por razones económicas".

En julio, el Secretario de Salud se pronunció a favor de la iniciación de un debate sobre la despenalización del aborto.

REPÚBLICA DOMINICANA. El Senado, presionado por la jerarquía de la Iglesia Católica, modifica el proyecto de Ley General de Salud, e incluye la prohibición expresa del aborto en cualquier caso.

Métodos de aborto

PROCEDIMIENTO	TÉCNICAS	SEMANAS UPM	DÓNDE REALIZARLO	ANESTESIA COMÚN
1. Aborto preventivo Aspiración endometrial médico Regulación menstrual (Ver sección sobre la extracción menstrual)	Succión	4-6	Clínica Consultorio	Ninguna (Local)*
2. Evacuación uterina temprana (EUT) médico (Local)	Succión o curetaje	6-8	Clínica Consultorio	Ninguna (Analgesia-sedación)
3. Aspiración al vacío	Dilatación, Succión, algunas veces curetaje	6-14	Clínica Consultorio médico (Hospital)*	Ninguna (Analgesía-sedación) (Local)
4. Dilatación y curetaje (D y C)	Dilatación, curetaje	6-16	(Clínica)* consultorio MD* Hospital	(Local)* (Sedación analgésica) General
5. Dilatación y evacuación (D y E)	Dilatación, succión, curetaje, límite vauso de fórceps	12-más ría de las 16-24	(Clínica)* consultorio MD Hospital	(Local)* General (Sedación analgésica)
6. Aborto inducido Procedimiento de instilación del abdomen en Aborto salino el saco amniótico; y el parto. Aborto Prosta—contracciones uteglandina rinas (labor) expulsan al feto y la placenta.	Inyección de líquido a través	16-24	Hospital Clínica Consultorio médico	Local para la inyección y analgesicos para la labor
7. Supositorios de Prostaglandina (usados raramente)	Droga insertada en la vagina para provocar trabajo de parto y aborto	13±	Hospital Clínica	Analgésicos para la labor y el parto
8. Histerotomía (microcesarea)	El útero se corta abierto	16-24 o más tarde si la vida de la mujer está en peligro	Hospital Clínica	General

*Los paréntesis significan "menos común".

UPM: último período menstrual normal.

DILATACIÓN: agrandamiento de la apertura cervical alargándola con instrumentos llamados *dilatadores*, o con (ver p.358). Muchos técnicos médicos usan la palabra "dilatación"para significar lo mismo.

SUCCIÓN: retirar los contenidos del útero a través de un tubo angosto adherido a una fuente de aspiración suave.

ANALGESIA-SEDACIÓN: Resulta de la combinación de un narcótico más un sedante. Por lo general se usa asociado a la anestesia local.

CURETAJE: raspar el lado interior del útero con un lazo de metal, llamado *cureta*, para aflojar y remover el tejido.

FÓRCEPS: instrumentos de agarre usados para remover el tejido.

SACO AMNIÓTICO: saco de fluido que rodea al feto.

PROSTAGLANDINA: substancia hormonal que causa las contracciones uterinas.

SALINA: agua de sal.

Complicaciones de abortos por intervención

PROCEDIMIENTO	COMPLICACIONES
1. Aborto preventivo Aspiración endométrica Regulación menstrual	Infección Retención de tejido (aborto incompleto)
2. Evacuación uterina temprana (EUT) Hemorragia	Perforación
3. Aspiración al vacío	Embarazo continuado (aborto frustro)
4. Dilatación y curetaje Reacción a la anestesia u otras drogas	Desgarre cervical
5. Dilatación y evacuación	Síndrome postaborto (sangre en el útero)
6. Aborto inducido	Infección, retención de tejido, hemorragia, desgarro cervical, reacción a las drogas, otros (ver p.359)
7. Supositorios de Prostaglandina	Frecuentemente no exitosos, efectos gastrointes-tinales severos
8. Histerotomía	Riesgos de cirugía mayor (ver p.359)

Capítulo 23

NUEVAS TECNOLOGÍAS REPRODUCTIVAS

Por Ruth Hubbard y Wendy Sanford; introducción y adaptación por
Claudia Adriasola-Boraiko (Chile), y adaptación por Celeste Cambria Rosset
y Ana Guezmes García (Flora Tristán, Perú).

Contribuidoras a las ediciones previas: Gena Corea,
Diana Clapp, y Judy Norsigian.

Las nuevas tecnologías reproductivas son un tema complejo en los países católicos debido a la posición claramente rígida que mantiene la Iglesia en relación a éstas. Para adaptar este capítulo mantuve conversaciones con un sacerdote Jesuíta (Felipe Berríos, sj), con una ginecóloga-obstetra (Dra Marcela Bertossi), con un especialista en infertilidad (Dr. Emilio Leontic) y me apoyé en mi archivo personal, además del de CORSAPS.

Este es un capítulo muy complicado ya que a diferencia de los EEUU, en América Latina las inseminaciones se hacen muy poco; las parejas homosexuales mantienen mucho anonimato y rara vez recurren a técnicas de este tipo para tener familia. En cuanto a las mujeres solteras, como dijo la Dra. Marcela Bertossi, "si una mujer sola quiere tener un hijo, se busca un padre que ella considera adecuado y tiene relaciones sexuales con él". La fertilización *in vitro* es un proceso costoso y se lleva a cabo en pocos centros, a pesar de que en aquellos en donde es llevado a cabo, las tasas de éxito son comparables a las obtenidas en los centros norteamericanos. En cuanto a las madres sustitutas, no se conocen casos en Chile, al menos. La solución más frecuente a la infertilidad es la adopción, que en América Latina no es tan difícil como en EEUU. De hecho, muchísimas mujeres norteamericanas vienen a buscar niños a Latinoamérica. En cuanto a la preselección del sexo, es algo que no existe en Chile y me imagino que tampoco en la mayor parte del continente, ya que el aborto está prohibido y es ilegal en casi todos los países. Por lo tanto me parece que este tema no puede aplicarse a la realidad de la mujer latinoamericana.

Desde la fertilización *in vitro* y la preselección del sexo, hasta la transferencia de embriones, científicos y médicos están trabajando arduamente en las nuevas tecnologías reproductivas, que pueden cambiar drásticamente la relación que actualmente tienen las mujeres con el proceso de alumbramiento. Estas tecnologías crean un dilema para quienes estamos escribiendo y sirviendo de consultoras para este libro. Por una parte, sabemos que algunas tecnologías han ayudado o tienen el potencial de ayudar a las mujeres que ardientemente desean tener hijos biológicos, y que son incapaces de tenerlos de otra forma. Queremos apoyar el derecho de las mujeres a elegir el tener hijos a través del medio que consideren mejor. También sabemos que ciertas tecnologías pueden ayudar a los padres a evitar la transmisión de enfermedades heriditarias a sus hijos.

Sin embargo, tenemos serios interrogantes. Las tecnologías involucran un grado de invasión y manipulación médica de los cuerpos de las mujeres. Este factor nos alarma. La mayor parte del dinero para desarrollar estas tecnologías se utilizaría mejor si se invirtiera en la implementación de medidas preventivas y servicios básicos de salud para todas las mujeres. En la mayoría de los casos, son hombres blancos, profesionales y acaudalados quienes constituyen en un número aplastante, el grupo de científicos que investigan dichas tecnologías, los médicos que las aplican, los legisladores que aprueban y financian la investigación y los directores de compañías farmacéuticas que transforman ésta en productos que pueden anunciarse y venderse con fines de lucro. A pesar de que se dice que estas tecnologías están al servicio y a la disposición de las mujeres, nuestra experiencia en el uso de otras tecnologías nos ha enseñado a ser suspicaces; los médicos y los hospitales prácticamente nos imponen las tecnologías para dar a luz, y la esterilización ha sido escandalosamente mal utilizada en las mujeres de niveles socioeconómicos bajos. Casi todos los médicos que ofrecen algo tan simple como lo es la inseminación artificial, se limitan a llevarlo a cabo en mujeres casadas. Razonablemente, podemos predecir que quienes controlan las tecnologías del futuro continuarán mostrándose reacios a compartirlas con aquellas mujeres que mantienen relaciones no tradicionales, como por ejemplo, con mujeres lesbianas.

Tenemos también algunas interrogantes acerca de los objetivos a largo plazo de esta investigación. Una fuente plantea como fin último de la ingeniería de la reproducción "la fabricación de un ser humano de acuerdo a especificaciones exactas". ¿Quién decidirá en que consisten esas especificaciones? Nuestra hipótesis es que, a falta de una revolución política de envergadura, no serán las mujeres quienes decidan, y ciertamente no serán las mujeres pobres ni las que no sean blancas. ¿Nos servirán verdaderamente estas nuevas tecnologías?; o en una sociedad en la cual las mujeres detentan menos poder que los hombres; serán una forma más de controlar nuestra libertad para tomar decisiones con respecto a nuestros cuerpos?

También tenemos una actitud crítica hacia la manera en que la sociedad mide nuestro valor como mujeres por nuestra fertilidad. Nos hacen sentir incómodas o menos mujeres si no podemos tener hijos "propios". La madre del primer bebé de probeta expresó así su sentimiento de culpa:

"No soy una mujer normal", le dije a Juan... "ni siquiera te culparía si te fueras con otra mujer"... No era culpa de Juan. Él podía tener cuantos niños hubiera querido con otra mujer. Todo un equipo de fútbol.

Desear un bebé y no poder tenerlo puede ser intensamente doloroso. Pero la sociedad impone un carga extra de culpa sobre nosotras. ¿Será ésa una de las razones por la cual estamos dispuestas a someternos a todo tipo de exámenes y manipulaciones dolorosas, a veces degradantes y consumen mucho de tiempo, con tal de tener un hijo? Incluso las técnicas menos invasivas revelan un aspecto muy íntimo de nuestras vidas y nos exponen a interminables preguntas y consejos de parientes, amistades y médicos, quienes pueden recomendar cirugía, drogas y otros procedimientos arriesgados e invasivos. Nuestra pareja masculina puede sentir la misma sensación de violación mientras eyacula a pedido, para que su semen sea examinado y sus espermatozoide sean contados.

No tengo ningún rincón privado que no haya sido explorado, examinado, molestado. Se me ocurre cuando tengo relaciones sexuales que lo que era hermoso e íntimo se ha degradado y es terriblemente público. Le llevo mis apuntes de los ciclos menstruales al doctor, igual que un niño muestra su libreta de notas. Dígame ¿lo hice bien? ¿Ovulé? ¿Tuve relaciones en los momentos precisos que usted me indicó?

Sería mucho mejor si nosotras nos sintiéramos menos presionadas a producir niños propios y pudiéramos expresar nuestras necesidades de amar, criar y ser amadas al acercarnos a los niños de los vecinos, amigos y parientes, al adoptar niños que necesiten padres, o asumiendo el rol de padres de niños que lo necesiten. Actualmente la adopción involucra una serie de problemas legales y personales que muchas de nosotras no estamos dispuestas a asumir. Sin embargo, la soluciones biotecnológicas tampoco son simples.

Debemos juzgar el valor de las tecnologías reproductivas en el contexto social, político y económico en el cual son producidas y usadas. Debemos fijarnos en quiénes manejan y sacan provecho de ellas, si les dan más poder sobre nosotras a los médicos o si aumentan el poder y la autosuficiencia de aquellas de nosotras que las usamos. Debemos evaluar el gasto que ellas entrañan, y juzgar qué grado de facilidad tiene la gente común para acceder a ellas. Debemos también reconocer que los investigadores pueden estar buscando la fama y los fondos que acompañan a los descubrimientos científicos, más que trabajando por el bienestar de las mujeres.

En este capítulo hemos tratado de ayudar a informar a las mujeres que estén considerando el uso de estas tecnologías, y a la vez hacer presentes las grandes dudas que tenemos.

La inseminación por donante (ID)

Esta es la más simple, menos invasiva y más usada de la tecnologías que estamos analizando. No requiere ayuda profesional y podemos hacerla en casa.

Para usar la ID por cuenta propia no debes tener problemas de fertilidad y el ciclo menstrual debe ser medianamente regular. Se comienza haciendo un seguimiento de la temperatura basal y de la consistencia mucosa durante algunos meses para determinar aproximadamente el momento de la ovulación. También debes encontrar un hombre fértil que esté dispuesto a donar su semen. Puedes hacerlo por tu cuenta, o si quieres permanecer en el anonimato, házlo por medio de alguna amistad. Cuando sepas por ciclos pasados que estás por ovular, el donante debe masturbarse y eyacular dentro de un frasco limpio (preferentemente hervido, y enfriado). Dentro de una hora después de la eyaculación se extrae el semen con una jeringa hipodérmica sin aguja (algunas mujeres usan un gotero). Suavemente introduce la jeringa dentro de tu vagina, mientras estás acostada de espaldas en una superficie plana con las nalgas sobre una almohada, vacía la jeringa dentro de la vagina, depositando el semen lo más cerca del cérvix posible. Continúa recostada cómodamente durante unos 10 minutos para que se derrame la menor cantidad de semen.

Es una buena idea repetir este procedimiento con semen fresco en 2 ó 3 días, durante y después de la ovulación. La mayoría de las mujeres se embaraza después de intentar la inseminación durante 3 a 5 ciclos. Si no quedas embarazada después de haberlo intentado durante 5 ó 6 meses, puedes consultar a un especialista en fertilidad, quien te examinará a tí al igual que al donante.

Este tipo de inseminación es muchas veces llamada inseminación artificial por donante. Actualmente, más de 30 mil bebés son concebidos cada año en los EEUU a través de ID, por mujeres cuyos esposos tienen problemas de fertilidad o corren el riesgo de transmitir una enfermedad hereditaria seria, o por mujeres solteras o con pareja lesbiana. A algunos matrimonios se les recomienda el uso de los espermatozoides del marido como ID. Esto surte efecto cuando existen barreras estructurales o psicológicas frente a las relaciones sexuales. Además, si los espermatozoides del esposo tienen buena motilidad, pero son escasos, puede ser que te aconsejen que guardes las primeras gotas de la eyaculación en un recipiente aparte, ya que es la primera porción la que contiene la mayor cantidad de espermatozoides activos. Este procedimiento es el que se usa para las inseminación por donante.

La Sociedad Americana de Fertilidad ha publicado guías que indican que debe usarse semen congelado, no fresco, al hacerse la ID. Sugieren que el donante se haga un examen de HIV para el virus del SIDA, que el semen se congele y se almacene hasta que se repita el examen en tres meses solamente si éste resulta negativo se deben usar dichos espermatozoides congelados. Demora más salir embarazada a través del uso de semen congelado, ya que la movilidad de los espermatozoides disminuye al congelarse. Frecuentemente se requieren de 8 a 10 ciclos, como promedio, antes de que ocurra el embarazo. Muchas clínicas están mejorando la proporción de embarazos a través de:

1. Inseminación intrauterina con espermatozoides congelados

2. Inseminación doble en la mitad del ciclo

3. Administración de drogas que aumentan la ovulación, tales como la HMG o el citrato de clomifeno para aumentar el número de óvulos que se liberan y mejorar así las probabilidades de la concepción

Si es un procedimiento tan simple ¿por qué algunas de nosotras estamos dispuestas a asumir los costos y otros problemas que significan el involucrar a médicos y abogados? Por una parte, cuando es un médico quien realiza la inseminación es más fácil mantener el anonimato, tanto para el donante como para la receptora (ver abajo). Idealmente, se haría un chequeo del donante para detectar problemas de salud, aunque de hecho la mayoría de los médicos hace muy pocas preguntas a los posibles donantes acerca de su estado de salud y su historial médico familiar. En la práctica, considerando que los donantes reciben entre $25 y $40 por eyaculación, algunos hombres esconden problemas de salud con tal de ser elegidos. Si se analizan los procedimientos realizados en varias consultas médicas, se puede ver que ellos no ofrecen mayor protección de la que tu te puedes brindar.

Los médicos sí tienen acceso a bancos de esperma que almacenan semen congelado, de manera que no se necesita tener un donante que eyacule en el momento en que ovules. Desafortunadamente el usar esperma congelado generalmente cuesta más tiempo y dinero (a $70 dólares por inseminación , la ID a través de un médico cuesta cerca de $140 al mes, con dos inseminaciones por ciclo, y entre $200 y $300, si se usa semen congelado).

El anonimato mutuo entre el donante y la receptora puede ser importante para evitar complicaciones legales y afectivas. Han surgido problemas cuando algún donante cambia de opinión y presenta una demanda por derechos de visita o quiere darle su apellido al niño. Las mujeres solteras o lesbianas son quienes deben protegerse especialmente de este tipo de acoso. El donante también puede necesitar protección, pues los juzgados pueden hacer valer su responsabilidad frente a la manutención del niño.

También existen argumentos en contra del anonimato. Muchas mujeres solteras, tanto heterosexuales como lesbianas, quieren que el donante sea un amigo que posiblemente participe en la vida del niño. Además, de la misma manera en que los hijos adoptivos están haciendo crecientes esfuerzos para localizar a sus padres biológicos, algunos niños concebidos a través de ID pueden mostrarse perturbados y enojados si no pueden determinar quienes son sus padres biológicos. También pueden surgir problemas de salud que requieran el tener acceso al historial médico del padre biológico.

Mientras piensas en toda la situación, además de otras alternativas tales como la adopción o el estructurar una vida sin hijos, puedes querer conversar con quienes han vivido la experiencia del ID, con un consejero de infertilidad o con un grupo educativo como Resolve, INC. (ver Recursos). El procedimiento no es adecuado para todas las mujeres y plantea diferentes interrogantes para distintas personas.

Algunas mujeres casadas han dicho que se sintieron como si hubieran cometido adulterio. (Las religiones Católica Romana y Judía Ortodoxa considera a la ID como adulterio). El compañero puede no sentirse tan comprometido en el embarazo o la paternidad, ya que el bebé no es su hijo biológico. Si consideras extremadamente importante la continuidad genética y las semejanzas familiares, entonces este proceso no es para ti. Piensa qué es lo que le dirás a tus amigos cercanos y a tu familia, y—más importante—aun qué le dirás a tu hijo cuando crezca. En el pasado muchos padres han mantenido ID en secreto, quizás para proteger al hombre de la situación embarazosa de que se sepa que no es fértil. (La fertilidad y la potencia sexual -particularmente en cuanto a la habilidad de lograr la erección y eyaculación- con mucha frecuencia y erróneamente se relacionan y se confunden). No asumas desde el inicio que tienes que ser discreta, al contrario, contarlo todo.

Algunas personas se sienten más cómodas con un formulario de consentimiento cuidadosamente redactado, firmado por todas las partes -la mujer que va a ser inseminada, su pareja (si es que la tiene), el donante y su pareja (si es que el la tiene). Un contrato de ese tipo puede detallar las obligaciones financieras futuras y el derecho a visita del donante(si es el caso que lo tenga) y de las parejas, en caso de separación o divorcio. Sin embargo, los jueces no tienen por qué honrar tales contratos si creen que otro tipo de arreglo es más beneficioso para el niño. Además, algunos abogados piensan que es un error que el donante firme cualquier documento, ya que podría ser interpretado como una admisión de paternidad que puede ser usada en contra de cualquiera de los involucrados en caso de un litigio.

En las circunstancias adecuadas, el ID puede ser lo más correcto. Dos lesbianas que planificaron criar niños al mismo tiempo, comentaron que se creó entre ellas un estrecho vínculo al ayudarse mutuamente con la inseminación. Otras mujeres se muestran más reservadas:

Mi marido tenía serias dudas, aunque nunca lo confesó, creo que en un comienzo sintió que él no tenía nada que ver con mi embarazo. No fue todo fácil, pero al ver a nuestro precioso bebé, inmediatamente lo hizo propio. Tampoco hemos querido saber nada del donante, aunque el médico nos advirtió que se trataba de una persona sana y buena.

Las madres sustitutas

Las madres sustitutas (llamadas madres por contrato) son un tema extremadamente controvertido. De la manera en que es usualmente practicado en EEUU, una mujer—la llamada madre sustituta—hace un contrato con un hombre para ser inseminada con su esperma y luego del parto, entregarle el bebé. Típicamente el hombre es casado y su esposa adopta al bebé. A la madre sustituta se le pagan sus gastos y honorarios (aproximadamente US $10.000). Una agencia mediadora o un abogado reciben honorarios entre 10 y 25 mil dólares. Desde 1990 ha habido 4.000 nacimientos de este tipo en EEUU. Sin embargo, este no es un arreglo que exista formalmente en América Latina. Se sabe de casos de hombres que fecundan a través de relaciones sexuales, a mujeres que no son

sus esposas y luego traen al niño a su casa para ser criado como hijo de ambos.

Existen también arreglos de sustitución gestacional en los cuales la mujer bajo contrato no tiene relación genética con el niño. Tanto los huevos como los espermatozoides se juntan en el laboratorio y el embrión resultante se implanta en una sustituta. Desde 1990 ha habido 8 nacimientos, como resultado de este procedimiento en EEUU.

La sustitución atrae a parejas heterosexuales en las cuales la mujer no puede salir embarazada o llevar su embarazo a término, mientras que su pareja produce una cantidad normal de espermatozoides activos. También es una alternativa para parejas homosexuales y mujeres u hombres solteros, cualquier persona que quiere tener un hijo biológico, pero que por una u otra razón, no están en situación de tenerlo.

Como es imaginable, este arreglo suscita una serie de interrogantes sociales, legales y financieros. Nuestra gran preocupación es que esta opción signifique una presión para que algunas de nosotras "arrendemos" nuestros cuerpos durante cerca de un año como una manera de ganar dinero. ¿Podemos de verdad hacer un contrato para entregar un niño antes de concebirlo y estar seguras de que vamos a poder respetar esa decisión cuando nazca el bebé? ¿No surgirán en las madres sustitutas los mismos temas que actualmente preocupan a las mujeres que han entregado a sus hijos en adopción?

De hecho, algunas madres sustitutas han cambiado de opinión y han querido quedarse con el niño. Algunas tuvieron éxito mientras que otras no lo lograron, muchas veces después de dolorosas batallas legales. La pregunta acerca de que si esos contratos firmados de antemano debieran ser legalmente válidos después del nacimiento, es algo que se está debatiendo actualmente.

Tampoco son muy claras cuáles serán las obligaciones de la pareja si se separan o si cambian de opinión durante el embarazo . ¿Y qué sucede si el bebé "bajo contrato" nace con algún problema de salud inesperado? ¿Pueden ellos romper el contrato? Y ¿Entonces, será la madre biológica quien lo cuide, o será un juez quien decida quien cuidará al niño?

Las finanzas también son complicadas. Algunas madres sustitutas han pedido que se les pague solamente sus gastos, argumentando que ellas quieren darle el niño de regalo a otras mujeres que no pueden tener hijos. Para otras, es una manera de ganar dinero. Una madre sustituta dijo: "Es un negocio que satisface tanto las necesidades económicas como las afectivas". ¿Pero cuál es el precio justo? Aún cuando los honorarios sean de US$ 10.000, para la madre significan sólo US$1.57 por hora.

Preocupadas por el tema del cumplimiento de los contratos, el tenue límite entre "los servicios gestacionales" y la "compra" de un niño y los problemas potenciales para los hijos de arreglos de sustitución, la National Women's Health Network, una agrupación que reúne a mujeres americanas en torno al tema de la salud, hizo la siguiente declaración:

1. Los acuerdos comerciales de madres sustitutas van contra las políticas públicas y las leyes existentes, pasan por alto el valor de la vida, explotan a las mujeres y debieran estar prohibidos por la ley.

2. Las leyes contra los acuerdos de sustitución comercial debieran estar dirigidas en contra de cualquiera de los participantes incluyendo, pero no limitándose a, el hombre y/o la mujer que busca comprar un niño, a la mujer que engendra o da a luz al niño, la agencia o abogados que reciben pagos por la transacción, el doctor o centro médico que cobra por los exámenes y procedimientos y cualquier otro intermediario involucrado en el acuerdo.

3. No debe exigirse el cumplimiento de ningún contrato o acuerdo, ya que ninguna mujer debe ser forzada a entregar a un hijo a causa de una renuncia firmada con anterioridad a la concepción y el alumbramiento. La madre gestacional—la mujer que da a luz al bebé—es, y debe ser reconocida como tal, la madre para todos los efectos legales. Además, estos contratos violan las leyes existentes y las políticas públicas.

Otras feministas están en desacuerdo, argumentando que la sustitución pagada aumenta el espectro de alternativas para todos los involucrados. Los libros de Andrews y Field (ver Recursos) ofrecen una amplia discusión sobre esta controversia.

Las tecnologías reproductivas asistidas

La fertilización *in vitro* (FIV) es un procedimiento biológico y técnicamente complejo que aún es experimental en muchos aspectos.

Está dirigido básicamente a mujeres cuyos ovarios y útero funcionan normalmente, pero cuyas trompas de Falopio están tapadas o no funcionan adecuadamente, de manera que el huevo no puede llegar al útero.

Cada año 20 mil parejas se someten a la FIV, con el resultado de 2 mil bebés nacidos desde 1990. Aunque la FIV cuesta entre US $8.000 y 10.000, aparte de los gastos médicos relacionados con el embarazo y el alumbramiento, muchas mujeres se someten a los exámenes que determinan si el procedimiento puede ayudarlas.

In vitro proviene del latín: "en vidrio". La FIV consiste en la hazaña técnica de extraer un óvulo maduro del ovario, fertilizarlo con los espermatozoides en un platillo de vidrio y devolver el embrión al útero. La primera FIV y posterior implantación exitosa se logró en Inglaterra en noviembre de 1977, y resultó en el nacimiento de Louise Brown.

Diversos médicos y clínicas están desarrollando sus propias modificaciones, pero el procedimiento comprende los siguientes pasos:

1. Para lograr el desarrollo de folículos "buenos" se les da a las mujeres una combinación de varias hormonas. Se requiere un monitoreo con ultrasonido de los folículos y frecuentes exámenes de sangre para controlar el nivel hormonal. (Alrededor de 20% de las mujeres participantes son descalificadas en esta etapa debido al pobre desarrollo de sus folículos).

2. En un momento preciso se extraen los óvulos de los ovarios, usando una aguja delgada guiada por una sonda de ultrasonido. Con la ayuda de un sedante suave, se inserta una jeringa delgada por la vagina y a través de la pared vaginal, para retirar los óvulos maduros de los folículos ováricos. Frecuentemente se usa un anestésico local para adormecer los tejidos vaginales. Los óvulos son luego combinados con los espermatozoides.

3. Si se produce la fertilización, se trasplantan los embriones al útero cuando alcanzan la etapa de 4 u 8 células. Con el objeto de aumentar el promedio de implantes, muchos programas ponen entre dos y ocho embriones en el útero de una mujer. Si la pareja lo ha decidido así con anterioridad, se pueden congelar embriones adicionales. (Los embriones congelados pueden ser descongelados y usados posteriormente si el ciclo de FIV inicial falla. Alrededor del 50% de los embriones sobreviven al proceso de descongelado y 10% resultan en embarazo).

4. Doce a 14 días después de la transferencia de embriones, se puede hacer una examen para determinar si hay embarazo. Si el examen es positivo, se continúa con las inyecciones de progesterona durante 12 semanas. Sólo entre 10 y 15% de las mujeres que se someten a la FIV llegan a este punto.

La FIV es una experiencia cara y exigente. Si optas por someterte a ella, es importante escoger una clínica que tenga buenas tasas de éxito. Pregunta cuál es el promedio de embarazos por transferencia de embriones en mujeres de tu edad y con tu mismo diagnóstico. Por ejemplo, una mujer de 20 años con daños en las trompas tiene más probabilidades de éxito que una mujer de 40 con endometriosis. No te dejes engañar con informes falsos de tasas de éxito. Como dice el Dr. Richard Marrs, director del Instituto de Medicina Reproductiva del Hospital del Buen Samaritano, en Los Angeles, "Son necesarios los reglamentos, pues hay mucha explotación". Puedes comunicarte con RESOLVE (Lee el cap. 22, Recursos) para mayor información de clínicas FIV específicas.

También es importante conocer los riesgos que implica la FIV. La tasa de embarazos ectópicos (en el tubo o trompa de falopio) es cercana al 7% ; el promedio de abortos espontáneos alcanza a un 22 a 24% ; algunas mujeres tienen efectos secundarios como resultado de los tratamientos hormonales y hay altas probabilidades de tener un embarazo múltiple (que es de mayor riesgo). En 1 de cada 3 embarazos por FIV nacen mellizos, y en 1 de cada 10, trillizos. Se sospecha que el citrato de clomiferene y HMG son factores de riesgo para el cáncer de ovario. Son necesarios buenos estudios que determinen los riesgos que significan esas drogas.

Muchas otras técnicas han surgido de la FIV. En el GIFT (transferencia intrafalópica de gametos), el huevo se "cosecha" a través de una aguja asistida por ultrasonido (al igual que en la FIV). El óvulo y los espermatozoides se combinan durante una laparoscopía y se colocan en la trompas de falopio. Esta técnica tiene un promedio de éxito más alto que la FIV, pero no documenta la fertilización. La transferencia de cigotos intrafalópica, ZIFT, involucra una "cosecha" a través de la laparoscopía del óvulo y los espermatozoides, la fertilización fuera del cuerpo de la mujer y la colocación del embrión (en una etapa temprana de división celular) en las trompas de falopio. Según algunos estudios, la proporción de éxito alcanza a 30%. La micromanipulación del óvulo (en la cual se hace una pequeña apertura en la membrana externa de la pared del óvulo), es otra técnica usada para aumentar las tasas de fertilización.

La FIV con donación de óvulos se ha transformado en una opción para las mujeres con un fallo prematuro de los ovarios (menopausia precoz), y las que tienen enfermedades o incapacidades que pueden transmitirse genéticamente. En estos casos, una mujer o su clínica buscan a otra mujer dispuesta a donar sus óvulos. Esta donante tendrá que someterse al mismo tratamiento para inducir la ovulación que la mujer que se someterá a la FIV, pero una vez que sus óvulos han sido extraídos y fertilizados, los embriones resultantes se implantarán en el útero de la mujer que busca el embarazo. Hay entre un 30 y 40% de probabilidad de que una mujer con fallo ovárico prematura logre el embarazo usando esta técnica. El feto no tiene, sin embargo, ninguna relación genética con ella.

Muchos médicos que realizan la FIV creen que los riesgos son insignificantes. Argumentan que si un huevo o embrión está dañado no se desarrollará. Pero no sabremos si eso es cierto hasta que miles de bebés concebidos *in vitro* hayan tenido oportunidad de crecer. Es por ello que los críticos de la FIV y de otras técnicas reproductivas plantean que las mujeres y sus bebés son verdaderos conejillos de indias.

¿Y qué sucede con los aspectos éticos, legales y emocionales involucrados? Un procedimiento que requiere tanta habilidad técnica queda totalmente fuera de nuestro control. Nosotras y nuestras parejas tendremos poco que decir acerca de cómo y cuándo queremos que se haga. Porque estos embarazos son tan preciados (emocional, técnica y económicamente), las parejas están bajo una gran presión de manejar el período prenatal y del parto, tal como lo ordena el médico. Muchas mujeres que se someten a la FIV tienen cesáreas.

Todas estas técnicas generan demasiadas interrogantes de fondo como para plantearlas acá. Por ejemplo, ¿qué significado tiene forzar a numerosos embriones dentro de nuestros úteros y luchar por lograr embarazos cuando nuestros ciclos reproductivos naturales han cesado? Nuestras ansias de un embarazo y de un hijo biológico pueden ser fuertes, pero debemos considerar cuidadosamente los costos para nuestra salud y bienestar.

Con miles de mujeres inscribiéndose en los programas de FIV, debemos preguntarnos por qué muchas de nosotras estamos dispuestas a aceptar gustosamente intervenciones médicas dolorosas y riesgos desconocidos para la salud con tal de tener un hijo. Debemos mirar el proceso de socialización que vivimos por el hecho de ser mujeres, que hace que nuestro rol de productoras de hijos parezca más importante que nuestra salud y bienestar. No debemos sentirnos presionadas por el hecho de que la tecnología ahora esté disponible. *No hay nada malo en nosotras como mujeres si decidimos no participar en procedimientos complicados, caros y experimentales, cuyos riesgos no podrán conocerse con certeza hasta que transcurra mucho tiempo.*

Está claro que este procedimiento es suficientemente caro, complejo y de resultado tan incierto que solamente puede ser útil para muy pocas de nosotras. A pesar de las grandes promesas de que con mayor experiencia las clínicas de FIV mejorarían sus tasas de éxito, lo cierto es que éstas se han mantenido aproximadamente iguales al comenzar la década del 90. Mientras tanto, muchas de nosotras nos arriesgaremos a procedimientos exploratorios invasivos y repetidos intentos de FIV para, finalmente, encontrarnos con la misma desilusión. En algunos casos, esto sucede porque la profesión médica enfatiza las "soluciones" de alta tecnología frente a problemas previsibles, en lugar de reforzar medidas preventivas simples que beneficiarían a muchas más de nosotras. Muchas de nosotras que terminamos deseando la FIV, no la habríamos necesitado si hubiéramos conocido antes los efectos de largo plazo, pero *evitables*, de las inflamaciones pélvicas y las enfermedades transmitidas sexualmente, no tratadas o mal tratadas, así como del uso de los DIU (dispositivos intrauterinos).

La preselección del sexo

Algunas parejas tratan de escoger el sexo de su hijo por razones médicas, ya que ciertas enfermedades hereditarias, como la hemofilia y un tipo de distrofia muscular, afectan más frecuentemente a los niños que a las niñas. Sin embargo, algunas personas sienten firmemente que sólo quieren tener un hijo si pueden estar seguros de que será del sexo que "prefieren".

Las técnicas para seleccionar el sexo del niño antes de la concepción, dependen del hecho de que quien determina el sexo del hijo es el padre. La razón es la siguiente. Todas nuestras células contienen 46 cromosomas que vienen en 23 pares. Obtenemos un miembro de cada par de nuestra madre, y el otro del padre. Uno de los 23 pares determina el sexo. Son los cromosomas sexuales y se llaman X e Y. Las mujeres tenemos dos cromosomas X, mientras que los hombres tienen un X y un Y. Los óvulos maduros y los espermatozoides contienen cada uno un miembro de la pareja de cromosomas y, por lo tanto, un cromosoma sexual. Ya que las mujeres tienen sólo cromosomas X, todos sus óvulos contienen X. Como el hombre es XY, la mitad de sus espermatozoides contiene un cromosoma X y la otra mitad, Y. Si un óvulo (que es siempre X) es fertilizado por un espermatozoide que contiene una X, el bebé será mujer; si es fertilizado por un espermatozoide que contiene una Y, el bebé será varón.

Los métodos de preselección del sexo tratan de favorecer a los espermatozoides que llevan la X o la Y, pero ninguno es muy efectivo. Confían en las observaciones de que los espermatozoides portadores de Y tienden a nadar más rápido y a ser más fácilmente afectados por la acidez de la vagina que los espermatozoides portadores de X, mientras que los espermatozoides portadores de X aparentemente viven más tiempo y son más sensibles a la alcalinidad de la cérvix, el útero y las trompas de falopio.

Una de las recomendaciones para mejorar las posibilidades de concebir una niña es tener relaciones sexuales 36 a 48 horas antes de la ovulación y, para tener un niño, retrasar las relaciones hasta 2 a 24 horas antes solamente. Sin embargo, otros investigadores han salido con la recomendación contraria: que las relaciones sexuales unos pocos días antes de la ovulación favorecen a los niños, y las relaciones durante la ovulación favorecen levemente la concepción de niñas.

Otra técnica que se recomienda se basa en las diferencias de la sensibilidad de los espermatozoides portadores de X y Y frente a la acidez y la alcalinidad. Se sugiere que para aumentar las probabilidades de tener una niña, hay que hacerse un lavado vaginal con agua ligeramente ácida (dos cucharadas de vinagre blanco diluídos en un litro de agua tibia) antes de la relación sexual, permitir una penetración superficial del pene (para que los espermatozoides permanezcan durante más tiempo en el medio ácido), mantener una posición cara a cara y evitar el orgasmo (que aumenta la alcalinidad de la vagina). Si prefieres tener un niño, hazte un lavado alcalino (dos cucharadas de bicarbonato de sodio en un litro de agua tibia) e invierte las otras condiciones. Ningún método garantiza el éxito, pero pueden mejorar las probabilidades.

Obviamente estos métodos tratan solamente con probabilidades. Si tu historia genética es tal que un hijo varón tiene un 50% de probabilidad de heredar una enfermedad que quieres evitar, querrás estar más segura. En ese caso, puedes buscar un doctor que determine el sexo del bebé cuando ya estés embarazada, para que tengas la opción de hacerte un aborto, si es varón, o estés más preparada emocionalmente y en términos prácticos para enfrentar una enfermedad, si es que decides continuar con el embarazo. Un creciente número de enfermedades relacionadas con el sexo pueden detectarse en los fetos, de manera que no es necesario considerar el aborto, a menos que los exámenes prenatales demuestren que el feto que llevas en tu vientre tiene alguna enfermedad.

En los EEUU, el sexo del feto generalmente se determina a través de una amniocentesis, la cual no puede realizarse antes de aproximadamente las 14 semanas de embarazo, aproximadamente. Como el análisis cromosómico demora otras 3 ó 4 semanas, si optas por un aborto, será un aborto de segundo trimestre, mucho más doloroso, arriesgado y psicológicamente difícil que un aborto temprano.

El aborto basado en la selección de sexo ha sido el punto clave del movimiento antiaborto, que ha intentado manipular las aprehensiones que existen respecto a esta práctica para oponerse a todos los abortos. Exagerando el número de abortos que se realizan por este motivo, manifiestan que es una nueva evidencia de insensibilidad y egoísmo de quienes abogan por el derecho a elegir.

Las feministas de otros países, tales como la India, han protestado contra la preselección del sexo por otras razones. Donde ha habido tanta presión por tener hijos hombres, algunas mujeres han usado la amniocentesis y el aborto para evitar tener una niña. En la India, por ejemplo, la situación es tan grave que la proporción de hombres y mujeres ha sido invertida, resultando en un desequilibrio demográfico a favor de los hombres. Las feministas de la India han hecho un llamado para que se termine con este uso extendido de la amniocentesis y otros exámenes para la preselección del sexo. Aunque esta práctica es ilegal en algunos lugares, se mantiene en un país donde aún se practica el infanticidio femenino. Además, la tasa de muerte de niñas y mujeres es más alta que la de niños y hombres en todas las etapas de la vida, ya que ellas tienen menos acceso a los recursos, incluyendo la comida y el cuidado médico.

Los estudios han demostrado una preferencia casi universal por los varones, situación que es válida en América Latina, especialmente en el caso de los primogénitos. Por esta razón algunos defensores del control de la natalidad han defendido la preselección del sexo, como una forma de limitar el crecimiento de la población. Argumentan que las personas muchas veces tienen más niños que los que realmente desean, pues siguen tratando de tener un varón. La preselección del sexo conduce a una reducción en la tasa natal en general. Además, si nacen menos niñas habrá menos mujeres que tengan niños en las siguientes generaciones.

Entre las feministas hay un desacuerdo con respecto a cómo oponerse a esta práctica y cambiar las condiciones que la alimentan. Tanto en China como en la India, grupos de mujeres están comprometidas en la educación pública y otras campañas políticas para cambiar los valores de la sociedad y las actitudes hacia las mujeres, que son causa de la destrucción de fetos femeninos. Aunque hay quienes están a favor de prohibir estos exámenes, argumentando que realmente no ofrecen alternativas reales, otras desconfían de la intervención del gobierno y creen que son las mujeres quienes deben decidir en última instancia. Algunas se oponen a la preselección del sexo porque lo ven como una parte de la creciente tendencia a crear hijos "hechos a la medida". Aún otros ven el esfuerzo de controlar la preselección del sexo como parte del esfuerzo de vigilar y penalizar el comportamiento de las mujeres embarazadas.

Aunque nosotras podamos no estar de acuerdo con la moralidad de la preselección del sexo o qué hacer al respecto, debemos reconocer las diferentes realidades en las vidas de las mujeres y la importancia de apoyar el derecho de cada mujer a tomar sus propias decisiones reproductivas.

Conclusiones

Muchas de nosotras aconsejamos no usar estas técnicas, excepto la inseminación por donante, a menos de que estemos totalmente seguras de los obstáculos físicos, emocionales y financieros involucrados. Aunque algunas conocemos en cuerpo propio el deseo intenso que muchas mujeres sienten de tener un hijo biológico, estas técnicas significan tanta manipulación médica y social de la mujer y de su sistema reproductivo, que creemos que los riesgos y costos son demasiado elevados. Nos preocupa, además, la posibilidad de la manipulación del patrimonio genético de la humanidad, la clonación de embriones y el peligro del uso indiscriminado de estas prácticas eugenésicas, fuera del control de la mayoría de la sociedad, y en especial de las mujeres.

Capítulo 24

INFECCIONES DEL TRACTO URINARIO Y ENFERMEDAD PÉLVICA INFLAMATORIA

Infecciones del tracto urinario por Debi Milligan con center for Disease Control. La enfermedad pélvica inflamatoria por Mary Crowe;adaptación de Claudia Adriasola-Boraiko, Chile.

En ediciones anteriores este capítulo se titulaba "Problemas y Prácticas Médicas Comunes."

Edición de 1998: Con agradecimiento especial a Mary Contanza, Martha Katz, Michelle Levine, Cynthia Pearson y Marcie Richardson por su valiosa ayuda en la preparación de diferentes secciones de este capítulo.

Este capítulo por sí solo pudo haber sido un libro. Después de considerar cuidadosamente lo valioso de la información incluída en la versión original de *Our Bodies, Ourselves,* las autoras concluyeron que, con muy pocas excepciones, existe una gran variedad de recursos disponibles en español (especialmente dentro de otros capítulos de esta misma edición de *Nuestros cuerpos, nuestras vidas*), acerca de las enfermedades mencionadas a continuación. Conscientes de la gran necesidad de llevar un libro de la importancia de *Nuestros cuerpos, nuestras vidas,* a las mujeres de las comunidades latinas sin mayor demora y debido a las restricciones de espacio establecidas por la casa editorial (¡un solo volumen, por favor!), las autoras decidieron utilizar este capítulo para hacer énfasis en aquellos problemas de salud que afectan a un gran número de mujeres, y para los cuales es difícil conseguir información confiable. Por consiguiente, esta versión es mucho más reducida que la versión original en inglés. Por favor, toma en cuenta que la información disponible cambia constantemente, y utiliza la lista de recursos que se encuentra al final del capítulo.

EXÁMENES GINECOLÓGICOS, ANÁLISIS Y PROCEDIMIENTOS

Muchos médicos y profesionales de la salud consideran que ciertos éxamenes, análisis y procedimientos forman parte de un buen cuidado médico de rutina. Sin embargo, estos procedimientos a menudo pueden ser complejos, molestos e incluso innecesarios. Las sugerencias que ofrecemos a continuación pueden ayudarte a decidir acerca de la necesidad y la planificación de dichos éxamenes y procedimientos.

Antes de dar tu consentimiento para que te lleven a cabo cualquiera de los procedimientos o exámenes descritos a continuación, asegúrate de hacerle al médico o a la enfermera practicante las siguientes preguntas:

1. ¿Por qué necesito dicho procedimiento?

2. ¿Cuáles son las ventajas que dicho procedimiento ofrece comparado con otros?

3. ¿Cómo lo llevan a cabo?

4. ¿Qué es lo que voy a sentir durante y después del procedimiento o examen?

5. ¿Cuáles son los riesgos?

6. ¿Cuáles son los efectos negativos, incluyendo efectos futuros con respecto a mi fertilidad?

7. ¿Qué puede pasar si no me someto a dicho examen o procedimiento?

8. ¿Cuánta experiencia tiene la persona que va a llevar a cabo el procedimiento? Por ejemplo, ¿cuántos procedimientos similares lleva a cabo al año?

Aunque ningún profesional de la salud puede garantizar el éxito de los exámenes, análisis o procedimientos, éste tiene la obligación de proporcionarte toda la información que existe al respecto. Si tienes dudas o sientes que necesitas más información, busca una segunda opinión.

El exámen físico y los análisis básicos

Durante cualquier examen físico el (la) practicante debe tomarse el tiempo necesario para explicar exactamente qué es lo que va a hacer y por qué. Esto nos permite aprender más acerca de nuestros cuerpos y preguntar para aclarar nuestras dudas. Si el doctor o la doctora que te está examinando parece tener prisa o no tiene paciencia, considera la posibilidad de ir a donde otro doctor(a). Es más fácil relajarte durante un examen físico si estás siendo atendida por un profesional gentil, respetuoso y paciente.

Como parte del examen general puedes esperar lo siguiente:

➤Que te pesen (ver cap. 2 "Alimentos")

➤Preguntas acerca de toda tu familia e historia médica personal

➤Un examen de la cabeza (incluyendo nariz, ojos y garganta), piel y uñas

➤Un examen de los senos, con instrucciones para llevar a cabo un auto-examen

➤Un examen del corazón y los pulmones por medio de un estetoscopio

➤Un examen del pulso y la presión sanguínea

➤Una muestra de sangre para el conteo de hemoglobina y un análisis general de sangre

➤Un análisis de azúcar en caso de que tengas antecedentes familiares de diabetes

➤Un análisis VDRL para eliminar la posibilidad de gonorrea y sífilis

➤Un análisis de orina (que también puede usarse para cotejar el funcionamiento de los riñones)

➤Un Papanicolau (examen vaginal)

➤Un examen del abdomen

➤Un examen de la pelvis, incluyendo el recto (especialmente si tienes más de 35 años)

EL EXÁMEN DE LOS ÓRGANOS INTERNOS

Debes pedir que examinen tu abdómen tocándolo (palpándolo) para detectar señales de inflamación del hígado o el bazo y que revisen tu espalda para ver si tienes dolor o hinchazón en el área de los riñones.

EL EXÁMEN PÉLVICO

Un buen examen pélvico debe incluir un examen de tus genitales externos (vulva), e internos, utilizando un espéculo, un examen interno bimanual y otro rectovaginal. Si has estado realizando auto-exámen regularmente, seguramente estarás más familiarizada con los exámenes pélvicos y podrás explicar al (la) practicante, cualquier cambio que hayas detectado o sencillamente ayudarlo(a) a entender qué es normal en ti. Si es tu primer exámen, díselo. Pídele que vaya despacio y te explique cada cosa que haga. Asegúrate de orinar antes del examen.

Cuando te examinen la vulva, primero lo harán visualmente para detectar irritaciones, decoloraciones, hinchazón, masas, lesiones en la piel, tamaño y adhesiones del clítoris, distribución del vello, ladillas y secreciones anormales de la vagina. Después el doctor o doctora te revisará internamente insertando un dedo, con el fin de detectar quistes en las Glándulas Bartolinas o pus en las Glándulas Skene. Te preguntará si cuando ríes o toses se te sale la orina (la incontinencia de la orina es un signo de prolapso uterino, rectocelis o cistocelis).

A continuación el/la practicante introducirá el espéculo en tu vagina con el fin de mantener las paredes separadas. (El espéculo debe estar tibio, sea de metal o plástico, y deben insertarlo con suavidad). Luego el doctor examinará las paredes de tu vagina en busca de lesiones, inflamación o secreciones anormales y te revisarán la pelvis (que ahora se encuentra a la vista), para detectar cualquier secreción poco usual, síntomas de infección, lesiones, decoloración o masas peligrosas. Entonces se tomará una muestra de secreción vaginal para llevar a cabo el Papanicolau, el cual permite detectar cambios o masas anormales en las células de la cérvix (posible indicación de una condición precancerosa) y un cultivo para gonorrea. Algunas mujeres experimentan presión en los riñones o el recto cuando el espéculo se encuentra colocado en su sitio. Si relajas los músculos tanto como te sea posible, la molestia puede reducirse, si no, pide al practicante que reajuste el espéculo o intente con uno de otro tamaño.

Algunos practicantes tienen a la mano un espejo. Si deseas ver tu cérvix, pide que te ayude a colocar el espejo y el foco. Esta es una oportunidad para aprender qué debes ver cuando te practiques un auto-examen.

Una vez retirado el espéculo, el practicante se pondrá un guante limpio de hule o plástico e insertará dos dedos en tu vagina, mientras coloca la otra mano en la parte inferior de tu abdomen. Al presionar tu abdomen hacia abajo y manipular sus dedos dentro de tu vagina, es posible localizar y determinar el tamaño, forma y consistencia del útero, los ovarios y las Trompas de Falopio. De esta manera también puede localizar cualquier masa anormal, hinchazón o dolor.

EL EXÁMEN MANUAL DE LA CÉRVIX

Por lo general el útero no duele cuando lo tocan, pero al palpar los ovarios, a menudo se provoca cierta molestia. Los ovarios son difíciles de encontrar y el dolorcito que sientes es la única forma que tiene el practicante de saber que está tocando tus ovarios.

El examen manual puede ser más cómodo para ti y más fácil para quien lo practica si puedes relajar el cuello, el abdómen y los músculos de la espalda y respirar lento y profundo, exhalando completamente.

Para llevar a cabo el exámen recto vaginal, el practicante te insertará un dedo en el recto y otro en la vagina, con el fin de obtener más información sobre el tono y la posición de los órganos pélvicos, así como de los ovarios, las trompas y los ligamentos del útero. Este exámen también puede ayudarte a detectar lesiones rectales y probar el tono de los músculos del esfínter del recto. Si tienes más de 35 años de edad, el (la) practicante deberá revisar el recto en busca de masas de sangre (a menudo indicadores tempranos de cáncer del colon). Algunas mujeres encuentran incómodo el exámen rectovaginal, a otras parece no molestarles. En el momento en que el (la) practicante retira los dedos, puedes sentir como si tuvieras que evacuar (defecar, hacer de cuerpo). No te preocupes, esto es sólo una sensación pasajera.

Algunos(as) practicantes son más gentiles y experimentados en la práctica de exámenes internos que otros y algunas mujeres se relajan con más facilidad que otras. Puedes practicar ejercicios Kegel y practicar insertándote un tapón o un espéculo antes del exámen interno para practicar la relajación.

EL AUTOEXÁMEN VAGINAL

En los últimos años, un número cada día mayor de mujeres ha ido descubriendo los beneficios de realizarse auto-exámenes vaginales y pélvicos. Al examinarte regularmente puedes aprender más sobre lo que es "normal" para ti, cómo son tus secreciones; el color, tamaño y forma de tu cérvix y los cambios en tu mucosidad durante las diferentes etapas de tus ciclos menstruales.

Al practicar un auto-examen, vemos partes de nuestro cuerpo que hemos aprendido a temer o a ignorar. Cuando utilizamos un espéculo, estamos usando una pequeña parte de la tecnología médica para recuperar en cierta medida el control sobre nuestros propios cuerpos. Muchas mujeres llevan el auto-examen un paso más lejos al hablar de sus experiencias y compartir sus conocimientos con otras mujeres en los grupos de auto-ayuda.

TÉCNICAS Y EQUIPO NECESARIO PARA LLEVAR A CABO EL AUTO-EXÁMEN

Para practicar un auto-examen pélvico sólo necesitas algunos instrumentos básicos:

➤Una fuente de luz que pueda dirigirse a un punto determinado, como una lámpara de luz intensa

➤Un espéculo (los de plástico no son caros y son más fáciles de obtener que los de metal; puedes comprar uno en una farmacia especializada)

➤Un lubricante, como jalea "K-Y", o Lubifax, o agua tibia

➤Un espejo con agarradera larga

➤Jabón antiséptico o alcohol

Encuentra un sitio adecuado y colócate en posición relajada, ya sea en el suelo o en un sillón. Algunas mujeres prefieren sentarse en el suelo, con una almohada en la espalda para sostenerse. Familiarízate con el espéculo y luego acuéstate con las rodillas dobladas y los pies ampliamente separados. Tal vez quieras lubricar el espéculo (ver arriba). Sostén el espéculo manteniéndolo

en posición cerrada, apuntando la manija hacia arriba. Algunas mujeres prefieren colocar el espéculo de lado en la vagina y luego voltearlo. Experimenta hasta que descubras cuál es la mejor opción para ti.

Una vez que hayas insertado totalmente el espéculo, toma la manija y hala firmemente hacia ti su sección más corta. Esto abre los separadores del espéculo dentro de tu vagina. Ahora sostén el espéculo sin moverlo y empuja hacia abajo la sección de afuera hasta que escuches un "clic", lo que significa que el espéculo se encuentra fijo en su sitio.

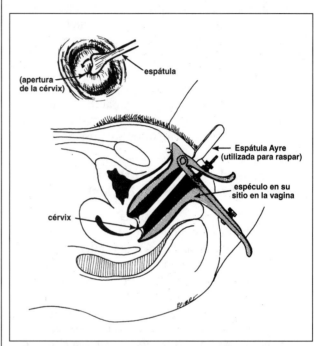

FORMA DE COLOCAR EL ESPÉCULO PARA UN EXÁMEN DE LA CÉRVIZ. LA ESPÁTULA RASPA LA CÉRVIZ PARA UN PAPANICOLAU (NO ES DOLOROSO). Nina Reimer

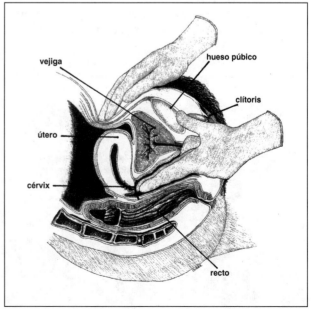

Peggy Clark

Algunas mujeres requieren de mayor esfuerzo para colocar el espéculo y encontrar la zona cervical. Respira profundo y manipula cuidadosamente el espéculo mientras miras en el espejo. Enfoca la luz de la lámpara hacia el espejo para ayudarte a ver mejor. (Una amiga puede ayudarte a hacerlo). Cuando el espéculo se encuentra en la posición correcta, podrás ver ambas dobleces de las paredes vaginales y la cérvix, que se ve rosada, bulbosa y húmeda. (Si estás embarazada, tu cérvix tendrá un ligero tinte azul; si estás en la menopausia o amamantando se verá pálida). Dependiendo de dónde te encuentres en tu ciclo menstrual, tus secreciones pueden ser blancas y cremosas, o transparentes y elásticas. Al aprender qué es lo "normal" en tí, podrás identificar con mayor facilidad cualquier cambio que indique ovulación, infección o embarazo.

Algunas mujeres prefieren quitarse el espéculo cuando todavía está abierto, otras lo cierran antes de quitárselo. Limpia el espéculo después de usarlo con un jabón antiséptico o alcohol y guárdalo para usos posteriores.

La Enfermedad Pélvica Inflamatoria (o PID, por sus siglas en inglés)

Obtuve una copia de mi historia clínica y descubrí que me había estado quejando del mismo problema (dolor en la parte derecha inferior de mi abdomen), durante unos 2 años. Tenía irregularidades menstruales severas, fiebres, sangramiento entre mis períodos y después del coito, además de malestar general. Consulté a varios doctores, ninguno de los cuales me tomaba en serio, cuando mucho me hacían sentir sucia, casi hasta el punto de avergonzarme. Varias veces me traté con antibióticos, pero sólo me aliviaban temporalmente. Nunca se supo qué era lo que me estaba provocando todo esto, y nunca me preguntaron acerca de mis costumbres sexuales o de mi pareja.

La Enfermedad Pélvica Inflamatoria (o PID, por sus siglas en inglés) es un término genérico utilizado para incluir y

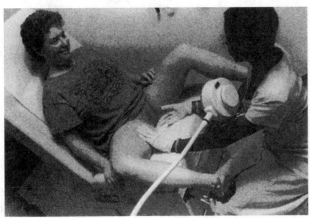

Robin Melavaline

describir una variedad de infecciones que afectan, entre otras cosas, el tejido que cubre el útero, las trompas de falopio y los ovarios. Dichas infecciones tienen nombres diferentes, dependiendo de los órganos afectados. Los 3 tipos de infecciones pélvicas más comunes (en el mismo orden de los órganos que afectan – ver más arriba) son la endometritis, la salpinguitis y la ooforitis. La causa principal del PID son las enfermedades transmitidas por vía sexual, que entran por la abertura del útero y se riegan hacia arriba en dirección a estos órganos (ver cap. 14).

Anualmente , cerca de un millón de mujeres en los EEUU reportan haber sufrido una de estas enfermedades, además de las 300,000 mujeres que son hospitalizadas. En 1990, el costo por el tratamiento del PID y por aquellos problemas relacionados con ésta, llegó a más de 4.2 billones de dólares. Estas estadísticas probablemente subestiman la cantidad y las consecuencias del PID que ocurren en la actualidad, principalmente porque muchas de las enfermedades que componen el PID no son diagnosticadas.

Síntomas

Los síntomas del PID varían y pueden ser tan leves, que apenas puedes reconocerlos. Sin embargo, el síntoma principal es el dolor. Por ejemplo, tal vez notes una presión en los órganos reproductivos o un dolorcito lejano en el abdomen inferior. Por otro lado, el dolor puede ser tan fuerte que no te permita estar de pie. Puedes sentir dolor en la parte media del abdómen inferior, ya sea en uno o ambos lados.

Si tienes una enfermedad pélvica inflamatoria, puedes sentir algunos, casi todos o ninguno de los siguientes síntomas:

➤Flujo anormal o de mal olor por la vagina o la uretra
➤Dolor o sangrado durante o después de las relaciones sexuales
➤Sangramiento o manchas anormales
➤Aumento de cólicos menstruales
➤Aumento de dolor durante la ovulación
➤Micción frecuente, ardor o incapacidad de vaciar la vejiga al orinar
➤Abdómen inflamado
➤Fiebre alta repentina o fiebre baja que va y viene
➤Escalofríos
➤Ganglios inflamados
➤Falta de apetito
➤Náuseas o vómito
➤Dolor en la parte inferior de la espalda o en las piernas
➤Dolores alrededor de los riñones o el hígado
➤Sensación de debilidad, cansancio, depresión
➤Disminución del deseo sexual

La intensidad y magnitud de los síntomas dependen de los microorganismos que están provocando la enfermedad, de dónde se encuentran (en el útero, trompas, tejido del abdomen, etc.), cuánto tiempo lo hayas tenido, cuáles antibióticos has tomado para aliviarte, y tu salud general, o sea, cuánta tensión soportas y cómo bien te cuidas. Los doctores clasifican el PID como agudo, crónico o silencioso (cuando la mujer no experimenta los síntomas).

COMPLICACIONES

Las complicaciones del PID pueden ser muy serias. Cuando no se tratan, pueden convertirse en peritonitis, la cual es una infección tan severa que puede poner en peligro la vida, o pueden causar abcesos de las trompas o los ovarios. El PID puede afectar los intestinos y el hígado (síndrome de perihepatitis). Meses o años después de una infección aguda puede ocurrir un embarazo ectópico o la infertilidad, debido al daño ocasionado en las trompas o la obstrucción provocada por la cicatrización. El PID también puede provocar dolor crónico debido a adherencias o infecciones restantes. En los casos extremos, una infección de este tipo puede provocar la muerte.

Entre el 90 y el 95% de las enfermedades pélvicas inflamatorias son causadas por los mismos microorganismos responsables por las enfermedades transmitidas por vía sexual (STD, por sus siglas en inglés), las cuales pueden introducirse al organismo de las siguientes maneras: Durante el contacto sexual con un hombre o una mujer, y también durante la colocación de un dispositivo intrauterino (o IUD, por sus siglas en inglés); durante un aborto, un parto, durante intervenciones donde el útero se encuentre involucrado, como las biopsias del endometrio, los histerosalpingogramas (radiografías del tracto reproductivo), o durante la inseminación artificial, cuando no se ha tenido suficiente cuidado de prevenir las STD. No es raro que las parejas sexuales masculinas de aquellas mujeres con PID no presenten síntoma alguno,

a pesar de que llevan de un lado a otro los organismos que las provocan. Por este motivo, es imperativo que tus parejas se hagan examinar y usen condones.

Mi esposo no tenía síntomas, aunque yo había estado sufriendo del PID durante años. Ninguno de los dos podía descubrir cómo fue que me enfermé. Nos tomó mucho tiempo encontrar al doctor que tomó muestras de ambos para analizarlas, y finalmente me curé cuando ambos empezamos a analizarnos y tratarnos al mismo tiempo para luchar contra los organismos que encontraron: clamidia, micoplasma, estafilococos y estreptococos.

Con frecuencia, algunos doctores hacen creer a las mujeres que sufren del PID que son culpables por no responder a los tratamientos antibióticos, cuando son sus parejas sexuales quienes también necesitan tratamiento.

Existe un riesgo mayor de desarrollar una enfermedad pélvica inflamatoria si te expones a secreciones infectadas, especialmente semen infectado, durante tu menstruación y ovulación. En estos momentos de tu ciclo, tu cérvix se encuentra más abierta y la mucosidad que normalmente sirve de barrera protectora es más fácil de penetrar. Algunos investigadores tienen la hipótesis de que ciertas bacterias pueden pegarse a los espermatozoides en movimiento e introducirse en el útero y las Trompas de Falopio. (Aparentemente las píldoras anticonceptivas reducen el riesgo de desarrollar el PID ya que crean una mucosidad cervical densa, la cual evita que el espermatozoide entre al útero). Las mujeres que usan dispositivos intrauterinos también tienen un alto riesgo de contraer un PID, especialmente durante los 4 primeros meses

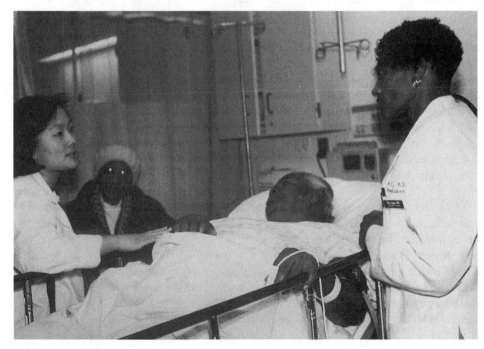

Ellen Shub

siguientes a la colocación del dispositivo. En algunas zonas de los EEUU, la gonorrea es todavía la principal causa del PID. Sin embargo, en otras áreas, la clamidia, el micoplasma y otros microorganismos aeróbicos y anaeróbicos (los que necesitan oxígeno y los que no lo necesitan) se encuentran cada vez con mayor frecuencia en los cultivos cervicales, endometriales y de las trompas, de aquellas mujeres con PID. Estos organismos pueden habitar en el tracto genital durante años.

DIAGNÓSTICO

Al contraer un PID, si pudieras saber de inmediato y con exactitud cuál es el organismo que te está molestando para poder tratarlo con el antibiótico adecuado, sería ideal. Pero tal exactitud casi nunca es posible, debido a que la identificación de los organismos a menudo requiere de varios análisis, que tal vez no estén a tu disposición o sean muy costosos (aunque el costo tal vez fuera menor si te haces un análisis desde el principio antes de ir de doctor en doctor). Incluso, cuando puedes encontrar un doctor y un laboratorio que te analice para buscar organismos como la clamidia y el micoplasma, a menudo no puedes confiar en un resultado negativo. En muchas ocasiones, estos organismos son difíciles de cultivar, especialmente cuando se encuentran en el útero o en las trompas de Falopio, ya que no aparecen en el cultivo cervical. Aunque muchos doctores confían en los análisis de sangre, especialmente la velocidad de sedimentación y el conteo de glóbulos blancos, para indicar si tienes o no una infección, estos análisis no son confiables cuando se trata de diagnosticar el PID. A veces, una biopsia del endometrio puede ser útil, en caso de sospechar una infección por organismos difíciles de cultivar y que no se encuentran en cultivos vaginales o cervicales. Sin embargo, cuando una biopsia de esta naturaleza no se realiza cuidadosamente, puede dispersar todavía más los organismos desde la cérvix y la vagina hasta el útero. En algunos casos, un sonograma abdominal, acompañado de uno vaginal, puede ser útil. Un diagnóstico definitivo a menudo requiere de una laparoscopía.

Si tienes una enfermedad pélvica inflamatoria y tienes una relación sexual con un hombre, él también debe hacerse un análisis. A menudo a los hombres se les diagnostica una uretritis no provocada por gonococos. Algunos de los organismos que provocan estas infecciones en hombres (clamidia y ureaplasma, por ejemplo), pueden provocar el PID en mujeres. En el caso del análisis del hombre, el examinador puede sacar una muestra de la uretra, insertando un pequeño instrumento por el pene. También es posible pedirle al hombre que se masturbe para obtener una muestra de semen, la cual es recogida en un tubo de ensayo estéril e inmediatamente puesta en un medio de cultivo (distinto para cada tipo de microorganismo). El primer método puede ser importante porque las muestras de la uretra masculina (al igual que las muestras cervicales de las mujeres), podrían no

contener microorganismos que habitan en otras partes de los sistemas reproductivo y urinario.

Hasta el momento casi todos los expertos parecen estar de acuerdo en que debido a que tu salud y fertilidad se encuentran en peligro, no debes retrasar los tratamientos mientras esperas los resultados de los análisis.

En la actualidad, existe una mayor conciencia entre los ginecólogos y los urólogos en cuanto a la importancia de realizar análisis y tratamientos tempranos para el PID. Se necesitan más investigaciones para desarrollar técnicas de diagnóstico mejores y menos complejas. Algunas clínicas de PID y especialistas en fertilidad ofrecen análisis actualizados y exactos, así como tratamientos para dichas enfermedades. Llama al Teléfono de Emergencia Nacional para Enfermedades Transmitidas por Vía Sexual: (800) 227-8922 para preguntar por los análisis y las clínicas.

TRATAMIENTO

El PID debe tratarse de la misma manera que las enfermedades transmitidas por vía sexual, lo cual significa que tanto tu pareja, como tú, deben tratarse. Si sólo obtienes tratamiento para tí y tu pareja sigue contagiada, pronto volverás a infectarte.

Cuando empiezas un tratamiento con antibióticos, ya no puedes volver a analizarte hasta por lo menos dos semanas después de haberlos suspendido. Tomar los medicamentos erróneos puede hacer que sea más difícil curarte después. Sin embargo, es poco práctico sugerir que todas las mujeres que sufren de PID esperen hasta que les entreguen los resultados de sus análisis para empezar el tratamiento con antibióticos. La mejor recomendación es hacerse análisis completos, empezar el tratamiento y después ajustarlo de acuerdo con los resultados. Los tratamientos recomendados han cambiado dramáticamente en los últimos tiempos e incluyen antibióticos, tales como cefoxcitina, doxiciclina y cefriaxona. La duración mínima de la terapia debe ser de 10 a 14 días, puesto que el PID es una infección seria. Debes recibir dos antibióticos distintos, ya que a menudo, más de un microorganismo se encuentra presente. Recuerda que debes tomar la dosis completa de antibióticos, incluso cuando los síntomas ya hayan desaparecido. Tu doctor puede ponerse en contacto con los Centros para el Control de las Enfermedades en Atlanta, EEUU, con el fin de actualizarse en cuanto a los antibióticos más efectivos.

Los antibióticos pueden provocar un desarrollo excesivo de hongos en la vagina. Tal vez sea necesario recibir tratamiento para controlar éstos mientras intentas te curas del PID. Intenta el yogurt o los bacilos acidófilus.

Me sentía al borde del llanto mientras compraba los antibióticos y supositorios para combatir el PID y el hongo vaginal. Una cosa es el dinero y otra las consultas, pero lo peor de todo es la frustración. Sentía como si nunca más fuera a tener relaciones sexuales aunque me curara.

De acuerdo con los Centros de Control de Enfermedades, la hospitalización debe tomarse como una posibilidad seria cuando 1. El diagnóstico no es seguro. 2. Se sospecha que pueda haber condiciones de emergencia, tales como la apendicitis y el embarazo ectópico. 3. Se sospecha un absceso pélvico. 4. Cuando hay antecedentes de enfermedad severa previa a la admisión de la paciente. 5. Si la mujer se encuentra embarazada. 6. Cuando la mujer no es capaz de seguir o tolerar la dieta fuera del hospital. 7. Cuando la mujer no ha respondido a la terapia como paciente externa. 8. Cuando no puede darse un seguimiento clínico después de 48 a 72 horas a partir del inicio de un tratamiento antibiótico. 9. Se trata de una mujer adolescente.

Muchos expertos recomiendan que todas las mujeres con PID sean hospitalizadas para su tratamiento. Desafortunadamente, muchos doctores no siguen estas recomendaciones. Casi todas las hospitalizaciones de mujeres con PID ocurren después de un ataque severo. En el hospital puedes recibir antibióticos intravenosos (IV), que te proporcionan una concentración suficiente del medicamento que tu cuerpo necesita para combatir la infección. Cuando el tratamiento con antibióticos no tiene éxito, probablemente se debe a que los antibióticos no fueron los ideales para ese tipo de infección en particular y/o porque volviste a infectarte debido a que tu compañero no se trató adecuadamente. Los antibióticos IV también pueden fallar, debido a problemas tales como un absceso pélvico, tromboflebitis séptica de la pelvis (una infección de las venas de la pelvis), o un diagnóstico erróneo. En lugar de diagnosticarte una cistitis que acompaña o antecede al PID, probablemente te hayan dicho que sufres de cistitis crónica, debido a alguna lesión en la uretra ocasionada durante las relaciones sexuales. Probablemente entonces te digan que intentes cambiar de posición sexual; en vez de decirte que tienes una infección transmitida por vía sexual. Por otro lado, tal vez te digan que te infectaste a ti misma con los microorganismos de tu propio colon, al limpiarte el excremento de atrás hacia delante; o que tienes un colon espástico, o que tu problema es emocional y no físico.

Conjuntamente con tu doctor(a) puedes decidir si debes someterte a cirugía y tratar de restablecer tu fertilidad, mediante la apertura de las trompas cerradas y cicatrizadas. Es probable que tengas adherencias, que son bandas fibrosas de tejido de cicatriz, provocado por las infecciones. Estas pueden envolverse alrededor de tus órganos internos, apretándolos y provocando dolor e infertilidad, en cuyo caso puedes decidir someterte a una laparotomía para extraerlas. Recuerda que la cirugía misma puede causarte adherencias, y que los doctores a menudo atribuyen el dolor únicamente a las adherencias y fracasan en reconocer la presencia de la infección.

Si el doctor piensa que el PID ha arruinado tus órganos pélvicos y no existe la posibilidad de repararlos, tal vez puede presionarte para que te decidas por una his-terectomía. Las histerectomías también se realizan en casos extremos de PID. Sin embargo, si la infección se encuentra en tus conductos urinarios, lo cual sucede a menudo, entonces una histerectomía no será capaz de eliminarla. Algunas mujeres eligen la histerectomía con el fin de acabar de una vez por todas con el PID, pero en realidad, sólo en raras ocasiones es necesario este tipo de intervención.

ASUNTOS PERSONALES

Muchas mujeres nos sentimos culpables y con coraje ante las indiscreciones sexuales de nuestra pareja, especialmente aquéllas que nos provocan problemas físicos constantes como el PID. También nos enojamos con un sistema de salud que no está preparado para enfrentarse adecuadamente al creciente número de mujeres que contraen enfermedades transmitidas por vía sexual, y cada día son más las mujeres que las contraen. Las parejas sexuales asintomáticas tal vez no quieran hacerse los análisis ni someterse a los tratamientos, o sencillamente no entienden que necesitamos abstenernos de las relaciones sexuales con ellos. Tal vez busquen a otras personas con quienes relacionarse sexualmente, que sientan que se trata de un castigo de nuestra parte y nos expongan a un peligro mayor al exponernos de nuevo. Desafortunadamente, en vez de expresar nuestra ira hacia afuera probablemente sólo nos sintamos deprimidas. También es terriblemente frustrante enfrentarse a un doctor que no desea llevar a cabo todas las pruebas necesarias para llegar a un diagnóstico completo. Algunos doctores no son capaces de reconocer que somos sexualmente activas y nos acusan de contraer una enfermedad que tan a menudo se relaciona con el sexo, o dudan de la severidad e importancia de los síntomas pélvicos. Sentir que el sistema de salud desconfía de nosotros y nos juzga, puede sumarse al dolor físico y emocional que sufrimos a causa del PID.

Se siente como una broma cruel que alguien te ha jugado...doctor tras doctor diciéndome que mi dolor no estaba en mi pelvis, sino en mi cabeza. ¿Cuántas veces tuve que suplicar consciente y educadamente que me hicieran exámenes más exhaustivos? Todavía estoy enojada, triste y amargada. Fueron muchos meses y dolor antes de encontrar un doctor que quisiera hacer lo que era necesario.

Existe una gran variedad de cosas que puedes hacer para aliviarte en lo que esperas los resultados de los análisis y que los antibióticos que tomas comiencen a funcionar. Baños de agua caliente, y calor aplicado directamente en la parte inferior del abdomen, ayudan a aliviar el dolor y atraen los medicamentos y la sangre a esa área, lo cual ayuda a combatir la enfermedad más rápidamente. La botella de agua caliente o cojín eléctrico puede ser tu mejor amigo en estos momentos. Cierra los ojos y visualiza tus órganos reproductivos sanos, rosados, oxigenados y relajados. No uses tapones o duchas, al hacerlo podrías empujar a los microorganismos hacia tu útero.

Utiliza duchas vaginales desechables. No tengas relaciones sexuales hasta que te sientas completamente bien a lo largo de todo el ciclo menstrual y que tus parejas hayan recibido resultados negativos para todo tipo de STD. A veces toma meses sentirse mejor después de un PID. Algunas mujeres tienen pequeñas recaídas de PID meses después de haberse aliviado de la infección inicial, particularmente cuando abandonan sus rutinas diarias de salud o cuando se encuentran bajo mucha tensión. La acupuntura puede ayudar a controlar el dolor y a restablecer el equilibrio energético. Puedes humedecer un algodón con aceite de ricino y colocarlo sobre tu abdomen, cubrirlo con un cojín caliente o una bolsa de agua caliente para aumentar al máximo el calor en el área de la pelvis. Compresas de raíz de jengibre y cataplasmas de raíz de taro pueden aliviar el dolor, ayudar a eliminar las toxinas acumuladas, conservar la zona libre de adherencias y disolver las que pueden haberse formado. (Estos son medicamentos fuertes, por lo que, preferiblemente, deben usarse bajo la supervisión de un médico holístico). Varias hierbas y tés son útiles para combatir las infecciones del tracto reproductivo y urinario. El té de hojas de frambuesa fortalece el sistema reproductivo. Elimina el azúcar y reduce la ingestión de productos lácteos (para reducir la producción de mucosidad); toma muchas vitaminas C, A, y del complejo B, así como zinc y otros minerales. Come alimentos integrales, frescos; evita las tensiones en la medida que sea posible. Elimina el alcohol, el tabaco y otros estimulantes que reducen tu resistencia a las enfermedades y reduce también el consumo de café. Probablemente te sientas muy cansada y sin energía. Duerme mucho. Se recomienda el descanso en cama, aunque sea difícil de lograr por las tareas del hogar y los hijos. ¡Pide ayuda! Recuerda, además de los antibióticos, tú eres el elemento principal que puede determinar tu recuperación.

Para prevenir el PID, sigue los siguientes consejos:

Muchos de los medios usados en la prevención del PID son similares a aquéllos usados para prevenir las enfermedades transmitidas por vía sexual, ya que muchas de las infecciones catalogadas como PID son causadas por organismos que se transmiten sexualmente. Las espumas contraceptivas, las cremas y jaleas matan algunas de las bacterias que pueden entrar por la vagina durante el coito. De ser posible, evita las relaciones sexuales sin el uso de algún método anticonceptivo de barrera (condón, diafragma), sobre todo si ya has tenido una enfermedad transmitida por vía sexual. Haz que tus parejas masculinas usen condones y evita el uso del dispositivo intrauterino, particularmente si cualquiera de ustedes tiene más de una pareja sexual.

Ten en mente que el PID es un problema extremadamente serio, que requiere de atención urgente y especializada.

Infecciones del tracto urinario

Las infecciones del tracto urinario (0 UTI, por sus siglas en inglés) son tan comunes que la mayoría de nosotros las padecemos cuando menos una vez en la vida. Con frecuencia, estas infecciones son causadas por bacterias, tales como la "Escherichia coli", que viaja del colon a la uretra y a la vejiga (y en ocasiones a los riñones). La tricomoniasis y la clamidia también pueden provocar una UTI; la baja resistencia, una mala dieta y la tensión, así como el daño a la uretra debido al alumbramiento, la cirugía, la cateterización y otras causas, pueden predisponerte a este tipo de infección. A menudo, un incremento repentino de actividad sexual precipita los síntomas ("cistitis de luna de miel"). Las mujeres embarazadas son especialmente susceptibles (la presión del feto en crecimiento empuja un poco de orina hacia la vejiga y las urétras, permitiendo que las bacterias se reproduzcan), al igual que las mujeres postmenopáusicas (debido a los cambios hormonales). Ocasionalmente, estas infecciones son provocadas por una anormalidad anatómica o por una uretra o vejiga prolapsada (caída), situación que es más común entre mujeres mayores o las que han tenido muchos hijos.

La cistitis (inflamación o infección de la vejiga) es, sin duda, la UTI más frecuente entre las mujeres. Aunque los síntomas pueden ser alarmantes, generalmente, la cistitis por sí sola no representa un problema serio. Si comienzas a sentir que tienes que orinar frecuentemente y cuando tratas, casi no puedes, y además sientes mucho ardor, es muy probable que tengas cistitis. Puede que haya sangre en la orina (hematuria) y pus (piuria). Puedes sentir dolor justo encima del hueso púbico y a veces se nota un olor fuerte y muy peculiar en la primera orina de la mañana.

También es posible que los síntomas leves sean temporales (como la frecuencia al orinar) y no necesariamente sean una señal de que en realidad tengas una infección. Puede ser que sencillamente hayas bebido demasiado café o té (ambos diuréticos), tengas el síndrome premenstrual, alergias a los alimentos, ansiedad o irritación de la zona por baños de burbujas, jabones o duchas. Mientras tu salud sea buena, y no estés embarazada, por lo general puedes tratar tú misma los síntomas leves durante 24 horas antes de consultar con un médico. La cistitis casi siempre desaparece sin necesidad de tratamiento. Sin embargo, si persiste durante más de 48 horas, aparece de nuevo frecuentemente o se encuentra acompañada de escalofríos, fiebre, vómito o dolor en los riñones, consulta a tu médico. Estos síntomas sugieren que la infección se ha pasado al riñón (pielonefritis), problema serio que requiere asistencia médica. Algunos investigadores estiman que entre el 30 y el 50% de las mujeres con síntomas de cistitis también presentan infecciones renales. Consulta a tu médico sobre los síntomas de cistitis acompañados de: sangre o pus en la orina, dolor al orinar, durante el embarazo, diabetes o enfermedades crónicas, antecedentes clínicos de infecciones renales o del tracto urinario. Las infecciones que no se tratan a tiempo pueden complicarse seriamente. Estas complicaciones pueden incluir el desarrollo de presión arterial alta o nacimientos prematuros (cuando aparecen durante el embarazo).

DIAGNÓSTICO

Cuando la cistitis no responde a los tratamientos caseros dentro de las primeras 24 horas o se repite frecuentemente, hazte un análisis de orina. Un cultivo de orina sencillo no es análisis suficiente para diagnosticar la cistitis. Asegúrate de que te tomen la muestra en un recipiente y te practiquen un examen pélvico para descartar otras infecciones. Tu orina será examinada para buscar restos de sangre y pus y harán un cultivo. A menudo, incluso cuando tienes síntomas, el resultado del cultivo puede ser negativo (por ejemplo, que no se presente debido a la infección). Los cultivos negativos falsos pueden deberse a un manejo erróneo de la muestra de orina o una muestra demasiado diluída; o una cistitis provocada por algo que no es una infección bacterial (como ansiedad o tensión emocional). Por otro lado, un cultivo negativo acompañado de glóbulos blancos en la orina (llamado síndrome uretral agudo), puede indicar una infección de clamidias. (Lee cap. 14, "Enfermedades transmitidas por vía sexual"). En ocasiones, la orina de las mujeres presenta bacterias (bacteriuria) sin que exista la presencia de síntoma alguno. Cuando en un análisis de orina se presenta la bacteriuria, es necesario recibir tratamiento para prevenir infecciones renales u otras complicaciones.

Una prueba de sensitividad, que indica qué tipo de antibióticos utilizar (antibiograma), no siempre es necesaria, a menos que ya hayas sufrido muchas infecciones o síntomas severos que indiquen una pielonefritis. Aquellas mujeres que hayan tenido pielonefritis repetidamente, deben analizarse en busca de alguna anormalidad del tracto urinario. El análisis más común es un Pielograma Intravenoso (PIV), que consiste en la inyección de un tinte al torrente sanguíneo, el cual se acumula en los riñones, mostrando cualquier obstrucción o bloqueo mediante una radiografía.

TRATAMIENTO

En casos de síntomas severos o que indiquen una infección, los medicamentos casi se recetan de inmediato. Para infecciones más leves, muchos médicos prefieren esperar los resultados de los análisis antes de recetar algún medicamento.

Casi todas las UTI responden rápidamente a una diversidad de antibióticos. Los medicamentos que se utilizan con mayor frecuencia incluyen antibióticos como la ampicilina, nitrofurantoína, tetraciclina o sulfonamidas (Gantrisin). Las mujeres que pueden tener deficiencias en glucosa-6-fosfato alhidrogenasa no deben tomar sulfonamidas. Los medicamentos pueden darse en una sola dosis grande o divididos en dosis de 3 a 10 días. Si los síntomas persisten por más de 2 días una vez iniciado el tratamiento, vuelve a ver al médico.

Los antibióticos a menudo causan diarrea e infecciones por hongos vaginales e infecciones vaginales por levaduras. Comer yogurt sin sabor o tomar acidófilos en forma de cápsulas, en líquido o en granos, ayuda a prevenir la diarrea, reemplazando las bacterias estomacales normales que los medicamentos han matado.

Para el dolor de las UTI existe un medicamento alópata llamado Piridium. Este es un anestésico local que alivia el dolor pero sin tratar la infección. El piridium tiñe la orina de anaranjado brillante, lo cual definitivamente mancha la ropa. El Piridium puede provocar náusea, mareos y posibles reacciones alérgicas. Es probable que lo mejor sean los remedios caseros.

Cuando termines de tomar los medicamentos, hazte un análisis de orina de seguimiento (un cultivo en caso de que hayas tenido UTI recurrentes) para estar segura de que el microorganismo ya no esté presente. En ocasiones, las cistitis crónicas involucran a las glándulas de Skene (en la entrada de la uretra). En estos casos puedes creer que te has curado, pero en el momento en que se aprietan las glándulas (como en el caso del coito) y sueltan algo de pus, se comienzan de nuevo los síntomas de la cistitis. A menudo se extirpan las glándulas de Skene (meatomía) para resolver el problema, aunque los especialistas no se ponen de acuerdo en cuanto a la necesidad de realizar esta operación. (La recuperación toma aproximadamente un mes).

Tal vez tu médico te sugiera otras intervenciones quirúrgicas, como el estirarte la apertura de la uretra y/o hacer una cortada en la uretra para ayudar al drenaje (uretrotomía interna). Preguntale a tu doctor sobre efectividad de este tipo de tratamiento. Esta cirugía con el fin de corregir una vejiga o una uretra prolapsada (caída), cuando se sospecha que existe alguna relación con infecciones urinarias crónicas se puede prevenir con los ejercicios Kegel que también ayudan a prevenir futuras infecciones.

Incluso con medicina y/o cirugía, muchas mujeres siguen sufriendo infecciones recurrentes del tracto urinario. A veces ayuda tratarlas con dosis bajas de medicamentos por largo tiempo. Una buena dieta y una reducción de las tensiones pueden ayudar a evitar las infecciones.

CÓMO PREVENIR LAS INFECCIONES DEL TRACTO URINARIO, TRATAR LAS INFECCIONES LEVES Y EVITAR VOLVER A INFECTARSE

1. Bebe mucho líquido todos los días. Procura beber un vaso de agua cada 2 ó 3 horas (Para una infección activa, bebe suficiente como para producir un buen chorro de orina cada hora. Esto realmente ayuda mucho).

2. Orina frecuentemente y trata de vaciar tu vejiga por completo cada vez. Nunca intentes detener tu orina una vez que tu vejiga se sienta llena. En otras palabras, no aguantes los deseos de orinar.

3. Mantén las bacterias de tus intestinos y tu ano alejadas de tu uretra, limpiándote de adelante hacia atrás después de orinar o ir al baño. Lávate los genitales de adelante hacia atrás con agua pura o con jabón muy suave, cuando menos una vez al día.

4. Cualquier tipo de actividad sexual que irrite tu uretra, presione tu vejiga o disemine las bacterias de tu ano hacia la vagina o la uretra puede contribuir que te dé cistitis. Asegúrate de que tanto tú ,como tu pareja, tengan los genitales y las manos limpias antes del contacto sexual y lávate después de cualquier contacto con el área del ano, antes de tocarte la vagina o la uretra. Trata de evitar la estimulación prolongada del clítoris y la presión del área uretral durante la masturbación o las relaciones sexuales u orales. Asegúrate de tener bien lubricada tu vagina antes de la penetración. La penetración anal y las relaciones prolongadas y vigorosas, tienden a presionar la uretra y la vejiga excesivamente. Una buena idea es vaciar la vejiga antes e inmediatamente después del sexo. Si tienes la tendencia a sufrir cistitis, incluso tomando estas precauciones, tal vez desees pedirle a tu médico medicamentos preventivos (como la sulfa, ampicilina, nitrofurantoína); se ha comprobado que una sola dosis después de la relación sexual puede prevenir infecciones, y generalmente no ocasiona los mismos efectos negativos que los tratamientos con antibióticos prolongados.

5. Algunos métodos de control de la natalidad pueden contribuir a agravar la UTI. Las mujeres que toman anticonceptivos orales tienen una incidencia mayor de cistitis que aquéllas que no toman la píldora. Algunas usuarias del diafragma encuentran que el borde que presiona la uretra puede contribuir a la infección. (Un diafragma de otro tamaño o uno con un tipo distinto de borde puede solucionar el problema). Las espumas anticonceptivas o los supositorios vaginales pueden irritar la uretra. Los condones sin lubricación pueden ejercer presión sobre la uretra. Por otro lado, los lubricantes pueden provocar irritaciones.

6. Si usas toallas sanitarias durante la menstruación, la sangre que se acumula en ellas proporciona un puente de paso muy conveniente para las bacterias que viajan desde el ano hasta la uretra. Cámbiate de toalla con frecuencia y lávate los genitales 2 veces al día durante la menstruación. Algunas mujeres consideran que los tapones o esponjas ejercen demasiada presión en la uretra.

7. Los pantalones y mahones demasiado ajustados, el andar en bicicleta o montar a caballo pueden causar daño a la uretra. Cuando practiques deportes que pueden darte cistitis, utiliza ropa suelta y trata de tomar más agua.

8. La cafeína y el alcohol irritan la vejiga. Si no deseas dejar de ingerir estas bebidas por completo, reduce la cantidad ingerida y bebe suficiente agua como para diluirlos.

9. Algunas mujeres encuentran que el uso rutinario de jugos no azucarados y los complementos concentrados de arándano o la vitamina C, que acidifican la orina, les ayudan a prevenir los problemas urológicos. Si tienes una infección, procura combinar 500 miligramos de vitamina C, con jugo de arándano cuatro veces al día. El jugo lo puedes sustituir por media taza de arándanos frescos con yogurt natural. Los granos integrales, las carnes, nueces y otras frutas también ayudan a acidificar la orina. Evita las especias fuertes (el curry, la cayena, el chile y la pimienta).

10. Las dietas altas en azúcares refinados y almidones (harina blanca, arroz blanco, pasta, etc.) pueden predisponer a algunas mujeres a contraer infecciones de las vías urinarias.

11. Algunas mujeres usan muchos remedios de hierbas para prevenir o tratar las UTI. Beber té de uva ursi, cola de caballo o "shavegrass", hoja de laurel, equinacia, tilo, trébol, té de limón, o naranja agria, puede ser beneficioso para tu vejiga. Tal vez quieras consultar un herbolario.

12. Conserva alta tu resistencia comiendo y descansando bien y encontrando formas de reducir la tensión emocional en tu vida, en la medida en que sea posible.

13. La vitamina B6 y los complementos de magnesio y calcio ayudan a aliviar los espasmos de la uretra que pueden predisponerte a la cistitis. Esto es especialmente útil para las mujeres que necesitan tener dilatadas las uretras repetidamente.

14. Si tienes una infección, date un baño caliente de tina 2 ó 3 veces al día; y colocarte en el abdómen y espalda una botella de agua caliente o un cojín caliente.

PARTE V
LA MATERNIDAD

LA MATERNIDAD

Introducción por Ester Shapiro Rok y María Laura Skinner

El tener hijos mágicamente une a nuestros pasados con nuestros futuros. El tener hijos une a lo más corporal y sensual con lo más sagrado. No todas tendremos hijos, pero todas somos hijas. No todas las mujeres serán madres, pero cada mujer tuvo una madre, conocida o no. El tener hijos nos transforma, nos abre el alma a todo el amor que podemos recibir hasta de las criaturas más vulnerables. Nosotras, en nuestra maternidad, sentimos más que nunca nuestra interdependencia humana. Desarrollamos nuevas fortalezas y nuevas vulnerabilidades. Para crear y criar estas nuevas vidas, necesitamos apoyo de todos los que nos rodean. Necesitamos un medio ambiente sano y un hogar acogedor. Necesitamos suficientes recursos económicos y flexibilidad en nuestras responsabilidades, adentro y afuera del hogar. Dependiendo de nuestras circunstancias, el ser madre puede ser algo que nos llena de orgullo, o que nos lleva a lugares oscuros y tristes.

Tradicionalmente, la mujer contaba con otras mujeres, con las experiencias de sus madres, hermanas, abuelas, y parteras, que ofrecían sus conocimientos en la extraordinaria transformación del cuerpo y espíritu durante el embarazo, el parto, y la lactancia. La mayoría de los sistemas de salud actuales tratan a una mujer embarazada como si estuviera enferma, tratan al parto como si fuera un evento médico, y durante el post-parto se olvidan de la mujer porque ya tuvo al bebé ya no es importante. La partera, con su sabiduría de años, esta allí para ayudar a la mujer a tener una buena experiencia con su embarazo. Durante el parto, ella ayuda a la mujer a dar luz a su bebé. Durante el post-parto le ayuda a recuperar sus fuerzas, le enseña como amamantar y la visita frecuentemente para ver cómo van ella y el bebé.

Lo que nosotras queremos ofrecer a las mujeres que leen estos capítulos son ideas para su propia participación en el embarazo y el parto, de la manera que más les satisfaga, y con reconocimiento de sus derechos y necesidades cuando tienen que utilizar servicios médicos. En esta etapa de la vida, necesitamos más que nunca sentirnos queridas y apoyadas para querer y apoyar a otros.

Empezamos con el embarazo y los cambios que le pasan al cuerpo durante la gestación. Hay muchas formas en que puedes hacer tu embarazo más fácil y más sano. Cuídate mejor que nunca, porque ahora lo haces no sólo para tí, sino para tu bebé y para tu familia que te necesita contenta y saludable. Empezando con una dieta balanceada, y siguiendo con rodearte de gente que te ayude, tomando clases de información y ejercicios para el parto, y haciendo ejercicio de algún tipo; cosas que te darán un sentido de control y de comprensión de los muchos cambios que te están ocurriendo. También hablamos de los diferentes médicos, enfermeras y parteras que puedes ver durante tu embarazo y la mejor forma de relacionarte con ellos para que tu embarazo sea verdaderamente tuyo. Acerca de los exámenes de rutina, si los tienes disponibles, hay algunos que son más importantes que otros. Algunos, como el amnio-sentisis, traen un riesgo de aborto. Los médicos te hacen sentir que estos exámenes son esenciales, pero la verdad es que las mujeres han tenido hijos por miles de años sin hacerse estos exámenes tecnológicos. Sea tu primer embarazo o no, los cambios del cuerpo y las emociones, vienen acompañados por cambios en la forma en que nos sentimos con de nosotras mismas. Esto puede cambiar la relación con nuestra pareja, y por ello lo exploramos en el siguiente capítulo.

El capítulo acerca del parto hace énfasis en que tomes tu propia decisión sobre qué tipo de parto quieres elegir.

El poder es tuyo. También es importante tener en mente que muchas veces pasan cosas que no habíamos planificado. Asegúrate que la gente que te rodea; tu familia, tu pareja, y tu doctor o partera conozcan tus decisiones. Nosotras recomendamos usar una intervención médica en último caso. También recomendamos amamantar al bebé por todos los beneficios para la madre y el bebé.

En el capítulo del post-parto hacemos énfasis en la importancia de tener una buena transición después del parto. El esfuerzo tremendo del parto en sí, los enormes cambios hormonales, y el aprendizaje de cómo cuidar a tu bebé; pueden ser agobiantes. Todos los bebés son diferentes, y a algunos les cuesta más trabajo dormirse, digerir la leche, y/o responder a tu cuidado. Recuerda que a ser mamá no se aprende automáticamente. Es un trabajo exigente y agotador que merece ayuda y apoyo de tu pareja, tu familia, y tu comunidad. Los niños cambian mucho en los primeros días, semanas, y meses. Trata de descansar para que puedas gozar de los milagros del desarrollo de tu bebé y de ti como madre. Es muy importante tener gente que te ayude con la casa, especialmente durante las primeras semanas. Para las mujeres que tienen que bregar con la depresión, también es importante tener gente con quien puedas hablar y compartir tus experiencias. Si decides volver al trabajo, es importante encontrar el cuidado adecuado para el bebé, el cual muchas veces depende de la comunidad en que te encuentras. En muchos países latinos, la familia todavía vive cerca y puede ayudar, pero para muchas mujeres en los EEUU esta posibilidad no existe. Vemos que la felicidad de la mamá no es menos importante después del parto; por muchas razones es más importante ahora, ya que la forma en que ella se cuida a sí misma va a afectar lo que sus hijos aprendan acerca del amor propio y de cómo cuidarse en este mundo.

Terminamos con un capítulo acerca de la infertilidad y la pérdida del embarazo. Reconocemos que para muchas mujeres la posibilidad de tener hijos biológicos, por muchas razones, es deseada pero no es posible. Otras mujeres, durante su vida reproductiva, pierden un embarazo por aborto natural. Aunque no llegan al parto, la tristeza que sienten puede ser tan profunda como si hubieran perdido un hijo ya vivo. Las presiones adicionales de una sociedad que desprecia a las mujeres que no han tenido hijos, hace que esta pérdida sea más difícil todavía. La posibilidad de adoptar puede ser una solución para las parejas, o para las mujeres que siguen queriendo tener la experiencia de ser madres. Es importante reconocer que hay muchas otras formas en que una mujer puede vivir su creatividad materna y que aunque tenga o no tenga hijos, estas posibilidades siempre existen.

El tener hijos es un privilegio y una responsabilidad que nosotras decidimos tomar o dejar. La creación de una buena vida para nosotras y nuestras familias es algo que requiere esfuerzo en muchos niveles. Es importante acordarnos que hay muchos jóvenes en el mundo que necesitan la educación y el amor de los adultos, de una familia y de su comunidad, la cuna para amar y ser amados. La capacidad de criar a los jóvenes con amor y que ellos, a su vez, sepan que amar a otros es una responsabilidad de cada miembro de la comunidad. Las generaciones del futuro dependen de nuestro compromiso para apoyar a las madres que luchan y a los hijos que ya existen.

Capítulo 25

EL EMBARAZO

Por Jane Pincus y Norma Swenson; adaptación por Irma Ganoza (Centro Mujer y Sociedad, México), María Eugenia Romero y Mercedes Ballesté (Salud Integral para la Mujer, México).

Contribuidoras a las ediciones previas: Jenny Fleming, Linda Holmes, Bebe Poor, Becky Sarah, Ruth Bell, Jane Pincus, Judy Luce, Linda Holmes, Robin Blatt, Judy Rogers, y Norma Swenson.

El cuidado prenatal:
La preparación para el embarazo, el parto y el alumbramiento

El cuidado prenatal consiste en gran medida en la atención que te brindas a tí misma, así como también en la atención que recibes de los amigos y la familia. Ya no creemos que es suficiente "ver al doctor con regularidad" o "dejarlo todo en manos del doctor". Cuando acudes a la consulta (obstétrica o médica) cada mes y luego cada semana, los médicos son quienes supervisan cómo te estás cuidando. Cuando existen condiciones de salud que requieren observación o un cuidado médico más específico, necesitas cuidarte de manera especial para mantenerte en forma excelente y así reducir cualquier complicación. El buen cuidado personal es el primer paso hacia una maternidad saludable.

LA BUENA ALIMENTACIÓN

Lee también el capítulo 7, "Los Alimentos".

Es esencial que comas bien durante el embarazo. Aún antes de quedar embarazada puedes comenzar a cambiar y a mejorar tus hábitos alimenticios. Considera la alimentación como un factor clave para tu propio bienestar. Si tienes buena salud, lo más probable es que tu bebé también sea saludable.

Si te alimentas bien:

➤Aumentas el volumen de tu sangre para satisfacer las crecientes demandas que el embarazo exige de tu cuerpo. La sangre baña y limpia la placenta, donde se lleva a cabo el intercambio de oxígeno y nutrientes.

➤Ayudas a asegurar que tu matriz, así como los demás tejidos, crezcan e incrementen su elasticidad, y además, ayudas a que tu bebé crezca con todo su potencial genético y tenga el peso adecuado.

➤El hecho de que tu bebé tenga un peso natal adecuado y saludable (el cual puede variar), así como la capacidad placentaria, aumentan la posibilidad de un parto y un alumbramiento sin complicaciones. La buena alimentación disminuye los riesgos de complicaciones tales como las infecciones, la anemia y la toxemia en la madre; el nacimiento prematuro, el peso natal bajo, el parto de un feto muerto, el daño cerebral y el retraso mental en el bebé.

➤Tu cuerpo almacena las grasas y los líquidos que necesitarás cuando comiences la lactancia materna. Seguirás necesitando alimentos y bebidas saludables una vez que tu bebé haya nacido.

No dejes de comer por alimentar a otros miembros de tu familia. Si vives en los EEUU, puede que seas elegible para el programa de WIC (Mujeres, Infantes y Niños, por sus siglas en inglés), que patrocina el gobierno. Este programa, diseñado para las mujeres embarazadas y lactantes, provee leche, frutas, cereales, jugos, queso y huevos. Investiga en tu Clínica Prenatal Pública, tu departamento de salud local, clubes de madres, comedores populares, o con las enfermeras de tu Centro de Salud.

Si sufres de náuseas, especialmente durante el comienzo del embarazo, es probable que no puedas comer en abundancia. Esto también puede suceder hacia el final, cuando tu vientre está muy voluminoso. Puedes tratar de

Maternidad
por Giaconda Belli

Mi cuerpo,
como tierra agradecida,
se va extendiendo.

Ya las planicies de mi vientre
van cogiendo la forma
de una redonda colina palpitante,
mientras por dentro,
en quién sabe qué misterio
de agua, sangre y silencio
va creciendo como un puño que se abre
el hijo que sembraste
en el centro de mi fertilidad.

comer cantidades pequeñas con mayor frecuencia. Come con regularidad y no dejes pasar mucho tiempo sin alimentarte.

PARA EL AUMENTO DE PESO, NO TE OBSESIONES CON UN NÚMERO MÁXIMO DE KILOS. EL METABOLISMO DE CADA MUJER ES DIFERENTE. SI TE ALIMENTAS BIEN Y EN FORMA NUTRITIVA, TU PESO SE EQUILIBRARÁ POR SÍ MISMO. EL EMBARAZO NO ES EL MOMENTO ADECUADO PARA PONERTE A DIETA.

SUGERENCIAS PARA LA DIETA DIARIA DURANTE EL EMBARAZO

1. De 2 a 4 raciones de proteínas de carnes, pescados, aves, quesos, soya, huevos o una combinación de nueces, granos, frijoles y lácteos. Si no tomas un litro de leche al día, agrégale a la dieta alimentos ricos en proteínas .

2. Un litro de leche (entera, descremada, suero de leche) o productos lácteos (queso, yogurt, requesón). Usa la leche en polvo cuando prepares otros alimentos. Si eres alérgica a los productos lácteos, toma lactato de calcio. Las algas marinas, las semillas de ajonjolí, la mantequilla, la melaza y los mariscos contienen calcio; algunos tipos de tofu también se hacen con lactato de calcio.

3. Una ración de vegetales frescos de hojas verdes—espinaca, lechuga de hojas oscuras y sueltas, brocoli, repollo, acelga, col, tallos de mostaza o remolacha y brotes de alfalfa.

4. Uno o 2 alimentos ricos en vitamina C—papa entera, toronja, naranja, melón, pimientos verdes, repollo, fresas, fruta y jugo de naranja.

5. Un vegetal o fruta amarilla o anaranjada.

6. 4 o 5 rebanadas de pan integral, panqueques, tortillas, pan de maíz, o una porción de cereal íntegro o pasta. Usa germen de trigo o levadura de cerveza para enriquecer otros alimentos.

7. Mantequilla, margarina enriquecida, aceite vegetal.

8. Sal al gusto. (Evita los alimentos y bebidas con cantidades superfluas de sodio).

9. De seis a ocho vasos de líquido—jugos de frutas o verduras, agua y tisanas (té de hierbas). Evita los jugos y las bebidas gaseosas azucaradas.

10.Para las meriendas, consume frutas secas, nueces, semillas de girasol o de calabaza y palomitas de maíz.

LAS NECESIDADES ESPECIALES DE LA ALIMENTACIÓN DURANTE EL EMBARAZO

El embarazo aumenta la necesidad de *calorías y proteínas*. La necesidad de proteína se duplica. Casi todos los alimentos contienen algo de proteína. También necesitas consumir una gran variedad de alimentos, debido a que los demás nutrientes están distribuídos en los otros alimentos.

EL ACIDO FÓLICO. El ácido fólico se encuentra en las legumbres de hojas verdes (espinaca, acelga, hojas de rabanito, betarraga, también la sandía es rica en ácido fólico). EL ácido fólico es esencial para la síntesis de proteínas al principio del embarazo y también para la formación de sangre y células nuevas. Tu bebé necesita ácido fólico para crecer. Algunos de los síntomas de la deficiencia de ácido fólico son la anemia y el cansancio (las anemias también pueden tener otras causas). El cuerpo no almacena ácido fólico, así que si estás anémica, necesitas suplementos diarios.

Si has tomado píldoras anticonceptivas y actualmente estás embarazada, puede que hayas agotado la provisión de vitaminas B6, B12 y ácido fólico de tu cuerpo y necesites tomar suplementos. Si planificas quedar en estado, toma suplementos de ácido fólico antes del embarazo. Este puede reducir la incidencia de espina bífida en un 70% de los casos.

EL HIERRO. El hierro se obtiene del jugo de ciruelas, las pasas, las frutas secas, las legumbres, la melaza, las carnes magras, el hígado, la yema de huevo y al cocinar la comida en ollas de hierro. El hierro es un componente importante de la hemoglobina, la cual está compuesta de moléculas complejas de proteína y hierro que conducen oxígeno a tu bebé y a tus células. Tu bebé también obtiene hierro de sus reservas y las almacena en su propio hígado, para que le duren hasta que se alimente de leche después del nacimiento. También necesitarás oxígeno (provisto por la hemoglobina) para la matriz, durante el parto; las células del cerebro de tu bebé también necesitan oxígeno. Si consumes una dieta balanceada, rica en hierro, puede que tu sistema tenga suficiente hierro. Si no es así, requerirás de un suplemento. Pide gluconato ferroso o fumarato ferroso en vez de sulfato ferroso, que tiende a eliminar las vitaminas de tu sistema. El hierro orgánico, que es una forma natural de hierro, puede encontrarse en tiendas de alimentos para la salud.

EL CALCIO. De la misma manera, tus necesidades de calcio aumentan durante el embarazo y la lactancia. Este se encuentra en la leche, queso y otros productos lácteos.

LOS LÍQUIDOS. Los líquidos ayudan a la circulación de la sangre y fluídos del cuerpo y en la distribución de sales minerales; estimulan la digestión y asimilación de los alimentos. Es recomendable tomar entre 8 y 9 vasos de líquido al día. Ten cuidado con la cafeína. *Todas* las bebidas gaseosas de cola contienen mucha cafeína.

RESTRICCIONES PARA EL AUMENTO DE PESO, DIETAS SIN SAL, DIURÉTICOS Y PASTILLAS PARA HACER DIETA

Los médicos de antes (y tal vez algunos médicos de edad en la actualidad) restringían el aumento de peso y el consumo de sal durante el embarazo. Estos médicos también acostumbraban a recetarles a las mujeres pastillas peligrosas (anfetaminas) para hacer dietas, al igual que diuréticos (que eliminan los líquidos del cuerpo). El motivo por el cual dichos médicos hacían esto era porque pensaban que esas precauciones podían prevenir la toxemia, condición que actualmente se llama *preeclampsia*. Estaban equivocados. Las mujeres embarazadas deben estar bien alimentadas y deben aumentar de peso. Una cantidad razonable de sal está bien, y algo de hinchazón en las manos y pies (edema) es normal. Al disfrutar de los alimentos en una dieta balanceada, aseguras tu bienestar y el de tu bebé.

LOS PROVEEDORES DE SALUD, EL SISTEMA MÉDICO Y LA NUTRICIÓN

Las parteras, las enfermeras y los practicantes de medicina familiar, enfatizan la buena alimentación con mayor frecuencia que la gran mayoría de los obstetras. El adiestramiento médico contiene muy poco de la ciencia de la nutrición aplicada. Muchos obstetras consideran que no vale la pena mencionar la buena alimentación más allá de: "lleve una dieta balanceada". A ellos se les ha enseñado que pueden "rescatar" a las mujeres y a sus bebés mediante la tecnología, los medicamentos y las operaciones, cada vez que se presentan problemas durante el embarazo, el parto y el alumbramiento.

SUBSTANCIAS Y PROCEDIMIENTOS QUE DEBEN SER EVITADOS

LAS DROGAS. Algunas substancias corrientes como el café, el té, al igual que algunos medicamentos comunes, como lo es la aspirina, son drogas. Estas substancias contienen muchos químicos que han sido investigados como posibles agentes causantes de defectos de nacimiento. En los EEUU, las mujeres embarazadas ingieren un promedio de 7 a 8 drogas diferentes durante su embarazo.

La mayoría de las drogas que tomamos durante el embarazo atraviesan la placenta. Los fetos son extremadamente susceptibles a las drogas, especialmente durante los 3 primeros meses, cuando los órganos vitales se están formando.

Los efectos directos de las substancias en el embarazo y el feto pueden clasificarse en 3 tipos diferentes: *teratogénicos* (que causan defectos de nacimiento), *tóxicos* (que tienen un severo efecto farmacológico en el feto) y *adictivos* (que causan dependencia). A pesar de que sólo unas cuantas drogas han demostrado ser teratogénicas, no sabemos mucho sobre los posibles efectos escondidos o de largo plazo de muchas drogas o agentes ambientales. Por lo tanto, ingiere la menor cantidad posible de drogas durante tu embarazo. Algunas veces hay que tomar en cuenta el peso de los riesgos de una enfermedad en relación con los riesgos conocidos o desconocidos de la droga en cuestión. Por ejemplo, si tienes una fiebre alta durante los primeros meses del embarazo, lo mejor es que tomes Tylenol (Acetaminofén) para hacerla bajar, ya que una fiebre alta y prolongada puede ser teratogénica. Si padeces de alguna condición seria como diabetes o hipertensión, es posible que necesites que te receten medicamentos para controlarlas, ya que estas enfermedades pueden afectar el desarrollo del bebé. Si tienes molestias por trastornos más comunes tales como dolor de cabeza, náuseas o estreñimiento, primero debes intentar usar remedios caseros. Si no te hacen efecto, consulta a tu médico antes de tomar *cualquier* medicamento.

No es posible determinar el nivel de *alcohol* que se considera prudente durante el embarazo. Si tomas una copa de vino o una cerveza de vez en cuando, esto no debe ser motivo de preocupación. Sin embargo, es prudente limitar o suprimir las bebidas alcohólicas. La *cafeína* es una droga común que se encuentra en el café, el té, el chocolate y en algunos de los medicamentos que están a tu alcance. Aunque la evidencia actual es limitada, ésta señala que las cantidades moderadas de café (tres tazas diarias) no presentan riesgos especiales. Por otra parte, ha sido consistentemente demostrado que *el fumar* tiene efectos perjudiciales para el feto. Las mujeres que fuman más de quince cigarrillos al día, tienen mayor probabilidad de una pérdida tardía del feto, de un parto de feto muerto, así como de un alumbramiento prematuro o de un bebé con un peso natal bajo. Si no puedes dejar de fumar, reduce el número de cigarrillos que fumas al día y aliméntate bien.

LOS RAYOS X (LAS RADIOGRAFÍAS). Debes evitar las radiografías o dejarlas para después que hayas dado a luz. Desde el punto de vista práctico, no existe un umbral específico que determine el nivel de exposición a la radiación que resulte menos peligroso para el feto.

En algunos lugares, las radiografías están siendo reemplazadas por el ultrasonido (sonografía). Evita las radiografías para determinar el tamaño de la pelvis (pelvimetría). Estas son peligrosas, imprecisas y aumentan la probabilidad de que sea necesario que requieras una cesárea.

EL CUIDADO DE LA MATERNIDAD EN UN CONTEXTO AMPLIO

Los servicios de salud, desde un punto de vista práctico e integrado a la realidad nacional, son limitados, debido a lo injusto de la situación económica, política y social, a la que actualmente se encuentra sometida la mayor parte de la sociedad. En el Perú, por ejemplo, la realidad de las condiciones de los servicios de salud no es conocida en su integridad, por no disponerse de registros con información veraz, ya que los censos presentan cifras que pueden enmascarar una realidad mucho más alarmante.

El déficit de viviendas ha conducido al hacinamiento urbano y a la segregación, lo cual ha resultado en la proliferación de comunidades urbanas marginales, con limitado acceso a los servicios de salud y bienestar en muchas ciudades.

El uso inadecuado de la tecnología, la distribución ineficiente de los recursos, el mal aprovechamiento y la escasez de personal capacitado, las estructuras burocráticas excesivamente centralizadas y la falta de coordinación, restringen tanto la cobertura como la calidad de los servicios.

Resulta intolerable que en los EEUU, un país rico y democrático, no se contemple el acceso a los buenos cuidados de salud como un derecho humano fundamental. En el sentido social y económico, cada mujer, hombre y niño debería estar bien alimentado, vestido, albergado y protegido. En lugar de esto, los médicos y los hospitales gastan millones de dólares en la infraestructura, en la investigación y en los equipos de monitoreo para las mujeres de "alto riesgo" y los bebés de peso natal bajo. Nuestro dinero estaría mejor invertido en la educación de la mujer y en la prevención de las condiciones que generan a los problemas graves de salud.

Una vez que las mujeres llegan al hospital con problemas de salud, reciben un tipo de atención interventiva orientada hacia la crisis, que muchas de nosotras hemos estado catalogando como inapropiada para todas las mujeres embarazadas. No hay duda de que la tecnología, como último recurso, realmente salva las vidas de algunas mujeres y sus bebés. Sin embargo, ésta nunca podrá reemplazar nuestra necesidad de cuidados comunitarios basados en la compasión y en las medidas preventivas. Esto tampoco sustituye la falta de un sistema de salud socialmente equitativo. Muchos países europeos proveen asistencia a todas las mujeres embarazadas. Nosotros podemos y debemos tomar tales programas como modelos efectivos de cuidados de salud.

Así, la visión unilateral que se maneja de la atención al la mujer gestante, trae como consecuencia un descuido en la vigilancia de su salud. "Antes de ser madre se es mujer".

Hay que tener en cuenta que los problemas de salud no se inician en la gestación, sino que tienen detrás la historia de una vida, el lugar que ocupa la mujer en la sociedad y las condiciones económicas. Esto tiene efectos directos, una muestra de ello es el "agotamiento crónico" que se va agudizando en la gestación.

La fecundidad es una de las variables demográficas más importantes para evaluar la tendencia de crecimiento de la población, papel que recae sobre la mujer en toda su extensión, así determinado por la sociedad, ha venido disminuyendo sistemáticamente, pero su nivel es todavía elevado en vastas zonas del país en donde las condiciones de vida son más deprimentes.

Algo similar ocurre con la promoción de la lactancia materna, considerada como una de las principales líneas en la atención de niños menores de un año. Este programa no es atendido como un derecho básico que tenemos las mujeres en relación con nuestros hijos, sino como una responsabilidad de la madre, exigiéndole que cumpla con esta obligación, sin tomar en cuenta el estado nutritivo, las condiciones de trabajo, ni la vigilancia de su salud durante este período.

Otro problema a afrontar es la visión medicalizada del proceso de la gestación. La mujer gestante en muchas ocasiones es considerada como una paciente y su proceso es visto como una enfermedad. Esto genera 2 actitudes: o la mujer ve su gestación como una enfermedad, o al no comprender el tipo de asistencia que se le brinda, considera innecesario ese servicio.

En países pobres como los nuestros, las posibilidades de tener acceso a los servicios de salud son negadas a un gran sector de la población. La cobertura médica y social es limitada, al igual que los establecimientos de salud pública. Si se trata de servicios de calidad, el porcentaje afecta principalmente a las familias de las zonas marginales y de las áreas rurales.

Las mujeres de bajos recursos, especialmente aquéllas que viven en zonas alejadas, no acuden a los controles prenatales, no sólo por lo difícil que se les hace, sino porque los procedimientos de los profesionales de salud y las burocracias institucionales, las humillan y les ofrecen muy poco.

Sabemos que mujeres muy pobres, no pudiendo sufragar los gastos de los hospitales, se han visto obligadas a parir con la ayuda de personas no calificadas, o en condiciones inadecuadas de higiene y sin los instrumentos adecuados, poniendo en riesgo su salud y la de su bebé.

La mortalidad y morbilidad materna e infantil pueden ser evitadas con acciones educativas, preventivas, mejorando coberturas, pero sobre todo, mejorando sustancialmente la calidad de la atención médica, incorporando la visión y prácticas de las mujeres.

Las muertes maternas e infantiles seguirán siendo producto de condiciones sociales, económicas e ideológicas desfavorables, en tanto su solución no sea puramente médica sino integral.

ACTIVIDADES FÍSICAS Y LOS EJERCICIOS

Vea también el capítulo 8, "Mujeres en movimiento". Cuando estás embarazada, las actividades físicas y los ejercicios son esenciales. A lo largo del embarazo, las mujeres pueden nadar, correr, caminar, bailar y hacer yoga. Usa tu sentido común cuando haces ejercicios. Asegúrate de no sofocarte al punto de no poder hablar sin dificultad; usa este indicador para no sobrepasarte. Si te sientes bien haciendo ejercicios, entonces continúa haciéndolos regularmente.

CÓMO SENTIRTE MÁS TRANQUILA DURANTE EL EMBARAZO

Es importante que explores con tu pareja, sus mayores esperanzas y sus temores más profundos en cuanto al embarazo, el parto, y el hecho de convertirse en padre. Imagínate cómo quieres que sea tu parto. Aprende acerca del bebé que está creciendo dentro de ti, y lo que sucederá durante el nacimiento. Practica técnicas de relajación y lee materiales apropiados. Desarrolla un buen ambiente social a tu alrededor, con una variedad de personas—tu pareja, amigos de todas las edades—para que te aconsejen y te den apoyo. Si no conoces a otras mujeres que están embarazadas, haz lo posible por establecer contacto con otras mujeres que puedan compartir tu experiencia.

CLASES PREPARATORIAS PARA EL ALUMBRAMIENTO

En las clases preparatorias para el alumbramiento, muchas mujeres han conocido a otras mujeres embarazadas y han aprendido acerca del embarazo y el parto. En el área donde vives existen diversas opciones para las clases preparatorias, de las cuales puedes sacar aprovecho. En las ciudades grandes hay una gran variedad: clases privadas que son ofrecidas por enfermeras, parteras o médicos; clases en los hospitales; clases dentro de un plan de salud prepagado y clases en la comunidad, ofrecidas por organizaciones que brindan educación para el parto y alumbramiento, seguidores del método de Bradley y Lamaze, y grupos de alumbramiento en el hogar, o profesores independientes. Si en tu área no existe ninguna clase, *puedes crear tu propia clase*, con la asistencia de alguna persona o profesional que sepa sobre el embarazo, y con la ayuda de grupos activos ya existentes. Averigua en el Centro de Salud de tu comunidad.

Es posible que las clases de la comunidad sean más pequeñas e íntimas, así como más ricas en contenido, que las clases en los hospitales. Podrás conocer a personas que acuden a distintos tipos de lugares para el parto, como clientes de una variedad de parteras y médicos. Además, así obtienes una mejor idea acerca de las opciones disponibles. Puedes entablar amistad con personas a quienes les gustaría intercambiar experiencias y responsabilidades en el cuidado de los niños y proveer un apoyo familiar en los años venideros.

Las clases de alumbramiento en el hogar pueden ofrecer información mas útil y completa sobre el parto y el nacimiento normal. A estas clases también acuden personas que tienen pensado tener otros tipos de parto. Estas clases abarcan una gran gama de temas—la fisiología del parto y del nacimiento, la visualización del proceso (una se imagina a sí misma dando a luz), las técnicas de relajación, la importancia de la presencia de alguien (excluyendo al personal del hospital) que te atienda y acompañe, y la práctica de posiciones de apoyo durante el parto. También se llevan a cabo discusiones acerca de las fantasías y los sentimientos, los riesgos de los medicamentos comunes, las posibles intervenciones y sus beneficios; lo que puedes esperar de la lactancia y lo que significa ser padres. Hay parejas que acuden con sus nuevos bebés con el fin de describir sus propias experiencias y contestar preguntas. También se exhiben películas acerca de este tema.

"Muchas amigas me habían comentado acerca de lo doloroso que era dar a luz, algunas no querían volver a pasar por esa experiencia; yo pienso que tuve suerte, asistí a las reuniones que se dan en el hospital antes de dar a luz, y para mí fue una experiencia bonita el parto, por eso digo que tuve suerte, porque hay muy poco personal de salud como el que me atendió".

Los sonidos que ella hacía me preocupaban. Yo deseaba que se callara. Eran sonidos tan íntimos y sexuales. Podría ser yo la que estuviera produciendo esos sonidos.

En cada clase nos íbamos conociendo mejor. Durante los recesos, mientras compartíamos manzanas, té y galletas, conversábamos acerca de nuestros sueños, nuestros problemas y nuestras dudas. Después del nacimiento de nuestros bebés, continuamos reuniéndonos todos los meses durante dos años.

La mayoría de las clases en los hospitales tienden a enfocarse en el parto y el alumbramiento, y te preparan para que aceptes la manera en la cual el hospital "administra" los servicios de parto, presentándote sus procedimientos y técnicas como si fueran normales e inevitables. En ocasiones, en los hospitales podrás encontrar instructores dedicados a hacer que tu experiencia sea lo más positiva posible.

Si no estás a gusto con las clases de tu hospital, cámbiate a otro o explora otros tipos de información.

"Muchos de nuestros esposos se niegan a ir a estos programas, porque dicen que son cosas de nosotras, pero no te desanimes, lo importante es no dejar de ir; siempre habrá un amigo o un familiar que estará apoyándote en ese momento, así como la enfermera o la persona que te

dará las instrucciones antes del parto. Si no es así, lo importante es la confianza en ti misma".

LAS MUJERES CON INCAPACIDADES FÍSICAS

Muchas mujeres con incapacidades físicas pueden dar a luz a bebés saludables. Si estás pensando en la maternidad, tienes muchas de las mismas preocupaciones que la mayoría de las mujeres. Desearás pensar cómo la maternidad afectará tu vida y quizás quieras establecer un grupo de apoyo. Específicamente, quizás quieras explorar cómo la maternidad afecta tu salud de manera inmediata y a largo plazo, además de tratar de determinar tus necesidades individuales. Si estás bajo el cuidado de un médico especialista, es una buena idea que éste y tu obstetra se conozcan para coordinar y preparar un plan de cuidados especialmente diseñado para tí. Si vas a ir a un hospital, asegúrate de que el personal esté informado de tu caso y esté preparado para satisfacer tus necesidades. También debes anticipar cómo adaptar a tus circunstancias todos los accesorios necesarios para el cuidado de tu bebé.

El libro *Mother-to-Be: A Guide to Pregnancy and Birth for Women with Disabilities* de Judy Rogers y Molleen Matsamura (Nueva York: Demos, 1992), contiene entrevistas con 36 madres con diversos impedimentos físicos, desde leves hasta graves. Todas animan a las mujeres con impedimentos físicos a la maternidad. La mayoría de ellas encontró que el embarazo no había sido tan incómodo o difícil como lo habían esperado; incluso, algunas se sintieron mejor de lo que pensaron durante el embarazo. Todas hicieron énfasis en la importancia de estar bien informadas, sobre todo debido a que, a veces, se enfrentan a más riesgos que aquéllos que experimentan las mujeres sin impedimentos físicos. El libro *Past Due: A Story of Disability, Pregnancy and Birth* de Ann Finger (Seattle, WA: Seal Press, 1990), es una narración personal y compleja que surge de la experiencia propia de la autora, con relación al parto y al movimiento de mujeres con impedimentos físicos. También te recomendamos leer la obra *With the Power of Each Breath: A Disabled Women's Anthology* de Susan Browne, Debra Connors y Nancy Stern (San Francisco: Cleis Press, 1985).

LIMITACIONES Y ALTERNATIVAS

Quizás las alternativas u opciones para el parto no consideren, de manera adecuada, las preocupaciones de los padres en torno a los servicios de maternidad. Las opciones disponibles son limitadas y los padres no son verdaderamente libres para elegir. Los servicios obstétricos están organizados de tal forma que limitan las opciones, ya que se trata de un sistema jerárquico dominado por un modelo técnico del parto. En tal sistema, las personas encargadas de prestar los cuidados de salud tienen un contacto muy breve con los padres y a su vez, son figuras intercambiables. Este es un sistema donde se le presta mayor importancia a la eficiencia, y donde la

EJERCICIOS DE KEGEL O DE ELEVADOR

Los ejercicios de Kegel son muy fáciles de hacer—debes contraer los músculos pélvicos posteriores (o la base pélvica). Estos ejercicios te ayudarán a prepararte para el alumbramiento.

Una manera efectiva de ubicar los músculos pélvicos posteriores, consiste en separar las piernas y hacer como si estuvieras comenzando a orinar, y luego deteniendo el flujo de orina—la habilidad para hacer estos ejercicios indicará de la fuerza de tus músculos pélvicos. Otra forma de hacer estos ejercicios se puede lograr durante el acto sexual, apretando tus músculos vaginales alrededor del pene erecto del hombre (esto le hará sentir mayor placer al hombre y puede aumentar tu propia satisfacción). También puedes hacer este ejercicio utilizando uno o dos de los dedos de la mano.

Comienza a ejercitar estos músculos contrayéndolos fuertemente por un segundo y luego relajándolos completamente. Repite esto 10 veces seguidas para hacer un grupo de ejercicios (esto toma alrededor de 20 segundos). Al cabo de un mes, trata de hacer 20 grupos de ejercicios durante un día (cerca de 7 minutos en total). Esto lo puedes hacer en cualquier momento—mientras estás sentada en un automóvil o en el ómnibus, mientras hablas por teléfono, o también como un ejercicio al levantarte. Algunas de nosotras hemos notado el aumento en el tono muscular (en ocasiones también ha aumentado la sensación de placer durante el acto sexual), en sólo unas pocas semanas. Para recibir instrucciones más detalladas acerca de los ejercicios de Kegel, consulta a tu grupo local de parto y alumbramiento.

tecnología que se adopta tiende a ser más restrictiva que liberadora(2).

En algunas zonas de los EEUU, donde las mujeres se han esforzado en ampliar las alternativas de parto, puedes escoger tanto al médico que te atiende como el lugar del parto—desde médicos de familia y obstetras, hasta enfermeras especializadas, y parteras independientes; desde centros de parto autosuficientes y partos en casa respaldados por un hospital, hasta cuartos de alumbramiento y las tradicionales salas de parto en los hospitales.

Sin embargo, es posible que tu pueblo o la ciudad más cercana a ti, cuente tan sólo con una clínica, un hospital y un médico, o un grupo de médicos que compartan la misma ideología. Las presiones económicas pueden restringir tus opciones: la clínica de maternidad de la localidad cerró por falta de fondos, el plan de salud ya pagado al que perteneces, limita las opciones con reglas estrictas, sólo estás en condiciones de usar la clínica y las facilidades para el parto del hospital del estado, la cobertura de tu seguro te limita a un solo tipo de servicios de maternidad. Además, por lo general, los médicos y los centros de parto van de la mano: la mayoría de los médicos rehusan prestar servicios en el hogar, y la mayoría de las parteras independientes no pueden o no quieren atenderte en un hospital. Las leyes de la mayoría de los estados de los EEUU sólo permiten a las parteras-enfermeras atender a las mujeres en hospitales o centros de parto, aunque hay estados donde les permiten atender partos en casa. La mayor gama de alternativas se encuentran, sobre todo, en la franja estrecha y concentrada de los suburbios y en las afueras de las ciudades. Las mujeres que viven en las áreas rurales o los centros de las ciudades casi no cuentan con verdaderas alternativas de asistentes y lugares de parto. La mayoría de las mujeres que viven en los centros de las ciudades se ven forzadas a ir a las clínicas, para ponerse bajo el cuidado de los residentes de obstetricia y ginecología en proceso de adiestramiento. En estos casos, lo mejor que tú y tu pareja pueden hacer es tratar de contar con la mejor información posible, tener confianza, y buscar el apoyo de enfermeras solidarias.

Por ejemplo, en el Perú, un gran porcentaje de mujeres de la zona rural y de los barrios urbanos pobres son atendidas por parteras. Desde las organizaciones no gubernamentales de mujeres, hasta el estado, han desarrollado campañas para educar a las mujeres e incorporarlas al sistema de salud.

Las alternativas también están limitadas por el hecho de que las instituciones médicas son precisamente un sistema *médico*. Algunos libros y clases de preparación para el parto generan la ilusión liberal de que existen alternativas que no son médicas dentro del sistema médico. Quizás se pueda—hasta cierto punto. Pero, generalmente, una vez que te encuentras en el hospital, tienes un control muy limitado sobre tu ambiente, a pesar de los libros, los cursos, "el mejor doctor en la ciudad", e incluso las declaraciones por escrito que hayan sido enviadas a la administración del hospital y al personal de enfermeras. La suerte y el azar juegan un gran papel en lo que suceda durante el parto: quizás sea el turno de una enfermera maravillosa y positiva, o de otra que no sepa mucho sobre el parto común y no respete tus deseos. Quizás tu médico, en quien confías, esté ocupado con otro parto o esté de vacaciones, y te atienda un doctor que jamás has visto. Puede que éste otro médico considere que tus ideas son absurdas y quiera hacer las cosas a su manera y a tus expensas. Además, la disponibilidad de los medicamentos, el equipo y un personal capacitado para usarlo y deseoso de hacerlo, altera tu capacidad para hacer decisiones, si no tienes suficiente apoyo cuando se intensifique el proceso del parto.

Según la mentalidad popular, la preparación para el parto ha sido identificada con el método de Lamaze (parto sicoprofiláctico, "preparado" o "natural"), el cual enseña a las mujeres a respirar y a relajarse en formas específicas durante el parto y el alumbramiento. En la década de los 60, aquellas mujeres que favorecían la preparación de parto preparado lucharon para que las mujeres estuvieran despiertas y conscientes durante el alumbramiento—un adelanto importante, ya que en los 40 años anteriores, a las mujeres se les drogaba hasta el punto de la inconsciencia. Sin embargo, los críticos de este método hacen ver que esto responde a la forma americana de dar a luz, coexistiendo con todas las formas de intervención. Nos hacen creer que estamos teniendo un parto "natural", cuando en realidad estamos echadas en la cama, en forma horizontal e inmóviles; nuestros partos son acelerados con Pitocina, nos afeitan, nos conectan a monitores, nos cortan (episiotomía), y algunas veces nos drogan parcialmente. Al estar activas mentalmente—concentrándonos en respirar, resollando como máquinas—pero físicamente inactivas, no estamos "en control", sino doblemente controladas por las intervenciones y por el método de respiración en sí. Según las palabras de una asistente de partos, que también es maestra de clases preparatorias para partos:

"He visto a mujeres a quienes se les ha dicho "haga los ejercicios de respiración" en los momentos en que se están quejando de algún dolor debido a un examen o procedimiento".

De una conversación con una comadrona o partera:

"¿...que enseñe a las mujeres a respirar? ...pero, cariño, nosotras ya sabemos respirar...¡lo hemos estado haciendo toda la vida!"

Si es que existen verdaderas alternativas donde vives, pregúntate: ¿Qué es lo más importante? ¿Dónde y con quién te sientes más segura? Tú eres la única que puede decidir. Cada situación es única. Tus prioridades pueden diferir de las de otras mujeres. Además, debes tener en cuenta que las prácticas de los obstetras y de las parteras tienen su propia historia en cada región. Quizás las alternativas que se te ofrezcan no siempre sean claras y sencillas. En muchos casos no existe una respuesta absoluta. Tu decisión, no tiene que ser definitiva, si quieres o tienes puedes cambiar de parecer.

Distintas prácticas para el alumbramiento

Según una partera-enfermera:

¡Cuando una mujer va a su cita médica, debería salir sintiéndose de maravilla! El deber de todos los lugares donde se ofrecen los distintos servicios de salud, sin importar quien los ofrezca, debe incluir no sólo el servicio de salud, sino también una educación que ayude a realzar la habilidad que tiene cada mujer de hacer las cosas bien.

LOS MÉDICOS

Todas las comunidades grandes cuentan con médicos. Los *obstetras/ginecólogos*, primordialmente entrenados como cirujanos, atienden a sus pacientes durante una serie de breves visitas de seguimiento, a las que deben acudir periodicamente; éstos entran y salen del parto y, por lo general, llegan justo antes del alumbramiento. A menudo trabajan en equipo, con lo cual pueden controlar las prácticas de parto en un solo hospital o a lo largo y ancho de una región completa. Normalmente no trabajan en las áreas rurales. En la mayoría de las áreas suburbanas y metropolitanas, sólo los obstetras/ginecólogos tienen acceso a las salas de alumbramiento de los hospitales. En los hospitales donde se imparte enseñanza a los médicos en adiestramiento y en los centros médicos, todos los médicos generales son obstetras/ginecólogos, o residentes de obstetricia y ginecología durante su adiestramiento. Aunque la mayoría de los obstetras no están adiestrados para atender partos *normales*, su capacidad quirúrgica es inestimable en los verdaderos casos de emergencia. Pero a menudo, la atención prenatal que ellos ofrecen es bastante inadecuada.

Esta es parte de una conversación entre mujeres embarazadas:

A: No me parecieron muy buenos los doctores de la clínica. Eran muy distantes y... es como una verdadera fábrica... Te quieren afuera en 20 minutos.

B: Es igual con los obstetras particulares. Te quieren fuera de ahí en 10 minutos.

C: Mi médico ni siquiera se aprendió mi nombre a lo largo de mi embarazo.

"Cuando voy a hacerme el seguimiento en los consultorios del plan de salud, las enfermeras examinan mi peso, orina y presión sanguínea. El doctor escucha el latido del corazón del bebé. Jamás me preguntan cómo me siento, cómo va mi nutrición, si hago suficiente ejercicio, si descanso bastante o si tengo alguna pregunta o algún problema".

Los médicos de familia (MDs y DOs u osteópatas), y los *médicos generales* (en la actualidad, la práctica de la medicina general está volviendo a tomar auge), son médicos de "cuidados básicos" con una formación en el área de la medicina familiar, lo cual implica que pueden dar servicios básicos integrales a cualquier persona de cualquier edad. Es más probable que ellos te vean como a un ser completo y que conozcan a otros miembros de tu familia. La mayoría cuenta con bastante experiencia obstétrica y algunos se han especializado en obstetricia. Tienen acceso a las salas de alumbramiento de la mayoría de los hospitales de la comunidad.

Los médicos y obstetras de familia que se toman a pecho nuestros intereses, escuchan lo que deseamos, nos enseñan mucho, aprenden de nosotras y cambian sus prácticas médicas a medida que van aprendiendo. Una doctora de medicina familiar dice:

En mis relaciones con familias recibo tanto como doy. Veo cómo mis pacientas hacen un trabajo maravilloso: durante el parto y el alumbramiento son autónomas, seguras de sí mismas, positivas, en verdad contentas con ellas mismas. Es muy emocionante para mí participar en cada uno de los partos que atiendo. Mi presencia les ayuda a sentirse seguras de tener sus bebés en casa.

Un médico familiar dice:

Cuando atiendo a las mujeres en sus partos estoy en contacto con el lado femenino de mi ser. A veces sé cuando están totalmente dilatadas porque siento calambres en mi propio estómago. He hablado sobre ésto con algunas parteras y me dicen que a ellas les pasa lo mismo.

Una madre dice:

Cuando estaba lista para parir, la enfermera me dijo: "Puje con la boca cerrada". Pero yo pensé para mis adentros (aunque no fue exactamente un pensamiento): "Esa no es la mejor forma de darle oxígeno a mi bebé". Quería gemir, así que gemí desde lo más profundo, gemidos fuertes y primarios, y logré pujar a mi hijita. El médico estaba asombradísimo, jamás había escuchado sonidos como ésos. Funcionaron tan bien que dijo que les sugeriría a las otras mujeres que los hicieran.

En el cuarto de alumbramiento de un hospital:

El doctor E. me hizo el control a lo largo de mi embarazo, puesto que tenía un problema médico. (De lo contario, me hubieran visto las parteras con quienes trabaja). Aunque estuvo conmigo durante el parto, Blanca, mi auxiliar de parto, actuó como partera, sugiriéndome qué hacer y aplicándome compresas calientes. El doctor E. le mostró gran respeto, el respeto que se merecía. Me hizo mucha gracia escuchar que le decía al estudiante de medicina que se encontraba presente: "Mira nada más, ¡éste es un parto con dignidad! No necesito estar aquí para nada".

No abundan médicos como éste. Sus colegas tienden a menospreciar y hostigar a las parteras.

LAS PARTERAS

Por siglos, las mujeres han estado a cargo de las parturientas. En muchas comunidades se les reconoce como "mujeres sabias" y se les consulta sobre diversos aspectos, además del parto mismo: enfermedades, el aborto y la salud de los niños.

Actualmente, en los EEUU, básicamente existen dos tipos de parteras: las *enfermeras-parteras certificadas* y las *parteras independientes*. A menudo comparten la misma filosofía del parto, aunque tengan una educación y adiestramiento diferentes.

La filosofía central de las parteras es la creencia en que el paso a través del canal de nacimiento es una experiencia saludable tanto para la madre como para el bebé. La partera cree en la capacidad del cuerpo de la mujer de tender a ser saludable, de superar las irregularidades y de trascender el dolor. Ella ve el nacimiento como una expresión del espíritu en un acto físico y cree que el bebé se beneficia con esta expresión creativa y que realmente disfruta de su nacimiento.

Una enfermera-partera que trabaja en un hospital dice: "Quiero estar donde están las mujeres. Quiero estar donde las mujeres quieren estar. Me fascina verlas tan poderosas. Las veo surgir de sus experiencias de parto y hacer cambios en sus propias vidas".

Cuando las parteras tienen la libertad de trabajar como quieren, nos ofrecen un cuidado contínuo durante el embarazo, el parto y el alumbramiento y despúes del nacimiento del bebé.

Las parteras, *en condiciones óptimas:*

➤Le prestan atención a la mujer en su contexto familiar, y a su dinámica de familia. Ayudan a las mujeres embarazadas y a los padres primerizos a expresar sus emociones y a tratar los asuntos prácticos.

➤Combinan lo práctico y lo espiritual en su trabajo. Se preocupan por el bienestar y la satisfacción de la mujer, así como por la seguridad de la madre y del bebé.

➤Estimulan a las mujeres a hacerse responsables de su propio cuidado, a confiar en que están a la altura de su responsabilidad para así sentirse en control de su experiencia.

➤Tienen amplios conocimientos sobre el embarazo normal, el parto y el alumbramiento.

➤Respetan el proceso del parto, confían en el curso único de cada parto, ven pacientemente cómo se desenvuelve, dan apoyo y guían, te animan a encontrar posiciones cómodas y eficientes para el parto y te ayudan a facilitar la salida del bebé.

➤Ayudan a la mujer a sobrepasar los momentos difíciles; a veces transforman un parto que parecía difícil en uno normal.

➤Saben reconocer las complicaciones que requieren ayuda médica y, si es necesario, solicitan la presencia de un médico.

Además de las técnicas médicas, los conocimientos de una partera incluyen la capacidad para intuir, evocar y canalizar. Sus manos se encuentran entre sus herramientas más preciadas.

"Para mí, Juanita, mi enfermera-partera, brindó todo el apoyo que había deseado. Por ejemplo, vino a nuestro apartamento para mi trabajo de parto que, por cierto, fue bastante corto. Cuando pensaba que no aguantaba la tensión, me decía: "Eso fue bastante duro", confirmándome que estaba bien "derrumbarse" y que todo iba muy bien. Terminamos yendo a la sala de partos del hospital cuando ya el trabajo de parto estaba bastante avanzado—fue desagradable tener que trasladarme, pero ciertamente me ayudó a seguir adelante con el parto. Hasta pujar me dolía, pero sentía tal confianza de que todo iba bien... Después que nació mi hija, sentí que tan sólo Juanita podía entender por lo que había pasado y lo que estaba atravesando".

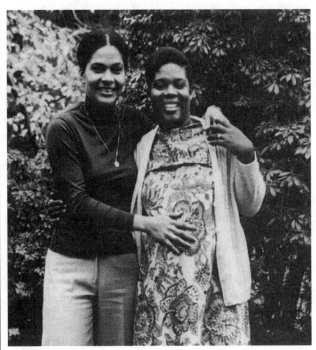
Peter Simon

LAS ENFERMERAS-PARTERAS CERTIFICADAS (EPCS)

El número de comunidades y hospitales que cuentan con EPCs, enfermeras graduadas especialistas en embarazos y partos normales y en el cuidado de la mujer, es cada vez mayor. Siguen un programa de estudios estructurados, diseñado según las más altas normas actuales de conocimiento, capacidad y sensatez. Antes de recibir el certificado, las graduadas deben pasar evaluaciones y exámenes. Cada estado otorga permisos a las enfermeras-parteras para que puedan ejercer bajo las reglas concretas de ese estado.

Las EPCs trabajan de manera independiente, con médicos particulares, con centros autónomos de parto, hospitales, departamentos de salud, y a veces, en casas particulares. *Siempre* ejercen en conjunto con médicos, a quienes envían a las mujeres con embarazos problemáticos y a quienes llaman en casos de emergencia y en situaciones que requieran de cuidado médico, asesoría y/o atención quirúrgica.

En los EEUU, las EPCs se iniciaron en la década de los años 20, cuando las enfermeras incorporadas a la Asociación del Centro de Maternidad y Servicios de Enfermería Frontier comenzaron a atender a las mujeres pobres de Appalachia y Nueva York. En los 50 ó 60 años siguientes, las EPCs trabajaron dentro y fuera de los hospitales. El Colegio Americano de Obstetras y Ginecólogos (American College of Obstetricians and Gynecologists—ACOG) esperó hasta 1971 antes de otorgar un reconocimiento oficial a la profesión. Las enfermeras-parteras han jugado un papel fundamental en la creación de centros de parto fuera de los hospitales. Dentro de los hospitales, han implementado programas alternativos de cuidado para la maternidad, en respuesta a las quejas de los padres y madres en contra de los servicios hospitalarios convencionales. A menudo atienden a las mujeres pobres cuando los médicos se rehusan a hacerlo, y luchan al lado de las pacientes de las clínicas por cambios sencillos en las rutinas obstétricas.

"Para nosotras es una victoria lograr que las mujeres que van a la clínica puedan parir en cuclillas... Si no, estarían acostadas boca arriba todo el tiempo".

A pesar de estos excelentes antecedentes, y aunque hay una demanda cada vez mayor de enfermeras-parteras (la mayoría de las mujeres atendidas por las enfermeras-parteras las prefieren a los médicos); simplemente no hay suficientes de ellas por las siguientes razones: existen muy pocos programas de adiestramiento que las futuras parteras puedan encontrar aceptables; por muchos años, las leyes de un gran número de estados de los EEUU, restringían o prohibían la práctica de las enfermeras-parteras (lo cual es raro en la actualidad); se trata de una profesión dependiente de la colaboración con los médicos, y a las enfermeras-parteras les resulta difícil encontrar médicos con quienes trabajar. Aun cuando algunos médicos aprecian la calidad del cuidado que ofrecen las enfermeras-parteras, muchos otros, sobre todo los obstetras, consideran que es una amenaza económica, además de un reto a sus conocimientos y capacidades clínicas. Como resultado, rehusan mantener las relaciones de cooperación que se requieren. También tratan de evitar que otros médicos lo hagan o los castigan cuando lo hacen. Además, el enfoque cada vez más tecnológico hacia el parto, dificulta que se adopte el enfoque de las parteras.

La mayoría de los seguros médicos actuales cubre los servicios de las enfermeras-parteras. Sin embargo, a pesar del éxito demostrado por la práctica de las parteras, las tasas de los seguros de negligencia están aumentando para algunos de los obstetras que trabajan con parteras.

El Colegio Americano de Enfermeras-Parteras (American College of Nurse-Midwives—ACNM) y la Alianza de Parteras de América del Norte (Midwives Alliance of North America—MANA) están trabajando juntos para tratar de crear programas de "entrada-directa" para las parteras profesionales.

EL CUIDADO DE LAS PARTERAS ES UN CUIDADO BÁSICO, ES SEGURO, MEJORA EL ACCESO A LA INFORMACIÓN, CORRESPONDE A LAS NECESIDADES DE CASI TODAS LAS MUJERES EMBARAZADAS, IMPLICA EL USO SENSATO DE LA TECNOLOGÍA, SE ASOCIA CON UNA HISTORIA DE RESPONSABILIDAD ALTAMENTE FAVORABLE, ES BIEN RECIBIDO POR LAS MUJERES EMBARAZADAS Y TIENE UNA BUENA RELACIÓN ENTRE LOS COSTOS Y LA EFICIENCIA.

LAS PARTERAS INDEPENDIENTES

En los últimos veinte años ha surgido un nuevo grupo de parteras independientes. Estas tienen sus raíces en las comunidades y atienden a las mujeres que han decidido parir en casa y buscan su ayuda. Las parteras independientes adquieren sus conocimientos a través de un proceso de aprendizaje, bajo la dirección de otras parteras y, a veces, de médicos solidarios, y por medio de la lectura y el estudio. Otras mujeres combinan el aprendizaje con la asistencia a las escuelas para parteras, que han surgido en los últimos 10 años en Texas, Washington, Nuevo México, Colorado y Massachusetts. Se especializan en embarazos, partos y alumbramientos normales. Cada vez más, se están convirtiendo en las asistentes al parto más capacitadas, con mayores conocimientos y más competentes de la comunidad. Conocen sus límites, hacen estudios a las mujeres embarazadas para localizar posibles riesgos y las persuaden a obtener asistencia médica cuando lo requieren. Saben cómo reconocer las posibles complicaciones del parto y consiguen ayuda cuando es necesaria.

Ser la partera comunitaria es algo muy especial. Cuando voy a ver a la madre en su propia casa y le ayudo, sé que la voy a seguir viendo—vamos al mismo supermercado y... conocemos las mismas personas, así que hay esa continuidad... Una partera no sólo recibe bebés. Una partera es además una educadora... Para mí, el aspecto más poderoso del

The Traditional Childbearing Group—Grupo de Partos Tradicionales, es que enseñamos a las mujeres a confiar en sus capacidades... queremos que sepas que eres alguien... Tienes que amarte a ti misma, tienes que amar a tu bebé que aún no nace, sin importar su raza. Eres lo único que tiene y tienes que ser una persona capaz para mantener a tu bebé con vida, para que él o ella pueda crear y ser el gran espíritu que debe llegar a ser... Repasa nuestra historia. Comienza con alguien de tu familia que esté al tanto de tu historia familiar. Tienes que honrarte a ti misma y tener orgullo para que puedas mantener tu embarazo con dignidad. Puedes leer, puedes comer bien... comienza por las cosas que puedas controlar, después, juntas, retaremos al sistema.

Así como las enfermeras-parteras se rigen por altas normas y se ofrecen apoyo entre sí, las mujeres en las mejores comunidades independientes de parteras, se mantienen en comunicación contínua sobre su trabajo.

Las parteras tienen el constante compromiso de desarrollar y mantener la comunicación con la comunidad médica para que las mujeres cuenten con el mejor cuidado posible. Además, tratan de educar a los médicos, las enfermeras y los proveedores de salud en torno a las aptitudes y conocimientos de las parteras y los beneficios y límites de sus servicios.

Aunque, por lo general, las parteras son las personas más idóneas para ayudar a las mujeres embarazadas, éstas difieren en personalidad y experiencia. Es recomendable entrevistar a una partera como si se tratara de un médico, tratando de descubrir su nivel de conocimiento y experiencia, su flexibilidad y empatía. Comunícale tus necesidades y deseos, y explora si los compromisos y el estilo de vida de ésta son compatibles con el cuidado que necesitas.

Algunas enfermeras-parteras tienen un enfoque más médico que otras, sobre todo cuando trabajan en hospitales y no en los centros autónomos de parto o en la casa. Algunas parteras independientes tienen una visión más clara de lo que es un parto natural que las mujeres que trabajan en un contexto médico. Las parteras independientes pueden diferir, en gran medida, en sus niveles de experiencia y en la forma en que hayan adquirido sus conocimientos y aptitudes. Asegúrate de preguntar.

CÓMO ESCOGER AL MÉDICO O A LA PARTERA

Examina las alternativas que existen donde vives. Consigue los nombres de los médicos y las parteras por medio de personas que conozcas y en las cuales confíes. Averigua con los grupos locales de parto, instructoras de cursos de parto y alumbramiento, y con los grupos de salud de mujeres del Colegio Americano de Enfermeras-Parteras, MCA, NAPSAC, ICEA o la BWHBC.

Una vez que sepas cuáles son las alternativas disponibles, compáralas. Procura tener la mayor claridad posible en torno al tipo de embarazo, parto y experiencia post-parto que desees. Puedes preguntar cómo les fue a otras mujeres que hayan dado a luz recientemente. Luego, visita a los médicos y parteras o comunícate con ellos por teléfono para preguntarles acerca de sus creencias y experiencia. Algunas de estas personas te tratarán mejor que otras... Quizás algunos sientan resentimiento, o incluso hostilidad, ante tus esfuerzos por evaluarles, ya que no están acostumbrados. Persevera y acuérdate que tú tienes el derecho de tomar una decisión informada.

A medida en que vayas hablando con los médicos y parteras, hazles saber cuáles son tus preferencias. Pregunta de manera clara y con tacto, ten el firme propósito de comunicarte con claridad desde un principio. Pide respuestas igualmente claras y concretas. No vayas sola a la visita. Es preferible llevar a la persona que va a ayudarte en el embarazo, el parto y el cuidado del bebé, para que te acompañe, te apoye, y te ayude a acordarte de lo que quieres preguntar. Confía en tus propios instintos. Si crees que el proveedor de cuidados de salud se resiste o resiente tus preguntas, no consideres que es tu responsibilidad educarlo o educarla en ese momento. Sin embargo, si vives en un lugar donde las alternativas son limitadas, quizás quieras hacerlo. Es especialmente importante que consideres la posibilidad de cambiar de médico y/o partera, si a lo largo de la relación con él o ella sientes que no te satisfacen las respuestas que le brinda a tus preguntas o te hace sentir humillada.

Quizás sea difícil pensar en cambiar de médico o partera. A menudo una se siente inexplicablemente fiel hacia aquellos profesionales que nos hacen sentir incómodas, nos hieren de alguna manera u otra, o a quienes aborrecemos. Durante el embarazo, cuando te encuentras en un estado más emocional que de costumbre, puede que vaciles en hacer un cambio tan drástico, sobre todo si te estás sintiendo insegura. Pídele a tu compañero o a tus amistades que te ayuden. Una vez que tomes la decisión, es probable que te sea fácil escoger a otra persona, además de fortalecerte con el proceso. Nunca es demasiado tarde para cambiar.

Llevaba dos días de parto en el hospital. Según el médico, mi parto no estaba avanzando con la rapidez adecuada. Se enojó conmigo por negarme a que me acelerara el trabajo de parto con Pitocina. Yo sabía que todo iba bien. Finalmente, el hospital decidió que no estaba "realmente" de parto (¡con cinco centímetros de dilatación!). Mi médico me mandó a casa. Tan pronto como llegué a casa, se me agudizaron los dolores y se intensificaron tanto las contracciones que sabía que estaba a punto de dar a luz. Mi esposo me llevó de urgencia a otro hospital (temía volver al primer hospital), y tuve mi bebé al instante, atendida por la asombrada enfermera-partera de turno.

EL PARTO EN EL HOSPITAL

Cuando seleccionas al médico, la partera o la clínica, por lo general, también estás escogiendo a un hospital en particular. Para la mayoría de los hospitales es más fácil tratar a todas las mujeres de la misma manera. Puede que las rutinas del hospital no coincidan con las de tu médico o partera. Averigüa lo más que puedas (Mira el tipo de preguntas que puedes hacer en el Apéndice). Visita el lugar escogido antes de la fecha del parto para que te familiarices con él. Haz preguntas. Si es posible, habla con las enfermeras. Algunas enfermeras recomiendan los partos naturales.

LA DECISIÓN

De hecho, si hubiera un centro de partos cerca tendría mi bebé ahí. Pero como no lo hay y estoy completamente bien de salud, no quiero ir a un hospital donde me hagan sentir enferma. Así que vamos a tener el parto en casa con una excelente partera. Mientras más aprendo, más segura estoy de lo que quiero.

Escogí el hospital porque quería que toda la experiencia estuviese separada del resto de mi vida y ahí me sentía más a salvo.

Los dueños de casa se molestarían muchísimo si tuviera al bebé en nuestro apartamento. De igual manera, ahí no me siento en casa, no estoy particularmente apegada al lugar. Además estoy un tanto nerviosa. Así que estamos planificando usar el cuarto de alumbramiento del hospital. Nuestro doctor es un médico de familia.

Tuve mis primeros dos hijos en un hospital. Ambas fueron experiencias buenas, pero después de un parto en casa ya sé lo que es una experiencia verdaderamente buena. Me sentía relajada, saludable, lista para tener un bebé. Mi esposo estaba tan involucrado, ávido e interesado como podía. Quería mantener la intervención externa a un mínimo. Mis amigas y amigos me rodeaban. Es increíble pensar que debes pasar el momento más importante de tu vida en un lugar desconocido—la experiencia más íntima y la tienes que compartir con extraños. Aquí estaba en mi propia cama, con mi propia ropa, en un ambiente muy familiar.

Otro factor en contra de tener el parto en casa era el tener que lidiar con todas esas "cosas" que hay que planificar. Sonaba tan complicado organizarlo todo. De verdad no quería tener que lidiar con todas las personas escandalizadas, que no entendían y, además, tener que explicar lo que íbamos a hacer. A todos (como a mi madre) no les gustaba la idea de una enfermera-partera. Podía decir: "Oh, sí, los médicos están ahí si se les necesita"; "Se trata de una institución médica"; etcétera".

Estaba consciente de la existencia de un movimiento a favor del parto en casa, pero sentía que no me resultaría cómodo. Si algo llegara a suceder, jamás me lo perdonaría. Mis padres tampoco me perdonarían. Sin embargo, sé que el parto es un proceso bastante normal, así que no quería ir a los centros de crisis cercanos. Quería un auxiliar de parto, porque quería quedarme en casa el mayor tiempo posible durante el alumbramiento. Así que escogí al doctor M. y el cuarto de alumbramiento del pequeño hospital donde él trabaja.

LOS CUARTOS DE ALUMBRAMIENTO DE LOS HOSPITALES

Muchos hospitales ofrecen cuartos de alumbramiento, a los cuales a veces se les conoce como *centros alternativos de parto. No* debemos confundirlos con los centros autónomos de parto. La existencia, en sí, de un cuarto de alumbramiento, no es garantía de que allí sea posible un parto más autónomo. Si otra mujer llegó de parto antes que tú, quizás el cuarto no se encuentre disponible. En algunos lugares, los reglamentos de los cuartos de alumbramiento son tan estrictos, que tienes que reunir una serie de rígidos criterios para ser "elegible". Cuando te "permiten" usarlo, tan pronto como tu parto se desvíe de la norma "mítica", es probable que te transfieran a una sala de partos convencional. Puede que sientas que tienes que demostrar cuán bien te va, una preocupación adicional que puede hacerte sentir tensa y causar que tu parto se atrase. Sólo es una alternativa *real,* cuando el personal y la administración del hospital respetan la política de no-intervención, que implica un cuarto de alumbramiento. Una partera describe el cuarto de alumbramiento de su hospital local, así:

Es un lugar verdaderamente informal. Fui y me senté en una alfombra. La mujer y su esposo bailaban juntos... de cachetito... perdidos en sus propios mundos. Después de un rato él abrió los ojos... y me sonrió de manera maravillosa. Me dijo: "oh, este es el baile de gala que no tuvimos". Era como ver un ballet de amantes. Ella se retraía y... ondulaba y se contoneaba y danzaba... y él se le acercaba y la acariciaba... Cuando la mujer volteaba a vernos,—¿sabes? , cuando están tan retraídos en sus mundos, necesitan algo que los traiga de vuelta—nos miraba y todo lo que teníamos que hacer era sonreir y saludar con la cabeza... de repente ella dijo: "¡Oh, que lata! ¡Ya estoy pujando! ¡Me estaba divirtiendo tanto!"

LOS CENTROS AUTÓNOMOS DE PARTO

Los centros autónomos de parto son centros de cuidado básico, con un ambiente familiar, con acceso a asesoramiento especializado y servicios hospitalarios de cuidado intensivo. Quienes operan y trabajan en el 80 por ciento de los 135 centros existentes son enfermeras-parteras, pero un número cada vez mayor de médicos de familia y obstetras que apoyan un enfoque más natural al parto, se están interesando en ellos. La filosofía de los centros de parto es muy sencilla: el embarazo y el parto son normales mientras no se pruebe lo contrario. Los programas se dirigen a un cuidado seguro y sensible, a la promoción de la salud de la familia y el aumento de la confianza en el cuerpo de la mujer embarazada y en su capacidad de dar a luz y nutrir al recién nacido. Los médicos y las enfermeras-parteras promueven que las familias participen activamente en los programas de cuidado y en la celebración de una vida nueva.

Un estudio efectuado a casi 12,000 mujeres en centros autónomos de parto, publicado en la revista *New England Journal of Medicine*, concluye que "los centros de parto ofrecen ahorros en los costos y minimizan la tasa de cesáreas" y que "son pocas las innovaciones en los servicios de salud que prometen costos más bajos, mayor disponibilidad y un mayor grado de satisfacción con un grado comparable de seguridad"(9). La tasa de cesáreas en el Estudio del Centro Nacional de Partos fue de 4.4%, comparado con el 24% a nivel nacional. La encuesta anual de encargados de la Asociación Nacional de Centros de Parto (National Association of Childbearing Centers), informa de manera bien fundamentada de ahorros entre un 30 y un 50%, corelación a los costos de los servicios de hospital para los partos normales. La mayoría de las compañías de seguros, incluyendo CHAMPUS y Medicaid, cubre los servicios de los centros de parto. Esta innovación norteamericana está recibiendo cada vez más atención a nivel internacional, a medida que el mundo lucha por proveer servicios de salud accesibles y permanentes para todas las mujeres embarazadas y sus familias. Busca los centros certificados por el estado y/o acreditados por la Comisión de Acreditación de los Centros Autónomos de Parto (Commission for Accreditation of Freestanding Birth Centers).

Una partera describe el Centro de Partos de Morris Heights, en el barrio de Bronx, Nueva York, de la siguiente manera:

> Este centro es tan sólo un pequeño modelo de lo que pueden hacer las mujeres de una comunidad cuando tienen acceso a los recursos, la educación y las políticas... Siento que tenemos un programa ideal para adolescentes, ya que realmente se sienten apoyadas. Estos programas las ayudan a sentirse competentes... Tratamos de llegar a las mujeres mayores de la comunidad... e intentamos explicar qué tipo de servicios consideramos mejores, al combinar lo mejor de la tradición de las parteras con el acceso a los servicios de salud modernos. De hecho, se trataba de un proceso de reeducación y, a la vez, de educarnos con respecto a las necesidades de las personas con quienes traba-

jamos... Contamos con mujeres [de la comunidad]... quienes participan de lleno para hacer funcionar el centro de partos.

EL PARTO EN EL HOGAR

En el hogar se te ofrece la oportunidad de llevar a cabo el parto y el alumbramiento en un ambiente familiar y de escoger tus propios asistentes. Puede que quieras invitar a familiares y amigos a compartir la maravilla del nacimiento, y a darle la bienvenida al nuevo bebé. Es posible incluír en este proceso de parto en el hogar toda una gama de actividades placenteras que te hagan feliz y hagan que sea más tolerable. El parto en el hogar te brinda la oportunidad de tenerlo sin interferencias. En el hogar existe mayor respeto por el ritmo de tu parto y las necesidades que puedas tener. El nacimiento es un acontecimiento familiar, y de esta manera no se trastornan ni se rompen los vínculos familiares. Además, puedes relajarte después del parto y comer los alimentos que te gusten. Las amigas y los familiares te cuidan y conocen al bebé sin interferencia institucional, presiones ni expectativas. Tu tienes todo el tiempo del mundo.

Si gozas de salud física y emocional, te alimentas bien, haces ejercicio; si tu embarazo está progresando de manera normal; si tu familia y tus amistades te apoyan y animan, puedes tener la certeza de que todo irá bien y que tendrás un parto exitoso y un bebé saludable. Recuerda que el cuidado prenatal es el cuidado que nos damos a nosotras mismas durante el embarazo. La atención de las parteras se orienta hacia la promoción de la salud y la prevención de complicaciones. Son pocas las compañías de seguros que cubren los gastos de las parteras independientes por servicios a domicilio.

La planificación del parto en el hogar varía pues depende del país en donde vivas. Por ejemplo, si decides dar a luz en casa y vives en los EEUU, encontrarás que estás nadando en contra de la corriente cultural y tendrás que tomar la iniciativa y la responsabilidad completa de planificar todos los aspectos del parto. En los EEUU existe una oposición institucional significativa a los partos en el hogar. Los obstetras, a menudo les niegan a las mujeres que tienen pensado parir en casa los servicios prenatales o servicios de emergencia, porque argumentan que no pueden darse el lujo de correr los riesgos. En general, la mayoría de los médicos se oponen abiertamente a los partos en el hogar. Puede que traten de atemorizarte con cuentos horripilantes de lo que puede suceder, sin discutir formas de hacer que el parto en casa sea seguro. Frecuentemente rehusan hacer revisiones previas para detectar riesgos, o proveer servicios de emergencia. Hacen caso omiso de las excelentes estadísticas de Europa y de otros países del mundo. Detrás de esta cortina de humo, yacen otros factores, a menudo desconocidos por la población general. Los partos en el hogar son inconvenientes para los médicos; se sienten atemorizados de estar lejos de su equipo hospitalario; sienten la amenaza psicológica de ser como invitados en una casa donde ellos no establecen el tono ni tienen el control absoluto de la situación. El temor a las demandas legales por negligencia y la condena de sus colegas agravan la cuestión.

Un médico con experiencia en partos normales en el hogar puede manejar la mayoría de las complicaciones del parto sin problemas (Mira la sección sobre Parteras). Casi siempre hay tiempo para conseguir ayuda más especializada. En ningún lado existen los partos sin riesgo alguno. Son raros los casos en los cuales los servicios hospitalarios, inesperadamente, se vuelven necesarios en ese mismo instante. Un estudio controlado, que comparó los resultados de 1.046 partos en el hogar, con el mismo número de partos hospitalarios, encontró que no había diferencias relevantes en el porcentaje de mortalidad o en las enfermedades maternas o infantiles.

Aunque por ley las salas de emergencia de los hospitales deben aceptar a cualquier persona que necesite servicios de emergencia, tanto los padres como los asistentes del parto se sienten más cómodos si saben que han hecho arreglos previos para poder contar con esos servicios, en caso de necesitarlos.

Los asistentes de parto tienen criterios diferentes para decidir cuándo transferir un parto al hospital. Sus decisiones varían según la naturaleza del problema, la experiencia que tengan, el equipo disponible, sus acuerdos con los médicos de apoyo, y la naturaleza del lugar de apoyo, así como la distancia entre éste y la casa donde se efectúa el parto.

> Fue una cosa bellísima—no sólo por verme libre del ambiente y el personal del hospital (quién sabe lo que significa para el recién nacido ver paredes de madera y pisos alfombrados, oler olores humanos y reales, sentir el algodón y la lana natural y la ropa de franela, en vez de los ropajes almidonados, blancos y desodorizados...), sino, además, por saber que mi cuerpo y su cuerpo sabían qué hacer y quizás lo hicieron mejor que cualquiera de los doctores. Mi bebita comenzó a llorar antes de que se desvaneciera el empujón que la trajo al mundo y estaba totalmente despierta desde el principio.

Perspecitiva general del embarazo

Durante el embarazo se están llevando a cabo una diversidad de procesos a la vez: Primero, estás atravesando por cambios físicos y emocionales, y el feto está creciendo dentro de ti. Tu embarazo tiene muchas cosas en común con el de otras mujeres. Sin embargo, es tu embarazo y es único (y cada embarazo por el que pases es diferente a cualquier otro). Al hablar con las madres y mujeres que estén embarazadas, posiblemente descubras que no hay una forma correcta de estar embarazada.

A medida que se desarrolla el feto dentro de ti, tu cuerpo va atravesando por muchos cambios. Algunos son tan sólo cambios. Otros producen molestias. Puede que sientas muchos cambios y molestias, o quizás no sientas cosa alguna. Querrás saber qué son, por qué ocurren, cuándo es probable que ocurran. La buena alimentación y los ejercicios reducen o eliminan muchas molestias. Si no te cuidas, algunas de las molestias menores, pueden llevar a complicaciones mayores. Debes saber que en cada embarazo existe la posibilidad de una pérdida o aborto espontáneo (aunque la probabilidad disminuye a medida que pasa el tiempo). Debes estar preparada para todo.

Las emociones varían muchísimo, porque dependen de factores tales como: tus sentimientos en cuanto a tener hijos, los embarazos anteriores, si alguna vez has tenido una pérdida o aborto, las experiencias de tu propia infancia, tus padres o la gente que te crió, cómo te encuentres—con o sin pareja—y si tienes pareja, según lo que sientas por él o ella.

En cada etapa puedes llegar a sentir tanto conflictos, como tranquilidad. A veces te sentirás positiva, y otras veces, negativa. Tendrás tus dudas y temores. Es importante que sepas que estas dudas y temores también se dan durante un "buen" embarazo, ya que tu cuerpo está atravesando por un proceso fuera de tu control. Puedes llegar a aceptar este proceso de manera consciente y activa, si conoces lo que está sucediendo en tu cuerpo e identificas tus emociones concretas (sobre todo las negativas, ya que son las más difíciles de manejar) y también cuando aprendes cómo es el feto según va creciendo. El crecimiento del feto es dramático y emocionante.

Nuestra sociedad tiende a tratar el embarazo como una experiencia solitaria y clínica. Muchas de las sociedades no industrializadas lo han investido de un significado religioso. Lo consideran un estado de alteración tanto en lo físico, como en lo psíquico. Lo celebran como algo significativo, no sólo para la pareja, sino para la comunidad completa. El crear y profundizar los vínculos con las personas que te hacen sentir especial, puede ser una fuente importante de fortaleza para ti.

LA FECHA DEL PARTO

Un embarazo normal dura entre 240 y 300 días. Aunque es bueno saber aproximadamente cuando se cumple tu fecha de término, no te obsesiones por un día concreto. ¡Tan sólo el 5% de las mujeres dan a luz en la fecha proyectada! (Algunos médicos y parteras aconsejan redondear la fecha abarcando todo el último mes). Hay tantos cambios y emociones que discutir que, por conveniencia, dividiremos el tiempo en trimestres.

PRIMER TRIMESTRE (LAS DOCE SEMANAS INICIALES)

PRUEBAS DURANTE EL EMBARAZO

La proliferación de pruebas recientemente desarrolladas, y la nueva tecnología, nos obligan a tomar decisiones y a escoger alternativas que ni siquiera soñábamos hace 20 años. A menudo se abusa de estas pruebas, pero ocasionalmente resultan útiles.

CAMBIOS FISIOLÓGICOS

Puede que tengas todas, algunas, o ninguna de las siguientes señales iniciales de un embarazo. Si tienes períodos menstruales regulares, probablemente notes la falta del período menstrual. Sin embargo, muchas mujeres sangran durante los primeros 2 o 3 meses de embarazo; pero el sangrado no dura mucho y hay poca sangre. Además, alrededor de los 7 días después del embarazo, el *blastocisto* , el pequeño grupo de células que se convierte en el embrión, se sujeta a la pared uterina y puede causar un ligero sangramiento vaginal, mientras se están formando los nuevos vasos sanguíneos. A estas manchas se les llama el *sangrado de la implantación*. Si sospechas que estás embarazada, *asegúrate de hacerte una prueba de embarazo* en un centro de salud o en casa.

Puede que orines con mayor frecuencia debido a los cambios hormonales. Las hormonas pituitarias afectan a las glándulas adrenales, encargadas de cambiar el balance del agua del cuerpo, así que se tiende a retener más líquidos en el cuerpo. Además, el útero, cada vez más grande, le hace presión a la vejiga.

Probablemente se te hinchen los senos. Quizás sientas un hormigueo, punzadas, o incluso dolor en los senos. Esto se debe a que las glándulas lácteas comienzan a desarrollarse. El flujo de sangre a los senos aumenta, por eso las venas se ven más prominentes. Tus pezones y el área que los rodea (el aureola) pueden llegar a oscurecerse y ensancharse.

Quizás sientas náuseas, ya sean ligeras o fuertes. Esto se debe en parte a los cambios por los que está pasando tu sistema. Una teoría dice que el mayor nivel de estrógeno se llega a acumular, incluso en las células del estómago, y causa irritación. La rápida expansión del útero puede estar implicada. Si sientes náuseas, consume alimentos ligeros a lo largo del día, en lugar de grandes cantidades de comida. Consume alimentos con un alto contenido de proteínas. En la mañana, antes de levantarte de la cama, come galletitas saladas o pan tostado seco, lentamente. Esto sirve para ayudar a aminorar las náuseas. No comas alimentos grasosos, ni muy condimentados. No ayunes y, si no puedes comer, por lo menos toma muchos líquidos, tales como jugos de frutas. Toma vitamina B6 y demás vitaminas del complejo B. A algunas mujeres les cae muy bien el néctar de albaricoque (damasco). También puede ayudar el jengibre en polvo, en cápsulas o en té.

Quizás te sientas cansada todo el tiempo.

Quizás te aumenten las secreciones vaginales. Éstas pueden ser claras y no irritantes, o bien blancuzcas, amarillas, espumosas e irritantes. Tanto la composición química, como la cantidad de los flujos vaginales, están cambiando. Si te sientes muy incómoda o si persiste esta condición, visita a tu médico.

Las articulaciones de los huesos pélvicos se ensanchan y se hacen más móviles, después de la 10ª u 11ª semana. A veces estos huesos se juntan y pellizcan el nervio ciático, que va desde los glúteos hasta la parte trasera de las piernas. El resultado puede ser muy doloroso.

Tus movimientos intestinales se pueden volver irregulares. Esto se debe en parte a una cantidad mayor de progesterona que relaja los músculos lisos. Por lo tanto, los intestinos pueden dejar de funcionar tan bien como antes. Además, si estás descansando más, la reducción de tus actividades puede causar estreñimiento. Consume alimentos con un alto contenido de fibra, o simplemente agrégale salvado (afrecho, bran) a tus alimentos. Consume ensaladas y frutas frescas a menudo y toma jugos de fruta.

Durante las primeras 10 semanas sentirás pocos cambios corporales. Todos los cambios mencionados anteriormente son bastante comunes y no producen demasiadas molestias, aunque las náuseas y el cansancio llegan a agotar a algunas mujeres.

Las primeras semanas del embarazo me sorprendieron. Esperaba sentirme muy diferente y, sin embargo, estaba sintiendo cosas que ya había sentido antes. Era como la tensión premenstrual. Sentía un poco de náuseas. Pero es asombroso; una vez que me dí cuenta de que estaba embarazada, los síntomas se volvieron tolerables, ya que no son señal de una enfermedad, sino de una vida que está creciendo.

Me sentía, al mismo tiempo, más vulnerable y poderosa que nunca.

EXÁMENES MÉDICOS PRENATALES

Generalmente, las clínicas y los obstetras establecen un programa de exámenes de rutina bastante precipitado. Las parteras y los médicos de familia tienden a ver a sus pacientes con la misma frecuencia, aunque es probable que les dediquen más tiempo.

En tu primera visita, el médico te hará la historia médica, reproductiva y familiar completa. Esta incluirá tu historial menstrual, los partos previos, los embarazos, las operaciones, los abortos, las enfermedades, los medicamentos que hayas tomado, y las enfermedades familiares, como alta presión o enfermedades del corazón. Lleva los expedientes médicos que tengas y describe de la manera más completa posible lo que te haya sucedido físicamente en el pasado. El médico te deberá hacer un control físico general y luego, un examen de embarazo. Este último incluye un examen de los senos para ver si hay cambios glandulares, y un examen pélvico que muestra la posición y la consistencia del útero, la condición de los ovarios y las trompas de falopio, y la consistencia y el color del cuello del útero. Se te tomará una muestra de sangre para determinar tu tipo sanguíneo y la presencia o ausencia del factor Rh, además de un conteo sanguíneo y un análisis de hemoglobina. Es probable que te hagan pruebas de rubeola y quizás de toxoplasmosis (una enfermedad que resulta de las heces de los gatos o la carne cruda, y que causa retraso en los recién nacidos). Quizás se lleven a cabo pruebas y cultivos para identificar si padeces de alguna de las enfermedades transmitidas sexualmente. (Mira el cap. 20, "Las Enfermedades Transmitidas Sexualmente", donde encontrarás una descripción de los efectos que tienen las enfermedades transmitidas sexualmente sobre los recién nacidos.) El análisis de orina revisa los niveles de proteína y glucosa en la orina, y un cultivo de orina muestra cualquier infección que pueda haber en el tracto urinario. Te revisan el peso y la presión sanguínea, y quizás te hagan una prueba de Papanikolau. Si tienes un historial de diabetes y de factores de riesgo concretos (bebés grandes, un historial familiar de diabetes, un historial de partos de fetos muertos), querrán revisar el nivel de azúcar en tu sangre, además de ofrecerte asesoría en nutrición.

Algunos médicos te piden que anotes todos los alimentos que consumes durante un período de tres días, para después discutirlo contigo. Solicita información sobre el propósito de todas los exámenes y pruebas que te hagan, así como también de los resultados de éstos. Tienes opciones en cuanto a los tipos de pruebas que te hagan. Las visitas periódicas se efectuarán cada mes. El médico revisará el latido del corazón y la posición de tu bebé, además de tu orina, tu peso y tu presión sanguínea. Si tú o tu pareja tienen un historial de herpes, ten cuidado con los brotes, y usen condones al hacer el amor. Busca formas de evitar las erupciones de herpes, para lo cual debes comer bien y reducir la tensión nerviosa.

Ya para inicios del 8º mes quizás estés viendo a tu médico cada dos semanas.

Durante el 9º mes irás a a la consulta una vez por semana. A esta altura es mejor mantener la cantidad de exámenes internos a un mínimo para evitar las infecciones.

En contraposición a los programas estructurados de exámenes, muchas mujeres de las áreas rurales y de los centros de las ciudades jamás ven a una enfermera o médico, sino hasta que llega la hora del parto. Las condiciones de los hospitales y clínicas son tan malas—demasiados pacientes, esperas largas, trabajadores médicos negligentes, falta de respeto hacia las mujeres y las familias—que las mujeres pierden la motivación y no desean asistir a las consultas.

Lo que más me chocaba del hospital municipal era la sensación de estar en un corral de vacas. Todo el mundo corría hacia el elevador, justo antes de que comenzaran las consultas. Cuando llegábamos se nos asignaba una ficha. Teníamos que esperar sentadas en filas de bancos largos e incómodos. El baño apestaba. Las salas eran sucias, grises y excesivamente calurosas. Rara vez vi al mismo médico dos veces. Otra cuestión era: ¿por qué no había médicos y médicas que de raza blanca?

TUS SENTIMIENTOS HACIA EL EMBARAZO Y HACIA TI MISMA

A los inicios de cualquier embarazo primerizo, tus emociones varían considerablemente, desde un gozo delirante hasta la depresión más profunda.

SENTIMIENTOS POSITIVOS COMUNES

Quizás sientas un aumento en tu sensualidad, una especie de apertura sexual hacia el mundo, un aumento de tu percepción, una sensación de estar enamorada. Quizás sientas mucha energía nueva. La sensación de ser realmente especial, fértil, potente, creativa, con grandes expectativas, gran emoción, impaciencia, armonía, paz.

El embarazo hizo que me sintiera realmente mujer. Nunca antes me había sentido sensual. Atravesé por muchos cambios. Era algo muy sexual.

El verme en estado significaba que finalmente podía quedar embarazada después de tanto probar, que podía hacer lo que quería. Implicaba entrar en una nueva etapa de la vida. Me sentía satisfecha.

ALGUNAS PREGUNTAS

¿Qué me va a pasar? ¿Cómo me va a cambiar el embarazo? ¿Podré manejar la situación? ¿Puedo lidiar con el parto físicamente? ¿Tendré una pérdida espontánea? ¿Cuánto tiempo puedo seguir trabajando? ¿Quién soy? ¿Qué imagen puedo formar de quién quiero ser? ¿Cómo será mi bebé? ¿Y qué pasará con mi pareja?

SENTIMIENTOS NEGATIVOS COMUNES

Confusión. Estoy perdiendo mi individualidad. Ya no soy la misma. Soy una mujer embarazada; estoy dentro de esta nueva categoría y no quiero. No quiero ser un recipiente, una portadora. Ya no le importaré a nadie, sólo importará mi bebé. No siento nada por esto que crece en mi interior. No puedo sentir amor. Tengo miedo. Estoy cansada. Me siento enferma. Ojalá no estuviera embarazada. No estoy preparada. No entiendo la maternidad.

Las emociones negativas son naturales. Cuando las enfrentas, en vez de evitarlas o ignorarlas, estarás mejor preparada para manejarlas, a medida que se acerque el parto y después de él. Además, las emociones negativas milagrosamente cambian muchísimo de un trimestre al otro, y a menudo se vuelven positivas.

A veces me parecía que había quedado embarazada por capricho, y se trata de una tremenda responsabilidad, no de un capricho. A veces me agobiaba lo que había hecho. Gran parte de esa sensación se debía a que había elegido tener un bebé sin el apoyo de un hombre. Hasta el tercer trimestre, sentí el gran temor de que no lo lograría.

Muchas de ustedes estarán demasiado ocupadas como para pensar mucho en su embarazo. Otras tendrán más tiempo libre. Algunas se interesarán en el embarazo en grados diferentes, su conciencia se orientará hacia adentro en diferentes momentos.

> Cuando la sentí moverse por primera vez, supe que había vida en mi interior. Pero no tomé conciencia de que iba a tener un bebé, hasta que los médicos literalmente me la sacaron de cabeza y ella estornudó. Luego la acostaron a mi lado y sentí su pequeño aliento en mis dedos.
>
> Quizás fue en las últimas tres semanas que empecé a verdaderamente a ver a otros bebés.

Al principio del embarazo, a veces es un alivio no pensar en él, hasta te puedes olvidar del embarazo, si así lo deseas. En algún momento del embarazo, puede que desees poder escapar de lo que inevitablemente te está sucediendo.

DESARROLLO DEL FETO

No puedes sentir los cambios que se están llevando a cabo en tus entrañas. Tanto el sistema de la placenta como los complicados sistemas del feto se desarrollan a una escala en miniatura. El libro *A Child is Born (Nace un bebé)* trae excelentes fotografías.

EL EMBARAZO Y EL SIDA

(Lee el cap. 21, "El SIDA, la Infección VIH y las mujeres").

SEGUNDO TRIMESTRE (DE LA SEMANA TRECE A LA VEINTISÉIS)

CAMBIOS FISIOLÓGICOS

Alrededor del 4º mes, el feto comienza a ocupar mucho más espacio. Notarás que tu cintura se ensancha, tu ropa ya no te queda bien, tu vientre comienza a hincharse bajo la cintura y, alrededor del 4º o 5º mes, puedes comenzar a sentir ligeros movimientos del feto. Por meses se ha estado moviendo, pero ahora es cuando lo puedes sentir. A menudo comenzarás a sentirlo justo antes de quedarte dormida.

Es probable que estés subiendo de peso. Aliméntate lo mejor que puedas.

Tu sistema circulatorio ha estado cambiando. El volumen total de tu sangre ha estado aumentando, ya que la médula de los huesos produce más corpúsculos sanguíneos y se tiende a consumir y a retener una mayor cantidad de líquidos. Tu corazón está cambiando de posición y aumentando ligeramente de tamaño.

En algunas mujeres, la zona que rodea el pezón—o aureola—se oscurece muchísimo, debido a los cambios hormonales. La línea que va del ombligo a la región púbica también se oscurece y a veces los pigmentos de la cara se oscurecen, produciendo una especie de mancha, tipo máscara. Estas manchas desaparecen después del embarazo. Por lo general, el oscurecimiento de los pezones y de la línea del abdomen no desaparecen del todo después del embarazo, pero sí se desvanecen.

Algunas mujeres producen más saliva. Quizás sudes más, esto te ayuda a eliminar los materiales de desecho de tu cuerpo. Tal vez sientas calambres en las piernas y los pies al despertarte, esto puede ser debido a la alteración de la circulación. El calcio alivia los calambres, o bien, puedes tomar una tisana de hojas de frambuesa antes de irte a la cama. Relájate, los calambres se irán. Mantén las piernas elevadas y calientitas, o estira los dedos de los pies, halando en dirección a las rodillas.
Tu útero también está cambiando y creciendo. El peso del útero aumenta 20 veces. La mayor parte de ese peso aumenta antes de la 20º semana.

Conforme crece tu abdomen, la piel que lo recubre se estira y pueden aparecer líneas, estrías rosadas o rojizas. Quizás se te seque la piel; agrégale aceites al agua de la tina de baño y frótate la piel con aceite.

A mediados del embarazo, tus senos, bajo el estímulo de las hormonas, están funcionalmente preparados para amamantar. Un poco después de la semana 19º, más o menos, es posible que tus senos produzcan una sustancia color ámbar o amarillo, llamada *calostro*; aun no se produce leche. Tus senos estarán más grandes y pesados que antes. Si piensas amamantar a tu bebé, es recomendable comenzar a darte masajes suaves en los senos. Si tienes los pezones invertidos (volteados hacia adentro) hálalos suavemente varias veces al día; coloca tus dedos pulgares a cada lado del pezón, presiona hacia el seno, y tira cuidadosamente hacia afuera del pezón. Lávate los senos todos los días con un jabón suave o con agua sola. Es una buena idea usar un sostén que te dé soporte, ya que comenzarás a sentir los senos muy pesados.

Es probable que tus intestinos, al igual que todo el sistema digestivo, comience a moverse más lentamente. Puedes sufrir de indigestión y estreñimiento. Quizás tengas acidez por el exceso de ácidos en el estómago. Una buena dieta y el ejercicio regular alivian estas condiciones. Es mejor comer poco y con mayor frecuencia. Evita los alimentos grasosos y el café. Toma mucho líquido y aumenta la cantidad de salvado (afrecho, bran) y fibra en tu dieta. Evita tomar laxantes fuertes y aceitosos, o laxantes que contengan sodio, como el bicarbonato o el Alka-Seltzer. Las cápsulas o pastillas de papaya pueden resultarte útiles (se consiguen en las tiendas naturistas).

Debido a la presión de los órganos pélvicos, las venas del recto (venas hemorroidales) se pueden dilatar y producir dolor. Para evitar las hemorroides puedes hacer ejercicios del recto, que se parecen a los ejercicios Kegel o de elevador, excepto que, al efectuarlos, contraes los músculos del recto. Cuando vayas al baño, sube los pies en un banquillo. Come mucha fibra. Si tienes hemorroides, acuéstate con el recto en alto y aplica compresas de hielo o calientes. También puedes usar "Tuck pads" (toallitas remojadas en Agua Maravilla) o "Preparation H". También puedes tomar baños tibios y ponerte vaselina. La vitamina E también puede ayudarte. Come con menos condimentos. Sobre todo, sigue haciendo ejercicios.

Las várices son venas de las piernas que se han hinchado y pueden llegar a doler. Debido a la presión, las venas y los vasos sanguíneos que llevan sangre de las piernas al corazón no están funcionando tan bien como antes. La tendencia a sufrir de várices puede ser hereditaria. A muchas mujeres les ayuda usar medias de soporte, media talla más grande que las medias de costumbre. Es bueno descansar bastante con las piernas en alto, en combinación con caminatas o ejercicios leves.

A muchas mujeres les sangra la nariz por el aumento del volumen de la sangre, y por la congestión nasal, o quizás por el aumento de los niveles hormonales. (También es posible que la nariz sangre en diferentes momentos emocionales. Esta es una forma que utiliza tu cuerpo para comunicarles a otros que necesitas apoyo y compasión). Un poco de vaselina en cada fosa nasal puede ayudarte a poner fin al sangramiento.

EL EDEMA (LA RETENCIÓN DE AGUA)

A veces ocurre que se te hinchan los pies, los tobillos, las manos y hasta la cara. Cuando comes bien, con un consumo adecuado de proteínas, es normal que se produzca edema y no hay de qué preocuparse; especialmente en la segunda mitad del embarazo. Las hormonas del embarazo producidas por la placenta, sobre todo los estrógenos, hacen que el tejido conectivo de todo el cuerpo retenga líquidos adicionales, lo cual les benefician a tí y a tu bebé. También sirve de apoyo al mayor volumen de sangre necesaria para nutrir la placenta, te protege de entrar en estado de choque si llegas a perder sangre y asegura un flujo adecuado de leche, durante las primeras etapas del amamantamiento. En el caso de estar esperando mellizos, el edema aumenta así como tu peso. El edema normal se asocia con bebés saludables—un mayor peso a la hora del nacimiento y una menor mortalidad infantil.

Si te sientes incómoda, trata de acostarte con los pies en alto varias veces al día. El ejercicio te ayuda a eliminar el agua de los espacios existentes entre los tejidos de los vasos sanguíneos. Reduce la cantidad de carbohidratos refinados que consumes y descansa.

LA PREECLAMPSIA

Después de la 24ª semana del embarazo, algunas mujeres desarrollan una combinación de alta presión sanguínea, edema y proteína en la orina. Estas condiciones se pueden presentar por separado, y a veces todas juntas, por una diversidad de razones, pero también pueden ser síntomas de preeclampsia. Verifica con tu médico, quien deberá observar tu presión sanguínea, por lo menos en 2 ocasiones, con un mínimo de 6 horas aparte, y revisar la cantidad de albúmina en tu orina (la albúmina es una proteína). Hacia el 3ª trimestre del embarazo, si desarrollas alta presión sanguínea, si tienes mucha proteína en la orina y poca cantidad de orina, si sufres de dolores de cabeza fuertes o constantes, o si se te hincha la cara o los dedos, es posible que tengas un caso grave de preeclampsia. Estas condiciones se pueden desarrollar en unas pocas horas y, a menos que te hagas examinar de inmediato, se puede presentar un caso de eclampsia—es decir, convulsiones y coma. Después de las evaluaciones médicas correspondientes, los casos leves pueden ser atendidos en casa; otros casos y las condiciones más graves de preeclampsia *deben* ser tratados en el hospital; tu vida y la del bebé están en juego.

Los buenos cuidados prenatales pueden reducir la incidencia de preeclampsia durante el embarazo.

LA ROPA

Usa ropa cómoda y holgada, fresca en el verano y abrigada en el invierno. Muchas mujeres arreglan sus propios pantalones, cosiéndoles un pedazo de tela elástica en la parte delantera. Las batas sin cortes en la cintura sirven como vestidos. También son útiles las camisas de hombre en tallas grandes. A menudo la ropa de maternidad resulta muy cara. Pídeles a tus amigas que te den o te presten ropa para usar durante el embarazo.

Descanse el mayor tiempo que puedas. Si tienes mucho que hacer, procura tomar ratitos para relajarte totalmente aunque sean de tan sólo quince minutos.

SENTIMIENTOS ACERCA DE NUESTRA NUEVA IMAGEN

¿Cómo te sentirás acerca de tu cuerpo cambiante?

> Estaba emocionada y encantada de la vida. Estaba comiendo muy bien, me cuidaba, dormía lo suficiente. Me gustaba caminar por las calles y ver que las otras personas notaban mi embarazo.

Sin embargo, muchas de nosotras sentimos emociones conflictivas cuando nos vemos aumentar de peso tan rápido.

> No me gusta estar embarazada. Me siento como una gran rana. Soy bailarina, estoy acostumbrada a estar delgada y no puedo creer cómo me veo de costado. Evito los espejos a toda costa.

SENTIMIENTOS ACERCA DEL BEBÉ

Es toda una maravilla sentir los primeros movimientos de su bebé.

> Estaba acostada boca abajo y sentí... algo, como que alguien tocaba la parte más profunda de mi interior con suavidad. Luego, me senté muy quieta y, por un intenso instante sentí la emoción de

tener algo vivo creciendo dentro de mí. Luego dije: "No, no es posible. Es demasiado pronto", y empecé a llorar... Ese instante fue la primera vez que tomé conciencia de tener otro ser vivo en mis entrañas.

Lo sentí más o menos a los tres meses, sientes como si alguien golpeara adentro, como si quisiera salir, es una sensación extraordinaria, en ese momento sólo esuchas el sonido, te olvidas de todo, mi madre decía "tu hijo/hija va a ser futbolista" y nos echábamos a reir.

Después del primer movimiento—en el 4º ó 5º mes— puede que tengas que esperar algunos días antes de que se produzca otro movimiento. Luego los movimientos se vuelven más frecuentes y familiares. Una comienza a sentir el bebé como algo real. Desde afuera puede palpar la forma dura del útero.

Anoche las patadas del bebé me hicieron sentir mareada y me dieron una terrible sensación de soledad. Quería decirle: "Párale, párale, párale, déjame sola". Quiero quedarme acostada, quieta, íntegra, sola, recuperar la respiración. Pero no tengo control alguno sobre esta nueva parte de mi ser, y esta falta de control me asusta. Siento como si estuviera corriendo cuesta abajo tan rápido que jamás podré pararme.

Estoy sentada sobre una roca, con vista hacia la cumbre redondeada del cerro, los árboles crecen en la roca misma. Se aferran y florecen sobre la nada. Veo imágenes de la vida que crece dentro de mí, que también viene de la nada, que se nutre de mi cuerpo, como el árbol de la roca... A veces le doy calor, sobre todo cuando se mueve. Mientras más se mueve, más me gusta. También me disgusta muchísimo; me siento gorda, fea e incómoda, y a pesar del apoyo de Jaime, me siento sola.

Incluso durante los embarazos más positivos, pueden haber momentos, horas y hasta días, de depresión, ansiedad y confusión. Es probable que estas depresiones estén conectadas a ansiedades escondidas que quizás tengas en relación a tu propia niñez, las dudas en torno a tu propia identidad, los problemas económicos, el ya tener demasiados hijos, y los problemas de la relación con tu pareja.

Parece que las emociones en cuanto a mi embarazo, mi cuerpo, la llegada del bebé, estaban indisolublemente ligadas con mis emociones, problemas, esperanzas y temores en cuanto a nuestra relación... Es difícil separar las emociones resultantes de mi infelicidad en torno a nosotros (gran parte de la negatividad que sentía hacia mi cuerpo surgía por el poco interés que mostraba Roberto,

mi compañero, hacia mi cuerpo cambiante y creciente), de mis propias emociones negativas al tener un cuerpo menos funcional (quería seguir trabajando y ser activa, pero sentía el cuerpo tan pesado que pasaba el tiempo agotada y cansada), y de las emociones que eran tan solo caprichos y cambios de estado de ánimo, causados por el embarazo.

También tenemos temores en general. Existe el miedo ante lo desconocido, sobre todo si es el primer embarazo. No importa cuánto sepamos sobre los cambios fisiológicos de nuestros cuerpos, hay algo que no logramos entender sobre los inicios de la vida. Al quedar embarazadas, nos abrimos a los cambios y las complicaciones. Tomamos mayor conciencia de nuestra vulnerabilidad.

Recuerdo sentirme agobiada por las cosas tristes que veía y me abrumaban las cosas que pudieran sucederle a la inocencia del bebé. Me despertaba de noche y pensaba que iban a entrar y robarme mis cosas, a quitarme mi bebé. Estaba comenzando a perder el control. Le tenía mucho miedo a lo desconocido. Siempre le he temido a lo irracional, al destino.

Es probable que tengas sueños muy vivos que te produzcan ansiedad.

Por dos noches consecutivas, tan pronto como me quedo dormida, surge esa vieja imagen de mi infancia, de caerme en un hoyo profundo, oscuro y cuadrado, que se va haciendo cada vez más angosto.

Estoy en el hospital, solita en un cuarto, un cuarto frío. Las enfermeras me inyectan. Nace mi bebé y no siento nada. Volteo hacia arriba y veo a mi bebé , vivo, flotando en un vaso de laboratorio que no puedo alcanzar. Me siento triste y frustrada.

El bebé comienza a salir de mi vientre. Tengo que aguantarlo en su lugar. Mi piel es transparente.

Tememos que nuestros bebés nazcan con una malformación. La mayoría de los bebés nacen sanos, entre un 3 y un 4% nacen con enfermedades y 1% nace con malformaciones físicas. Algunas mujeres tienen sueños, fantasías y pesadillas sobre las fallas y malformaciones de sus bebés. Esto se trata de algo normal y universal.

Cuando tenía alrededor de 6 meses de embarazo y David regresaba a la escuela, me quedaba sola en casa, aislada por varios días consecutivos. Mis pesadillas y ensoñaciones comenzaron en ese entonces, tenía temores terribles de que el bebé naciera deforme. He sido la "niña buena" toda mi vida. Sabía que no era realmente buena. Sabía que había tenido malos pensamientos, pero jamás se me permitía expresarlos. Así que pensaba que las deformidades de mi bebé serían la prueba viva de mi parte mala y fea.

Antes de quedar embarazada, fumaba mucho, luego dejé de fumar por el bienestar de mi bebé, pero soñaba constantemente que mi bebé era un mostruo por todo lo que yo había fumado antes, hasta pensé en no tenerlo por este sentimiento de culpabilidad.

Tememos nuestra propia muerte, y la muerte del bebé.

De hecho, algunas mujeres sufren pérdidas espontáneas y algunos bebés se mueren. Aunque es difícil, intimidante y triste pensar en eso, es algo que sucede. Prepararse para la muerte resulta muy difícil y, por lo general, no muy útil. Pero conocer las experiencias de otras mujeres nos ayuda, en el caso de que una de nosotras o alguna amiga nuestra llegara a sufrir la pérdida de un bebé. Este conocimiento es un tipo de preparación. Es de vital importancia poder apoyar a los amigos cuando les suceden tragedias y ayudarles a aminorar la sensación de aislamiento. También nos ayuda saber que podemos y necesitamos pedir ayuda si algo así nos llegara a suceder.

Fui al hospital para el nacimiento de mi primer bebé... Se le infectaron los pulmones y murió dos días después. Jamás lo ví. Cuando comencé a volver en mí, descubrí que a pesar de todos aquellos momentos en que me había dicho que nada me podía pasar, no tenía nada más que un vientre vacío. No sé si se nos debiera advertir de antemano, y preocuparnos innecesariamente por algo que le llega a suceder a pocas mujeres; pero como una de esas mujeres, definitivamente necesito sentir que puedo compartir con otras mujeres que se encuentran en la misma posición—no se trata de lamentarse por lo sucedido, sino de descubrir cómo enfrentar el mundo nuevamente. Esa es la parte más difícil—nadie quiere enfrentar la muerte, sobre todo cuando tus propias amigas están en edad fecunda y no pueden dejar de temer aquello que representas. Descubrí que mis amigas querían que actuara como si nada hubiera sucedido—incluso que pretendiera que jamás había tenido el embarazo. No creo que se trate de mis amigas nada más—es natural tratar de evitar ese tipo de cosas. Así que tuve que enterrar ese fantástico embarazo en el cual tantas amigas me ayudaron a cambiar e integrarme, y sucedieron tantas cosas en mi cabeza y mi cuerpo. Incluso ahora, un año después, puedo ver el dolor de mis amigas y su temor por mí, al iniciar el 8º mes de mi segundo embarazo. Soy yo la que tiene que tranquilizarlas y sobre todo tengo que asegurarles que este embarazo va a estar bien.

Quizás te sientas culpable de sentir temor. ¿Acaso eso no implica que como madre serás débil e inadecuada? El mito es que no se puede permitir estas depresiones, puesto que se supone que debes ser fuerte, madura, maternal, compasiva, y amorosa todo el tiempo.

Tus emociones son legítimas. Debes sentirte libre de entrar en contacto con ellas, de expresarlas y fortalecerte con ellas.

QUÉ SIENTE TU PAREJA HACIA TI Y TU EMBARAZO

¿Cómo le responderás a la persona a quien estás unida? Eso depende de lo que tú sientas por ti misma, de la relación entre ustedes dos, de cómo se siente esta persona consigo mismo, y de lo que siente sobre la paternidad, y el papel que tú consideras que debe jugar en tu embarazo. Es mejor cuando tu pareja participa en todo lo posible. Disfruten de tu embarazo juntos, ambos deben prepararse y aprender. Puede que se sienta más cerca de ti, que le resultes más atractiva y que le fascinen los cambios de tu cuerpo. Por razones relativas a la historia y los problemas de tu pareja, puede que se sienta trastornado, confundido y amenazado por todos los cambios por los que estás atravesando y por lo que vendrá. Al igual que las tuyas, las emociones de tu pareja pueden variar considerablemente.

No veía la diferencia, la trataba igual que siempre, hasta que un día la ví llorar y sentí tanta vergüenza que quise irme de su lado, pensaba que mi hijo iba a nacer enfermo por mi culpa, es que yo nunca ayudaba en la casa, no entendía nada del embarazo. A veces pensaba que estabas muy bella y que tu vientre era bello. Y otras veces me parecías un ridículo insecto preñado. Me parecía tan raro tu ombligo sobresaliente.

Si la pareja está atravesando por problemas, es recomendable que procuren hablar acerca de sus emociones. Hablar puede llevarlos a cuestionar los ideales convencionales de la belleza a los que estamos expuestos. Es posible que él no pueda hablar sobre los cambios y responsabilidades que implica tu embarazo, o que no pueda enfrentarlos. Quizás esté celoso o resentido. Algunos hombres, casados o no, buscan a otras mujeres distintas de la mujer embarazada con la que viven. Otros, aunque no la abandonen, se retraen emocionalmente de la mujer en este momento tan crucial.

LAS LESBIANAS Y EL EMBARAZO

Más y más mujeres lesbianas están optando por tener bebés juntas a través de la inseminación artificial, o de las relaciones sexuales con un hombre, con el fin de crear una familia. Ellas comparten los mismos gozos y ansiedades que las parejas heterosexuales. En muchos lugares de los EEUU, los médicos, clínicas y centros de parto las aceptan como parejas cuando van a los servicios de cuidado prenatal. Otros lugares pueden mostrarse punitivos y hacer discriminación. Las circunstancias determinan si quieres revelar la situación y tus preferencias sexuales al médico (o bien puedes cambiar de médico). A veces, decir la verdad tiene efectos positivos.

Desde los inicios del embarazo había pedido que María estuviera conmigo durante el parto. Le pedí autorización al hospital, les escribí una carta, y me dijeron que tenía que dirigirme al consejo. Le daban vueltas al asunto. Mientras tanto estaba desarrollando una buena relación con el obstetra. Al principio me había juzgado de forma negativa. A medida que nos conocimos y simpatizamos, todo cambió. Intercedió por mí y consiguió el permiso para que María me acompañara. Después me enteré de que había hablado con el personal obstétrico para prepararlos para vernos juntas. Les dijo que si alguien tenía emociones negativas en torno al lesbianismo, no debían estar allí cuando nosotras estuviésemos de parto. El resultado fue que todos nos dieron muchísimo apoyo durante el parto.

RELACIONES SEXUALES DURANTE EL EMBARAZO

Es posible que te sientas de muchas maneras distintas en cuanto a hacer el amor durante el embarazo. Tus estados de ánimo y deseos variarán.

Quería hacer el amor más que nunca.

Recuerdo sentirme muy sensual. Estábamos probando todas estas posiciones diferentes. Ahora que estábamos por tener un bebé, me siento mucho más relajada, más libre. Antes me sentía tensa al tener relaciones sexuales sólo porque sí, pero al quedar embarazada me sentí mucho más libre.

Me sentía ambivalente con respecto a hacer el amor. Había tenido varias pérdidas espontáneas. Quería hacer el amor, y a la vez me daba miedo. Como mujer soltera, me resultaba difícil encontrar hombres que me hallaran atractiva con mi panzota. Durante los últimos 2 meses no tuve ningún contacto sexual.

Es posible que te sientas más abierta, más sensual, con más ánimos de dar que nunca (algunas mujeres tienen orgasmos u orgasmos múltiples por primera vez). Quizás te vuelvas introvertida. Te sentirás diferente cada mes, cada trimestre. Puede que temas que hacer el amor dañe al bebé. No le hará daño alguno.

Puedes usar el embarazo como un período para experimentar con diversas formas de hacer el amor, desde los masajes de tacto y sensuales, hasta explorar toda una gama de posiciones para tener relaciones. Hacia el final del embarazo, la posición del hombre arriba es la más incómoda para todas las mujeres. Pruébalo apoyándote en almohadas, ambos relajados lado a lado como 2 cucharas acopladas, prueba la masturbación recíproca, o cualquier cosa que inventes que se sienta sensual y satisfactoria.

Puedes aprovechar el embarazo como un período para aprender acerca de tus genitales y cómo contraer y liberar los músculos de la base pélvica (músculos pélvicos posteriores) (los ejercicios de Kegel). Experimentar orgasmos durante la masturbación y cuando haces el amor te dará placer y te hará bien. Hacer el amor te acerca a tu pareja y te prepara para dar, recibir, abrirte y conseguir la relajación profunda durante el parto. El dar a luz puede ser una expresión viva e intensa de tu sexualidad.

Después de hacer el amor pueden continuar las contracciones uterinas. Puedes sentir cómo se contrae el útero y luego se relaja. Puede que hacer el amor acelere el parto hacia finales del embarazo; pero esto sucederá *tan solo si estás lista para empezar el parto.* Existen investigadores que creen que las prostaglandinas concentradas en el semen, pueden provocar contracciones uterinas; pero no se han encontrado pruebas definitivas.

No debes tener *relaciones sexuales* si tienes dolores vaginales o abdominales, si tienes sangramiento uterino, si ya rompiste la fuente (existe peligro de infección), o si piensas que puedes abortar. Si tu compañero trabaja en un ambiente donde existen substancias tóxicas que se puedan concentrar en el semen, deberá usar un condon. Si alguno de los dos tiene erupciones abiertas de herpes, eviten el contacto con ellas.

TERCER TRIMESTRE (SEMANA VEINTISIETE A LA TREINTA Y OCHO)

CAMBIOS FISIOLÓGICOS

El útero continúa ensanchándose. Cuando lo tocas se siente duro.

Recuerdo la sorpresa de mis amigos cuando ponían su mano sobre mi vientre para sentirlo. Esperaban que estuviera suave, algo así como una gelatina, y se asombraban de sentir lo duro y voluminoso que era.

El vientre es un recipiente muscular fuerte. Ahora puedes sentir y ver los movimientos de tu bebé desde el exterior, puedes apreciar cuando cambia de posición, cuando hace maromas, cuando tiene hipo. A veces el bebé presiona tu vejiga, lo cual te hace sentir que deseas orinar aún cuando no lo necesites. La vejiga te puede doler un poco, o incluso mucho, por períodos breves de tiempo. A veces, hacia fines del embarazo, el bebé presiona sobre los nervios en la parte superior de las piernas lo cual también provoca dolor.

Tu bebé estará recostado en una posición determinada, a veces con la cabeza hacia abajo, con su espalda dirigida hacia el frente y a veces está atravesado. El bebé da vueltas frecuentemente. Tu médico puede ayudarte a descubrir en qué posición está el bebé. A veces el bebé se queda quieto. Se sabe que los bebés duermen *in utero*. En ocasiones, los bebés se pasan tres o cuatro días sin que lo sientas moverse. Esto te puede producir ansiedad. Si es posible, llama al médico y pregúntale si cree que es una buena idea revisar los latidos del corazón del bebé. Por lo general, se trata de un período de descanso del bebé y puede llegar a durar varios días.

De vez en cuando sentirás, que se te contrae el útero. Se cree que estas contracciones sin dolor (llamadas *contracciones Braxton-Hicks*) fortalecen los músculos uterinos, en preparación para el parto.

Es cada vez más difícil acostarse boca abajo sobre el vientre. Puede que a veces te falte el aire. El útero está presionando tus pulmones y puede que el diafragma se haya elevado hasta 2 ó 3 centímetros. Aún así, se inhala mucho más aire cuando se está embarazada, debido a que la caja torácica se ensancha. A veces, al acostarse, no se puede respirar bien por un instante. Eleva la cabeza con almohadas, o bien acuéstate de lado, para reducir la presión sobre el diafragma.

El corazón recibe la mayor carga del esfuerzo físico alrededor de la semana 30. A partir de entonces el corazón no tiene que trabajar tanto sino hasta el parto.

Sigues subiendo de peso. Si tienes hemorroides o várices, procura evitar estar de pie mucho tiempo, y cuando te sientes o te acuestes, asegúrate de elevar los pies.

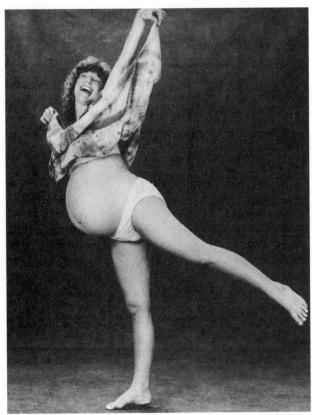

David Alexander

El útero está presionando el estómago hacia arriba y lo está aplastando. La indigestión se vuelve más común. Si sufres de acidez, duerme con la cabeza y los hombros elevados. Aliméntate en pequeñas cantidades. No tomes aceites minerales, ya que esto te hace excretar vitaminas necesarias.

Si sufres de insomnio, o te cuesta trabajo dormir porque los movimientos del bebé te hacen sentir incómoda, camina un poco y toma un baño caliente. Toma leche tibia o una tisana de hojas de frambuesa. Evita tomar pastillas para dormir. El ejercicio vigoroso durante el día te ayudará a dormir mejor.

Creo que sé el porqué de mi falta de sueño: mi cuerpo está trabajando. Es necesario que se dé esa intranquilidad física. Estás acumulando energía para la crisis que se avecina. Recuerdo estar dando vueltas por la casa a medianoche, hirviendo de energía; finalmente encontré las sandalias que mi primer bebé había usado cuando empezaba a caminar. Cuidadosamente las limpié y las pulí para el nuevo bebé. Después de eso me pude dormir.

Es probable que el ombligo se salga un poco.

Al haber subido de peso, tiendes a caminar de manera diferente para guardar el equilibrio. A menudo te echas hacia atrás para contrarrestar el gran peso que llevas enfrente. Por eso puede que te duela la espalda; existen ejercicios para aliviar este dolor. Las articulaciones de la pelvis están mucho más separadas.

Alrededor de 4 a 2 semanas antes del parto, y a veces desde el 7º mes, la cabeza del bebé se sitúa en la pelvis. A esto se le llama "aligeramiento" o "descenso". Esto reduce la presión sobre el estómago. Algunas mujeres se sienten mucho más livianas. Si te ha estado costando trabajo respirar, ahora hay menos presión sobre el diafragma. El "descenso" puede provocar estreñimiento; los intestinos están más obstruídos que antes.

En cuanto a la retención de agua, como promedio, la mujer embarazada retiene desde 3 a 6 litros de líquido, la mitad de esta cantidad la retiene en las últimas 10 semanas. Es común que se te hinchen los tobillos.

SENTIMIENTOS ACERCA DE TU EMBARAZO

Sentía que me acercaba al final, que ninguna otra cosa tenía tanta importancia.

Pensaba que jamás iba a terminar. Estaba enorme. No me podía agachar a lavarme los pies. Tenía un calor increíble.

Al final comencé a sentir que el embarazo era demasiado largo. David me tomó algunas fotos durante mi 8o mes. Y mi cara parecía muy distante y triste.

Tenía insomnio. No encontraba una posición cómoda. No podía dormir de tanto que pateaba el bebé.

La relación entre la madre y el bebé que lleva dentro de sí, es lo más bello y lo más simple.

Siento lástima por el bebé a quien le toca la difícil tarea de salir.

Me pregunto cómo será. ¡Qué fantástico que tan sólo tenga que viajar casi medio metro para nacer!

Mi niño baila bajo mi corazón.

Me siento bastante segura de mí misma y espero a mi bebé con toda calma—determinada a tener el bebé en casa. El jueves, el doctor me dijo que ya había dilatado 2 1/2 centímetros, así que me estoy acercando. Me estoy poniendo algo ansiosa, escucho cada contracción Braxton-Hicks, aguardando con esperanza—y también con temor—a que se vuelva algo real.

Me siento llena de gozo, y cansada, y plena en mi interior. Mi vientre está enorme, y anoche el bebé giró como una tempestad salvaje. Pensé que había llegado la hora y entré en pánico, me dieron náuseas y después me sentí muy emocionada. Desperté a Eduardo. No me dormí sino hasta las 5. Mientras tanto me muevo en cámara lenta y espero.

Apéndice

PREGUNTAS PARA AQUELLOS PROVEEDORES DE SALUD QUE TRABAJAN EN LOS HOSPITALES

Las siguientes preguntas fueron formuladas en términos amplios y ambigüos a propósito. Úsalas como guía para conseguir una entrevista más detallada, una vez que hayas leído estos capítulos y otros libros.

¿Cuál es su filosofía del parto? ¿Qué tipo de cuidados prenatales ofrece? ¿Qué tipo de preparación la parece la más adecuada para el parto? ¿Considera que la buena nutrición y el ejercicio son importantes, y me puede dar consejos al respecto? ¿Recomienda un curso de preparación para el parto? ¿De qué tipo? ¿Qué tipo de pruebas realiza durante el embarazo y antes del parto? ¿Lo puedo localizar fácilmente si lo necesito?

¿Cuántos partos ha atendido? ¿Dónde? ¿Dónde recibió su adiestramiento? ¿Se queda con las mujeres durante todo el parto, o tan solo llega al final? ¿Aprueba los auxiliares de parto? ¿Qué le parece si están presentes familiares, amistades, y niños durante el proceso del parto? ¿Qué porcentaje de sus clientes... camina durante el proceso del parto? ...¿comen o beben durante el proceso del parto? ...¿pueden parir en la posición que escojan? ...¿prescinden de medicamentos? ...¿prescinden de la episiotomía? ...¿pueden tomar a sus bebés en los brazos y amamantarlos al nacer? ¿Bajo qué circunstancias usa medicamentos e intervenciones quirúrgicas, y qué porcentaje del tiempo usa: ...la intravenosa, la amniotomía, los monitores electrónicos, la Pitocina para iniciar o acelerar el parto, la episiotomía, los fórceps, las cesáreas?

¿Quién lo reemplaza si no puede estar presente en las visitas prenatales o durante el parto y el alumbramiento? ¿Esas personas comparten sus creencias? ¿Me podría facilitar los nombres de otras mujeres que hayan usado sus servicios? ¿Cuáles son sus honorarios globales por los cuidados prenatales y el parto vaginal? ¿y por una cesárea? Si ya tuve una cesárea, ¿me aconsejaría tratar de tener un parto vaginal? ¿Con cuánta frecuencia voy a verlo después que nazca mi bebé?

Dos asuntos importantes: (1) Asegúrate de comparar lo que te dice el médico con los reglamentos del hospital y los requisitos del departamento de anestesia, ya que podrían ser diferentes.
(2) No importa lo que te diga el médico; las actitudes y las prácticas de las enfermeras que te atienden durante el parto pueden influir sobre lo que pase, e incluso determinarlo.

PREGUNTAS PARA LAS ENFERMERAS-PARTERAS QUE ATIENDEN EN OFICINAS PRIVADAS, CLÍNICAS U HOSPITALES

En gran medida se asemejan a las preguntas para los médicos. Además, agrega las siguientes: ¿Tengo que ponerme en contacto con alguna otra persona, además de usted? ¿Qué porcentaje de sus clientes requiere cuidados médicos? ¿Bajo qué circunstancias llama a un médico para que le ayude? Si en caso de emergencia necesito ser transferida a los cuidados de un médico, ¿podrá Ud. seguir a mi lado?

PREGUNTAS PARA LAS ENFERMERAS-PARTERAS Y MÉDICOS QUE TRABAJAN EN CENTROS AUTÓNOMOS DE PARTO

Repite la mayoría de las preguntas arriba mencionadas. Sólo añade las siguientes preguntas: ¿Cuáles son los requisitos para ser admitida al centro de partos? ¿Qué protocolo de selección siguen? ¿A qué porcentaje de sus clientes se les han detectado los riesgos antes del parto? ¿Por qué? ¿Cuáles son los arreglos de reemplazo? ¿Cuál es el protocolo para ingresar en un hospital? ¿Cuándo aconsejan la hospitalización?

PREGUNTAS PARA LAS PARTERAS QUE ATIENDEN EN CASA

¿Cuál es su filosofía del parto? y de los cuidados prenatales? ¿Ofrece cuidados integrales, incluyendo trabajo de laboratorio, ya sea por su cuenta o en conexión con un laboratorio, para interpretar los exámenes de orina, sangre, y diagnóstico? ¿Puedo hacerme estos exámenes yo misma? ¿Da asesoría en lo que se refiere a la nutrición? ¿Cuántas visitas realiza antes y después del parto? ¿Qué tipo de preparación para el parto le parece más adecuada? ¿Me recomienda que tome algún curso? ¿De qué tipo? ¿Dónde recibió su adiestramiento? ¿Con quién se adiestró? ¿Está en contacto con otras parteras de la zona? ¿Cuántos partos ha atendido? ¿Por cuántos partos se ha responsabilizado? ¿Qué apoyo médico/hospitalario tiene? ¿Cómo han sido sus experiencias? ¿Cómo conduce el proceso del parto y el alumbramiento? ¿Cuándo revisa los latidos del corazón del bebé, la presión sanguínea y pulso, la dilatación, la posición del bebé y su descenso? ¿Cómo define las complicaciones? ¿Cómo las maneja? ¿Bajo qué condiciones deberé ver a un médico o ir a un hospital? ¿Cómo reduce o evita la ruptura perineal? ¿Cómo la repara? ¿Cómo define el peligro del recién nacido? ¿Cómo lo maneja? ¿Sabe cómo hacer resucitaciones de boca a boca a los recién nacidos? ¿Realiza visitas de post-parto? ¿Cuándo? ¿Por cuánto tiempo? ¿Quién la reemplaza en caso de ser necesario? ¿Esta persona comparte sus creencias? ¿La puedo conocer? ¿Me podría facilitar los nombres de otras mujeres a las que haya atendido? ¿Cuánto cobra?

PREGUNTAS PARA LOS EMPLEADOS ADMINISTRATIVOS DE LOS HOSPITALES

¿Me puedo registrar de antemano o tendré que ponerme a llenar formularios cuando llegue a parir? ¿Tienen un cuarto de alumbramientos? ¿Bajo qué criterios funciona? ¿Qué porcentaje de las mujeres embarazadas lo usan? ¿Que porcentaje de los médicos lo usa? ¿Cuales son los procedimientos de rutina aquí? ¿Le retiran a una sus pertenencias? ¿Afeitan el vello púbico? ¿Ponen enemas? ¿Tienen algún lugar para las mujeres que se encuentran en las primeras etapas del parto—un lugar especial o una sala? ¿Me pueden acompañar mi compañero/familiares/amiga/os/instructora de partos durante el proceso del parto y el alumbramiento? ¿Puede(n) estar presentes mi(s) hijo(s)? ¿Exigen como rutina que se administren intravenosas y se efectúen controles fetales? ¿Puedo caminar durante el proceso del parto? ¿Puedo tomarme una ducha o un baño? ¿Podemos tomar fotos? ¿Puedo quedarme en el cuarto de alumbramiento todo el tiempo en vez de ir a la sala de partos?

Si se trata de un hospital con estudiantes residentes, ¿en qué me afecta eso? (En algunos de estos hospitales se te acercan durante el parto para proponerte que participes en uno de sus estudios; en otros es posible que te sometan a procedimientos innecesarios para sus estudios sin siquiera decírtelo).

¿Cuál es la tasa de cesáreas de su hospital, tanto cesáreas primarias como reiteradas? ¿Han tenido infecciones de estafilococos en el último año?

Si tuviera que someterme a una cesárea, ¿se pueden quedar conmigo mi pareja y mi instructora de partos, tanto en la sala de partos como en el cuarto de recuperación? ¿Mi pareja puede tomar al bebé en sus brazos al nacer? ¿Puedo tomar a mi bebé en mis brazos tan pronto como nazca y amamantarlo? ¿Podemos quedarnos solos en privado después del parto? ¿Separan a las madres de sus bebés después del parto? ¿Por cuánto tiempo? ¿Por qué? ¿Es posible que alguien me acompañe en mi cuarto? ¿Qué tipo de servicio ofrecen: completo?

¿modificado? ¿qué horarios? ¿Puedo alimentar a mi bebé cuando lo pida? ¿Cuentan con asesoría profesional para las madres que decidan amamantar a sus bebés? ¿Cuáles son las horas de visita? ¿Me pueden visitar mi pareja y familiares cuando quieran? ¿Puedo decidir cuánto tiempo me quiero quedar en el hospital? ¿Pueden darme de alta antes del plazo prefijado? ¿Cuál es su política exacta al respecto?

EXÁMENES ANTES O DURANTE EL EMBARAZO

EL SÍNDROME Y LA ANEMIA DE CÉLULA FALCIFORME

Una de cada 12 personas de la raza negra en los EEUU son portadores de un solo gene para la anemia de la célula falciforme y, por lo tanto, tienen el síndrome de la célula falciforme. Se trata de una condición benigna que rara vez tiene efectos; la mayoría de las personas ni siquiera sabe que la tiene. El gene de la célula falciforme se desarrolló hace miles de años en las personas que vivían en Africa y en los países que rodean el Mar Mediterráneo. Aparentemente, el contar con este rasgo les servía de protección en contra de la malaria. Sin embargo, si tienes el síndrome de la célula falciforme y tu pareja también, cada uno de los hijos que tengan en común tiene una posibilidad en 4 de tener este tipo de anemia. Aproximadamente, uno de cada 165 personas de raza negra nacen con la enfermedad hereditaria de *anemia de la célula falciforme*. Los síntomas incluyen un desarrollo físico pobre, icteria, debilidad, dolores abdominales, baja resistencia a las enfermedades, ataques de dolor e hinchazón de músculos y articulaciones. Las células rojas de la sangre, con forma de hoz, no viven tanto como las células normales y se destruyen mucho más rápidamente; con lo cual se reduce el movimiento del oxígeno. El cuadro clínico varía. Algunos que han sufrido anemia grave durante la infancia, encuentran que los síntomas van aminorando a medida que crecen. Para otros, la anemia, a veces, les causa molestias, aunque dentro de los marcos de lo tolerable. Para otros ésta puede llegar a ser extremadamente dolorosa. Para padecer esta enfermedad hay que heredar un *par* de genes de la célula falciforme, uno de cada padre.

Si eres de la raza negra y planificas un embarazo con alguien de tu mismo grupo étnico, es recomendable que te sometas a un examen para ver si tienes este rasgo

> Puedes escribir una carta a tu médico, al administrador del hospital y a la enfermera jefe, en la cual estipules tus preferencias y prioridades con respecto al proceso del parto y el alumbramiento. Lleva una copia de la carta al hospital cuando vayas a dar a luz. Ellos deberán respetar tus deseos. Decide cuáles son tus límites, hasta dónde estás dispuesta a ceder.

genético. Este examen consiste en una prueba de sangre muy sencilla. Puedes obtener los resultados en media hora. Si la prueba es positiva, tu compañero también deberá someterse a la prueba.

Si tienes este síndrome y tu compañero no, los hijos tendrán una probabilidad del 50% de heredar este rasgo genético. Si uno de ustedes sufre de la anemia de este rasgo genético y el otro no tiene ni la anemia ni el síndrome, todos sus hijos sólo tendrán el rasgo genético y, por lo tanto, no hay problema. Si ambos tienen este rasgo genético, cada hijo que tengan tiene una probabilidad en 4 de tener la sangre totalmente normal; una probabilidad en 2 de tener el síndrome, y una probabilidad en 4 de tener anemia de la célula falciforme. Si uno de ustedes tiene el síndrome genético y el otro la anemia de la célula en forma de hoz, entonces cada hijo tendrá una probabilidad del 50% de tener anemia de este tipo.

Lo ideal es que la prueba para detectar este rasgo genético o tipo de anemia sea parte de un programa que cubra varios aspectos. Te deberán dar los resultados de las pruebas lo más pronto posible y manejarse de manera totalmente confidencial. Si tanto tu compañero como tú tienen este rasgo genético, deberán darles asesoría en caso de que quieran tener hijos. Si tú tienes este tipo de anemia, deberán identificar qué forma tiene, ya que algunas son más difíciles de tratar que otras. Deberás tratar de aprender sobre los problemas y los riesgos del embarazo bajo estas circunstancias; es probable que el embarazo intensifique algunos de los síntomas (los problemas de circulación se pueden agudizar; quizás te canses más o te deprimas más de lo normal y estés propensa a las pérdidas espontáneas.) Un buen programa, por último, deberá darte a ti y a tu familia asesoramiento y servicios de apoyo si tú, tu compañero, o ambos, tienen anemia falciforme y necesitan de estos servicios.

LA ENFERMEDAD DE TAY-SACHS

La enfermedad de Tay-Sachs es otra enfermedad genética que raramente se manifiesta en la población en general (un caso en cada 100,000 personas), aunque es mucho más común entre los judíos originarios de Europa oriental (1 de cada 3,600 nacimientos) y entre los franco-canadienses. Proviene de la deficiencia de una enzima (la hexosaminidasa A), implicada en el metabolismo de algunas de las sustancias grasas esenciales para el correcto funcionamiento del sistema nervioso. Los bebés con esta enfermedad parecen normales al nacer, pero en los inicios de la infancia se aminora el ritmo de su desarrollo y presentan parálisis, ceguera, cambios graves en el comportamiento y desórdenes del sistema nervioso. Esta es una enfermedad mortal, los niños no llegan a vivir más de 3 o 4 años.

Si eres judía de ascendencia euro-oriental, o bien franco-canadiense, y piensas tener un bebé, tanto tu compañero como tú se pueden someter a pruebas para ver si tienen este rasgo genético. Si ambos lo tienen, su bebé tiene una probalilidad de 1 en 4 de tener la enfermedad Tay Sachs. En 1970 se puso a disposición del público una prueba relativamente sencilla para detectar a los portadores de este rasgo (la prueba mide la concentración de hexosaminidasa A en la sangre). También se pueden detectar los fetos afectados *en el útero,* a través de la amniocentesis (vea abajo).

EL FACTOR RH

El factor Rh es una substancia que se encuentra en la sangre. Por lo menos un 86% por ciento de los humanos tienen esta substancia que reviste las glóbulos rojos de la sangre; se les llama Rh positivos (Rh+). Los que no la tienen, se llaman Rh negativos (Rh-).

Si alguien con sangre (Rh-) recibe una transfusión de sangre con el factor (Rh+), la sangre (Rh-) gradualmente va creando los anticuerpos que defienden a la sangre del factor Rh hostil, con lo cual se desintegran algunos glóbulos rojos y sus productos se distribuyen a lo largo del cuerpo.

Este mismo proceso puede darse durante el embarazo, ya que a través de la placenta se transfiere una determinada cantidad de sangre entre la madre y el feto, aunque cada sistema circulatorio permanece separado. Es la madre quien, básicamente, transfiere sangre al feto. Sin embargo, a la hora del parto, debido a la separación de la placenta del útero, puede llegar a haber un mayor intercambio, y la madre puede llegar a absorber algo de la sangre del bebé. No es común que se dé esta mezcla de sangres. Si tienes sangre (RH-) y se trata de tu primer embarazo, y jamás has tenido una transfusión de sangre con el factor (Rh+), tu primer bebé estará bien. Sin embargo, puede que a la hora del parto absorbas algo de la sangre (Rh+) de tu bebé, haciendo que tu sangre reaccione y comience a crear anticuerpos. Estos anticuerpos estarán presentes en tu sangre durante tu próximo embarazo. Los anticuerpos pueden entrar en el torrente sanguíneo de tu segundo bebé según se vaya desarrollando, y atacar y destruir algunos de sus glóbulos rojos. Como resultado, el bebé puede nacer muerto, anémico o retrasado.

Es por esto que toda mujer (Rh-) debe hacerse un examen de sangre regularmente, desde los inicios del embarazo. Si tienes el factor (Rh-) presta mucha atención a las siguientes instrucciones:

1. El padre debe determinar qué factor Rh tiene. Si él también es (Rh-), todos los hijos de ambos serán (Rh-) y no hay necesidad de efectuar mas exámenes. Pero si él es (Rh+), deberá determinarse si tiene ambos genes (Rh+) y (Rh-), en cuyo caso el feto tendrá una probabilidad del 50% de ser (Rh+). Si el padre sólo tiene genes (Rh+), el feto siempre será (Rh+).

2. Debes investigar si alguna vez has recibido transfusiones de sangre. Es posible que una mujer con sangre (Rh-) haya recibido sangre (Rh+) en una transfusión (aunque sean casos cada vez más raros, ahora que se

toman precauciones al respecto), con lo cual ya habrá desarrollado anticuerpos.

3. Durante el embarazo debes someterte a exámenes de sangre para determinar tu grado de susceptibilidad Rh (la presencia de anticuerpos).

4. Durante la amniocentesis, se puede tomar una muestra del líquido amniótico del feto para ver si los glóbulos sanguíneos del feto se están alterando. Si es alto el nivel de bilirrubina del líquido, indica que el feto está afectado y se le puede pasar una transfusión de sangre al bebé *en el útero.*

EL RHOGAM

Se ha desarrollado un medicamento que evita la producción de anticuerpos, éste se llama Rhogam. Para que sea efectivo, tiene que ser inyectado dentro de las primeras 72 horas después de un aborto o pérdida natural, acontecida a partir del 2º mes, y después de cada aborto, pérdida o embarazo. En algunos de los estados de los EEUU, las inyecciones de Rhogam son gratuitas. Verifica esto con tu departamento de salud.

¿Qué se puede hacer si los anticuerpos de la madre están invadiendo la sangre del feto? Actualmente existen técnicas para reemplazar con sangre sana la sangre fetal invadida, mientras el feto aún se encuentra en el útero, y para reemplazarle la sangre al bebé una vez que nace. Pregúntale a tu médico acerca de los riesgos y beneficios de estas técnicas. Pídele que te facilite los nombres de otras mujeres con el factor (Rh-) y pídeles que compartan sus experiencias contigo. Gracias al Rhogam y a estas nuevas técnicas, la mayoría de los bebés con factores Rh incompatibles con la madre ahora nacen con buena salud.

LOS EXÁMENES DURANTE EL EMBARAZO

DECISIONES CON RESPECTO A ALGUNOS EXÁMENES

Para muchas mujeres, los exámenes genéticos prenatales efectuados durante el embarazo pueden plantear una serie de dilemas. A lo largo de la década pasada, los laboratorios genéticos, tanto comerciales como sin fines de lucro, introdujeron nuevos exámenes genéticos en el "mercado" de los servicios de cuidado prenatal. Aunque no se cuente con suficiente información sobre estos exámenes médicos y quirúrgicos, ni se hayan realizado investigaciones exhaustivas sobre su seguridad, ya se aplican como rutina a las mujeres embarazadas para obtener información, con diferentes grados de precisión. El Proyecto Human Genome generará aún más exámenes nuevos que las mujeres tendrán que enfrentar. Son tantas las pruebas que se están desarrollando, patentando y comercializando, que es muy probable que te persuadan a someterte a algunas de ellas; no tanto por tu bien o el de tu bebé, sino más bien para que los médicos puedan conseguir experiencia en su aplicación y puedan evaluar los resultados. Es decir, puede que te incluyan en los estudios que se están realizando. *Tu tienes el derecho de rehusar someterte a cualquier examen o prueba.*

Los exámenes se justifican cuando anticipamos que el feto pueda encontrarse en una situación de "riesgo" por un problema concreto de salud. Puede ser ventajoso saber de antemano si el feto tiene un problema determinado. Por ejemplo, permite que las mujeres y sus familiares se preparen, durante el embarazo y el parto, para enfrentar las necesidades especiales del bebé recién nacido o para ponerlo en adopción. Existen técnicas experimentales de intervención quirúrgica al feto, disponibles para condiciones determinadas. Además, en base a los resultados de tales exámenes, algunas mujeres pueden decidir no continuar con sus embarazos.

Tener un bebé siempre implica factores desconocidos y aun con los exámenes existentes, hay problemas que no se pueden detectar. Hemos llegado a creer que en nuestra cultura tecnológica y medicalizada los exámenes prenatales recientemente desarrollados "evitan" mágicamente las enfermedades y los defectos físicos, y que actuamos de manera irresponsable cuando decidimos no hacérnoslos. Aunque los exámenes pueden ser apropiados en determinados casos, no es razonable efectuarlos como rutina—no siempre son seguros para nosotras y nuestros bebés, acentúan aún más la experiencia del embarazo como enfermedad, y pueden provocar ansiedad innecesaria. Desafortunadamente, su existencia misma a menudo nos presiona a que nos sometamos a ellos.

Mi hijo nació hace 14 años. En los últimos 3 años tuve un aborto provocado y una pérdida espontánea. Volví a quedar embarazada. Aunque había planificado hacerme un examen de amniocentesis en el embarazo anterior, el aborto espontáneo me había hecho cambiar de parecer: Cuando el centro médico me envió un folleto informativo sobre la amniocentesis, en el cual se afirmaba que había un riesgo de 1.5% de abortar o dañar el feto, y después de que Esteban y yo leímos mucho sobre el tema, me dí cuenta que si tenía que sufrir otra pérdida, quedaría hecha trizas. Así que decidí no hacérmelo.

Entonces comenzaron las presiones: aquí estaba con mis 38 años encima. Mi doctor insistió, mi padre también, los padres de mi esposo... mi hermana se lo había hecho, todas mis amigas también, sin dudarlo. A nivel abstracto, sabía que prefería un aborto a un bebé con el síndrome de Down (mongolismo).

Pasé tres semanas hecha pedazos. Un día una amiga me preguntó qué consideraba lo peor que pudiera suceder. Le dije: "Lo peor sería que el bebé estuviese sano y la amniocentesis me hiciera abortar". Eso me hizo decidir: nada de amniocentesis. Realmente tomé la decisión. Convivimos con mi decisión sin problemas y Sara es maravillosa y llena de salud. No hay respuestas fáciles.

Es mucho más probable que te sometan a un bombardeo de exámenes, si tu médico es un obstetra de orientación tecnológica, o si piensas tener tu bebé en un hospital grande con residentes. Es mucho menos probable que una partera te sugiera que te sometas a este tipo de exámenes; muchas creen firmemente que no son necesarios y que llevan a la medicalización del embarazo.

Los médicos, por lo general, te hacen o te ofrecen un estudio de sonografía, de alfa-fetoproteina (AFP), y la amniocentesis. Aunque algunos de los médicos demuestran un genuino interés en el bienestar del bebé, otros más bien intentan protegerse, "hacer todo lo posible" por si algo sale mal. Puede resultar agobiante.

Mi doctor insistía que me hiciera la amniocentesis y le restaba importancia a los riesgos. "Bien, ¿cuándo te la vas a hacer?" me preguntaba una y otra vez. Finalmente, durante una de las visitas, me convenció cuando me sentía muy vulnerable. Incluso cuando me estaba subiendo a la mesa para someterme al examen, aún no me encontraba del todo convencida.

Es importante considerar por qué nos sometemos a estos exámenes, aprender sobre los procedimientos, no sentirnos presionadas y sentirnos cómodas con la decisión que tomemos.

Tenía 37 años, gozaba de buena salud, había tenido 2 hijos y estaba embarazada otra vez después de 17 años. Sabía que lo último que quería era que una aguja me atravesara el vientre.

Estoy planificando tener mi bebé en casa y consideré mucho hacerme la amniocentesis. Creo que la tecnología se debe usar de forma selectiva. Finalmente decidí hacérmelo—decidí que si algo iba mal con el embarazo, le debía a mi familia saber los riesgos. Quería tener la oportunidad de decidir si continuar con el embarazo o no. ¡Qué alivio una vez que terminó el examen! No tenemos los resultados aún, pero ¡ya no estoy preocupada!

Existen varias pruebas prenatales que dan información específica sobre la condición del feto: *el ultrasonido o sonografía* (UTS),la *amniocentesis*, y *la prueba AFP* son los tres procedimientos más comúnes. Por medio de estas pruebas, los doctores pueden identificar ciertos problemas del feto como la espina bífida, el síndrome de Down, la fibrosis cística y algunos tipos de distrofia muscular.

El ultrasonido y la prueba AFP (una prueba de sangre), son procedimientos médicos sencillos (aunque un resultado positivo en la prueba AFT puede llevar a toda otra serie de pruebas, incluyendo el ultrasonido y la amniocentesis). La amniocentesis es el procedimiento más difícil, más caro y que demanda más tiempo, e implica un pequeño riesgo de aborto o infección (menos del 1%).

Originalmente, las pruebas estaban dirigidas a las mujeres que tenían razones para estar preocupadas por la salud del feto, bien porque ya habían tenido un bebé incapacitado, porque un defecto se había presentado en las generaciones anteriores de su familia o la de su pareja, o porque tuvieran otra razón para pensar que su bebé corriera el riesgo de tener un determinado impedimento. Pero ahora se las presentan a casi todas las mujeres embarazadas. Aproximadamente el 95% de las mujeres que se someten a estas pruebas obtienen resultados negativos. Un resultado negativo en una prueba determinada, sin embargo, no garantiza que el bebé no tenga otro tipo de problema, aunque sea poco probable. Existen muchas condiciones que no pueden ser detectadas a través de tales pruebas.

Si consideras someterte a cualquiera de estas pruebas, hazte las siguientes preguntas:

➤¿Qué tipo de defecto están tratando de detectar? ¿Dónde puedo conseguir más información directamente de personas que tengan tal condicion o impedimento?

➤¿Qué institución médica es la mejor para realizar esta prueba? ¿Quien es el mejor médico para efectuarla?

➤¿Qué información obtengo de la prueba? ¿Qué confiable es?

➤¿Qué riesgos corremos mi bebé y yo, si me someto a la prueba?

➤¿Cuánto tengo que esperar para obtener los resultados?

➤¿Qué alternativas existen si la prueba da resultados positivos?

Asegúrate de que realmente quieres y necesitas la prueba en cuestión. Consulta a tu médico, sobre todo si él acostumbra a realizar ese tipo de pruebas. Pide una entrevista con un asesor en genética. Asegúrate de que entiendes lo que está pasando y por qué. Si aun tienes dudas, consulta a un segundo médico. Conversa con otras mujeres que se hayan hecho la prueba.

EL ULTRASONIDO (SONOGRAFÍA)

En la actualidad, el ultrasonido se utiliza en cualquier momento del embarazo, aunque todavía no se establece con seguridad cuál es el mejor momento para esta prueba. Esta técnica usa ondas sonoras intermitentes de alta frecuencia, para crear imágenes de los órganos internos del cuerpo, a través del registro de su eco. En gran medida se asemeja a la forma en que el sonido mide formas en el agua. El procedimiento se efectua vaginalmente o abdominalmente. En el ultrasonido vaginal (relativamente nuevo), el *transductor,* o sonda, se inserta en la vagina. Algunas mujeres se sienten más cómodas si se lo introducen ellas mismas. En el ultrasonido abdominal, el médico o técnico recorre el transductor por todo el abdomen y una computadora traduce los ecos resultantes en imágenes sobre una pantalla de video. Si lo realiza un técnico calificado, el ultrasonido puede ser de gran valor. La mayoría de los doctores lo consideran seguro, sin embargo no sabemos bastante sobre sus efectos a largo plazo, y debemos cuestionar su uso rutinario, sobre todo en las primeras etapas del embarazo.

LA AMNIOCENTESIS

La amniocentesis es una técnica invasiva que se puede usar para conocer las condiciones de los cromosomas del feto y ciertas alteraciones bioquímicas y metabólicas. También se puede usar para hacer pruebas de ADN, para detectar condiciones como la fibrosis cística y el síndrome de la célula falciforme. Se ha convertido en una práctica de rutina, entre los médicos, ofrecer esta prueba a las mujeres mayores de 35 años. Esto se debe a que después de esa edad, existe una mayor probabilidad de tener bebés con el síndrome de Down (trisoma 21—una forma de retardación mental); pero ahora ofrecen esta prueba a mujeres cada vez más jóvenes. Originalmente se estableció la edad de 35 años como mínimo, porque a esta edad la probabilidad de tener un bebé con una condición cromosomática es igual o mayor que el riesgo de que la prueba dañe al feto o provoque el aborto. En las grandes ciudades, en los hospitales donde se especializan en pruebas prenatales, la probabilidad de riesgo para el feto se calcula en una pérdida por cada 400 pruebas. El riesgo es mayor en los lugares donde el personal no está tan calificado, y tiene menos experiencia en aplicar la prueba. El síndrome de Down es la anormalidad cromosómica más común detectada por la amniocentesis. Tiene una incidencia de aproximadamente un caso por cada 400 partos de mujeres de 35 años. El riesgo aumenta con la edad y llega a una proporción de 1 en 100 a la edad de 40.

Los médicos sugieren a las mujeres cercanas a los 35 años que se sometan a esta prueba, debido a que recientemente los padres que han tenido bebés con el síndrome de Down han demandado a sus médicos por no haberles advertido del peligro y aconsejado sobre la amniocentesis. Muchos doctores recomiendan que esta prueba se efectúe a partir de los 38 años. Hay médicos que no aceptan a las mujeres de más de 40 como clientes si rehusan a someterse a la amniocentesis. Si tu obstetra te ha sugerido hacerte esta prueba debido a tu edad o a la presencia de una condición genética en tu familia, tu decisión de someterte a ella o no, depende de muchas consideraciones especiales como: la situación de tu familia, lo que sientas con relación a los procedimientos médicos y los riesgos, tus sentimientos en cuanto al aborto y a la posibilidad de tener un bebé incapacitado.

Los impedimentos difieren mucho en su grado de agudeza. Conocer a niños con impedimentos, y a sus padres, puede ayudarte a familiarizarte con lo que la situación implicaría para tí y para tu compañero(a). Cada quien se siente diferente al respecto, y es importante que no te sientas presionada a tomar una decisión con la cual no estés a gusto.

Puedes decidir hacerte la amniocentesis, aun cuando los resultados jamás te harían someterte a un aborto.

Cuando quedé embarazada, inesperadamente, a los 43 años, mi doctor me habló sobre la amniocentesis. Yo le expliqué que por motivos religiosos jamás consideraría la posibilidad de abortar, fueran cuales fueren los resultados de la prueba. Entonces me sugirió que considerara someterme a la prueba tan sólo para conocer el estado del bebé—que quizás nos aseguraría de que estaba bien. Lo conversé con mi esposo y a él le pareció que tenía sentido la propuesta. Fue muy desconcertante y triste enterarnos de que el bebé tenía el Síndrome de Down, pero esto no nos hizo cambiar lo que sentíamos desde el principio. Saber cual era la condición del bebé de antemano hizo una gran diferencia. Fui a una clínica que ayuda a los padres a cuidar a los niños con este síndrome y hablé con muchos padres y madres. Además de poder prepararnos nosotros mismos, pudimos ayudar a nuestros 3 hijos adolescentes a conocer lo que nos esperaba. Entre todos escogimos el nombre del bebé y nuestros hijos están esperando a que llegue a casa para poder ayudarnos a cuidarlo.

Es muy importante que discutas el historial médico y los antecedentes étnicos de tu familia y los de la familia de tu compañero(a) con el médico, ya que la amniocentesis también puede detectar alrededor de 80 trastornos genéticos, entre los cuales se encuentran la enfermedad de Tay-Sachs y la anemia de la célula falciforme; éste último sólo se puede detectar en unos pocos centros especializados. Existen pruebas, con la excepción de los análisis cromosómicos de rutina y la prueba AFP, para detectar defectos en el tubo neural. Solamente puedes ser sometida a tales pruebas, si tu médico determina que son necesarias, ya que son muy costosas y demandan mucho tiempo. Generalmente, el médico no las consideraría, a menos de que tuviera razones específicas para creer que tu bebé corre riesgos.

El procedimiento: Los médicos llevan a cabo la prueba de la amniocentesis a nivel ambulatorio, en un hospital o en su consultorio, bajo las supervisión permanente de un técnico calificado para que compruebe la ubicación del feto y la placenta. Algunos médicos aplican anestesia local para insensibilizar la piel, otros no. El médico inserta una aguja larga y delgada a través de la pared del abdomen, hasta el útero, y extrae aproximadamente 4 cucharaditas de líquido con la jeringa. Rara vez repite esta acción para obtener una cantidad suficiente de líquido. Es posible que sientas algunas de las siguientes sensaciones, o todas: punzadas o escozor en la piel, calambres cuando la aguja entra en el útero, y presión cuando retrae el líquido. Estas son reacciones normales y no implican que pase nada malo, deberán disminuir y desaparecer dentro de las siguientes 24 horas. Si no desaparecen, debes llamar al médico.

Aunque a algunas mujeres les parece un procedimiento fácil, otras encuentran que es una experiencia desagradable y desconcertante.

Estaba nerviosa. Pero mi obstetra nos recibió en la sala de espera y me dijo que era común sentirse incómoda. Primero mostraron mi vientre en la pantalla del ultrasonido y luego marcaron con tinta el lugar donde debía entrar la aguja. El procedimiento en su totalidad resultó sin dolor alguno. Mi doctor me hablaba todo el tiempo: "Ahora voy a… Ahora va a sentir . . ." Me reafirmaba. Luego me pidió que me pasara el día tranquila. Después hablamos con una asesora en genética y le hicímos muchas preguntas. Nos explicó todo lo que queríamos saber y nos mostró imágenes de cromosomas imperfectos que causan defectos de nacimiento. Era algo abstracto, pero dio en el blanco. Me ayudó el hecho que todo había salido bien durante la prueba. No nos preocupamos para nada por los resultados.

No me había sentido ansiosa por la prueba, pero ahora que lo recuerdo, me alegro de que mi esposo haya decidido acompañarme. Nadie me había advertido de lo importante que es tener a alguien a tu lado que te tome la mano y te dé apoyo. El doctor no podía introducir la aguja donde correspondía y estuvo moviéndola por un buen tiempo. Me dolió muchísimo y me sentía molesta y ansiosa. Finalmente sacó la aguja y volvió a probar. En el segundo intento no tuvo problemas, pero yo ya me sentía muy perturbada. El personal y los doctores se portaron maravillosamente, pero me hubiera gustado haber hablado de antemano con alguien que ya hubiera tenido esta experiencia.

El procedimiento, de por sí, no estuvo mal. Mi esposo me acompañó. Esa agujota me parecía horripilante, así que ni me volteé a verla. Se tomó más tiempo del que pensaba. Me sirvió mucho el hecho de que me atendiera mi doctor. Me hubiera puesto mucho más nerviosa, estar en una clínica, en manos de otra persona. Sin embargo, después de la prueba, me dieron unos calambres terribles y tuve mucho dolor. Fue traumatizante escuchar (de boca del asesor), sobre las incapacidades genéticas que no podía detectar la prueba y las razones por las cuales se podría tener que repetir. Se me aliviaron los calambres, pero me quedé en cama dos días porque había perdido un bebé unos años antes y temía abortar. Cuando estuvo claro que todo iba bien, me sentí mejor.

El uso correcto del ultrasonido y contar con la aguja del tamaño adecuado son factores importantes en la amniocentesis. Cuando los hospitales emplean técnicas inadecuadas, aumentan los riesgos del feto. Quizás debas considerar la posibilidad de trasladarte hacia otro hospital más lejano que el de tu localidad, si éste cuenta con una mejor infraestructura y con personal con mayor experiencia. Averigüa quién se especializa en esta prueba y cuántas amniocentesis hacen. Habla con otras mujeres que se hayan hecho esta prueba.

La muestra de líquido amniótico contiene algunas de las células y fluídos del bebé. En el laboratorio hacen un cultivo de las células y se les toman una fotografía a los cromosomas. Si lo deseas, te pueden dar una fotografía de los cromosomas (el cariotipo). Algunas personas prefieren no verla, ya que se pueden enterar del sexo del bebé a través de los cromosomas. Otros prefieren saber el sexo del bebé antes de que nazca.

La amniocentesis normalmente se realiza entre la semana 16 y 18 del embarazo. Sin embargo, existen experimentos protocolarios que están evaluando su uso y seguridad si se efectúa, incluso, en la semana 12.

PRUEBAS DEL SUERO MATERNO (PRUEBAS AFP) PARA DETECTAR TRASTORNOS DEL TUBO NEURAL

Aproximadamente, 2 de cada 1,000 bebés en los EEUU nacen con un trastorno del tubo neural cada año. Este trastorno consiste en que el tubo neural en desarrollo (que va conformando el cerebro, la médula espinal y la columna vertebral) no se cierra por completo. El trastorno, que generalmente deja una lesión abierta, puede darse en cualquier punto del tubo neural. Si se queda abierto en la parte superior, el bebé nace con un cerebro rudimentario y el cráneo abierto. Esta condición, llamada anencefalia, es mortal. Si la apertura se encuentra a lo largo de la columna, la gravedad de la condición depende de varios factores: si la lesión está cubierta de piel, si hay tejido nervioso que sobresale del defecto, y el tamaño y la localización de la lesión. A esta condición se le llama *espina bífida* o *meningomielocele*. Los niños con lesiones abiertas pueden tener problemas médicos graves, como retraso mental, falta de control de la vejiga y esfínteres, algún grado de parálisis, que exigen extensos procedimientos médicos y quirúrgicos. Muchas formas de espina bífida no son tan incapacitantes y las personas que sufren de esta condición viven vidas plenas y satisfactorias. Desafortunadamente, la prueba AFP no indica la gravedad del problema, aunque en algunos casos, un ultrasonido puede ayudar a diagnosticarlo.

En la última década, los investigadores descubrieron que las cantidades de AFP eran mayores en las mujeres que tenían un feto afectado. Los niveles elevados pueden señalar a las mujeres que tienen una probabilidad mayor de lo "normal" de tener un feto con un trastorno del tubo neural, y pueden indicar cuándo es recomendable considerar someterse a otras pruebas. La prueba del AFP puede diagnosticar cerca del 85% de los fetos con lesiones abiertas. Alrededor de un 10% de los fetos con trastornos del tubo neural tienen lesiones recubiertas de piel. No se les puede detectar y normalmente son menos graves.

Aunque, de por sí, el examen de sangre es rutinario y fácil de hacer, es difícil interpretar los resultados por las siguientes razones:

1. La cantidad de AFP varía durante el embarazo, por lo que es importante saber cuándo quedaste embarazada. Un ultrasonido puede ayudar a descubrir la edad del feto.

2. El examen de sangre puede dar resultados positivos falsos. En un 5% de las pruebas es probable que las mayores cantidades de AFP se deban a otras razones distintas a los trastornos del tubo neural. Los resultados positivos falsos se pueden deber a partos múltiples, ciertos desórdenes raros y el cálculo incorrecto de la edad del feto. Los niveles más bajos se pueden deber al cálculo incorrecto de la fecha del embarazo.

Debido a la gran cantidad de resultados positivos falsos, a las mujeres que obtienen una alta lectura de AFP se les debe someter a otras pruebas; incluyendo otro examen de sangre o un ultrasonido para verificar la edad del feto. A las mujeres que obtienen niveles bajos, normalmente se les envía a hacerse un ultrasonido. Cuando no se puede determinar la razón por la cual obtuvo niveles altos, deberá someterse a una amniocentesis. Cada uno de estos pasos aumenta la precisión del diagnóstico.

Los médicos y el público en general han cuestionado la importancia de efectuar pruebas de rutina del AFP; que someten a un gran número de mujeres a exámenes cuando, en realidad, muy pocas tendrán problemas y tendrán que esperar mucho tiempo antes de obtener los resultados. El asesoramiento inadecuado, la falta de información lingüística y culturalmente adecuada y los procedimientos mismos, pueden causar extrema tensión.

Si decides hacerte una prueba AFP de sangre, no te olvides de que pueden ser necesarias otras pruebas, como el ultrasonido o la amniocentesis, para definir si el feto sufre de una condición determinada. Si de todas maneras, te van a hacer la amniocentesis, la prueba de sangre AFP resulta innecesaria, puesto que de por sí mide el nivel de AFP en el líquido amniótico.

Los investigadores desconocen cuáles son los factores que producen trastornos del tubo neural y creen que se debe a una combinación de factores genéticos y otros factores desconocidos. Un estudio descubrió que tomar complementos vitamínicos durante la época de la concepción y el primer mes del embarazo puede ayudar a evitar este trastorno. Esta recomendación NO debe interpretarse en términos de que las megavitaminas sirvan para sustituir o complementar una dieta completa. La mayor parte de las investigaciones en torno a las vitaminas se han realizado con mujeres con dietas pobres que no cuentan con ciertas sustancias esenciales.

MUESTRA DE LA VELLOSIDAD CORIÓNICA

Esta nueva prueba, que aún se encuentra en fase experimental, provee resultados más rápidos que la amniocen-

tesis. La prueba consiste en la extracción quirúrgica de un trocito del corión del útero, el tejido exterior del saco que rodea al feto. Esta prueba sirve para identificar las condiciones cromosómicas y bioquímicas, como la enfermedad Tay-Sachs, condiciones heredadas, y el sexo del feto; pero no puede identificar las condiciones del tubo neural. *Todavía se desconocen la seguridad, precisión y los efectos a largo plazo de la muestra de la vellosidad coriónica.* Es preferible hacerse esta prueba entre la semana 9 y la 12 del embarazo. Un obstetra con amplia formación y experiencia en la realización de esta prueba la puede efectuar en una clínica, como paciente ambulatoria, o en su consultorio. Siempre debe efectuarse un diagnóstico de ultrasonido antes de realizar la prueba. Se puede efectuar a través de la vagina o el abdomen. En los EEUU, la *aspiración guiada por ultrasonido* es la técnica más común. El médico inserta una sonda a través de la vagina y el cuello del útero hasta las *vellosidades coriónicas* (proyecciones alargadas de tejido—como dedos—que llegan a conformar la placenta), y luego cortan una pequeña cantidad de las vellosidades, ya sea con un fórceps o por medio de succión. La técnica abdominal, como la amniocentesis, implica insertar una aguja por medio del abdomen hasta el centro del corión.

El tejido coriónico no necesariamente refleja la condición genética del feto. Entre los riesgos se encuentran el peligro de infección de la madre, el sangramiento, daño al feto—como deficiencias en sus miembros—laceraciones cervicales y aborto.

PRUEBA DE LA SANGRE UMBILICAL PERCUTÁNEA

La prueba de la sangre umbilical percutánea es uno de los métodos más recientes para obtener muestras de la sangre fetal. La sangre del feto se obtiene atravesando una aguja por el abdomen y el útero hasta la vena umbilical. Se puede usar para detectar muchas de las mismas condiciones genéticas que la amniocentesis, aunque genera resultados en tan solo 3 días. Sólo se ofrece bajo condiciones muy especiales. Se aplica entre las semanas 18 y 36 del embarazo.

PRUEBAS FETALES ANTES DEL NACIMIENTO

Existe otra serie de pruebas, originalmente diseñadas como herramientas de diagnóstico y detección para las mujeres con problemas de salud (diabetes, enfermedades del corazón o de los riñones, o una presión sanguínea excesivamente alta), o bien para mujeres que hayan tenido problemas anteriores, como el nacimiento de un bebé muerto. También se aplican cuando la mujer o su médico piensan que el bebé ya se pasó de término—por lo general después de las 42 semanas de embarazo—o que el feto en el útero ha dejado de crecer (condición de retraso del crecimiento intrauterino), puesto que la placenta puede llegar a un punto en que ya no funciona en sus mejores condiciones. Estas pruebas se proponen descubrir si el bebé goza de salud lo bastante buena como para permanecer en el útero. Tales pruebas no *garantizan* un bebé saludable; aunque estas pruebas, así como las antes mencionadas, a veces tienen gran éxito en reasegurar a las mujeres preocupadas y a los médicos y, a veces, conducen hacía una cesárea de salvamento (como es el caso con la preeclampsia). Además, los investigadores no han realizado suficientes pruebas aleatorias para comprobar si las pruebas, y el saber los resultados, de hecho reduce las muertes perinatales. Las pruebas cuentan con altas tasas de resultados positivos falsos y los trabajadores médicos no llegan a ponerse de acuerdo en cuáles son los resultados "normales" y cuales conllevan peligro. A pesar de las advertencias, muchos doctores han estado realizando pruebas biofísicas y bioquímicas de rutina a mujeres saludables hacia el término de sus embarazos. Esta práctica tranquiliza a muchas mujeres, y como se efectúan en el hospital, les sirve para familiarizarse con el lugar del parto y los médicos, siempre y cuando se trate de un hospital pequeño. Pero las pruebas resultan costosas, convierten aún más el embarazo en una enfermedad; causan grandes preocupaciones a algunas mujeres, haciendo que muestren desconfianza con respecto a sus cuerpos y su salud, y a veces llevan a la inducción médica innecesaria del parto, e incluso a otras intervenciones (también innecesarias).

Tú puedes observar los movimientos del bebé. Cuando visites al médico, él escucha los latidos del corazón del bebé a través del estetoscopio o del doptono después de cada serie de movimientos para determinar si los tonos del corazón se aceleran después de cada movimiento, un índice de buena salud.

No olvides que las mujeres experimentan los movimientos del bebé de diferentes maneras. Algunos bebés son más activos que otros, y la mayoría de los bebés alternan entre períodos de actividad y períodos de descanso. Tu percepción de los movimientos del bebé varía según lo que estés haciendo.

PRUEBA DE MONITORIZACIÓN CARDÍACA FETAL NO INVASIVA

También se puede efectuar esta prueba, basada en la idea de que cuando un bebé saludable se mueve en el útero, su ritmo cardíaco se acelera con cada movimiento. La prueba se realiza durante un lapso de entre 20 y 40 minutos, y por lo general, se efectúa en la sala de maternidad del hospital o dondequiera que haya un monitor fetal externo. Acude a hacerte el examen a una hora en la que sepas que tu bebé esté "despierto". La enfermera determina el ritmo cardíaco del feto al conectarte a un monitor fetal, mientras permaneces acostada sobre el lado izquierdo o bien sentada. El bebé se mueve por cuenta propia o cuando tú o el médico le dan un empujoncito. (Según una enfermera de la sección de maternidad que conocimos, a menudo el bebé se mueve si tomas 1 vaso o 2 de jugo de naranja). Se trata de un examen "reactivo" cuando los tonos del ritmo cardíaco se aceleran en 15

latidos por encima de la línea base (entre 120 y 160 latidos por minuto), 2 ó 3 veces a lo largo de un período de 20 minutos. Sin embargo, los médicos no tienen las mismas normas para medir cuál debe ser la respuesta normal, o pueden llegar a malinterpretar los resultados. Los resultados negativos -un bebé no reactivo—no implican necesariamente que el bebé esté en peligro. Generalmente, esta prueba se realiza antes de la prueba de tensión de las contracciones.

PRUEBA DE MONITARIZACIÓN DE LAS CONTRACCIONES

Esta prueba asume dos funciones: la primera, menos interventiva que la segunda, sencillamente consiste en el *estímulo de los pezones,* que les hace secretar oxitocina, provocando contracciones del útero. Esta prueba se realiza en posición acostada del lado izquierdo, o sentada, conectada a un monitor fetal externo. Se estimulan los pezones con los dedos, con una toallita caliente o seca, o con una bomba para senos (tiraleche). Las contracciones comienzan entre los 20 y los 40 minutos y, a veces, mucho antes. Deben ocurrir alrededor de 3 contracciones moderadas—de 45 segundos más o menos—en un lapso de 10 minutos. El monitor registra la respuesta del ritmo cardíaco ante cada contracción. El objetivo de este examen es determinar la condición del bebé al ver cómo responde la placenta a la tensión de una contracción. Si el estímulo a los pezones no logra producir contracciones, entonces tendrás que someterte a la prueba de estimulación con oxitocina. En esta prueba te administran una cantidad pequeña de Pitocina (oxitocina sintética) a través de un suero intravenoso. Una vez iniciadas las contracciones, se revisa el ritmo cardíaco. La prueba de estimulación con oxitocina tiene una alta tasa de resultados positivos falsos con resultados difíciles de interpetar; los diferentes observadores dan diferentes lecturas. Los riesgos surgen del hecho que se trata de una intervención que no es natural y puede llevar a la inducción artificial del parto, a una cesárea, o a casos prematuros causados por el hospital. Es posible que el bebé no esté listo para nacer, si esto sucede faltándole tiempo al embarazo.

Usa tu propio juicio en relación a estos exámenes. La existencia, al igual que la disponibilidad de estas pruebas, puede implicar que sea muy probable que las uses, o que se te presione a usarlas. Es muy importante que te sientas lo más calmada posible conforme tu embarazo va llegando a su término. Es probable que las pruebas y los exámenes contribuyan a tu paz mental. Sin embargo, también existe la posibilidad de que no quieras que te hagan prueba alguna, sobre todo si te sientes bien.

Capítulo 26

EL PARTO

Por Jane Pincus y Norma Swenson.

Con agradecimiento especial a: Jenny Fleming,
Judy Luce, Becky Sarah y Leslie Pascoe.

En ediciones anteriores, este capítulo se titulaba Parto
preparado, escrito por Ruth Bell y Nancy P. Hawley.

LA REPRODUCCIÓN EN LA VIDA DE LAS MUJERES LATINOAMERICANAS Y CARIBEÑAS

En nuestras sociedades latinoamericanas y caribeñas, la maternidad es una esfera vital a través de la cual se van organizando y conformando nuestras vidas. Esta condición atraviesa categorías como la edad, la clase social, la opción sexual, la etnia, las creencias religiosas, etc.

En nuestras sociedades, los procesos de embarazo, el parto y el postparto se han ido convirtiendo en procesos ajenos a las mujeres. Este hecho se sustenta en el hecho de que el cuerpo de las mujeres se ha ido convirtiendo en un objeto por y para otros. Así, nos convertimos socialmente y, sobre todo, para las ciencias médicas, en portadoras del vientre y no en sujetos activos de dichos procesos.

El parto y el postparto han sido catalogados como procesos patológicos, al extremo de que han perdido su carácter de hechos naturales para convertirse en eventos estrictamente médicos. Se utilizan diferentes ritos en torno a ellos a los que se les llama nuevas alternativas. Se han convertido en casos donde muchos extraños intervienen, y brillan por la ausencia de poder de las mujeres.

Las mujeres latinoamericanas y caribeñas también confrontan una diversidad de problemas en torno al parto, derivadas de las condiciones económicas, sociales, políticas y culturales en las que sobreviven. Es por ello que las decisiones individuales con respecto al proceso del parto y el post-parto están supeditadas a estos factores.

A pesar de que en nuestros países se han logrado algunos progresos en cuanto a los medios de diagnóstico, no hemos logrado los mismos avances en los terapéuticos.

Según cálculos de la OPS\OMS, (1992: 3) en la región de las Américas ocurren anualmente unas 28,000 muertes de mujeres embarazadas. Entre un 90 y 95% de estas muertes se podrían evitar con los conocimientos y la tecnología de que se dispone actualmente. Las mujeres más afectadas pertenecen a los estratos socioeconómicos más bajos y a zonas rurales.

La condición social, económica, y política en que se desenvuelven las mujeres, determinan de manera fundamental las experiencias y las vivencias asociadas a la reproducción, el parto y el post-parto.

Es necesario destacar que aunque la mortalidad materna ha disminuído en algunos países de las Américas, continúa siendo sumamente elevadas en la mayoría de los países latinoamericanos y caribeños. Por ejemplo, mientras en 1987 la tasa de mortalidad materna para el Canadá se calculó en 4 muertes por 100,000 nacidos\as vivos\as, esa tasa para Paraguay, Perú y Bolivia era de 270, 303 y 480, respectivamente. (OPS Op. Cit.:7).

La morbilidad y la mortalidad maternas son, en muchas ocasiones, resultado de una inadecuada salud sexual y reproductiva y procesos de desgaste de las mujeres como consecuencia de vidas enteras marcadas por la desnutrición, la miseria, y su situación como mujeres, tanto en las ciudades como en las zonas rurales.

Las mujeres latinoamericanas y caribeñas enfrentan graves problemas de calidad en la atención al parto,

Parto
por Eugenia Acuña-Lillo

Me ayudaste
a nacer otra vez,
esta vez, yo mujer ya...
A renacer
mientras paría
renacer
más vulnerable
más centrada dentro de mi misma.

En el momento preciso
me dijiste,
"entrégate"
cuando yo necesitaba
aprender la diferencia
entre batallar estoícamente y
dejarme llevar por el universo.

Lecciones
que no pudiste
darme mientras crecía,
me las diste en una noche
noche de mujeres pariendo,
recordando partos
mujeres envueltas
en el proyecto de mi hijo.
Un regalo de la vida
fuiste para mí
poder parir
con la ayuda
de la que me abrió las puertas
al mundo
a esta vida.

1. Las creencias que la gente tiene sobre "de lo que se puede hablar y de que no," imponen la forma de registrar y organizar los hechos referentes a la reproducción y la salud en general. Estas creencias también imponen la selección de determinados indicadores en el momento de estudiar la salud reproductiva. Por estas razones enfrentamos una ausencia generalizada de aspectos referentes a la sexualidad, el erotismo, las relaciones de poder que influyen en determinado patrón reproductivo, lo que puede significar para las personas la maternidad y la paternidad, las diferencias entre las vivencias de la maternidad como hecho real y simbólico y la interconexión entre ellas y sus repercusiones en los patrones reproductivos. Tampoco encontramos datos sobre los aspectos emocionales, entre otros.

2. Las deficiencias de registro en las estadísticas vitales, y la inexactitud o ausencia de información sobre causas de muerte y enfermedad, en los registros de servicios públicos de salud. En los casos de mortalidad materna, es frecuente encontrar que en el certificado de defunción se omita la mención del embarazo. La situación se agrava en la medida en que el subregistro es mayor en las áreas donde la mortalidad materna es mas alta.

Según los cálculos de la OPS (1990), las complicaciones del parto, el embarazo y el post-parto figuran entre las primeras cinco causas de mortalidad entre las mujeres en edad fértil de América Latina y el Caribe.

Debido a las condiciones de pobreza, y su condición social como género de las mujeres latinoamericanas y caribeñas se ha creado un patrón específico de su salud reproductiva. En America Latina y el Caribe, la anemia por carencia de hierro, afecta del 29 al 63% de las embarazadas y de un 14 a 30% de las mujeres de todas las edades. (OPS, 1990).

La mortalidad materna en el Caribe se estima en 240 por cada 100,000 nacidos vivos, y en América Latina en general en 270, en contraste con los países desarrollados donde la tasa es de 30 por cada 100,000 nacidos vivos. (OPS. Op. Cit.).

Es especialmente relevante mencionar cómo en países de Latinoamérica y el Caribe, como la República Dominicana y Trinidad, e incluso Puerto Rico, aparezcan tasas tan altas de muertes por causas indirectas. La mayoría de esta población vive en extrema pobreza, y problemas de salud como la anemia, son prácticamente endémicas.

Un clima de confianza

Al parto... traemos nuestras historias, nuestras relaciones, nuestros rituales... necesidades y valores que se relacionan con la intimidad, la sexualidad, la calidad y el estilo de la vida familiar y comunitaria y nuestras creencias más profundas acerca de la vida, el nacimiento y la muerte...

Cuando crees en tu salud y tus fortalezas básicas, en tu capacidad de parir a tu manera, confiando en tí misma y

cobertura y oportunidades de atención médica. A esto se añaden las deficiencias nutricionales, embarazo en adolescentes, la multiparidad, riesgos ocupacionales, etc. Durante el parto, las mujeres enfrentan riesgos en los que se incluyen las septicemias, las hemorragias, parto prematuro o prolongado, y en el postparto, un gran número de hemorragias e infecciones.

Según cálculos de la OPS (1990), el riesgo de morir de las mujeres latinoamericanas y caribeñas durante el embarazo, parto, y el postparto es 50 a 100 veces mayor, en promedio, que el de las mujeres de América del Norte y Europa Septentrional.

Las experiencias en torno al embarazo y el parto apenas si se conocen debido a los escasos datos que existen de los múltiples aspectos de la salud sexual y reproductiva de estas mujeres. Entre las causas de este fenómeno podemos citar las siguientes:

en las personas que te rodean para conseguir la orientación y el apoyo; cuando tus médicos creen en ti y contribuyen al nacimiento de tu bebé con su experiencia, producto de ver muchos partos normales y muchos bebés saludables, entonces crean juntos un clima de confianza.

Tuve un parto larguísimo. Cada uno de los allí presentes tuvo la oportunidad de descansar. Se tomaron turnos para estar conmigo. Tomé duchas de agua caliente. Podía hacer lo que quería. Me la pasé parada y paseando la mayor parte del tiempo. Estaba felíz de no estar en cama. Querían que comiera; preferí tomar té. Por último, me convencieron de que me acostara y logré dormir un ratito.

Fue un parto doloroso, aunque la palabra dolor no corresponde realmente a la experiencia. La intensidad de la experiencia física me saturó. Recuerdo que a medida que se intensificaba el parto pensé que las mujeres son fantásticas, quedan embarazadas una y otra vez y tienen todo el valor para volver a atravesar por esto de nuevo. Nadie podría haberme preparado para esta experiencia sólo con palabras.

Me imaginaba a mí misma pretendiendo que me tomaba los medicamentos si alguien me insistía en que los tomara en el hospital. Pero allí , como todos me decían: "Todo está bien", era fácil seguir adelante.

Finalmente el dolor llegaba lentamente. Laura (la partera) me dijo: "Tú y Luis vayan a caminar al patio trasero." Hicimos lo que nos pidió. Nos paseamos por el patio; cada vez que me venía una contracción me apoyaba contra el peral. Luego subí y bajé las escaleras corriendo. Se intensificaba el proceso del parto.

Laura llamó a Pedro (el médico), quien vino, se sentó en un rincón y se puso a leer una revista, diciendo: "Esto puede tomar hasta dos horas. No te preocupes, tienes tiempo de sobra."

Después llegó lo mejor de todo. El pujar no era doloroso para nada. María sostenía el espejo; cada vez que pujaba podía ver los efectos. Laura dijo: "Trata de respirar, sopla desde lo más profundo. Deja que se te hinchen las mejillas". Funcionó. Comencé por ponerme en cuclillas, luego me senté y Luis se sentó detrás de mí. Finalmente parí de costado, con una pierna sobre el hombro de Laura. Con cada pujo, podía ver cómo salía Emma, cada vez más grande. Después de cada pujo, Laura me daba masajes en el perineo. La cabecita, ¡qué digo! la cabezota, salió. La beba hacía gorgoritos; la cosa más dulce que he escuchado en mi vida. Laura nos dijo a Luis y a mí: "Alcancen y halen al bebé". ¡Fue una gran sorpresa! ¡Hicimos lo que nos pedía! ¡La sacamos de un halón! Me la llevé al pecho.

Estábamos fascinados. La placenta salió sin problema alguno. Laura nos la mostró.

La experiencia cambió mi vida. Me enseñó la profundidad de la vida física y me conectó mucho más con mi cuerpo. Había aprendido una forma refinada de catolicismo en la cual nada era terrenal, no se hablaba de las cosas en voz alta. ¡Pero quedar embarazada y tener un bebé, no tiene nada de sutil!

Otra mujer y su esposo crearon su propio clima de confianza cuando tuvieron su segundo bebé, en un gran hospital muy ocupado de la ciudad, en donde más o menos pudieron quedarse solos.

El proceso del parto en verdad comenzó a las 12:30 a.m. del lunes. A las 2 a.m. nos fuimos al hospital. A las 2 p.m. del día siguiente los dolores eran más fuertes y aún tenía una dilatación de cuatro centímetros. El obstetra quería darme morfina. Me dijo: "Esto es demasiado para ser un segundo parto. Te pondré a dormir por cinco horas y despertarás en plena acción de parto." Juan y yo nos miramos y dijimos: "Este chico está listo". Pero sabíamos que cuando el bebé está listo para nacer, nace. Le dijimos que decidiríamos a las tres. A las 3 p.m. ya llevaba 5 cms de dilatación. Las enfermeras cambiaban de turno. Aunque eran una maravilla nunca había demasiadas. Pasaba el tiempo sentada. Juan y yo nos la pasamos haciendo los ejercicios de respiración. Él me ayudó a dirigir la respiración hacia el dolor. Nos imaginamos el viento y las olas. Yo me aseguraba de que la sensación bajara y pasara por el cuello del útero y visualizaba cómo se me abría el cuello del útero, me veía a mí misma naciendo. Eso me ayudó muchísimo. Pero lo mejor era voltear para ver a Juan, o apoyar mi cara en su cuello, o cerrar los ojos y concentrarme en mí misma. Si él no hubiera estado, olvídalo. Estábamos totalmente concentrados en lo que hacíamos. Sabíamos que se trataba de nuestra experiencia. El sabía exactamente qué hacer. Jamás me dejó sola.

A las 3:30 me dijeron que pensaban romperme la fuente, pero por el cambio de turnos del personal no llegaron a hacerlo. Luego se me rompió sola y se intensificó el parto. Sabía que se acercaba el final. Sentía cada vez más presión contra el hueso púbico, el cual lograba aliviar ejerciendo una contrapresión y cantando. Cantar era exactamente lo que necesitaba hacer. De repente necesité pujar. "No pujes", me dijeron, "No puedo dejar de pujar", les contesté. Me llevaron a la sala de partos. Dí a luz rápidamente. Fue muy intenso. Grité muchísimo. La cabecita de mi beba salió mientras el médico se cambiaba de ropa, así que no alcanzaron a hacer la episiotomía. Hice que el médico me mostrara la placenta. Mi bebé comenzó a amamantar en la sala de partos, tal cual había soñado el verano pasado. Una partera afirma:

Hay que hacer todo lo posible por ver el parto como un proceso contínuo. Les digo a las personas que se preparan para el parto en casa, que comiencen el parto allí y terminen en un hospital: " Jamás dejas de ser quien eres: tus planes, ideales, valores, creencias, jamás cambian sólo porque terminas por ir al hospital o por hacerte una cesárea. Te vuelves más fuerte porque has atravesado por todas esas decisiones y has escogido todas las alternativas que quisiste".

Las mujeres que dan a luz confiando en su propio poder para hacerlo, en casa, en los centros de parto y en los hospitales, nos muestran que parir puede ser la experiencia más hermosa que jamás nos hubiésemos imaginado. Hablan de la emoción, la duda, la determinación, el esfuerzo, el auto-aprendizaje; de los lapsos momentáneos y del proceso de volver a integrarse, del trabajo duro y de la entrega; del contenerse, el asombro, el éxtasis y la exaltación. Escuchan sus cuerpos, permanecen atentas al estímulo de sus asistentes para que se relajen y se renueven. Sus experiencias hacen que quede muy claro lo que puede ser la experiencia del parto y, en contraste, cómo la visión médica se centra básicamente en los temores, el temor al dolor y a que algo malo suceda.

Un clima de duda

¿Por qué se concentran en los aspectos más negativos del parto? De hecho, la creación del clima de duda ha sido un proceso de años. Para empezar, la obstetricia en los EEUU se inició como una especialidad quirúrgica practicada por hombres.

Una breve historia:

En la actualidad en los partos "normales" de los EU, más que en ningún otro lugar del mundo, se están usando más medicamentos y tecnologías. Esto en parte refleja el deseo de sojuzgar, conquistar y controlar la naturaleza.

El sistema actual nació y se formó por la competencia entre los curanderos y las curanderas.

Muchas de nuestras propias actitudes actuales y de las actitudes de los médicos se originaron en el siglo diecinueve. Los médicos se apoderaron gradualmente del parto entre las clases medias y altas, un control que representa el triunfo político y económico más que la necesidad científica. De manera deliberada y sistemática excluían a las mujeres de la instrucción médica. "Los doctores temían, no sin razón, que si se admitía a las mujeres en la profesión, las pacientes mujeres preferirían

ir con médicos de su propio sexo, sobre todo para el parto".

Aunque en la década de los 30 y los 40 del siglo XIX un movimiento popular de base llevaba a cabo campañas en contra del elitismo médico, y a la vez florecían métodos alternativos de curación los clientes asiduos de los médicos—hombres de las clases media y alta—ganaron la campaña por su influencia política, aunque no con argumentos en detrimento de los médicos alternativos.

Por esta misma época los doctores practicaban cirugías experimentales muy crueles en muchas mujeres, sobre todo en las esclavas negras y las mujeres pobres; todo en nombre de la ciencia [experimentos que persisten en la ginecología y la obstetricia actuales]. De esta experimentación nacieron "curas" de condiciones ginecológicas, muchas de las cuales salieron de las bárbaras prácticas de parto (aunque no se les reconocía como tales en esos momentos). Estos conocimientos aumentaron el poder de los ginecólogos considerablemente, ya que la promesa de la cura, e incluso la prevención de las enfermedades, estaba en sus manos.

La era victoriana vió cómo los ginecólogos y los obstetras ganaban cada vez mayor control sobre las mujeres. Las mujeres de clase media y clase alta, al admirar la educación y la ciencia y poder pagar los honorarios de los médicos, cambiaron lealtad hacia las parteras, por la de los doctores científicamente educados, hombres de su propia clase social. Algunos de estos médicos finalmente se volvieron consejeros de todo tipo de asuntos personales y llegaron a convertirse en los jueces de su conducta moral (un rol que existe en la actualidad). Estas mujeres rara vez eran físicamente activas. Mientras tanto las mujeres de la clase trabajadora continuaban trabajando día y noche en las fábricas y el campo y las parteras locales atendían sus embarazos y partos. Los médicos continuaban considerando a las parteras como una amenaza económica y al orden médico masculino establecido.* Libraron una ardiente campaña en contra de las parteras, promoviendo la imagen estereotipada de que eran ignorantes, sucias e irresponsables. Los médicos mentían deliberadamente sobre los resultados de las parteras para convencer a los legisladores de que los estados prohibieran su práctica, cuando de hecho, por lo general, las parteras tenían un historial de seguridad mucho más elevado que los médicos . Además, en general, la mayoría de las personas de esa época creían que el parto era un proceso natural y saludable:

Los obstetras realizaron campañas para revertir esta creencia. Se propusieron hacer que las madres "temieran" los peligros del embarazo y del parto, y llegaran a pensar que "ninguna precaución era excesiva"; para luego reconfortarlas con la afirmación de su propio derecho a los cuidados de los únicos capaces de proveerlos: los obstetras profesionales.

A medida que los consejos médicos y los legisladores de los estados fueron suprimiendo el oficio de las parteras de forma sistemática, las mujeres tuvieron que salir de sus casas para desplazarse hacia los hospitales para parir, lo cual no resultó ni más seguro ni mejor, tanto para ellas como para sus bebés. En 1900, el 5% de los bebés de los EEUU nacieron en hospitales; para 1935, el 75% nacía en hospitales y para fines de los años sesenta, la cifra había aumentado a un 95%. Al parir en los hospitales, las mujeres dieron el último paso hacia la total dependencia del sistema obstétrico hecho por los hombres, que llegó a ser un monopolio de facto. Hoy en día persiste nuestra lucha en contra de este monopolio.

1. ALGUNAS ACTITUDES QUE CREAN Y PROMUEVEN EL CLIMA DE DUDA

Al considerar que sus propios cuerpos son la norma, la mayoría de los médicos ven el cuerpo de la mujer como algo anormal. Los obstetras influyentes de este país han creado descripciones impresionantes del parto y el alumbramiento mismo, entre los cuales se encuentra Joseph B DeLee, quien en 1920 comparara el parto con una puerta aplastante, y el alumbramiento, como caerse sobre una horquilla cuyo mango atraviesa el perineo:

En ambos casos, la causa del daño, la caída sobre una horquilla y el efecto de ser aplastado por una puerta, es patogénica, es decir causa enfermedad, y cualquier cosa patogénica es patológica y anormal.

El doctor Frederick Laboyer, reconocido autor del libro *Birth Without Violence* (Parto sin violencia), afirma:

Un día el bebé se descubre prisionero... la prisión cobra vida... comienza, como algunos pulpos, a abrazar, y aplastar... ahogar... tomar por asalto... la prisión se ha vuelto loca... el corazón le estalla., el bebé se hunde en este infierno... la madre... está expulsando a su bebé. A la vez lo está reteniendo, evitando que pase. Ella es el enemigo. Ella se interpone entre el bebé y la vida. Sólo uno de ellos puede prevalecer. Se trata de una lucha a muerte... el monstruo... no satisfecho con aplastar al bebé... lo retuerce con la crueldad más refinada.

La ortodoxia refleja una visión angustiosa del parto... como un camino traicionero lleno de desastres repentinos e inesperados, que requieren del equivalente médico de una alerta militar.

Estas ideas y otras menos dramáticas, pero igualmente negativas, subyacen en las prácticas obstétricas cotidianas y les dan forma. Las prácticas pasan a reforzar nuestros temores de que nuestro cuerpo no funciona bien y algo malo va a suceder. Causan dudas nuevas, alteran la fisiología del parto, distorsionan nuestras experiencias o por completo evitan que se den de forma normal. Las

actitudes mismas -las nuestras y las de los médicos- afectan el curso del parto -lo retrasan o lo aceleran- igual que un medicamento o una intervención mecánica.* Cuando aceptamos las descripciones médicas de lo que deberíamos sentir, hacer y tomar durante el parto y el alumbramiento, permitimos que nuestros poderes se nos reduzcan y domestiquen.

2. INSTITUCIONES QUE CONTRIBUYEN AL CLIMA DE DUDA

Durante las décadas de los 50 y los 60, se aplicaron las técnicas de investigación operativa, empleadas para acelerar la manufactura de diferentes armamentos en la segunda guerra mundial, al desarrollo de equipos obstétricos más efectivos.... Se fijaron prioridades para facilitar el procesamiento eficiente de la mayor cantidad posible de mujeres, en vez de permitir un tiempo apropiado para cada parto individual. Este enfoque, estilo fábrica, no tardó en incorporarse en los libros de texto sobre diseño de hospitales: Se puede aplicar el concepto de la cinta transportadora al análisis de nuestros problemas. Enfatiza el mover a una parturienta (tal como sucede en el ensamblaje de automóviles) de un lugar a otro, y también el hecho de que los períodos de tiempo desiguales en cualquier punto del proceso hacen que éste se convierta en uno poco económico.

Los hospitales reducen el parto y el alumbramiento mismo a la categoría de un acontecimiento médico debilitador. Entramos en tales lugares para enfermos, como mujeres sanas y fuertes con buena energía, y nuestra fuerza se va reduciendo de manera sistemática. A menudo se nos coloca en sillas de ruedas. Se nos retiran nuestros objetos personales. Se nos separa de nuestras amistades y de las personas más cercanas a nosotras, se nos coloca entre extraños para hacernos dependientes y anónimas. El personal médico nos de-sexualiza e infantiliza cuando nos ponen enemas y nos rasuran. No siempre se nos permite comer ni beber, lo cual nos debilita, reduce el ritmo del parto y hace peligrar nuestra salud. Se nos conecta a intravenosas lo cual nos inmoviliza: "No quieres terminar exhausta, ¿verdad?" Se nos administran epidurales: "En vez de mejorar, se pondrá peor (y no lo podrás manejar tú misma)". Como dijera con pesar una enfermera-partera: "Aquí no hay lugar para los aspectos más naturales del parto -la sexualidad, la sangre, el sudor, el excremento, los movimientos y los sonidos". La presunción de que no podemos dar a luz sin la intervención externa nos toma por sorpresa (a veces, incluso, con las mejores intenciones del personal hospitalario que tan solo quiere "hacer algo útil"). Cada "etapa" del parto debe tomar un tiempo determinado.

No existe una "continuidad en el cuidado", una de las normas de calidad del cuidado médico mismo. Vemos a muchas personas y tenemos que lidiar con diferentes personalidades, lo cual no es ni fácil, ni particularmente bueno para nosotras. Durante el embarazo nos revisa un doctor o una serie de doctores, a menudo de manera rápida e impersonal. Durante el parto en el hospital, todo tipo de extraños -anestesistas, enfermeras, estudiantes de enfermería, residentes, estudiantes de medicina y técnicos de laboratorio—entran y salen del cuarto. Algunas enfermeras hacen todo lo que pueden, pero no existen suficientes enfermeras de este tipo.

Los centros de salud materno-infantil son lugares que se conocen por la violencia; desde la recepción como paciente, las largas horas de espera, la comunicación violenta (insultos, burlas, etc.), los medicamentos en exceso o ausencia de éstos, hasta negativa a ser atendidas en caso de seropositividad por VIH-SIDA, etc.

Las enfermeras iban y venían, pero no se quedaban. Mi esposo estaba bien, pero yo me sentía fatal. El no me podía aliviar el dolor de espalda producido por el parto. Una enfermera me podía dar buenos masajes—sabía exactamente dónde presionar—pero estaba tan ocupada que a cada rato se tenía que ir. Eso me molestó.

Además, pueden pasar períodos de tiempo en que no haya nadie con nosotras. En pocas culturas se deja solas a las parturientas. Es probable que nunca antes hayamos visto al doctor, quien aparece por breves intervalos. Cuando nace el bebé, a menudo llega un equipo totalmente nuevo de enfermeras y un obstetra desconocido. En los hospitales grandes también es probable que aparezca un doctor especializado en recién nacidos (un neonatólogo).

Estos "cuidados" nos distraen, nos causan inseguridad y confusión, cuando deberíamos estar relajadas, cómodas, concentradas en nosotras mismas y nuestros bebés.

El aislamiento y la inmovilización durante el parto aumentan el dolor, con lo cual aumentan la tensión y el temor, provocando a su vez más dolor. En un contexto tal, las mujeres terminan por "necesitar" sustancias que aligeren el dolor y los obstetras, anestesistas, investigadores y las compañías farmacéuticas corren a ofrecernos una gran variedad de medicamentos.

3. LA EDUCACIÓN DE LOS MÉDICOS OBSTETRAS CONTRIBUYE AL CLIMA DE DUDA

Los hombres y mujeres educados en escuelas de medicina, clínicas y hospitales, rara vez llegan a ver un parto y un alumbramiento normal y espontáneo. Para la mayoría de los estudiantes, un parto implica una mujer acostada boca arriba durante el parto, a quien se le rompe la fuente artificialmente, se le aceleran las contracciones con Pitocina, a menudo que se le conecta a un monitor fetal, se le receta o anestesia, se le retienen los pies contra la mesa para el momento del parto en la posición de litotomía y se le hace una episiotomía, con la posibilidad de unos fórceps o quizás de una cesárea.

Como resultado, los médicos no saben cómo establecer una relación con una mujer plenamente consciente y sin anestesia. No permanecen en un parto de principio a fin para saber qué siente la mujer, para familiarizarse con el ritmo de su parto, las posiciones que escoge y los sonidos que hace, para ir viendo el descenso del bebé, animarla e incluso no hacer nada por momentos—"del arte de la quietud", como dijera una instructora de partos.

Mi primer parto domiciliario, en un trailer en Maryland, fue el primero en el que había estado sola con una mujer a lo largo de todo su parto. Duró horas. No había enfermeras, turnos, ningún sistema que me protegiera de ver en cuánto tiempo realmente se pare un bebé. Recuerdo abrir mi libro de obstetricia, revisar el diagrama del curso de un parto descrito en una de las páginas y sentirme reasegurado, ya que las horas del parto no eran más largas que las horas de la curva.

Los estudiantes de medicina tampoco aprenden conocimientos prácticos que son importantes para las parturientas como los masajes, el apoyo físico, el masaje perineal. En resumen, no aprenden los conocimientos que tiene una partera. Para la mayoría es extremadamente aburrido y poco espectacular presenciar todo el parto. Aunque quisieran, no tienen suficiente tiempo. En vez de ello, aprenden a usar intervenciones mecánicas de todo tipo para acelerar el parto, sin tomar conciencia de lo invasivo y peligroso que pueden resultar estas intervenciones. Además, puesto que la obstetricia es una especialidad quirúrgica, deben llenar una cuota determinada de intervenciones quirúrgicas; poner sus conocimientos en práctica, no porque las mujeres necesiten de determinados procedimientos, sino porque los estudiantes necesitan de la experiencia. Muchos aprenden a manipularnos para que aceptemos y nos sometamos a sus procedimientos "por nuestro bien" y "por la seguridad del bebé"; insinúan de manera muy directa que si no aceptamos sus procedimientos es porque no nos interesa el bebé. También aprenden que si no usan o tienen a la mano todo tipo de instrumentos disponibles, es probable que se les levante una demanda por negligencia en algún momento de su vida profesional. Los medicamentos y las intervenciones usadas de rutina en nombre de la seguridad, se convierten en instrumentos debilitantes y de control.

Despúes de este tipo de formación, no es sorprendente que los médicos realmente crean que no podemos ni debemos dar a luz sin la intervención médica y la asistencia de los hospitales.

4. LAS MUJERES INTERNALIZAN EL MODELO MÉDICO

El parto siempre ha implicado un temor perfectamente natural de que algo vaya mal, de lo desconocido, del dolor, del riesgo de muerte. Jamás podemos tener la certeza total de los resultados cuando damos a luz. Las actitudes y las prácticas de los médicos estimulan estos temores, incluso necesitan de ellos para existir. Según una madre:

> Es como si nuestra confianza fuera un gran pedazo de tela brillante. Cuando aparecen pequeñísimos hoyitos de temor y duda, la mentalidad médica los hace más grandes y más grandes hasta que no quedan más que huecos en la tela originalmente bella.

Cuando estamos aisladas y no contamos con mujeres experimentadas y capaces de sentir empatía a nuestro alrededor, que puedan responder a nuestras preguntas, escucharnos y ayudarnos a mantener un estado de ánimo positivo; cuando ponemos nuestra confianza exclusivamente en los doctores quienes no creen en nuestra capacidad de dar a luz; cuando dependemos, como lo hacemos, tan sólo de las técnicas médicas - entonces reforzamos nuestra creencia de que son indispensables para nosotras. Las imágenes que aparecen en televisión de mujeres gimiendo al dar a luz, rodeadas de sábanas blancas, o en las páginas de las revistas para mujeres, repiten el mensaje:

La tecnología sofisticada es el único factor responsable de los avances recientes que ayudan a las madres y a sus bebés a atravesar el período prenatal (definido como el periódo de tiempo que se inicia a partir de la concepción hasta el primer mes de vida del bebé). Permite a los médicos controlar el desarrollo del feto de cerca a lo largo del embarazo y el parto. Si el desarrollo del embarazo es totalmente normal y si el parto transcurre sin ninguna complicación, no es necesario recurrir a toda la infraestructura de esta tecnología, aunque a veces sí se haga. [la decisión es nuestra].

Millones de mujeres leen artículos como éste, que establece un "modelo" imposible del embarazo y del parto y a la vez sugieren que casi nadie tiene un embarazo y un parto así. Este tipo de propaganda nos desmoraliza sutílmente, haciéndonos creer que la tecnología es inevitable. Al aceptar el modelo médico del parto, permitimos que nuestros temores de lo que pudiera ir mal le ganen a nuestro conocimiento de que la vida toda es riesgosa, que la vida debe vivirse plenamente con cuidados razonables, mas no con precauciones irracionales.

El parto es tu experiencia—eres tú la que vas a tener el bebé y nadie más. Si quieres dar a luz en un clima de confianza, debes saber que es posible, créelo, búscalo, rodéate durante el embarazo de amigas/os y médicos que tengan un sentido positivo del parto. Debes saber lo generalizado que está el clima de duda en la actualidad para que lo puedas reconocer en sus múltiples formas. Muchas parteras y enfermeras-parteras independientes con experiencia; algunos médicos, sobre todo médicos de familia; algunas enfermeras y asistentes de parto especiales, te pueden ayudar a tener el parto que deseas, ya sea en casa, en centros autónomos de parto, o incluso en hospitales.

D. El proceso del parto

Tu cuerpo se prepara para el parto. Durante el parto, los músculos uterinos gradualmente estiran el cuello del útero hasta que se abra para dejar salir al bebé, estos músculos además, empujan al bebé hacia la vagina para que pueda nacer.

A lo largo del embarazo has estado teniendo contracciones -llamadas contracciones Braxton-Hicks—según van apretando los músculos uterinos, luego aflojando, ejercitando el útero y preparándolo para funcionar con eficiencia durante el parto. Hacia el final del embarazo puede que sientas estas contracciones con mayor intensidad y frecuencia; a veces resultan incómodas. El cuello del útero se está suavizando y madurando.

Tanto el adelgazamiento (el cuello del útero se vuelve más delgado y hala hacia arriba) como la dilatación (la apertura del cuello del útero), se pueden dar antes de que sientas que comienza el proceso del parto. Algunas mujeres están ligeramente dilatadas semanas antes de que se inicie el proceso del parto. Otras entran en el parto antes de que empiece la dilatación y dan a luz pocas horas después.

Cuando sientas contracciones más fuertes, más parecidas a los calambres de la menstruación, es probable que pienses que estás iniciando el parto demasiado pronto (y a veces es así). La profesión médica le llama "parto falso" a estas contracciones, que juegan un papel muy importante en la dilatación inicial y el adelgazamiento del cuello del útero. Es como si el útero estuviera preparándose para el parto. Estas contracciones, por lo general terminan después de un rato, aunque pueden durar horas. Cuando las sientas, párate y camina; fíjate si continúan o si los intervalos entre las contracciones se alargan o acortan.

1. ¿QUÉ CAUSA EL INICIO DEL PARTO?

Aunque sabemos mucho sobre el parto, no sabemos exactamente qué lo desencadena. Sí sabemos que la disposición física y emocional de la madre y el bebé es el factor que produce los cambios en los niveles hormonales de la madre. Las prostaglandinas hacen que el cuello del útero madure y se suavice, y la oxitocina provoca contracciones rítmicas regulares que dilatan el cuello del útero. La posición del bebé, así como tu estado emocional y tu condición física, también pueden afectar el proceso del parto. Lo importante es que te dés cuenta de que cada parto tiene su ritmo único, con períodos de gran actividad, períodos de tranquilidad y períodos de descanso, según las circunstancias por las que vayas atravesando durante el parto.

2. ALGUNAS DE LAS PRIMERAS SEÑALES DEL INICIO DEL PARTO

Algunas señales corporales te hacen saber que se acerca el parto. Las contracciones iniciales se vuelven más intensas y seguidas. Puede que tengas diarrea por varios días o el día mismo en que empieza el parto, es la forma en que tu cuerpo se limpia para que el parto tenga menos obstrucciones. Puede que sientas un gran estallido de energía y que quieras cocinar, limpiar la casa, organizarte, una especie de instinto de hacer el nido. De repente puede que no quieras hacer nada.

3. LA MANCHA DE SANGRE

A medida que se empieza a estirar el cuello del útero para abrirse, se sale el pequeño tapón de mucosidad que lo sella, no siempre en una sola pieza, sino como una mucosidad rosada, "la mancha de sangre", teñida de sangre proveniente de los vasos capilares que lo sostenían en el útero. Muchas mujeres no manchan, otras lo experimentan a lo largo del parto.

4. LA RUPTURA DE LA FUENTE

A medida que la cabeza del bebé va presionando hacia abajo contra las membranas que contienen el fluído amniótico, es probable que éstas se rompan. (A menudo se rompen durante el parto. Rara vez permanecen intactas hasta después del parto). El agua te puede salir de golpe o bien, lo más común, sale como un hilo de líquido transparente e inodoro, o bien de apariencia lechosa. Algunas mujeres creen que se están orinando. Revisa el color y el olor del líquido. Si no puedes retener el flujo del agua, lo más probable es que sea líquido amniótico. No importa cuánto líquido te baje, tu cuerpo lo va reemplazando cada cierto tiempo. No existe un "parto seco". Después de que se te rompan las membranas, es probable que se inicie el parto dentro de las siguientes 12 o 24 horas, aunque hay mujeres que gotean el líquido durante unos cuantos días, e incluso semanas. Los médicos no están de acuerdo en torno a qué hacer después de que se rompe la fuente. Es más probable que te digan que te vayas al hospital para evitar una infección. Algunos inducen el parto después de 24 horas si no se ha iniciado por cuenta propia. Las parteras y asistentes de parto más bien te piden que te relajes, que no ha de tardar el parto.

Aunque pienses dar a luz en un hospital, considera la posibilidad de quedarte en casa otro rato; por lo general, existen menos posibilidades de infección en casa en tu ambiente acostumbrado. En algunos países latinoamericanos y caribeños las distancias de los centros de salud son unas de las principales causas de muerte por parto, por lo que para las mujeres de zonas rurales y lugares distantes, lo mejor es salir de casa en cuanto perciban que el proceso de parto se inicia. No te bañes, ni te introduzcas nada en la vagina (nada de exámenes pélvicos internos), ni tengas relaciones sexuales. Mantente limpia.

Toma muchos líquidos. Toma tu temperatura de manera regular, dos veces al día o más seguido. Después de 24 horas, puedes hacerte un conteo de glóbulos blancos cada día para asegurar que no hayan infecciones. Es probable que tu médico quiera revisarle los latidos cardíacos a tu bebé periódicamente.

Si la fuente se rompe de repente, es probable que quieras que tu médico revise por el exterior que la cabeza del bebé está acomodada en tu pelvis, que revise que el cordón umbilical no se haya enredado en la cabeza del bebé (lo cual sucede a veces, si el bebé está de nalgas o si está colocado muy "arriba"). Si notas manchas cafés o verdes, hazlo saber a tu médico ya que implica que se le ha salido el meconio al bebé (el meconio es una sustancia alquitranada que se encuentra en los intestinos del bebé)—una condición común, aunque a veces indica tensión o sufrimiento del feto.

5. LAS CONTRACCIONES (UNA DE LAS SEÑALES MÁS COMUNES DE LA PROXIMIDAD DEL PARTO)

Después de un rato, el útero comienza a contraerse de manera regular y/o intensa. En un principio es probable que se sientan como los dolores producidos por gases, calambres menstruales, dolor de espalda, un halón y estiramiento de la región púbica. A inicios del parto, las contracciones pueden ser regulares como un reloj—digamos 10 minutos entre una y la otra—o bien pueden ser irregulares, inconsistentes y espaciadas. Si comienzas el proceso de parto durante el día, sigue con lo que tenías pensado hacer ese día, sobre todo si se trata de tu primer bebé, cuando los partos se toman más tiempo. Es más frecuente que el parto comience de noche, cuando te encuentras relajada. Es una buena idea dormir un poco si puedes.

A las 5 a.m. sentí calambres menstruales, estaba muy emocionada. No me dolía mucho. ¡Sabía que algo estaba sucediendo! Esperé otras señales. Manché. Beatriz, la asistente de partos, me examinó. El cuello del útero estaba totalmente flácido y no había dilatado nada. Ricardo y yo pensamos lo que queríamos hacer ese día. Horneé un pastel de cumpleaños, tomamos siestas, pasamos el día juntos tranquilos. Comí muy ligero, cenamos pasta. Nos acostamos a dormir. A las 11:30 me desperté, estaba de parto.

6. UN PARTO EN CASA NO PLANIFICADO

Quizás estuve de parto todo el día sin darme cuenta. Fui a darme una ducha, lavarme el cabello y rasurarme las piernas para estar presentable. Y, ¡oh! sorpresa, allí mismo nació mi bebé. Los tres nos fuimos al hospital, y yo con la cabeza llena de champú.

Algunas mujeres saben cuando van a empezar el proceso de parto y otras pueden inducirlo.

Mi cuerpo se sentía diferente la noche anterior, como si me hubiera hecho más liviana y el bebé hubiese cambiado de posición. Entré en el proceso de parto conscientemente con mi segundo bebé, puesto que lo necesitaba. Aunque no creo que se deba tratar de controlar un proceso como el parto, fue maravilloso saber que podía invitarle/permitirle comenzar. Durante las últimas semanas de mi embarazo, la presión sanguínea me había estado subiendo debido al exceso de esfuerzo y a la gran tensión. La partera me dijo con firmeza : "¡Tan solo dedícate a tener el bebé!", así que me fui a casa a intentarlo. Lo pensé, hicimos el amor, olvidé todas las razones por las cuales no sería el día apropiado, y en dos horas se me rompió la fuente y no tardaron en comenzar las contracciones suaves.

Conozco a una partera que trabaja en la sala de partos de un hospital en una gran ciudad, tan sólo 12 horas a la semana. Ya van 4 bebés que recibe de la misma mujer con quien ha establecido una gran amistad. La mujer ha logrado hacer que sus cuatro partos coincidan con los turnos de la partera, que varían de semana a semana.

7. ANTES DEL PARTO

En las horas anteriores al inicio del parto, pasea, dá largas caminatas, toma largos baños de agua caliente, o bien haz el amor si no se te ha roto la fuente, o haz el amor sin penetración, si ya se te rompió, toma una ducha, abrázate a tu compañero, bésense, permite que te acaricie los pezones o que te los chupe; todo esto estimula las contracciones y te relaja. (Según una enfermera: "La pizza, la cerveza y el orgasmo—¡nuestro método de persuasión favorito!").

Cuando salimos a caminar fue divertido encontrarnos con amigos: " ¿Qué haces afuera? Pensé que estabas de parto". Fué divertidísimo cambiar la imagen que la gente tiene de una mujer en proceso de parto.

Fuimos al cine, ya que nuestro departamento es muy chico y hacía demasiado frío para ir a caminar. No me acuerdo mucho de la película.

Hicimos el amor mientras estaba de parto. Fuimos a la cama y la pasamos de maravilla. Estaba feliz de dar -de darme a él y a mí misma- y de no pensar tan sólo en las contracciones.

Cuando descanses o te vayas a la cama, es probable que las contracciones disminuyan y eso está bien. Alterna períodos de movimiento con breves períodos de siesta. Permanece descansada.

Las mujeres deben quedarse en casa hasta que las contracciones se hagan frecuentes y fuertes. Mientras más tiempo logres quedarte fuera del hospital, menor será la posibilidad de que intervengan en tu parto. Algunas mujeres prefieren ir al hospital y acomodarse, antes que las contracciones se vuelvan tan fuertes que les resulte incómodo caminar y encontrarse en un automóvil. (Despúes del parto, algunas mujeres prefieren no haber ido al hospital para nada, mientras que otras preferirían haber dejado la casa antes).

En los países de América Latina y el Caribe gran parte de las muertes maternas no son exclusivamente un problema de mujeres pobres, sino también, de las que viven en zonas alejadas de los hospitales, o que por otras razones ven reducido su acceso a los servicios médicos. (OPS\OMS, 1992).

8. EL PARTO ACTIVO

Cuando el parto entra en plena acción, las contracciones se vuelven fuertes y rítmicas. Sientes cómo van creciendo como una ola, halando y acomodándose en su lugar, luego se expanden a lo largo del útero, para pasar a la espalda o la ingle, y luego aminoran. Entre una contracción y la siguiente puedes descansar. dormir, quedarte tranquila, caminar, hablar. Asegúrate de vaciar tu vejiga regularmente. El relajarte profundamente entre una contracción y otra, te da la energía para la contracción siguiente. Relajarte profundamente durante las contracciones te ayuda a reducir la sensación de dolor.

Cuando las contracciones se intensificaban, se sentían como un cinturón que rodeara la parte baja de la espalda y el abdomen. La mayor parte de la sensación se concentraba en la parte baja de la espalda. Las contracciones tenían la forma de una curva: comenzaban muy fuerte y luego empezaban a disminuir. Llegas a conocerlas. Lo que me sorprendió fue el estar en dos mundos a la vez. Tienes que concentrarte en ellas cuando se están dando, pero cuando paran, regresar a tu estado normal. Jamás me he sentido tan lúcida, tan clara, como en el período de tiempo que transcurrió entre una contracción y la otra.

El lenguaje era realmente importante y no me gustaba la palabra "contracción...". Descubrí que cuando estaba pariendo a mis bebés si pensaba en "contracción" significaba apretar. Es cierto que los músculos uterinos se contraen, pero si todo va bien, el cuello del útero se expande al mismo tiempo. Es más útil pensar en la expansión....

Te adaptas al parto. Lo más duro es el inicio. Luego aceptas lo que te está sucediendo, que se trata de un bebé, que duele -no hay nada abstracto. Después las cosas serán más fáciles, aunque las contracciones puedan ser muy fuertes.

Suceden tantas cosas además del dolor en el vientre. Sentía cómo se me adormecían la naríz y los dientes, como si hubiera tomado demasiado vino. También veía cómo los colores de la cocina se hacían más brillantes y fuertes. No creo en cosas místicas ni pienso en el aura, pero, si piensas el parto como un viaje, puedes fluir con él; y en un cuarto lleno de gente amorosa se produce energía... te fortalece.

Algunas ideas para mantener la calma mientras te enfrentas con la rutina del hospital.

➤Llega con tu compañero y/o asistente de partos. Es preferible estar con alguien que conoces, jamás te ayuda estar aislada, ni es necesario . Te ayudará traer dos personas que te apoyen -una que te ayude físicamente durante el parto y otra que actúe de mediador en caso de tener problemas en obtener lo que desees.

➤Si te traen una silla de ruedas y te sientes cómoda de pie y caminando, ignórala; pero aprovéchala si así lo deseas. No existe ninguna razón médica para su uso.

➤Puedes usar tu propia ropa. Si decides usar la ropa del hospital, toma dos camisones y usa uno como bata. Lleva calcetines suaves que estiren, preferiblemente que te lleguen hasta la rodilla. Por lo general, los cuartos de hospital tienen acondicionador de aire.

En la mayoría de los países latinoamericanos y caribeños, las condiciones de muchos de los hospitales públicos son precarias, por lo que debes informarte de las cosas que podrías necesitar ademas de cosas personales. En algunos casos es necesario llevar tus jeringas, o materiales para el parto.

9. LOS TRÁMITES A LOS QUE TE ENFRENTARÁS

➤Si no te registraste de antemano, es probable que se te pida que firmes un formulario de consentimiento para los pacientes, que estipula que tienes el derecho a dar tu permiso informado para cualquier cosa que se te haga, tienes derecho a decir que no y a saber cuáles son los riesgos y las ventajas de los medicamentos y los procedimientos. Quizás también pidan tu autorización para que se te anestesie en caso de emergencia. En cualquier momento puedes retirar tu consentimiento. Asegúrate de no firmar formulario de circuncisión automáticamente. Si eres testigo de Jehová, necesitas firmar un formulario especial para ti y el bebé en el cual rehusas recibir productos que contengan sangre. El firmar una planilla no impide que puedas iniciar un juicio en el futuro, si necesitas hacerlo.

➤Una enfermera o residente te hará algunas preguntas con respecto a tu embarazo y parto. Es probable que un técnico de laboratorio te tome una muestra de sangre en caso de que necesites una transfusión. El personal del hospital escuchará los latidos del corazón del feto con un fetoscopio o doptono, o revisará si su corazón permanece estable durante las contracciones y después de ellas. El doptone es un tipo de ultrasonido, así que puedes pedir que usen un fetoscopio regular. (Sin embargo, hay enfermeras que jamás han usado un fetoscopio).

➤Durante todos estos trámites puedes permanecer de pie o sentarte, como prefieras. No necesitas estar en cama ni recostarte, aunque es posible que te lo pidan o que esperen que lo hagas. (Para la fetoscopía sí necesitas acostarte, pero no para el doptono). Una madre que tuvo un parto y dió a luz dos veces acostada boca arriba, dice:

A menudo se me ha ocurrido que lo mejor que puede hacer una mujer cuando entra en un hospi-

tal es mantenerse en posición vertical: parada, sentada, de rodillas o en cuclillas, pero siempre vertical. Así permanece activa, en control.

➤En algunos hospitales, las enfermeras podrán querer usar el monitor fetal externo para revisar el curso de los latidos del corazón del bebé durante una serie de contracciones. Te pedirán que te acuestes por espacio de entre 20 minutos y una hora. Acuérdate que cuando te acuestas cambian tus contracciones. Si estás en las primeras etapas del parto, es probable que se desaceleren, e incluso paren del todo. Es probable que se vuelvan más incómodas, que te provoquen tensión, lo cual afectaría la eficacia de las contracciones. ¡Pide mejor un monitor humano! Si no se encuentran enfermeras por allí y vienes con una asistente de partos que sepa cómo escuchar los latidos del feto, ella puede revisar el rítmo cardíaco del feto.

➤Es probable que te hagan un examen interno para revisar la dilatación. En algunos hospitales las enfermeras lo hacen y, en otros, los residentes o doctores.

El residente debe haber sido un mago. Era un joven pequeño y callado. No lo sentí mientras me revisaba.

Había traído cintas y música, caminaba y danzaba. Habíamos creado un ambiente maravilloso. Llegó el residente y lo echó a perder. Me examinó por dentro, provocándome el dolor más grande de mi vida.

➤Tienes derecho a rechazar a los residentes y pedir tu propio médico. A menudo en los hospitales donde también se enseña a los residentes, éstos son los únicos médicos que entran en contacto contigo y varios podrán querer verte. Tienes el derecho a rehusarte.

➤Puedes rehusarte a participar en los programas de enseñanza. También puedes rehusar cualquier procedimiento por parte de cualquier persona, aún en casos donde tu vida se vea amenazada. Sin embargo, a veces el personal del hospital hace caso omiso. El hospital, por lo general, se encuentra protegido en contra de futuros juicios, bajo el argumento de que actuaron para salvarte la vida. Tu compañero y/o asistente de parto pueden interceder por ti.

➤Las enfermeras son los asistentes médicos que estarán en contacto más permanente contigo si no vas con tu propia partera o instructora de partos. Hazles saber lo que deseas. Muchas enfermeras te dan ánimos y resultan de gran ayuda.

Mi parto duró 36 horas en total, pasé la mayor parte de ese tiempo en el hospital. Una enfermera se quedó conmigo todo el tiempo, dormía en la otra cama. Evitaba que entraran personas ajenas. Les decía: "Es mi paciente; ¡Yo estoy a cargo!" Me ayudó a tener un bello parto vaginal. Sin ella no hubiera podido.

Si no te llevas bien con una enfermera, pide otra. No siempre es fácil (o posible) conseguir otra enfermera, pero vale la pena intentarlo.

➤Si durante cualquiera de estos trámites o procedimientos estás pasando por una contracción, házlo saber a los que te rodean. Quizás no se den cuenta. Levanta la mano y dilo. Tu compañero se los puede decir. Deben dejar de hacer lo que estén haciendo y esperar. No te deben distraer. Concéntrate en lo que quieres y necesitas. Se trata de tu parto.

10. DILATACIÓN TOTAL Y LA DISTENSIÓN DEL CUELLO DEL ÚTERO (LLAMADO A VECES LA TRANSICIÓN)

Una serie de señales indica que estás abriendo y preparándote para que nazca el bebé. Es probable que lo sientas, las contracciones pueden venir rápidamente o con más intensidad que antes. Entre más relajada estés, mejor te sentirás. Es probable que necesites de otros, sobre todo ahora para ayudarte a respirar profundamente y concentrar tus energías, para apoyarte y darte ánimos.

Es probable que hagas bastante escándalo durante las contracciones y te quedes muy tranquila y hasta adormecida entre una y otra. O bien puede que sientas necesidad de estar en contacto contigo misma y de concentrarte. Muchas mujeres escogen una posición específica en este momento- se arrodillan, se colocan sobre sus rodillas y manos, se acuestan de lado. Se asocia este momento con náuseas, temblores, de muslos y piernas, escalofríos e irritabilidad, aunque estas cosas pueden darse en los inicios del parto y desaparecer luego. Algunas mujeres se sienten reconfortadas por la gran intensidad de este momento e incluso por su gran irritabilidad, porque saben que significa que están llegando al final de esta parte del parto.

Cuando llegas a la dilatación total, el proceso de parto se hace más lento, el tiempo entre una contracción y otra aumenta; es como si tu cuerpo estuviera descansando. A menudo, las parturientas tan sólo desean descansar y no sienten ninguna necesidad de expulsar el bebé, se trata de una fase que puede durar desde un período corto de

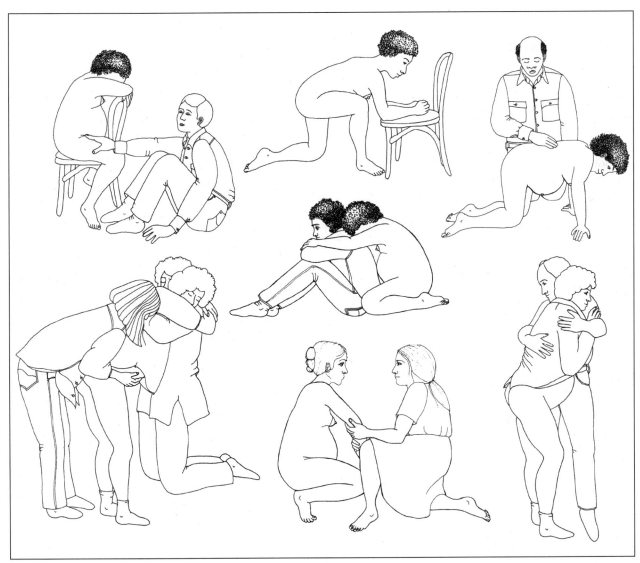

Dana Sibley

tiempo hasta 2 horas. O bien, las contracciones se llegan a acercar tanto una de la otra que las sientes como una gran contracción prolongada. O quizás apenas tengas tiempo para respirar antes de que se inicien las grandes contracciones/ pujos incontrolables.

11. EL BEBÉ DESCIENDE POR TU VAGINA

Algunas mujeres sienten una urgencia repentina e increíble de expulsar el bebé. Para algunas mujeres se trata de un gran alivio puesto que se sienten en control. Para otras, según la posición del bebé, puede ser una parte muy dolorosa del parto. Algunas mujeres no sienten la imperiosa necesidad de pujar, ya que van moviendo al bebé con contracciones que no difieren de las sensaciones del parto.

Las mujeres que van a cursos de preparación para el parto, a menudo aprenden a practicar cómo pujar acompañado de grandes respiraciones profundas, sostener la respiración y pujar lo más fuerte posible. Sin embargo, hacerlo con fuerza no necesariamente expulsa al bebé más rápidamente. De hecho puede provocar que al bebé le falte oxígeno.

El útero se contrae involuntariamente y, por lo general, expulsa al bebé sin ayuda exterior si se le deja solo. Siente cómo pujas y expulsa sólo cuando tengas la necesidad. Si abres la boca, se te abre la vagina. Respira profundo o suspira entre una contracción y la otra. Quizás quieras gruñir, gemir, gritar o tan solo "exhalar" al bebé.*

Actualmente, muchos médicos enfatizan la necesidad de contar con una segunda fase corta (de 2 horas o menos), aunque no hay evidencia de que una fase más larga afecte al bebé. Roberto Caldeyro-Barcía, un famoso gineco-obstetra de Sur América dice que la "razón" por la cual se expulsa al bebé rápidamente y la segunda fase dure tan poco es la falta de oxígeno del feto (hipoxia), cuando de hecho es el pujo sostenido el que causa la hipoxia en primer lugar. Los médicos, a menudo se ponen histéricos al pensar que el bebé este "atrapado" en el "canal del nacimiento" y se apresuran a sacarlo. Las enfermeras también contribuyen al ambiente apresurado al llamar al médico demasiado pronto. Ya que están todos allí reunidos, consideran que más vale ayudarle a dar a luz en ese mismo instante, sobre todo cuando están muy ocupados de por sí. De hecho esta fase del parto puede durar entre unos cuantos minutos y 5 horas, siempre y cuando el ritmo cardíaco del bebé esté bien. Cuando te relajas entre una contracción y otra y no pujas con tanta fuerza, no te cansas tanto como si estuvieras pujando todo el tiempo. El perineo cuenta con más tiempo para estirarse alrededor de la cabeza del bebé, según éste va bajando durante la contracción, luego regresa un poco, desciende más durante la siguiente contracción y regresa otro poco. Puede ser un proceso lento y gradual que protege la cabeza del bebé y los tejidos de la madre. Tu asistente puede pedirte que respires ligeramente, para que no pujes mientras ella suavemente estira o da masajes al área que rodea la cabeza del bebé, con aceite y compresas calientes. Pujar con suavidad implica una menor posibilidad de rasgar el perineo, e incluso, que no sufras ninguna ruptura. Durante las contracciones, deja que tu vientre sobresalga, relaja todo tu cuerpo, sobre todo la boca y la mandíbula. Dirige tu energía conscientemente hacia abajo y afuera.

Me estaba restringiendo. Esta idea me atravesó la mente: Si pujo con fuerza seré madre. Ana me dijo: "La próxima vez que tengas una contracción, puja un poquito; piensa en abrirte; te sentirás mejor." Sorprendentemente—la podía sentir descendiendo; sí, me sentí mejor.

Puedes estar en cualquier posición para dejar salir al bebé. Tu pelvis se encuentra en su posición más ancha cuando estás sobre tus manos y rodillas, o en cuclillas con las rodillas separadas. Quizás te sientas más cómoda de rodillas o sobre el excusado para empezar, luego pasa a arrodillarte sobre la cama, o siéntate o acuéstate de lado con una pierna alzada sobre el hombro de tu asistente.

Pujar fue la sensación más extraña y de alguna manera la más placentera que he sentido. Podía sentir la forma del bebé, sentirme a mí misma sentada sobre su cabecita que descendía... me parecía rídiculo incluso considerar moverme desde esa posición sentada, tan cómoda, agradable y bien apoyada para extenderme sobre una cama. Así que allí me encontraba en mi mecedora con mis pies subidos sobre dos banquitos de cocina, con Hernán a un lado y el doctor del otro... era como mover un piano al otro lado del cuarto: así de difícil, pero igualmente satisfactorio.

12. EL PARTO

La cabeza del bebé nace primero, a menos que venga invertido. Por lo general, debes esperar a que el bebé gire un cuarto de vuelta para que pueda seguir saliendo -los hombros primero, uno por uno, y luego el cuerpo. Durante este momento, tu asistente de partos te puede pedir que mantengas contacto visual con ella, que soples suavemente y que trates de alcanzar la cabeza del bebé con tus manos y lo empujes hacia afuera por medio de exhalaciones. Ella revisará si trae el cordón enrollado alrededor del cuello y quizás también succione la mucosa de su nariz y boca.

En pocos minutos, llegó el bebé. Me arrodillé en la cama, apoyándome sobre Tomás. Era una posición maravillosa, muy sólida y estable, sin embargo mis manos se encontraban libres para bajar a sentir su cabecita. Mi hija mayor estaba lista con una cobija para envolver al bebé y jamás me olvidaré de la sensación de su cuerpecito deslizándose hacia afuera, hacia mis manos, tal cual sale el sol. Es un momento grandioso—el bebé está allí y ya nada me duele, ambas cosas a la vez. El cuarto estaba lleno de luz.

Me puse a gritar: " ¡Basta, basta!" "¡Me duelen las hemorroides!" Comencé a lloriquear. Mayra me dijo: "Déja correr agua y date un baño". Se sentía riquísimo tener toda esa agua chapoteando. Nada pasaba en la cama; parecía más fácil en el agua. Allí estaba todo lo que necesitaba. Dije: "¡Me siento abierta!" Luego vi cómo mi hijo salía flotando. Fue extraordinario. Allí estaba él tan lleno de paz y tranquilidad. Sus ojos estaban abiertos debajo del agua.

Me sentí divina—una hacedora de milagros. Fue el mejor momento de mi vida. Sentía la cabecita de mi bebé, luego le vi la cara—me tocó cortarle el cordón y colocarlo contra mi pecho. Sentí que había hecho lo imposible. No podía creer que ya estuviera afuera, en la luz. Me sentí sagrada.

13. INMEDIATAMENTE DESPUÉS DEL PARTO

Si tu bebé respira tan pronto como sale su cabeza por completo, es probable que nazca rosadita/o. Si no, se verá muy quieta y azulosa hasta que la respiración se normalice y se mantenga sostenida. No todos los recién nacidos lloran. Algunos lloran un ratito y luego paran de llorar. Quizás tan solo respiren, parpadeen, y volteen para a ver a su alrededor, o bien resuellen.

Justo después del nacimiento, sostén a tu bebé lo más cerca posible de ti. Es tuya/o; le corresponde permanecer cerca de ti. Cúbrela/lo con una cobija para que esté calientita/o y sostenla/lo desnuda/o, cerca de tus pechos y vientre para que pueda tocar tu piel, olerte, sentirte, escucharte, verte a tí y a tu compañero. Querrás acariciarla/o, tocarla/o, hablarle. Disfruta despacio de este tiempo. Si te encuentras exhausta, tu compañero/a puede sostenerla/lo cerca de tí o de él/ella.

Se ha escrito mucho sobre este instante. Es importante reconocer el nacimiento como la continuación de un proceso que se inició con la concepción. Se trata de una conexión muy íntima. Los recién nacidos reconocen el olor de sus madres, la voz de sus madres y padres y los sonidos familiares. Queremos que los hospitales respeten lo crucial que es para nosotras, nuestros/as compañeros/as e hijos/as, el permanecer cerca de nuestros bebés en este momento. El apego posterior de los bebés a sus madres después del nacimiento, llamado la creación del vínculo (como si los bebés y las madres no hubieran estado conectados por meses), no se puede crear o forzar con tan sólo hacer los gestos correspondientes. Como dijera Sheila Kitzinger en una de sus charlas: "Algunos hospitales actúan como si se tratara de un pegamento especial que puede untarse, y se toma 5 minutos para crear el vínculo. Después de eso creen que ya es muy

tarde". A una madre que luchaba para que no la separaran de su bebé le dijeron: "Ya hay un vínculo entre ustedes dos. ¿Cuál es el problema?" Y si por algún motivo los primeros momentos después del nacimiento no resultan como deseas, ya tendrás muchas maneras de crear el vínculo con tu bebé y de él/ella contigo. La creación de vínculos entre los humanos es un proceso permanente.

Los médicos evalúan el bienestar de tu bebé justo después del parto. A menudo expresan sus conclusiones según la puntuación Apgar (de un minuto y de 5 minutos) (Puntuaciones de uno a 10). La mayoría de los bebés están entre los 7 y 10 puntos. Tu asistente cuenta con un equipo de oxígeno y de succión a la mano, en caso que el bebé necesite ayuda para respirar. También le succiona la nariz y la garganta, de ser necesario. El bebé se verá todo mojado, cubierto de una sustancia cerosa llamada vernix y por lo general, no estará cubierto de sangre. Quizás la cabeza tenga una forma rara temporalmente ya que se fue moldeando para poder pasar por tu vagina.

Las primeras horas de vida son momentos de conciencia para tu bebé. Por eso necesitas paz, quietud y nada de interrupciones. Podrás amamantarlo desde un principio (de hecho, desde el útero, antes de nacer, ya está chupando). Algunos bebés saben exactamente qué hacer de inmediato. Los bebés que nacen de madres no sedadas y/o no anestesiadas, por lo general, tienen reflejos más fuertes para mamar. A otros les toma su tiempo aprender. Si te medicaron, es probable que el bebé no pueda mamar hasta que se te pasen los efectos. Es bueno dejar mamar al bebé aunque no pienses amamantarlo, ya que durante las primeras succiones recibe anticuerpos y nutrientes muy importantes de tu calostro. Si no parece querer mamar de inmediato, o si el personal del hospital se opone, recuerda que tú estás a cargo y puedes hacer que las cosas se den. Es importante que hayas discutido por adelantado con el practicante (y con el pediátra, si es posible) sobre el amamantar a tu bebé y debes asegurarte de que es posible localizarlos inmediatamente cuando

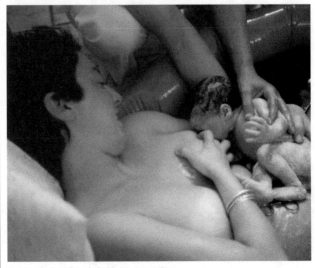

Centro de Estudios de la Mujer, Argentina

nazca el bebé, para evitar que cualquier ordenanza del hospital te aleje de él: "No hay motivos médicos para separar los bebés de las madres saludables después del nacimiento. Es tu derecho mantener a tu bebé contigo; te pertenece. Los bebés con problemas de salud menores, e incluso mayores, se benefician de la cercanía de sus madres y padres; pero también necesitan de observación médica".

Para tí también es importante amamantar. Estimula la oxitocina que hace que el útero se contraiga para expulsar la placenta y se mantenga contraída después. También disminuye el sangrado que pueda haber.

Aún estás conectada con tu bebé a través del cordón umbilical que se encuentra ligado a la placenta en tu interior. Los médicos en los hospitales solían cortar el cordón tan pronto como respiraba el bebé o lloraba; muchos lo siguen haciendo. Pero actualmente muchos médicos esperan de 5 a 10 minutos hasta que el cordón ha dejado de pulsar. Luego lo sujetan con una grapa, y lo cortan a unos cuantos centímetros del ombligo. A menudo, el compañero/a corta el cordón. Cerca de una semana más, el pedacito de cordón que queda en el ombligo del bebé se seca y se desprende.

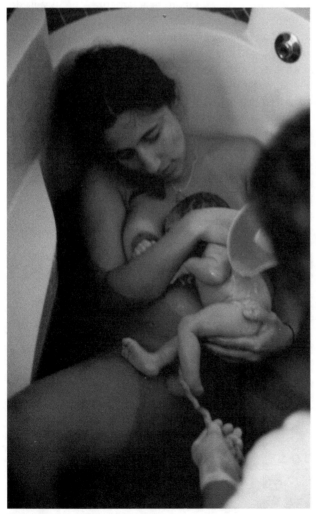

Centro de Estudios de la Mujer, Argentina

14. EXPULSIÓN DE LA PLACENTA

Después de cierto tiempo—de 5 a 30 minutos o más—el cordón se va alargando, es probable que sientas una contracción, te salga un chorro de sangre y expulses la placenta. Las contracciones, por lo general, vienen más rápido cuando estás sentada o en cuclillas y el bebé está amamantando. Es extremadamente importante que salga la totalidad de la placenta con lo cual se cierra el ciclo del parto por completo. Hasta que esto suceda, los vasos sanguíneos permanecen abiertos y las mujeres se encuentran particularmente vulnerables a las infecciones y hemorragias. Una vez que sale toda la placenta, se cierran los vasos sanguíneos. El útero se contrae y comienza a encogerse. El amamantar ayuda a este proceso. Si todo lo demás funciona normalmente, es razonable esperar y estar alerta. A menudo la mejor forma de asegurar que no haya problemas es dejar que las cosas se den naturalmente. Por lo general, la placenta sale por sí misma, con la ayuda de tu bebé al mamar o de alguien más que succione tus pezones. Si no sale la placenta, tu asistente te puede poner una inyección de pitocina, halar el cordón con suavidad (tracción controlada), o extraerlo manualmente (si hay hemorragia, por ejemplo, y debe salir rápidamente). Si te encuentras en casa y tienes problemas en este momento, es probable que tengas que ir al hospital.

15. LAS PRIMERAS HORAS DESPUÉS DEL NACIMIENTO DEL BEBÉ

A. LA MADRE Y EL BEBÉ

Es mejor que tu bebé se quede contigo y tu compañero por el tiempo que desees después del parto. El padre, la madre y el bebé pueden dormir juntos y despertarse juntos, así se llegan a conocer y el bebé puede mamar cuando quiera.

Cuando los padres y el bebé no se quedan juntos en casa, o en los centros autónomos de parto; en algunos hospitales tiende a ser más difícil que puedan dormir juntos. (Definitivamente di lo que deseas de antemano).

B. LAS PRIMERAS DOS HORAS DE VIDA

Los médicos harán un examen físico completo a tu bebé. No es necesario que lo hagan de inmediato (a menos que haya un problema obvio). En el hospital pide que hagan el examen en tu presencia para que puedas ver exactamente lo que está pasando y puedas hacer las preguntas que desees.

C. LAS GOTAS DE NITRATO DE PLATA Y LA VITAMINA K

En todos los hospitales recomiendan que se traten los ojos del bebé con una sustancia que puede evitar la infección de gonococos. Tradicionalmente se usaba el nitrato de plata, pero actualmente se ofrece eritromicina. En la mayoría de los estados de los EEUU hay una ley que exige que se administre nitrato de plata a los recién nacidos; algunos médicos y hospitales pueden sentir que no pueden administrar alternativas antibióticas sin que antes haya cambios en la ley.

Sin embargo, los padres pueden firmar una suspensión y rechazar el tratamiento. Esta bacteria, el gonococo, si no se le trata puede producir ceguera (véase el cap. 14, "Enfermedades transmitidas sexualmente"). Los asistentes de partos a domicilio dejan que los padres decidan si quieren que el bebé reciba las gotas. Si rehúsas el tratamiento, ponle atención a sus ojos a lo largo de la primera semana para asegurarte de que permanezcan limpios y no parezcan infectados. Si se vuelven llorosos y/o se hinchan, se le pegan las pestañas, el bebé debe recibir asistencia médica.

Los pediatras recomiendan que los bebés reciban inyecciones de vitamina K después del nacimiento para evitar un raro desorden (1 de cada 2,000 nacimientos), conocido como la enfermedad hemorrágica del recién nacido (cuando la sangre no tiene el factor coagulante en cantidades suficientes). Hace veinticinco años estas inyecciones se hicieron obligatorias en los hospitales para contrarrestar los efectos anticoagulantes de muchos medicamentos, lo cual a veces produce icteria. En los partos que se dan fuera de los hospitales, la mayoría de los asistentes no usan vitamina K, a menos que haya habido trauma. Es opcional aplicar las inyecciones de vitamina K. Si se trata de un parto traumático con moldeado excesivo de la cabeza, es necesario administrar vitamina K. Se le puede dar por vía oral, aunque no está claro si funciona tan bien y tiene muy mal sabor. Pregúntale a tu médico sobre el nitrato de plata y la vitamina K. Es tu derecho legal rehusar recibir ambos tratamientos.

D. DÓNDE TE ENCUENTRES DESPUÉS DEL PARTO AFECTA EL CÓMO TE SIENTES

No se puede sobrestimar la comodidad de estar en casa, en mi propia cama, con las grietas conocidas en el techo, con mi familia a mi alrededor.

En los centros autónomos de partos, la mayoría de las mujeres se va a casa entre 12 y 24 horas después de un parto normal. La estadía normal en un hospital varía de 4 horas a 3 días, o de 3 a 5 días en el caso de una cesárea. Si quieres irte a casa poco después del parto, haz los arreglos correspondientes con tu médico y el hospital. A veces la estadía en el hospital se reduce porque no hay camas, debes tener en cuenta esto y saber las consecuencias de una posible salida bajo condiciones inadecuadas.

Habíamos planeado un parto en casa, pero debido al parto inesperadamente prolongado, terminé pariendo en un hospital. Sin embargo, nuestra desilusión se vio compensada por la promesa del doctor de que si todo salía bien, podíamos volver a casa después del parto. Mirian nació ese mismo día a mediodía, y para las 5 de la tarde, ya estaba de vuelta en casa tomándome una ducha que tanto necesitaba, mientras Pedro, mi madre y sus padres preparaban la cena y admiraban a la bebita. Después nos sentamos a la mesa a disfrutar una cena de celebración del nacimiento con todo y pastel y champaña; Mirian estaba en su canasta en el centro de la mesa. Para las 9 ya estábamos durmiendo, con Mirian acurrucada entre nosotros. Al día siguiente, llegó la partera, nos revisó a mí y a la bebita y respondió a la serie de preguntas que le hice. Más tarde llegaron amigos con comida y regalos para la bebita. Recuerdo esos días entre los más felices de mi vida.

Tengo 5 hijos en casa. ¡Para mí es la única vacación de este año!

Para algunas mujeres que no cuentan con ayuda doméstica, la presión por regresar a la casa puede ser mayor, ya que temen por el resto de los hijos/as que quedaron en casa.

Algunos hospitales te permiten quedarte con el bebé todo el tiempo; otros permiten que se quede contigo cuando quieras o durante el día y luego se lo llevan a la guardería central, cuando estás cansada o es de noche. Por lo general, las madres que se quedan con sus bebés están más descansadas que las madres cuyos bebés se quedan en la guardería. Aún así muchos hospitales siguen separando a los bebés de sus madres, a veces entre 12 y 24 horas el primer día y después la mayor parte del tiempo, excepto durante los períodos de amamantar; las enfermeras colocan a los bebés en cunas con calefacción, se los llevan a las guarderías centrales y se los traen a las madres cada 4 horas para que les den de mamar. La mayoría de los recién nacidos y de las madres tienen problemas en adaptarse a las rutinas de los hospitales. Además de la tensión de estar en un ambiente extraño y esterilizado, las reglas de los hospitales pueden interferir con el proceso natural de recuperación y con el proceso de llegar a conocer a tu bebé.

Tuve mi primer bebé en un hospital. Casi no pude dormir los 4 días después del parto. Mi compañera de cuarto era muy agradable, pero le gustaba tener la televisión encendida todo el tiempo. Además estaban las enfermeras que entraban cada 2 horas a tomarme la temperatura, o a darme un laxante, o a regañarme por amamantar a mi bebé "demasiado tiempo" del mismo lado. Durante las horas de visita y de noche se llevaban al bebé a la guardería y yo imaginaba que era él quien estaba llorando. Me sentía tensa y deprimida la mayor parte del tiempo.

Hay buenos motivos para irse a casa lo más pronto posible. Los bebés en las guarderías de los hospitales están bajo considerable riesgo de infección. Anteriormente se consideraba que las guarderías centrales eran santuarios donde los bebés estaban a salvo de infecciones, enfriamientos, problemas con las mucosidades y el cansancio excesivo debido a un parto medicado u operativo. Sin embargo, en las guarderías de gran tamaño, los bebés reciben cuidados impersonales y discontínuos—un mal reemplazo de la figura materna—algunas guarderías son zonas de cultivo de Staphylococcus aureus, Steptococcus y Salmonella (que por lo general producen infecciones nosocómicas—infecciones adquiridas en un hospital). Estas enfermedades claramente iatrogénicas—provocadas por el hospital—a veces producen la muerte del bebé. Sin embargo, delegar los cuidados de tu bebé tan pronto como nace tiene sus ventajas, sobre todo si se trata del primero.

16. ALGUNAS SEÑALES DE PARTO ANORMAL

De llegar a surgir complicaciones durante el parto, por lo general tu cuerpo te da señales de advertencia. Claro está que es de vital importancia que estés consciente de ellas y lo digas a tu médico. Cuando estás despierta y no estás bajo el efecto de medicinas, tendrás más claro lo que sucede. Además existen complicaciones generadas por la anestesia.

Es necesario advertir que muchas mujeres en América Latina y el Caribe, no realizan la cantidad de chequeos prenatales adecuados con médicos ni comadronas, por lo que las complicaciones durante el parto pueden convertirse en riesgos y volverse realmente imprevisibles.

He aquí unas cuantas señales de advertencia que debes notificarle a tu médico de inmediato:

A. DOLOR CONTÍNUO Y AGUDO EN EL BAJO VIENTRE A MENUDO ACOMPAÑADO DE SENSIBILIDAD UTERINA

Se trata de otro tipo de dolor con respecto a las contracciones normales de parto que va aumentando de intensidad para después desaparecer por completo hasta la siguiente contracción, un dolor que viene y se va.

B. UNA PRESENTACIÓN ANORMAL O UN PROLAPSO DEL CORDÓN, LA PLACENTA O UNA EXTREMIDAD

Si se dan cualquiera de estos casos, un médico con experiencia debe decidir si se requiere una cesárea. El prolapso de cordón (cuando el cordón cae dentro de la vagina y existe el peligro de que se comprima, con lo cual se interrumpe el flujo de oxígeno hacia el bebé) y los casos de placenta previa (la placenta viene antes que el bebé), por lo general, exigen una cesárea. En su libro *Birth Reborn* (El renacimiento del parto), Michel Odent discute la posibilidad de que se dé un nacimiento vaginal si tan solo una pequeña parte de la placenta cubre la apertura del cuello del útero.

C. DILATACIÓN ANORMALMENTE LENTA DEL CUELLO DEL UTERO

Cuando las contracciones son agudas y el cuello del útero no dilata regularmente, entonces es probable que las contracciones inefectivas estén creando una tensión innece-saria sobre el feto y/o la madre . Se trata de una condición muy difícil de diagnosticar, ya que el dolor es muy subjetivo y algunos partos duran más que otros. Esto es parte de la categoría de distocia discutida en la Sección sobre la Cesárea . Existen técnicas de las parteras que pueden transformar este tipo de parto. Sin embargo, aún así habrá poca dilatación del cuello del útero o ninguna.

D. ANORMALIDAD DEL RITMO CARDÍACO FETAL

Esta condición es una señal de que el bebé puede estar con problemas. Se debe revisar el ritmo cardíaco del feto a lo largo del parto.

E. CUALQUIER CAMBIO ADVERSO EN LA CONDICIÓN DE LA MADRE O EL BEBÉ

Si llega a cambiar el patrón del ritmo cardíaco y/o la presión sanguínea, si la mujer desarrolla una fiebre, o si surge cualquier otra dificultad, es esencial que un doctor o una partera con experiencia esté presente para interpretar las señales.

F. EL PARTO PREMATURO

Un bebé prematuro es aquél que nace durante la semana 37 del embarazo o antes. Hasta hace poco se consideraba prematuro un bebé de 2 ½ kilos, pero ahora los doctores se preocupan más por la madurez y el desarrollo funcional del bebé que por su peso al nacer.

Conocemos muy poco sobre las causas del nacimiento prematuro en casi la mitad de los casos. La mala salud, nutrición inadecuada, la tensión, fumar en exceso y algunos casos de embarazos a edades muy tempranas, aumentan las probabilidades de tener un parto prematuro. El 70% de las muertes de los recién nacidos en los EEUU se debe al bajo peso a la hora de nacer. Se trata de una tragedia, ya que podemos evitar muchos nacimientos prematuros con una buena nutrición, adecuados cuidados médicos prenatales, y control natal apropiado para quienes no puedan llevar al feto a término (las jovencitas cuyos cuerpos no se hayan desarrollado bastante aún, por ejemplo).

Algunas de las causas del parto prematuro son las enfermedades venéreas (como la sífilis), la toxemia del embarazo, la diabetes, alteraciones de la tiroides, anormalidades del feto, anormalidades de la placenta (placenta previa, placenta abruptio, etc.) y los embarazos múltiples como los gemelos o trillizos. Se pueden evitar algunos de estos problemas a través de una nutrición adecuada y el cuidado de la salud. Las estadísticas muestran que las mujeres de bajos ingresos y las jovencitas reciben menos cuidados prenatales y de peor calidad, y es más probable que tengan un parto prematuro que las mujeres de clase media.

El parto prematuro se desarrolla como un parto normal de término completo. Puede ser un poco más lento debido a las contracciones más débiles, o más rápido cuando el bebé es más pequeño. Los bebés prematuros son extremadamente susceptibles a los efectos peligrosos de los medicamentos usados durante el parto, así que si puedes manejar un parto sin medicamentos le estarás haciendo un gran favor al bebé.

Mientras más pequeño y más débil esté el bebé, más necesita de cuidados inmediatos. En los EEUU se coloca a la mayoría de los bebés prematuros en incubadoras con el oxígeno, la temperatura y la humedad controladas, se les mantiene en salas de cuidado intensivo y, por su gran susceptibilidad, se les protege contra cualquier foco posible de infección ya que las infecciones son comunes en los hospitales. Las madres pasan cada vez más tiempo con sus bebés en sus guarderías, algunas de los cuales permiten el acceso de los padres. Reivindica tu derecho a pasar la mayor cantidad de tiempo posible con tu bebé—tu presencia, tu voz, tu tacto, tu amor, le ayudan a desarrollarse. Algunos doctores están explorando las ventajas de mantener a los bebés prematuros en incubadoras cerca de la cama de la madre para que ella los pueda sacar para acurrucarlos y tenerlos cerca. Los bebés en estas condiciones crecen y se desarrollan mucho más rápido que los bebés que permanecen solos en sus incubadoras. Resulta que las madres son las asistentes más atentas y si algo pareciera ir mal, rápidamente llaman a la enfermera o al médico.

Es mucho mejor amamantar a tu bebé. Los anticuerpos que contiene el colostro combaten las infecciones a las que pudiera sucumbir el bebé. Si tu bebé debe permanecer en incubadora, te puedes succionar tu propia leche con una bomba eléctrica o manual (algunos hospitales las tienen disponibles).

Si aún no te sientes preparada para el parto y la maternidad, si te sientes ansiosa y llena de incertidumbre, y te preocupas constantemente por tu bebé, busca con quien puedan hablar tú y tu compañero. El personal del hospital debe saber lo que sientes, animarte a pasar cuanto tiempo quieras con tu bebé, explicarte los motivos por los cuales se te somete a un procedimiento y contestar a tus preguntas de la manera más completa posible. Debemos darles créditos a nuestra salud y resistencia por el hecho de que salgamos tan llenas de salud nosotras y nuestros bebés, a pesar de las agresiones. Es muy triste que tantas de nosotras consideremos la intervención quirúrgica como la norma y nos basemos en ella para nuestra seguridad y para el alivio de nuestro dolor, cuando existen tantas otras formas de enfrentar el dolor y, además, no siempre son tan seguras. No tiene sentido aceptar el manoseo rutinario de nuestro cuerpo, de nuestra fortaleza y de la seguridad de nuestra/os hija/os. Es útil conocer las rutinas obstétricas para que usemos los recursos médicos durante el parto sólo cuando realmente los necesitemos.

17. LAS RUTINAS, PROCEDIMIENTOS Y MEDICAMENTOS OBSTÉTRICOS

El mecanismo del proceso del parto es muy fuerte y a la vez es un balance muy delicado. Cada parte y proceso tiene su función para ayudar al bebé a nacer bien. Las personas que nos atienden deberán respetar este proceso y no interrumpirlo, obstaculizarlo ni acelerarlo (a menos que sea absolutamente necesario). Las contracciones dan masaje al bebé haciendo que todo el líquido excedente salga de los pulmones, el fluído amniótico regula la presión y protege la cabeza del bebé, las membranas retienen agua, el perineo puede así estirarse gradualmente. Como cualquier otro animal, necesitamos de un ambiente tranquilo para que el parto se produzca a su propio ritmo. Nos ponemos tensas cuando sentimos miedo, con lo cual se frena el parto. Como los elefantes y los delfines, parimos mejor cuando contamos con otras mujeres capaces de sentir empatía por nosotras.

A veces las cosas salen mal y la intervención médica se hace necesaria. No se ha podido comprobar científicamente que la mayoría de los medicamentos obstétricos y procedimientos hospitalarios beneficien a las madres e hijos saludables. En la mayoría de los casos la obstetrícia interfiere con nuestro cuerpo de una forma escandalosa; es como si durante el transcurso del siglo XIX se hubieran reunido los doctores para idear de manera sistemática la mejor forma de interrumpir cada paso natural.

A. LOS MEDICAMENTOS E INTERVENCIONES EN UN PARTO DE HOSPITAL

> Cuando se emplea una práctica no-fisiológica... a menudo se vuelve necesario emplear otra para contrarrestar algunas de las desventajas, grandes o pequeñas, inherentes al procedimiento original; es como una bola de nieve rodando cuesta abajo.

Si estás pensando parir en un hospital, entérate de los procedimientos y los medicamentos que usan comúnmente y de las opciones que se te permita escoger. Discute tus preferencias de antemano, anótalas y envíales copias a tu médico o partera, al hospital y al jefe de enfermeras.

En caso de que no sepas leer ni escribir, puedes hacerte acompañar por alguien que pueda hacerlo.

Una vez que llegas al hospital tienes derecho a saber los nombres y los riesgos de cualquier cosa que se te haga o dé, y a rechazarlos (véase la sección "Nuestros derechos como pacientes").

B. RASURADO DEL VELLO PÚBICO

Anteriormente se hacía de forma rutinaria. Es totalmente innecesario. Dos estudios británicos concluyen que el rasurado del vello púbico rutinario y los enemas constituyen "agresiones injustificadas" a las mujeres y que no hay pruebas de que sean benéficas.

Es tan solo parte del ritual de descontaminación y purificación de los médicos. (Oímos a un médico que decía: "Me gusta que mis mujeres estén limpias"). El rasurado del vello púbico nos desexualiza, nos hace parecer niñas de nuevo. Los doctores creen que el vello púbico contiene bacterias y que su afeitado disminuye los riesgos de infección. De hecho, aumenta el riesgo de infección al raspar las células de la superficie de la piel, y las navajas, a veces, llegan a cortar la piel. Según vuelve a crecer el vello, se vuelve incómodo e irritante.

Muchos hospitales han eliminado esta práctica o la ofrecen como una opción.

C. ENEMAS

Solían ser rutinarios, pero la mayoría de los hospitales ya no los administran. No son necesarios ya que las mujeres a menudo tienen diarrea de forma natural, antes o durante el parto. Puedes pedir un enema si crees que te hará sentir mejor, o si las heces en tu recto parecen estar retardando el parto. Los enemas a menudo estimulan el parto. Pero, si ya estás en el proceso de parto, puede hacer que tus contracciones se hagan más fuertes y más incómodas, lo cual a su vez te puede presionar para que pidas más medicamentos con lo cual desencadenas los procedimientos relacionados con su uso. Una de las razones por las cuales se administran los enemas es para evitar que las heces contaminen el perineo. Los enemas, sin embargo, provocan heces aguadas que tienden a ser menos "limpias" que la diarrea natural.

D. HACER QUE LAS MUJERES SE ACUESTEN

Aumenta la duración del parto con el riesgo de estrés para el bebé, mientras reduce la fuerza y eficiencia de las contracciones. Cuando te acuestas presionas tu vena cava inferior (una de las principales venas), lo cual reduce el flujo de la sangre y de oxígeno para el feto. A menudo es más incómodo acostarse sin moverse, que estar en posición vertical y/o moviéndose , es probable que te pongas tensa con lo cual se vuelve aún más lento el parto y te hace sentir dolor. Es probable que en este momento pidas que te den medicamentos o sientas que tu parto "necesita" de ayuda médica, cuando en verdad lo que realmente necesitas es un cambio de posición, moverte, tomar una ducha o un baño que te relaje y una mano que te acaricie y toque.

E. LA RUPTURA DE LA FUENTE AMNIÓTICA (LA MEMBRANA AMNIÓTICA): LA AMNIOTOMÍA

Algunos médicos rutinariamente rompen las membranas en las primeras etapas del parto, o bien, si consideran que tu parto no avanza, perforan la fuente con un ganchito a través del cuello del útero. No duele y puedes sentir cómo sale el líquido. Después desciende la cabeza del bebé para presionar contra el cuello del útero, con lo cual es probable que se libere más oxitocina, y se produzcan contracciones más fuertes. La amniotomía temprana, más conveniente para el médico, por lo general, no beneficia al bebé ni a la madre. Las contracciones más fuertes pueden presionar la placenta o el cordón umbilical a medida que el bebé empuja; si el cordón se enreda en el cuello del bebé, o si es demasiado corto, se puede ver afectado por esa misma presión, con lo cual se puede cor-

tar el flujo de sangre que contiene el oxígeno que necesita el bebé. Además, el cuerpo y la cabeza del bebé dejan de estar protegidos por el líquido amniótico. Puede resultarte más difícil controlar las contracciones más fuertes; además, te vuelves más propensa a las infecciones. La respuesta médica: medicamentos para debilitar (contrarrestar) las contracciones fuertes, o pitocina para acelerar el parto debido al riesgo de infección; controles fetales para revisar el ritmo cardíaco del bebé; y de vez en cuando una cesárea, puesto que se ha visto que estas intervenciones ponen la vida del bebé en peligro.

A veces, cuando la dilatación de la mujer llega a los ocho centímetros y la cabeza del bebé ha descendido bastante, el médico puede romper las membranas para acelerar el parto. Si el médico sospecha que el feto está atravesando por un proceso de sufrimiento, puede romper las membranas para revisar el líquido amniótico y ver si hay presencia de meconio (aunque no se trate de un dato totalmente confiable).

(Algunos médicos usan un amnioscopio, una vara con una luz y un espejo para "ver" el color del líquido sin tener que romper las membranas, un procedimiento menos invasivo).

F. LA SOLUCIÓN INTRAVENOSA (IV)

Muchos hospitales preparan una intravenosa para todas las mujeres en las primeras etapas del parto. La enfermera te introduce un tubo ahuecado en una vena de la mano o el brazo y lo fijan con una cinta adhesiva para que los líquidos puedan fluir (infundirse) en la sangre. Se usa la IV "por si acaso" algo malo sucede y se hace necesario aplicar anestesia de emergencia o para evitar la hipotensión (baja presión de sangre) producto de la anestesia epidural; para nutrirte con una solución de glucosa y evitar que te agotes o te deshidrates cuando no se te permite comer o beber durante el parto; para introducir oxitocina (una práctica casi de rutina en muchos hospitales con estudiantes residentes, para acelerar el parto), para enseñarles a los estudiantes sobre la IV.

No debe usarse la solución intravenosa en partos normales; en vez de ello deberías tomar jugos de fruta, agua, o té endulzado con miel. Sin embargo, resultan muy útiles cuando tiendes a vomitar mucho (caso raro), o cuando te has deshidratado en extremo.

La IV hace que se te haga difícil desplazarte (la inmovilidad puede retrasar tu parto). Puede ser incómoda y hacerte sentir torpe y pasiva. Quizás te haga sentir ansiedad. Si realmente necesitas una IV, pídeles a las enfermeras que te la aseguren sobre el brazo o la mano que uses menos. Pide un poste para IVs para que puedas trasladarte de un lado a otro. Pídele a alguien que lo vaya empujando. Asegúrate de orinar a menudo, por lo menos una vez cada hora o más seguido, ya que los líquidos se acumulan y una vejiga llena puede obstruir el descenso de tu bebé. Mantente lo más activa posible. Hasta te puedes duchar con una IV.

G. ELEGIR LA INDUCCIÓN Y ACELERAR EL PARTO

Cuando el proceso de parto no comienza dentro de un tiempo determinado o es "demasiado lento" (cada médico y hospital tienen su propia política al respecto), muchos médicos inducen el parto o lo aceleran. Cuando no existe ninguna otra razón más que la conveniencia del médico o de la mujer, se le llama "inducción elegida". En 1978 la Administración de Alimentos y Fármacos (FDA) se pronunció en contra de la práctica de la inducción elegida con pitocina, sin embargo, los médicos a menudo evitan esta prohibición al iniciar el parto con una amniotomía o rasgando las membranas.

El primer paso del parto inducido o acelerado implica la ruptura artificial de las membranas con los riesgos que conlleva. A veces el médico rasga las membranas en vez de romperlas durante una revisión interna en el hospital, e incluso en una visita de rutina en su consultorio, si siente que el bebé ya está "listo", usa uno de sus dedos para separar el amnion (la fuente) de la pared del útero. Nadie sabe exactamente qué provoca el inicio del parto. Cuando los obstetras rasgan las membranas, a menudo lo hacen sin el consentimiento expreso de la parturienta. Se trata de un procedimiento innecesario, invasivo y riesgoso, ya que si hay placenta previa no reconocida de antemano (la placenta se encuentra más cerca del cuello del útero que el bebé), es probable que se desgarre la placenta del útero con efectos dañinos y hasta catastróficos para el bebé, o si el bebé no está listo, es probable que se dé un parto prematuro.

Para iniciar o acelerar el parto, los médicos usan un medicamento llamado pitocina para reemplazar la oxitocina, una hormona presente en el parto natural. Es obligatorio administrar pitocin a través de un goteo intravenoso con una bomba, ya que así se puede controlar la dosis. Es necesario el control porque el pitocin puede provocar contracciones fuertes, creando riesgos potenciales tanto para el bebé como para la madre.

En la actualidad, los hospitales usan las prostaglandinas para estimular la maduración del cuello del útero y así inducir y acelerar el parto. Se introduce una gelatina en la vagina, ya sea directamente o a través de un diafragma. A veces comienza a funcionar en tan sólo una hora o dos, pero, por lo general, hay que esperar entre 6 y 12 horas antes de volver a revisar a la parturienta; otras veces inicia las contracciones. Si se usa demasiado, se sobreestimula el útero y puede causar náuseas.

La inducción y la aceleración del parto implican riesgos considerables. Los cálculos de madurez fetal de muchos médicos fallan de 3 a 7 semanas. Si desconocemos la edad del bebé, no podemos saber si esta listo/a para resistir la tensión del parto y la vida extrauterina. Algunos bebés inducidos demasiado pronto sufren de membranas hialinas (inmadurez de los pulmones) y de enfermedades respiratorias. La pitocina puede provocar icterica en el recién nacido. Por lo general, se inicia la inducción antes de que esté listo (maduro) el cuello del útero—antes de la suficiente dilatación y adelgazamiento—por lo que el útero no responde con la fuerza necesaria a la pitocina y el bebé debe nacer por cesárea. Las contracciones uterinas provocadas artificialmente pueden ser mucho más violentas y prolongadas que las naturales y pueden interferir con el flujo de la sangre hacia el útero y la placenta, con lo cual se provoca sufrimiento fetal. Estas contracciones también pueden provocar ruptura uterina e hipertensión. Incluso con dosis pequeñas algunas mujeres tienen contracciones prolongadas que cierran el cuello del útero. La mayoría de las mujeres sienten que las contracciones provocadas son más dolorosas que las naturales ya que no siguen un curso ondulante, sino que llegan a su mayor intensidad de inmediato y permanecen en esa intensidad por un período largo de tiempo. Si no estás preparada (y aún estando preparada), es probable que el doIor te desanime y requieras de una epidural, con todos los riesgos que le acompañan, para reducir el dolor.

Puede resultar apropiado inducir o acelerar el parto cuando está en juego la sobrevivencia del bebé y/o cuando la madre tiene toxemia, enfermedad hemolítica (factor Rh), o diabetes materna. Sin embargo, actualmente se consideran estas complicaciones como señales de la necesidad de hacer una cesárea, ya que usar pitocina puede ser un riesgo para el bebé. Si te van a inducir el parto o si tu médico va a acelerarlo, asegúrate de estas cuatro cosas:

1. Asegúrate dentro de lo posible, de que tu bebé cuenta con la madurez para nacer.

2. Las enfermeras y los médicos deben comenzar a administrarte la dosis más pequeña de pitocina. No hay forma de calcular la sensibilidad de tu útero a este medicamento de antemano.

3. Debes contar con ayuda médica experimentada; el corazón del bebé debe estar bajo supervisión constante.

4. Debes contar con buen apoyo para el parto, alguien cerca de tí que te ayude a relajarte y a respirar.

Mi doctor decidió inducirme el parto.

En el hospital me inyectaron lo que pensé era pitocina. Mi parto fue muy intenso e inesperadamente corto—tan sólo 4 horas. Tuvieron que sacar a mi hija con fórceps porque su ritmo cardíaco estaba disminuyendo y yo no podía pujarla con suficiente rapidez. Me dijeron que su vida peligraba porque mis contracciones fueron muy fuertes y la placenta se había separado de la pared del útero demasiado pronto. ¡Mis médicos eran héroes! Le habían salvado la vida. Tres años después, con siete meses de embarazo, le hice una pregunta intrascendente a mi doctor sobre mi primer parto. Comenzó a leer mi expediente.

Asombrada le dije: "Ese no es mi parto. Se trata del expediente de otra persona." Resulta que la pitocina estimuló mi proceso de parto con tanta fuerza que ya no era natural y se volvió peligroso; luego me dieron Demerol para retardar todo. Mis fuertes contracciones hicieron que se me separara la placenta demasiado pronto. Estoy segura de que el Demerol disminuyó el ritmo cardíaco de mi hija y su consumo de oxígeno. También explica por qué la bebita tenía tanto sueño los tres primeros días y no quería mamar de inmediato. Ahora sé que mis doctores fueron los responsables de los peligros que corrió la vida de mi hija—si no del todo, por lo menos en gran medida. La inducción complicó mi parto y el alumbramiento mismo.

H. MONITORES FETALES

Los monitores fetales son máquinas que de manera electrónica registran el ritmo cardíaco del bebé durante el parto. Hay dos tipos básicos de monitores: los externos(no-invasivos) y los internos (invasivos). El monitor externo más preciso se aplica temporalmente, pegando electrodos gomosos al abdomen de la parturienta. Los electrodos recogen y registran los latidos del feto. Además se colocan dos correas de entre cinco y siete centímetros de ancho alrededor del abdomen de la mujer. La correa superior sostiene el tocodinamómetro, que registra la existencia y la duración de las contracciones uterinas. La correa inferior sostiene un transmisor ultrasónico (ultrasonido), el cual controla y registra el ritmo cardíaco del feto.

Los monitores fetales internos se usan en la mayoría de los hospitales. El monitor se vuelve indispensable si la mujer está sometida a anestesia epidural. El uso obligatorio del monitor es la única forma responsable de emplear este tipo de anestesia ya que se sabe que el sufrimiento fetal comienza a aumentar gradualmente a medida que se usa la anestesia epidural. No es accidental que el "límite de 2 horas" a la segunda fase del parto haya surgido del uso combinado de la epidural y el monitor ya que normalmente el sufrimiento fetal se tarda alrededor de 2 horas en manifestarse. Considerando los riesgos combinados del monitor y la epidural, debemos cuestionar seriamente esta "alternativa" para las mujeres. Se introducen los electrodos conectados a cables dentro de un tubo de plástico en la vagina de la mujer y se les sujeta directamente a la parte que presente el bebé (normalmente se trata del cuero cabelludo), con clips de metal o tornillos. (Nadie se ha preocupado por investigar si esto le causa dolor al bebé; ¡parecería que sí!) Los cables que salen de la vagina se sostienen en su lugar por medio de una banda elástica colocada alrededor del muslo de la parturienta. Los electrodos miden el ritmo cardíaco de la mujer. Las contracciones de la mujer se miden ya sea con un cateter diseñado expresamente para ello que se introduce en el útero a través de la vagina, o bien con el tocodinamómetro ya descrito. Aparece una impresión del ritmo cardíaco del bebé, el cual también se puede

escuchar. Es probable que la mujer, además, tenga puesto un brazalete que le mida la presión sanguínea y a menudo, también una intravenosa.

Aunque el monitor resulta útil en algunas situaciones de alto riesgo y sea necesario cuando se induce o acelera el parto, o la mujer está bajo anestesia, implica muchas incomodidades y riesgos para las mujeres y los bebés.

1. No está comprobado que el ultrasonido sea un método seguro.

2. Las correas y la presión del transmisor pueden resultar incómodas.

3. De manera irónica, el sufrimiento fetal detectado por el monitor puede ser producto de las rutinas y procedimientos invasivos del hospital, incluyendo el monitor mismo. Puede acelerar el parto o frenarlo totalmente, ya que reduce el campo de movimiento de la mujer considerablemente.

4. Las máquinas se hacen viejas y se descomponen. A menudo interpretan signos normales como patológicos, o indican una situación normal cuando algo está mal. La máquina puede perder el latido del bebé al moverse éste o el electrodo puede zafarse del cuero cabelludo del bebé.

5. El personal del hospital tiende a ponerles menos atención a las mujeres con monitores. Además la atención y el apoyo de, tanto los compañeros como los asistentes del parto, se pueden desviar hacia las máquinas en vez de darle prioridad a la mujer.

6. El personal del hospital puede malinterpretar los datos de la máquina. El mal entendimiento del espectro y las fluctuaciones del ritmo cardíaco del feto durante las contracciones y entre una y otra, ha llevado a utilizar fórceps innecesariamente, e incluso llevar a cabo cesáreas innecesarias.

7. Las mujeres y los bebés corren un mayor peligro de infectarse con el monitor interno. A menudo se dan infecciones cuando se usan catéteres uterinos. Es probable que sangre el cuero cabelludo del bebé por la forma en que se haya colocado el tornillo. Es común que se presenten irritaciones cutáneas post-parto en el lugar donde se colocaron los electrodos (según un estudio, se dan en el 85% de los casos; tampoco son raros los casos de abscesos en el cuero cabelludo (20% de los casos).

8. El trabajo con el monitor ha contribuído al aumento reciente del número de cesáreas; un riesgo adicional para la madre y el bebé.

"El uso rutinario de los monitores fetales no ha logrado reducir la tasa de muerte de los recién nacidos, ni la cantidad de niños con el cerebro dañado. Varios experimentos clínicos controlados y realizados al azar, muestran que el uso del monitoreo fetal, en comparación con la supervisión del parto por parte de enfermeras con estetoscopios, no mejora los resultados ni reduce la mortalidad neonatal. David Banta recomienda que el monitoreo electrónico del feto "debe limitarse a los grupos específicos de alto riesgo como parte de pruebas de evaluación de la eficiencia, y Havercamp y Orleans agregan que las muestras de sangre del cuero cabelludo del feto deben usarse junto con el monitor fetal electrónico, para evitar falsos diagnósticos positivos de sufrimiento fetal. Este procedimiento, de hecho, es la única forma de verificar el sufrimiento fetal registrado por el monitor; analiza la acidez de la sangre del bebé. No todos los hospitales que usan monitores fetales tienen la capacidad de interpretar los niveles de acidez de la sangre. Además, "la técnica es difícil, torpe, incómoda para las mujeres y técnicamente difícil aun cuando se cuente con considerable experiencia." Además implica otro pinchazo en el cuero cabelludo del bebé.

En la revista New England Journal of Medicine, K. Kirkwood Shy et al. describen un estudio de 6 años sobre el monitoreo fetal de 189 bebés prematuros, que muestra que los monitores fetales no mejoran el desarrollo neurológico. Los monitores, incluso, pueden provocar altos niveles de parálisis cerebral.

El catéter de presión intrauterina y el estimulador acústico fetal son dos descubrimientos nuevos. El catéter de presión intrauterina se inserta en el útero a través de la vagina, entre el bebé y la pared uterina. Se le usa para determinar la intensidad de las contracciones cuando se le ha administrado pitocina a la parturienta y no adelanta el proceso del parto. El estimulador acústico fetal, un instrumento usado en el abdomen, emite ondas sonoras para sobresaltar y "despertar" al bebé. En un bebé sano, crea una elevación repentina y marcada del ritmo cardíaco. Aun no se ha evaluado con precisión la eficacia y seguridad de estos procedimientos.

I. LA EPISIOTOMÍA

La episiotomía es la operación obstétrica efectuada con mayor frecuencia en el occidente. Es una de las formas más intensas y dramáticas de apropiación del cuerpo de la mujer, la única operación efectuada sobre su cuerpo sin su consentimiento. Representa el poder obstétrico: los bebés no pueden salir a menos que se les saque con un corte. Evita que las mujeres experimenten el parto como un acontecimiento sexual; es un ritual de mutilación genital.

La episiotomía es una incisión efectuada a través de la piel y los músculos del perineo, el área entre la vagina y el ano, para agrandar la abertura por la cual ha de pasar el bebé. Tan solo es necesaria en casos raros de sufrimiento fetal, cuando el bebé debe salir rápido y los tejidos de la mujer ya no logran estirar más.

A la mayoría de los médicos se les enseñó que las episiotomías evitan los desgarres perineales hasta el ano (laceraciones de tercer grado); que evitan que se dañe la cabeza del bebé; que evitan que se estire demasiado la cavidad pélvica; y que evitan el prolapso uterino, cistocele, rectocele (cuando el útero se cae en la vagina, cuando la vejiga o el recto se hernian a través de las paredes de la vagina). Los datos disponibles, sin embargo, muestran que la episiotomía no logra los objetivos arriba mencionados.

Aunque la episiotomía de rutina no se justifica, muchos médicos la siguen realizando. Cuando la mujer se encuentra en la posición litotómica, boca arriba con las piernas en el aire, literalmente tiene que empujar hacia arriba en contra de la gravedad, con lo cual se fuerza mucho al perineo y "se necesita" de una episiotomía. Al sentarse o ponerse en cuclillas, se reduce la tensión. Rara vez aprenden técnicas de las parteras que evitan o minimizan los desgarres. En la mayoría de los partos, por ejemplo, no te desgarras o te desgarras muy poco, cuando estás en posición vertical, sentada o en cuclillas y sacas a tu bebé con la respiración o pujando, descansas entre una contracción y otra; cuando tu doctor/a te ayuda a controlar tus pujos, a abrirte y relajarte; cuando el/la te da masajes con cuidado, suaviza y apoya tu perineo con aceites tibios y compresas mojadas.

Algunos doctores creen que le están haciendo un servicio al compañero de la parturienta:

Fui a ver a mi doctor para que me hiciera una revisión 6 semanas después de que naciera mi bebé. Lleno de orgullo masculino, me dijo durante mi examen pélvico: "Hice un excelente trabajo de costura. Estás tan estrecha como una virgen; tu esposo debería agradecérmelo".

Muchas mujeres encuentran que el tener relaciones sexuales después de haber sido cosidas tanto, resulta muy doloroso. Los puntos a menudo producen comezón y duelen bastante por varias semanas hasta que sanan. Algunas mujeres son alérgicas a los puntos; a otras no se les disuelven. Aunque no hay estudios que lo prueben, muchas mujeres han reportado que después de la episiotomía quedan con una sensación sexual dañada permanentemente.

Por ley tienes derecho a rehusar la episiotomía.

J. LOS EXTRACTORES AL VACÍO Y LOS FÓRCEPS

Actualmente se usan los extractores al vacío antes de usar el fórceps, o en vez de él, para ayudarle a la mujer a pujar el bebé y para rotarlo. Tienen una pequeña capucha de succión que corresponde a la cabeza del bebé. Se les usa para ayudar a acelerar el pujo en el parto, en caso de haber angustia fetal, si el cordón umbilical está enrollado alrededor del cuello del bebé, o si el cordón sufre un prolapso, o bien para acortar lo que los médicos consideran como una "segunda etapa" prolongada del parto.

También se usa el extractor al vacío con la anestesia epidural para que no se sientan las sensaciones de pujo. A veces después de que se utiliza el extractor, los bebés nacen con chipotes en la cabeza que, por lo general, desaparecen en entre 12 y 24 horas. Y a veces se desarrolla una especie de ampolla de sangre (cefalohematoma) la cual se puede infectar. Los extractores al vacío son mucho más seguros para la madre y el bebé que el fórceps y te permiten jugar un papel activo en el parto. Hoy en día se les enseña a las nuevas generaciones de médicos a usar extractores al vacío en vez del fórceps.

En algunos casos, y sobre todo los médicos de mayor edad, tienden a usar el fórceps. Parecen tenazas para ensalada, excepto que éstas son más largas y están curvadas para adaptarse a la forma de la cabeza del bebé. El doctor introduce cada tenaza en la vagina por separado y las coloca a los lados de la cabeza del bebé, por lo general, por encima de las orejas, pero a veces sobre las sienes. Luego las junta afuera de la vagina. Anteriormente (y quizas aún hoy en día), los doctores las usaban aun en los partos no complicados para acortar el tiempo de pujo que creían que agotaba a la madre y podía ser peligroso para el bebé. Sin embargo, esta fase del parto se toma su propio tiempo y normalmente dura de media a 3 horas, 5 horas o más. Los doctores no tienen ninguna razón médica para introducir el fórceps, a menos que haya indicios de que le está costando trabajo salir al bebé. Los fórceps han causado daños graves. Antes deberían probarse las técnicas de las parteras.

K. LA CESÁREA

La cesárea parece ser una técnica a veces útil y necesaria, actualmente utilizada de manera no documentada, poco clara y sin control.

Las cesáreas son operaciones que salvan vidas cuando las mujeres tienen problemas antes o durante el parto—como preeclampsia grave, diabetes severa, el bebé atravesado, el bebé que no desciende para nada, prolapso del cordón, placenta previa, un bebé demasiado grande, lesiones de herpes activas, sufrimiento fetal repentino e inexplicable.

Había estado colocada cabeza abajo los 3 últimos meses del embarazo, pero de alguna manera el bebé logró voltearse, atravesó el saco amniótico con su piececito, arrancó la placenta y se colapsó el útero. Mis contracciones eran muy dolorosas y venían cada 3 minutos. Luego comencé a sangrar. Vimos en el monitor cómo le bajó el ritmo cardíaco . El doctor dijo que era necesaria una cesárea. Trataron de hacerme un bloque de columna 3 veces y no pasó nada. Mi esposo estaba atravesando por un infierno; no podía hacer nada. Finalmente me administraron anestesia general. Volví en mí 3 horas después. Había perdido mucha sangre. Después cada día les preguntaba a los médicos y a las enfermeras si había algo que podría haber hecho para que fuera menos traumático, más normal. Conseguí la información. No hay nada que pudiera haber hecho. Lo reviví una y otra vez, le hice muchísimas preguntas a mi esposo, como si fuera una niñita. Las personas del hospital se portaron increíblemente. Realmente me duele no haberla visto nacer. Se la dieron a mi esposo

inmediatamente para que la tomara en sus brazos. Me tomó 3 días desenvolverla completamente, verla desnuda y revisar que estuviera bien.

Fue mucho más rápido y diferente de lo que pensábamos. Sucede tanto en tan poco tiempo, no existe el tiempo para medirlo. Me gustaría que hubiera habido una forma de haberme preparado. ¡Qué bueno que lo hicieron! Me salvó la vida y le salvó la vida a ella.

Por favor, háganles saber a las mujeres que con respecto a las cesáreas, hay un área gris entre la situación de emergencia de vida o muerte y la operación absolutamente innecesaria. En mi caso, el proceso del parto había sido extremadamente doloroso por horas y horas, con contracciones muy prolongadas una tras otra (lo cual era inesperado ya que mi primer parto había sido intenso, pero corto y controlable). David me sostenía, me daba masajes; yo caminaba, me paraba, me sentaba, me ponía en cuclillas, me bañaba. No soy ningún tipo de mártir, pero creo que lo hubiera soportado si hubiera notado algún avance, pero no avanzaba mucho. Lo peor era que la cabecita del bebé no se encajaba. Después de 9 horas le dije a mi doctor: "Necesito una cesárea". Pero como no se trataba de un médico que de buenas a primeras hace una cesárea, no la quiso hacer de inmediato. Finalmente me administraron una epidural. Cuando hizo efecto, pude volver a sonreír. Esperamos otro rato—y nada. Cuando finalmente me hizo la cesárea, se quedó atónito al ver el tamaño del bebé. ¡Era una niña gigantesca! Sé que algunos creen que las mujeres pueden parir un bebé de cualquier tamaño por la vagina. Quizás lo hubiera podido hacer si hubiera hecho otras cosas y hubiera estado dispuesta a pasar 24 horas más de parto. Quizás no. Me pregunto si el dolor tan intenso no era la forma en que mi cuerpo me decía que en ese momento un parto vaginal era imposible. Estoy contenta con la decisión que tomé.

Las cesáreas deben efectuarse en un hospital con los medicamentos y las técnicas de anestesia, antibióticos y equipo de transfusión adecuados. Las enfermeras te rasuran el vello púbico e introducen un catéter en la uretra para vaciar la vejiga. Si estás despierta durante la operación, es probable que las enfermeras coloquen una cortina a la altura de tu pecho para que no veas, aunque a veces puedes ver a través de un espejo. Te lavan con una solución antiséptica. La anestesia puede ser local (en la columna o epidural), o bien general. Con la anestesia general deberás recibir la menor dosis posible (las dosis epidurales son mayores que las dosis para aliviar los dolores de parto). Cuando se te haya adormecido el abdomen, o cuando te encuentres inconsciente, el médico hace un pequeño corte en la pared abdominal, cerca de la línea del vello púbico. (A veces es necesario un corte vertical para sacar al bebé rápidamente). Después hace un corte horizontal a través del músculo uterino el médico va sacando al bebé gradualmente. Le succionan la nariz y la boca con un catéter para mucosa. Cuando respira bien, tú o tu compañero lo pueden tomar en sus brazos. El médico procede a sacarte la placenta y te cose, capa por capa.

Casi todas las mujeres necesitan creer que su cesárea era necesaria. Sin embargo, como respuesta al gran aumento de cesáreas en la última década, dos investigaciones muy importantes sugieren que entre un 33 y un 75% de las cesáreas no eran necesarias, y tan sólo se efectuaron como resultado de las prácticas y las actitudes médicas vigentes .

> Con Débora, mi primer bebé, cerca de la fecha que correspondía al término del embarazo, mi doctor me dijo que había tenido un sueño conmigo que lo había preocupado: que el bebé estaba bien, pero que su cabeza era demasiado grande para caber por mi pelvis y tendría problemas en el parto. Me quería hacer una cesárea de inmediato. Lo hice esperar dos semanas; no sentí que me estaba dando la oportunidad. Pero no me permitió entrar en el proceso del parto y me hizo la cesárea. Tres años después, luego de un parto tranquilo en casa, con la ayuda de una partera, di a luz a Emilia, cuya cabeza era mucho más grande que la de Débora a la hora de su nacimiento.

Un educador de partos de C/SEC, cuenta una historia típica:

> Hoy me llamó una mujer. Hacía 8 semanas había parido su primer bebé. Después de un parto de tan sólo 4 horas, había dilatado de 4 a 9 centímetros. De repente se la llevaron a la sala de partos y le gritaron que pujara, aunque no sentía ganas de pujar para nada y así se lo dijo. Pero la presionaron y, semi-sentada, sosteniéndole los pies (una típica posición de Lamaze), pujó por espacio de 26 minutos—está en su expediente. Para entonces el cuello del útero estaba inflamado—claro que se inflama cuando pujas así—y le dijeron que no podría parir por la vagina. En 15 minutos le habían hecho la cesárea. La razón aducida: "No logró progresar".

Los estudios mencionados determinan que las cesáreas, operaciones importantes, tienen un riesgo de muerte de 2 a 4 veces mayor que los partos vaginales.* Causan infecciones post-operatorias en el 33% de las mujeres. A menudo causan problemas de respiración en los bebés prematuros y de término completo además del daño psicológico, no sólo a la madre si no quizás también a toda la unidad familiar. Además la exposición a la anestesia durante las cesáreas, puede dejar a muchos bebés con desarrollo motor atrasado y demás defectos neurológicos. ¿Qué sucede ahora y por qué? En 1968, la tasa promedio de cesáreas era de 5%. En 1987, el promedio nacional se había elevado a un 25%. Entre los factores responsables de este aumento -algunos de los cuales se pueden medir estadísticamente y otros no- están:

1. La práctica de la medicina defensiva por parte de los médicos. La causa más común de las cesáreas actuales no es el sufrimiento fetal o materno, sino del obstetra. Los médicos creen que si hacen una cesárea y el bebé nace "menos que perfecto", se han cubierto legalmente. De hecho, se han efectuado más demandas por negligencia asociada con la cirugía cesárea que por no efectuarla.

2. "Si te hacen una cesárea una vez, te la tendrán que seguir haciendo para siempre". Este dicho es responsable de un 30% de las cesáreas. Las cesáreas reiteradas son cirugía elegida, no obligada. De hecho, muchas mujeres -quizás la mayoría- pueden volver a tener partos vaginales después de una cesárea (PVDCs -VBACs en inglés). Necesitan información, estímulo, confianza en sí mismas y apoyo para hacerlo. Una mujer que tuvo dos PVDCs cuenta:

> Un día en el supermercado comencé a hablar con una mujer que miraba a mi hijo menor con añoranza. Me dijo: "Quiero tanto tener más hijos, pero me hicieron la cesárea y jamás me vuelvo a hacer otra". Había mucho dolor en sus ojos. Le dije: "¡Estoy aquí para decirte que no te la tienes que hacer!" y le conté mi historia. Podía ver cómo se iba encendiendo para luego apagarse: "Pero mi doctor me dijo que las mujeres que han tenido cesáreas no pueden parir por la vagina". Estuvo de acuerdo en investigar por qué le había hecho la cesárea en primer lugar. Por lo menos ahora tenía esperanza. Nadie le había permitido tener esperanzas antes.

Por lo general, la condición que hace necesaria una cesárea en un parto, si acaso era necesaria para empezar, no existirá en el siguiente. Los médicos alegan que la ruptura uterina es un riesgo. Anteriormente ocurrían las rupturas cuando las incisiones verticales en la mitad superior del útero no cerraban correctamente, y cuando no habían técnicas quirúrgicas modernas disponibles ni medicamentos de emergencia que redujeran los riesgos. Pero las rupturas son tan raras que las mujeres deben poner este dato en la balanza al lado de la gran cantidad de riesgos conocidos de la cirugía abdominal. Los PVDCs son mucho más seguros en la mayoría de los casos. La declaración de ACOG, de marzo de 1982, de que las mujeres que llenen ciertos requisitos pueden "tratar" el proceso del parto, mientras persista el clima médico negativo, permitirá que tan sólo unas cuantas mujeres tengan partos vaginales después de una cesárea.

Condiciones: la madre debe tener una cicatriz horizontal corta; el bebé debe estar colocado correctamente, con la cabeza hacia abajo; el bebé no debe pesar más de 3 ½ kilos; debe tratarse de un embarazo totalmente normal; la condición de la madre debe estar bajo monitoreo médico.

La formación obstétrica. Los médicos y residentes no reciben entrenamiento en obstetricia normal y actualmente ni siquiera aprenden conocimientos, como la versión cefálica externa (cómo voltear a los bebés invertidos con suavidad), o cómo ayudar en el parto vaginal de los bebés que vienen invertidos. Además, a la vez que se reduce la tasa de natalidad, está creciendo la gineco-obstetricia como especialidad quirúrgica; los nuevos residentes necesitan formación y tienen que efectuar un número determinado de procedimientos para llenar una cuota.

4. La creencia de que las cesáreas implican "mejores bebés". La mortalidad y morbilidad sí han descendido en los años recientes, aunque no se deba básicamente a la intervención obstétrica. De hecho, los bebés que nacen por cesárea a menudo sufren durante el parto. La existencia de unidades de cuidado intensivo neonatal en gran medida son responsables de mantener con vida a los bebés prematuros y de bajo peso, quienes de otra forma morirían.

5. Cambiar las indicaciones para las cesáreas. El cuerpo de la mujer no ha cambiado, aunque el interés de los médicos en efectuar cesáreas los ha llevado a ampliar el significado de la palabra distocia. Los médicos les dicen a las mujeres que sus pelvis son demasiado pequeñas (desproporción cefalopélvica), o que su parto va demasiado lento (no avanza el proceso del parto), y a ambos fenómenos les llaman distocia, cuando de hecho si las mujeres pudieran parir de forma natural, desplazándose y poniéndose en cuclillas, podrían parir normalmente en la mayoría de los casos. A la distocia se le considera como un término de "basurero." Se le atribuyen un 43% de todas las cesáreas y un 30% del incremento de las cesáreas, de 1970 a 1978.
Ahora que los médicos tienen menos experiencia en partos de bebés invertidos, sigue aumentando el número de ellos y llega a representar el 12% de las cesáreas. Las cesáreas pueden significar bebés más sanos en casos de bebés invertidos demasiado grandes o pequeños, pero, en general, un mayor número de bebés invertidos podrían nacer por la vagina de forma igualmente segura, si los médicos aprendieran cómo hacerlo y estimularan a las mujeres a ponerse en cuclillas para el parto. Las cesáreas también están reemplazando los partos con fórceps.

6. El incentivo económico. Las cesáreas son mucho más lucrativas para los obstetras, los anestesistas y los hospitales.

7. La práctica obstétrica y la tecnología. Los monitores fetales, la inducción, las pruebas de oxitocina, las epidurales, las amniotomías y las mujeres pariendo boca arriba causan problemas que requieren de la intervención, lo cual conduce a las cesáreas.

8. La actitud del médico. Fundamental en estos factores, es la actitud de los médicos, aunque no se puedan medir estadísticamente. Se escuchó esta conversación entre médicos:

¿Qué tiene de bueno el parto por abajo?... No quieres que el bebé salga como si fuera pasta dental, ¿verdad?... Se puede decir que estamos ayudando a las mujeres a hacer lo que la naturaleza no les ha proporcionado para hacer por ellas mismas.

En general, creo que los obstetras americanos se preocupan tanto con los aparatos y con la posibilidad de lastimar al feto que cada vez más consideran a las madres tan sólo como vehículos. En muchos casos se da prioridad al riesgo que a un beneficio para la madre.

En el transcurso de la última década han surgido varias organizaciones, entre las cuales se encuentran Cesarean/Support, Education and Concern (C/SEC) [Cesáreas/Apoyo, Educación e Interés], y el Cesarean Prevention Movement (CPM) [el Movimiento para la Prevención de las Cesáreas]. El C/SEC pretende informar a las mujeres y a las familias sobre las cesáreas y humanizar la actitud y políticas de los médicos. El CPM nació del C/SEC. Todas sus fundadoras, quienes habían tenido cesáreas, tomaron conciencia de que las mismas habían sido medicamente innecesarias y de que en el futuro la mayoría de ellas podría tener un parto vaginal natural. Estas convicciones se vieron reforzadas con las experiencias de cientos de mujeres quienes las llamaron a contarles sus casos. Como resultado, salieron los objetivos del CPM de educar a las mujeres y a los médicos para reducir el número de mujeres con césarea por primera vez (cesárea primaria), y aumentar el número de mujeres con PVDCs. Ambas organizaciones han producido cambios positivos en las prácticas de la cesárea de los hospitales, ambas defienden los PVDCs y han influenciado de manera positiva la actitud de las mujeres hacia ellas mismas y su capacidad. A lo largo de los EEUU, las mujeres están formando grupos de PVDC, o uniéndose a los ya existentes, en los cuales discuten sus experiencias previas, sus temores y esperanzas y aprenden formas concretas de prepararse física y emocionalmente para los partos de sus siguientes bebés. Aprenden cómo evitar las cesáreas innecesarias (mira el cuadro "Crear un ambiente acogedor y propicio para el parto", y el libro de Cohen y Estner, *Silent Knife* [El cuchillo silencioso]).

Los medicamentos

Cada medicamento administrado a la madre durante el parto, atraviesa la placenta y alcanza al bebé, algunos en mayor cantidad y rapidez que otros. Si se trata de un bebé prematuro, más pequeño que el promedio o con mala salud, las consecuencias pueden ser particularmente peligrosas. Hasta un bebé normal puede sufrir los efectos de los medicamentos de la madre.

No se ha probado que algún medicamento sea seguro tanto para las madres como para los bebés. La mayoría de los medicamentos obstétricos usados regularmente para el parto y el alumbramiento mismo no han recibido la aprobación de la FDA para que se usen con ese propósito, y por lo tanto, reciben la categoría de medicamentos experimentales.

Algunos de los bebés cuyas madres recibieran analgésicos o anestésicos durante el parto y el alumbramiento, muestran retrasos en el desarrollo muscular, visual y neurológico en las primeras 4 semanas de vida. Esto no implica que todos los bebés se verán afectados de igual manera, tampoco que los bebés afectados tendrán un desarrollo retrasado permanente; pero 4 semanas es mucho tiempo en la vida de un recién nacido.

Las madres anestesiadas a menudo se sienten muy separadas de sus bebés recién nacidos:

Estaba bien dopada cuando parí a mi bebé, y apenas pude ver que estaba con vida antes de que se la llevaran a la guardería. Cuando por fin desperté y logré que me la trajeran, recuerdo haber pensado: "¿Realmente es mi bebita? ¿Realmente la quiero llevar a casa? Me tomó un rato sentirme conectada con ella.

Las madres a veces sufrimos más por los efectos posteriores de los medicamentos usados durante el parto que lo que hubiéramos sufrido con el parto mismo. El problema se agrava, ya que cada medicamento que se administra se acompaña de dos o tres procedimientos diseñados por el hospital para reducir, lo más posible, los riesgos de los medicamentos empleados.

Los analgésicos reducen nuestra percepción general del dolor, y los anestésicos quitan la sensación de dolor del todo al crear una pérdida de conciencia, "sueño", o una pérdida temporal de la sensación en el área específica afectada. Aunque se está refinando y mejorando el desarrollo y la administración de los medicamentos, y están desapareciendo muchos de los medicamentos y procedimientos viejos y peligrosos, no te olvides que todavía se administran algunos de estos medicamentos en los hospitales donde ejercen los médicos de mayor edad.

LOS ANALGÉSICOS: TRANQUILIZANTES Y NARCÓTICOS

Tan pronto como el proceso del parto se vuelve intenso, es probable que te ofrezcan un tranquilizante o un narcótico "para reducir el dolor de las contracciones". Los tranquilizantes (Vistaril, Fenergan) se administran básicamente para la ansiedad; no son calmantes del dolor. Te pueden relajar en las primeras etapas del parto o si estás muy cansada. Pero una vez que estableces un buen ritmo

de parto, te pueden hacer sentir fuera de control, y reducen en gran medida tu capacidad para lidiar con las contracciones. Puede que te dé sueño y te quedes dormida, hasta poco antes de que la contracción llegue a su punto máximo para despertarte, entrar en pánico y experimentar mayor dolor del que hubieras sentido sin el medicamento. Es probable que los medicamentos tengan un efecto deprimente sobre el recién nacido. El Valium (diazepam), por ejemplo, reduce la temperatura del cuerpo del recién nacido, su tono muscular y su capacidad para mamar. Otros tranquilizantes pueden hacer que se reduzca el ritmo del parto o que sencillamente se detenga.

Los barbitúricos (Nembutal, Seconal), derivado del ácido barbitúrico, no deben usarse para fines obstétricos. Se les usa para estimular el sueño, son peligrosos para el feto, disminuyen la respiración fetal y su capacidad de reaccionar. El pediatra T. Berry Brazelton determinó que los barbitúricos tomados por la madre se alojan en el cerebro medio del bebé hasta por una semana después del parto. (Solían administrarse en combinación con scopolamina, llamada sueño crepuscular, un amnésico y alucinógeno, que tiene efectos de pesadilla, al hacer que la parturienta se vuelva violenta durante el parto, hable de manera desinhibida o entre en un estado de estupor. Las mujeres sentían estas sensaciones pero se "olvidaban" de lo que había sucedido, y después sentían que habían atravesado por una especie de tortura).

Los narcóticos pueden aliviar el dolor, pero reducen la capacidad de mamar del bebé. Puede que se vuelva somnoliento, atontado y no responda a su medio ambiente. Incluso pequeñas cantidades de Demerol (meperidina) afectan la capacidad de respuesta del bebé. Los narcóticos te pueden afectar a tí también provocándote náuseas y mareos.

La mayoría de las mujeres que reciben analgésicos reciben instrucciones de no caminar durante el parto, ya que se pueden marear o desmayar.

AGENTES ANESTÉSICOS GENERALES INHALADOS POR LA MADRE. Solía administrarse la inhalación de gases durante el parto con cada contracción. La idea era inhalar la cantidad adecuada de vapor, justo a tiempo para que surtiera efectos durante el clímax de la contracción. Estos medicamentos reducen el ritmo del parto, disminuyen la capacidad de respuesta del recién nacido y tienen complicaciones potencialmente mortales si se les inhala demasiado. El óxido nitroso puede retrasar el desarrollo de las capacidades motoras del bebé (su capacidad de sentarse, pararse y moverse) por meses . El Pentrane (metoxiflurano) puede autoadministrarse con un inhalador manual.

LA ANESTESIA

La anestesia general hace que la mujer quede totalmente dormida. Jamás debe usarse durante el parto, ya que disminuye el proceso del parto y tiene diferentes efectos depresivos sobre el bebé. Más aún, el uso inadecuado de la anestesia general para el parto puede llevar a la muerte de la madre (y a veces del bebé).

Los médicos que quieren que sus pacientes estén totalmente inconscientes de los procedimientos obstétricos usados durante los últimos minutos del parto a menudo les aplican anestesia general. A veces se aplica durante la cesárea. Sin embargo, los médicos la están usando menos que antes debido a los riesgos que conlleva y a la novedosa tecnología desarrollada.

Si el médico decide que quiere un efecto entumecedor sólo durante el momento del alumbramiento para poder efectuar una episiotomía o para usar fórceps, podrá aplicar anestesia local, un bloque pudental. El bloqueo pudental recibe su nombre de la palabra pudendo u órganos genitales externos de la mujer. Pudendum en latín significa "eso de lo que hay que estar avergonzada". ¡Obviamente no podemos pensar en un nombre más inadecuado! El bloqueo pudental sólo anestesia la vulva, o los órganos femeninos externos, por medio de inyecciones de novocaina. Incluso este anestésico relativamente suave puede provocar una "disminución persistente en la saturación de oxígeno en el recién nacido durante los primeros 30 minutos de observación postparto".

También se usa otra forma de anestesia, el bloqueo paracervical. Son básicamente los obstetras quienes lo usan, más que los anestesistas. La única excusa posible que justifique su permanencia es la disponibilidad inexistente de una mejor tecnología anestésica y de anestesistas con una mejor formación. El Subcomité de Anestésicos y Medicamentos que Apoyan la Vida, de la FDA, consideró la posibilidad de poner advertencias en el medicamento bupivacaína y posteriormente se negaron a ello. Si se te presenta esta posibilidad, considera cambiar de médico o de hospital. (Algunos programas Lamaze estimulan el uso de este procedimiento, ya que los médicos que "aceptan" a Lamaze lo usan). Muchos anestesistas lo consideran peligroso, tanto para el feto como para la madre. Son comunes las complicaciones como las convulsiones y la hipotensión aguda, y ha producido una cantidad considerable de muertes fetales. El anestésico se inyecta en el área que rodea el cuello del útero, por lo cual existe el peligro de que accidentalmente se inyecte en la parte más expuesta del bebé.

Más aun, la zona que se inyecta está muy cerca de la arteria principal del útero, lo cual aumenta la posibilidad de que la placenta rápidamente la absorba y oprima al feto.

La anestesia vertebral se ha aplicado tan sólo durante el alumbramiento para anestesiar toda la zona del parto (desde el ombligo hasta los dedos del pie). El anestesista inyecta bloques de columna o subaracnoide en el espacio subaracnoide que rodea la columna vertebral. La anestesia vertebral detiene totalmente el proceso del parto, todas las funciones motoras y nuestro impulso de expul-

sar al bebé, así que en vez de que la madre expulse al bebé, el obstetra usa fórceps. Los efectos posteriores pueden incluir dolores de cabeza (por lo general resultado del uso de una aguja demasiado grande que hace que el líquido cefalorraquídeo gotee, aunque actualmente es un problema raro), tensiones en el cuello y dolores de espalda. La inadecuada administración de este tipo de anestesia puede producir fallas en el funcionamiento del corazón y de los pulmones, e incluso la muerte. Debe evitarse este tipo de anestesia, excepto cuando sea necesario por un alumbramiento de emergencia.

Si todo va bien y no se han administrado medicamentos hasta este momento, el alumbramiento mismo es el peor momento para administrar medicamentos. De hecho el perineo, por lo general, se entumece durante el alumbramiento—una forma natural de anestesia. Y, si has aprendido como "exhalar" o pujar a tu bebé en una posición cómoda, podrás experimentar plenamente la satisfacción del alumbramiento sin un anestésico que te separe de la sensación y dificulte tu recuperación.

Durante el parto activo se le dan a la mujer dos formas de anestesia local contínua y se le readministran contínuamente hasta el alumbramiento. Requieren de los servicios de un anestesista entrenado, que no siempre está disponible las 24 horas en la mayoría de los hospitales.

Para la mayoría de nosotras, el fin del parto activo, desde los 8 hasta los 10 centímetros de dilatación, es un momento intenso. Durante este momento es probable que quieras tomar medicamentos que te ayuden a "pasar al otro lado", o bien que te presionen para que lo hagas. Sin embargo, la transición es la parte más corta del parto para la gran mayoría de las mujeres. Así que cuando estés considerando la posibilidad de anestesiarte, necesitas considerar los riesgos posibles y los efectos posteriores de la técnica en una balanza, midiendo tu capacidad para enfrentar la situación y el dolor. Este tipo de anestesia persiste en casi todos los casos a medida que pujas con lo cual se eliminan las sensaciones de dar a luz. De hecho es probable que prolongue tu parto con lo cual requerirás de mayor intervención médica.

El bloqueo caudal requiere de una inyección en el canal sacro en la base de la columna. Para un caudal continuo (administrado a partir de los 8 centímetros de dilatación), se introduce un catéter en la parte baja de la espalda y se inyecta el anestésico en el catéter en dosis medidas. Un caudal requiere de una dosis considerablemente mayor de anestesia que un bloqueo vertebral o epidural (abajo se explican), y por lo tanto implica un mayor riesgo tanto para la madre como para el bebé. Más aun, la tasa de fracasos de los caudales es mayor que el de los epidurales debido a la mayor posibilidad de que se coloque la aguja en un lugar donde no corresponde. El anestesista debe estar pendiente por el problema potencial de la hipotensión materna (la caída repentina de la presión de la sangre), y la subsiguiente falta de oxígeno para el bebé. Si la parturienta se hipotensa, deberá voltearse (o se le deberá voltear) de lado inmediatamente, para quitarle la presión a la vena cava inferior, la principal fuente de sangre que regresa al corazón. Esta maniobra, acompañada del empleo generoso de una solución intravenosa aplicada con anticipación, puede contener o evitar la hipotensión en la mayoría de los casos. Algunos de los efectos de la hipotensión en la madre pueden ser síntomas parecidos a los de una conmoción, alteraciones en el ritmo de la pulsación, náuseas y vómitos. Sus efectos sobre el feto son un ritmo cardíaco lento, una baja del flujo de sangre a través de la placenta y una absorción insuficiente de oxígeno. Estos efectos tienden a mostrarse de inmediato.

La anestesia epidural se puede administrar a la mujer parturienta en cualquier momento, pero debe iniciarse a partir de los 4 centímetros de dilatación y antes de los 9 centímetros. Muchos obstetras, anestesistas y mujeres también nos quieren hacer creer que la anestesia epidural es la respuesta a nuestros problemas de parto. Cada vez más, según se va comprobando que los tipos más antiguos de calmante contra dolores son dañinos, escoger un parto en hospital es escoger la anestesia epidural.

No siempre puede establecerse una relación directamente proporcional entre el servicio para partos en el hospital y la anestesia epidural, ya que en muchos casos los hospitales no cuentan con ella para utilizarla ni con muchos otros medicamentos obstétricos. En muchas situaciones, los riesgos aumentan para las mujeres de clase media y media alta que acuden a centros de salud, donde les cobran por todos los medicamentos que les suministran.

La anestesia epidural puede ser útil cuando la parturienta tiene una enfermedad respiratoria grave, ya que este medicamento reduce el trabajo de los pulmones. Es probable que facilite el parto de la mujer diabética, ya que reduce las exigencias que le hace a su metabolismo. Puede desacelerar el parto precipitado, además de moderar el impulso prematuro por pujar, como sucede con los bebés invertidos futiles. Cada vez más se usa en las operaciones de cesárea en vez de la anestesia general.

La anestesia epidural se supone más segura que la caudal, tanto para la madre como para el bebé, ya que se usa un tipo diferente de anestesia. Sin embargo, como la anestesia caudal, puede provocar hipotensión materna. El paro transversal (el bebé se atora al quedar atravesado en el útero), es otra posible complicación de la epidural, ya que puede hacer que los músculos uterinos se relajen demasiado.

Los cambios en el comportamiento de los recién nacidos cuyas madres recibieron anestesia epidural, incluyen una disminución de la actividad de extracción (una técnica básica de sobrevivencia para la búsqueda de alimentos), y flacidez muscular. Esther Conway e Yvonne Brackbill también encontraron cambios negativos en el comportamiento del bebé después de la anestesia local

contínua, pero concluyeron que los efectos sobre el bebé eran menores que los efectos que sufren los bebés, cuyas madres recibieron dosis altas de medicamentos para el parto o anestesia general.

La anestesia epidural se administra como un caudal continuo a través de un catéter pequeño colocado en la parte posterior de una aguja. Se inyecta la parte central de la espalda de la mujer y se coloca el cateter en su espacio epidural (no en la columna vertebral), el espacio que rodea la base de la médula espinal. El anestésico entra por gotas en dosis medidas. Un anestesista debe administrar la anestesia, ya que un error en la aplicación puede puede tener consecuencias graves para la madre—en caso extremo puede llevar a la parálisis, e incluso a la muerte.

Cuando se le administra de manera adecuada, la anestesia epidural puede eliminar las sensaciones del parto en la mayoría de los casos y, a diferencia de la anestesia vertebral común, sólo entumece el área en torno al perineo y la parte baja del útero, del ombligo a las rodillas. Sin embargo, cuando escoges la anestesia epidural, estás accediendo a una serie de procedimientos interrelacionados la mayoría, los cuales aumentan los riesgos del procedimiento. (Estos procedimientos se aplican también para los caudales). Los procedimientos incluyen:

1. Una solución hidratante intravenosa inyectada en un brazo.

2. La medición de la presión sanguínea. Se te revisará la presión sanguínea cada 15 o 30 minutos ya que es común una caída en la presión sanguínea, lo cual puede tener efectos graves sobre el feto, así como sobre la madre. Es probable que tengas que usar un brazalete que te mida la presión permanentemente en el otro brazo.

3. La ruptura artificial de las membranas (la fuente). Si las membranas no se han roto por sí mismas, es probable que el médico te las rompa antes de darte una anestesia epidural o caudal. Se hace para asegurar que la cabeza del bebé esté colocada firmemente y para preparar la colocación de un monitor fetal interno.

4. Pitocina. Algunos médicos le administran Pitocin a las mujeres que reciben anestesia local continua para volver a empezar o acelerar las contracciones que se pararon o aletargaron con la anestesia. Las membranas rotas, más el Pitocin, crean contracciones uterinas muy fuertes que deben ser controladas, ya que el bebé corre el riesgo de sufrir durante el parto; no puedes sentir su fuerza y es probable que se te rompa el útero (59). Algunos hospitales actualmente miden la dosis con una máquina para que haya una menor posibilidad de que esto suceda.

5. Un monitor fetal externo o interno con todos sus riesgos y consecuencias. Cuando se aplica anestesia continua (ya sea caudal o epidural) es esencial revisar el rítmo cardiaco del bebé, porque el trauma fetal aumenta según va transcurriendo el tiempo de administración de la anestesia.

6. Un catéter. La sensación de que necesitas orinar se reduce por lo que puede ser necesario un catéter.

7. Una incidencia mucho mayor (de 3 a 4 veces mayor) de casos de extractor al vacío y parto con fórceps. A medida que se reduce el impulso y la coordinación del pujo, muchos bebés quedan en una posición posterior, transversal u occipucial. La madre no puede pujar y termina por "necesitar" un fórceps.

8. La cesárea. Con la anestesia epidural hay una tasa mayor de cesáreas. Es difícil separar la influencia de la anestesia epidural de la del monitor en el aumento del índice de cesáreas, debido a que actualmente se usa el monitor de manera rutinaria y se administra la anestesia epidural en las primeras etapas del parto. El argumento básico utilizado para justificar la mayoría de las cesáreas: "fracaso en el progreso del parto" a menudo es el resultado iatrogénico directo de un parto aletargado por la anestesia epidural.

E. Posteriormente

Tu bebé ya nació. Has hecho todo lo que está en tu poder por darle el nacimiento más saludable y seguro posible. Es probable que te sientas encantada con el parto y el alumbramiento mismo—plena, satisfecha, extasiada e inmensamente cercana a tu compañero y tu bebé.

El nacimiento es un acontecimiento muy poderoso. Revivimos el nacimiento de nuestro bebé muchas veces en los días, semanas y meses siguientes, pensamos y hablamos de él, lo sentimos en nuestro corazón. Es natural recrear el nacimiento y, a veces, es el medio esencial para entender lo que sucedió. Cuando vivimos nuestro parto en el contexto que nosotras mismas escogimos, sin complicaciones o con muy pocas, volvemos a vivir el momento con gran claridad y felicidad. Pero cuando las complicaciones inesperadas y las intervenciones médicas alteran la experiencia, es probable que tengamos emociones encontradas—alegría y desilusión, confianza y una sensación de inseguridad. Es probable que nos sintamos confundidas y poco satisfechas.

Saber lo que nos puede pasar no nos permite encontrar un lenguaje adecuado para expresar nuestro asombro y sentido de éxito o nuestra frustración, enojo y agravio. Los recuerdos de las experiencias negativas nos pueden perseguir. La infelicidad puede estar a flor de piel, accesible, asumiendo la forma de sufrimiento, enojo, o de violación. Podemos pensar "No tuve mi bebé; el sistema lo tuvo por mí". O es probable que enterremos nuestras emociones más fuertes, neguemos lo terrible de la experiencia porque reconocerlo nos llevaría a entrar en contacto con un enojo tan profundo que no sabemos cómo manejar o a quién culpar. Excusamos y defendemos a los médicos e instituciones describiendo las experiencias negativas como positivas. Nos volvemos defensivas: "Sí, otras no necesitan de estos procedimientos innecesarios y a menudo bárbaros, pero en mi caso

fue necesario". Nos excusamos por ser egoístas y querer algo diferente: "No importa. Después de todo, mi bebé está bien y eso es lo que importa. Pero, ¿por qué estoy llorando?" Nos sentimos apenadas de no haber tenido un parto "natural" para el que nos habíamos preparado. A menudo otras madres nos hacen sentir mal al implicar indirectamente que fue nuestra culpa. O bien nos sentimos distantes del bebé.

Mi siguiente recuerdo fue despertarme al día siguiente. "Tuvo una bebita bellísima", me dijeron. "¿Dónde está? Dénmela. ¡Es mía!" Me la trajeron. Ni siquiera me sentí contenta al verla. No estaba segura de que fuera mía.

Lo peor de todo, y lo más inadecuado, es culparnos—"Mi cuerpo no funcionó bien"- en vez de ver con claridad cómo el sistema mina nuestro conocimiento y auto-suficiencia; en vez de decirnos a nosotras mismas, como hiciera una autora: "Sea cual fuere la suerte que corras en tu parto, ten la certeza de que hiciste lo mejor que podrías haber hecho ese día para tu bebé".

Si no te satisfizo la experiencia, puede ser muy beneficioso reflexionar sobre ella y saldar cuentas con ella. Pregúntate lo que sucedió, habla sobre ello, pide los expedientes del hospital y compáralos con tus recuerdos de lo que pasó. Entiende las decisiones que tomaste y por qué las tomaste. Permítete sentir la más profunda gama de emociones que surjan. Un buen amigo o un terapeuta con experiencia te pueden ayudar a atravesar por este proceso; quizás te ayude más acercarte a un grupo de mujeres.

Después de explorar tus emociones y encontrar respuestas a tus preguntas, podrás avanzar y pasar a pensar en hacer las cosas de modo diferente la próxima vez, si piensas tener más hijos. A veces se toma años entender por completo lo que sucedió, un proceso difícil pero fortalecedor. Para algunas de nosotras ha sido el inicio de nuestro trabajo activista para cambiar las condiciones del parto.

Incluso ahora, diecisiete años después del nacimiento de mi hija, me sigo enterando de lo peligroso que fueron para ella las técnicas médicas que me suministraron. No sabía que mis médicos, los "mejores en la ciudad", eran tan ignorantes como yo. En lo que se refiere a mis sentimientos maternos "naturales", pues, sencillamente no los tenía. ¿Moverme durante el parto? Me acosté boca arriba, jamás se me ocurrió que otra posición era posible. ¿Insistir en que se quedara conmigo después de nacer? La tuve en mis brazos un instante, sentí su aliento sobre mi mano y dejé que se la llevaran. (Sin embargo, me repetía una y otra vez: "¡Tengo una hija! ¡Una hija! ¡Una hija!", como un canto dirigido a las paredes de la sala de recuperación; me sentía como una niña que había

El parto natural

En la mente popular la preparación para el parto se identifica con el método Lamaze (psicoprofilaxis, parto "natural" o "preparado"), el cual les enseña a las mujeres formas específicas de respirar y relajarse durante el parto y el alumbramiento. En la década de los 60, las defensoras del parto preparado lucharon por que las mujeres estuvieran despiertas y conscientes durante el parto—un avance importante ya que durante los 40 años anteriores las parturientas habían estado tan medicalizadas que prácticamente llegaban a estar inconscientes. Los críticos, sin embargo, señalan que corresponde muy bien al sistema americano de parto, que coexiste con todas las formas de intervención médica. Se nos hace pensar que estamos teniendo un parto "natural", cuando éstas de hecho estamos acostadas en cama, en posición horizontal, sin posibilidades de movernos; se usa pitocin para acelerar el parto; se nos afeita el vello púbico, se nos conecta a monitores, se nos corta (la episiotomía), y a veces se nos anestesia, por lo menos parcialmente. Se nos permite permanecer mentalmente activas -concentrándonos en nuestra respiración, jadeando como máquinas—pero físicamente permanecemos inactivas, no estamos "en control", sino que se nos controla doblemente por parte de las intervenciones médicas y por parte del método de respiración mismo. Según una asistente e instructora de partos:

> He visto como le dicen a éstas las mujeres que "hagan sus respiraciones" cuando se oponen a los exámenes y procedimientos dolorosos.
>
> De una conversación con una partera:
> ¿Qué? ¿Enseñarles a las mujeres cómo respirar? Pero si sabemos cómo respirar, querida, ¡llevamos todas nuestras vidas respirando!
>
> En este contexto, es imposible que el hombre quiera deshacerse de las parteras, Dios aún está en el trono.... Así que no se preocupen de que Alabama se deshaga de las parteras. Dios está en Alabama y en otros lugares también.
>
> Srita. Jazmín Hernández, partera
> Louisville, Alabama

La señorita Jazmín y muchas otras abuelas parteras del sur de los EEUU creen en mantener la fe. Estas parteras tradicionales dicen que Dios les dio su trabajo y que los poderes de lo sobrenatural siempre estarán presentes para guiarles.

Incluso hasta la década de los 50, la mayoría de los bebés negros del Sur nacían atendidos por las abuelas parteras, sobre todo mujeres negras, mayores de edad

auto-didactas. Sin embargo, en la actualidad las manos de las abuelas parteras reciben a menos del 1% de los bebés. También se han erradicado legalmente a las abuelas parteras blancas de los Apalaches o las abuelas de origen hispánico del sureste de los EEUU, o bien se les ha forzado a pasar a la clandestinidad.

Además de su profundo sentido de la espiritualidad, las abuelas parteras son especialmente sensibles para comprender las necesidades emocionales, sociales y psicológicas de las mujeres. Las parteras, por ejemplo, a menudo sirvieron a la misma familia por generaciones. (Las parteras tradicionales del Sur usan la expresión "servir" para describir sus actividades de asistentes en el parto). Su rol comunitario de parteras incluye el papel de consejera para las enfermedades infantiles y de los problemas de salud de las mujeres, dan apoyo en el hogar de la parturienta después del parto, dan consejos sobre problemas ginecológicos, son las yerberas de la comunidad y las curanderas en general. A las parteras que mantienen las expresiones culturales en torno al parto, también se les reconoce como especialistas en rituales.

Las parteras fueron las precursoras de la actual corriente de alternativas del parto y se mantenían muy activas durante el parto, manejaban diferentes técnicas de masaje que aplicaban durante el embarazo y el parto. Muchas abuelas ayudaban a las parturientas a usar las posiciones tradicionales para el parto, que les habían enseñado sus madres o las parteras de mayor edad de la comunidad; las parteras reconocían la sabiduría de agacharse, arrodillarse o ponerse en cuclillas para facilitar el parto. La mayoría de estas tradiciones vienen de Africa y siguen vivas en la actual cultura africana.

Aunque ya no florecen las prácticas tradicionales de las abuelas parteras, cada vez más se reconoce su validez e importancia. Las parteras contemporáneas están descubriendo que la partera tradicional sabía como asistir partos normales y partos más complicados, como los partos de gemelos, trillizos y partos invertidos. Actualmente, diferentes organizaciones, incluyendo la Asociación de Parteras de Norte América (Midwives' Association of North America -MANA), el Proyecto de Salud de la Mujer Negra (Black Women's Health Project) y las Parturientas de la Descendencia Africana (Childbearers of African Descent -CPAD) están incluyendo a las abuelas parteras. Las historias de las abuelas parteras tienen gran valor para todas las mujeres que trabajan por conservar la tradición de partos en casa asistidos por parteras.

Linda Holmes

recibido un regalo maravilloso en Navidad). A veces me culpo a mí misma, pero no por mucho tiempo. Mis lágrimas se siguen convirtiendo en enojo como me ha sucedido por años. Tanto mis lágrimas como mi enojo alimentaron mi determinación de ayudar a otras mujeres a encontrar alternativas a los cuidados obstétricos convencionales. Cuando tengo la suerte de estar presente en los partos de mis amigas, la sencillez y el gozo de esos nacimientos, nos reafirman y justifican nuestros trabajo por mejorar el cuidado y la información de todas las parturientas.

La seguridad

Todas queremos estar "a salvo". Ninguna quiere arriesgar su vida o la vida de sus hijas/os. Desde nuestra niñez se nos enseña que los hospitales son el lugar donde se va cuando nos lastimamos, cuando nuestra vida está en peligro. Aplicamos estas creencias al parto. Es cierto que las tasas de mortalidad en los hospitales no están mal. Mejoraron considerablemente en la década de los 40 cuando se introdujeron los antibióticos. Sin embargo, ni el embarazo ni el parto son enfermedades. Los hospitales no son necesariamente los mejores lugares donde parir un bebé. A muchas mujeres se les hace difícil escuchar las estadísticas negativas y los hechos negativos de los servicios hospitalarios. Se nos enseña a creer que son inevitables las muertes infantiles o maternas en los hospitales, mientras que si suceden en casa, se dice que pueden haber sido evitadas. Marjorie Tew, una especialista en estadística aplicada a la investigación médica, que se propuso probar la seguridad de los partos hospitalarios, encontró que lo opuesto era lo cierto: contrario a lo que se les enseña a los obstetras y a lo que se nos pretende hacer creer, el aumento de la hospitalización para el parto no es responsable de la disminución de la mortalidad infantil y materna (ve "Un parto más seguro" en la sección de Recursos). La seguridad, más bien, depende básicamente de la buena salud de la madre y de los conocimientos, capacidad y supervisión de los asistentes del parto.

Quizás es cierto que estamos más "seguras" donde nos sentimos más a gusto. También es cierto que muchas personas usan el término "seguridad" como una forma de intimidar, lo cual evita que algunas mujeres busquen alternativas que sean más compatibles con sus valores y creencias. Piensa qué quiere decir la palabra "seguridad" para ti y para las personas que comparten tu vida.

PRESENTACIONES MENOS COMUNES

En la anterior descripción del parto, supusimos que el bebé venía colocado en el útero de la forma más común—occipito-anterior izquierdo. Esto significa que el bebé viene cabeza abajo en el útero, recostado sobre su costado izquierdo con el occipucio -la parte trasera del cráneo- hacia la parte anterior de la madre. Es la forma más eficiente para que el bebé se deslice por el hueso púbico y entre en el canal de parto.

Otra posición es con la cabeza primero, pero mirando hacia el lado contrario, con la cara del bebé hacia la parte anterior de la madre. Se le llama presentación posterior. Puede implicar un parto más prolongado, ya que es probable que el bebé trate de voltearse durante el parto para nacer de la forma más favorable: con la cara hacia la espalda de la madre. Cuando el bebé viene con presentación posterior, es probable que tengas dolores de parto en la espalda. Tómate la libertad de adoptar la posición más cómoda para parir.

Algunos bebés vienen con las nalgas, los pies o las manos primero. Se trata de los bebés invertidos, lo cual puede implicar un parto prolongado. A veces tú misma puedes ayudar a voltear a un bebé invertido, a partir de la semana 30 del embarazo. También es probable que se volteen solos durante el parto, o que no se volteen. Un médico con experiencia puede vol-

tear al bebé desde afuera (versión cefálica externa). *
Si tu médico ha asistido muchos partos de bebés invertidos con éxito y tu pelvis es suficientemente grande y el bebé suficientemente pequeño, podrás parir por la vagina. Colócate en cuclillas: ¡así se ensancha la salida de la pelvis considerablemente! El peligro con los partos de bebés invertidos es que después de que sale el cuerpo del bebé, su cabeza puede quedar atrapada, y al tratar de respirar, el bebé se puede sofocar. Los médicos con experiencia envuelven al bebé en cobijas para mantenerlo caliente y evitar que el aire frío lo haga entrar en una conmoción que lo haga inhalar la mucosidad; también insertan un dedo en la vagina de la parturienta, para abrirle paso al aire. Los bebés invertidos que vienen de pie por lo general nacen por cesárea (a menos que sea el segundo de un parto de gemelos, cuando el cuello del útero se ha abierto bastante). Actualmente son pocos los obstetras que aprenden los conocimientos necesarios para efectuar versiones cefálicas exteriores o para ayudar en los partos vaginales de bebés invertidos; en lugar de ello, efectúan cesáreas.

Algunos bebés vienen recostados horizontalmente (transversales) y sus cabezas jamás llegan a encajar. Necesitan nacer por cesárea.

UN AMBIENTE IDEAL PARA EL PARTO

El contexto. Cuando te sientes cómoda y segura con personas conocidas a tu alrededor te es más fácil relajarte. Las mujeres deciden dar a luz en su casa para estar en su propio territorio conocido en donde están en plena libertad de ser ellas mismas. Los centros de parto fuera de los hospitales a menudo son como la casa; puedes cocinar tus propios alimentos, usar la sala, pasar el tiempo con tus hijos/as y amigos/as. Si vas a ir a un hospital, llévate tu "casa" contigo; es decir, tu ropa favorita, fotografías, cuadros, objetos especiales, una alfombra o cobija, discos o cintas de música.

Las personas con las cuales te sientes a gusto. Es importante que la presencia de los otros, su contacto físico, sus consejos y acciones te hagan sentir cómoda, te den fuerza y te hagan sentir felíz y segura y que ellos, a su vez, se sientan cómodos contigo.

El dolor era como un huracán que me hacía estremecer y me desintegraba. Grité muchísimo y dí vueltas y tomé varias duchas. Recuerdo ver a Pablo y pensar: "¿Por qué estás tan contento? Esto es terrible". Sin embargo, sé que su mirada me dio fuerza, me sostuvo. Necesitaba su contacto físico y su gozo y además necesitaba -aunque de manera muy distinta- de las palabras de la partera, de su conocimiento y de su reafirmación.

Escoge personas que te apoyen, que puedan entender lo que quieres y no quieres sin sentirse lastimadas. Cuando hay demasiadas personas y/o no se trata de las personas apropiadas (incluso puede ser tu compañero), pueden obstaculizar el parto al mostrarse demasiado atentos, demasiado ansiosos, demasiado ruidosos o mandones.

La respiración. La respiración profunda, aunque no la hayas practicado de antemano, te puede ayudar a relajarte. Imagina que tu respiración lleva oxígeno a cada una de las partes de tu cuerpo. Respira de la manera que te parezca más cómoda. Relaja la mandíbula. Abre la boca y la garganta. Sonríete. Ríe.

Descubrí mi propia forma de respirar. Sabía que tenía que relajarme dentro de la tensión.

Algunas mujeres usan la respiración que han estado practicando y se controlan demasiado, se vuelven demasiado tensas. Combina la respiración con diferentes posiciones físicas y con diferentes sonidos.

Estaba con una mujer que estaba respirando de manera rígida y firme, como había aprendido en sus clases de preparación para el parto. Estaba tensa, exhausta. Le dije: "No tienes que hacer eso". "¿Entonces qué hago?" "Tan sólo déjate ir y verás lo que pasa". Y se comenzó a relajar. Cuando se dejó ir, su energía comenzó a fluir. En las siguientes horas comenzó a suspirar; los suspiros se convirtieron en gemidos. En el piso, de rodillas, respiraba sobre las piernas de su compañero y mecía su pelvis. El comenzó a respirar y a mecerse al unísono.

Las endorfinas. Es probable que te sientas en éxtasis durante el parto, suave y tranquila entre una contracción y otra, sobre todo cuando el parto avance de forma natural e ininterrumpida. Tu cuerpo está produciendo sus propias sustancias para aliviar el dolor llamadas endorfinas, que tienen efectos similares a la morfina. (Se han encontrado niveles altos de endorfinas en la placenta de animales y humanos después del parto [25]). La tensión y el temor te hacen segregar adrenalina, con lo que te tensionas y se aminora el ritmo del parto y se vuelve más doloroso. Esto inhibe la secreción de las endorfinas. Al relajarte, permites que las endorfinas vuelvan a fluir. Si el parto es doloroso, no te eches la culpa. Puede resultar difícil la relajación profunda aun en un ambiente ideal.

Cambia de posición y desplázate. Las posturas en las cuales tu espalda está en posición vertical, como cuando caminas o te meces, te pueden ayudar a relajarte, alivian el dolor y hacen que las contracciones funcionen de manera más efectiva. También te ayuda colocarte de rodillas y manos (en posición de cuadrúpedo). Puedes mecerte, danzar lenta y rítmicamente y moverte de formas que jamás se te hayan ocurrido. Muchas mujeres encuentran que sentarse en el excusado es la posición más cómoda.

Los alimentos y bebidas. Cuando comes y bebes—alimentos ligeros en los inicios del parto, jugos, té con miel, paletas heladas de jugo, según se va intensificando—mantienes tu fuerza y los niveles de azúcar en la sangre, no te deshidratas y puedes manejar mejor las contracciones. Bebe y no te olvides de ir al baño a orinar.

El parto es un momento de mucha energía: no se espera que atravieses el canal de la Mancha o que corras en un maratón si se te ha privado de sustento y no puedas nutrirte en el intervalo.

Las emociones. Muchas mujeres no quieren ni necesitan hacer ruido, pero muchas encuentran que expresar las emociones fuertes del momento -el enojo, la exaltación, el temor, el dolor, gemir, gruñir, gritar, cantar- pueden ayudarlas a aflorar. Durante la segunda fase del parto a medida que exhalas tu bebé o lo expulsas, es probable que estés emitiendo sonidos mientras pujas. Los sonidos bajos parecen funcionar mejor que los más agudos; según las parteras, éstos tienen una sensación más descendente, más hacia abajo, más de tierra.

El agua es maravillosa. Los baños y duchas pueden relajar y tranquilizarnos durante el parto. Hay mujeres que se pasan horas debajo de la regadera. Cuando no logras llenar la tina y el agua está muy bajita, puedes pedirle a alguien que te tire agua tibia sobre el vientre durante las contracciones. (Una partera dice que es mucho mejor que el Pitocin para echar a andar las contracciones). Cuando hay mucha agua en la tina de baño, ésto ayuda a levantar el útero y alejarlo de ti con lo cual se reduce la intensidad del parto, sobre todo cuando los dolores se concentran en la espalda. Si te acuestas con todo el cuerpo debajo del agua y te apoyas en soportes, puedes flotar ligeramente y relajarte profundamente.

Ayuda: apoyo físico, masajes, tomarse de las manos y tocarse. Pídele a tu compañera/o, amiga/o, asistente de parto, o enfermera, que te ayude cuando te pongas en cuclillas, te pares o arrodilles; que se apoye en ti, que te sostenga bajo los brazos; que te deje colgarte de sus hombros; que te sostenga como desees o necesites.

"Absorbe" los toques humanos y los masajes. La compañía y/o el contacto te pueden hacer sentir a gusto, sostenida y amada. Es probable que tu compañero/a o asistente sepan exactamente qué hacer sin que se lo pidas. O quizás no. Si no se siente bien que te toque en un lugar determinado o forma determinada, dirígela/o hasta que se sienta mejor. Algunas mujeres no quieren que las toquen.

Les pedí a mis dos amigas que me dieran masajes de manera profunda y fuerte, poniendo mucha presión sobre los músculos de la parte baja de mi espalda para contrarrestar toda esa fuerza. Me gustó sentir sus manos sosteniendo mi vientre al mismo tiempo.

La imaginación. En el sur de la India, las asistentes del parto colocan una flor cerca de la parturienta; según se van abriendo los pétalos, se va abriendo el cuello del útero. Abrirse es una ceremonia, una celebración.

Imagínate que estás en el lugar que más te gusta, en donde estás feliz. Imagínate que eres una flor abriéndose, una luz explotando. Abre tu mente a las imágenes. Imagina a tu bebé abrazado por tu útero, pujando por salir, preparándose para nacer en su propia forma, abriéndote a tí a la vez. Repítete: "Siento cómo se mueve mi bebé bajando por mi pelvis, siento cómo mis músculos se van soltando; el cuello del útero se va estirando, abriendo, abriendo, MAS—abierto... abierto... ABIERTO".

Consejos para tus asistentes, familia y amigas/os. Pon atención. Observa. Guarda silencio, presente, sincronizada. Centra tu atención en ella. Sé alegre, positiva, estimulante, llena de inspiración. Muévete lentamente, respira lento, quédate tranquila. No comuniques tu ansiedad o temor. Si te sientes incómoda, deja el cuarto. No esperes que sea estoica. No esperes que te diga lo que desea con amabilidad y buenos modales. A veces no querrá que la toques para nada. Si te dice que te vayas, no te lo tomes personalmente. Es tan sólo el parto. No sientas lástima por ella. Claro que duele, pero muéstrale que crees en su fortaleza. Si dice: "Ya no aguanto más". Dile que claro que sí puede. De hecho está aguantando. Transforma lo que está pasando. Mejóralo. Quizás un paseo, una ducha, un baño, un cambio de posición la hará sentir mejor. Mantenla centrada en el presente. Si está perdiendo la concentración, ayúdala a concentrarse. Tómala en tus brazos, cántale, ríete, gime, arrúllala. Justo antes de que nazca el bebé, en el momento más intenso, es probable que necesite que la toquen o bien hacer contacto visual. Respira con ella. Mantén compresas calientes cerca de su perineo; el calor le ayudará a relajarse. O déjala apoyarse en tí.

POSTURAS PARA VOLTEAR A UN BEBE INVERTIDO

Comienza después de la semana 30 del embarazo hasta 4 semanas antes del parto o hasta que el feto cambie de posición.

1. Acuéstate boca arriba sobre una superficie dura con la pelvis elevada. Coloca almohadas bajo la pelvis, hasta que ésta quede de 20 a 30 centímetros más alta que la cabeza. Procura que tu estómago esté vacío. (Esta posición logró corregir un 89% de los casos de bebés invertidos en un estudio y colocarlos con la cabeza hacia abajo). Acostarse boca arriba sobre un burro de planchar doblado, con uno de sus extremos apoyado sobre un sofá o una silla, tiende a ser más cómodo que usar almohadas. Practica esta postura dos veces al día por espacio de 10 minutos cada vez.

2. La postura de rodillas al pecho. Colócate sobre tus rodillas y tus codos, apoya tu cabeza sobre las manos. Mantén las rodillas unos 20 centímetros aparte y la espalda recta. Procura que tu vejiga esté vacía. Si adoptas esta postura con la cabeza a la orilla de tu cama, puedes colocar un libro sobre el piso y puedes leer cómodamente. Practica esta postura 2 veces al día por espacio de 10 minutos cada vez.

EL PARTO

EL ENFOQUE DE LAS PARTERAS

Para las parteras el parto es un proceso contínuo que incluye el nacimiento del bebé y la expulsión de la placenta. Las parteras y demás médicos/as sensibles saben que cada parto tiene su propio ritmo y se toma su propio tiempo. No le ponen límites arbitrarios a la duración de cada fase, más bien usan diferentes enfoques y técnicas para facilitar el parto en determinados momentos. Esta actitud respeta y posibilita una experiencia descrita por las mujeres como fuera del tiempo. Algunas mujeres se abren de manera gradual y sostenida; para otras el proceso está marcado por periodos de espera y de descanso. A algunas mujeres se les salen los bebés sin problema, mientras que a otras les toma mucho más tiempo ayudar a sus bebés a pasar por la pelvis. Las parteras reconocen que tiene la misma importancia el parto que la expulsión de la placenta. Las "etapas" definidas médicamente (ve abajo) se refieren tan sólo a la relación que perciben los médicos entre el bebé y el cuerpo de la mujer y para nada al parto, tal cual lo viven las mujeres.

EL ENFOQUE MÉDICO

La tradición médica divide el parto en tres etapas: (1) el tiempo que se toma la mujer en dilatar y adelgazar el cuello del útero por completo; (2) el tiempo que se toma en expulsar el bebé; y (3) el tiempo que se toma en expulsar la placenta. La mayoría de los médicos y del personal hospitalario establecen límites de tiempo rigurosos y esperan que cada etapa se rija por ellos (la curva de Friedman). La mayoría de los médicos tiene una actitud muy agresiva con respecto a la expulsión de la placenta. Los límites de tiempo varían de médico a médico. Algunos hospitales llegan a esperar 24 horas antes de "acelerar" el parto con pitocin; otros esperan tan solo 12 horas e incluso menos, o bien proceden a hacer una cesárea por "fracasar en el avance del parto". A la mayoría de los médicos les desagrada que la "segunda fase" del parto dure más de una o dos horas. Si has recibido anestésicos, se prolonga esta fase por los efectos depresivos que tienen sobre el bebé.

Capítulo 27

EL POST-PARTO

Por Alice LoCicero y Deborah Issokson. Adaptación por Dinnys Luciano
(Centro de Apoyo Aquelarre, República Dominicana).

Contribuidoras a las ediciones previas: Dennie Wolf,
Mary Crowe, Laurie Williams, Helen Armstrong,
Jane Honikman, Gail Levy, Veronica Miletsky,
Carol Sakala y Dianne Weiss.

Aprender a ser madre

Los meses que preceden el nacimiento de un bebé son
una confusión, una verdadera confusión. Algunos días
los disfrutas de verdad, otros no tanto. Imagina tener la
oportunidad de darte vuelta en tu cama y disfrutar el
aroma de un bebé y de darte cuenta de los cambios diarios en un cuerpecito que provino del tuyo. Otros días
estás en el autobús con un bebé mojado y empujando un
cochecito por el corredor, o con él\ella en tus brazos, de
pie, por horas, hasta llegar a tu casa o a cualquier otro
lugar. Ves a la gente limpia y sin niños en el resto del
autobús y te sientes sucia, incómoda y sola.

> Recuerdo los lunes, cuando con dificultad mezcla-
> ba mis horas de trabajo con mis horas de nana, con
> la bebé llorando en el asiento del coche. Después
> los miércoles, cuando salíamos a pasear toda la
> mañana y ella riendo me abría los brazos; regresaba
> a trabajar pensando, "¡esto no es fácil, pero Dios
> mío, vale la pena!"

Alrededor del nacimiento de un bebé siempre hay celebración y cambios. Pero la nueva vida no es sólo la del
bebé—también lo es la tuya. Ser madre significa un profundo placer, intimidad y habilidad. Pero también te
provoca muchos sentimientos ambivalentes debido a las
implicaciones de este rol, al cual se le añaden, el trabajo
doméstico, casi bajo tu exclusiva responsabilidad, la deficiencia de servicios de salud, el medio de transporte, la
recogida de basura y la escasez de alimentos.

Pero en esta cultura, en estos tiempos, la maternidad
también es un reto a nuestro bienestar. Como madres,
muchas asumimos el papel de cuidadoras de tiempo
completo y enterramos nuestra necesidad de la compañía de otros adultos, de una educación, y de sexualidad. El número de mujeres que están bajo tensión
crónica, la cual se deriva del equilibrio de los papeles de
madre, trabajadora y amante, va en aumento. Aun aquellas que queremos niños, que tenemos buenos ingresos y
seguro de salud, ayuda y compañía de nuestros amigos o
amantes, descuidamos nuestra salud física y mental. El
esfuerzo es aún mayor para las madres solteras con bajos
ingresos y para las que no tienen acceso a una maternidad ideal (como las lesbianas, o las que no buscaron
tener bebés).

La maternidad puede ser un buen momento para
reflexionar. El alumbramiento y la lactancia nos brindan
un nuevo respeto por nuestros cuerpos. El cuidar, jugar y
mimar a nuestros bebés, nos lleva a descubrir una nueva
dimensión del amor. Muchas de nosotras nos rebelamos,
como nunca antes lo habíamos hecho, contra las políticas
de ser mujeres y cuidadoras, conforme nos movemos entre
las guarderías, la vecina, nuestras madres o cualquier persona que cuide de nuestras\os hijas\os, mientras vamos a
la calle a vender frutas, comida, etc, o bien a la oficina, la
fábrica, o el campo. Nuestras propias vidas nos van
enseñando a adaptarnos a los cambios en el hogar, al
cuidado de la salud, del salario y de las estructuras de trabajo que la familia necesita. Las horas que pasamos
cuidando a otros nos hacen estar más conscientes de las
cosas que pasan en el mundo, los prejuicios raciales y las
armas nucleares que nos depara el futuro.

Meciendo
por Gabriela Mistral

El mar sus millares de olas
mece divino.
Oyendo a los mares amantes
mezo a mi niño.

El viento errabundo en la noche
mece los trigos.
Oyendo a los vientos amantes
mezo a mi niño.

Dios Padre sus miles de mundos
mece sin ruido.
Sintiendo su mano en la sombra
mezo a mi niño.

Después del primer año de maternidad, de preparación y cuidados, podemos luchar con las situaciones y manejar las posibilidades. En este capítulo presentaremos las historias, la magia y las estrategias de muchas madres: mujeres que han tenido experiencias fáciles y difíciles después del parto; mujeres que han sido madres, con pareja o sin ella; primerizas y no primerizas; mujeres con parejas masculinas o femeninas; madres que trabajan en sus casas y madres que eligen o tienen que trabajar fuera de casa.

En este capítulo nos dedicaremos a las experiencias de las madres naturales, no hablaremos de las madres adoptivas o madrastras. Creemos que la experiencia de asumir el papel social de la maternidad es el mismo para cualquier mujer que se convierte en la guardiana principal de un niño, cualesquiera las circunstancias.

La experiencia del post-parto

La mayoría de las mujeres describen tres fases en la experiencia del post-parto. Durante los primeros días, nos enfrentamos a los efectos físicos y emocionales de haber dado a luz. En los primeros meses aprendemos lo que significa ser madres y a ajustarnos a la vida con un bebé. En otras palabras, vamos aprendiendo a vivir con las y los hijos en nuestras vidas. Este aprendizaje se inicia y se va transformando a medida que nuestras\os hijas\os van creciendo y nos imponen nuevos retos a partir de las necesidades de su edad. Finalmente, después de que la vida diaria empieza a asentarse (generalmente en la segunda mitad del primer año), nos empezamos a enfrentar a algunas de las situaciones a largo plazo que nos depara la maternidad.

Sin embargo, esto no significa que tengas que experimentar el post-parto en fases definidas o que termine después de un año. Probablemente podrás tener alguno de estos sentimientos en varios momentos y en distintos niveles de intensidad en los años por venir. El post-parto al igual que el parto son experiencias individuales. Esta individualidad está entrelazada con tu edad, tu condición socio-económica, identidad sexual, religión, lugar de residencia y grupo étnico, entre otras.

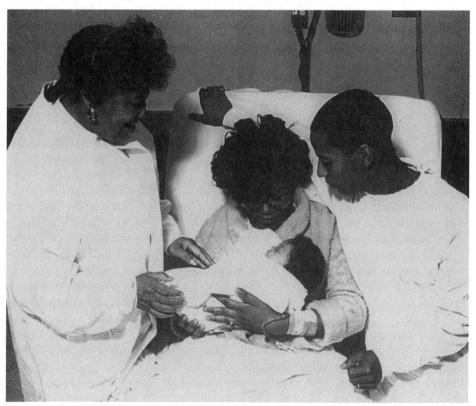

Robert Houston

PRIMERA FASE:
TRANSICIÓN HACIA LA MATERNIDAD.

Durante los primeros días después del parto, damos un paso del embarazo a la maternidad. Es tiempo de enormes cambios; físicamente nuestros cuerpos se recuperan del parto, y empiezan a alimentar al bebé; emocionalmente sentimos de todo, desde el regocijo hasta el agotamiento, la incertidumbre y la tristeza. Nuestra experiencia también puede hacernos notar si estamos preparadas para ser madres y si tendremos o no, el apoyo de un compañero o compañera, de la familia o los amigos.

Es necesario señalar que muchos de nuestros malestares emocionales después del parto están vinculados a contradicciones entre la realidad y la definición idealista de lo que significa convertirse en madre. A pesar de que en nuestras sociedades latinoamericanas se nos valora casi exclusivamente por nuestra capacidad de convertirnos en madres y de ejercer la maternidad, no es menos cierto que recibimos muchos malos tratos en los hospitales, experimentamos el parto en condiciones inadecuadas, marcadas por la insalubridad, la falta de personal de salud capacitado y de apoyo, de equipos, camas para acostarnos en el hospital, agua potable, etc. Esta situación, ligada a otras, nos puede generar tristezas y angustias. Muchas no queremos recordar las condiciones que experimentamos en el parto.

EMOCIONES ACERCA DEL PARTO.

Si el nacimiento fue una buena experiencia y el bebé es saludable, te sentirás increíblemente superior, tremendamente viva y orgullosa por lo que acabas de cumplir.

¡El hecho de haber tenido un parto largo y difícil, no quitó que me sintiera loca de contenta cuando nació mi bebé. Quería saltar de la cama y correr por todo el cuarto para celebrar. Después de un par de horas, la fatiga me venció y empecé a sentirme exhausta. Cada músculo y hueso me dolían. Por alguna razón, no me importaba. Era un buen cansancio del tipo que se siente cuando has estado luchando hasta el límite de tu capacidad. Junto con el desgaste vinieron nuevos y callados sentimientos de paz, felicidad y ternura por mi bebé y de solidaridad con todas las mujeres!

Pero también puedes tener otros sentimientos, especialmente si el parto no se desarrolló de acuerdo a tus expectativas, o si te encontraste con una intervención inesperada o tuviste complicaciones.

Habíamos planificado un parto sin intervención quirúrgica y tuve una cesárea de emergencia. Por esta razón no me sentí aliviada ni emocionada, aunque mi bebé estaba bien tenía la sensación de que había fallado en algo. Después superé este sentimiento, pero aún me sentía defraudada por la experiencia del parto. Algunas veces todavía me siento celosa cuando oigo las experiencias maravillosas de otras mujeres.

Algunas veces, el proceso del embarazo nos provoca múltiples sentimientos, a veces alegría, otros de tristeza y angustia.

En los casos del embarazo de adolescentes y de embarazos que son el producto de una violación sexual, se han reportado rechazos psicológicos al embarazo.

En los días después del alumbramiento, pensarás mucho acerca del parto, querrás hablar de ello con todos los detalles y tratarás de resolver tus sentimientos acerca de él. Lo revivirás una y otra vez, tal vez imaginando que pudiera haber ocurrido de otra manera.

LA MELANCOLÍA: PRIMERA DEPRESIÓN DESPUÉS DEL PARTO

Unos días después del parto, podrás sentir melancolía. Puede aparecer como una sensación fugaz de tristeza inexplicable, hasta una fuerte depresión que te incapacitará temporalmente. Llorarás inesperadamente, te sentirás preocupada por la falta de sentimientos maternales o asustada por la realidad de una responsabilidad que se te ha confiado. Muchas tenemos sueños vívidos y fantasías.

El nacimiento de mi bebé fue maravilloso, pero, al día siguiente, tenía la sensación de que algo faltaba, que había perdido algo durante el proceso. Al mirar mi vientre suave y flácido finalmente me di cuenta de lo que sucedía: había dejado de estar embarazada. Durante los siguientes días, noté que deseaba sentir las patadas de mi bebé. Ni siquiera sabiendo que tenía a uno real dejaba de sentir un vacío. Me tomó algún tiempo aceptar que este bebé era el mismo que había venido cargando por nueve meses.

Inmediatamente después del nacimiento de mi bebé, me sentí feliz y llena de gozo; pero esa noche estuve triste, lloré todo el tiempo. Durante los siguientes días estuve en mi cama pensando en morirme. No podía dormir. Trataba de explicarles a las enfermeras que me sentía deprimida y, todo lo que hacían era darme pastillas para dormir. Creía que nunca más volvería a sentir esta terrible desesperación. Tenía pesadillas. La que mejor recuerdo es cuando estaba alimentando a mi bebé y me quedaba dormida; entonces ella caía al suelo y moría. No sé por qué tenía estos sueños e impulsos. Tenía un matrimonio feliz y fue un bebé deseado.

Con excepciones casi todas las mujeres tienen estas sensaciones; la melancolía del post-parto con frecuencia aparece justo cuando baja la leche. Los cambios hormonales son en parte responsables de estos cambios de ánimo y la depresión puede aumentar si estás físicamente débil, anémica o agotada por despertarte repetidamente todas las noches. Por lo general, estos sentimientos duran un día o dos. Si te sientes insegura en cuanto a tu habilidad para cuidar o relacionarte con tu bebé, tu confianza irá aumentando con la experiencia. Además el hablar con otras mamás sobre tus miedos y ansiedades, te ayudará a sentirte menos sola. Con los cuidados de tu pareja, amigos o familiares, es menos probable que aparezca la melancolía o ésta es más fácil de manejar.

En el caso de algunas adolescentes, estos estados de tristeza están asociados a la consecuencias personales y familiares del embarazo. Para muchas adolescentes, el nacimiento de un\a bebé implica una sobrecarga para su familia, el tener que buscar un trabajo, generalmente de nivel y salarios bajos, el abandono de la escuela, el aumento de la dependencia económica de la familia, la ruptura de su noviazgo, las interrupciones de sus relaciones de grupo, el matrimonio forzado, y otras complicaciones físicas diversas.

Cuando la depresión dura más de unos cuantos días, por lo general es provocada por una combinación de factores físicos y sociales. Ofrecemos más información sobre otras depresiones serias más adelante.

CAMBIOS FISIOLÓGICOS DESPUÉS DEL PARTO: CÓMO CUIDARNOS A NOSOTRAS MISMAS

Para mí, la recuperación física no fue un problema. Tuve un parto sencillo, me recuperé muy rápido y regresé a la normalidad en unos pocos días. Lo único que me molestó fue el dolor en los pezones (el primer par de días) y el sudor nocturno, lo que duró como una semana. Por lo demás me sentía perfectamente. Tal vez me sentía muy bien por el parto, parecía tener más energía de la que tengo ahora, algunos meses después.

Me sentí incómoda durante las dos semanas después del parto. Además de que los puntos de la episiotomía me molestaban, me dolía toda el área pélvica y el dolor duraba más de unos minutos. ¡No pude sentarme por una semana! Y después, al llegar a casa, me dí cuenta de que no podía hacer nada. Odiaba la sensación de tener que ser auxiliada. Como sentía mucho dolor, estaba intocable y me era difícil corresponderle a mi marido, y atender a las visitas que venían a vernos.

Nuestros cuerpos sufren enormes cambios después del parto (un embarazo a la inversa). Tu útero volverá a estar firme, contraído, reducirá su tamaño de tal manera que después de diez días del alumbramiento no lo sentirás sobre el hueso púbico. Al amamantar a tu bebé, se agilizará este proceso de reducción, desarrollando las hormonas que necesitas para impulsar las contracciones uterinas. (Algunas veces si la leche no aparece, puede ser una señal de la retención de la placenta). Estas posibles contracciones del útero con frecuencia son fuertes y pueden asustarte, pero desaparecerán en unos días. Toma té de frambuesa y descansa con un paño caliente sobre tu vientre, esto te ayudará.

Otro cambio dramático es la reducción en un 30%, del volumen de tu sangre, durante las dos primeras semanas después del parto. Bajo otras circunstancias, esta pérdida te haría sentir agotada, pero en lugar de esto, la mayoría de las mujeres se sienten estimuladas. Si te sientes muy cansada o débil puede que estés anémica. Asegúrate de comer alimentos ricos en hierro y/o continúa tomando suplementos de vitaminas y hierro.

Mientras el tejido uterino se destruye, éste es expulsado por un flujo llamado loquios, similar a un flujo menstrual espeso, que generalmente dura de dos a cuatro semanas después del parto. Si el sangrado es demasiado espeso, se reanuda después de este tiempo o si huele mal (señal de infección), habla con tu médico o partera. El período inmediato al post-parto es el momento en que puede sobrevenir fácilmente una infección. Ten cuidado con estas señales -sangrado excesivo, fiebre- que pueden indicar que algo anda mal.

Muchas mujeres notan que después del alumbramiento, el fondo de su pelvis y las paredes abdominales están muy flojas, los ejercicios de Kegel, inmediatamente después del parto, seguidos de un suave ejercicio abdominal y las piernas levantadas, te ayudarán a restaurar la tonalidad de tus músculos.

Le tomará un tiempo a tus intestinos volver a trabajar con regularidad. El tomar muchos líquidos mantendrá tus intestinos en movimiento y te ayudará también a prevenir las infecciones del aparato urinario. Come fibra, pasas y ciruelas. Relájate y deja que tu cuerpo se recupere. Si no haces un esfuerzo, no ayudarás a que tus órganos se recuperen (un miedo común), te arrancarás los puntos o agravarás tus hemorroides (venas varicosas del ano), las cuáles aparecen algunas veces durante el embarazo o en la segunda etapa del parto. Si las tienes, enjuágalas con papel de baño humedecido con agua o con loción de hamamelis, después de cada deposición, y toma frecuentes baños "sitz" (un recipiente diseñado para que te puedas sentar a remojar toda el área genital, en agua tibia sola o con algún compuesto curativo. Por ejemplo, una y media pulgadas de agua con una mezcla fuerte de té de consuelda ayuda a sanar los puntos de la episiotomía).

Durante las primeras 24 horas después del parto, aplica compresas de hielo en el perineo, labios vaginales, ano, etc., para reducir la inflamación. Después de 24 horas, remójate el área genital varias veces al día (ver arriba). Algunas parteras recomiendan la miel o la vitamina E para sanar los puntos y las rasgaduras; otras prefieren mantener el área seca y exponerla por unos minutos a los rayos infrarrojos. Muchas prefieren esperar dos semanas antes de tomar baños, la regadera es mejor.

Conforme se deshacen los tejidos del exceso de líquidos acumulados durante el embarazo, beberás, orinarás y sudarás más de lo normal. La súbita pérdida de estrógeno provocará también sudores nocturnos que pueden durar varias semanas. (Son similares a los sudores nocturnos de la menopausia) Algunas mujeres sienten "calores" durante la lactancia, cuando baja la leche.

Si desde el nacimiento amamantas a tu bebé, haciendo caso omiso a la espera forzosa que obliga el hospital (12 a 24 horas), y de acuerdo a las demandas de tu bebé, lo más probable es que el congestionamiento (dolor en los senos) no ocurra. Si no amamantas con regularidad, tus senos se pondrán duros cuando la leche baje por primera vez, durante el segundo o tercer día después del alumbramiento. El amamantar con frecuencia (para mantener los pechos vacíos), aplicar calor con baños calientes o compresas y el masaje de los senos (para ayudar a la circulación y a que baje la leche), ayudará a que el congestionamiento desaparezca rápidamente. Algunas mujeres recomiendan compresas heladas para aliviar el dolor. Haz lo que sea para aliviarte, pero no dejes de amamantar!

En el pasado, asumiendo que no iban a amamantar, algunos hospitales aplicaban rutinariamente inyecciones de DES o andrógenos (hormonas masculinas) a las nuevas madres, para suprimir la producción de leche. Estas hormonas luego fueron reemplazadas por una droga llamada bromocriptina. Sin embargo, se comprobó que esta droga también podía ser peligrosa. No recomendamos estas inyecciones.

Si planificas amamantar, díselo a tu médico y al personal del hospital para que sepan que NO deben ponerte ningún supresor de leche. Si no lo vas a amamantar, envuelve bien tus senos generosamente, esto te librará de la incomodidad cuando baje la leche y disminuirá la producción. Antes de tomar la decisión de no amamantar, deseamos que piensees seriamente en las ventajas de hacerlo (ver más adelante).

Después de un parto normal, probablemente estarás fuera de la cama en unas cuantas horas. Si te pones de pie después de dar a luz, tendrás menos problemas con la vejiga e intestinos y una rápida recuperación de energía. Si te levantas rápido podrás reducir tu estadía en el hospital. Algunos hospitales y centros de nacimientos animan a las madres a que regresen a sus casas en las siguientes 24 horas, si el parto es normal. Esto no significa que debes reanudar tus actividades inmediatamente. Es muy importante que te cuides durante los días siguientes al parto. Si llevas a cabo actividades fuertes demasiado pronto, alargarás el proceso de recuperación y te sentirás exhausta en una o dos semanas. Aunque te sientas en perfecto estado, no recibas muchas visitas y deja que otra persona se haga cargo de las labores domésticas y de tus otros hijos, si los tienes. Si estás sola en casa, pídele a tus amigas(os), parientes o vecinos que te den sus vueltas y te traigan comida.

Tu hospital también puede proporcionarte servicios sociales y de amas de casa. También puedes usar redes de solidaridad comunitaria y familiar, como los grupos de amigas y vecinas, los grupos de mujeres que hayan en tu barrio y comunidad. Por lo menos durante seis semanas debes encontrar el tiempo para hacer ejercicios y descansar.

Nuestros amigos tenían un buen sistema. Durante la primera semana traían, cada noche, algo de comer. Pero les gustaba quedarse y comer con nosotros. ¡Terminábamos teniendo que atenderlos! Finalmente, les pedimos que trajeran la comida y nos dejaran solos. Estábamos demasiado cansados para tener compañía.

RECUPERACIÓN DESPUÉS DE UNA CESÁREA

Si te han hecho una cesárea, te sentirás incómoda y débil por un día o más. También tendrás dolor alrededor de la incisión. Te pondrán suero intravenoso y una sonda (para drenar la vejiga), durante 24 a 48 horas. La mayoría de las mujeres se sienten muy incómodas con la sonda, así es que pídele al doctor que la retire pronto. También pregunta si te pueden poner el suero en un lugar donde no estorbe para amamantar a tu bebé. Si te pusieron anestesia general durante la operación, tus pulmones habrán acumulado líquido que te dará tos. Los ejercicios de respiración que aprendiste para el parto te ayudarán a toser sin mucha molestia. Muchas mujeres sufren de gases y/o estreñimiento. El comer alimentos ligeros y fáciles de digerir te ayudará a sentirte mejor en los primeros días.

Después de una cesárea, te podrás poner de pie en un día. Te dolerá al caminar, pero ayudarás a que tu sistema digestivo funcione bien y evitarás que se formen coágulos en tus piernas (trombosis). Después de algunos días

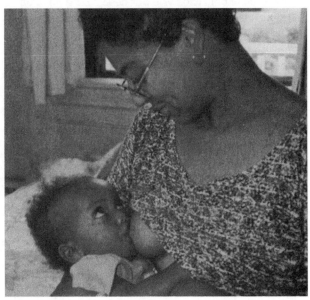

Judy Norsigian

AMAMANTANDO A TU BEBÉ

La mayoría de las mujeres que trabajamos en este libro hemos amamantado a nuestros bebés, porque lo hemos querido y porque estamos orgullosas de poder proporcionarles la mejor nutrición. Aun después de regresar al trabajo hemos encontrado la forma de continuar con la lactancia. La publicidad y los hospitales siguen promoviendo las fórmulas, aunque las investigaciones muestran que la leche materna es el mejor alimento. Las mujeres que deciden amamantar a sus bebés tienen dificultades para encontrar información y apoyo, o son presionadas por la familia o los doctores para que no lo hagan, porque piensan que de esta manera el bebé no toma la leche "suficiente". También porque en nuestra sociedad se nos enseña (directa o indirectamente) que los senos son símbolos sexuales, y nuestros cuerpos objetos sexuales, y nos sentimos avergonzadas o incómodas cuando mostramos nuestros senos al alimentar a nuestros bebés. Hemos escuchado que si amamantamos "estropearemos nuestra figura", o que nos esclaviza tanto que no podremos reanudar nuestro trabajo u otras actividades. Estos mitos desaniman a las mujeres que han decidido dar el pecho.

Muchas veces, también se nos dice que la lactancia materna es la única vía para asegurar la salud de nuestras\os hijas\os. Existe propaganda generalizada que nos dice que el bienestar de los bebés depende exclusivamente de si son amamantados o no. Aunque los beneficios de la lactancia son enormes, no es menos cierto que la salud y desarrollo psicológico de los bebés no depende solamente de ello. En muchos países latinoamericanos y caribeños, donde más de la mitad de la población vive por debajo de la línea de pobreza, los niños se mueren y enferman por muchas condiciones que están al margen de nosotras mismas. Incluso muchos de nuestros hijos\as enfrentan la muerte por falta de atención médica, las condiciones insalubres en las que vivimos, la contaminación del medio ambiente y los episodios repetidos de infecciones respiratorias agudas, entre otras.

Según datos de OPS (1990) en América Latina y el Caribe, como en el resto de los países en desarrollo, las tasas de mortalidad en lactantes son, en promedio, diez veces más altas que en los países desarrollados.

La Mortalidad infantil para el Caribe se estima en 54 por cada 1,000 bebés nacidos vivos. Encontramos en Haití la tasa más elevada de mortalidad infantil la cual asciende a 106 muertes por cada 1000 bebés nacidos vivos.

La investigación muestra que hay muy buenas razones para amamantar y que la leche humana (al contrario que la de vaca) está compuesta para satisfacer las necesidades del bebé. La leche materna provee exactamente el balance correcto de nutrientes, los cuales se adaptan a los requerimientos del bebé. Hasta los bebés que no toman otro tipo de alimento, digieren la leche materna con facilidad. Además, la leche materna fortalece al bebé y aumenta su resistencia contra las infecciones y enfermedades, algo que la fórmula no hace. El calostro, que es el líquido que fluye antes de que baje la leche, es especialmente alto en anticuerpos, que protegen al recién nacido contra las infecciones por estafilococos, el virus de la polio, la diarrea y las infecciones provocadas por la "Escherichia coli", los gérmenes a los cuales son más susceptibles. La leche materna proporciona también una inmunidad natural para casi todas las enfermedades comunes infantiles, por lo menos durante seis meses, y con frecuencia hasta que se termina la lactancia por completo.

Debido a los anticuerpos que provee la leche materna, los bebés quedan inoculados contra las enfermedades hasta que se termina la crianza. Habla sobre esto con tu médico.

En general, los bebés criados con el pecho tienen menos problemas de alergias, estreñimiento, indigestión, desórdenes en la piel y la futura caída de los dientes, que aquéllos criados con biberón. El proceso de lactancia también ayuda a un mejor desarrollo del arco dental, previniendo la necesidad futura de la ortodoncia. Por todas estas razones, la Academia Americana de Pediatría, respalda la lactancia como la mejor forma de alimentar al bebé. Hay serias desventajas en el uso de la fórmula. Aproximadamente 5,000 bebés mueren anualmente en los Estados Unidos debido al abuso de ésta, especialmente entre las mujeres pobres. Otros escándalos médicos en este país están relacionados con las muertes de bebés que han tomado fórmulas impropias o contaminadas.

La fórmula también tiene sus ventajas. Puede prepararse en el momento en botellas esterilizadas. Pero, la leche materna es económica y siempre está disponible, a la temperatura adecuada y, ¡no hay que cargar botellas! Además el suplemento de leche se ajusta a las necesidades del bebé; mientras más lo amamantes, más leche tendrás. Cuando decidas dejar de amamantar al bebé, la leche desaparecerá poco a poco.

Las mujeres que amamantan recobran su figura antes que las que no lo hacen. El amamantar ayudará a tu cuerpo a desalojar los líquidos de los tejidos. Ya que el cuerpo quema cerca de mil calorías diarias para producir la leche, las mamás que amamantan tienden a perder, gradualmente, el peso ganado durante el embarazo, en los primeros meses después del parto.

Finalmente, el amamantar puede ser relajante y sensual, cálido y satisfactorio. Algunas mujeres se excitan y tienen orgasmos mientras están amamantando. Esto es porque la oxitocina, la hormona que produce el orgasmo (y las contracciones del parto), es también responsable del descenso de la leche cuando es estimulada por la succión del bebé. La madre y el bebé tienen, en la lactancia, una relación íntima e independiente; la mayoría de las mujeres se sienten extraordinariamente cerca de sus bebés mientras los amamantan. Es importante señalar que aunque podemos tener un orgasmo mientras amamantamos, de ninguna manera esto implica una relación erótica con los bebés. Sólo los perpetradores de abuso sexual, sexualizan el afecto y consideran a los menores como fuentes de placer erótico. No nos parece correcto en nuestra cultura hablar de sensualidad en relación a menores de edad ya que puede resultar políticamente peligroso, sobre todo para nuestras luchas contra el abuso sexual de menores.

Si decides amamantar, es una buena idea la de que te acerques y pidas el consejo de otras mamás que lo han hecho con éxito. La Liga de la Leche proporciona este tipo de consejo, literatura y grupos de apoyo. El amamantar requiere determinación y práctica, especialmente porque algunas no hemos crecido entre mujeres que lo han hecho. La mayoría de los problemas del embarazo se pueden resolver con paciencia y con el apoyo debido. Hay problemas comunes, como la dificultad para que baje la leche y mantener el suplemento adecuado cuando el bebé crece rápidamente. Si tienes este problema u otros, te recomendamos que te acerques a otras madres que amamantan o a grupos de apoyo (como La Liga de la Leche), en lugar de ir con el pediatra. Son pocos los médicos que están verdaderamente experimentados y/o que ofrecen el suficiente apoyo que realmente te ayude; muchas mujeres se desaniman cuando los problemas aumentan.

Algunas mujeres prefieren la fórmula porque de ésta manera otras personas pueden ayudar en la alimentación de sus bebés y es fácil saber la cantidad exacta de leche que han tomado. Ocasionalmente, cuando las mujeres prefieren amamantar, surgen dificultades que las obligan a alimentarlos con biberón, total o parcialmente. Si decides darle biberón, por éstas u otras razones, asegúrate de seguir teniendo una relación cercana con tu bebé. Como quiera que lo alimentes, le gustará estar cerca de ti y que lo arrulles mientras come. Esta cercanía es importante para su salud emocional, para satisfacer su necesidad de tocar y succionar, que es especialmente fuerte en los primeros meses

EL AMAMANTAR BAJO CIRCUNSTANCIAS ESPECIALES

No hay razón por la cual las mujeres que tuvieron una cesárea no puedan amamantar, aunque será un poco más difícil sostener al bebé si te sientes incómoda por la cirugía, por la anestesia, o si el bebé está adormecido. Algunas madres a las que se les ha hecho cesárea, se rehusan a tomar pastillas para el dolor, pues las pueden transmitir al bebé a través de la leche. Las madres de bebés prematuros o gemelos, generalmente, pueden y deben amamantar a sus bebés. Las investigaciones demuestran que la leche de las madres de bebés prematuros contiene más proteínas que la de las madres de bebés de tiempo completo. (La Leche, Hoja No. 13, Dic.1980, disponible en la Liga Internacional La Leche. Ver la dirección en los Recursos).

Si tu bebé es demasiado pequeño y débil para succionar, puedes alimentarlo a través de una sonda, hasta que esté lo suficientemente fuerte para hacerlo. Aunque estés separada de tu bebé por una hospitalización prolongada, podrás alimentarlo (ver más adelante).

Con algunas excepciones, las mujeres enfermizas que requieren medicamentos pueden y deben continuar amamantando. Si estás tomando medicinas que puedan transmitirse al bebé a través de la leche, habla con tu médico para que haga algunas substituciones; te baje la dosis o te las suspenda. Aclárale al médico que quieres seguir amamantando a tu bebé.

Si por alguna razón dejas de hacerlo (o habías decidido no hacerlo), puedes reactivar tu suministro de leche haciendo que tu bebé succione con frecuencia. Puede tomar algún tiempo y el proceso puede ser frustrante y difícil. Algunas mujeres decididas han reanudado la lactancia semanas y aún meses después de haberla abandonado. En ocasiones, las madres de niñas y niños adoptados han logrado amamantarlos con éxito.

La Liga de la Leche (ver Recursos) tiene documentados algunos ejemplos mencionados arriba, que te pueden proporcionar información valiosa, consejos, literatura y estímulo durante tiempos difíciles.

CÓMO CONTINUAR LA LACTANCIA UNA VEZ REGRESES AL TRABAJO

Si planificas volver al trabajo, necesitas tiempo para ti, o crees que es importante que tu pareja u otros miembros de la familia alimenten al bebé, es posible establecer ciertos arreglos para llevarlo a cabo, especialmente después de los primeros dos meses. Puedes extraer la leche (con la mano o con un extractor), enfriarla o congelarla (si no se va a usar en unas horas), y dejársela a otros para que se la den al bebé. Como alternativa, puedes buscar a otra mamá que esté amamantando y que quisiera hacerlo con tu bebé, mientras estás afuera. Si no lo alimentas en forma metódica, asegúrate de extraer la leche en el momento adecuado, para mantener tu suministro. Recuerda que el amamantar es un asunto de oferta y demanda. Sabemos de azafatas que se extraen la leche mientras están viajando y amamantan a sus bebés cuando están en casa.

Para algunas mujeres el extraer la leche es un verdadero inconveniente. Otras tienen problemas para extraer lo suficiente para mantener el suministro adecuado. En estos casos, puedes amamantar, y completar los requerimientos del bebé con jugo o fórmula en las demás ocasiones, o, sustituir la lactancia por el biberón. El punto es cumplir con el compromiso de la mejor manera para ti y tu bebé. En caso de que te extraigas la leche y la dejes en casa para que alguien se la dé al bebé, debes tener precaución con las condiciones en que se conserva. Se recomienda siempre colocar la leche en la nevera ya que, muchas veces, las moscas, cucarachas u otros insectos se posan en los envases donde se guarda la leche y le transmiten enfermedades al bebé.

LA LACTANCIA Y EL EVITAR LOS HIJOS

Cuando estás amamantando por completo o lo que llaman "lactancia exclusiva" (sin fórmula suplementaria ni alimento sólido), tus períodos menstruales regresarán de 7 a 15 meses después del nacimiento, porque las hormonas que estimulan la producción de leche también inhiben la menstruación. Sin embargo, esto no es un método confiable de anticoncepción. Es posible (pero raro) ovular y concebir antes de recobrar tu período. Una vez que haya vuelto la menstruación puedes quedar embarazada. Al elegir una forma de control natal, evita los dispositivos intrauterinos, ya que éstos aumentan el riesgo de la enfermedad pélvica inflamatoria. Recientemente, la Academia Americana de Pediatría advirtió que el uso prolongado de píldoras combinadas puede afectar el suministro de leche y/o disminuir el tiempo de la lactancia. Tenemos serias preocupaciones en cuanto a los anticonceptivos orales. (Ver cap. 8 "Los Anticonceptivos").

CONSEJOS PARA EL ÉXITO DE LA LACTANCIA

Para poder establecer y mantener un buen suministro de leche debes cuidarte de tí misma. Esto significa comer alimentos altos en proteínas . Asegúrate de incluir alimentos ricos en vitaminas B y C, hierro y calcio.

Si has estado tomando suplementos pre-natales, síguelo haciendo hasta que tu médico mande otra cosa. No trates de perder peso ahora. Las diez libras o más, que has retenido después del alumbramiento, ayudarán a tu cuerpo a sostener la producción de leche durante los primeros meses. Además, la pérdida repentina de peso puede ser nociva: si tu cuerpo se ve forzado a movilizar sus suminstros de grasa, tu leche puede contener grandes cantidades de los químicos peligrosos que existen en nuestro medio y en los alimentos que digerimos.

Asegúrate de beber suficientes líquidos. Una buena regla es beber un gran vaso de jugo, leche o agua cada vez que amamantes. Mantén sobre tu mesa de noche un vaso de agua.

Es muy importante descansar lo necesario. La producción de leche es difícil cuando tu cuerpo se siente cansado o postrado. Si sientes que tu suministro de leche es inadecuado, trata de reducir tus actividades y descansa todo lo posible. Algunas mujeres también recomiendan un suplemento de levadura de cerveza (que contiene altas dosis de vitamina B) o un vaso de cerveza obscura (que contiene levadura). También puedes tomar tés de abrojo, manzanilla o semilla de fenogreco, 30 minutos antes de amamantar.

Recuerda, todo lo que comas o bebas será transmitido por la leche. Por esta razón debes evitar la cafeína y las drogas. Antes de tomar algún medicamento, consulta a tu médico para saber si puedes tomarlo. Comunícate con La Liga de la Leche para obtener una lista de las drogas que debes evitar durante la lactancia (incluyendo remedios caseros). Tampoco tomes más de dos copas de bebidas alcohólicas diarias.

También, el estado emocional es muy importante, por lo que en la medida de lo posible, debes amamantar a tu bebé relajada.

ALGUNOS PROBLEMAS QUE SUELEN OCURRIR

Pezones adoloridos. Algunas mujeres tienen dolor en los pezones en los primeros días de la lactancia. Mientras que en los hospitales aconsejan a las madres dar el pecho sólo cinco minutos de cada lado, en intervalos de 4 horas, la mayoría de las mujeres se han dado cuenta de que es mejor amamantar al bebé con más frecuencia, ya que así no se llenan los pechos (ver más adelante) y el bebé succiona con menos vigor. Si todavía así te duelen los pezones, es recomendable exponerlos al sol y al aire cada vez que puedas; esto te ayudará, al igual que las aplicaciones de aceite de vitamina E, lanolina o crema de caléndula. Otro tipo de ungüentos podrían ser tóxicos para el bebé.

Senos congestionados. Cuando tu leche baja en el segundo o tercer día, sentirás tus pechos llenos, pesados y te dolerán al tocarlos. En algunas ocasiones estarán tan llenos que tendrás que extraer un poco de leche, antes de que el bebé se apodere del pezón. Si amamantas con frecuencia, puedes prevenir la congestión, pero si esto no ocurre, una ducha o unas compresas calientes antes de alimentar al bebé te ayudarán a remediar la situación en un día o más. Mientras tanto tu cuerpo se irá ajustando a las demandas del bebé.

Senos adoloridos. Si en el área de tus senos aparece un lunar hinchado, rojizo y que te duele, puedes tener un conducto tapado, debido a un descenso inadecuado, congestión, el no amamantar con frecuencia, la ropa apretada o la tensión y la fatiga. Las compresas calientes, los masajes y el amamantar con más frecuencia generalmente calman el dolor. Si la hinchazón va acompañada de fiebre y cansancio y de una sensación dolorosa (si aparece un fluido), lo más probable es que tengas una infección (mastitis). En este caso, consulta con tu médico o partera y asegúrate de estar en reposo. Algunas personas recomiendan ponerse un diente de ajo (un antibiótico natural), bajo la lengua, durante la noche. Si no mejoras en 24 horas, lo más seguro es que necesites medicamentos. Rara vez la infección se desarrolla en forma de absceso y tiene que ser drenada quirúrgicamente. Sin embargo, en la mayoría de los casos, un tratamiento oportuno evitará que esto ocurra.

podrás empezar a hacer ejercicios (ver Ejercicios esenciales para el parto, de E. Noble, listado en los Recursos), que aceleren la recuperación y restauren los músculos, pero debes evitar levantar cosas pesadas y los ejercicios fuertes, por lo menos durante seis semanas.

Ya que has tenido cirugía, tendrás que estar en el hospital por varios días, así que es importante que te sientas bien durante tu estadía. Pregunta por todo lo que pueda hacerte sentir mejor, por cuanto tiempo te pueden visitar tu pareja, familiares y amigas(os), si te pueden traer alimentos, o si te pueden dar un masaje cuando te sientas cansada y dolorida. Algunos hospitales permiten que tu pareja se quede toda la noche.

Al segundo día, insistí en levantarme y darme una ducha. Lavarme el cabello fue un gran paso hacia mi recuperación. Me hizo sentir que de nuevo me estaba haciendo cargo de mi cuerpo. Hacer ejercicios también me ayudó -empecé por estirar mis piernas y hacer rotaciones con mis tobillos.

Si te sientes lo suficientemente bien, tienes la ayuda adecuada en tu hogar y te sientes incómoda en el hospital, pregunta si te puedes ir antes. (Quizá podrás regresar como paciente externa para que te quiten los puntos).

SEGUNDA FASE: ACOSTUMBRARSE A VIVIR CON UN BEBÉ

Durante los primeros meses después del nacimiento del bebé, aprendemos lo que significa tener una criatura en nuestras vidas. Muchas mujeres describen el post-parto como un período de fragmentación y desorganización.

Durante las primeras semanas, sentía que estaba como desapareciendo, parecía existir sólo en las palabras de otras personas. Algunas veces no estaba segura dónde terminaba el bebé y dónde empezaba yo. Sentía que había perdido mi propio ser y estaba muy cansada, física y emocionalmente, para encontrarlo de nuevo. Pero también estaba descubriendo una nueva parte de mí misma que antes no conocía: tenía sentimientos profundos e inesperados hacia mi bebé, un resurgimiento de amor por mi madre y un sentido de solidaridad con otras mujeres. Iba, de la desesperación a sentimientos arrolladores de ternura, todo en el lapso de una hora.

En este período debemos encontrar la manera de hacer frente a los cambios que ha traído este cataclismo. En algunas ocasiones vivimos conflictos muy severos por las expectativas sociales, tanto comunitarias como familiares. Enfrentamos demandas de cuidados por parte del/la bebé, necesidad de producir dinero para poder sobrevivir, falta de personas que nos ayuden a llegar a cualquier lugar frente a los problemas de transporte, quien nos lave la ropa, cocine para nosotras, en fin, nos apoye en este período de cambio.

EL CANSANCIO

Entre toda la tensión emocional asociada con el postparto, el cansancio extremo o la fatiga es la más común. En algún momento nos desplomamos por la presión de pasar noche tras noche de sueño interrumpido -algunas veces por corto tiempo, otras por meses, especialmente cuando hay otras niñas y niños en casa.

En la primera semana del post-parto estaba en las nubes. Parecía tener la suficiente energía para todo: mi nuevo bebé, mi esposo y la constante fila de visitantes que llenaba la casa. Entonces, un día se acabó. Trabajosamente pasaba el día con dos o tres siestas. Para las 9 de la mañana estaba exhausta. Además, mi perineo, que apenas estaba sanando, empezó a doler otra vez. Mi cuerpo me estaba mandando un mensaje muy claro. Cuando empecé a cuidarme, me sentí mejor, pero nunca recuperé aquella energía inicial.

Los primeros tres meses de vida de mi tercer bebé fueron de confusión. Pasaba cada día constantemente cansada e irritable y ciertamente no era divertido. Las mayores (de 3 y 6 años) sufrían por no tener la atención suficiente. Ya que amamantaba al bebé 6 veces al día, casi no había tiempo para pasear a las niñas ni para los quehaceres domésticos. Todavía me siento débil la mayor parte del tiempo.

Algunas incomodidades físicas contribuyen también a la fatiga. Las más comunes, que duran de 2 a 3 semanas después del parto, son la transpiración (especialmente en la noche), la pérdida del apetito, sed (por la pérdida de líquidos y la lactancia) y el estreñimiento. Si continúas perdiendo el sueño, puedes empezar a padecer de insomnio por la pérdida de sueño, "REM"(en inglés, rapid eye movement). Esto puede provocar desórdenes emocionales y físicos. Tu pareja también puede sufrir los efectos del insomnio.

Algunas mujeres duermen lo suficiente aunque el bebé interrumpa su patrón de sueño. Sin embargo, si duermes más profundamente en tu sexta o séptima hora de sueño, ten a alguien que pueda alimentarlo durante la noche, temprano por la mañana o en la tarde, para que así una vez al día puedas dormir por un largo intervalo y no sólo algunas horas entre comidas. Haz lo mínimo de quehaceres domésticos, pide que alguien te ayude con ellos y con las demás niñas o niños que tengas. Si te es posible, toma una siesta cuando el bebé duerma.

LA SEXUALIDAD

Algunas de nosotras tenemos muy poco o ningún interés en el sexo por un tiempo después del alumbramiento. Otras reanudamos la actividad sexual bastante rápido. Debemos actuar de acuerdo a nuestro propio paso.

El poco interés sexual puede ser el resultado de que tu vida ha cambiado bruscamente, te sientes exhausta, tienes que cuidar a tu nuevo bebé, a tu cónyuge y posiblemente a tus otros hijos. Tú necesitas ser alimentada y cuidada también.

La forma en que manejamos la sexualidad durante el primer año después del nacimiento de nuestro bebé, era demasiado pesada. Estaba tan cansada que me quedaba dormida a los 5 minutos, frustrando a Jack y hasta haciéndolo enojar. Otras veces tenía en mente a mi bebé y las relaciones me parecían toscas y crudas. Creo también que al final del día ya había tenido bastante contacto de piel a piel y no me sentía sexualmente hambrienta. Pero Jack no lo había tenido. Esta desigualdad nos estaba volviendo locos. Después de meses y meses con este lío, tuvimos que inventar "formas intermedias" para estar físicamente el uno con el otro. Creo que logré esto al observarlo a él siendo afectuoso con el bebé - necesitaba también verlo a él en el rol de padre.

El poco interés sexual puede tener causas físicas. Si has tenido una episiotomía o una rasgadura en el perineo durante el parto, el área estará adolorida por varias semanas. Tu vagina se sentirá seca, pues ha perdido su lubricación normal por los bajos niveles de estrógeno (más común en las madres que amamantan). La penetración

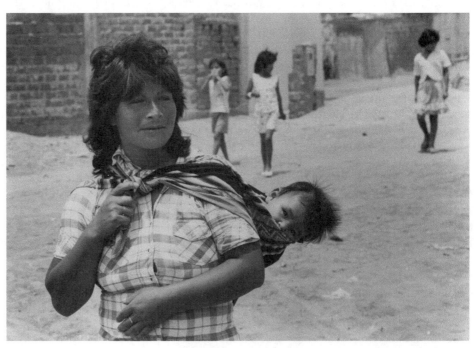

Movimineto Manuela Ramos

del dedo, o el pene, puede lastimar; tal vez otras formas de hacer el amor que no requieran de la penetración, sea justo lo que necesitas. (Ver cap. 14, Sexualidad, alternativas para el coito.)

Si el área vaginal está bien y el sangrado (loquia) se ha detenido, no hay ningún riesgo médico al tener relaciones con una pareja masculina o femenina. Masters y Johnson han reportado que la mayoría de las mujeres reanudan sus relaciones sexuales a partir de la tercera semana después del parto. Los médicos norteamericanos recomiendan no tener relaciones por 6 semanas para prevenir las infecciones. Sin embargo, esta regla se originó cuando no había antibióticos. Si duermes regularmente con una persona, probablemente compartan los mismos gérmenes.

Si la penetración te es incómoda, pero la deseas, utiliza un lubricante como la crema K-Y o el aceite vegetal. Evita las cremas con estrógenos y/o las píldoras recomendadas por algunos médicos, ya que los efectos a largo plazo para ti y tu bebé son desconocidos.

Algunas mujeres también tienen calambres durante o después de las relaciones.

Si tu pareja es un hombre, debes usar algún método anticonceptivo tan pronto como estés lista para reanudar tus relaciones sexuales, aunque aún no menstrúes. No es recomendable que uses el mismo diafragma que antes ya que lo más seguro es que no te sirva. Puedes usar condones con bastante espuma o crema hasta que te coloques el nuevo diafragma.

APRENDER A SER MADRES

Hemos crecido creyendo que debido a que somos mujeres debemos saber cómo cuidar a un bebé. En realidad la experiencia es la que nos enseña a ser madres, por las veces en que hemos actuado como nanas, o al observar a nuestras propias madres cuidando a nuestras hermanas y hermanos pequeños. Al principio podemos ser torpes y temerosas para confiar en nuestro propio sentido común, especialmente con el primer bebé. El hablar con otras madres acerca de nuestros sentimientos y miedos nos puede dar confianza para probar cosas diferentes.

El primer mes fue terrible. Amaba a mi bebé, pero me sentía nerviosa en cuanto a mi habilidad para satisfacer totalmente a esta pequeña y dependiente criatura. Cada vez que lloraba sentía tensión y pánico. ¿Qué podía hacer? ¿Podía consolarla o ayudarla?

Después del primer mes, pude manejar todo, en parte porque tenía una niña muy tranquila. Dormía mucho y cuando estaba despierta me respondía muy bien; mí miraba con vivacidad y sonreía. Gradualmente mi amor por ella sobrepasó mi pánico. Me relajé, dejé de pensar en mi falta de habilidad y confié en mí misma. Era muy claro, por sus respuestas, que lo que estaba haciendo era lo correcto.

No sabía cómo cambiar un pañal más de lo que sabía mi esposo. De hecho, estaba aún más nerviosa porque "se suponía" que yo sabía cómo hacerlo. Aprendí a cambiarlos porque tenía que hacerlo y mi marido también aprendió.

No esperes disfrutar todo el tiempo de tu nuevo papel de madre. Por ejemplo, cuando tu bebé duerme bastante, se despierta para que lo alimentes, te sonríe y se vuelve a dormir, es delicioso. Pero cuando tiene cólicos (una palabra que se usa para describir el malestar del bebé, la agitación y el mal humor) y llora 16 horas al día (no es exageración; una pareja que conocemos se pasó 48 horas oyendo gemidos constantes), tus poderes físicos y mentales pueden rebasar sus límites. No hay nada más desesperante que el llanto de tu propio bebé. El verlo retorciéndose de malestar y dolor nos hace sentir impotentes, culpables y con una ira desconcertante. Realmente ningún tipo de preparación puede equiparnos para enfrentar esto en calma. Pero la mayoría de los bebés tienen cólicos en algún momento del día -con frecuencia por las tardes y en la noche- y por lo general duran cerca de 4 meses.

Como a las dos semanas de nacida, empezó a llorar desde las 10:00 u 11:00 p.m. hasta las 6 de la mañana. Probamos de todo -caminar, mecerla, darle masaje- pero nada parecía ayudar. Estaba segura de que era culpa mía. Una noche, en la desesperación, Marcos se empezó a reír y la bebé estaba tan sorprendida que dejó de llorar por un minuto. Fue suficiente para romper la tensión. Después de eso, las cosas parecieron mejorar gradualmente. Dejé de culparme a mí misma y me dí cuenta de que esto era algo que tenía que pasar y que todo lo que podíamos hacer era estar ahí con ella. Después de varias semanas difíciles, se fue calmando poco a poco.

En la mayoría de los casos, el cólico se debe al sistema digestivo inmaduro del bebé. Durante los años 50, se pensaba que el cólico se debía a la hostilidad de la madre hacia el bebé. Algunos doctores todavía creen esto. Si el pediatra te pregunta sobre tus sentimientos hacia la maternidad, cambia de tema. Lo que necesitas es ayuda práctica, no sicoanálisis.

Sin embargo, hay veces que alguna proteína de la leche de vaca es la responsable. Si estás amamantando, trata de evitar los productos lácteos por una semana para ver si esto ayuda. Algunos vegetales (cebolla, ajo, col, brécol, coliflor, coles de bruselas) y en ocasiones el trigo, pueden causar retorcijones a los bebés. El evitar todo tipo de alimento al que seas alérgica es una buena idea, pues el bebé puede ser sensible a estas substancias. Si lo estás alimentando con biberón, quizás quieras cambiar de fórmula.

Puedes darle un masaje en la pancita, darte un baño caliente con ella/él (con frecuencia el calor tiene un efecto calmante), o puedes darle tés ligeros de yerbabuena o manzanilla. En casos extremos el médico puede mandarte un medicamento (Donatal). Además de esto, el único consejo que te podemos ofrecer es que tengas a varias personas a tu alrededor para cargar y pasear a tu bebé, para que tú puedas salir un momento cada día. Sea tu bebé propenso o no a los cólicos, el estar sola con ella/él te costará tiempo y trabajo.

OTROS CAMBIOS

Vivir con un nuevo bebé significa un cambio en nuestras vidas. Descubrimos que debemos estar disponibles las 24 horas del día.

Estaba acostumbrada a estar lista para salir de casa en cinco minutos. Ahora me lleva una hora organizar todo para salir a dar un simple paseo. Cuando he terminado de empacar los pañales, las mantas y la comida, y además de cambiar a la bebé y dejarla lista, ya es demasiado tarde para salir. Cuando quiero salir sola, necesito empezar a buscar una niñera con una semana de anticipación.

En las primeras semanas de nacidos, la mayoría de los bebés tienen hábitos impredecibles. Algunos bebés que son amamantados continúan haciéndolo con frecuencia y despertando en las noches durante meses. Podemos sentirnos agobiadas por las constantes demandas para el cuidado del bebé y nos es difícil encontrar el tiempo para los demás quehaceres de nuestras vidas.

Me dijeron que la mayoría de los bebés comen cada tres o cuatro horas y duermen el resto del tiempo. ¡La mía no! Quería comer cada 2 horas y a veces más seguido. Algunas veces dormía una hora, otras, 15 minutos. La amamantaba, pero también me sentía consumida por sus necesidades. Fue difícil acostumbrarme al hecho de que nunca podía terminar algo, ya fuera un artículo que estaba leyendo o la ropa que estaba doblando. Al final del día me daba cuenta de que no había terminado nada. Una vez que acepté el hecho de que nada iba a funcionar si seguía con mi rutina anterior (por lo menos por un tiempo), me dejé de sentir culpable por lo que no podía hacer, me sentí más libre para disfrutar el tiempo que pasaba con ella.

Algunas de nosotras estamos renuentes o resentidas de tener que renunciar a nuestras actividades; para otras es un gusto estar en casa por un tiempo. Aunque parezca que será para siempre lo que estás viviendo, es una etapa que pasará. Después de algunos meses, cuando el bebé crezca, tendrás más flexibilidad.

EL AISLAMIENTO

Para la mayoría de nosotras, la vida con un nuevo bebé significa hacerle frente a la monotonía y al aislamiento, al pasar largas horas sola en compañía de un bebé. Esto es particularmente cierto después de las primeras semanas en que no trabajas fuera de casa, en que la excitación por el nacimiento se ha agotado, los amigos y la familia ya no vienen de visita y tu compañero ha regresado al trabajo. Así pasarás día tras día sin la compañía de un adulto.

Una se puede volver loca de estar sola en casa. A mí me estaba sucediendo, así es que inventaba mandados. Salía para comprar pan sólo por ver gente. Me dí cuenta de que las calles estaban llenas de gente como yo, mamás con bebés en carritos. Me paré detrás de ellas y vi cómo trataban de enfrascarse en alguna conversación porque, como yo, necesitaban a alguien con quien hablar.

En muchas ocasiones nos aislamos aun cuando realizamos nuestras tareas productivas en la calle, tales como la venta de productos, etc. Este aislamiento ocurre porque aunque hayamos salido de la casa, casi inmediatamente después del parto, nuestras vidas se fragmentan: estamos en la calle, pero nuestros pensamientos están en la casa. Sólo pensamos en si habrá tomado la leche, si lo están cuidando bien, si estará llorando, si tiene diarrea, etc.

En las culturas modernas del Occidente, las mujeres están acostumbradas a "vérselas solas" con sus hijas e hijos. En otras culturas, las madres primerizas viven entre madres, tías, hermanas y primas, que proporcionan consejos de interés y experiencia. La mayoría nos sentimos más conectadas con nuestras propias madres después de dar a luz, y cuando estamos geográfica y psicológicamente separadas, nos damos cuenta de lo importante que es recibir su ayuda y afecto.

Nuestras abuelas también nos ayudan y apoyan en este proceso de adaptación y recomposición del tiempo y el espacio.

De hecho, las investigaciones sobre la depresión del post-parto sugieren que una de las protecciones más importantes que puede tener una mujer son las relaciones sociales.

Para las madres solteras, la familia y los amigos son, como dijo una mujer, "mejor que las vitaminas y más importantes que el dinero".

Para muchas, la soledad no sólo es afectiva, es una soledad mezclada con un desamparo vital, personal y social. Desde la cantidad de horas esperando un autobús, en la fila en el hospital, sin energía eléctrica para encender un ventilador; hasta la falta de los recursos de apoyo emocional, tales como familia y amistades quienes sólo están cuando pueden, porque "cada quien tiene sus propios problemas". A veces quieres hablar con una amiga, con tu mamá, con las mujeres que venden en las calles, pero todo el mundo anda rápido, igual que tú, tratando de resolver lo inmediato del día de hoy.

Cuando Alicia era bebé, yo estaba en una situación bien difícil. No tenía trabajo; había dejado la escuela. El hombre con el que estaba viviendo tenía un problema serio con el alcohol. Podía haber sido peor, de no ser por uno de mis hermanos. Este venía a mi cabaña en las tardes, después de la escuela. Adoraba a mi hija. Creo que realmente compartió conmigo los momentos más difíciles de ser madre soltera.

Cuando Wilfredo tenía unos meses de edad, me uní a un grupo de juegos con otras madres de la comunidad. Mientras el grupo se formaba para mantener a los bebés juntos, su verdadera función era dar apoyo a las madres. Era tranquilizador oír que el bebé de alguien más también tenía cólicos y que otra mamá tenía que quedarse levantada toda la noche y que podía proporcionarnos información y sugerencias sobre lo que podíamos hacer. También me ayudó el expresar algunos de mis sentimientos sobre la maternidad y descubrir que no era la única que me sentía así. Empecé a ver al grupo como un oasis en donde ya no me sentía sola.

Una buena iniciativa es mantener la amistad con personas que no tienen niñas o niños.

Antes de tener al bebé, acostumbrábamos a salir con frecuencia a cenar con los amigos. Por un par de meses después del nacimiento, nos estuvieron llamando para invitarnos. No nos podíamos organizar lo suficiente como para contratar a una nana e irnos. Cuando dejaron de llamar, los extrañaba, entonces los llamé para que vinieran a casa. Por supuesto, el bebé lloraba todo el tiempo, así es que se alejaron. Podía ver lo que estaba sucediendo, entonces dije: "Esto no funciona. ¿Qué tal si nos avisan con anticipación para planificarlo todo y poder ir?"

Hay otras maneras de evitar el aislamiento. Los bebés pequeños son muy fáciles de llevar, especialmente si cuentas con un cargador. Mientras los alimentes y cambies con regularidad son buenos compañeros casi en todas partes.

Después de una semana, me estaba volviéndo loca, sola en casa con mi bebé. Así es que adquirí la sillita portátil y la llevaba a todas partes. Aprendí a amamantarla en público sin molestar, y descubrí que se podía dormir en cualquier parte: en la sillita portátil; en el piso de la casa de alguna amiga; en el carrito del super; hasta en los restaurantes y los cines. El estar en movimiento me hizo sentir menos aislada y me mantuvo en contacto con el mundo.

DIFERENTES EMOCIONES Y SENTIMIENTOS DURANTE EL POST-PARTO

Una vez que sobrevivimos el impacto de vivir con un bebé, podemos sentir orgullo, júbilo, amor, devoción, calidez. Al mismo tiempo, salen a la superficie muchos sentimientos internos y conflictivos; pensamientos y miedos.

Se supone que debería sentirme completa ahora que soy mamá, pero tengo sentimientos ambivalentes; tengo que regresar a trabajar y tengo miedo de perder el contacto con mi bebé; tengo que estar pendiente todo el tiempo de sus necesidades, así es que no tengo tiempo para mis otros intereses; he perdido mi independencia; me siento asustada e inadecuada -necesito el cuidado materno para mí misma.

En nuestras culturas, se nos dice que ser madre es un sacrificio y que ser una buena madre significa negarte a tí misma, dejar de pensar en tí y vivir sólo para tus hijas\os y tu pareja. En realidad, esto se convierte en una presión para nuestra función como madres y la forma en que percibimos la autonomía. Nuestros hijos e hijas requieren de cuidados, no de la anulación de nuestras vidas!

Después de que la bebé nació, se convirtió en el foco de atención y fui reducida al papel de cuidadora. La gente solía venir y decir, "¡Qué adorable bebé!," y a mí ni me miraban. Estaba orgullosa de mi bebé, pero me sentía pasada por alto. Quería decirles, "Yo soy la que la mantiene limpia y la que se levanta en las noches. ¡También pónganme atención!

Nos sentimos molestas con nosotras mismas, con nuestro compañero o con los bebés, cuando estamos muy cansadas o nos sentimos aisladas, o cuando no somos las madres perfectas que esperábamos ser. La ira no concuerda con nuestras fantasías sobre la maternidad. Ni tampoco concuerdan la aflicción, la frustración, el pánico ni los celos. Pero suceden. La sinceridad con nosotras mismas es el primer paso para entender nuestros propios sentimientos.

Soy una enfermera psiquiátrica y, por lo tanto, estaba enterada de cómo los pensamientos negativos hacia el bebé, después del parto, eran una parte normal del proceso de ajuste. Pero no estaba preparada para la cantidad de ira que yo sentía, parecía que me enojaba por todo. Primero, habíamos planificado cuidadosamente la concepción (científicamente) de una niña y dí a luz un niño. Mi cuñada que había dado a luz 6 meses antes que yo, usó el nombre que yo tenía reservado para mi hija. Después me dí cuenta de lo mucho que mi bebé se parecía a mi padre, quien hacía 30 años me había rechazado. Además me identificaba con mi hijo mayor, el cual había sido desplazado.

Cuando intenté compartir el cuidado del bebé con mi marido, que trabajaba en casa, me encontré a merced de los dos. No fue sino hasta 6 meses después cuando mi ira se fue disipando y hasta los dos años, que me volví a sentir yo misma. Durante ese tiempo tuve fantasías obsesivas acerca de lastimar a mi bebé, lo frágil que era, cuán fácilmente sería tirarlo, cómo quizá podría olvidarme de él y dejar la casa, etc... me odiaba a mí misma y a esos pensamientos, pero persistían hasta que acepté el hecho de que "una buena mujer como yo" tendría el suficiente coraje para combatir esas fantasías.

LA DEPRESIÓN EN EL POST-PARTO

Los primeros 6 a 8 meses después que nació Pedrito fueron duros. Empecé a recobrar mi energía cuando empezó a dormir toda la noche, y más cuando dejó el biberón de las 10 p.m... Pero parecía que mi energía mental y emocional habían desaparecido. Todo lo que podía hacer durante el día era tomar largas siestas y lloraba con frecuencia. Me sentía celosa de las mujeres que mi marido veía en el trabajo. Era todo lo contrário a aquella persona interesante, activa y simpatica que solía ser. A veces me sentía resentida por la existencia de Pedrito. Con la mayoría de la gente aparentaba ser "una madre joven y feliz", pero me sentía muy deprimida. No sabía nada sobre la depresión del post-parto, así es que me culpaba por mis fallas. Creo que también culpaba a mi marido, como si eso pudiera hacerme sentir mejor. El estaba preocupado con su trabajo y resentido conmigo porque no le dedicaba tiempo. Me acusaba de haber tenido un hijo y de ya no quererlo a él. Tampoco él sabía nada sobre la depresión del post-parto. Muchas cosas contribuyeron a hacerme sentir mejor. Empecé a admitir ante mis amigas lo mal que me sentía; empecé a formar un grupo con otras cuatro mamás. Lo más importante fue que aprendí que muchas mujeres se sienten deprimidas durante varios meses después del parto. Supe que todo lo que me había sucedido no era mi culpa, que no era una mala madre.

En las sociedades tecnológicas modernas, la mayoría de las madres experimentan períodos (no sólo momentos) de miedo y depresión. Casi un tercio sufre de depresión recurrente. Dos de cada mil mujeres experimentan una depresión tan profunda que requieren de hospitalización. Claramente se ve la necesidad de información acerca de la depresión del post-parto, para prevenirla e identificarla y poder hacerle frente para reducir sus efectos.

TIPOS DE DESÓRDENES EN EL POST-PARTO

1. La melancolía
2. La depresión ligera. En esta depresión reaparecen los ataques de impotencia, soledad, culpabilidad o miedo y te resulta difícil comer, dormir, hacer el amor o trabajar. Los sentimientos pueden ser provocados por un incidente específico, como el que tu bebé llore toda la noche o el que platiques con alguna amiga sin hijas o hijos que se ve más energética e interesante que tú. La depresión puede sobrevenir cuando estés quebrantada o bajo presión (cuando tienes huéspedes o una entrevista de trabajo). Estos períodos duran de varios días hasta una semana. Sin embargo, el reposo, los ratos fuera de casa y el cuidado del bebé, o el platicar con alguien que sepa lo que significa cuidar a un bebé, pueden contrarrestar la depresión (ver: Cómo prevenir y/o hacer frente a la depresión.)

3. Psicosis del post-parto. Si además de la melancolía, también tienes altibajos de ánimo, o estás agitada, ves y oyes cosas que los demás no oyen, estás confundida, tienes pensamientos extraños o estrambóticos, miedos o impulsos para dañar y aún para hacerte daño a ti misma o a tu bebé, o sientes que te "ordenan" hacer cosas que normalmente no harías, necesitas la ayuda de un médico/psiquiatra especialista lo más pronto posible. Se cree que esta rara condición tiene que ver, de alguna manera, con los cambios hormonales masivos que vienen después del parto, aunque todavía no se sabe por qué algunas madres son más vulnerables a estos cambios que otras. Puedes tener períodos de relativa calma y claridad de pensamiento, pero las dificultades de la psicósis del post-parto con frecuencia regresan repentinamente, así que asegúrate de obtener ayuda.

4. Pánico del post-parto. Si desarrollas este pánico, sentirás como si un sistema de alarma interno se pusiera en marcha; tendrás una repentina ansiedad y síntomas físicos como latidos rápidos, palmas sudorosas o dificultad al respirar. Estos ataques son muy desagradables. Ya que existen varios tratamientos para estos desórdenes, deberás hablar con tu médico sobre las alternativas.

5. Depresión crónica o severa. Si sufres de una seria depresión después del parto, los ataques de ansiedad e impotencia serán frecuentes y durarán algunas semanas y hasta meses. Bajo estas circunstancias, las actividades básicas como cocinar, vestir y cuidar a tu bebé parecerán imposibles. Esta clase de depresión te inhabilita (las mujeres que la padecen no pueden levantarse de la cama ni salir de sus casas). Si tú (o alguna mujer que conozcas) está padeciendo de esto, debes buscar ayuda de alguien en quien confíes: el médico de cabecera; un terapeuta o un guía espiritual.

¿QUÉ ES LO QUE CAUSA LA DEPRESIÓN DEL POST-PARTO?

Hace 40 años, la mayoría de la gente creía que las mujeres que sufrían de algo más que la melancolía, estaban mentalmente enfermas o inconscientemente repudiaban las responsabilidades de la maternidad. De hecho, hay dos tipos diferentes de tensión emocional que pueden ser la raíz de la depresión en el post-parto.

Las teorías físicas de la tensión emocional (también llamado "stress" o estrés) dicen que la dramática reducción del estrógeno y la progesterona en el período del post-parto conduce a la depresión. Se dice que esta depresión es similar a la depresión pre-menstrual y hacen notar que hay mujeres más sensibles a estos cambios hormonales. Estos cambios hormonales son también similares a los que ocurren cuando las personas tienen situaciones de gran tensión, por ejemplo, cuando están en combate.

Aún cuando todas estas teorías bioquímicas han liberado de la culpabilidad a las mujeres, su mayor retroceso ha sido la deducción de que esta depresión puede ser curada químicamente con la ayuda de medicamentos que alteran el ánimo.(Para conocer los riesgos de estas drogas, ver el cap. 3) Estos medicamentos pueden sanar temporalmente los síntomas de la depresión y hacer sentir mejor a la mujer para poder enfrentarse a las rutinas del cuidado del bebé, pero no curan las depresiones provocadas o agravadas por factores no-químicos, como el aislamiento, la carencia de necesidades básicas y la tensión emocional.

Otros estudios demuestran que la situación de vida de la mujer puede hacerla vulnerable a las depresiones del post-parto. En los estudios de Ana Oakley sobre el post-parto en Londres, 98 de cada 102 mujeres entrevistadas experimentaron la depresión. Oakley señala las condiciones que influyen de manera positiva o negativa en esta depresión: (1) la participación del compañero en el cuidado del bebé, (2) la realidad de su imagen de la maternidad, (3) si se tienen y se pueden atender otros intereses además del cuidado del bebé, (4) con cuántas amigas y amigos cuentas para ayuda y consejo, (5) si se vive en una casa donde no hay adultos y (6) si se tuvo poca participación y control durante el embarazo y el alumbramiento. El trabajo de Oakley confirma los descubrimientos norteamericanos de los años 60. Aparentemente todas las veces que la maternidad provoca aislamiento y pérdida de control, nos sentimos deprimidas.

La nueva maternidad puede traer una variedad de pérdidas que nos pueden llevar a la depresión. Para más información ver: Pérdidas que trae la nueva maternidad y tratamiento para los desórdenes emocionales en el post-parto.

¿QUIÉN ES MÁS SUSCEPTIBLE PARA SUFRIR LA DEPRESIÓN?

Algunas mujeres sólo sufren de la depresión del post-parto brevemente, pero otras terminan en el hospital. ¿Por qué algunas de nosotras somos mucho más vulnerables que otras? Hay un número de factores que predicen quiénes de nosotras pueden padecer fuertemente esta depresión. Serás más susceptible (1) si es tu primer bebé o ya has sufrido antes de esta depresión; (2) si has cambiado tu estilo de vida y has abierto una brecha geográfica y emocional entre tú y tu familia; (3) si tu madre o tu padre murió cuando eras joven, si tienes recuerdos de

abandono, abuso sexual, abuso físico o de un divorcio traumático que te haga tener miedo a ser madre. Otros factores que contribuyen a la depresión son (4) tu salud física; (5) tu salud mental (es bueno saber que puedes hacerle frente al estrés o conocer a alguien que lo pueda) y (6) la buena voluntad de tu pareja para compartir los placeres y responsabilidades de cuidar a un bebé.

Un estudio ha mostrado que el 60% de las mujeres en alguna de las situaciones descritas anteriormente, desarrollan una depresión media o crónica. Si tu historial y las circunstancias te ponen en riesgo, puedes actuar antes de que nazca tu bebé para hacerte menos vulnerable. Busca amigas y compañeros que puedan cuidar de ti. Aclara con tu pareja cómo van a compartir las responsabilidades.

CÓMO PREVENIR Y HACER FRENTE A LA DEPRESIÓN

Madres que han padecido la depresión del post-parto nos han brindado las siguientes sugerencias:

➤Averigua si el hospital, el centro de nacimientos, el centro de mujeres más cercano, la Liga de la Leche o la iglesia manejan o apoyan a algún grupo para padres primerizos. Inscríbete. Si te ayuda, haz planes para poder atender bien al bebé.

➤Habla con una amiga sobre tus problemas.

➤Date tiempo, cada día, para ti misma.

➤No te sientas culpable por tus sentimientos: no es un signo de incapacidad ni como madre, ni como pareja.

➤Sal a la calle, con el bebé o sin él, siempre que el tiempo lo permita, haz un esfuerzo para platicar con los adultos que encuentres -otras madres o padres, el cartero, los vecinos.

➤Como sea que dividas las labores domésticas, haz sólo un poco cada día para que no se te acumulen. Lo mejor es hacerlo con una amiga, un día en su casa y otro día en la tuya.

➤Localiza a otro adulto que pueda darte una "amplia perspectiva", alguien que tenga hijas e hijos grandes y que pueda decirte de qué se trata, qué es lo más difícil y qué puede hacer la diferencia. Las casas y los apartamentos están llenos de mujeres que saben bastante sobre cómo sobrevivir y disfrutar la maternidad. Rara vez hablan de ello porque creen que a nadie le puede servir lo que han aprendido.

➤Cuídate a tí misma. Busca un tipo de ejercicio que disfrutes y hazlo lo más regularmente posible. Que tu alimentación sea nutritiva. Ponle atención al placer. Ponte lo que te guste a la mitad del día. Compra algo que te encante comer. Trata de aprender algo nuevo.

➤Trabaja en tu autoestima, intentando que tu dosis de alegría cotidiana no dependa de lo que otras personas, incluyendo la\el bebé, pueda darte. ¡Hazte regalitos! El tratarte bien puede consistir desde la preparación de algún plato que hace mucho tiempo quieres comer, la compra de un regalito, el hacer ejercicios de relajación, o cualquier cosa para y por tí.

Si tu ánimo no cambia, necesitarás ayuda. Las siguientes señales son un indicio de que necesitas ayuda:

➤Perder el interés de hacer algo por ti misma o sentir que el bebé estaría mejor sin tí.

➤Depender del alcohol o las drogas.

➤Intentar el suicido o temer hacerlo.

➤Abusar de tus hijas o hijos.

➤Serios y constantes problemas para tí y tu pareja al enfrentar los cambios que trae la paternidad; estas dificultades incluyen largas e insultantes discusiones, abuso físico, acciones que amenazan la vida en común, abandono.

➤Si eres soltera, te sentirás tan ávida de afecto que te involucrarás en una serie de relaciones breves que disminuirán tu energía y tu propia autoestima, sin proporcionarte el afecto y apoyo que deseas.

Si buscas ayuda externa, es esencial que encuentres una consejera o terapeuta que esté dispuesta a encontrar por dentro y por fuera el motivo de tu depresión; que no solamente prescriba medicamentos. En una cultura como la nuestra, la cual devalúa a las personas que pasan su tiempo ayudando a otras, tienes que buscar a alguien que tome con seriedad tu depresión. También necesitas de una persona que te ayude a aprender a ser positiva y constructiva para hacer cambios en tu vida que pueden protegerte de una posible depresión. No vaciles en preguntarles a otras mujeres si pueden recomendarte a alguien. Pide recomendaciones en los grupos para padres, los centros de mujeres o a alguna enfermera o pediatra que conozcas. Después de obtener este tipo de ayuda, los primeros conocimientos sobre los sentimientos del post-parto te pueden capacitar para unirte a otras madres, individualmente o como parte de una comunidad activa.

PÉRDIDAS ASOCIADAS A LA MATERNIDAD PRIMERIZA QUE CONTRIBUYEN A LA DEPRESIÓN DEL POST-PARTO

Si tu bebé fue prematura(o) o enfermiza(o), si tuvo que quedarse en el hospital cuando fuiste dada de alta o tiene problemas de salud, la depresión puede formar parte del proceso de recuperación. Si te imaginas a un robusto recién nacido te sentirás mejor. Las estructuras sociales tienden a recompensar a las nuevas madres por ser fuertes y "controladas", cuando la expresión abierta del dolor, la frustración y la tristeza pueden ser, a veces, de más ayuda. Aunque tu bebé sea o no enfermiza(o), puedes llorar por las pérdidas que vienen a tu mente como embarazos no logrados, desde un mal parto hasta un aborto, o, la pérdida de tus padres o seres queridos. También puedes llorar por las pérdidas asociadas con la maternidad, como la de la libertad y autonomía y la de tu estado de embarazada. Si el mismo alumbramiento no llenó tus expectativas puedes lamentar también ésta pérdida. En los Estados Unidos, la mayoría de las mujeres que dan a luz son anestesiadas, cortadas (ya sea por cesárea o episiotomía) o ambas. Esto no sucede en todo el mundo. Aún en ciudades occidentales industrializadas -donde las parteras son muy comunes- los porcentajes de cesáreas y episiotomías son mucho menores y los resultados mejores que en esta sociedad. Muchos comentaristas creen que al experimentar estas intervenciones, las mujeres se hacen más vulnerables a la depresión del post-parto. Cuando el bebé va creciendo, empieza a interesarse en las otras personas, en los juguetes, tiene más movimientos y es destetado, la pérdida de la cercanía que tenías con tu recién nacido te puede hacer sentir tristeza.

Examina tu programa y decide si tus propias expectativas son reales y si te llevan hacia mayores cambios físicos, psicológicos y sociales. Recuerda la necesidad de hacer ejercicio. Abandona las actividades innecesarias. Consulta a una nutricionista o lee los artículos de la Liga de la Leche para asegurarte que estás bebiendo y comiendo adecuadamente para seguir amamantando. Deja o reduce la cafeína, el alcohol y el azúcar refinada. Asegúrate de estar obteniendo los nutrientes que necesitas cada día. Si después de seguir estos pasos aún tienes dificultades, o están empeorando, necesitarás de un médico experimentado.

TRATAMIENTO PARA LOS DESÓRDENES EN EL POST-PARTO

La melancolía no requiere cuidado profesional, se resuelve por sí misma en cuestión de algunas horas o días. Por otro lado, la psicosis, así como la depresión severa asociada al post-parto, requieren de la atención inmediata de un sabio y experimentado médico. Es importante que decidas si es necesario buscar ayuda para una depresión moderada o para el pánico del post-parto, especialmente si el atender a tus necesidades no te lleva a ninguna mejoría.

Concéntrate en ti misma, evalúa tus necesidades, lo que quieres y las necesidades instrumentales inmediatas que puedes actualizar y potencializar en esos momentos y trata de satisfacerlas. Si quieres afecto, pídelo, búscalo. Expresa también tus necesidades materiales, tus sentimientos ambivalentes, tus angustias y tus miedos.

La mayoría de los médicos cree que los medicamentos y la hospitalización son necesarios para el tratamiento de la psicosis y de la depresión severa del post-parto. Esto se debe al hecho de que en estas raras situaciones, se pone en riesgo el bienestar y aún la sobrevivencia de la madre y el bebé. Desafortunadamente, para recibir este tipo de tratamiento es necesario la separación de la madre y el bebé y, por lo tanto, el destete temporal, ya que son muy pocas, si es que las hay, las unidades psiquiátricas que aceptan a las madres y a los bebés juntos. Podemos hacer visitas regulares a nuestros bebés, con la asistencia y vigilancia de niñeras, durante un corto tiempo, si es necesaria la hospitalización. Algunas familias muy innovadoras, determinadas y enérgicas, que cuentan con un considerable apoyo de la comunidad, pueden crear formas alternativas de apoyo para las madres que están solas. Sin embargo, esto no ha sido emprendido todavía. Una parte importante de este plan son las terapias, los monitoreos y las consultas hechas por personas con experiencia y conocimiento.

Si has oído hablar de grupos de mujeres en tu comunidad, averigua cúales son sus actividades y si incluyen apoyo para madres.

Los medicamentos son recomendados para controlar la depresión y el pánico del post-parto. Algunos obligan al destete. Si quieres continuar con la lactancia, asegúrate de decirle a tu médico que esto es importante para ti. Tal vez el cambio en la dosis y la búsqueda de otro medicamento te permitirán continuar haciéndolo, o quizás tú y tu médico puedan colaborar en un plan que no requiera de ellos. Si el mejor tratamiento para ti los necesita y te obliga al destete, tal vez desees reanudar la lactancia una vez terminado el tratamiento. Discute esto con tu trabajadora social y solicita ayuda de la Liga de la Leche, grupos de mujeres, etc.

Los médicos competentes te explicarán cuidadosamente sus recomendaciones. Asegúrate de tomar parte en la elaboración del proceso. Si éste no parece estar de acuerdo con tus deseos y preferencias, puedes esperar para considerar otras alternativas. Esto será difícil cuando estés pasando por una confusión o depresión. Tus compañeras o compañeros, amigas y amigos o familiares pueden ayudarte en este proceso. Si los servicios de un médico no te parecen adecuados, existen opciones para obtener una segunda opinión o cambiar de doctor.

LAS ALEGRÍAS

Había oído sobre los aspectos negativos: el cansancio, la soledad, la pérdida de la personalidad. Pero nadie habló de los momentos maravillosos: abrazar a mi bebé, ver su primer sonrisa, verla crecer y ser más responsable día tras día. ¿Cómo poder describir lo que siento cuando acaricia mi pecho, cuando la estoy alimentando, o cuando me mira y parpadea como una cantante de ópera? Es la comunicación más profunda que he sentido con alguien. También algunas veces me asusta tanta intensidad. Por primera vez me hago cargo de alguien además de mí misma, y quiero hacer cualquier cosa para mantenerla y protegerla.

Apenas sobrevivimos. ¿Por qué no se les otorga a los padres la medalla de valor por sobrevivir, durmiendo sólo dos horas durante cinco semanas? Pensaba que los bebés comían a las 6-10-2-6-10-2 - la mía lo hace. Pero también come a las 5-7-9-11 y a las 4-8-12. De buena gana andaría con mis senos colgando, pues todavía están goteando después de la última alimentación y ya está lista para recibir la siguiente. Pero todo lo explica el amor. Nunca imaginé que podría amar de esta manera, de sentir ese increíble sentimiento de ilimitado y perpetuo amor; deseo de proteger su inocencia, de que no sea lastimada o herida. Y después de ese tremendo, horrible y loco sentimiento de la primera semana, no puedes imaginar cómo mantener vivo algo tan precioso y vulnerable.

TERCERA FASE: LA PLANIFICACIÓN A LARGO PLAZO

El período entre los 6 y 12 meses después del parto es, con frecuencia, el momento cuando el caos, la fatiga y la incertidumbre disminuyen y te invade una nueva confianza y energía. Esto es, en parte, porque nuestros bebés empiezan a dormir toda la noche, a comer alimentos sólidos, a tomar siestas en las mañanas y tardes. Pero este regreso a la normalidad también se debe a la práctica, experiencia y aprendizaje que hemos obtenido durante los primeros y caóticos 6 meses.

Estaba recogiendo todo el material que necesitaba para sacar a Pablo; tú sabes, la cobija, los pañales, los juguetes. Lo hacía muy tranquilamente, pensando en los diferentes trenes que tendríamos que abordar. "Así es esto", me dije a mí misma. "El ser madre está bajo mi piel, en mi cerebro, en la manera en como pongo y quito las cosas.

No importa lo tranquila que sea nuestra vida diaria, la paternidad y la maternidad alteran prácticamente todas nuestras "viejas" costumbres.

Compañía: celos, sexo e intimidad
Cuando pienso en ello, el haber añadido un bebé fue como si hubiera metido mi relación en un exprimidor y plantara un jardín en el medio a mismo tiempo.

A lo largo del primer año, el cariño y las conversaciones de los adultos son interrumpidas por el llanto de una criatura. Nuestro compañero/a se vuelve menos cariñosa/o útil para ser la"otra nana". Al principio de este capítulo, hablamos acerca de los problemas sobre la sexualidad y el cuidado del bebé que aparecen en los primeros meses. Algunos problemas más profundos y más complicados son sometidos a cambios graduales en la paternidad. Esta no es una transición fácil. Primero, si tenemos hijos a los 18 ó 38 años, tendremos que poner en la balanza el ser madre con todo lo que concierne a nuestras vidas, ya sea terminar la escuela, encontrar trabajo o cuidar a nuestros padres.

Tanto para las parejas lesbianas como para las heterosexuales, uno de los problemas más difíciles son los celos o la competencia por el afecto. Con frecuencia no tenemos la suficiente energía, tiempo y afecto para todos.

Cuando me levantaba por las noches a amamantar, el verme sosteniendo mi pecho lleno ante una soñolienta bebita, incitaba a Luis a desnudarse.

Cuando regresaba a la cama, quería hacerme el amor salvaje, rápida y fuertemente. Esto era algo verdaderamente duro para mí, porque yo regresaba sintiéndome apaciguada y soñolienta. Luis quería contorsionarse y yo quería acurrucarme. Lo estuvimos meditando bastante hasta que nos dimos cuenta de que debíamos hacer el amor, unas veces fuerte y salvajemente y otras con suavidad. Un par de meses después, los más difíciles, empezamos a bromear sobre las relaciones "fuertes" y las "suaves".

Nos convertimos en padres y madres en una cultura que tiene fuertes e irracionales creencias acerca de los papeles que desempeñan los hombres y las mujeres en la crianza de los hijos. La creencia de que el rol de la madre es el cuidado de los niños y el del padre el de mantenerlos, afecta nuestro propio comportamiento y regula las instituciones sociales de nuestro alrededor.

El seguir siendo amigos y amantes al convertirse en padres requiere de un arduo trabajo y del reconocimiento del hombre y de la mujer en las parejas heterosexuales.

Los padres que adoptan los roles sexuales convencionales pueden sentirse celosos cuando la vida diaria de alguno de ellos está llena de gente, rutinas y recompensas completamente diferentes.

Estaba en casa por mi propia elección y con agrado, excepto por esto. Todos los días había cientos de pequeñas cosas -unas grandiosas, como ver al bebé moviéndose por ahí o jugando mientras trabajaba. Otras terribles, como verlo casi ahogarse o caerse de la sillita. Todas estas cosas eran grandes para mí. Pero cuando Martín llegaba a casa, me escuchaba por un minuto, después se sentaba a darle vueltas al reloj o a clasificar el correo. Me empecé a sentir como una ama de llaves y él cada vez más parecía un huésped.

Esta es una de esas cosas chistosas: envidiaba y algunas veces odiaba a Rafa cuando se iba a trabajar. No sé qué imaginaba; que pasaba horas platicando, que se iba a almorzar, que hacía cosas interesantes. Una vez él estaba viendo cómo bañaba a Anita en la tina. Me preguntó si podía hacerlo y estuvo ahí enjabonándola una y otra vez como si no fuera suficiente... me dijo lo mucho que odiaba dejarnos en las mañanas y cuánto se preocupaba por tener que irse y no disfrutar de lo que ella y yo hacíamos juntas.

Debemos encontrar la forma para romper las barreras de los celos, la fatiga emocional y el aislamiento sexual. La mayoría de nosotras hemos encontrado que nuestra solución más poderosa es la de compartir las responsabilidades con mayor igualdad. Para compartirla, ambos

A mi Esposo

Ya lo crié,
después lo desteté,
así es que ya podemos
ser padres los dos.
Los niños crecen tan extraordinariamente.
Pero, quién se arriesgará
a compartir esto
valientemente
y con ternura,
cuando mi hijo (pronto)
venga hacia mí para
atraerlo a mi regazo
y absorber el aroma de su cabello.
Pero he olvidado el aroma del tuyo.
¿Acaso el convertirnos en padres nos
　　llevará a perdernos el uno al otro?

debemos contribuir con nuestro tiempo, trabajo y cuidados. En algunos convenios, los adultos dividen los días en casa a la mitad. En otros casos, al que le toca estar más tiempo, le pedirá a su compañero(a) el tiempo necesario para hacer cosas que le interesen personalmente y que no sean "cuidar al bebé".

Cuando Laurita nació estaba determinada a hacer todo: a ser una madre de tiempo completo, una perfecta ama de casa. Pasé el primer año actuando como una loca, pasando de una actividad a otra. Terminé sintiéndome como la buena madre y la mala esposa, o la mala madre y la esposa perfecta. Cuando tuve a Pedro, mi segundo hijo, dije: "Ay, estos niños están acabando con la querida de las 6:30, no con el padre, y estoy cansada y sola. En esto hay dos padres; ¿por qué estoy sola?". Cuando le pedí ayuda a Miguel, empezó por tomarse las tardes de los jueves como vacaciones. Yo seguía con los niños la mayor parte del tiempo, pero ese simple hecho cambió nuestra relación.

En realidad no todos los compañeros tienen tiempo. En tal caso, el que tiene que salir debe ayudar lo más posible: bañar al bebé en las tardes, llevarlo a la cama, hacer la cena.

EL POST-PARTO POR SEGUNDA VEZ

Para la mayoría de nosotras, la segunda experiencia del post-parto es muy difícil. Algunos aspectos son más fáciles, pues ya los vivimos, sabemos qué esperar y nos sentimos a gusto ante la mayoría de los problemas prácticos y emocionales del cuidado del bebé y la paternidad. Al mismo tiempo, incorporar una segunda hija o hijo a la familia ya existente, puede resultar difícil y estresante, especialmente si son muy seguidas(os) y/o carecemos de pareja, familia o amigas(os) que nos puedan brindar apoyo o ayuda.

Empecé a tener hijos después de los treinta años, así es que los quise seguidos. Mi segunda hija nació 17 meses después del primero. Algunas veces disfrutaba más la experiencia. Como madre por segunda vez, estaba más relajada y menos ansiosa por las cosas, y mi segundo bebé era más fácil que el primero. Pero el primer año también fue muy duro. Estaba exhausta tratando de cuidar a dos bebés en pañales. Además, el mayor estaba celoso y necesitaba atención extra, lo cual no siempre podía ser. Tener dos bebés con horarios diferentes era a veces caótico. Casi no me podía mover con dos bebés. Ir a la tienda podía llevarme toda la mañana. Lo más difícil era NO tener tiempo para mí. Alguien siempre quería algo. Desafortunadamente, mi esposo no me era de mucha ayuda -tenía que viajar mucho en su trabajo y no estaba por lo menos la mitad del tiempo. Ahora -un año y medio después- las cosas son mucho más fáciles. Los niños van a la guardería 3 veces por semana y he podido regresar a trabajar por medio tiempo y reanudar algunos de los intereses y amistades que había abandonado. Finalmente, volví a sentir que mi vida, la cual había estado fuera de servicio por largo tiempo, empezó a tomar de nuevo su ritmo. Me sentía como una sobreviviente. Estaba orgullosa de mis hijos y de mí misma por haberlo logrado.

En algunos países es muy frecuente ver que las mujeres realizan sus intenciones reproductivas de manera seguida. Es decir los intervalos intergenésicos son muy reducidos, y si decidieron tener tres hijos los paren todos sin espaciar los embarazos. Esta situación se debe a la falta de opciones reproductivas y la imposición social del control de la fecundidad sólo en las mujeres. Así muchas deciden "salir de eso", es decir, de todos los embarazos previstos, arriesgando su vida, la salud de los hijos, e incrementando la espiral de pobreza.

Es necesario destacar que la alta incidencia de partos en mujeres en muchos países se debe a que los hijos son la única inversión para el futuro que hacen las madres y los padres. En lugares donde la mortalidad infantil es alta, muchas mujeres paren varios hijos para alcanzar el número de hijos que desean tener, de acuerdo a cuantos de ellos puedan sobrevivir.

La salud y el bienestar de las madres

Hay muchísimos manuales para el cuidado de la salud de las niñas y niños. Sin embargo, casi nunca hay nada sobre los problemas de salud con los que se van a enfrentar las madres.

LA TENSIÓN DE LA MATERNIDAD

El cuidado de los niños tiene sus recompensas, pero es un trabajo duro. Si tienes una niña o un niño entre las edades de 1 y 3 años, estarás haciendo algo por él o por ella cada cinco minutos mientras esté despierta(o). Mientras que los estudios sobre la tensión tienden a pasar por alto a las mujeres que están en casa con sus hijas e hijos pequeños, las investigaciones con las obreras de las fábricas, muestran que los resultados de un trabajo rutinario son el cansancio, la pérdida de concentración y del apetito y la pérdida eventual de la autoestima. En los estudios de M. Howell sobre personas que cuidan niñas y niños, se encontró que el límite de la paciencia y resistencia de un adulto es de 6 horas cuando trabajan muy cerca de niños pequeños.

Para no dejarnos vencer, necesitamos encontrar las maneras de proporcionarnos "descansos" y hasta vacaciones. Esto es especialmente cierto para aquellas de nosotras que lo hacemos por nuestra propia elección, para las que estamos separadas de nuestra pareja, o para las que no contamos con un compañero que nos ayude. Muchas mujeres casadas que son enteramente responsables del cuidado diario de los niños viven vidas similares a las de las madres solteras, aunque cuenten con más dinero. Las mujeres con compañeros distantes o que no les ayudan se pueden beneficiar de las pláticas con mujeres solas que tienen experiencia en la crianza de los hijos.

Es vital que las mujeres en casa se organicen para descansar, ya sea negociando las horas para cuidar del bebé con grupos de juegos, o compartiendo los gastos de una nana. Las madres experimentan un segundo tipo de ten-

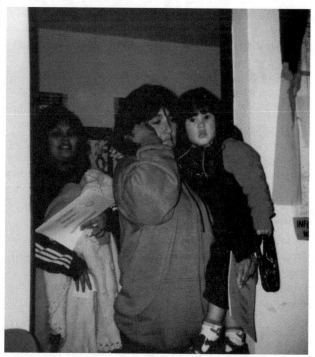

Fundación Para Estudio el Investigación de la Mujer, Argentina

sión emocional. Todo, desde los mitos hasta las investigaciones, nos han hecho creer que las mujeres siempre ponen las necesidades familiares antes que ellas mismas.

Un ejemplo es el estar listos en la mañana para salir. No sólo tengo que hacer el desayuno. Tengo que asegurarme que cada uno de los nenes lleve lo que necesita: La mayor, dinero para el almuerzo, la del medio necesita cajas para la clase de arte, el bebé necesita gotas para los oídos y la frazada para la guardería. Esto también significa que todos van sintiéndose amados, a salvo y listos. Si alguno llora, me voy a trabajar sintiéndome triste y como desorientada.

Los investigadores han descubierto que el porcentaje de mujeres que sufren depresiones recurrentes serias es el doble del porcentaje de los hombres. Hasta este hecho es difícil de explicar, porque se pensaba que eran los hombres los que sufrían de altos niveles de tensión. Ahora, empezamos a ver que lo que los hombres padecen son períodos cortos de gran tensión (por ejemplo, presiones en el trabajo, enfermedad). Las mujeres, especialmente las madres, padecemos tensión emocional crónica, por el sentimiento contínuo de que debemos responder a lo que los otros nos piden, que debemos conocer las necesidades de los demás. Todo esto nos ayuda a ser vulnerables a la depresión de los meses siguientes al parto y mientras somos madres.

Tuve varias veces un sueño que empezó un par de meses después de que nació mi segundo bebé. Estaba atrapada en una pared, así es que era parte de lo que sostenía a la habitación. En ella había mucha gente -la mayoría de la familia- comiendo y bebiendo. Quería salir, pero no podían oírme. Quería dejar la pared, pero estaba atrapada y parecía ser invisible para ellos.

Como dijo una madre: "En la medida en que pensemos que tenemos que ser las "resuélvelo todo del universo", estamos confinadas a sentirnos pequeñas. Debemos relegar responsabilidades a otros, ya sea a través de la paternidad compartida, de la vida en comunidad o pidiéndo a los hijos mayores que colaboren.

¿QUIÉN CUIDA A LA CUIDADORA?

Generalmente uno se siente bien al estar completamente absorta por un bebé recién nacido. Una vez que las rutinas y las situaciones básicas están (más o menos) bajo control, es esencial balancear esta preocupación con el interés en el cuidado de nosotras mismas.

Un día que estaba poniendo a Beto en su carrito, me dí cuenta de que no tenía idea de la ropa que traía puesta. Me quedé ahí con los ojos entrecerra-

dos, sin ver, tratando de acordarme. No pude. Traté de recordar cómo me lavaba los dientes y no pude. Supe qué zapatos traía puestos porque siempre usaba ese par.

La investigación sobre la salud materna está empezando a mostrar que nos preocupamos por la salud física y mental de nuestras hijas e hijos, pero descuidamos nuestro propio bienestar. Estudios hechos por Juan Eckenrode y sus colegas de la Escuela de Salud Pública de Harvard, indican que las madres sacrifican su salud en favor de la de sus hijas e hijos. Se muestra cómo en los días que preceden a situaciones estresantes las niñas y niños son los que más visitan las clínicas, mientras que las visitas de las madres van en descenso.

Insistimos en que nuestras hijas e hijos se sienten y bien coman alimentos nutritivos, mientras nosotras comemos las sobras. Mandamos a nuestros hijos afuera a jugar, a hacer ejercicio, a tomar el sol y el aire fresco, mientras nosotras estamos dentro limpiando la sala. Después de que los puntos sanan y pasamos el chequeo de las 6 semanas después del parto, los programas médicos, por lo general, pasan por alto el cuidado materno, para darle paso al cuidado de los hijos.

Tenemos que dejar a un lado el espíritu de sacrificio para atender nuestra propia salud, al igual que lo hacemos con las de ellos: diente por diente, vitamina por vitamina.

Parte de la dificultad va unida al sistema médico. El seguro y los costos por hora son altos para las familias jóvenes. Más aún, la separación que existe entre el cuidado pediátrico y el de los adultos significa el tener que tomar diferentes autobuses y las visitas son individuales, no familiares. Necesitamos instalaciones con médicos para adultos y niños, laboratorios, trabajadores para la salud mental y nutrición bajo el mismo techo, con salas de juegos para que las madres puedan hablar con calma con el doctor.

TEORÍAS MODERNAS SOBRE EL AFECTO: ¿CUÁL ES EL COSTO PARA LAS MADRES?

Cada vez que dejamos a nuestros bebés y nos sentimos culpables, es porque estamos respondiendo a un mito cultural que estipula que toda madre que ama a sus hijos no los debe de dejar, aunque se le presente una oportunidad para hacerlo. No hay duda de que los niños necesitan del amor y cuidados que un adulto pueda ofrecer. Las creencias comunes y corrientes sobre "el vínculo que une al niño con la madre" hace que muchas mujeres lleven una vida limitada y culpable, en lugar de una vida saludable como la de cualquier adulto activo.

Entre 1930 y 1950, los científicos observaron lo traumático que resultaba para los monos bebés, ser criados sin sus madres. Los investigadores empezaron a preguntarse lo mismo sobre los humanos y sus madres: en los "laboratorios naturales" de la Segunda Guerra Mundial y en los hospitales, observaron el deterioro y la depresión de los niños cuando eran separados de sus madres. Dedujeron que la agitación de los 8 ó 9 meses de edad se presenta cuando aparece un vínculo muy especial hacia alguien, en particular, la madre. Al final, lo que surgió fue la teoría del afecto, que dice que entre los 6 y 9 meses de edad los niños sienten un profundo afecto por sus madres. Después de ese tiempo, cualquier separación regular o prolongada de la madre, provoca sentimientos de abandono que afectarán las relaciones de su vida futura. Algunos de los resultados positivos sobre este trabajo no deberían ser ignorados. Esta investigación ha convencido a los hospitales para que permitan que los padres estén con sus hijas e hijos enfermos y sugiere a los orfanatos que procuren la adopción lo más pronto posible.

Los pediatras y los grupos políticos conservadores han utilizado estas ideas en contra de las madres que trabajan fuera de casa, fundando guarderías públicas, trabajos de medio tiempo o escuelas que proporcionan alternativas para las mujeres con niños pequeños. Pero cuando estudiamos de cerca estos argumentos, encontramos lo siguiente:

1. La investigación original fue hecha en circunstancias extremas. Compartir el cuidado con la pareja, la nana o los parientes, no es lo mismo en tiempos de guerra que la separación por hospitalización de la madre.

2. En muchas culturas los niños mayores, las tías y hasta las abuelas y abuelos, asumen un papel importante en el cuidado del bebé. Estos no se ven afectados al ser cuidados, amorosamente, por una persona que no sea la madre. En esta cultura, muchas familias proveen de afecto a las niñas y niños cuyas madres solteras salen a sus negocios o trabajos.

3. Cuando es cuestión económica o estratégica, las familias blancas de clase media, así como el gobierno federal, piensan que es mejor para las mujeres estar separadas de sus hijas e hijos pequeños. Cuando las mujeres se unían a las fuerzas trabajadoras durante la Segunda Guerra Mundial, el gobierno construyó enormes guarderías, donde los niños podían cenar con sus madres, y después pasar juntos la noche.

A la luz de estos hechos, si logramos hacer algunos convenios decentes para el cuidado de nuestros hijos, no iremos a trabajar, a un curso nocturno o a una clase de gimnasia sintiéndonos como si los hubiéramos abandonado; y cuando nuestros hijos tengan problemas, no pensaremos automáticamente, ¡ay, si me hubiera quedado en casa!

LAS MADRES QUE TRABAJAN FUERA DE LA CASA

Las decisiones personales y los compromisos de trabajo mientras tienes un bebé en casa son suficientes para cualquier mujer. Algunas veces el bebé está enfermo, otros días llora cuando te vas, otras quisieras comértelo. Pero, la confusión sobre las culpas, lo que crees que debes o no hacer y los peligros que aparecen alrededor de tal decisión, deben ser eliminados inmediatamente.

Para la mayoría de nosotras, la idea de trabajar, cuan-do tenemos niños muy pequeños, es complicada de ambas maneras, práctica y emocionalmente. Necesitamos encontrar quién los cuide y hacer magia con las labores del hogar y el trabajo. Los amamos y extrañamos; tenemos miedo de ser reemplazadas en su afecto; también queremos saber si las personas que los cuidan, lo hacen verdaderamente.

Este tipo de ansiedades y preguntas son signos normales. Sin embargo, las dudas profundas y la culpa que la mayoría de nosotras sentimos al tomar la decisión de trabajar no son necesarias. Estas dudas son una respuesta a los atavismos que tenemos como "hembras" en una cultura que insiste en que la crianza y los cuidados especiales son "trabajo de mujeres" Desde que casi el 60% de las mujeres con niños en edad pre-escolar estuvieron en las fuerzas trabajadoras, apareció la interrogante acerca del equilibrio entre la maternidad y el cuidado constante de los hijos.

El cuidado infantil

Cuando pensamos en el cuidado infantil, la mayoría de nosotras nos imaginamos una habitación sucia, llena de niñas y niños custodiados por mujeres sobrecargadas de trabajo y pobremente asalariadas. Es difícil encontrar un jardín infantil confiable, a precio razonable y de alta calidad.

En este país hay una gran diferencia entre lo que debe ser y lo que ha sido forzado a ser el cuidado infantil, por la falta de apoyo social. El gobierno federal se ha rehusado a planificar o dar apoyo financiero a los programas de cuidado infantil, dando como justificación, el deseo de mantener a las familias "intactas". El resultado de este enredo, es que ha sido imposible construir guarderías bien diseñadas, equipadas y apoyadas.

La mayoría de los centros trabajan con poco dinero desde las salas de casas privadas, sótanos y en el YMCA. Con un salario de $11,500 al año por un trabajo de tiempo completo, es difícil encontrar trabajadoras dispuestas, expertas y hábiles en el cuidado infantil.

Basadas en estas circunstancias, la mayoría de nosotras tememos dejar a nuestros hijos en esos grupos por miedo a que se vayan a lastimar, que sean pasados por alto, fastidiados o rechazados. Nuestros miedos nos atrapan: "Si no puedo pagar por una nana privada, me quedaré en casa". Algunas mujeres eligen esto. Otras prosperan, ganan dinero y se vuelven económicamente independientes. Además, el retirarte de tu trabajo por varios años trae pérdidas económicas y personales (pierdes tu antigüedad, beneficios e identidad personal). Para poder tomar nuestras decisiones, debemos dejar de lado algunos mitos sobre el cuidado infantil.

MITOS SOBRE EL CUIDADO INFANTIL

Si hablamos acerca del cuidado infantil, hablamos de guarderías institucionales. Si decides trabajar, tendrás que elegir entre las diferentes alternativas de cuidado. Según tus honorarios y circunstancias, tendrás que pedir la cooperación de la familia, intercambiar horas con otras madres, formar grupos de juegos y cooperativas, utilizar las guarderías públicas o privadas. Las experiencias de otros países como China, Suecia e Israel demuestran que los niños que se desarrollan en guarderías se convierten en adultos normales. Estudios hechos en Estados Unidos muestran claramente que los niños que crecen en las guarderías son tan afectuosos, brillantes y emocionalmente sanos como los que crecen en su hogar. De hecho, los niños que pasan el día en la guardería pueden ser más creativos e independientes que los que se quedan en casa.

"Es egoísta de parte de la mujer "sacrificar" a sus hijas e hijos por irse a trabajar."

Contrario a los argumentos de los políticos,(como el anterior) un gran número de mujeres "deciden" no trabajar. Estamos haciendo lo que podemos para mantener a flote a nuestra familia. Sólo el 29% de las mujeres casadas tienen compañeros con ingresos de más de $15,000 anuales, mientras que mantener a una familia de cuatro personas cuesta cerca de $27,000 al año. Además de esto, la mitad de nosotras -una de cada doce mujeres- estamos separadas de nuestras parejas, y tenemos toda la responsabilidad de mantener a la familia.

Las mujeres solteras y las lesbianas tenemos que enfrentar el hecho de que, según las estadísticas, las mujeres ganamos sólo 71 centavos de cada dólar, mientras que los hombres ganan el dólar completo. La mayoría de las mujeres que tenemos hijos y estamos solas, no tenemos otra opción que trabajar o recibir ayuda.

Investigaciones sobre el desarrollo infantil señalan que las madres que juegan y hablan con sus bebés, tienen hijos que hablan más rápido, que son más imaginativos y brillantes. Esto nos hace creer que siempre debemos de estar a mano. Lo más importante es que el medio que rodea al niño sea interesante y que la atención sea suficiente para ayudarle a practicar sus habilidades, juegos y experimentos. Pero esa responsabilidad debe provenir de diferentes tipos de personas. Otras cuidadoras pueden proporcionarles experiencias que nosotras no podemos ofrecer. Por ejemplo, los niños que tienen otras cuidadoras, aprenden a adaptarse a otros adultos, a convivir con otros niños (si son atendidos en grupo), y a entender mejor la cantidad de papeles que asume una mujer. En lugar de preguntar, ¿qué pierden los niños cuando las mujeres trabajan?, debemos preguntar, ¿cuáles son las consecuencias cuando las mujeres que quieren y necesitan trabajar, se quedan en casa "por consideración" a sus hijos?

PLANIFICAR DE ANTEMANO

Para empezar a planificar el cuidado infantil, trata de pensar desde el embarazo cuáles serán tus necesidades durante el primer año: ¿necesitarás de vez en cuando una nana, o un cuidado de medio tiempo o de tiempo completo? Si trabajas, averigua cuál es la licencia por maternidad que te ofrecen. Habla con tu jefe sobre tus planes de volver al trabajo. Pídele a él o ella, o a tus compañeras que te hablen acerca de la licencia de maternidad (¿te pagarán por tu antigüedad, vacaciones, beneficios?), sobre los permisos para faltar cuando tu bebé esté enfermo, los privilegios para los padres (en algunas empresas se les da preferencia a las madres).

Habla con otras personas que tienen bebés. Pregúntales sobre sus necesidades de cuidado, cómo las solucionaron, cómo consiguieron buenas nanas, guarderías u otras formas de cuidado. Visita las instalaciones: los Centros Infantiles; a las nanas de la localidad; a las familias que ofrecen el cuidado infantil en su hogar. Platica con las nanas favoritas de otras gentes, para saber qué es lo fácil y lo más difícil en su trabajo. Estas visitas y conversaciones te ayudarán a conocer el tipo de cuidado que puedes utilizar.

El cuidado infantil te puede ayudar, pero no substituye al que compartes con tu pareja, familia o amistades. Cuando los hijos están enfermos, cuando te falla quién te ayuda en el cuidado, en las noches, en las vacaciones o en emergencias, necesitarás quién te ayude.

En algunos países latinoamericanos se está desarrollando opciones de cuidado comunitario, mediante el cual una madre se encarga de cuidar, a precios muy razonables, los bebés de las otras que salen a trabajar o a estudiar.

¿CUÁNDO ENVIAR AL BEBÉ A UN CENTRO DE CUIDADO INFANTIL Y CON QUÉ FRECUENCIA UTILIZARLO?

Algunas madres y padres con experiencia sugieren que te quedes en casa con tu nuevo bebé durante los primeros 3 ó 4 meses, por lo menos, si es que puedes. Esto permite que te recuperes y que tu bebé te conozca (los bebés responden más a las caras, las voces y los juegos en este período). Si puedes darte ese lujo, utiliza el cuidado infantil ocasionalmente antes de que tu bebé tenga 8 ó 9 meses, que es la edad en que los bebés empiezan a temer a los extraños. Recuerda que los niños requieren diferentes tipos de cuidado según su edad. El silencio y la calma que es perfecta para los primeros cuatro meses, resulta aburrida y frustrante para un niño que está aprendiendo a caminar.

También existe la posibilidad de que el cuidado infantil sea demasiado. Cinco días a la semana, de las 7:00 a.m. a las 6:00 p.m., es mucho tiempo para estar fuera de casa. Creemos que los niños necesitan permanecer parte del día con las personas que conocen y aman. Al planificar el cuidado infantil, no olvides determinar el tiempo necesario para estar junto a tu hijo o hija. Si tu programa exige un cuidado por largos períodos, date tiempo en las mañanas y en las tardes para prestarle atención a tus hijos. Como alternativa considera si algunas veces algún miembro de tu familia puede recogerlo más temprano.

UN BUEN CENTRO DE CUIDADO INFANTIL

Todas las madres, tarde o temprano, necesitamos encontrar quién cuide a nuestros hijos. Lo que cada una de nosotras necesita varía, pero hay cosas básicas que son comunes:

➤Las personas que cuidan niños deben atenderlos, aunque estén cansadas u ocupadas. Deben tener suficiente contacto con cada niño(a) para darse cuenta cuando éstos se sienten infelices, enfermos o necesitan nuevas actividades. Los niños son seres humanos y necesitan más que pura observación.

➤El espacio no debe estar sobrepoblado, sucio o desordenado. Debe tener áreas para el descanso, para juegos pasivos y activos.

➤La experiencia debe variar: tiempo para estar afuera y adentro; períodos de descanso y de juegos. Hasta los bebés necesitan esta variedad para contrarrestar la monotonía.

➤Los niños deben estar saludables, libres de enfermedades infecciosas o desórdenes en el comportamiento, los cuales no puedan ser manejados ni por las cuidadoras ni por los otros niños.

➤Como madre, debes saber qué sucede durante las horas de cuidado y tener la libertad de observar y platicar con las nanas acerca de lo que tiene que ver contigo y con ellas(ellos).

➤El lugar debe ser seguro: sin detergentes al alcance de la mano, sin puertas hacia la calle, sin escaleras sin protección.

Además de esto, la elección de un lugar de cuidado de niños depende de lo que te sea más cómodo, de lo que esté a tu disposición, física y financieramente. Sin embargo, cualquiera que sea tu elección, debes sentir confianza en la nana.

Por más que quieras que el lugar de cuidado que elegiste sea perfecto y sin problemas, todo lugar requiere de atención, planificación y cuidado. Toma el tiempo para conocer a las personas que se encargarán de tu hija o hijo. Pregúntales que han notado. Si sientes que algo no está correcto, averígualo. Habla con las cuidadoras, observa, hazle preguntas a las otras madres y padres. Si todavía estás intranquila porque tu guardería no es como querías, vé junto con otras madres y padres para tratar de cambiar la situación y si no puedes, busca otra. Trata de no comunicarle tus dudas a tu hija o hijo. A menos que no tengas otra elección, no procedas por conveniencia, sólo por "salir del paso". Los cambios múltiples son difíciles para las niñas y niños y para las madres .

REGRESAR AL TRABAJO

Muchas de nosotras planificamos regresar a trabajar desde que estamos embarazadas. Después de que el bebé nace, nos sentimos diferentes de lo que esperábamos con respecto al trabajo. Algunas no estamos listas o interesadas en regresar a trabajar después de la octava o décima semana que dura la licencia de maternidad; otras nos sentimos desesperadas para que se termine la licencia y podamos regresar al trabajo.

Regresé al trabajo 6 semanas después del parto. Recuerdo que la partera me decía,"Tienes toda la vida para trabajar; tu bebé será pequeña sólo por un corto tiempo. ¿Por qué no la disfrutas por ese tiempo, quedándote en casa?" Hasta me sugirió que hablara con mi patrón, pero tenía miedo de perder mi empleo. Ahora creo que hubiera podido quedarme en casa más tiempo. Me hubiese gustado esperar más antes de regresar. Cada mañana cuando nos preparamos para salir de casa a las 8:00 a.m., pienso, ¿no sería maravilloso poder quedarme hoy en casa con mi bebé? Realmente perdí algo al no esperar, por lo menos, algunas semanas más.

OPCIONES DE TRABAJO

Ya que existen límites en los trabajos, las mujeres tienen que ser ingeniosas para enfrentarse a la búsqueda de un salario y del cuidado infantil. Algunas mujeres encuentran trabajos para hacer en casa: programación de computadoras, edición, provisión de alimentos, cuidado familiar, ilustración, mecanografía. Algunas también han aprendido a trabajar en las fábricas y así pueden compartir con sus parejas el cuidado de los niños. En algunos casos, las mujeres han encontrado, creado o hablado con sus patrones sobre los empleos de medio tiempo, que les permiten tener un pie en "cada mundo". Las mujeres también han ayudado a crear nuevas opciones: tiempo

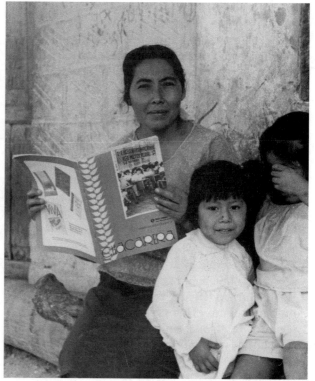

Flora Tristán

flexible, un arreglo que permite que las trabajadoras lleguen muy temprano en la mañana o muy tarde en la noche, mientras trabajen el mínimo de horas designadas y el trabajo sea compartido. Esto es cuando dos personas, ambas interesadas en un empleo de medio tiempo, comparten una sola posición.

Aunque todas las madres trabajadoras necesitan estas opciones, muy pocas las obtienen. Para que estas alternativas estén disponibles y podamos obtenerlas, debemos luchar en todas partes: en las elecciones, en los nuevos contratos, gestionando los beneficios para las oficinistas en las corporaciones donde trabajamos y pidiéndolas personalmente a los supervisores y patrones.

También los grupos de mujeres pueden diseñar propuestas de incorporación de acciones de protección a la maternidad y la paternidad, para ser incluídas en las leyes locales o en los sistemas locales de salud.

Cómo inventar una maternidad diferente

No hay como el primer año de ser madre para saber lo que es ser el elemento fundamental dentro de un papel o forma de ser que se considera poca cosa. Dentro de ti misma sabes que eres diferente, más grande, fuerte, inteligente. En el exterior, la gente te mira como otra ama de casa más.

Para abrir la posibilidad de combinar la maternidad con la independencia, la lactancia y la sexualidad, el trabajo y la crianza, necesitamos los siguientes cambios en la sociedad:

1. Ayuda temporal para las mujeres embarazadas que no tienen trabajo o apoyo; para las que han sido despedidas de sus empleos; y aquéllas con partos problemáticos.

2. Una nueva definición para las clases pre-natales, que incluya temas sobre lo que sucede después del parto, ayudando a las parejas a pensar sobre las divisiones y separaciones que vienen con el post-parto, o ayudando a las madres solteras a planificar el cuidado infantil.

3. Cuidado de la salud en el post-parto, que incluya la salud de la madre (y el padre) así como la del bebé. Se pueden formar grupos de mujeres para resolver problemas del post-parto (cuidado infantil, trabajo, tensión social, relaciones de parejas). Las mujeres deben pensar cómo organizar sus días para el cuidado de su propia salud (ejercicio, tiempo para comer, descanso) como parte de su rutina. Las clínicas de salud locales pueden ofrecer grupos de consejería y revisiones cada 6 semanas para las madres, que incluyan más que los chequeos físicos de costumbre: puntos, peso y cosas así.

4. Una línea telefónica abierta para obtener información sobre asuntos del post-parto manejada por madres con experiencia y otras sin experiencia, que opere las 24 horas del día y ofrezca la oportunidad de obtener un apoyo concreto, de mujer a mujer, y sugerencias para obtener ayuda si hay problemas más serios.

5. Un servicio subsidiado por el gobierno en el cual haya mujeres que visiten a las nuevas madres, para enseñarles cómo cuidar a sus bebés, discutir los temas difíciles que surgen en las semanas y meses del post-parto y ayudar a las mujeres a explorar su comunidad para localizar los lugares ideales para el cuidado infantil, a otras nuevas madres y otros recursos. Por lo menos, debe haber un boletín con esta información en las clínicas y consultorios para bebés.

6. Remunerar la maternidad o paternidad de los nuevos padres, con el pago completo en los lugares de trabajo, como en Suiza y China; subsidiar el cuidado infantil para que haya suficientes lugares para las familias que los necesiten y para que así los trabajadores reciban un pago decoroso y trabajen menos horas bajo condiciones que les permitan ser responsables y creativos.

7. Guarderías en todos los lugares de trabajo (así como en los grandes centros comunitarios) para que las madres puedan regresar a trabajar si quieren o necesitan hacerlo. Esto sería como un beneficio similar al seguro social y ayudaría a que las mujeres trabajaran en las mismas condiciones que los hombres. En los lugares de empleo deben animar a las mujeres a amamantar y a los padres a ir a almorzar con sus hijas e hijos.

8. Reconocimiento por parte de los arquitectos y planificadores de las necesidades especiales de las familias con niños y como satisfacerlas, construyendo: rampas para carritos; parques con áreas protegidas; espacios comunes con áreas abiertas alfombradas para que los bebés puedan jugar, etc.

9. Cambios en las estructuras de trabajo para que el empleo de medio tiempo esté disponible y sea bien pagado; un cambio de las leyes respecto al pago correspondiente al trabajo para que los descuentos al salario de las mujeres tengan más alcance.

10. Servicios subsidiados y participación ciudadana de las mujeres en la planificación y el control de los servicios comunitarios y de cuidado de la salud, especialmente aquéllos que tienen que ver con las vidas de las madres e hijos, como las clínicas locales, los hospitales públicos y las instalaciones de salud mental, los departamentos de parques y recreación, y las autoridades de los albergues.

Para ayudarnos hay que ver el problema tal y como es.

Un día pensé en todas las madres: las de los departamentos, las de las casas, las del campo, las de las casas móviles, las de los cuartos rentados. Pensé en cada una de nosotras, solas en casa con nuestros hijos. Me imaginé que si todas saliéramos de esas paredes y viéramos cuántas somos, hablaríamos de todo lo que sabemos y de lo que necesitamos, podríamos ver qué tan grande es el problema y entraríamos en acción.

Más que imaginar, debemos actuar. Tanto ahora como en el pasado debemos ayudarnos las unas a las otras en aquello que necesitamos como madres: cuidado infantil, consejos, tiempo para hablar. También debemos trabajar unidas y formar grupos políticos para cambiar las instituciones y las actitudes que hacen que la maternidad sea tan difícil: ya sea a la industria publicitaria con su representación uni-dimensional de las madres, a las instalaciones para el cuidado de la salud que han dejado de ofrecer el servicio familiar, a las personas del Congreso que no votan para fundar guarderías y a las universidades se rehusan ofrecer estudios a medio tiempo. También debemos actuar contra todos los riesgos para las vidas de nuestras hijas e hijos. Tenemos muchos ejemplos de madres que unidas han formado grupos políticos para defender el bienestar de sus hijos: las madres en Chile que ayudan a otras familias a buscar a sus parientes perdidos, las madres que han puesto de manifiesto ante el Pentágono su rechazo a la construcción de armas nucleares, las madres de los veteranos del Vietnam que aconsejan a los padres con hijos en edad de reclutamiento, y las mujeres de todas las razas que han pasado largas horas luchando por una educación decente para todos.

Capítulo 28

LA INFERTILIDAD Y LA PÉRDIDA DEL FETO

Por Diana Clapp y Norma Swenson. Adaptado por Ester Shapiro.

Con agradecimiento especial a la Corporación Resolve.

En ediciones previas este capítulo se llamó "Algunas excepciones a la experiencia normal del parto" y fue escrito por Jane Pincus y Bárbara Eck Menning.

La actualización 1992 fue hecha por Diana Clapp, Catherine Romeo y Norma Swenson.

Muchas de nosotras nos criamos con el deseo de ser madres algún día. Nos imaginamos acariciando y amando a nuestros propios hijos. Nuestros cuerpos, nuestras familias, y nuestras culturas todas apoyan esas emociones incorporadas a la imagen de ser madres. Cuando algunas encontramos que no es posible salir embarazadas o sufrimos abortos espontáneos, este golpe nos afecta en lo más profundo de nuestras identidades y nuestros sentimientos como mujeres. Nos hace preguntarnos, ¿qué valor tienen nuestras vidas, si no podemos expresar nuestra maternidad con la capacidad creativa de nuestros cuerpos?

Muchas mujeres han tenido dificultad para concebir o llevar a cabo un embarazo. Esto les ha causado dificultades y tristezas. Para otras, después de estar usando métodos anticonceptivos y evitando voluntariamente los hijos por años, un día, cuando finalmente se deciden a tener uno, confrontan el hecho de que no pueden concebir o llevar el embarazo a su término.

Como mujer cubana y judía que inmigró a los Estados Unidos, no obedecí las expectativas y normas de mi familia. Me dediqué a una carrera profesional en vez de tener hijos a los 20 años como todas mis primas. Aunque crié un hijastro durante mi primer matrimonio, no era igual a tener mi proprio hijo.

Me casé por segunda vez a los 40 años, y tuve 5 abortos espontáneos relacionados con un problema inmunológico. Tratando de entender mi condición médica, y al mismo tiempo mi profunda sensación de pérdida, tuve que explorar una dimensión inesperada de mi tristeza: las voces críticas y acusatorias dentro de mi propia mente que me decían que si no tenía un hijo nunca sería una "buena mujer". Una de las grandes lecciones de esta dura experiencia ha sido la oportunidad de aprender a querer de una manera diferente, tanto a mi propria familia como a un círculo más amplio de la gente que me rodea. Mi capacidad para querer a otros, para entender la vida de otros, se ha enriquecido.

El siguiente testimonio describe un aborto espontáneo en la décimotercera semana:

Mi esposo me abrazó y lloramos juntos. Nos es difícil olvidar lo que sentimos ese día. El sentimiento de pérdida fue profundo y obvio; casi tan fuerte como el miedo. No entendíamos lo que había pasado y por qué—por qué a nosotros. ¿Significaba que algo estaba mal con alguno de nosotros? ¿Que nunca podríamos tener hijas e hijos? ¿Hice algo mal durante los primeros meses para provocar el aborto? No solamente estábamos perdiendo a nuestro bebé, sino que nos asustó ver aquella cantidad de sangre... Nunca se nos advirtió, no sabíamos qué esperar, no teníamos conocimiento alguno para lidiar con la situación.

Las expectativas de nuestras familias, comunidades y culturas, afectan lo que sentimos en casos de infertilidad o al perder un embarazo. En algunos países de América Latina, o entre los latinos en los Estados Unidos, la infertilidad se considera problema de la mujer exclusivamente, y que producen buena razón para que el hombre obtenga un divorcio. Hoy en día en los Estados Unidos, las industrias de nuevas tecnologías reproductivas han convertido la concepción y el parto en enfermedades. Las industrias médicas refuerzan la idea de que si un bebé no se ha concebido con su propio material genético, simplemente no se puede ser padre. Podemos aprender a lidiar con este tipo de crisis de dos maneras: Primero, debemos saber que algo puede andar mal. Segundo, en el caso de que no podamos concebir, o tengamos abortos espontáneos u otros problemas, necesitamos más información que responda a nuestras preguntas: ¿Qué está pasando? ¿Qué puedo hacer? ¿Dónde puedo obtener ayuda? ¿Cómo puedo hacerle frente? ¿Cuál es el siguiente paso? ¿Qué otras preguntas puedo hacer?

Un doctor me dijo que no hablaba sobre el aborto para no asustar a aquellas mujeres que, (según él), no lo iban a tener.

Este tipo de actitud insulta nuestra inteligencia y debilita nuestra fuerza emocional. La relación doctor-paciente ideal debe permitir un diálogo abierto y honesto, donde podamos hablar sobre nuestras dudas y recibir respuestas satisfactorias de manera profesional.

Si es posible, podemos averiguar acerca de las causas fisiológicas de nuestros problemas al leer literatura disponible, aprendiendo los procedimientos de diagnóstico y tratamientos, pidiendo los resultados de los exámenes e insistiendo en rehacerlos, si no estamos satisfechas. También, podemos desarrollar la fuerza emo-

cional necesaria para enfrentarnos a posibles problemas. Una crisis de este tipo puede causar aislamiento, miedo, ira, pesadumbre, y culpa, así como obsesiones y fantasías. Durante esos momentos necesitamos del apoyo cariñoso de nuestros compañeros/as, amigas y amigos y de otras personas con experiencias similares. Necesitamos poder tenderles la mano a otras mujeres.

Cuando perdí mi bebé no me asusté, mis hermanas me habían regalado un libro cuando supieron que estaba embarazada y uno de los capítulos trataba sobre embarazo interrumpido, así que ya sabía que eso podía suceder. En realidad, cuando tuve la pérdida y me dijeron que el feto tenía un tamaño aproximado de ocho semanas. Un mes antes se había muerto mi mamá y al acordarme de su muerte sentí como si una serpiente crecía en mi vientre.

Este capítulo puede ser el primer paso para ayudarnos a adquirir la información que necesitamos.

La infertilidad

La infertilidad es definida por la mayoría de los médicos, como la inhabilidad para concebir después de un año o más de tener relaciones sexuales sin usar métodos anticonceptivos. La definición incluye a mujeres que quedan embarazadas, pero no pueden mantener el embarazo lo suficiente como para que el feto pueda desarrollarse. La infertilidad es primaria cuando no se puede llevar un embarazo hasta el final. La infertilidad secundaria es la que se presenta después de haber dado a luz. La infertilidad puede ser un estado temporal o permanente, lo cual depende del problema y de los tratamientos disponibles. Mucha gente se sorprende al saber que la infertilidad es bastante común. Por ejemplo, cerca de 4.9 millones de personas en los Estados Unidos son infértiles, incluyendo cerca del 8.5% de parejas en sus años fecundos. En el 40% de estos casos, los factores masculinos son los responsables; el otro 40% lo son los femeninos; el 10% son factores combinados y el último 10% es inexplicable.

En México no hay clínicas que traten la infertilidad, tienes que ir a los ginecólogos privados o ir a la ciudad de México donde existe un Hospital de Perinatología, en el cual te pueden admitir después de que te haya visto un ginecólogo. Pero no puedes encontrar, por ejemplo, en el directorio de teléfonos que se ocupen de casos de infertilidad o adopción. Tampoco hay libros que uno pueda leer para informarse. A mí me hizo mucha falta la información.

Los factores más comunes que causan la infertilidad son: las enfermedades transmitidas por vía sexual (ETS), que pueden causar un daño permanente en el sistema reproductivo; el dispositivo intrauterino (DIU), que algunas veces contribuye a la infertilidad causada por la enfermedad pélvica inflamatoria (EPI), que sobreviene después de la inserción de un DIU; la decisión de algunas mujeres de postergar la maternidad hasta después de los treinta años, cuando la fertilidad comienza a disminuir; y el aumento en el medio ambiente de productos industriales tóxicos, que pueden afectar los sistemas reproductivos, tanto de los hombres como de las mujeres. Un aborto mal hecho o uno que no haya sido tratado adecuadamente, puede provocar infecciones, que de no ser tratadas, pueden afectar la fertilidad.

Hasta hace poco existía el mito de que la infertilidad era un problema exclusivo de las mujeres, ahora está claro que tanto los hombres como las mujeres pueden ser diagnosticados y tratados. Si el hombre tiene el problema, aplicarle el tratamiento a la mujer no sirve de mucho y, por lo general, consiste en pruebas innecesarias, dolorosas y caras. El hombre, por su anatomía, es más fácil de diagnosticar: el análisis del semen es usualmente la primera prueba que se lleva a cabo cuando una pareja está teniendo problemas para concebir. Otro mito es que la infertilidad es incurable. De hecho, en el 50% de las parejas infértiles que han sido tratadas, las mujeres han quedado embarazadas.

Cuando busques ayuda para la infertilidad, es importante establecer una buena relación con tu doctora(or). Busca a un especialista. Los mejores son los endocrinólogos especializados en reproducción, que son gineco-obstetras con dos años de entrenamiento en el ramo de la infertilidad. Si no confías en los métodos de tu médico, consulta con otro. Busca una segunda opinión, estás en tu derecho. Es importante que tu doctora(or) respete tu cuerpo, tu mente y tus sentimientos; que conozca tu dolor y tus emociones y esté disponible cuando la(lo) necesites. Es responsabilidad de tu enfermera o doctor explicarte las palabras y procedimientos para que puedas entender perfectamente. Te tomará algo de tiempo, porque estás aprendiendo un nuevo lenguaje. Es beneficioso hacer una lista de preguntas para llevar a cada cita y es recomendable que te acompañe una amiga o un familiar.

REACCIONES EMOCIONALES HACIA LA INFERTILIDAD

La infertilidad es una crisis en la vida. Generalmente es inesperada y con frecuencia no sabemos cómo enfrentar los sentimientos que surgen al descubrir que somos infértiles. Es un golpe fuerte y difícil de aceptar.

Yo, como muchas mujeres, siempre creí que podría tener hijas e hijos sin ningún problema—todos los que quisiera y cuando lo decidiera. Desafortunadamente, después de cuatro años de esfuerzos y desatinos, pruebas, operaciones, etc..., mi esposo y yo nos dimos cuenta de que la vida no es siempre como uno quisiera. Me encontré frente a una situación difícil, no sólo por nuestro problema, sino por las reacciones de la gente a nuestro alrededor.

Estoy cansada de la gente que me dice "relájate", "deja de pensar en eso", "adopta algún niño y verás que quedas en estado", y todas las demás maravillosas frases gastadas que, aunque se dicen para confortar, están rodeadas de insensibilidad. Las amigas y amigos y la familia nunca podrán conocer el dolor que siento por dentro, la ira y el resentimiento que siento cada vez que veo a una mujer con una enorme barriga. ¿Cómo podrían entenderlo? ¿Cómo podría entenderlo alguien capaz de tener hijas e hijos?

Hace cinco años dejé de enseñar para quedar embarazada. Cuando no sucedió, todos querían saber qué hacía todo el día en casa si no tenía hijas o hijos. Ni era madre ni estaba trabajando, estaba en el limbo porque seguía pensando,"Tal vez suceda esta vez". Estaba a la deriva y fue difícil vivir todo este tiempo con un único propósito en mente.

Cuando las mujeres que conoces tienen hijos, puede ser difícil relacionarte con ellas. La envidia, los celos y el preguntarse "por qué ellas sí y yo no", son sentimientos comunes. Ya que las festividades se concentran en las niñas y niños, éstas pueden volverse estresantes, solitarias y deprimentes. Quizás te sientas aislada de tus amigas.

Mi esposo estaba decepcionado por mi imposibilidad de concebir, pero aceptó fácilmente la vida sin hijos. Dice que entiende mis sentimientos y simpatiza con ellos, pero no quiere oír más del asunto. Su decepción disminuyó al concentrarse en su trabajo y en otras actividades. Yo todavía estoy buscando una alternativa satisfactoria.

La ira es un sentimiento común, pero es difícil canalizarla. Tendemos a buscar una razón para nuestra infertilidad. Podemos sentir que algo que hicimos en el pasado lo provocó. Algunas personas piensan, sin razón, que los abortos naturales o provocados, la masturbación, las prácticas sexuales no comunes y otras cosas han provocado ese "castigo". Ninguna de esas cosas causa la infertilidad, pero nuestras mentes nos hacen pensar así y sentirnos terriblemente culpables.

La depresión, la tristeza y la desesperación son sentimientos comunes.

La infertilidad hizo que me enfrentara con la muerte. El hecho de no poder traer al mundo a nadie vivo significaba que estaba en la última línea ofensiva contra la muerte. La solución: desconectarme. Así es que me entumecí. Poco después me interesé de nuevo en el trabajo, lo cual en nuestra sociedad ha sido la forma tradicional del hombre para combatir la muerte. Si vives de tu trabajo, no estarás perdiendo el tiempo; es un propósito para tu vida.

Crecí con la idea de que si estabas dispuesta a trabajar o a estudiar y siempre hacías lo mejor, nada estaría más allá de tu alcance. Por lo general esto era cierto. La teoría quedó a un lado cuando me empecé a enfrentar a los problemas de la infertilidad. No sólo me deprimí muchísimo, sino que de no ser por la ayuda de una amiga que compartía el mismo problema, seriamente dudo que mi matrimonio hubiera permanecido intacto.

Comencé a aceptar la idea de que nunca podría tener hijos enfrentándome al dolor y a la angustia. Después que pasó el golpe inicial, mi esposo y yo nos sentimos más cerca que nunca.

Desearía que los médicos que atienden casos de infertilidad, tuvieran compasión y se familiarizaran con los sentimientos de sus pacientes.

Muchas mujeres sienten que la terminología médica usada por los doctores, es hiriente y les hace sentir culpables. "Moco o mucosidad cervical hostil", "aborto habitual", "cérvix incompetente", "huevo infértil", no reflejan comprensión alguna por lo difícil que puede ser la infertilidad o la pérdida de una hija o un hijo.

CAUSAS DE LA INFERTILIDAD

La infertilidad está basada en acontecimientos fisiológicos y sus efectos. Tu compañero puede producir esperma en cantidad suficiente, de buena calidad y motilidad. Tú puedes producir un óvulo saludable. El espermatozoide puede ser depositado en tu vagina y moverse a través de la mucosidad cervical para encontrar al óvulo mientras está aún en las trompas. (La fecha en que se lleva a cabo la relación sexual es importante, ya que un óvulo puede vivir un poco más de 12 a 24 horas, y el esperma un poco más de uno o dos días). Una vez que el espermatozoide y el óvulo se han unido, el grupo de células resultante se implantará en el útero y empezará a crecer.

Las pruebas para la infertilidad están basadas en revisar todos los eslabones de esta cadena de eventos.

Los factores que determinan la infertilidad en el hombre pueden ser:

1. Pueden existir problemas en la producción y madurez del esperma. Esto puede ser causado por una infección previa, especialmente después de la pubertad, como las paperas; los testículos que no descienden; factores químicos y ambientales; drogas; riesgos ocupacionales. El tomar saunas y baños calientes pueden elevar la temperatura en el escroto, un efecto que dura algunos meses. Además, una condición llamada "varicocele" (una vena varicosa en el escroto), puede afectar la producción de esperma.

2. Puede haber problemas con la motilidad del esperma. Esto puede ser debido a la prostitis crónica y a la densidad inadecuada del semen. Además, ciertas drogas utilizadas para tratar desórdenes emocionales, úlceras estomacales y alta presión sanguínea, pueden también afectar dicha motilidad.

3. Los problemas de conducción pueden aparecer por la cicatrización del tejido en los delicados conductos por donde viaja el esperma; esto puede ser debido a infecciones o a ETS no tratadas. (La obstrucción intencional de estos conductos como método anticonceptivo se conoce como una vasectomía).

4. La inhabilidad para depositar la esperma en la cérvix o cuello uterino puede ser provocada por la inactividad sexual. Dicha inactividad puede ser causada por la impotencia o la eyaculación prematura, así como por problemas estructurales en el pene, por ejemplo, cuando la abertura está en la punta o en la parte inferior del pene, en lugar de estar inclinada (a un lado). Los daños en la columna vertebral y varias enfermedades neurológicas también contribuyen a este problema.

5. Otros factores que afectan la infertilidad masculina son la nutrición pobre y la mala salud en general. Los investigadores recomiendan comer bien y aumentar el consumo de zinc y vitaminas C y E.

Los factores que determinan la infertilidad en la mujer pueden ser:

1. Las barreras mecánicas provocadas por las cicatrices en los conductos o en los ovarios, una enfermedad pélvica inflamatoria (EPI) o ciertos dispositivos intrauterinos (DIU) pueden prevenir la unión del espermatozoide con el óvulo. Existe un 9% de riesgo de desarrollar una EPI si se está usando el DIU. Las enfermedades trasmitidas sexualmente (ETS) no tratadas, como la gonorrea y la clamidia, también pueden causar cicatrices y obstruir los conductos.

2. La endometriosis puede crear cicatrices, conductos obstruídos y reacciones del sistema inmune.

3. Puede haber problemas endocrinos. La falla en la ovulación regular o los períodos menstruales irregulares pueden deberse al mal funcionamiento de los ovarios, la pituitaria, el hipotálamo, la tiroides o las glándulas adrenales o suprarrenales. Normalmente, varias hormonas específicas, se segregan en momentos específicos del ciclo menstrual. Si cualquiera de ellas no produce, o la producción es insuficiente, todo el ciclo puede trastornarse. Además, cuando la ovulación es impredecible, las oportunidades de concepción disminuyen, ya que la mujer no cuenta con un ciclo regular ni conoce sus momentos de fertilidad. Las mujeres desarrollan con frecuencia la amenorrea (ausencia de períodos menstruales) por el uso de pastillas anticonceptivas, lo que puede causar infertilidad. Las mujeres con períodos irregulares o las que han empezado a menstruar a edad avanzada, parecen ser las más propensas a este problema.

4. Los problemas estructurales del útero o la cérvix, debido a problemas congénitos o a la exposición al DES en el útero, pueden provocar la infertilidad, impidiendo la concepción, o afectando el crecimiento y la expansión normal de éste durante el embarazo. Si la cérvix está afectada, pueden ocurrir abortos espontáneos.

5. Una mucosidad cervical de consistencia o PH (un estado de acidez y alcalinidad) incorrecto, puede actuar como una barrera para el movimiento normal de la esperma hacia la vagina.

6. Otros factores, como las anormalidades genéticas, pérdida o aumento de peso extremos, ejercicio excesivo, mala nutrición y las toxinas ambientales e industriales, pueden afectar la fertilidad. Las infecciones, como las provocadas por el micoplasma-T, pueden ser causa de la infertilidad al cambiar la calidad del mucus cervical, posiblemente provocando un aborto.

La infertilidad también toma la forma de abortos repetidos o partos/nacimientos de fetos muertos *stillbirth*. En estos casos, el problema no es la concepción, sino la incapacidad para llevar un embarazo a término.

Una pareja puede tener una combinación de problemas que resultan en la infertilidad.

1. Las reacciones inmunológicas. Tu pareja o tú pueden tener anticuerpos contra el esperma, que tienden a destruir la acción de éste, inmovilizándolo o aglutinándolo.

2. La falta de conocimiento. Ninguno de los dos sabe cuándo son fértiles y cuán frecuentes deben ser sus relaciones en ese momento para que el embarazo se logre. Finalmente, el 10% de las parejas infértiles, no tienen un diagnóstico específico sobre las causas de su infertilidad (infertilidad inexplicable). A estas parejas se les dice que todo está "normal" y que sólo tienen que esperar. Esta situación es la más difícil de enfrentar -la idea de que nada puede hacerse. Se te dice que tus problemas están en tu mente. Este tipo de actitud no te ayuda para nada. Con frecuencia son víctimas de una situación cuya causa o cura aún no se ha descubierto. Debemos abogar para que se hagan más investigaciones.

Si tu útero no está inclinado hacia atrás, la posición más efectiva para las relaciones sexuales es aquella en la cual tu compañero está encima de ti, cara a cara, con una almohada bajo tus caderas para levantarlas, (si tu útero está inclinado, usa 3 o 4 almohadas). No uses lubricantes artificiales, como las jaleas o cremas y nunca te duches después. Si la lubricación es necesaria, la saliva es lo más seguro. El debe penetrarte lo más profundo posible, y, cuando tenga el orgasmo, debe dejar de moverse y quedarse ahí dentro de tu vagina. Aproximadamente, del 60 al 70% de la esperma va en la primera fase de la eyaculación. Por lo general, sólo toma unos minutos para que el esperma se mueva a través del mucus cervical hacia el útero y las trompas de falopio; es bueno que te quedes recostada alrededor de 10 minutos. Algunas mujeres se duchan con bicarbonato de sodio 30 minutos antes de las relaciones para cambiar la calidad de la acidez del mucus cervical, para hacerlo menos viscoso. Puedes usar papel tornasol para probar la acidez del mucus a mitad del ciclo. No te duches si éste es alcalino.

Muchas parejas saben que la infertilidad y la planificación de las relaciones sexuales afectan su vida sexual en forma real. La espontaneidad para hacer el amor disminuye. Tienes que planear tu vida sexual alrededor del ciclo menstrual; ya no es tanto un acto de amor y placer sino más bien una respuesta médica. ¡El tener que dedicar tiempo para documentar tus relaciones sexuales en torno a tu temperatura en un registro, te puede hacer sentir que ya nada es sagrado ni privado en tu vida!

Empecé con el registro de la temperatura. Esto fue bastante duro para mí y mentalmente deprimente. Me sentía muy reguladora y calculadora, con mi cuerpo y con la relación con mi esposo. No necesito decir lo que pasó con nuestros impulsos naturales. Pero queríamos un hijo a cualquier costo -eso era lo que sentíamos.

Mi esposo me despertaba cada mañana a las 6:00 A.M. para que me tomara la temperatura. Después él empezó a hacerlo. Necesitaba que él participara en esto.

Con la regulación de la temperatura o con los resultados del examen de orina, puedes averiguar si estás ovulando o no y puedes determinar el momento en que coinciden. Si estás ovulando normalmente, desde tu último período hasta la ovulación tendrás una temperatura baja fluctuante (alrededor de 98º F. o menos). En el momento de la ovulación, por lo general, hay un descenso seguido de un aumento de medio grado o más. Algunos ciclos presentan sólo el aumento. El punto más alto (generalmente alrededor de los 98.4º F) se mantiene hasta un día antes de tu siguiente período, cuando baja de nuevo. Tu doctora(or) te dará un registro, o puedes obtener uno de la Asociación de Planificación Familiar.

Los exámenes de orina sirven para medir la cantidad de la hormona de la luteinización (HL). Cuando el nivel de la HL aumenta, sucede la ovulación en las siguientes 24 a 36 horas. Los paquetes que traen guías específicas para saber cuándo esperar la ovulación, pueden facilitar la predicción del momento fértil. Debes esperar por lo menos dos ciclos para empezar a interpretar tu temperatura o los resultados de las pruebas de orina.

EL DIAGNÓSTICO

Un diagnóstico de infertilidad completo, con todas las pruebas, puede tomar de 4 a 5 ciclos menstruales. La mayoría de las pruebas deben hacerse en momentos específicos del ciclo y no pueden ser combinadas. Tratar con la infertilidad es caro y, desafortunadamente, la cobertura del seguro médico, en la mayoría de los casos, es pobre, aunque en algunos lugares de EEUU actualmente existen leyes que hacen que los seguros de salud tengan que cubrir las pruebas y los tratamientos para la infertilidad. Las pruebas para las mujeres son agresivas, dolorosas, emocionalmente exhaustivas y en ocasiones, denigrantes.

Aunque la secuencia de los estudios para el diagnóstico varían según el doctor y el individuo, ésta puede incluir todos o algunos de los siguientes factores:

1. Un historial médico general del hombre y de la mujer.

2. Un examen pélvico de la mujer. Deben ser examinados el sistema reproductivo, los senos y el historial de desarrollo general. Debes hablarle al doctor(a) sobre tu ciclo menstrual, incluyendo el patrón de tus períodos menstruales; de cualquier embarazo previo, ETS o abortos; sobre el uso del control natal; de tus relaciones sexuales (frecuencia, posición y sentimientos); acerca de tu vida y tu trabajo, por si las toxinas del medio pudieran afectarte.

3. Medir la ovulación. Toma tu temperatura diariamente con un termómetro especial. También puede ser que te hagan una prueba de orina para registrar el patrón de la ovulación.

4. Análisis del semen. Tu compañero debe eyacular en un recipiente limpio. Esta muestra debe mantenerse a una temperatura equivalente a la del cuerpo y ser examinada lo más pronto posible bajo un microscopio para determinar la cantidad de espermatozoides y su motilidad. 20 millones de espermatozoides por cm3 es la cantidad normal; si son menos de 10 millones por cm3, se considera bajo, aunque un hombre con pocos espermatozoides puede fecundar. El esperma debe moverse hacia arriba y por lo menos el 60%, deben tener el tamaño y la forma normales.

Ahora existen pruebas para revisar la motilidad y la forma de los espermatozoides. Si éstas son anormales, se hacen otro tipos de pruebas adicionales, como la que se hace para ver si el esperma tiene la capacidad para fertilizar un óvulo de conejillo de indias especialmente preparado.

Repite por lo menos cada seis meses el análisis del semen, ya que el esperma puede fluctuar en cantidad y motilidad por muchas razones. Si el análisis sale anormal, tu compañero tendrá que ser diagnosticado, antes de que te hagas nuevas pruebas.

Cualquier diagnóstico de infertilidad puede hacer que las cosas cambien, tanto para los hombres como para las mujeres.

La cantidad de espermatozoides de mi marido era muy baja; ambos estábamos afectados. No pensaba que mi esposo creyera que esto estaba sucediendo. De hecho, con frecuencia hablaba en tercera persona, sin aceptar verdaderamente los resultados. Lo amaba y, por lo tanto, su actitud me dolía. No sabía

qué decir. No podía decir lo típico, "Todo está bien", porque los dos sabíamos que nada estaba bien. Por alguna razón, me di cuenta de que podía manejar el problema conmigo misma, pero me era muy difícil manejar mi reacción ante su problema. Estaba aún más preocupada porque él no podía manejar su situación. Entonces empezamos a buscar un doctor para él.

Si todos los factores masculinos son normales, se deben continuar los estudios de la mujer. Necesitarás hacerte las pruebas y los procedimientos que aparecen a continuación:

5. Una prueba post-coital (prueba de Sims-Hühner). Justo antes de la ovulación harás el amor con tu compañero, y después de unas horas, visitarán el consultorio médico sin haberse lavado ni duchado. El médico tomará una pequeña cantidad de mucus de tu vagina y cérvix para estudiar el número de espermatozoides vivos y activos. Un resultado normal mostrará que el esperma tiene la habilidad de penetrar en el mucus cervical y vivir en ese medio.

6. Un útero-tubograma o un histereosalpingograma. Esto permite ver los conductos reproductivos y proporciona un promedio permanente que puede utilizarse en el futuro para compararlo con los rayos-X, si es que se necesitan. Recuerda que cuando te toman una radiografía, la radiación puede afectar los óvulos futuros. Los doctores(as) prefieren hacer este procedimiento en la primera parte del ciclo, antes de la ovulación, para evitar exponer a los rayos-X el óvulo fertilizado, si es que la concepción se ha llevado a cabo.

El procedimiento anterior consiste en la inyección de una tintura inofensiva dentro de la vagina y útero. Esta pasa a través del útero hacia las trompas y la cavidad abdominal. Una serie de rayos-X es tomada durante este proceso. Después la tinta pasa dentro de la cavidad pélvica y tu cuerpo la reabsorbe. Esta prueba puede ser dolorosa. Los médicos pueden ponerte anestesia local o darte medicamentos para que te relajes después. Si tomas Motrin 30 minutos antes los calambres se reducirán. En muchas clínicas se les da antibióticos a las mujeres durante dos o tres días, para evitar que se desarrolle alguna infección.

7. El nivel de hormonas en la sangre. Los niveles de estrógeno, los de la hormona estimuladora del folículo (HEF), los de la HL, la progesterona y la prolactina en la sangre, deben revisarse para determinar si están normales mientras sucede la ovulación.

8. Una biopsia del endometrio. Este es otro examen para determinar si estás o no ovulando. Puede hacerse en cualquier momento, una semana antes de que creas que empieza la ovulación, hasta el primer día de tu menstruación. Muchas personas creen que si se toma un pedazo diminuto de tejido no se pone en peligro el embarazo. Otras, evitan un posible daño al embarazo,

haciendo que la mujer acuda el día en que su temperatura descienda o en el momento en que comienza el período. Algunos médicos recomiendan el uso del condón en las relaciones durante este ciclo para evitar un posible embarazo.

El médico inserta un pequeño instrumento en la matriz después de dilatar parcialmente el cuello (esto puede provocar algunos calambres), raspa un poquito del tejido del recubrimiento del útero (endometrio) y lo envía a examinar por microscopio. El tejido formado mientras se produce la progesterona (después de la ovulación) es diferente al que se forma bajo la influencia del estrógeno (antes de la ovulación), o en la ausencia de la influencia hormonal.

9. La laparoscopía. Si no hay problema, tu médico querrá hacerte una laparoscopía, que es un procedimiento médico que permite la observación directa de los conductos reproductivos, los ovarios, el exterior del útero y las cavidades que lo rodean. Para esto se hace una incisión pequeña cerca del ombligo. Este procedimiento se lleva a cabo bajo anestesia general o espinal y proporciona una gran cantidad de información útil. Algunos médicos prefieren usarlo como un procedimiento primordial; otros, como último recurso.

Una histereoscopía se puede hacer al mismo tiempo. Se inserta un pequeño telescopio a través de la vagina y la cérvix hacia el útero, para que el médico pueda ver dentro de la cavidad uterina. Si hay cicatrización del tejido o pólipos, pueden removerse por este medio.

Cuando vayas a hacerte cualquiera de estas pruebas, tu vida sexual estará, una vez más, bajo el escrutinio científico.

Se suponía que teníamos que hacer el amor a las 7:00 A.M. y después, correr al doctor para la prueba post-coital. ¿Quién quiere tener que hacer el amor todos los días a las siete de la mañana, para luego correr al médico, durante una semana?

Trabajar y tener tiempo para estas pruebas es difícil. Muchas mujeres no quieren que sus jefes se enteren de su infertilidad, así que esto añade otra presión más... el secreto. Tu compañero te preguntará, "¿Ya sucedió?" Tal vez, algo peor, no dirá nada, pero te mirará y suspirará. Personas que apenas conoces comentarán acerca de tu problema. Con paciencia, pueden apoyarse el uno al otro y mantener su sentido del humor y la privacidad de su sexualidad.

LOS TRATAMIENTOS

En el 90% de los casos se encuentra el motivo de la infertilidad. El médico querrá hablar con ambos y desarrollar un plan para el tratamiento.

En general, los problemas del hombre son más difíciles de curar que los de la mujer. Sin embargo, algunas hormonas que se usan para curar la infertilidad femenina, como el citrato de clomifeno, la gonadotropina coriónica humana (GCH) y la gonadotropina menopáusica humana (GMH), se han venido utilizando con éxito en los hombres. Si hay una obstrucción en los conductos por donde pasa la esperma, se extrae la esperma con una aguja y se une a tu óvulo en una caja de pietri para volverla a poner en tus conductos o útero (ver el cap. 23, "Nuevas Tecnologías Reproductivas"). La condición llamada varicocele puede corregirse quirúrgicamente o, con un procedimiento que utiliza un pequeño globo para obstruir la vena, lo que permite un aumento en la cantidad de espermatozoides y en la motilidad. Si el procedimiento tiene éxito, generalmente se nota en la cantidad y motilidad de los espermatozoides, aproximadamente tres meses después del procedimiento. La tensión nerviosa, asociada con la espera de los resultados, deja su huella en muchas parejas. Si la cantidad de espermatozoides de tu compañero es baja, a veces se puede hacer la inseminación en el cuello o en el útero (IIU). Esto puede combinarse con medicamentos que ayudan a la ovulación, como el clomifeno o la GMH (Pergonal). Si existe alguna infección que está provocando una disminución en la motilidad de los espermatozoides, ésta puede corregirse con antibióticos.

Para las mujeres, el tratamiento para los trastornos endocrinos es el que tiene mayor éxito. Los médicos usan una serie de medicamentos para corregir los desbalances hormonales, para inducir la ovulación y corregir los problemas en la fase luteal (después de la ovulación). Los principales medicamentos que se utilizan para inducir la ovulación son, el citrato de clomifeno; la Gonadotropina Coriónica Humana, (GCH), una hormona extraída de la placenta humana; y la Gonadotropina Menopáusica Humana, (GMH), extraída de la orina de una mujer menopáusica. El citrato de clomifeno, fue introducido en 1960 y es una droga usada comúnmente para estimular la ovulación. Esta se toma oralmente desde el quinto al décimo día del ciclo. El citrato de clomifeno parece actuar directamente sobre el hipotálamo en el cerebro y hace que se produzcan más hormonas HEF y HL, las cuales después estimulan la maduración del ovario para producir un óvulo. Casi el 80% de las mujeres ovularán con la ayuda de esta droga y cerca del 50% quedarán embarazadas, con un 5 a un 10% de incidencia de partos múltiples. Algunas mujeres sienten cambios de ánimo, sensibilidad en los senos, calores, dolores de cabeza, visión borrosa y latidos en los ovarios, en el momento de la ovulación, mientras toman el citrato. El clomifeno algunas veces reseca el mucus cervical a medio ciclo, así que asegúrate de hacerte una prueba post-coital después de tres o más ciclos de estar tomándolo. Una complicación potencial es la hiperestimulación del ovario, la cual, si no es detectada, puede causarte daño. Lo ideal es que las mujeres que se someten a este tratamiento, tengan un examen al final de cada ciclo, para asegurarse de que no haya complicaciones.

Con frecuencia, la GCH es combinada con el citrato de clomifeno y es administrada intramuscularmente, el momento en que se espera la ovulación. Esta hormona actúa en el ovario como la progesterona y la prolactina, ayudando a que el óvulo madure. La GMH, es una hormona muy potente, que se usa para inducir la ovulación y sólo puede ser prescrita por un especialista en infertilidad. El tratamiento con GMH consta de frecuentes inyecciones y visitas al laboratorio para examinar los niveles de estrógeno en la sangre y en la orina. Algunos médicos también utilizan el ultrasonido para medir el desarrollo del folículo(s). El efecto del ultrasonido en el ovario es desconocido. Por medio de la medición cuidadosa de estos niveles, se puede reducir el peligro de múltiples óvulos formados por el ovario y sus consecuentes partos múltiples. La hiperestimulación del ovario también es una posible complicación causada por el uso de esta droga.

La bromocriptina es otra droga utilizada para la infertilidad femenina, debido a los altos niveles de prolactina en la sangre. En las madres que amamantan, estos niveles normalmente se elevan, al igual que en las mujeres infértiles. Parece que estos niveles pueden alterar los patrones de ovulación normales. En tales casos, la bromocriptina se tomará oralmente hasta que los niveles disminuyan y aparezca la ovulación normal.

Los problemas de la fase luteínica del ciclo, pueden tratarse con cualquiera de los siguientes medicamentos: citrato de clomifeno, GCH y progesterona natural. La progesterona natural está disponible en supositorios vaginales o ampolletas intramusculares. Generalmente usarás dos supositorios diarios, empezando después de la ovulación. La progesterona sintética no es recomendable, ya que puede dañar el desarrollo fetal en un embarazo inesperado.

Con frecuencia, las técnicas quirúrgicas pueden corregir la debilidad cervical y otros problemas estructurales del útero. La microcirugía es un tipo especial de cirugía empleada para reparar los conductos y remover adhesiones. La cirugía láser que usa el dióxido de carbono o el láser de argón, también se usa frecuentemente en combinación con la microcirugía, para remover el tejido cicatrizado o las adhesiones endométricas. Si el daño del conducto es significativo, la fertilización in-vitro (FIV) puede ofrecer la oportunidad de un embarazo exitoso y es mejor que la reparación quirúrgica, aunque la FIV tiene un porcentaje extremadamente bajo de éxito (ver cap. 23). La endometriosis puede ser tratada quirúrgicamente o con medicamentos orales.

Si hay problema con el mucus cervical, puedes ducharte para corregir la acidez, usar estrógeno para mejorar la calidad de la mucosidad o tomar jarabe para la tos si el mucus es muy espeso. Los problemas con los anticuerpos contra el semen, son generalmente tratados con la IIU o con una baja dosis de esteroides. Sin embargo, los esteroides pueden disimular las infecciones del cuerpo y provocar debilidad en los huesos y en la articulación ilíacofemoral. La FIV y la TIFG (GIFT), han sido utilizadas con algún éxito por parejas con problemas de anticuerpos.

Con frecuencia, las mujeres tienen una combinación de problemas y sus tratamientos deben tener también una combinación de medicamentos, muchos de los cuales son caros. Es importante entender cómo funcionan estas drogas, cómo pueden afectarte y por cuánto tiempo deberás usarlas.

Los problemas de infertilidad compartidos por una pareja, son generalmente tratados por médicos diferentes. El hombre va con un urólogo y la mujer con un ginecólogo o un especialista en infertilidad. Sus médicos deberán comunicarse entre sí. Para cualquier pareja que comparte el problema, el poder lograr un embarazo será dramático, cuando sólo un miembro de la pareja pueda ser tratado y curado. Si los dos reciben ayuda, sus oportunidades serán excelentes.

En todos los casos, hay un 5% de curaciones espontáneas (sin tratamiento). Frecuentemente, después de muchos años de intentos, el embarazo finalmente ocurre. No entendemos muy bien la razón de estas curas espontáneas, pero el hecho de que ocurran brinda una fuente de esperanza cuando todo lo demás falla.

En la infertilidad inexplicable, por lo general no existen razones médicas. Puede ser difícil para tu médico y para ti, saber cuándo detener las pruebas y los tratamientos. Tu desesperación podría llevarte a la depresión, que siempre es un proceso doloroso.

En el caso de una infertilidad concluyente, terminante o absoluta, como lo es la insuficiencia prematura de los ovarios, ya lo sabes todo. Tienes que ajustarte a esa realidad, hacerle frente y reexaminar tu vida. Para algunas mujeres no hay un fin claro. Puedes sentirte como "si todos tus bebés hubieran muerto". Sentirás dolor por la pérdida de una parte de tu condición de mujer o de hombre, por las partes de tu cuerpo que no funcionan o que han sido extirpadas. Si niegas o reprimes este sentimiento de dolor, el proceso de sobreponerte se prolongará. Algo dentro de ti estará pensando en la situación. Tienes la opción de aprender a vivir con tu problema lo más consciente y directamente posible, o, suprimir estas emociones naturales, pero dolorosas. Algunas veces el dolor de la infertilidad nunca se resuelve por completo, pero se acepta como un mal familiar que puede presentarse impredeciblemente durante la vida. A veces la aflicción dura mucho tiempo.

Para que tu dolor disminuya, el apoyo de las amigas y amigos, de la familia y de otras personas es de gran ayuda.

En julio del año pasado, a los 29 años de edad, me hicieron una histerectomía—los tumores fibrosos prácticamente me habían destruído el útero. Sobra decir que estaba agobiada por el dolor. Nunca tuve la oportunidad de tener un bebé y ahora toda esperanza estaba descartada. Estuve muy amargada por un tiempo, pero ahora estoy sanando. No quiere decir que a veces no sufra; creo que este dolor tan profundo reaparecerá de cuando en cuando.

Cuando supe de mi infertilidad hace 5 años, sufrí el típico desequilibrio y la negación. Desafortunadamente, escondí mis sentimientos. Adoptamos un niño y todo parecía estar bien. Creí tener todo bajo control, ya que rara vez pensaba en mi infertilidad y era muy activa... A fin de cuentas, sin una razón aparente, mi infertilidad volvió a ser un asunto primordial y todos los sentimientos que había escondido durante 5 años, de pronto resurgieron. Después de cuatro meses inestables, terminé con una severa crisis de depresión... Sólo con la ayuda de una consejera pude manejar los sentimientos y salir de mi estado depresivo.

Es reconfortante encontrar y hablar abiertamente con otras parejas que se enfrentan a la infertilidad. Cada una tiene sus propias dificultades específicas, pero nuestros sentimientos y reacciones son similares. Después que pasó el nerviosismo de las dos primeras reuniones, empecé a aceptar lo que había sucedido durante los dos años y medio pasados, en los cuales había quedado embarazada dos veces y dos veces había abortado. Abandoné mi obsesión casi constante por el embarazo. Me empecé a sentir en contacto conmigo misma y viva otra vez.

Los abortos o pérdidas espontáneas

Los problemas que existen para mantener un embarazo durante 9 meses son otra forma de infertilidad. Uno de cada seis embarazos terminan en un aborto espontáneo, el 75% de éstos, suceden antes de las 12 semanas. Estas cifras demuestran que el aborto espontáneo es muy común. Por lo menos, queremos estar preparadas para saber lo que se siente y qué esperar. Una pérdida espontánea es tanto un acontecimiento físico como una crisis emocional, que puede ser compartida por ambos o experimentada de diferente manera por cada uno. Por lo general, los abortos espontáneos ocurren al comienzo feliz de un embarazo y, por lo tanto, el golpe tiende a ser más fuerte.

Cuando supe que estaba embarazada, bailé por toda la casa. Mi embarazo era natural... Mi cuerpo estaba cambiando lenta y agradablemente. Ya que la decisión de tener una hijo fue consciente y bien planificada, me sentí libre para revelarla. Fue un momento especial. Menciono todo esto, porque cuando tuve un aborto espontáneo quedé profundamente marcada por largo tiempo y, al comprender parcialmente la profundidad de la alegría, puede comprender la profundidad de la pérdida.

Casi siempre los abortos o pérdidas espontáneas ocurren antes de las 26 semanas de embarazo. Si hay un amago o indicio de aborto, la cérvix estará cerrada todavía, pero la mujer sentirá calambres y tendrá sangrado o manchas. El reposo se recomienda con frecuencia, y tu médico solicitará ciertos exámenes de sangre para revisar tus niveles hormonales. Se te puede hacer un ultrasonido desde las seis semanas después de tu último período, para evaluar el crecimiento fetal y para detectar los latidos del corazón del feto. En un aborto inevitable, el sangrado es fuerte, los calambres aumentan y el cuello uterino empieza a dilatarse. El feto, el saco amniótico y la placenta, son expulsados completamente intactos con una gran cantidad de sangre. Probablemente sabrás cuando esto suceda. Es importante decir aquí, que si no estás en un hospital, además de acudir al hospital inmediatamente, tendrás que tomar al feto, ponerlo en un recipiente limpio y llevarlo contigo para que lo manden a examinar al laboratorio. De esta manera sabrás por qué ocurrió el aborto. Pregunta acerca de las pruebas especiales y de rutina que te tienen que hacer, como por ejemplo, los cultivos para ver si hay infección y la revisión genética de los tejidos. Si los exámenes muestran que has tenido un embarazo malogrado (donde el óvulo y el espermatozoide no se han dividido correctamente), podrás saber que éste es un caso raro y que las oportunidades de que vuelva a suceder son pocas. Si el estudio del tejido fetal muestra anormalidades genéticas, o sugiere que tienes una enfermedad o infección, tu médico te dirá cómo proceder. Si el tejido fetal es normal, sabrás que la causa de la pérdida se debió a unos niveles hormonales insuficientes o a una cérvix débil. Ambas condiciones pueden ser tratadas.

Un aborto incompleto sucede cuando sólo se expulsa una parte del feto. La otra parte permanece dentro de la matriz y el sangrado continúa. Por lo general, el médico hará una dilatación y un raspado (D&C por sus siglas en inglés) para limpiar tu útero y ayudarlo a sanar. Un aborto completo sucede cuando todo lo que hay en el útero es expulsado. En este caso, casi siempre continuarás sangrando, pero cada vez menos. Si crees que ya has sangrado demasiado, consulta a tu médico. Puede que sea necesario que te hagan un raspado (D&C). También es posible que experimentes un aborto malogrado. En este caso, el feto muere en el útero, pero no es expulsado. Puede permanecer en dentro del vientre por varios meses. Los síntomas de un aborto malogrado son la ausencia de períodos menstruales, acompañados del cese de los signos del embarazo; algunas veces puedes "manchar" o sangrar levemente. El tratamiento para el aborto malogrado puede también consistir en raspado o parto inducido.

Algunas de las causas posibles de un aborto espontáneo pueden ser los problemas estructurales del útero, alguna infección, músculos cervicales débiles, desbalance hormonal, toxinas industriales en el medio ambiente, incompatibilidad sanguínea entre la madre, que es Rh negativo y el feto que es Rh positivo (hoy existe un medicamento, el Rhogam, que se administra a las mujeres para prevenir esta reacción), y el error genético. Algunas investigaciones muestran que el 50 al 60% de todos los abortos espontáneos que suceden en el primer trimestre, son ocasionados por anormalidades genéticas en el feto. Estos abortos espontáneos pueden ser una forma natural del cuerpo de deshacerse de problemas posteriores.

Si has tenido dos abortos espontáneos o más, las pruebas de sangre pueden asegurarte que no existen causas inmunológicas para tus embarazos perdidos. Estos análisis verifican la coagulación sanguínea y los problemas del sistema inmunológico. Trata de indagar por qué has tenido un aborto espontáneo. Algunos de los procedimientos para el diagnóstico de la infertilidad, mencionados anteriormente, son útiles también en estos casos. Pide que te enseñen el reporte patológico y que te expliquen el significado de la terminología utilizada. Si no estás satisfecha con la explicación, pregunta si te pueden hacer otras pruebas. Tienes derecho a saber todo lo posible acerca de las causas de tu aborto espontáneo.

Un aborto espontáneo no quiere decir que seas estéril. Hay un 70% de probabilidad de tener un embarazo exitoso, aún después de dos abortos espontáneos. Sin embargo, si tienes dos pérdidas seguidas o más, querrás empezar a investigar su causa. Planifica con tu médico una revisión de cada detalle de tu siguiente embarazo. Para este proyecto necesitarás el apoyo de tu compañero(a), amigas(os) o de un grupo de apoyo. El período de tiempo que sigue al aborto espontáneo es difícil. Físicamente, por un tiempo, tu cuerpo se sentirá como si todavía estuvieras embarazada, tus senos estarán llenos de leche y tu estómago seguirá abultado. Seguirás manchando por varias semanas. Si el flujo es extraño y huele mal, y además tienes fiebre alta, consulta a tu médico. Por lo general, podrás tener relaciones sexuales después de 4 a 6 semanas, cuando tu cérvix esté cerrada y haya menos riesgo de infección.

Puede ser que no creas lo que está sucediendo. Durante el aborto espontáneo, desarrollarás una sensación de impotencia mientras los calambres y el sangrado aumentan. Muchas mujeres temen desangrarse hasta la muerte. Si tienes que ir al hospital, tu ansiedad y temor se intensificarán.

Después del hospital nos fuimos a casa aturdidos y cansados. Estaba débil y enormemente triste. No sabía que pudiera sentir un dolor tan profundo. La pérdida fue tan grande y completa como sólo puede ser la muerte. En los primeros días no podía hablar con nadie, pero al mismo tiempo me dolía estar sola. Sólo podía llorar y llorar sin parar. Una de las cosas que me recordaba que ya no estaba embarazada, eran los cambios en mi cuerpo. En dos días mis senos, que habían aumentado bastante, volvieron a su tamaño normal, mi estómago, que había crecido mucho, estaba liso de nuevo. Mi cuerpo ya no se estaba preparando para el nacimiento de un bebé. Estaba simple y delgado. El cansancio fue reemplazado por la debilidad, y después apareció el sangrado. Mi cuerpo no me permitía olvidar. Sabía que las cosas se arreglarían una vez que pudiera hacer el amor otra vez y que estarían aún mejor, cuando estuviéramos llenos de esperanzas. Pero eso se veía muy lejos.

Algunas veces te sentirás desconsolada y furiosa. Necesitarás del apoyo de la familia y de las amistades.

La mayoría de la gente no sabía cómo apoyarme, o tal vez yo no sabía pedirlo. Las personas se sienten más a gusto hablando del aspecto físico y no del emocional. Yo necesitaba hablar de ambos. También para mi esposo era difícil, porque le preguntaban qué pasaba con mi cuerpo. Desafortunadamente, él demostraba estar completamente ausente cuando alguien quería hablar con nosotros, a pesar de que él también tenía un profundo dolor emocional.

El desconsuelo con frecuencia se complica con sentimientos de culpabilidad, los cuales pueden provocar tensión entre la pareja. Pensarás que alguno de los dos hizo algo que estuvo "mal" (mucha actividad, mucho sexo, alimentación insuficiente, etc...). Se culparán el uno al otro innecesariamente, ya que tales factores rara vez provocan una pérdida. Tomará algo de tiempo disipar la tensión. Para algunas personas toma más tiempo que para otras. Es mejor si admites y hablas acerca de tus sentimientos. Los efectos de un aborto espontáneo pueden durar meses. En la fecha en que el bebé debió haber nacido, por lo general, resurge el desconsuelo.

Si has tenido más de tres pérdidas, es importante buscar un médico que sea especialista en este campo. El tratamiento para los abortos espontáneos múltiples puede constar de algo tan complicado como un tratamiento hormonal, hasta algo tan simple como lo es el tomar una aspirina de bebé diariamente. Si hay infección, tú y tu pareja deberán tomar antibióticos. Necesitarás un médico experimentado que sea compasivo(a) y que pueda comprender las pérdidas que has sufrido.
El tratar de concebir después de varios partos malogrados, te hará sentir temor. Si es posible, habla con mujeres que hayan tenido las mismas experiencias.

El embarazo ectópico

Un embarazo ectópico es otra manera de perder un embarazo, y sucede cuando el óvulo fertilizado empieza a desarrollarse en las trompas de falopio, en lugar del útero. Entre el 5 y el 10% de las mujeres que han tenido intervenciones quirúrgicas en las trompas, pueden sufrir de un embarazo ectópico, sin embargo esto le puede suceder a cualquier mujer. Los embarazos ectópicos van en aumento a causa del incremento de la enfermedad pélvica inflamatoria y del uso de los dispositivos intrauterinos. Ambas condiciones pueden formar cicatrices en los conductos (una mayor probabilidad para que el óvulo fertilizado no baje), o causar una inflamación del tejido que rodea el útero, el cual "se resiste" a la implantación del óvulo fertilizado. Si tienes la edad suficiente para tener un bebé, has tenido relaciones y has tenido dolores abdominales, es posible que puedas tener un embarazo ectópico.

Ya que todos los cambios hormonales son similares a los del principio de un embarazo normal, tendrás todos los síntomas: fatiga, náuseas, pérdida del período y sensibilidad en los senos. Mientras el embarazo progresa, presiona las trompas y sentirás fuertes punzadas, calambres o un dolor lento pero no intenso. Los dolores en el cuello y hombros son también comunes. Además, puedes tener, o no, un sangrado de tipo menstrual.

Para detectar un embarazo ectópico, hay que revisar diariamente los niveles hormonales. Si éstos no se duplican, te deberás hacer un ultrasonido lo más pronto posible para buscar el embrión en el útero o en la trompa. Cuando sospechas un aborto espontáneo debes hacerte un análisis sanguíneo para asegurarte que no haya ningún tejido fetal en la trompa. Algunas veces el embarazo ectópico es diagnosticado erróneamente como un aborto espontáneo. Es esencial que cualquier tejido que haya pasado por el útero sea revisado para ver si se está desarrollando tejido fetal. El embarazo ectópico requiere de un tratamiento inmediato porque hay peligro de hemorrágia o de alguna ruptura en el tubo.

Si el médico detecta un embarazo ectópico a tiempo, él o ella pueden extirpar el embrión y salvar el conducto. Con frecuencia se utiliza para esto una laparoscopía, en lugar de una cirugía abdominal. Algunos médicos también utilizan un medicamento llamado metotrexato, que es utilizado como parte del tratamiento químico contra el cáncer. En este caso el medicamento es inyectado en la trompa o en la vena para disolver los tejidos embriónicos. En algunos casos, es necesario extirpar la trompa y el ovario adyacente. Es importante que el procedimiento quirúrgico sea muy cuidadoso y que el sangrado sea mínimo para evitar la cicatrización del tejido; todo esto con el fin de propiciar la oportunidad de un futuro embarazo normal. En cualquier caso, si has tenido un embarazo ectópico, existe un alto riesgo de tener otro.

Con relación a los sentimientos, es probable que sientas lo mismo que en un aborto espontáneo. Además, tendrás sangrado interno y el trauma de una operación de emergencia. La perspectiva de futuros embarazos ha cambiado de alguna manera por esta experiencia: te sentirás deprimida y temerosa por la posibilidad de que esto vuelva a ocurrir.

Cuando el feto muere en el vientre

Afortunadamente, la incidencia de partos en los cuales el bebé nace muerto es bajo. Pero si te llega a suceder, el significado de las estadísticas no tendrá mucho sentido. Por lo general, esto sucede por la falta de oxígeno en el bebé antes de nacer, o, porque sus pulmones y corazón fallan al oxigenarlo después de que el cordón ha sido cortado. Tu cuerpo no se entera de este cambio ya que éste continúa como si todo estuviera bien, preparándose para el contacto y la alimentación del bebé. Tus senos están llenos de leche, que nunca va a ser utilizada. (En algunas culturas, las mujeres que pierden a sus bebés al nacer se prestan como nodrizas para amamantar a otros). Al igual que tu familia y amistades, estás preparándote para recibir al nuevo bebé.

Hay varias cosas importantes que debes considerar si tu bebé muere adentro, empezando por el momento en que la muerte es esperada o confirmada. Si la muerte del bebé sobreviene antes del parto, se debe remover al bebé lo más pronto y con el menor riesgo posible. Tendrás la oportunidad de decidir si quieres que te induzcan el parto o esperar que éste ocurra espontáneamente. Tu pareja puede estar presente todo el tiempo que quieras. Una vez que el bebé haya nacido, las personas que te atienden, deben tratarla(lo) de una manera respetuosa y deben ser especialmente cuidadosas si es necesario hacerle una autopsia para conocer las causas de muerte. Es necesario que decidas si quieres ver al bebé, ya sea inmediatamente después del parto, o más tarde. El aceptar la trágica realidad acerca de lo que ha sucedido puede ayudarte. Sobre todo, puedes pedir estar en privado con tu familia y seres allegados para poder expresar tu pena,

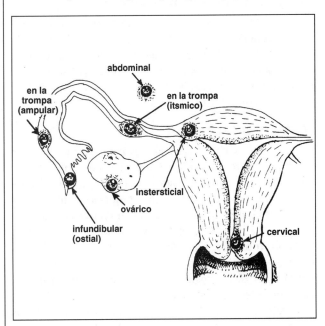

Nina Reimer

si es que lo necesitas y lo deseas. Lo más seguro es que quieras estar en una habitación que no esté en la sección de maternidad. Además, el personal del hospital debe ser informado de la pérdida que sufriste. Al principio quizás sea necesario que te apartes y no confrontes la realidad. Vendrá un período de adormecimiento. Si pides ayuda para sobrellevar tu dolor, esperamos que sea a personas inteligentes y humanas. Trivialidades tales como, "Tendrás otro bebé antes de lo que imaginas", o, "Piensa en las adorables niñas y niños que tienes en casa", no son apropiadas en estos momentos. Estás sufriendo por la muerte de este bebé en particular -ningún otro niño o niña tienen relevancia. Quizás, la mejor ayuda que otros puedan ofrecerte sea el saber escuchar y darte muestras de cariño.

Es importante para ti saber exactamente lo que pasó con tu bebé. Lo más probable es que su nacimiento estuviera más allá del alcance del médico. (Si sospechas que fue culpa del médico, busca pronto consejo legal y analiza todos los factores). Tendrás un enorme sentimiento de vacío y soledad después de la pérdida del bebé. La sociedad no ofrece mucho apoyo para este tipo de pérdidas en particular, y como resultado, no existen muchos recursos tales como grupos de apoyo que estén a tu disposición.

Alternativas para las parejas infertiles

Una vez que se ha determinado tu infertilidad, querrás examinar las posibilidades y alternativas para el futuro. Una vez más te preguntarás, ¿Realmente quiero ser madre? Aprovecha este momento para redefinir tus metas y seguir viviendo tu vida.

LA INSEMINACIÓN POR DONANTE

Si el problema es la infertilidad masculina o una enfermedad genética transmisible, existe la posibilidad de la inseminación del esperma de un donante anónimo. (Para mayor información ver los Recursos y la sección de Donación para la Inseminación del cap. 18, "Nuevas Tecnologías Reproductivas").

LA FERTILIZACIÓN IN-VITRO

En los Estados Unidos, La FIV es otra alternativa para algunas mujeres infértiles. Cada vez más hay centros médicos que están ofreciéndola. Cuanto más, el éxito de una ovulación satisfactoria, una inducción, una fertilización, una implantación y luego un embarazo viable es de un 14 a un 16%. El costo fluctúa entre $6,000 a $10,000 (dólares) por ciclo ovulatorio y necesitarás someterte al tratamiento durante varios de tus ciclos reproductivos. Los seguros médicos no cubren la mayor parte de este procedimiento. Obviamente, la FIV no es una verdadera solución para aquellas parejas de bajos ingresos que se enfrentan a la infertilidad.

LA ADOPCIÓN

La adopción (opción que, en los Estados Unidos, ha sido sometida a cambios significativos) puede ser una alternativa para muchas parejas. Pero así como el número de niñas y niños disponibles disminuye, la adopción se hace más problemática. Es más difícil adoptar bebés caucásicos; varios estados tienen una lista de espera de 5 a 7 años. Muchas parejas toman en consideración la adopción de niños de otras razas, al igual que niños de otros países, o aquéllos con necesidades especiales o mayores, debido a que para estos últimos los períodos de espera son mucho más cortos.

El proceso de adopción ocasiona muchos sentimientos negativos, sorprendentemente similares a aquéllos que surgen cuando nos enteramos de nuestra infertilidad. La impotencia, la ira y la frustración son comunes, especialmente durante el llamado estudio del hogar, cuando la persona responsable del trabajo social está trabajando activamente contigo. Sentirás como si te estuviera evaluando y "poniendo a juicio" tu potencial y capacidad como madre. El estudio del hogar puede ser estresante y caro (de $1,000 a $2,000) y con frecuencia te pondrá, una vez más, en tensión con tu compañero. Los familiares y amistades a veces no pueden brindarte el apoyo que necesitas y tendrás períodos de ansiedad.

Mi esposo y yo nos enteramos de que seríamos padres en abril. Esto nos dejó cerca de 7 u 8 semanas para pensarlo. Tenía muchas cosas en mente debido a todo lo que puede cambiar de un momento a otro, como por ejemplo, un cambio de opinión de parte de la madre natural. De mi parte, deseaba saber cómo sería la niña o el niño, su físico, personalidad, salud... todo era desconocido...

He pensado mucho en los vínculos. Desearía saber lo que voy a sentir cuando alguien ponga en mis brazos a un bebé y me diga, "¡Felicidades!, ya eres madre. Aquí está tu bebé". ¿Quién es esta criatura extraña? ¿Cómo se supone que ame a alguien a quien aún no conozco? ¿Cómo se supone que me deba sentir? Creo que estos son pensamientos positivos, pero da miedo pensar en ellos...

Pienso que las parejas que eligen la adopción, pasan por los mismos sentimientos que los padres biológicos: el miedo, las inseguridades, el gran cambio en el estilo de vida. El único problema es que no se cuenta con los nueve meses típicos para asimilar estos sentimientos. Es como, si de pronto, te dijeran que tienes 8 meses de embarazo.

Aunque la mayoría de las adopciones en los Estados Unidos se hacen en agencias autorizadas, aún existen las adopciones familiares (donde adoptas al niño de un familiar). Las adopciones privadas o identificadas (arregladas a través de abogados o médicos), han subido de precio dramáticamente. Las políticas exteriores sobre la adopción varían, dependiendo del país. Algunos países imponen cierta edad exacta o requerimientos religiosos. En la mayoría de los estados se requiere un estudio del hogar para cualquier tipo de adopción. Independientemente del tipo de adopción que escojas, el precio puede fluctuar de $6,000 a $25,000 (dólares). La discriminación racial y de clase afecta mucho la adopción, ya que la mayoría de parejas que buscan adoptar privadamente necesitan tener los recursos económicos para hacerlo. Muchas veces, las mujeres deciden que no pueden quedarse con su bebé porque no tienen los recursos para mantenerse con sus hijos. Esas realidades sociales forman parte de la relación entre madre biólogica, madre adoptiva, e hija, que sigue cambiando de acuerdo a conexiones que se establecen.

Es recomendable conversar con otros padres adoptivos y unirte a un grupo de adopción (ver Recursos). La adopción no debería ser una segunda opción, sino una decisión positiva con la que te sientas cómoda y emocionada. Cuando decidas adoptar, te sentirás "embarazada", por la emoción, la ansiedad, la vulnerabilidad y la alegría de tu vida diaria, hasta que la criatura esté en tu casa. Como todas las nuevas madres, pasarás de ser alguien sin hijos, a ser alguien con una hija o hijo y con una variedad de responsabilidades. Como todas las nuevas familias, tanto tú como tu compañero(a) necesitarán el apoyo de las amistades y la familia.

La adopción plantea una serie de problemas que los futuros padres adoptivos necesitan conocer de antemano. Al principio, como muchos otros padres, estarán totalmente enfocados en el bebé, conociéndolo y aprendiendo a tratarlo. El futuro se ve muy lejano, e imaginar al bebé como adulto parece remoto. Pero a medida que la niña o el niño adoptado comienza a crecer y a hacerse adolescente, también comenzará a tener poderosos sentimientos acerca de ser adoptado(a), que no siempre expresará.

En años recientes, las personas adoptadas han empezado a hablar con mayor frecuencia acerca de sus experiencias, al igual que a pedir información sobre sus orígenes, o a buscar -y a veces a encontrar- a sus padres naturales. En la actualidad, muchas de estas personas piensan que el poder conocer los orígenes biológicos es un derecho humano, y hasta constitucional. Se han formado organizaciones nacionales con el fin de brindarles apoyo y asistencia a los adoptados en sus búsquedas. Estas organizaciones también piden cambios en las leyes y en las prácticas de las agencias sociales que mantienen esta información en secreto. En muchos casos, los padres adoptivos ayudan a sus hijos en su búsqueda, cuando se dan cuenta de lo importante que es para ellos. Al mismo tiempo, los padres naturales, "padres de nacimiento", que es la manera que, en la actualidad, han empezado a llamarse, y especialmente las madres biológicas, han comenzado a hablar acerca de sus experiencias. En algunos casos se observan situaciones abusivas,

---

La Danza a Rosario Ferré
por Marjorie Agosín

Y bailé ahogada
en el cetro azul
que flotaba entre las piernas de mi madre
y bailé en su vientre
señales ocultas que me anunciaban.

Y bailé en la cuna
con un eclipse pendular
mientras los demás mecían para mí
un destino tranquilo
quemando hojas en la llovizna
de un cuarto siempre atrás.

Pero yo bailaba
entre las piernas de mi nana-redonda
de la nana-nupcial con senos de olor
a humo
yo bailaba atrapada en su delantal
y todos los olores del cilantro
brotaron en mis pies.

Ella me cantaba:
niña baila
porque bailando te desenredarás.

Y bailé cuando el virgo rozó en el coral
titilante de mi
y bailé cuando la sangre me despertó:
niña ven, niña álzate
mujer no dejes de bailar.
Aunque te devuelvan a medianoche
por haber jugado sin las cartas de verdad
por haber sido incauta-ilegal.

---

incluyendo adopciones forzadas debido a la falta de información y de control de ciertas circunstancias.

Reconociendo los problemas que conllevan las adopciones secretas, se están apoyando más las adopciones abiertas, aunque representan muy pocas por ahora. En este tipo de adopciones los registros no son secretos y los padres adoptivos, padres de nacimiento y las personas adoptadas se pueden poner de acuerdo para visitarse y comunicarse, aunque la custodia legal y la opción del contacto recae en los padres adoptivos. Como madre adoptiva potencial, estás comprometida contigo y con tu futuro hijo adoptivo a investigar sobre estas controversias y escuchar todo lo que puedas acerca del tema. Escucha principalmente a tus hijos adoptados. Un propósito importante por investigar es la idea de un contrato legal separado, que sea firmado en el momento de la adopción, en el cual te comprometes a proporcionarle información a la agencia, de cuando en cuando, sobre el progreso de tu hijo adoptado, y en el cual la agencia se compromete a actuar como una intermediaria entre tú y los padres de nacimiento. De esta manera la agonía de la búsqueda (con frecuencia sin éxito) no es necesaria, y los adoptados pueden encontrar a sus padres de nacimiento tan pronto como estén listos. Las madres biológicas se ahorran el tormento del silencio y la falta de conocimiento. "El sólo saber que están bien, puede ser un gran alivio", dijo una madre natural. Lo más importante de todo, es que esto establezca un sistema para ayudar a proteger a los adoptados en contra de los abusos que de otra manera no se podrían saber.

RECURSOS

PARTE I—SABER ES PODER

Capítulo 1: Desarrollando Una Perspectiva Internacional

LIBROS

Alcal, M. José. *Acción para el siglo XXI: salud y derechos reproductivos para todos*. New York: Family Care International, 1994.

Alcal, M. José. *Compromisos para la salud y los derechos sexuales y reproductivos de todos*. New York: Family Care International, 1995.

Alvarez, Sonia, et al. *Cultures of politics/politics of cultures: revisioning Latin American social movements*. Boulder CO: Westview Press, 1998.

Alvarez, Sonia. *Feminismos latinoamericanos: reflexiones teóricas y perspectivas comparativas: ponencia preparada para el conversatorio sobre reflexiones teóricas y comparativas sobre feminismos en Chile y América Latina*. Santiago: Universidad de Chile, 1998 (disponible por Isis Internacional.)

Arriagada, Irma, y Carmen Torres, eds. *Genero y pobreza: nuevas dimensiones*. Santiago: Isis Internacional, 1998.

Ashford, Lori. *Como mejorar la salud reproductiva de los países en desarrollo*. Washington DC: Population Reference Bureau, 1997.

Behar, Ruth, ed. *Bridges to Cuba/Puentes a Cuba: Cuban and Cuban-American artists, writers and scholars explore identity, nationality and homeland*. Ann Arbor MI: University of Michigan Press, 1995.

Bonilla, Frank, et al. *Borderless borders: US Latinos, Latin Americans, and the paradox of interdependence*. Philadelphia: Temple University Press, 1998.

Center for Reproductive Law and Policy. *Women of the world: formal laws and policies affecting their reproductive lives*. New York: CRLP, 1995.

Centro Nacional para el Desarrollo de la Familia. *Plan para la igualdad entre mujeres y hombres*. San José, Costa Rica: Centro Nacional para el Desarrollo de la Familia, 1998.

El, M. del Carmen y Ana Langer, eds. *Maternidad sin riesgos en México*, de la Conferencia Nacional sobre Maternidad sin Riesgos en México (Morelos: 8-11 Febrero, 1993). México DF: IMES, 1994.

Fundación Arias para la Paz y el Progreso Humano Centroamérica. *Hacia Beijing: la opinión de la Sociedad Civil Organizada*, de la Fourth World Conference on Women (Beijing: 1995). San José, Costa Rica: La Fundación, 1995.

Fundación Arias para la Paz y el Progreso Humano. *Conferencia Internacional Sobre Población y Desarrollo. Resumen*, de la International Conference on Population and Development (Cairo: 1994). San José, Costa Rica: La Fundación, 1995

Hiriart, Berta y Monica Del Puerto. *El aliento y los pasos: festejando diez años de SIPAM (Salud Integral para la Mujer)*, México DF: SIPAM, 1997.

Hola, Eugenia, y Ana Maria Portugal, eds. *La ciudadanía a debate*. Santiago: Isis Internacional, 1997.

Instituto Cordillerano de Estudios Promoción Humana. *Puntos de vista sobre la salud de las mujeres: cuadernos de trabajo, diagnóstico de situación*. Rió Negro, Argentina: ICEPH, 1997.

Isis Internacional. *Women's data base: bibliographical information-women's health. Base de datos mujer: información bibliográfica-salud de las mujeres*. Santiago: Isis Internacional, 1996.

Kramer, Elizabeth J. et al., eds. *Immigrant women's health: problems and solutions*. San Francisco: Jossey-Bass, 1999.

Latin American and Caribbean Women's Health Network. *The right to live without violence: women's proposals and actions*. Santiago: Isis International, 1996.

Londoño Echeverry, María Ladi. *Derechos sexuales y reproductivos*. Cali, Colombia: ISEDER, 1996.

Naciones Unidas. *Situación de la mujer en el mundo 1995: tendencias y estadísticas*. New York: United Nations, 1995.

Organización Panamericana de Salud. Programa Mujer, Salud y Desarrollo. *Guía práctica sobre temas de salud contenidos en la Declaración y en la Plataforma de Acción de Beijing*, Washington DC: OPS, 1996.

Petchesky, Rosalind, y Karen Judd. *Negotiating reproductive rights: women's perspectives across countries and cultures*. London and New York: Zed Books, 1998.

Sen, Gita y Rachel Snow, eds. *Power and decision: the social control of reproduction*. Cambridge MA: Harvard University Press, 1994.

Sen, Gita, Adrienne Germain y Lincoln Chen, eds. *Population policies reconsidered*. Cambridge MA: Harvard University Press, 1994.

Valdés, Teresa, y Miren Busto. *Sexualidad y reproducción: hacia la construcción de derechos*. Santiago: Corporación de Salud y Políticas Sociales, 1994.

ARTÍCULOS

Cottingham, Jane, et al. "The personal is political: beginnings and endings in an ongoing history," *Reproductive Health Matters* 10 (1997). Special issue: The International Women's Health Movement.

Lutz, Elvira. "Derechos humanos y derechos reproductivos," en *Políticas de población y desarrollo desde una perspectiva de género*, del Encuentro de Políticas de Población y Desarrollo (Paso Carrasco, Uruguay: 27-28 junio, 1993). Montevideo: Red de Salud de las Mujeres del Uruguay, 1993.

Macklin, Ruth. "Ética y reproducción humana: perspectivas internacionales" en Gloria Careaga, et al. comp. *Ética y salud reproductiva: colección las ciencias sociales*, vol. 32. México, DF: Universidad Nacional Autónoma de México. Programa Universitario de Estudios de Género, 1996.

Mones, Belkys, y José Miguel Guzmán. *Pobreza e inequidad de género: salud y derechos sexuales y reproductivos en América Latina y el Caribe*, de la Conferencia Regional sobre la Integración de la Mujer en el Desarrollo Económico y Social de América Latina y el Caribe (Santiago: 19-21 noviembre, 1997).

Montaño, Sonia, et al. "Derechos reproductivos de la mujer" en *Estudios básicos de derechos humanos IV*. San José, Costa Rica: Instituto Interamericano de Derechos Humanos,1996.

Organización Panamericana de Salud. Programa Mujer, Salud y Desarrollo. *Guía práctica sobre temas de salud contenidos en la Declaración y en la Plataforma de Acción de Beijing*. Washington, DC: WHO, 1996.

Percovich, Margarita. "Experiencias gubernamentales en salud hacia la mujer," en *Políticas de población y desarrollo desde una perspectiva de género*. Montevideo: Red de Salud de las Mujeres del Uruguay, 1993.

Singer, Audrey, y Jorge del Pinal. "Generations of diversity: Latinos in the United States," *Population Reference Bureau bulletin* 53:3 (October 1997).

Valdés, Teresa. "Vida cotidiana, subjetividad y reproducción" en Teresa Valdés y Miren Busto. *Sexualidad y reproducción: hacia la construcción de derechos*. Santiago: Corporación de Salud y Políticas Sociales, 1994.

REVISTAS DE MUJERES

CON-SPIRANDO
Revista Latinoamericana de ecofeminismo, espiritualidad y teología
Casilla 371-11
Correo Nuñoa
Santiago, Chile
Fono Fax: (562) 22 23 001

DEBATE FEMINISTA
Callejón de Corregidora núm. 6 Col. Campestre Tlacopac, San Ángel
Delegación Álvaro Obregón. C.P. 01040, México, D. F.
México
(52-5) 593-12 46
(52-5) 593 58 13
E-mail: dfeminista@laneta.apc.org

FEMPRESS (CHILE)
http://www.fempress.cl
Isis Internacional Revistas:
Casilla 2067. Correo Central
Santiago, Chile
(56-2) 633 4582
Fax: (56-2) 638 3142
http://www.isis.cl
E-mail: isis@reuna.cl
   Perspectivas (trimestral)
   Agenda Salud (trimestral)
   Boletín (Red feminista Latinoamericana y del Caribe contra la violencia doméstica y sexual) (trimestral); correo electrónico de la sede de la Red: *redvio@reuna.cl*

REVISTA MUJER SALUD
Red de salud de las mujeres latinoamericanas y del caribe
Dirección: General Jofre 0137 Depto. 201
Providencia, Santiago, Chile
Dirección Postal: Casilla 50610, Santiago 1, Santiago, Chile
Tel: (56-2) 634-9827
Fax: (56-2) 634-7101
Correo electrónico: rsmlac@mail.bell-south.cl
http://www.infoera.cl/red_de_salud

OTRA MIRADA (COSTA RICA)
Centro Nacional Para el Desarrollo de la Mujer y la Familia (CMF)
Apartado 59-2015
San José, Costa Rica
Correo electrónico:
cndmyf@sol.racsa.co.cr

LA BOLETÍNA (NICARAGUA)
Puntos de Encuentro
Rotonda de Plaza España
4cabajo, 1c. al lago
Apartado Postal RP-39
Managua, Nicaragua
Tel: (505) 266-6233; 2681227
Fax: 2666305
Correo Electrónico: untos@puntos.org.ni
http://www.ibw.com.ni/~puntos/boletina/

COTIDIANO MUJER (URUGUAY)
http://www.chasque.apc.org/cotidian

LOLAPRESS (URUGUAY)
http://www.chasque.apc.org/lola

LA REPÚBLICA DE LAS MUJERES (URUGUAY)
http://www.chasque.apc.org/ivillar

DANIELA (U.S.A.)
http://www.JacaNegra.com/Daniela

Capítulo 2: Sistemas de Salud y la Política de la Mujer

LIBROS

Alvarez, Luz. *Homenaje a nuestras curanderas: honoring our healers*. Oakland CA: Latina Press, 1997.

Ara, Ana, y Benoit Marchand. *Buscando remedio: atención básica y uso de medicamentos esenciales. Una guía de aprendizaje y de acción para el trabajador de salud a nivel local*. Matagalpa, Nicaragua: AIS, 1995.

Burns, August, et al. *Where women have no doctor: a health guide for women*. Berkeley CA: The Hesperian Foundation, 1997.

Burotto, Alessandra. *Qué son los derechos reproductivos?: guía para periodistas y comunicadores*, Santiago: Corporación de Salud y Políticas Sociales, 1997.

Cook, Rebecca. *Derechos humanos, mortalidad materna y salud reproductiva*. Bogotá: PROFAMILIA, 1993.

Delgado, Jane. *Salud!: guía integral para la mujer Latina—cuerpo, mente y espíritu*. New York: Harper, 1997.

De los Ríos, Rebecca. *Del integracionismo al enfoque de género en las concepciones sobre la salud de la mujer*, del Seminario Internacional: Presente y Futuro de los Estudios de Género en América Latina (Cali: 18-20 noviembre, 1993). Cali, Colombia: Universidad del Valle, 1993.

Fortaleza Centro de Atención Integral de la Mujer. Delegación del Departamento del Distrito Federal en Iztacalco. *La mujer en México y su entorno actual: primer simposium. Memoria*. México DF: Fortaleza Centro de Atención Integral de la Mujer, 1997.

García, José. *Guía para la evaluación de programas y proyectos en salud reproductiva*. Serie Documentos Técnicos No. 4. Santiago: FNUAP/UNFPA, 1996.

Gómez, Elsa, ed. *Género, mujer y salud en las Américas*. Washington DC: OPS, 1993.

González, Soledad, comp. *Mujeres y la salud*. México DF: El Colegio de México. Programa Interdisciplinario de Estudios de la Mujer, 1995.

Hubbard, Ruth and Elijah Wald. *Exploding the gene myth*. Boston: Beacon Press, 1993.

Movimiento Manuela Ramos, ed. *Salud, derechos sexuales y reproductivos: desde la perspectiva de los profesionales de la salud*, de la Reunión Regional sobre Salud, Derechos Sexuales y Reproductivos (Pucallpa, PE, 15 noviembre: 1995). Lima: Movimiento Manuela Ramos, 1996.

Organización Panamericana de Salud. Programa Mujer, Salud y Desarrollo. *Propuesta de un sistema regional de monitoreo y evaluación de la situación de salud* de la mujer y los diferenciales entre los sexos, de la Reunión del Subcomité Especial sobre la Mujer, la Salud y el Desarrollo (Washington DC: 5-7 abril, 1993). Washington DC: OPS, 1993.

Organización Panamericana de Salud. Programa Mujer, Salud y Desarrollo. *Situación de salud-enfermedad de las mujeres centroamericanas al inicio de la década de los noventa: un enfoque de género*. San José, Costa Rica: OPS/WHO, 1994.

Red de Salud de las Mujeres Latinoamericanas y del Caribe. *Mujeres y políticas de población*, de la Reunión "Mujeres y Políticas de Población" (Oaxtepec, México: 5-9 julio 1993). Santiago: Isis Internacional, 1993.

Santa Cruz, Guadalupe, et al., comp. *Samaritanas, mediadoras y guardianas: poder y ciudadanía de las mujeres en la salud*, del Seminario-Taller "Liderazgo de las Mujeres ante la Salud: Reanimación de Ciudadanías" (Santiago: 19 mayo-31 julio 1995). Santiago: Instituto de la Mujer, 1996.

Red Internacional de Información Mujer, Salud y Desarrollo (REDIM). *Construyendo un puente hacia la salud integral de la mujer: compilación bibliográfica sobre salud de la mujer*. Heredia, Costa Rica: Universidad Nacional. Instituto de Estudios de la Mujer, 1993.

Rivera, Ralph, et al. eds. *Latino Health Policy Symposium. Proceedings*. Boston: Mauricio Gaston Institute for Latino Community Development and Public Policy, 1996.

Werner, David y Bill Bower. *Aprendiendo a promover la salud: un libro de métodos, materiales e ideas para instructores que trabajan en la comunidad*. Palo Alto CA: Fundación Hesperian, 1984.

ARTÍCULOS

Busto, Miren. "Silencio es palabra de vocabulario: problematizando el tema de la calidad de trato," del Seminario "Sexualidad, Reproducción y Servicios de Salud: Hacia la Construcción de Derechos" (Santiago: 9-10 noviembre, 1993) en Teresa Valdés y Miren Busto. *Sexualidad y reproducción: hacia la construcción de derechos*. Santiago: Corporación de Salud y Políticas Sociales, 1994.

Giberti, Eva. "Mujer, Enfermedad y violencia en medicina" en Universidad Nacional de Colombia. Grupo Mujer y Sociedad. *Mujeres, salud y sociedad*. Bogotá: Casa de la Mujer de Bogotá, Fundación Pro Mujer Bogotá: 1996.

González Nirvana. *La trascendencia política del trabajo en salud con las mujeres: 15 años de experiencias de Taller Salud*. San Juan, Puerto Rico: Taller Salud, 1994.

Isis Internacional. "Desajuste del ajuste y la salud de las mujeres," *Agenda salud* 1 (marzo, 1995).

Pizarro, Ana María. *Conferencia Internacional sobre Población y Desarrollo: controversias entre las interpretaciones y sus objetivos reales*. Managua: Coordinadora Voces de Mujeres, 1994.

Ramírez, Juan et al. *Género: un espacio para la creatividad en salud. Memoria*, del Curso-Taller "Género y Salud" (Guadalajara: 20-22 mayo, 1994). Guadalajara: Universidad de Guadalajara. Programa Interdisciplinario de Estudios de Genero, 1995

Turshen, Meredeth. "Unhealthy paradox: a nation of immigrants debates harsh immigration controls," *Current issues in public health* 2 (1996), pp. 61-67.

Zolla, Carlos, y Virginia Mellado. "Función de la medicina doméstica en el medio rural mexicano" en Soledad González, comp. *Mujeres y la salud*. México DF: El Colegio de México. Programa Interdisciplinario de Estudios de la Mujer, 1995.

VIDEOS

A la salud de la mujer: educación para proteger nuestra salud. 1990, 25 min. Realización de Cine Mujer, con el apoyo de UNIFEM y CEBEMO. Avenida 25C, No. 4A-24, Of. 202 AA, 2758 Santafe de Bogotá, Colombia. Tel. (57-1) 342-6184/286-7586; Fax (57-1) 286-7586. 13 videos a color en formatos beta y 3/4 pulgada. En material escrito, 12 cartillas con ilustraciones. Aborda los principales aspectos de la salud de la mujer desde una perspectiva integral y conciencia social, haciendo énfasis en la prevención y la responsabilidad individual en los cuidados de la salud, para uso con mujeres en sus comunidades.

Capítulo 3: Cómo organizarnos para lograr un cambio

LIBROS

Agosin, Marjorie. *Tapestries of hope, threads of love: The Arpillera movement in Chile, 1974-1994*. Albuquerque: University of New Mexico Press, 1996.

Antolín, Luisa, y Lucia Mazarrasa, coord. *Cooperación en salud con perspectiva de género*. Escuela Nacional de Sanidad. Departamento de Salud, FPFE, S.C.; ES, 1997.

Aquino, María Pilar. *Qué es hacer teología desde la perspectiva de la mujer?* Coyoacan, México: EMAS, 1990.

Centro Nacional para el Desarrollo de la Familia. *Plan para la igualdad entre mujeres y hombres*. San José, Costa Rica: Centro Nacional para el Desarrollo de la Familia, 1998.

CIDHAL. *Género y derechos humanos*. Cuernavaca, México: CIDHAL, 1998.

Colectivo de mujeres de Act Up/NY y el Grupo Mujer y SIDA. *La mujer, el SIDA y el activismo*. Boston: South End Press, 1990.

Consejo Nacional de la Mujer. *Guía para la elaboración de proyectos con perspectiva de género*. Buenos Aires: Imprenta Buenos Aires, 1995.

Damian, Gisela Espinosa y Alma Rosa Sanchez Olvera. *También somos protagonistas de la historia de México: Feminismo y Movimientos de Mujeres en México, 1970-1990*. Coyoacan, México: MAS, 1992

Grupo Ecuménico de Mujeres. *El diario de las chicas* no. 40, GEM, CL, 1996.

La Red Nacional por la Salud de la Mujer. *Enredadas: Boletín de la Red Nacional por la Salud de la Mujer* No. 6. Buenos Aires, 1996.

Lamas, Marta. "Identity as women? The dilemma of Latin American feminism" en Weiss, Rachel and Alan West, eds. *Being America: essays on art, literature and identity from Latin America*. Fredonia NY: White Pine Press, 1991.

Lykes, M. Brinton, et al., eds. *Myths about the powerless: contesting social inequalities*. Philadelphia: Temple University Press, 1996.

National Hispanic Education and Communications Project. *Latina AIDS action plan and resource guide*. Washington: HDI, 1988.

World Health Organization. *Creando espacios comunes en América Latina: perspectivas de las mujeres en materia de salud reproductiva*, de la Reunión de Activistas por la Salud de las Mujeres, Investigadores, Proveedores de Servicios y Diseñadores de Políticas de Salud (Santo Domingo: 4-6 junio, 1996). Ginebra: WHO, 1997.

Organización Panamericana de Salud. *Evaluación del Plan de Acción Regional para la Reducción de la Mortalidad Materna en Las Américas 1990-1994*. Washington DC: WHO, 1996.

Oria, Piera Paola. *De la casa a la plaza: Madres de Plaza de Mayo-forjadoras de la dignidad*. Coyoacan, México: EMAS, 1988.

Pizarro, Ana María. *A tu salud*. Managua: SI-Mujer, 1996.

Red Colombiana de Mujeres por los Derechos Sexuales y Reproductivos. *Taller Metodológico: Sobre Derechos Sexuales y Reproductivos. Memorias*. Cali, Colombia: Red Colombiana de Mujeres por los Derechos Sexuales y Reproductivos, 1998.

Salud Integral para la Mujer. *El aliento y los pasos*. México DF: SIPAM, 1997.

Torres, Concepción y Patricia Resendiz. *La lucha de las mujeres en América Latina y el Caribe: primera parte*. Michoacan, México: EMAS, 1990.

Vázquez, Norma, et al. *Mujeres—montaña: vivencias de guerrilleras y colaboradoras del FMLN*. Madrid: Editorial horas y horas, 1996.

ARTÍCULOS

Cardaci, Dora. "Pensando como mujeres: Propuestas educativas en salud de los 'colectivos' y 'redes' de mujeres," en Soledad González, comp. *Mujeres y la salud*. México DF: El Colegio de México. Programa Interdisciplinario de Estudios de la Mujer, 1995.

National Latina Health Organization. *National welfare reform: an analysis of its impact on Latinas*. Oakland CA: NLHO, 1995.

The National Black Women's Health Project. *Self help developers manual*. rev. ed. Washington DC: NBWHP, 1990.

REVISTAS Y DIARIOS

HEALTH FACTS
Center for Medical Consumers
237 Thompson Street
New York, NY 10012-1090

INSTANTES
Revista bilingüe de el Instituto Nacional Latina Pro-Salud Reproductiva (National Latina Institute for Reproductive Health). 1200 New York Avenue NW, Suite 206, Washington DC 20005; (202) 326-8972, fax (202) 371-8112; email: nlirh@igc.apc.org

MATERIALES AUDIOVISUALES

ACE: against the odds. 30 min. Video sobre un programa, basado en la cárcel, de asesoramiento sobre SIDA con gente en la misma situacion. Disponible del Women's Prison Association, 110 2nd Ave., New York NY 10003. (212) 674-1163

La operación. 1982, 40 min. Disponible del Cinema Guild, 1697 Broadway, Suite 802, New York NY 10019. (212) 246-5522. Email: cinemag@aol.com Web: http://www.cinemaguild.com

Taking our bodies back: the women's health movement. 1974, 33 min. Una clasica. Disponible del Cambridge Documentary Films, Box 390385, Cambridge, MA 02139. (617) 484-3993. Email: cdf@shore.net Web: http://www.shore.net/~cdf

ORGANIZACIONES EN LOS EEUU

COALICIÓN NACIONAL DE ORGANIZACIONES HISPANAS DE LA SALUD Y SERVICIOS HUMANOS (COSSMHO)
1501 16th Street NW
Washington, D.C. 20036
(202) 387-5000
http://www.cossmho.org

CENTER FOR SCIENCE
IN THE PUBLIC INTEREST
1875 Connecticut Ave., NW, Suite 300
Washington, D.C. 20009-5728
Web:http://www.cspinet.org
Email: cspi@cspinet.ort

LATINA RIGHTS INITIATIVE (LRI), PUERTO RICAN LEGAL DEFENSE AND EDUCATION FUND
99 Hudson Street, 14th floor
New York NY 10013
(212) 219-3360

LATINA ROUNDTABLE ON HEALTH AND REPRODUCTIVE RIGHTS
116 East 16th St., 7th Floor
New York, NY 10003
(212) 533-9055
fax (212) 982-3321
Email: latinarights@mindspring.com

NATIONAL CLEARINGHOUSE ON WOMEN AND GIRLS WITH DISABILITIES
Educational Equity Concepts, Inc.
114 East 32nd Street
New York, NY 10016
(212) 725-1803

NATIONAL LATINA HEALTH ORGANIZATION (NLHO)/ORGANIZACIÓN NACIONAL DE LA SALUD DE LA MUJER LATINA
P.O. Box 7567
Oakland, CA 94601
(510) 534-1362
(800) 971-5358
http://clnet.ucr/edu/women/nhol

NATIONAL LATINA INSTITUTE FOR REPRODUCTIVE HEALTH (NLIRH)
1200 New York Ave., Suite 300
Washington, DC 20005
(202) 326-8970
Fax (202) 371-8112

ORGANIZACIONES EN AMÉRICA LATINA
ARGENTINA

CENTRO DE COMUNICACIÓN POPULAR Y ASESORAMIENTO LEGAL (CECOPAL)
AREA MUJER
Avda. Colón 1141
Córdoba 5000
Argentina
(54-51) 22-3528

CENTRO DE ENCUENTROS CULTURA Y MUJER (CECYM)
Larrea 1106, 3A
117 Buenos Aires
Argentina
(54-1) 827-3699
Fax: (54-1) 783-0239
chester@wamani.apc.org

CENTRO DE ESTUDIOS DE LA MUJER (CEM)
Avenida Santa Fe 5380, 7E
Buenos Aires 1425
Argentina
(54-1) 772-5837/772-5837
Cem@cembue.wamani.apc.org

FORO POR LOS DERECHOS REPRODUCTIVOS
Sanchez de Bustamante 27
Buenos Aires 1173
Argentina
(54-1) 865-1704/865-1707/862-0805

FUNDACIÓN PARA ESTUDIO E INVESTIGACIÓN DE LA MUJER (FEIM)
Paraná 135 3§ 13
Buenos Aires 1017
Argentina
(54-1) 372-2763/375-5977
feim@ciudad.com.ar

INSTITUTO CORDILLERANO DE ESTUDIOS Y PROMOCIÓN HUMANA (ICEPH)
Mitre 660 1o Piso Of. C
8400 San Carlos de Bariloche—Río Negro
Argentina
(54-944) 24305/24305
iceph@bariloche.co.ar

PRODEMUR
24 de Septiembre 1383
Santiago del Estero 4200
Argentina
(54-85) 241414

TALLER PERMANENTE DE LA MUJER
Alberti 48 (1082)
Buenos Aires, Argentina

BOLIVIA

ALICIA "POR MUJERES NUEVAS"
Casilla 280020, El Alto
Ciudad Satélite Plan 561, Calle 2, José, Agustín No1187
La Paz
Bolivia
(591-2) 81-2982/81-2982

CENTRO DE INFORMACIÓN Y DESARROLLO DE LA MUJER (CIDEM)
Villazón 1970, 2o piso, Oficina 4
La Paz
Bolivia
(591-2) 31-5249/36-4646/39-2111

COMUNIDAD DE MUJERES SIN FRONTERA (COMSIF)
Pasaje Km 7, casa 500
La Paz
Bolivia
(591-2) 39-0153

FEMINA—PROMOCIÓN DE LA MUJER
Casilla 5487
Av. Germán Bush esquina 21 diciembre, Barrio Colquiri Norte
Cochabamba
Bolivia
(591-42) 47-634

BRASIL

C.A.I.S. DO PARTO
Av. José Augusto Moreira 525 Sala 05, Galería Casa Blanca-Casa Caiada
Olinda, PE 53130-410
Brasil
(55-81) 434-1877

cais@elogica.com.br

CENTRO DAS MULHERES DO CABO
R. Pe. Antônio Alves, 20
Cabo de Santo Agostinho, PE 54500-000
Brasil
(55-81) 521-0785/521-9366
mulheres@elogica.com.br

CEMINA—CENTRO DE PROJETOS DA MUL-
HER
Rua Álvaro Alvim, 21-16, andar centro
Rio de Janeiro, RJ 20031-010
Brasil
(55-21) 262-1704/262-6454
cemina@ax.apc.org

CIDADANIA, ESTUDO, PESQUISA, INFORMA-
CAO, ACAO (CEPIA)
Rua do Russel 694/201, Gloria
Rio de Janeiro, RJ, 22210-010
Brasil
(55-21) 205-2136/558-6115

COLETIVO FEMINISTA SEXUALIDADE E
SAÚDE
Rua Bartolomeu Zunega 44 Pinheiros
Sao Paulo, SP 05426-020
Brasil
(55-11) 212-8681/813-8578
cfssaude@ax.apc.org

CUNHA COLETIVO FEMINISTA
Rua Irene Joffily 185, Centro
Jo o Pessoa, PB 58011-110
Brasil
(55-83) 222-3947/222-3947
cunha@zitek.com.br

FALA PRETA! ORGANIZAÇÃO DE MULHERES
NEGRAS
R. Vergueiro, 434—3º andar – Aclimação
São Paulo, SP 01504-000
Brasil
(55-11) 277-4727/278-8615
falapret@uol.com.br

GELEDÉS—INSTITUTO DA MULHER NEGRA
Pça. Carlos Gomes, 67/5º andar conj. M—
Liberdade
São Paulo, SP 01501-040
Brasil
(55-11) 3105-3869/3105-2646/3106-1499
geledes@ax.apc.org

GRUPO TRANSAS DO CORPO-ACOES EDUCA-
TIVAS EM SAÚDE E SEXUALIDADE
Rua 137 esq. c/ Av. 85 No 556 sala
301/303 Ed. Da Moda St. Marista
Goiania, GO, 74170-120
Brasil
(55-62) 241-9257/241-9617
transas@zaz.com.br

MULHER E SAÚDE (MUSA) CENTRO DE REF-
ERENCIA DE EDUCACAO EM SAÚDE DA MUL-
HER
Rua Prof. Galba Veloso, 290, Santa Tereza
Belo Horizonte, Minas Gerais 31015-080
Brasil
(55-31) 467-5875/467-5875

musa@dis.com.br

NÚCLEO DE ESTUDOS DA MULHER E RELA-
COES SOCIAIS DE GÉNERO (NEMGE)
Senado Federal
Brasilia, D.F. 70.168-970
(55-11) 813-3222/815-4272

PROGRAMA DE ESTUDOS EM GÉNERO, MUL-
HER E SAÚDE, MUSA
Rua Padre Feijó, 29, 4o andar
Salvador, Bahía
Brasil
(55-71) 245-9003/245-0151/245-
0544/237-5856

REDE NACIONAL FEMINISTA DE SAÚDE E
DIREITOS REPRODUTIVOS
c/o Coletivo Feminista Sexualidade e
Saúde
Rua Bartolomeu Zunega 44 Pinheiros
Sao Paulo, SP 05426-020
Brasil
(55-11) 813-9767/813-8578
redesaude@uol.com.br

SEMPREVIVA, ORGANIZACAO E FORMACAO
(SOF)
Rua Ministro Costa e Silva, No 36, Pinheiros
Sao Paulo, SP 05417-080
(55-11) 870-3876, 870-3876
sof@ax.apc.org
www.alternex.com.br/~so

SOS CORPO, GENERO E CIDADANIA
Rua Major Codeceira, 37 Sto. Amaro
Recife, PE 50.100-070
Brasil
(55-81) 423-3044/423-3180
soscorpo@elogica.com.br

UNIAO BRASILEIRA DE MULHERES (UBM)
Rua das Bororós, 51 1o Oud.
Sao Paulo, SP 04018-002
Brasil
(55-11) 607 7905
ubm@uol.com.br

CHILE

CASA DE LA MUJER LA MORADA
Casilla 51510, Correo Central 1
Purísima 251
Santiago
Chile
(56-2) 735-3465/737-7419/735-3465

CENTRO DE ESTUDIOS DE LA MUJER (CEM)
Purísima 353, Recoleta
Santiago
Chile
(56-2) 735-7755
Fax: (56-2) 777-2297
cedem@reuna.cl

CON-INSPIRANDO, REVISTA LATINOAMERI-
CANA DE ECOFEMINISMO, EPIRITUALIDAD Y
TEOLOGÍA
Casilla 371-11
Correo Nuñoa

Santiago
Chile
(56-2) 222-3001
conspirando@mail.bellsouth.cl

CORPORACIÓN DE SALUD Y POLÍTICAS
SOCIALES (CORPSAS)
Roman Díaz 228
Providencia
Santiago
Chile
(56-2) 235-2312
corpsas@reuna.cl

FEMPRESS
Casilla 16-637
Santiago
Chile
(56-2) 232-1242/234-4183
fax: (56-2) 233-3995
fempress@reuna.cl
www.fempress.cl

FORO ABIERTO DE SALUD Y DERECHOS SEX-
UALES Y REPRODUCTIVOS
Purísima 160 E, Recoleta
Santiago
Chile
(56-2) 737-0818/737-0818

INSTITUTO DE LA MUJER
Viña del Mar 019
Providencia
Santiago
Chile
(56-2) 635 3012
Fax: (56-2) 635-3106
insmujer@cepri.cl

ISIS INTERNACIONAL SANTIAGO
Esmeralda 636 2P
Santiago
(56-2) 633-4582
Fax: (56-2) 638-3142
isis@reuna.cl
www.isis.cl

RED DE SALUD DE LAS MUJERES LATI-
NOAMERICANAS Y DEL CARIBE (RSMLAC)
Silvina Hurtado 1864
Providencia 6640647
Santiago
Chile
(56-2) 223-0060
Fax: (56-2) 223-1066
rsmlac@mail.bellsouth.cl

COLOMBIA

ASOCIACIÓN PRO-BIENESTAR DE LA FAMILIA
COLOMBIANA, PROFAMILIA
Oficina Asesora Derechos Reproductivos
y Género
Calle 34 No14-52, 6o piso
Bogotá
Colombia
(57-1) 287-2100/338-3159

ASOCIACIÓN SANTA RITA PARA LA
EDUCACIÓN Y PROMOCIÓN (FUNSAREP)
Area Salud y Comunidad

Apartado Aéreo 8953
Torices, Paseo Bolívar No 54A-96
Cartagena de Indias
Colombia
(57-53) 666-3992/666-3992

CENTRO DE INFORMACIÓN Y RECURSOS
PARA LA MUJER (PROMUJER)
Apartado Aéreo 28434
Avenida 39 No19-23
Santa Fe de Bogotá
Colombia
(57-1) 245-1678/245-0563/340-0412/320-
1138/340-0412

CENTRO DE RECURSOS INTEGRALES
PARA LA FAMILIA (CERFAMI)
Carrera 68 No49-30
Medellín
Colombia
(57-4) 260-3089/260-2079/230-1463

CENTRO PARA JÓVENES DE PROFAMILIA
Carrera 43 #53-85, Piso 2
Medellín
Colombia
(57-4) 216-3606/216-3727

CORPORACIÓN CASA DE LA MUJER
Carrera 28, No51-22
Bogotá
Colombia
(57-1) 312-5071/312-5078/235-3986

CORPORACIÓN CENTRO DE ACCIONES INTE-
GRALES PARA LA MUJER (CAMI)
Apartado Aéreo 20827
Calle 4 # 34-18
Cali
Colombia
(57-2) 556-8158/556-9472

FUNDACIÓN CINE-MUJER
Apartado Aéreo 2758
Avenida 25C No4A-24, oficina 202
Bogotá
Colombia
(57-1) 342-6184/286-7586

FUNDACIÓN DIÁLOGO MUJER
Apartado Aéreo 43061
Carrera 32 N§16-45, oficina 302, Zona
industrial abajo de los juzgados
Bogotá
Colombia
(57-1) 247-2273/247-2858

FUNDACIÓN SERVICIOS INTEGRALES PARA
LA MUJER (SI-MUJER)
Apartado Aéreo 2932
Calle 19 Norte No3N-50, Barrio Versalles
Cali
Colombia
(57-2) 661-2091/668-2375/668-3000/667-
2213

GRUPO DE MUJERES FEMINISTAS
AUTÓNOMAS
Apartado Aéreo 059380
Cl. 62 #4-72, Apto. 402
Bogotá

Colombia
(57-1) 310-5109

SALUD MUJER
Carrera 26 2-08
Cali
Colombia
(57-2) 554-1285/514-0125

TALLER ABIERTO
Apartado Aéreo 26084
Carrera 1F No 69-48, La Rivera
Cali
Colombia
(57-2) 446-7773/447-6654

COSTA RICA

CENTRO NACIONAL PARA EL DESARROLLO
DE LA MUJER Y LA FAMILIA (CMF)
Ministerio de Cultura, Juventud y
Deportes
Apartado 10227
100 Metros Oeste del ICE, San Pedro
Montes de Oca
San José 1000
Costa Rica
(506) 253-7841/253-9624/253-9836/253-
8823

FUNDACIÓN PROMOCIÓN, CAPACITACIÓN Y
ACCIÓN ALTERNATIVA (FUNDACIÓN PRO-
CAL)
Apartado 14-2300
400 Sur del Higuerón, San Pedro
Curridabat, San José
Costa Rica
(506) 53-0875/83-5950/83-5950/272-
0190

RED COORDINACIÓN DE LAS MUJERES AFRO-
LATINOAMERICANAS Y AFROCARIBEÑAS
APDO. 685-2100
San José
Costa Rica
(506) 224-8175
mujerdp@sol.racsa.co.cr

CUBA

FEDERACIÓN DE MUJERES CUBANAS
Paseo 260, esquina 13 Vedado
La Habana
Cuba
(53-7) 39-931/39-935/33-3019

CENTRO NACIONAL DE EDUCACIÓN SEXUAL
Calle 19 No 851 esquina 4, Vedado
La Habana 10400
Cuba
(53-7) 30-2679/33-3019

OFICINA REGIONAL DE LA FEDERACIÓN
DEMOCRÁTICA INTERNACIONAL DE
MUJERES PARA AMÉRICA Y EL CARIBE (FDIM)
Calle 20 No.117 e/1ra. y 3ra
Miramar, Playa,
C. de la Habana
Cuba
(53-7) 22-5671
Fax: (53-7) 24-0866
orfdim@columbus.cu

ECUADOR

AGENCIA LATINOAMERICANA
DE INFORMACIÓN—AREA MUJERES (ALAI)
12 de Octubre y patricia, Oficina 506
Quito
Ecuador
(593-2) 505-074
Fax: (593-2) 505-073
mujeres@alai.ecuanex.net.ec
www.ecuanex.apc.org/alai/womespa.html

CENTRO DE PLANIFICACIÓN Y ESTUDIOS
SOCIALES (CEPLAES)
Casilla 17-11-6127
Avenida 6 de Diciembre y Alpallana
Quito
Ecuador
(593-2) 54-8547/23-2261/56-6207

CENTRO ECUATORIANO PARA LA PROMO-
CIÓN Y ACCIÓN DE LA MUJER (CEPAM)
Guayaquil
Letamendi 203 y Eloy Alfaro, 1o piso
Guayaquil
Ecuador
(593-4) 40-3252/40-1740/40-3252

JAMBI HUASI—FICI
c/Guayaquil 6-19 y Cristóbal Colón
Otávalo
Ecuador
(593-6) 921-563/921-546

SERVICIOS PARA UN DESARROLLO ALTERNA-
TIVO DEL SUR (SENDAS)
Centro de Documentación
Casilla Postal 0105
Calle Guayas 6-130 y Azuay
Cuenca 1926
Ecuador
(593-7) 81-6059/88-2456

EL SALVADOR

ASOCIACIÓN SALVADOREÑA PRO SALUD
RURAL (ASPROSAR)
Casilla Postal 52
Km. 62.5 Carretera Panamericana, Col. El
Mora
Santa Ana
El Salvador A.C.
(503) 447-5978/441-8646/447-7216

COORDINADORA NACIONAL DE LA MUJER
SALVADOREÑA (CONAMUS)
Clínica de Atención Integral de la Mujer
39 Avenida Norte 892, Colonia San José
San Salvador
El Salvador
(503) 226-1879/226-1879

MUJERES POR LA DIGNIDAD Y LA VIDA. PRO-
GRAMA DE SALUD REPRODUCTIVA
Gabriela Mistral 224
San Salvador
El Salvador
(503) 225-4457/226-1879

GUATEMALA

AGRUPACIÓN TIERRA VIVA
12 Calle "A" 3-35 Zona 1

Ciudad de Guatemala
Guatemala
tierraviva@guate.net

ASOCIACIÓN GUATEMALTECA DE EDU-
CACIÓN SEXUAL (AGES)
3 calle 3-59, zona 1
Ciudad de Guatemala
Guatemala

INSTITUTO DE NUTRICIÓN DE CEN-
TROAMÉRICA Y PANAMÁ (INCAP). BIBLIOTE-
CA
Apartado Postal 1188
Calzada Roosevelt, Zona 11
Guatemala 01901
Guatemala

VOCES DE MUJERES. RADIO UNIVERSIDAD
13 Calle 1-25, Zona 1
Ciudad de Guatemala 01001
Guatemala
(502-2) 449-7525

HAITÍ

ENFOFANM
3 bis rue SAPOTILLE PACOT
Port-au-Prince
Haití
(509) 451-930
tag@acn2.net

SOLIDARITE FANM AYISYEN
42 Ave. Lamartiniére, Bois Verba
Port-au-Prince
Haití
(509) 458-477

HONDURAS

ASOCIACIÓN ANDAR
Apartado 2818
Colonia Alameda, Casa N§306
Tegucigalpa, D.C.
Honduras
(504) 32-2264/32-2264

ASOCIACIÓN HONDUREÑA DE ESTUDIOSOS
DE LA POBLACIÓN
Apartado Postal 4108
Tegucigalpa
Honduras
(504) 311661

CARITAS DE HONDURAS
Apartado Postal 1787
Tegucigalpa, D.C.
Honduras

CENTRO DE DERECHOS DE MUJERES, CDM
Apartado 4562
Colonia Palmira, Paseo República del
Perú No 327
Tegucigalpa
Honduras
(504) 392-005/300-747/311-661

ENLACE DE MUJERES NEGRAS DE HONDURAS
N§ 2458
Edificio Francia-Bo. Guadalupe No1428
Honduras
(504) 393-755/393-756

MÉXICO

CASA DE LA MUJER ARCO IRIS, COMALETZIN
A.C.
Apartado Postal 138, Barrio Las
Crucecitas
Alamos, Sonora 85760
México
(52-642) 80-328/80-209

COLEGIO DE MÉXICO
Programa Salud Reproductiva y Sociedad
Camino al Ajusco No. 20
Col Pedregal de Santa Teresa
México, D.F., C.P. 01000
México
(52-5) 449-3000

COMUNICACIÓN E INFORMACIÓN DE LA
MUJER (CIMAC)
Victoria 315-20, Colonia Centro
México D.F. 06050
México
(52-5) 510-0085/512-5796
cimac@laneta.apc.org

CIDHAL COMUNICACIÓN, INTERCAMBIO Y
DESARROLLO HUMANO EN AMÉRICA LATINA
Calle las Flores No.11 (antes 12)
Col. Acapantzingo
A.P. 1-579, C.P. 62001
Cuernavaca, Morelos
México
(52-73) 18-20-58/14-05-86,
Cidhal@laneta.apc.org
www.laneta.apc.org/cidhal

GRUPO DE INFORMACIÓN EN REPRODUC-
CIÓN ELEGIDA (GIRE)
Viena 160, Colonia del Carmen
Coyoacán
México D.F.
México
(52-5) 662-7095/658-6684/658-6634/658-
6684
gire@laneta.apc.org
www.laneta.apc.org/gire

RED POR LA SALUD DE LAS MUJERES
Vista Hermosa N§ 89, Colonia Portales
México D.F. 03300
México
(52-5) 571-6032/539-8703

SALUD INTEGRAL PARA LA MUJER (SIPAM)
Vista Hermosa No95, Colonia Portales
México D.F. 03300
México
(52-5) 539-9674/539-9693/539-9675/539-
9674
sipam@laneta.apc.org

UNIVERSIDAD AUTÓNOMA DE MÉXICO
Programa Universitario de Estudios de
Genero
Torre II de Humanidades, 7o piso, Ciudad
Universitaria
México D.F. 04510
México
(52-5) 623-0022

NICARAGUA

AMLAE. CASA MATERNA, OCOTAL, NUEVA
SEGOVIA
Centro Alternativo para la Salud de las
Mujeres
Contiguo al C.D.I. "Nuevo Amanecer",
salida de la oficina da a Jalapa
Ocotal, Nueva Segovia
Nicaragua
(505-73) 22-343/22-343

ASOCIACIÓN DE MUJERES NICARAGÜENSES
"LUISA AMANDA ESPINOZA" (AMNLAE)
Centro de Información y Publicaciones
sobre la Mujer "Nora Astorga"
Rep. San Juan, Ent. principal 2 1/2 c. al
sur
Managua
Nicaragua
(505-2) 77-1661/78-5664

CASA DE LA MUJER
Apartado EC # 37
Managua
Nicaragua
(505-2) 279-9852

CENTRO DE ADOLESCENTES Y JÓVENES. SI
MUJER
Apartado Postal 2109
Del Ceibo de San Judas 1 c al lago 1/2 c
arriba
Managua
Nicaragua
(505-2) 60-3567/68-0038

FUNDACIÓN ENTRE VOLCANES (FEV)
Apartado 423
Managua
Nicaragua
(505-2) 459 4118

PUNTOS DE ENCUENTRO
Apartado Postal RP-39
De Plaza España, 4 cuadras abajo, 1
cuadra al lago
Managua
Nicaragua
(505-2) 66-6233/66-6305/66-6305
puntos@puntos.org.ni
www.puntos.org.ni

SERVICIOS INTEGRALES PARA LA MUJER (SI
MUJER)
Apartado Postal 2109
De la IBM de Montoya 1 cuadra arriba,
frente al Banco Popular
Managua
Nicaragua
(505-2) 22-3237/68-0038
simujer@ns.tmx.com.ni

PANAMÁ

CENTRO DE ESTUDIOS Y CAPACITACIÓN
FAMILIAR (CEFA)
Apartado 6-4155, El Dorado
Obarrio 72, edificio Clínica Panamá 1o
Alto, Ofic. 102
Panamá
(507) 223-5220/223-3693

CENTRO PARA EL DESARROLLO DE LA MUJER
(CEDEM)
Apartado postal 6339
Panamá 5
(507) 27-2061

INSTITUTO COOPERATIVO INTERAMERI-
CANO (ICI)
Apartado T, Zona 9A
Panamá
(507) 24-6019; 24-0527, 21-5385

PARAGUAY

SERVICIO DE FORMACIÓN Y ESTUDIOS DE LA
MUJER (SEFEM)
Yegros No1679 c/5ta. 1o piso
Asunción
Paraguay
(595-21) 73-756/73-756

CENTRO PARAGUAYO DE ESTUDIOS DE LA
MUJER (CEPEM)
C.C. 1718
Universidad Católica de Asunción (UCA)
Independencia Nacional Comuneros
Asunción
Paraguay
(595-21) 441-044/605-274/445-245

COLECTIVO INTERDISCIPLINARIO DE DESAR-
ROLLO EDUCATIVO (CIDE)
Equipo de Salud Popular
Casilla 1626
Asunción
Paraguay

PÉRU

ASOCIACIÓN PERUANA MUJER Y FAMILIA
Bolognesi No 180, Bellavista
Callao 07
Perú
(51-1) 453-0817/453-0817

CENDOC-MUJER, CENTRO DOCU-
MENTACIÓN SOBRE LA MUJER
Av. La Mar 170
Miraflores
Lima
Perú
(51-1) 242-9206/447-9376
Fax: (51-1) 446-6332
postmaster@lechuza.org.pe
ekeko.rpc.net.pe/CENDOC-MUJER/prein-
dex.htm

CENTRO DE LA MUJER PERUANA "FLORA
TRISTÁN"
Parque Hernán Velarde 42
Lima 1
Perú
(51-1) 433-2765/433-1457/433-9060/433-
9500
postmaster@flora.org.pe
www.rcp.net.pe/FLORA

EQUIPO REGIONAL DE PROMOCIÓN DE LA
MUJER (EPRAM)
Apartado 607
Jr. Piura, Pasaje Prial No180, 3o piso
Huancayo, Junín

Perú
(51-64) 23-9050

LA CASA DE LA MUJER
Apartado 216
José Balta 275
Chimbote
Perú
(51-44) 32-4852/33-6002

RADIO ONDA NUEVA
Apartado 72
Avenida José Gálvez No337, 3o piso
Chimbote
Perú
(51-44) 33-1073/33-1073

REPROSALUD. MOVIMIENTO MANUELA
RAMOS
Avenida Juan Pablo Fernandini 1550,
Pueblo Libre
Lima 21
Perú
(51-1) 431-4412/423-8840/431-6979
postmast@manuela.org.pe

PUERTO RICO

CASA PENSAMIENTO DE MUJER DEL CENTRO
Calle Degetau No55, norte
Aibonito 00705
Puerto Rico
(787) 735-3200

CASA PROTEGIDA JULIA DE BURGOS
G.P.O.Box 2433
San Juan 00936
Puerto Rico
(787) 723-8550/783-8780

CENTRO DE AYUDA LA VÍCTIMA DE VIO-
LACIÓN
Call Box 70184
Departamento de Salud, Edificio A, Ofici-
na del Secretariado
San Juan 00936
Puerto Rico

CENTRO MUJER Y NUEVA FAMILIA
Calle Muñoz Rivera 41 (altos)
Barranquitas, 00794
Puerto Rico
(787) 857-4685

GRUPO PRO DERECHOS REPRODUCTIVOS
PO Box 191622
San Juan, 00919-1622
Puerto Rico
(787) 759-7353
Fax: (787) 767-6843
gpdr@caribe.net

PROYECTO ESTUDIOS DE LA MUJER (PRO
MUJER)
Recinto Universitario de Cayey
Universidad de Puerto Rico
Cayey, 00736
Puerto Rico
(787) 738-4218

TALLER SALUD
PO Box 192172

San Juan
Puerto Rico
(787) 764-9639/876-8704
tsalud@caribe.net

REPÚBLICA DOMINICANA

ASOCIACIÓN PROMOCIÓN DE LA MUJER DEL
SUR (PROMUS)
Apartado de Correos 43
Santiago Pequero 15
Barahona
República Dominicana
(809) 524-3700

CENTRO DE APOYO AQUELARRE
Calle San José, Apartamento B-94, Edifi-
cio XVI, Complejo Habitacional
Herrera
Santo Domingo
República Dominicana
(809) 530-3003/534-3871/472-1926

COLECTIVO MUJER Y SALUD
c/José Gabriel García No.501
Ciudad Nueva,
Santo Domingo
República Dominicana
(809) 682-3128/682-9041
colec.mujer@codetel.net.do

TRINIDAD Y TOBAGO

CARIBBEAN ASSOCIATION FOR FEMINIST
RESEARCH AND ACTION (CAFRA)
PO Box 442
8 Bates Private Road, St. Augustine
Tunapuna
Trinidad y Tobago
(809) 663-8670/663-6482

URUGUAY

CASA DE LA MUJER DE LA UNIÓN
José serrato 2613
Montevideo 12.000
Uruguay
(598-2) 506 0601

COTIDIANO MUJER (COLECTIVO EDITORIAL
MUJER)
Lolapress; oficinas en el Uruguay, Alema-
nia y Sud Africa
Santo 1265
Montevideo
Uruguay
(598-2) 409-5651/203-0374
cotidian@chasque.apc.org
lola@chasque.apc.org

FUNDACIÓN PLENARIO DE MUJERES DEL
URUGUAY (PLEMUU)
Avenida Uruguay 1555
Montevideo 11200
Uruguay
(598-2) 401-7470/408-0556

MUJER AHORA. ESPACIO FEMINISTA DE
SALUD
Salto 1267
Montevideo 11200
Uruguay

(598-2) 400-9641/400-9641

MUJER Y SALUD, URUGUAY (MYSU)
Salto 1265/1267
Montevideo 11200
Uruguay
myusu@adinet.com.uy

VENEZUELA

ASOCIACIÓN VENEZOLANA PARA UNA EDU-
CACIÓN SEXUAL ALTERNATIVA (AVESA)
Avenida Anauco con Roraima, Qta. Santa
Ana, San Bernardino
Caracas
Venezuela
(58-2) 51-8081/51-0212/52-5410

UNIVERSIDAD DE LOS ANDES. CÁTEDRA DE
LA PAZ "MONSEÑOR OSCAR A. ROMERO"
Apdo. Postal 836
Mérida 51-01
Venezuela
(58-74) 714-996/402-655

Capítulo 4: Introducción
a los Recursos de Salud de la Mujer

DISPONIBLES POR COMPUTADORA

Mapping the World of Women (Mapa del
Mundo de Mujeres)
http://www.iiav.nl/mapping-the-
world/mtintro.html

WEBSITES DE REVISTAS

FEMPRESS (CHILE)
http://www.fempress.cl

LA BOLETÍNA (NICARAGUA)
http://www.ibw.com.ni/~puntos/boleti-
na/

COTIDIANO MUJER (URUGUAY)
http://www.chasque.apc.org/cotidian/

LOLAPRESS (URUGUAY)
http://www.chasque.apc.org/lola

LA REPÚBLICA DE LAS MUJERES (URUGUAY)
http://www.chasque.apc.org/ivillar

DANIELA (US)
http://www.JacaNegra.com/Daniela

MUJERES CREANDO REDES:

ALAI, AGENCIA LATINOAMERICANA DE
INFORMACIÓN, ÁREA MUJERES (ECUADOR)
http://quito.ecuanex.net.ec/alai/womes-
pa.html

GRUPO DE MUJERES SIN MOLDES (ARGENTI-
NA)
http://www.geocities.com/wellesley/6721

MUJERES EN IGUALDAD (ARGENTINA)
http://www.apriweb.com/mei

MUJERES @ BORDO (CHILE)
http://www.entelchile.net/mujer/

RED DE SALUD DE MUJERES LATINOAMERI-
CANAS Y DEL CARIBE, RMSLAC, (CHILE)
http://www.infoera.cl/red_de_salud

CEFEMINA, CENTRO FEMINISTA DE INFOR-
MACIÓN Y ACCIÓN (COSTA RICA)
http://www.cefemina.or.cr

SEM, SERVICIO DE NOTICIAS DE LA MUJER
(COSTA RICA)
http://www.sem.or.cr

SENDAS. SERVICIOS PARA UN DESARROLLO
ALTERNATIVO DEL SUR (ECUADOR)
http://members.tripod.com/~websendas

TERTULIA. COMUNICACIÓN ENTRE MUJERES
(GUATEMALA)
http://www.latintop.com/cuidese/tertu-
lia/

APIS, ACCIÓN POPULAR INTEGRAL SOCIAL
(MÉXICO)
http://www.laneta.apc.org/apis

CIDHAL, COMUNICACIÓN, INTERCAMBIO,
DESARROLLO HUMANO (MÉXICO)
http://www.laneta.apc.org/cidhal/index.h
tml

CIMAC, COMUNICACIÓN E INFORMACIÓN
DE LA MUJER (MÉXICO)
http://www.cimac.org

GEM (MÉXICO)
http://www.laneta.apc.org/gem/

CENTRO DE LA MUJER PERUANA FLORA
TRISTÁN (PERÚ)
http://www.rcp.net.pe/FLORA

CENDOC, CENTRO DE DOCUMENTACIÓN
SOBRE LA MUJER (PERÚ)
http://ekeko.rcp.net.pe/CENDOC-
MUJER/

CASA DE LA MUJER DE LA UNIÓN
(URUGUAY)
http://www.chasque.apc.org/chasque/bar-
rio/mujer/index.html

DERECHOS HUMANOS

COMITÉ DE AMÉRICA LATINA Y EL CARIBE
PARA LA DEFENSA DE LOS DERECHOS DE LA
MUJER, (CLADEM)
http://www.derechos.org/cladem

UNIFEM, ECUADOR
http://www4.ecua.net.ec/unifem

SOS MUJER, DERECHOS HUMANOS DE LA
MUJER (MÉXICO)
http://www.amelapaz.org/sosmujer/index
.htm

LA COALICIÓN CONTRA EL TRÁFICO DE
MUJERES (VENEZUELA)
http://www.comsis.com.ve/cctm/

ORGANIZACIONES EN EUROPA

MUJERES EN EL DESARROLLO EN EUROPA,
WIDE
http://www.eurosur.org/wide/portesp.ht
m

DERECHOS HUMANOS DE LA MUJER
(ESPAÑA)
http://derechos.org/ddhh/mujer/

METIS, VIOLENCIA CONTRA LA MUJER DIS-
CAPACITADA (ESPAÑA)
http://www.arrakis.es/asoc.ies/metis/

COORDINACIÓN DE MUJERES EN RED
(ESPAÑA)
http://www.nodo50.org/mujeresred/

ASOCIACIÓN DE MUJERES "VERENIA"
(ESPAÑA)
http://www.activanet.es/~verenia/

RADIO

AMARC (ECUADOR)
http://www.web.net/amarc/amarcesp.ht
m

PARTE II–CUIDÁNDONOS

Además de los recursos generales enumerados aquí, favor de consultar a la lista de
recursos específicos a los capítulos incluída en las siguientes páginas.

ORGANIZACIONES GENERALES

EQUIPO DE INVESTIGACIÓN Y ASISTENCIA
PARA LA MUJER (ELIAM)
Beruti 3032
Buenos Aires 1425
Argentina
(54-1) 824-2633

MUJERES AL OESTE
Casilla de Correo 85
Defensa 1865
Haedo 1706
Argentina
(54-1) 443-2888; 772-8717

CENTRO DE ESTUDIOS Y TRABAJO DE LA
MUJER (CETM)
Casilla 4947
Calle Junín 246
Cochabamba
Bolivia
(591-42) 22-719

CENTRO DE PROMOCIÓN DE LA MUJER GRE-
GORIA APAZA
Calle Eulert 215, Villa 16 de julio, El Alto
La Paz
Bolivia
(591-2) 84-0351/84-1262/84-0244

FUNDACIÓN MUJER Y FUTURO
Apartado Aéreo 2705
Carrera 32 No34-35
Bucaramanga
Colombia
(57-76) 34-6343/34-1315

CENTRO DE ESTUDIOS Y INVESTIGACIONES
DE LA MUJER ECUATORIANA (CEIME)
Av. Mariana de Jesús 15 88 y Oe 2 Jorge
Juan
N32-08 Quito
Ecuador
(593-2) 505-083/505-098
Fax (593-2) 550-615
Email: ceime@uio.satnet.net

CENTRO NICARAGÜENSE DE PROMOCIÓN DE LA JUVENTUD Y LA INFANCIA DOS GENERACIONES
Apartado 3262
Bolonia
Nicaragua
(505-2) 222-2217/222-5590/266-2891

FUNDACIÓN PARA EL DESARROLLO DE LAS MUJERES Y LA NIÑEZ BLANCA ARAUZ (FUNDEMUNI)
Enixtel 1 cuadra al norte, 1 cuadra al Este
Ocotal, Nueva Segovia
Nicaragua
(505-73) 22-891/22-320

ASOCIACIÓN ARARIWA
Urbanización Mariscal Gamarra A-3-411, 2o etapa
Cuzco
Perú
(51-84) 23-1594

ASOCIACIÓN AURORA VIVAR
Apartado Postal 11-0422
Girón Pachacutec 2145, Lince
Lima 11
Perú
(51-1) 471-0794/471-0794

CENTRAL REGIONAL DE ORGANIZACIONES DE MUJERES CAMPESINAS "YACHAQ MAMA" (CRYM)
Centenario 346
Huancayo
Perú

CENTRO DE CULTURAS INDIAS, CHIRAPAQ
Casilla Postal 11-0504
Horacio Urteaga 534-203
Lima 11
Perú
(51-1) 423-2757/423-2757

CENTRO DE ESTUDIOS Y PROMOCIÓN COMUNAL DEL ORIENTE (CEPCO). ÁREA DE LA MUJER
Apartado postal 253
Jr. Manuela Morey 233
Tarapoto
Perú
(51-94) 52-3110

CENTRO DE PROMOCIÓN DE LA MUJER MICAELA BASTIDAS
Apartado Postal 1262
Marcelo Corne 368, Urbanización San Andrés
Trujillo
Perú
(51-44) 24-4317/26-2796

CENTRO PARA EL DESARROLLO URBANO Y RURAL,
Tacna 866—E
Lima 32
Perú
(51-14) 960-2440/460-8905

COMITÉ ASOCIACIÓN MUJER CAJAMARQUINA
Jirón Apurimac 553, Dorila Villanueva
Cajamarca
Perú

GRUPO "MUJER" CHICLAYO
Casilla Postal 910
Los Maestros 116, Urb. San Luis
Chiclayo
Perú
(51-74) 210-761/210-761

MOVIMIENTO HACIA UNA NUEVA MUJER
Apartado 398
Avenida Pardo 154, 3o piso
Chimbote
Perú

FEDERACIÓN DE MUJERES TRABAJADORAS Y CAMPESINAS DEL CIBAO CENTRAL (FEMUTRACEN)
Peña y Reynoso 35 ensanche Cuarionex
La Vega
República Dominicana

Capítulo 5: La Salud y Métodos Integrales de Curación

Además de los recursos específicos a los capítulos enumerados aquí, favor de consultar a la lista de recursos generales incluída en las páginas anteriores.

LIBROS Y ARTÍCULOS

Balch, J., y Phyllis Balch. *Prescription for nutritional healing*. Garden City Park NY: Avery Publishers, 1997.

Korn, Leslie. *Touching México, traditional healing from a palapa*. Olympia WA: Center for World Indigenous Studies, 1998.

Martinez, Luz Alvarez, ed. *Homenaje a nuestras curanderas: honoring our healers*. Oakland CA: Latina Press, 1996.

Meacham, Deborah, et al. "Medicina tradicional: restaurando el equilibrio." *Revista Mujer Salud* 1/98 (enero-marzo 1998), p. 33-56.

McIntyre, Anne. *The complete woman's herbal*. New York: Henry Holt, 1994.

Moskowitz, Richard. *Homeopathic medicines for pregnancy and childbirth*. Berkeley CA: North Atlantic Books, 1992.

Nissim, Rina. *Manual de ginocologia natural para mujeres*. Barcelona: ICARIUS, 1986.

Olmos, Margarite, et al., eds. *Sacred possessions: Vodou, Santeria, Obeah and the Caribbean*. Brunswick NJ: Rutgers University Press, 1997.

Olmos, Margarite, et al., eds. *Healing cultures: art and religion as curative practices in the Caribbean and its diaspora*. New York: Simon and Schuster, 2000.

Roersch, Carlos, et al. Eds. *Medicina tradicional: 500 años después-historia y consecuencias actuales*, del Seminario Latinoamericano sobre la Teoría y la Práctica en la Aplicación de la Medicina Tradicional en Sistemas Formales de Salud, 2 (Santo Domingo: 1993). Santo Domingo: Instituto de Medicina Dominicana, 1993.

Singer, M. and R. Garcia. "Becoming a Puerto Rican espiritista: life history of a female healer," en Carol Shephard McClain, ed. *Women as healers: cross cultural perspectives*. New Brunswick NJ: Rutgers University Press, 1989.

Shodhini. *Touch-me, touch-me-not: women, plants and healing*. New Delhi: Kali for Women, 1997.

Speight, Phyllis. *Homeopathic remedies for women's ailments*. Woodstock NY: Beekman, 1992.

Trotter, Robert T. and Juan Antonio Chavira. *Curanderismo: Mexican American folk healing*. Athens GA: University of Georgia Press, 1981.

Vargas, Lita, et al. *De salvia y toronjil: guía de medicina natural para la zalud de la mujer* Lima: Flora Tristán, 1995.

Weed, Susun. *Breast cancer? Breast health!: the wise woman way*. Woodstock NY: Ash Tree, 1996.

Zolla, Carlos, y Virginia Mellado. "Función de la medicina doméstica en el medio rural mexicano" en Soledad González, comp. *Mujeres y la salud*. México DF: El Colegio de México. Programa Interdisciplinario de Estudios de la Mujer, 1995.

ASOCIACIONES Y ORGANIZACIONES

EDITORIAL ARMONÍA. REVISTA ARMONÍA INTEGRAL
Gregorio de Laferre 2958 Barrio Cerro Chico
Córdoba 5009
Argentina
(54-51) 82-4901

EE.UU.
American Massage Therapy Association
820 Davis St. Suite 100
Evanston IL 60201
(847) 864-0123
Web: http://www.amtmassage.org

CENTER FOR WORLD INDIGENOUS STUDIES
1001 Cooper Point Road SW, Suite 140-214
Olympia WA 98502
(360) 754-1990
Web: http/www.cwis.org

HOMEOPATHIC EDUCATIONAL SERVICES
2124 Kittredge St.
Berkeley CA 94704
(800) 359-9051
(510) 649-0294
Web: http://www.homeopathic.com
Email: mail@homeopathic.com

THE NATIONAL COLLEGE OF CHIROPRACTIC
200 E. Roosevelt Road
Lombard IL 60148-4583
(800) 826-NATL

(630) 629-2000
Web:
http://www.national.chiropractic.edu
Email:
homepage@national.chiropractic.edu

RECURSOS ADICIONALES DISPONIBLES POR COMPUTADORAS

ALTERNATIVE MEDICINE
http://www.altmedicine.com/altmenu.html

THE ALTERNATIVE MEDICINE HOMEPAGE
http://www.pitt.edu/~cbw/altm.html

HEALTH AND HEALING NEWS: HOLISTIC & ALTERNATIVE HEALTH CARE ONLINE
http://www.eskimo.com/~hhnews

Capítulo 6: Imagen Corporal

Además de los recursos específicos a los capítulos enumerados aquí, favor de consultar a la lista de recursos generales incluída en las páginas anteriores.

LIBROS

Abner, Allison y Linda Villerosa. *Finding our way: the teen girls' survival guide.* New York: Harper Collins, 1995.

Hyman, Jane Wegscheider y Esther R. Rome. *Sacrificing ourselves for love.* Freedom CA: Crossing Press, 1996. Disponible solo del BWHBC.

Resources for Rehabilitation. *A Woman's Guide to Coping with Disability*, 2nd ed. Lexington MA, 1997. Disponible por Resources for Rehabilitation. 33 Bedford Street, Suite 19A, Lexington, MA 02173. (617) 862-6455.

Thompson, Becky. *A hunger so wide and so deep: American women speak out on eating problems.* Minneapolis: University of Minnesota Press, 1994.

Velasco, Gloria, et al. *Prácticas y creencias de la mujer respecto a su cuerpo y salud.* Cali, Colombia: Centro de Acciones Integrales para la Mujer, 1993.

ARTÍCULOS

Walker, Alice. "Beauty: when the other dancer is the self," in Evelyn C. White, ed. *The Black woman's health book.* 2nd ed. Seattle: Seal Press, 1994.

MATERIALES AUDIOVISUALES

Still killing us softly. 1987, 30 min. Disponible del Cambridge Documentary Films. Cambridge MA 02139; (617) 484-3993; Email: cdf@shore.net; Web: http://www.shore.net/~cdf

Capítulo 7: Los Alimentos

Además de los recursos específicos a los capítulos enumerados aquí, favor de consultar a la lista de recursos generales incluída en las páginas anteriores.

INFORMACIÓN ACERCA DE LA NUTRICIÓN

National Institute of Health (NIH)/Instituto Nacional de Salud, títulos disponibles en español (Llamar al (800) 422-6237 para obtenerlos): *Celebre la cocina Hispana* Documento # 95-3906(s); *Coma menos grasa*, Documento #95-3910, 1995. En Ingles: *Fast and easy fruits and vegetables for busy people*, Documento #93-3247. 1993; *Action guide for healthy eating*, Documento #95-3877, 1995.

US Department of Health and Human Services. *The Surgeon General's report on nutrition and health: summary and recommendations.* Publication No. 88-50211. Washington DC, 1988. Disponible por US Government Printing Office, Washington DC 20402

US Department of Agriculture y US Department of Health and Human Services. "Nutrition and your health: dietary guidelines for Americans," 4th ed. Washington DC: US Government Printing Office; 1995. "La pirámide de nutrición" disponible en español. Documento #HG-252, 1992; Llamar al (202) 208-2417 para obtenerlo.

LAS MUJERES Y LA COMIDA; LAS DIETAS Y ENFERMEDADES ASOCIADAS PARA LEER

Steiner-Adair, Catherine. "When the body speaks: girls, eating disorders and psychotherapy," in A. Rogers et al., eds. *Women, girls and psychotherapy: reframing resistance.* Binghamton NY: Hawthorn Press, 1992.

Thompson, Becky. "Multiracial feminist theorizing about eating problems: refusing to rank oppressions." *Eating Disorders* 4:2 (1996): 104-14.

Zerbe, Kathryn J. *The body betrayed: a deeper understanding of women, eating disorders, and treatment.* Carlsbad CA: Gurze Books, 1995.

ORGANIZACIONES

Center for Science in the Public Interest, 1875 Connecticut Avenue NW, Suite 300, Washington DC 20009-5728. Email: cspi@cspinet.ort Web: http://www.cspinet.org

Pesticide Action Network, 116 New Montgomery, #810, San Francisco CA 94105, (415) 541-9140. Email: pana@pana.org Web: http://www.pana.org/pana/

CULTURA

Allende, Isabel. *Afrodita: cuentos, recetas y otros afrodisíacos.* Barcelona: Plaza y Janes, 1997.

Bolivar, Natalia. *Mitos y leyendas de la comida afrocubana.* La Habana: Editorial de Ciencias Sociales, 1993.

Castro San Juan, Arachu. *Saber bien: cultura y prácticas alimentarías en la salud.*

Rioja. Logrono, España: Gobierno de la Rioja, Consejeria de salud, consumo y bienestar social y Instituto de Riojanos, 1998.

Delgado, Jane. "Salud con gusto," en *Salud!: guía integral para la mujer latina—cuerpo, mente y espíritu.* New York: Harper, 1997.

Sanjur, Diva. *Hispanic foodways, nutrition and health.* Englewood Cliffs NJ: Prentice Hall, 1995.

Valldejuli, Carmen Aboy. *Cocina Criolla.* Gretna: Pelican Pub., 1983.

RECURSOS ADICIONALES DISPONIBLES POR COMPUTADORAS

ASK NOAH ABOUT: NUTRITION
http://www.noah.cuny.edu/nutrition/nutrition.html

FOOD PYRAMID
http://www.ganesa.com/food/index

YAHOO! HEALTH: NUTRITION
http://www.yahoo.com/health/nutrition

Capítulo 8: Mujeres En Movimiento

Además de los recursos específicos a los capítulos enumerados aquí, favor de consultar a la lista de recursos generales incluída en las páginas anteriores.

LIBROS Y REVISTAS

Daniel, Yvonne. *Rumba: dance and social change in contemporary Cuba.* Indianapolis: Indiana University Press, 1995

Moreno, Rita. "Rita Moreno." *Instantes* V:1-2 (June 1996). Washington DC: National Latina Institute for Reproductive Health.

Sports, everyone! Recreation and sports for the physically challenged of all ages. Cleveland OH: Conway Green Publishing, 1995.

Women's Sports and Fitness. Boulder, CO (800) 877-5281 (subscripciones) Web site: www.women.com

ORGANIZACIONES

MELPOMENE INSTITUTE
1010 University Avenue
St. Paul, MN 5510
(612) 642-1951
Email: melpomene@skypoint.com
Web: http://www.melpomene.org

WOMEN'S SPORTS FOUNDATION
Eisenhower Park
East Meadow, NY 11554
(800) 227-3988
Email: wosport@aol.com

YMCA/ YWCA, YMHA/YWHA AND COMMUNITY CENTERS
Estas organizaciones ofrecen programas de ejercicio gratis o a costo mínimo en los EE.UU. Busque en su guía telefónica.

RECURSOS ADICIONALES DISPONIBLES POR COMPUTADORA

EMPOWERING WOMEN IN SPORTS
http://www.feminist.org/research/sports2.html

WWW WOMEN'S SPORTS PAGE
http://fiat.gslis.utexas.edu/~lewisa/womsprt.html

Capítulo 9: La Salud Mental

Además de los recursos específicos a los capítulos enumerados aquí, favor de consultar a la lista de recursos generales incluída en las páginas anteriores.

LIBROS Y ARTÍCULOS

Castillo, Ana. *Massacre of the dreamers: essays on Xicanisma*. New York: NAL-Dutton, 1995.

Centro de Documentación sobre la Mujer. *Dos nudos en las vidas de las mujeres: salud mental y salud reproductiva*. Lima: CENDOC-Mujer, 1992

Comas-Dias, Lillian y Beverly Greene. *Women of color: integrating ethnic and gender identities in psychotherapy*. New York: Guilford Press, 1994.

Daskal, Ana Maria, et al., eds. *El malestar silenciado: la otra salud mental*. Santiago: Isis Internacional, 1990.

Falicov, Celia. *Latino families*. New York: Guilford, 1998.

Gil, Rosa Maria y Carmen Inoa Vazquez. *The Maria paradox: how Latinas can merge old world traditions with new world self-esteem*. New York: Berkley Publishing Group, 1996.

Greene, Beverly. "Lesbian women of color," en L. Comas-Dias y B. Greene, eds. *Women of color: integrating ethnic and gender identities in psychotherapy*. New York: Guilford Press, 1994.

Herman, Judith. *Trauma and recovery*. New York: Basic Books, 1992.

Hernández, Nohema. "Un abismo de tristeza: la depresión en las mujeres." en *Mujeres, salud y sociedad: en otras palabras*. Bogotá: Universidad Nacional de Colombia. Grupo Mujer y Sociedad; Corporación Casa de la Mujer de Bogotá; Fundación Pro Mujer.

Hyde, Janet. "Psicología y problemas de salud de la mujer," en *Psicología de la mujer: la otra mitad de la experiencia* humana. Madrid: Ediciones Morata, 1995.

Miller, Jean Baker. *Toward a new psychology of women* 2nd ed. Boston: Beacon Press, 1986.

World Health Organization y Organización Panamericana de Salud. *Reunión de las mujeres líderes de las Américas en pro de la salud mental. Informe final*, de la Reunión de las Mujeres Líderes de las Américas en Pro de la Salud Mental (Washington DC: 28 septiembre, 1996). Washington DC: OPS, 1996.

Pinkola Estes, Clarisa. *Mujeres que corren con los lobos*. New York: Ballantine, 1995.

Sanz, Fina. *Psicoerotismo femenino y masculino*. Barcelona: Josefina Sanz y Editorial Kaíros, 1997.

Torres, Carmen, ed. "Otra mirada de la salud mental." *Agenda Salud* 3 (julio-septiembre, 1996).

Viveros, Mara. "Saberes y dolores secretos: mujeres, salud e identidad," en Luz Arango et al. *Género e identidad: ensayos sobre lo femenino y lo masculino*. Santafé de Bogotá: Tercer Mundo Editores/Ediciones Uniandes, 1995.

ORGANIZACIONES EN AMÉRICA LATINA

CENTRO DE ESTUDIOS DE DINÁMICA GRUPAL (CEDIGRUP)
Andrade 246
Mendoza 5500
Argentina

EMERGER
Dorrego 2373/81
Buenos Aires 1425
Argentina

NUEVA DIMENSIÓN
Olavarría 2508
Mar del Plata 7600
Argentina

PRISMA. AREA SALUD
Dorrego 2373
Buenos Aires 1425
Argentina

CASA DE ENCUENTRO DE LA MUJER (CEDEMU)
Casilla 1391
Salvo 1179
Arica, I Región
Chile
(56-58) 25-2712

CASA SOFÍA
Sofanor Parra 1363 Cerro Navia
Santiago
Chile
(56-2) 773-4775/737-7419

CENTRO DE ESTUDIOS Y ATENCIÓN DEL NIÑO Y LA MUJER (CEANIM)
Coronel Bueras 182
Santiago
Chile
(56-2) 633-0514/638-0055/638-3040

EMERGER
Las Violetas 2055, depto. 51
Santiago
Chile
(56-2) 274-9665

CORPORACIÓN VAMOS MUJER POR LA PARTICIPACIÓN DE LA MUJER POPULAR
Carrera 50A No58-78
Medellín
Colombia
(57-4) 254-4512/254-4872/254-0271

ORGANIZACIONES EN AMÉRICA DEL NORTE

Stone Center, Wellesley College
106 Central Street
Wellesley, MA 01281-8259.

RECURSOS ADICIONALES DISPONIBLES POR COMPUTADORA

INTERNET MENTAL HEALTH
http://www.mentalhealth.com/p.html

MENTAL HEALTH NET: SELF-HELP RESOURCES INDEX
http://www.cmhc.com/selfhelp.html

OFFICE OF MINORITY HEALTH RESOURCE CENTER
http://www.omhrc.gov/Welcome.HTM

Capítulo 10: El Alcohol, Las Drogas que Alteran el Estado de Ánimo y el Consumo de Tabaco

Además de los recursos específicos a los capítulos enumerados aquí, favor de consultar a la lista de recursos generales incluída en las páginas anteriores.

LIBROS Y ARTÍCULOS

Amaro, Hortensia y Maria Aguiar. "Programa Mama/Mom's Project: a community-based outreach model for addicted women," en José Szapocznik, ed. *A Hispanic/Latino family approach to substance abuse prevention*. Rockville MD: Center for Substance Abuse Prevention, 1995. Se puede pedir por teléfono (800) 729-6686.

Bepko, Claudia, ed. *Feminism and addiction*. New York: Haworth Press, 1991

hooks, bell. *Sisters of the yam: Black women and self-recovery*. Boston: South End Press, 1993.

Flores-Ortiz, Ivette. "Adicción y violencia en la familia: una intervención contextual." *Revista interamericana de psicología* 30 (1996).

Kishline, Audrey. *Moderate drinking: the Moderation Management guide for people who want to reduce their drinking*. New York: Crown Trade, 1996.

World Health Organization. *Mujer y el tabaco*. Ginebra: WHO, 1993.

Peele, Stanton, et al. *The truth about addiction and recovery: the life process program for outgrowing destructive habits*. New York: Simon and Schuster, 1991.

ORGANIZACIONES EN AMÉRICA DEL NORTE

AL-ANON GRUPOS PARA FAMILIAS
PO Box 862
Midtown Station
New York NY 10010

ALCOHÓLICOS ANÓNIMOS
PO Box 459
Grand Central Station
New York NY 10163

NATIONAL WOMEN'S RESOURCE CENTER
515 King Street, Suite 410
Alexandria VA 22314
(800) 354-8824
Web: http://www.nwrc.org

WOMEN FOR SOBRIETY
PO Box 618
Quakertown PA 18951
(215) 536-8026

CIGARRILLOS
LIBROS Y ARTÍCULOS

Greaves, Lorraine. *Smoke screen: women's smoking and social control*. London: Scarlet Press, 1996 (Disponible en las Estados Unidos por medio de Inbook, Chicago, IL).

Shallat, Lezak. "Tabaquismo en Chile: problemas reproductivos que nadie quiere asumir." *Revista Mujer Salud* 2/98 (abril-junio 1998).

"Smoking and women's health." *Journal of the American Medical Women's Association* 51:1-2 (1996), número especial.

MATERIALES

NATIONAL INSTITUTE ON DRUG ABUSE
http://www.nida.nih.gov

SAMHSA
http://www.samhsa.gov

Capítulo 11: La Violencia en Contra de la Mujer

Además de los recursos específicos a los capítulos enumerados aquí, favor de consultar a la lista de recursos generales incluída en las páginas anteriores.

LIBROS

Agrupación de Mujeres Tierra Viva. *Qué dicen los medios de información acerca de la violencia contra las mujeres*. Ciudad de Guatemala: Agrupación de Mujeres Tierra Viva, 1997.

Ahumada, Ximena. *Primer apoyo: una salida posible de la violencia familiar*. Santiago: Fundación Andes, 1997.

Alvarez, Angeles. *Guía para mujeres maltratadas*. Madrid: Comunidad de Madrid, 1998.

Angelo, Gloria, ed. *Violencia intrafamiliar y derechos humanos*, del Seminario Internacional "Violencia Intrafamiliar y Derechos Humanos" (Santiago: 13-14 diciembre, 1994). Santiago: Servicio Nacional de la Mujer, 1995.

Asociación Venezolana para una Educación Sexual Alternativa. *Sabes cómo atender casos de violencia sexual?* Caracas: AVESA, 1997.

Bass, Ellen, y Laura Davis. *The courage to heal: a guide for women survivors of child sexual abuse*. New York: Harper Perennial, 1994.

Binstock, Hanna. *Violencia en la pareja: tratamiento legal-evolución y balance*, de la Conferencia Regional sobre la Integración de la Mujer en el Desarrollo Económico y Social de América Latina y el Caribe, 7 (Santiago: 19-21 noviembre, 1997). Santiago: CEPAL, 1997.

Brasileiro, Ana María, ed. *Mujeres contra la violencia: rompiendo el silencio. Reflexiones sobre la experiencia en América Latina y el Caribe*. New York: UNIFEM, 1997.

Camacho, Gloria. *Mujeres fragmentadas: identidad y violencia de género*. Quito: Centro de Planificación y Estudios Sociales, 1996.

Carcedo, Ana. *Grupo de apoyo, un recurso estratégico en la atención de mujeres maltratadas*, del Congreso de Psiquiatría de Centroamérica y Panamá, 7(San José, Costa Rica, 1993). San José: CEFEMINA, 1993.

Centro de Encuentros Cultura y Mujer. "Cuando una mujer dice no es no." *Travesías* 3:4 (1995). Buenos Aires.

Centro de Estudios e Investigación sobre el Maltrato de la Mujer Ecuatoriana. *Educación sexual y prevención de violencia en las adolescentes: una experiencia de trabajo educativo*, Serie: Material Educativo. Quito: CEIMME, 1994

Centro Nacional para el Desarrollo de la Mujer y la Familia. *Directorio de servicios para la atención de la violencia intrafamiliar*. San José, Costa Rica: CMF, 1996.

Choviat, Ana, et al. *Violencia doméstica*. Montevideo: Casa de la Mujer de la Unión, 1994.

Camacho, Gloria, y Elsie Aguilar. *Nada justifica la violencia: manual para autoridades de policía y jueces de contravenciones*. Quito: Centro de Planificación y Estudios Sociales, 1997.

Camacho, Patricia y Lucía Lagunes. *Alto a la violencia en la familia: historia, comentarios y datos sobre la nueva ley en la materia*. México DF: Procuraduría de la Defensa del Menor y la Familia, 1998.

Délano, Bárbara, y Rosalba, Todaro. *Asedio sexual en el trabajo*. Santiago: Centro de Estudios de la Mujer, 1993.

Estremadoyro, Julieta, ed. *Violencia en la pareja: comisarías de mujeres en el Perú*. Lima: Flora Tristán, 1993.

Fernández, Anna, et al. "Dossier los derechos de las niñas." *Fem* 20:157 (abril 1996).

Francia, Renate, coord. *Cuando el silencio significa peligro: las adolescentes y la violencia sexual*. Valparaíso, Chile: Casa de la Mujer, 1997.

Hercovich, Inés. *Grupos que trabajan en violencia contra las mujeres: estrategias de*

permanencia. *Informe final*. Buenos Aires: Centro Interdisciplinario de Estudios Sociales Contemporáneos, 1994.

Huenulef, Haydee. *Violencia en el pololeo: guía de autoapoyo para jóvenes*. Santiago: Instituto de la Mujer, 1996.

Isis Internacional, ed. *Vidas sin violencia nuevas voces nuevos desafíos*. Santiago: Isis Internacional, 1998.

Instituto de la Mujer. Equipo "Rompiendo Silencios". *Violencia doméstica: apuntes para capacitación. Versión preliminar*. Santiago: Instituto de la Mujer, 1994.

Isis Internacional. *Base de datos mujer: directorio de grupos e instituciones violencia en contra de la mujer en América Latina y el Caribe*. Santiago: Isis Internacional, 1996.

Martínez, Egla, ed., *Consejería de pares o paritaria*. Toronto: Toronto Rape Crisis Center, 1995.

Martínez-Salazar, Egla. *Abuso sexual, autoestima y poder personal*. Toronto: Toronto Rape Crisis Centre, 1995.

Massachusetts Coalition of Battered Women's Service Groups. *For shelter and beyond: an educational manual for working with women who are battered*. Boston: MCBWSG, 1992.

Movimiento Manuela Ramos. *Alternativas contra la violencia hacia la mujer: normas nacionales e internacionales*. Lima: Ediciones Manuela Ramos, 1995.

Ollár, Lucrecia. *Para que ningún ser humano sea golpeado jamás*. Buenos Aires: Lugar de Mujer, 1995.

Organización de las Naciones Unidas. *Adelanto de la mujer: violencia contra las trabajadoras migratorias*. New York: ONU, 1994.

Policía Nacional del Perú y Centro de la Mujer Peruana "Flora Tristán". *Directiva: normas para la atención policial frente a la violencia familiar*. Lima: Flora Tristán, 1995.

Quirós, Edda, y Olga Barrantes. *Y vivieron felices para siempre?. Manifestaciones y efectos en las mujeres de algunas formas de violencia en la vida cotidiana*. San José, Costa Rica: Ministerio de Cultura, Juventud y Deportes, 1994.

Red de Mujeres Contra la Violencia. *Qué hacer y dónde ir en caso de violencia*. Managua: Red de Mujeres Contra la Violencia; 1994.

Red de Salud de las Mujeres Latinoamericanas y del Caribe. *Por el derecho vivir sin violencia: acciones y propuestas desde las mujeres*. Cuadernos Mujer Salud 1. Santiago: RSMLAC, 1996.

Rico, M. Nieves. "Violencia de género: un problema de derechos humanos." *Serie Mujer y Desarrollo* 16 (1996). Santiago: CEPAL.

Rioseco, Luz, y Ximena Rojas. *Tejiendo redes: creación de redes comunales en violencia intrafamiliar-una propuesta metodológica.* Santiago: Centro de Desarrollo de la Mujer, 1997.

Salvo, Claudia, y Luz Fernández. *Cartilla sobre violación.* Valparaíso, Chile: Casa de la Mujer, 1994.

Solórzano, Irela, et al. *Violencia: llamemos las cosas por su nombre-una investigación cualitativa sobre los factores culturales y psico-sociales que facilitan o inhiben el reconocimiento de la violencia intrafamiliar.* Managua: Puntos de Encuentro, 1995.

Sonkin, Daniel, y Michael Durphy. *Aprender a vivir sin violencia: manual para hombres.* Volcano CA: Volcano Press, 1997.

Valenziano, Zunilda, et al. coord. *Acoso sexual: violencia laboral.* Buenos Aires: Unión del Personal Civil de la Nación, 1997.

Zambrano, Myrna M. *Mejor sola que mal acompañada: for the Latina in an abusive relationship.* Seattle: Seal Press, 1985.

Zambrano, Myrna. *No más! Guía para la mujer golpeada.* Seattle: Seal Press, 1994.

ARTÍCULOS

Aguirre, Ana María, y Manuela García. "Violencia prematrimonial: un estudio exploratorio en universitarios," en *Violencia familiar: mujeres golpeadas II.* Viña del Mar, Chile: Centro de Investigación y Difusión Poblacional de Achupallas, 1997.

Azize, Yamila, y Kamala Kempadoo. *Tráfico de mujeres y trabajo forzado: prostitución, trabajo doméstico y matrimonio. Informe regional de América Latina y el Caribe*, del Encuentro Regional de América Latina y el Caribe (Santo Domingo: 11-12 diciembre, 1996). Cayey, Puerto Rico, 1996.

Centro de la Mujer Peruana "Flora Tristán". *28 de mayo: Día de Acción de Salud de la Mujer, 1995.* Lima: Flora Tristán, 1995.

Centro El Faro. *Atención a mujeres adolescentes que sufren situación de abuso sexual y maltrato.* Montevideo: Centro El Faro, 1997.

Centro Ecuatoriano para la Promoción y Acción de la Mujer. *Experiencias del CEPAM en el tema de violencia: mecanismos de coordinación.* Quito: CEPAM, 1997.

Cervantes, Francisco. "Hombres violentos: reflexiones y búsqueda de estrategias." *Fem* 19:144 (febrero 1995), pp.12-15.

Copelon, Rhonda. "Convención contra la violencia de género: mecanismos regionales de protección," en Movimiento Manuela Ramos. *Derechos humanos de las mujeres: aproximaciones conceptuales.* Serie Mujer y Derechos Humanos 2. Lima: Movimiento Manuela Ramos, 1996.

Dobash, Emerson, y Russell Dobash. "Esposas: las víctimas 'preferidas' de la violencia conyugal." *Victimología* 11 (agosto 1994), pp.17-37.

Eduards, Maud. "Contra las reglas del juego: sobre la importancia de las acciones colectivas de mujeres." *Travesías* 1:1 (octubre 1993), pp.91-109.

Ellsberg, Mary, et al. "Nicaraguan Network of Women against Violence: using research and action for change." *Reproductive Health Matters* 10, (November 1997), pp.82-98.

Figueroa, Martha; Hernández, Aída. "Entre la violencia y la opresión cultural: la ley y la costumbre a los ojos de las mujeres." *Informativo CLADEM* 8 (mayo 1994), pp.1-4.

Fontenla, Marta; Bellotti, Magui. "Resistencia tiene múltiples voces." *Travesías* 1:1. (octubre 1993), pp. 31-42.

Fletcher, Lea. "Un silencio a gritos: tortura, violación y literatura en la Argentina." *Literatura y Lingüística* 6 (1993).

Isis Internacional. *Medios de comunicación alternativos para las mujeres en la región de Latinoamérica y el Caribe ante el problema de la prostitución y tráfico de mujeres y niñas*, del Seminario-Taller "Explotación Sexual y Tráfico de Mujeres y Niñas Latinoamericanas" 1 (Caracas: 1994). Santiago: Isis Internacional, 1994.

Luciano, Dinnys. *Indicadores de calidad de atención en los servicios de salud para los casos de violencia sexual y doméstica.* Santo Domingo: Centro de Apoyo Aquelarre, 1997.

Miller, Gladys. *Violencia intrafamiliar en cuestionario: preguntas más comunes sobre violencia intrafamiliar en la relación de pareja.* Ciudad de Panamá: Comité Latinoamericano para la Defensa de los Derechos de la Mujer, 1995.

Provoste, Patricia; Salvo, Paula. *Cero tolerancia a la violencia sexual contra las mujeres.* Santiago: Instituto de la Mujer, 1998.

Seifert, Ruth. Segundo frente. "La lógica de la violencia sexual en las guerras." en Ximena Bunster et al. eds. *Mujer ausente: derechos humanos en el mundo*, 2nd ed. Ediciones de las Mujeres 15. Santiago: Isis Internacional, 1996.

Vance, Joanie. "Centros de crisis para casos de violación," en Centro de Encuentros Cultura y Mujer. *Violencia sexual: cuerpos y palabras en lucha.* Travesías 2:2. Buenos Aires: CECYM, 1994.

Velázquez, Susana. "Violencia de género. El acoso sexual hacia las mujeres en los lugares de trabajo." *Jornadas nacionales de la Red Nacional por la Salud de la Mujer* 1 (mayo 1993).

Zurutuza, Cristina. "Maltratos a la mujer en las relaciones de pareja: estrategias utilizadas por el movimiento de mujeres latinoamericano" en Roxana Vásquez, ed. *Vigiladas y castigadas.* Lima: CLADEM, 1993.

MATERIALES AUDIOVISUALES

The confrontation: Latinas fight back against rape. 1983, 37 min. Disponible de Women Make Movies, 462 Broadway, Suite 500, New York NY 10013, (212) 925-0606, Email: info@wmm.com Web: www.wmm.com

Defendiendo nuestras vidas. 30 min. Disponible de Cambridge Documentary Films, PO Box 390385, Cambridge, MA, 02139-0004, (627) 484-3993. Web: www.shore.net/~cdf

Dolores. 1988, 50 min. Acerca de violencia intrafamiliar en una familia latina. Disponible del Cinema Guild, 1697 Broadway, Suite 802, New York NY 10019, (212) 246-5522, Email: thecinemag@aol.com. Web: http://www.cinemaguild.com

Rape culture. 1975, rev. 1983. 30 min. Disponible de Cambridge Documentary Films, PO Box 390385, Cambridge, MA 02139, (617) 484-3993. Email: cdf@shore.net Web: http://www.shore.net/~cdf

We will not be beaten. Film/video. Disponible de Transition House Films, 120 Boylston Street, Boston, MA 02116.

ORGANIZACIONES EN AMERICA LATINA

CASA DE LA MUJER
San Nicolás 281
Centro de Salud No2 Donado y Derqui
Rosario 2000
Argentina
(54-41) 30-2341

LUGAR DE MUJER
Corrientes 2817, piso 5§ B
Buenos Aires 1193
Argentina
(54-1) 961-8081

TRIBUNAL DE VIOLENCIA CONTRA LA MUJER
Avda. Las Heras 2925, piso 3, depto. 18
Buenos Aires 1425
Argentina
(54-1) 801-2702

ASOCIACIÓN LATINOAMERICANA PARA EL DESARROLLO Y LA INTEGRACIÓN DE LA MUJER (ALADIM)
Casilla 9540
Estado 115, Oficina 703
Santiago
Chile
(56-2) 633-2491; 633-5734

ASOCIACIÓN PRO DERECHOS DE LA MUJER "ANGELA LINA"
Maturana 18B, Piso 3
Santiago
Chile
(56-2) 695-7718

INSTITUTO DE LA MUJER
Viña del Mar 10, Providencia
Santiago
Chile
(56-2) 635-3012/635-3106/635-3106

INSTITUTO DE LA MUJER. CENTRO DE DOC-
UMENTACIÓN
O'Higgins 1376, 1o piso
Concepción, 8o Región
Chile
(56-41) 24-2156/24-2156

ORGANIZACIÓN FEMENINA POPULAR
Apartado Aéreo 302
Carrera 22 No 52 B-36, Barrio Torcoroma
Barrancabermeja
Colombia
(57-76) 22-6625/21-4501

COMITÉ NO MÁS VIOLENCIA EN CONTRA LA
MUJER
9 de Octubre 624 y Carrión
Quito
Ecuador
(593-2) 56-9898/24-6506

COMUNICACIÓN PARA LA SALUD
Taumalipas 31, Centro Hermosillo
Sonora 83000
México
(52-62) 14-8210/14-8210

LA VOZ DE LA MUJER
Villa María del Perpetuo Socorro, Conde
de la Vega Baja 809
Lima 50
Perú

MOVIMIENTO EL POZO
Apartado 2211
Avenida República de Portugal 492, Breña
5
Lima 100
Perú
(51-1) 423-5852

COORDINADORA PAZ PARA LA MUJER
PO Box 1007
RMS 108, San Juan, 00919
Puerto Rico
(787) 281-7599

GRUPO DE TRABAJO "MUJER Y SALUD"
Apartado Postal No581, Z.P. 2101
Urbanización La Soledad, Calle 5 No3,
Maracay 4810
Maracay, Aragua
Venezuela
(58-43) 32-0096/32-1001/32-1011

**ORGANIZACIONES EN AMERICA DEL
NORTE**

NATIONAL ALLIANCE OF SEXUAL ASSAULT
COALITIONS
110 Ct. Blvd
E. Hartford, CT 06108
(860) 282-9881
Web:http://www.connsacs.org
Email: connsacs@linet.com

NETWORK FOR BATTERED LESBIANS/LA RED
PARA LESBIANAS ABUSADAS
PO Box 6011
Boston, MA 02114
(617) 424-8611

TELL (THERAPY EXPLOITATION LINK LINE)
PO Box 115
Waban, MA 02168
(617) 964-TELL
Recursos para los que fueron abusados
por sus terapistas.

VOICES (VICTIMS OF INCEST CAN EMERGE
SURVIVORS)
PO Box 148309
Chicago, IL 60614
(800) 7VOICE8
(773) 327-1500
Web: http://www.voices-action.org
Email: voices@voices-action.org

WOMEN AGAINST PORNOGRAPHY
PO Box 845, Times Square Station
New York NY 10108
(212) 307-5055

**RECURSOS DISPONIBLES POR COM-
PUTADORA**

LAMBADA ANTI-VIOLENCE PROJECT
http://www.duke.edu/~keri/avp.html

SEXUAL ASSAULT INFORMATION PAGE
http://www.cs.utk.edu~bartley/saIn-
foPage.html

Capítulo 12: La Salud Ambiental y Ocupacional

Además de los recursos específicos a los capítulos enumerados aquí, favor de consultar a la lista de recursos generales incluída en las páginas anteriores.

RECURSOS

Centro de Análisis y Programas Sanitarios. *Documento de consenso: "Mujeres, Trabajo, Salud,"* del Congreso Internacional "Mujeres, Trabajo, Salud" (Barcelona: 17-20 abril, 1996). Barcelona: CAPS, 1996.

Délano, Bárbara, y Rosalba Todaro. *Asedio sexual en el trabajo.* Santiago: Centro de Estudios de la Mujer; 1993.

Diaz, Ximena. *Talleres Productivos de Mujeres de la Organización Social a la Microempresa.* Santiago: Centro de Estudios de la Mujer, 1990.

Doyal, Lesley. "Riesgos del trabajo doméstico." *Agenda salud* 4 (octubre-diciembre 1996).

Isis Internacional. *Despejando horizontes: mujeres en el medioambient.* Ediciones mujeres 18. Santiago: Isis Internacional, 1993.

Moure-Eraso R. et al. "Back to the future: sweatshop conditions on the Mexico—US border II: occupational health impact of Maquiladora industrial activ-

ity." *American journal of industrial medicine* 31 (1997), pp. 587-599.

Red de Salud de las Mujeres Latinoamericanas y del Caribe. *Trabajo y salud mujeres en riesgo develando lo oculto sobre salud de las trabajadoras.* Cuadernos Mujer Salud 2. Santiago: RSMLAC, 1997.

Romito, Patrizia. "Trabajo y la salud de las madres con hijos pequeños: a quién le importa?" en Centro de Análisis y Programas Sanitarios. *Mujer, salud y trabajo,* de la Reunión Internacional "Mujer, Salud y Trabajo" 1 (Barcelona: 11-12 noviembre, 1993). Barcelona: CAPS, 1994.

Steingraber, Sandra. *Living downstream: an ecologist looks at cancer and the environment.* Reading MA: Addison-Wesley, 1997.

Todaro, Rosalba, y Regina Rodriguez, eds. *El trabajo de las mujeres en el tiempo global.* Santiago: Isis International, 1995.

PESTICIDAS

Carson, Rachel. *Silent spring.* Boston: Houghton Mifflin, 1994, c. 1962.

REFERENCIAS TÉCNICAS

Paul, Maureen, ed. *Occupational and environmental reproductive hazards: a guide for clinicians.* Baltimore: Williams and Wilkins, 1992.

**MUJERES Y LA SALUD AMBIENTAL
Y OCUPACIONAL**

Kenen, Regina. *Reproductive hazards in the workplace: mending jobs, managing pregnancies.* Binghamton NY: Harrington Park Press, 1993.

Kenen, Regina. *Pregnancy at work.* London: Pluto Press, 1998.

Shiva, Vandana, ed. *Close to home: women reconnect ecology, health and development worldwide.* Philadelphia: New Society Publishers, 1994.

ORGANIZACIONES EN AMERICA LATINA

CENTRO DE PROMOCIÓN MINERA
(CEPROMIN)
Casilla 7832
Av. Ecuador No 2498
La Paz
Bolivia
(591-2) 359-402/373-983

CONFEDERACIÓN NACIONAL DE MUJERES
CAMPESINAS "BARTOLINA SISA" (CNMCB-BS)
Apartado Postal 14289
Plaza Zalles No284, frente a la Estación
Central, Sede de la Central
Obrera Deptal. de la Paz, Oficina 18
La Paz, Kollasuyo
Bolivia
(591-2) 35-7352

MOVIMENTO DA MULHER TRABALHADORA
RURAL DO NORDESTE
Rua Joaquim Godoy, 707
Serra Talhada – PE
Brasil
(55-81) 831-2051
Fax (55-81) 831-3145
mmtrne@netcdl.com.br

ASOCIACIÓN DESARROLLO ECONÓMICO
LABORAL FEMENINO INTEGRAL (ASODELFI)
Barrio Escalante, Calle 33, Avenidas 5 y 7,
350 metros de la Pulpería
La Luz
San José
Costa Rica
(506) 24-6517/24-9845

ASOCIACIÓN DE TRABAJADORES DEL CAMPO
(ATC). SECRETARÍA DE LA MUJER
Apartado Postal A-244
Rotonda Metrocentro 200 mts. abajo
CIPRES-ATC
Managua
Nicaragua
(505-2) 784-575/784-576/780-616

INSTITUTO LABORAL PARA EL DESARROLLO
REGIONAL (ILDER)
República Argentina No147, Ur. La Negrita
Arequipa
Perú
(51-54) 21-7005/21-7005

ORGANIZACIÓN PUERTORRIQUEÑA DE LA
MUJER TRABAJADORA
PO Box 23136
Estación U.P.R.
San Juan, 00931
Puerto Rico
(787) 766-2685
Fax: (787) 767-6843

ORGANIZACIONES EN AMÉRICA DEL NORTE

CITIZEN'S CLEARINGHOUSE FOR HAZ-
ARDOUS WASTES (RENOMBRADO EL CENTER
FOR HEALTH, ENVIRONMENT AND JUSTICE)
PO Box 6806
Falls Church VA 22040
(703) 237-2249
Email: cchw@essential.org
Web: www.essential.org/cchw

ENVIRONMENTAL CONSORTIUM FOR
MINORITY OUTREACH
1001 Connecticut Avenue NW, Suite 827
Washington DC 20036
(202) 331-8387.

FARMWORKERS JUSTICE FUND
1111 19th Street NW, Suite 1000
Washington DC
(202) 785-1670

STITCH (SUPPORT TEAM INTERNATIONAL
FOR TEXTILERAS)
c/o Hannah Frisch
4933 South Dorchester

Chicago IL 60615
(773) 924-5057
Email: stitch@igc.org

Capítulo 13: Envejeciendo: Las Mujeres y el Paso del Tiempo

Además de los recursos específicos a los capítulos enumerados aquí, favor de consultar a la lista de recursos generales incluída en las páginas anteriores.

Butler, Robert N., y Myrna I. Lewis. *Love and sex after 60*. New York: Thorndike Press, 1996.

Doress-Worters, Paula B., y Diana Laskin Siegal. *The new ourselves, growing older: women aging with knowledge and power*. New York: Simon & Schuster, 1994.

Siegal, Diana Laskin, y Christine Burke. "Midlife and older women and HIV/AIDS: my (grand)mother wouldn't do that," en Nancy Goldstein y Jennifer L. Manlow, eds. *The gender of HIV/AIDS in women: perspectives on the pandemic in the US*. New York: New York University Press, 1997.

Tapia, Margot, y Karina García, eds. *Memorias I. Seminario Sobre Genero y Vejez En República Dominicana: propuestas de los partidos politicos sobre seguridad social y vejez y panel autoestima y vejez*. Santo Domingo: Centro de Apoyo Aquelarre, 1996.

Weber, Gail. *Celebrating women, aging and cultural diversity*. Toronto: Regional Women's Health Center, Women's College Hospital (1994).

ORGANIZACIONES

NATIONAL HISPANIC COUNCIL ON AGING
2713 Ontario Rd., NW, Washington, DC
20009
(202) 745-2521 or (202) 745-2560; Fax
(202) 745-2522
Web: http://www.incacorp.com/nhcoa
Email: nhcoa@mnsinc.com

RECURSOS SOBRE TEMAS ESPECÍFICOS MENOPAUSIA

Coney, Sandra. *The menopause industry: how the medical establishment exploits women*. Alameda CA: Hunter House, 1994.

Greenwood, Sadja. *Menopause, naturally: preparing for the second half of life*. San Francisco: Volcano Press, 1996.

Gómez, Adriana. "Menopausia: celebremos el cambio!" *Revista Salud Mujer* 1/93 (enero-marzo 1993), pp.32-50.

Love, Susan M., con Karen Lindsey. *Dr. Susan Love's hormone book: making informed choices about menopause*. New York: Random House, 1997.

Ramos, Silvina. "Menopausia de las mujeres: un balance que arroja a ganancias y pérdidas," en Centro de Análisis y Programas Sanitarios. *Mujer, salud y tra-*

bajo. Quadern CAPS 21. Barcelona: CAPS, 1994.0

Weed, Susun. *Menopausal years: the wise woman way*. Woodstock NY: Ashtree Publishing, 1992.

RECURSOS DISPONIBLES POR COMPUTADORA

NATIONAL POLICY AND RESOURCE CENTER
ON WOMEN AND AGING
http://www.brandeis.edu/heller/national/index.html

THE RESOURCE DIRECTORY FOR OLDER PEO-
PLE
http://www.nih.gov/nia/related/aoaresrc/resource.html

PARTE III: RELACIONES Y SEXUALIDAD

Capítulo 14: La Sexualidad

LIBROS

Alarcon, Norma, et al. *The sexuality of Latinas*. Berkeley CA: Third Woman Press, 1993.

Anzaldua, Gloria, ed. *Making face, making soul—haciendo caras: creative and critical perspectives by feminists of color*. San Francisco: Aunt Lute Books, 1990.

Bell, Ruth, et al. *Changing bodies, changing lives: a book for teens on sex and relationships*. New York: Random House, 1998.

Dodson, Betty. *Sex for one: the joy of selfloving*. New York: Crown Publishing Group, 1992.

Eisler, Riane. *Sacred pleasure: sex, myth and the politics of the body*. New York: HarperCollins, 1995.

Gómez, Adriana. "Mujer y sexualidad; descubrir los caminos." *Revista mujer salud* 2/95 (1995) p. 31-50.

Hyde, Janet. "Sexualidad femenina," en Janet Hyde. *Psicología de la mujer: la otra mitad de la experiencia humana*. Madrid: Ediciones Morata, 1995.

Hispanic/Latino Adaptation Task Force. *Guideline for comprehensive sexuality education for Hispanic/Latino youth*. New York: Sexuality Information and Education Council of the United States, 1995.

Lerer, Maria Luisa. *Sexualidad femenina: mitos y realidades*, 3rd rev. ed. Buenos Aires: Paidós, 1995.

Lorde, Audre. "Uses of the erotic: the erotic as power," en *Sister outsider*. Freedom CA: Crossing Press, 1984.

Londoño, Maria Ladi. *Problema es la norma: enfoques liberadores sobre sexualidad y humanismo*. Cali, Colombia: Ediciones Prensa Colombiana, 1995.

Nogales, Ana. *Amor, intimidad y sexo: una guía para la pareja Latina*. New York: Broadway Books, 1998.

Rodó, Andrea. "Entre el placer y el afecto" en Andrea Rodó y Ximena Valdés S., eds. *Género, mujer y sociedad : proposiciones 21*. Santiago: Ediciones Sur, 1993.

Sharim, Dariela, et al. Discursos contradictorios de la sexualidad. Santiago: Ediciones Sur, 1996.

BISEXUALIDAD

Anything that Moves: The Magazine for the Inner Bisexual. Bay Area Bisexual Network. 2261 Market St. #496, San Francisco CA 94114, (415) 703-7977.

Bi-Women Newsletter. Bi-monthly newsletter. The Boston Bisexual Women's Network, PO Box 639, Cambridge MA 02140.

Ochs, Robyn, ed. The bisexual resource guide. Cambridge MA: Bisexual Resource Center, 1995. (617) 424-9595.

ABUSO SEXUAL Y SEXUALIDAD

También vea el capítulo acerca de la violencia en contra a la mujer.

Bass, Ellen, y Laura Davis. The courage to heal: a guide for women survivors of child sexual abuse. New York: Harper Perennial, 1994.

Maltz, Wendy. Sexual healing journey: a guide for survivors of sexual abuse. New York: Harper Collins Publishers, 1992.

SEXUALIDAD Y DISCAPACIDAD

Finger, Anne. Past due: a story of pregnancy, disability and birth. Seattle: Seal Press, 1990.

Rogers, Judith G., y Molleen Matsumura. Mother-to-be: a guide to pregnancy and birth for women with disabilities. New York: Demos, 1991.

ORGANIZACIONES EN AMÉRICA LATINA

ESTUDOS E COMUNICAÇÃO EM SEXUALIDADE E REPRODUÇÃO HUMANA,
Rua dos Tupinambas 239
Sao Paulo, SP 04104-010
Brasil
(55-11) 570-9258/573-8340
ecos@uol.com.br

GRUPO DE TRABALHO E PESQ. EM ORIENTAÇÃO SEXUAL (GTPOS)
R. Monte Aprazível, 199—Vila Nova Conceição
São Paulo, SP 04513-030
Brasil
(55-11) 822-8249/822-2174

NUANCES- GRUPO PELA LIVRE ORIENTACAO SEXUAL
Rua Vieira de Castro No 22
Porto Alegre 90040-320
Brasil
(55-51) 333-4126

CENTRO DE ORIENTACIÓN PARA ADOLESCENTES (CORA)
Tenayuca No 29, Colonia Vertiz Narvarte
México DF 03020
México
(52-5) 605-8841/605-4370/605-5372

FEDERACIÓN MEXICANA DE EDUCACIÓN SEXUAL Y SEXOLOGÍA
Tzopaquipa 26
Col. La Joya, Tlalpan
México DF, CP 14000
México
(52-5) 573 34 60

RED DEMOCRACIA Y SEXUALIDAD (DEMISEX)
Amores 1756
Col. Del Valle
México DF, CP 03100
(52-5) 524-9496

OASIS. ESPACIO CULTURAL PARA MUJERES
Apartado Postal 1-833
Guadalajara, Jalisco 44100
México
(52-913) 614-5755

EEUU

SEXUALITY INFORMATION AND EDUCATION COUNCIL OF THE UNITED STATES (SIECUS)
130 West 42nd Street, Suite 2500
New York NY 10036-7802
(212) 819-9770
Fax: (212) 819-9776
Email: siecus@siecus.org
Web: www.siecus.org

RECURSOS DISPONIBLES POR COMPUTADORA

GO ASK ALICE!
http://www.goaskalice.columbia.edu/index.html

Capítulo 15: Hacia Una Mutualidad

LIBROS

Faludi, Susan. Backlash: the undeclared war against American women. New York: Crown Publishers, 1991.

Levy, Barrie. In love and in danger: a teen's guide to breaking free of abusive relationships. Seattle: Seal Press, 1993.

Rubin, Lillian. Just friends: the role of friendship in our lives. San Bernardino CA: Borgo Press, 1990.

Valdés, Teresa, y José Olavarría, eds. Masculinidad/es, poder y crisis. Santiago: Isis Internacional /FLASCO, 1997.

REVISTAS

MS.
230 Park Avenue
New York NY 10169
(800) 234-4486.

HUES (HEAR US EMERGING SISTERS) MAGAZINE
PO Box 7778
Ann Arbor MI 48107-9924
(800)-483-7482
Email: hues@branson.org
Web: http://www.hues.net

TEEN VOICES
Women Express

PO Box 6009
Boston MA 02114

RECURSOS DISPONIBLES POR COMPUTADORA

GO ASK ALICE: RELATIONSHIPS
http://www.goaskalice.columbia.edu/Cat8.html

Capítulo 16: Relaciones Amorosas entre Mujeres

LIBROS

Anzaldua, Gloria, ed. Making face, making soul/haciendo caras: creative and critical perspectives by women of color. San Francisco: Aunt Lute Books, 1990.

Moraga, Cherrie, y Gloria Anzaldua, eds. This bridge called my back: writings by radical women of color. New York: Kitchen Table Press, 1984.

Penelope, Julia. Coming out of the class closet: lesbians speak. Freedom CA: Crossing Press, 1994.

Penelope, Julia y Sarah Valentine, eds. Finding the lesbians: personal accounts from around the world. Freedom, CA: Crossing Press, 1990.

Ramos, Juanita. Compañeras—Latina lesbians: an anthology. New York: Routlege, 1994.

Rich, Adrienne. Compulsory heterosexuality and lesbian existence. London: Onlywomen Press, 1981.

Silvera, Makeda, ed. Piece of my heart: a lesbian of colour anthology. Toronto: Sister Vision Press, 1991.

Trujillo, Carla. Chicana lesbians: the girls our mothers warned us about. Berkeley CA: Third Woman, 1991.

Vida, Ginny, ed. The new our right to love: a lesbian resource book. New York: Touchstone Books, 1996.

FICCIÓN

Obejas, Achy. Memory mambo: a novel. Pittsburgh: Cleis Press, 1996.

REVISTAS

ANYTHING THAT MOVES
Bay Area Bisexual Network
2261 Market St. #496
San Francisco CA 94114-1600
(415) 703-7977
(800) 818-8823
Web: www.anythingthatmoves.com
Email: anymoves@aol.com

OFF OUR BACKS:
A WOMAN'S NEWS JOURNAL
18th Street NW, 2337B
Washington DC 20009
(202) 234-8072
Email: offourbacks@compuserve.com

SOJOURNER: THE WOMEN'S FORUM
42 Seaverns Avenue
Jamaica Plain MA 02130

(617) 524-0415
Web: www.tiac.net/users/sojourn
Email: sojourn@tiac.net

ORGANIZACIONES EN AMÉRICA LATINA

ESCRITA EN EL CUERPO, BIBLIOTECA PARA
MUJERES
contacta: Alejandra Sarda
Argentina
(54-1) 581-0179
Fax: (54-1) 389095
e-mail: ales@wamani.apc.org

CDAHL—EDITORIAL LESBICA Y CENTRO DE
DOCUMENTACIÓN Y ARCHIVO
Lésbico de México "Nancy Cárdenas"
Apartado Postal M-7459
México DF, CP 06002
México
(52-5) 583-7830
Web: http://www.laneta.apc.org/cdahl/
cdahl.htm
Email: archiles@laneta.apc.org>

EL CLOSET DE SOR JUANA, ILGA WS.
Nevado 112-8
Col. Portales
México DF, CP 03300
México
(52-5) 672-7623

PATLATONALLI GRUPO LESBICO
Lopez Cotilla 996
Sector Hidalgo
Guadalajara, Jalisco
México
(52-3) 825-0598
México

ORGANIZACIONES EN AMÉRICA DEL NORTE

BISEXUAL RESOURCES CENTER
PO Box 639
Cambridge MA 02140
(617) 424-9595
Email: BRC@paniz.com

CUSTODY ACTION FOR LESBIAN MOTHERS
PO Box 281
Narbeth PA 19072
(215) 667-7508
Gay and Lesbian National Hotline
(888) THE-GLNH (843-4564)

INTERNACIONAL GAY AND LESBIAN HUMAN
RIGHTS COMMISSION
1360 Mission Street, Suite 200
San Francisco CA 94103
(415) 255-8680
Fax: (415) 255-8662
Email: alejandra@iglhrc.org

LAMBDA LEGAL DEFENSE AND EDUCATION
FUND (LLDEF)
121 Wall St.
New York NY 10005
(212) 809-8585
Email: lldefny@aol.com

LESBIAN AIDS PROJECT (LAP)
c/o Gay Men's Health Crisis
129 West 20th Street
New York NY 10011
(212) 337-3532
Fax: (212) 337-3656

MAUTNER PROJECT FOR LESBIANS WITH
CANCER
1707 L Street NW, Suite 1060
Washington DC 20039
(202) 332-5536 (voice/TTY)
Email: mautner@aol.com

NATIONAL LATINA/O LESBIAN, GAY, BISEXU-
AL & TRANSGENDER ORGANIZATION
(LLEGO)
1612 K Street NW, Suite 500
Washington DC 20006
(202) 466-8240
Fax: (202) 466-8530
Web: www.llego.org/casa.htm

RECURSOS DISPONIBLES POR COM-PUTADORA

Queer Resources Directory: www.qrd.org
Lesbian Links:
www.lesbian.org/lesbian/queer.html
Bisexual: www.bisexual.org
Oasis, the Queer Youth Webzine:
www.oasismag.com
OutProud, que publica QueerAmerica, es
una base nacional recursos LesBiGay:
www.outproud.org

PARTE IV—SEXUALIDAD Y DERECHOS

Además de los recursos generales enumerados aquí, favor de consultar a la lista de
recursos específicos a los capítulos incluída en las siguientes páginas.

ORGANIZACIONES GENERALES

ACCIÓN SOLIDARIA EN SALUD (ASES)
Moreno 2755, Depto. 3
Buenos Aires 1094
Argentina
(54-1) 932-6341/956-2492

DERECHOS IGUALES PARA LA MUJER
ARGENTINA (DIMA)
Avenida Libertador 5460, 12o
Buenos Aires 1426
Argentina
(54-1) 782-5014

GEMINA
9 de Julio 1140
San Martín 1657
Santa Fe 3000
Argentina
(54-42) 59-6051/59-4636/59-4636/59-
4051

FUNDACIÓN SAN GABRIEL
Casilla 4093
Av. Tito Yupanki no 1205, Villa Copaca-
bana
Bolivia
La Paz

TALLER DE HISTORIA Y PARTICIPACIÓN DE
LA MUJER (TAHIPAMU)
Casilla Postal 2615
C. Aspiazu No 710
La Paz
Bolivia
(591-2) 41-6322/41-6322

CENTRO FEMINISTA DE ESTUDOS E ASSESO-
RIA (CFEMEA)
Ed. Venéncio 3.000, sala 602, SCN,
Quadra 6, Bloco "A"
Brasilia DF, 70718-900
Brasil
(55-61) 225-1664/225-2336
cfemea@cfemea.org.br

FUNDACAO CARLOS CHAGAS. PROGRAMA
DE DIREITOS REPRODUTIVOS (PRODIR)
Av. Prof. Francisco Morato 1565
Sao Paulo, SP 05513-900
Brasil
(55-11) 813-4511/85-1059
prodir@fcc.org.br

RED COLOMBIANA DE MUJERES POR LOS
DERECHOS SEXUALES Y REPRODUCTIVOS
Apartado Postal 20827
Cali
Colombia
(57-2) 56-7129/56-9472

CENTRO DE DOCUMENTACIÓN. COLECTIVO
DE MUJERES DE MATAGALPA
Apartado postal 184
Del Banco Mercantil 2 1/2 cuadras al este
Matagalpa
Nicaragua
(505-61) 24-462/22-458/22-458

CENTRO DE INFORMACIÓN Y SERVICIOS DE
ASESORÍA EN SALUD (CISAS)
Apartado Postal 3267
Del canal 2 1 cuadra al sur 75 V al oeste
Managua
Nicaragua
(505-2) 66-1662/66-2237/60-2033/66-
3690/22-4098
cisas@nicarao.apc.org

CENTRO DE LA MUJER "ACCIÓN YA"
Hotel El Mesón, 1 cuadra al este
Estelí
Nicaragua
(505-71) 33-119/32-240

FUNDACIÓN XOCHIQUETZAL
Apartado Postal No 112
De la ITR, Ciudad Jardín, 1 1/2 cuadra
arriba. San José Oriental
Managua
Nicaragua
(505) 249-0585/249-1346

VÍA LIBRE. ASOCIACIÓN DE LUCHA CONTRA
EL SIDA
Apartado postal 0420 Lima 31
Calle Paraguay 478, Lima 1
Perú
(51-1) 449-5819/436-8081

TODAS JUNTAS
Apartado 4240
San José del Ávila
Venezuela

Capítulo 17: Entendiendo Nuestros Cuerpos

Además de los recursos específicos a los capítulos enumerados aquí, favor de consultar a la lista de recursos generales incluída en las páginas anteriores.

LIBROS

Bell, Ruth, et al. *Changing bodies, changing lives: a book for teens on sex and relationships.* New York: Vintage Books, 1998

Chalker, Rebecca y Carol Downer. *A woman's book of choices: abortion, menstrual extraction, RU-486.* New York: Four Walls Eight Windows, 1992.

Cumba, Eduardo. "Síndrome premenstrual: mitos y verdades." *Agenda salud 7* (julio-septiembre 1997).

Dan, Alice J., y Linda L. Lewis, eds. *Menstrual health in women's lives.* Urbana/Chicago: University of Illinois Press, 1992.

Rome, Esther R., et al. "Tapones vaginales," 1990. Disponible de la Boston Women's Health Book Collective.

Strauz, Ivan K. *Los síntomas de la mujer.* Buenos Aires: Javier Vergara Editor, 1997.

Szasz, Ivonne. "Mujer: sexualidad y salud reproductiva en México" *Debate feminista* 7:13 (abril 1996).

Taller Salud. *Anatomía, fisiología y la relación medico/paciente.* San Juan, Puerto Rico: Taller Salud, 1993.

Weller, Stella. *Pain-free periods: natural ways to overcome menstrual problems.* London: Thorsons, 1993.

ORGANIZACIONES EN AMÉRICA LATINA

GAPA—GRUPO DE APOIO À PREVENÇÃO DA AIDS/RS
R. Luis Afonso, 234—Cidade Baixa
Porto Alegre, RS 90050-310
Brasil
(55-51) 221-6367/211-1041
Email: gapars@zaz.com.br
Web: www.plug-in.com.br/gapars

TALLER CAMILA
Gral. Sucre 143, Cerro Toro
Valparaíso, V Región
Chile

TALLERES ECOSISTEMAS EDUCATIVO
Ollague 8650 Las Condes
Santiago
Chile
(56-2) 220-9061

UNIVERSIDAD DE LA FRONTERA. PROYECTO DE SALUD REPRODUCTIVA "SARA"
Manuel Montt 112
Temuco, IX Región

Chile
(56-45) 21-3730/21-2108/21-2354

COLECTIVO DE SALUD INTEGRAL
Calle Guerrero 340 Edif. 111 Entrada B
Depto. 906, Unidad Roroalco
Tlatecolco, México DF 06900
México
(52-57) 782-4186/782-4186
Email: cosai@laneta.apc.org

CENTRO DE MUJERES IXCHEN
Contiguo donde fue el Cine Salinas, 20 Varas al Este
Managua
Nicaragua

COLECTIVO DE MUJERES 8 DE MARZO
Km. 6 Carretera Norte, de la Siemens 1 cuadra arriba 1/2 cuadra al Sur
Managua
Nicaragua
(505-2) 49-1701

ORGANIZACIONES EN AMÉRICA DEL NORTE

SOCIETY FOR MENSTRUAL CYCLE RESEARCH
c/o Janine O'Leary Cobb
Box 1710
Champlain NY 12919-1710
Web:
www.wilpaterson.edu/wpcpages/isip/smcr

WOMEN AND ENVIRONMENTS EDUCATION AND DEVELOPMENT (WEED)
736 Bathurst Street
Toronto, Ontario M5s 2R4
Canadá
(416) 516-2600
Fax: (416) 531-6214

RECURSOS DISPONIBLES POR COMPUTADORA

GO ASK ALICE!
http://www.goaskalice.columbia.edu/index.html

Capítulo 18: Anticonceptivos

Además de los recursos específicos a los capítulos enumerados aquí, favor de consultar a la lista de recursos generales incluída en las páginas anteriores.

Caja Costarricense de Seguro Social. Programa Salud Reproductiva. *Fecundidad y formación de la familia: encuesta nacional de salud reproductiva de 1993.* San José; Costa Rica: Caja Costarricense de Seguro Social, 1994.

Castro, Roberto, y Mario Bronfman. "Salud, embarazo y anticoncepción en dos comunidades rurales de México: un estudio comparativo," en Soledad González, comp. *Mujeres y la salud.* México DF: El Colegio de México. Programa Interdisciplinario de Estudios de la Mujer, 1995.

Center for Reproductive Law and Policy, 120 Wall Street, 18th Floor, New York,

NY 10005. Publica *Reproductive Freedom News.*

Figueroa, Juan. " Comportamiento reproductivo y salud: reflexiones a partir de la prestación de servicios," en Gloria Careaga et al., comp. *Ética y salud reproductiva.* Colección Las Ciencias Sociales 32. México DF: Universidad Nacional Autónoma de México. Programa Universitario de Estudios de Género, 1996.

Finger, William. "Futuro de los métodos anticonceptivos masculinos." *Network en español* 10:2 (abril 1995).

Gordon, Linda. *Woman's body, woman's right: a social history of birth control in America,* rev. ed. New York: Penguin Books, 1990.

Hartmann, Betsy. *Reproductive rights and wrongs: the global politics of population control and contraceptive choice,* rev. ed. Boston: South End Press, 1995.

Hatcher, Robert, et al. *Contraceptive technology,* 17th rev. ed. New York: Ardent Media, 1998.

Instituto Nicaragüense de la Mujer. *Un cuarto de siglo en la bibliografía nacional sobre embarazo en adolescentes.* Managua: INIM, 1997.

Lamas, Marta. "Feminist movement and the development of political discourse on voluntary motherhood in Mexico." *Reproductive health matters* 10 (November 1997), (pp. 58-67).

Lerner, Susana, y Paulina Grobet. "Docencia en salud reproductiva en México." *Reflexiones: sexualidad, salud y reproducción* 1:2 (abril 1995). México DF: El Colegio de México. Programa Salud Reproductiva y Sociedad.

Mejía, M. Consuelo, y Gloria Careaga. "Concepciones alternativas sobre sexualidad, reproducción, anticoncepción y aborto," en Gloria Careaga et al., comp. *Ética y salud reproductiva.* Colección Las Ciencias Sociales, UNAM 32. , México DF: Universidad Nacional Autónoma de México. Programa Universitario de Estudios de Género, 1996.

Moore, Kirsten, y Judith Helzner. *Qué tiene que ver el sexo con eso?. Los desafíos para incorporar la sexualidad en la planificación familiar,* del Taller "Qué tiene que ver el Sexo con eso?" (New York: 6 febrero, 1996). New York: The Population Council/IPPF, 1996.

Palma, Zulema. *Derechos reproductivos de las mujeres y la anticoncepción.* Cuadernos de Salud 1. Buenos Aires: Taller Permanente de la Mujer, 1994.

Torres, Carmen. "De píldoras y otros anticonceptivos." *Agenda salud* 14 (abril-junio 1999).

MÉTODOS DE BARRERA

Gollub, Erica L., y Zena A. Stein. "The new female condom: item one on a women's AIDS prevention agenda."

American journal of public health. 83:4 (April 1993), pp. 498-500.

Gómez, Adriana. "Anticoncepción: renacen los métodos de barrera." *Revista mujer salud* 3/96 (1996).

Marcuello, Mabel, et al. *Jugando a la ruleta rusa? Investigación respecto a los hábitos y actitudes en el uso del preservativo.* Lima: MHOL, 1993.

Mauck, Christine K., et al., eds. *Barrier contraceptives: current status and future prospects.* New York: Wiley-Liss, 1994.

ANTICONCEPTIVO NATURAL

Doyle, Suzannah Cooper. "Fertility awareness: reclaiming reproductive control." *WomenWise* 14:2 (Summer 1991), p. 6.

Labbok, M.H. et al. "The lactational amenorrhea method (LAM): a postpartum introductory family planning method with policy and program implications." *Advances in contraception* 10:2 (June 1994), pp.93-109.

Rogow, Debbie. "Teaching fertility awareness: how a government family planning program got involved in sexuality." en Sondra Zeidenstein and Kirsten Moore, eds. *Learning about sexuality.* New York: Population Council and International Women's Health Coalition, 1996.

Weschler, Toni. *Taking charge of your fertility: the definitive guide to natural birth control and pregnancy achievement.* New York: Harper Collins, 1995.

LA PÍLDORA Y OTRAS HORMONAS

CISAS. *Norplant en Nicaragua?: Norplant es un método en estudio existen muchas alternativas probadas.* Managua: CISAS, 1993.

Consorcio sobre Anticoncepción de Emergencia. *Píldoras anticonceptivas de emergencia: paquete informativo para proveedores de salud y directores de programas.* Welcome MD: Consorcio sobre Anticoncepción de Emergencia, 1996.

Seaman, Barbara. *The doctor's case against the pill,* fifth anniversary ed. Alameda CA: Hunter House, 1995.

Yanco, Jennifer, et al. eds. *Resistiendo y creciendo: reunión internacional de acción sobre las "vacunas" contra la fertilidad.* Amsterdam: Alto a las "Vacunas" Contra la Fertilidad, 1996.

ESTERILIZACIÓN

Petchesky, Rosalind Pollack. *Abortion and woman's choice: the state, sexuality and reproductive freedom,* rev. ed. Boston: Northeastern University Press, 1990.

ORGANIZACIONES EN AMÉRICA LATINA

ASOCIACIÓN ARGENTINA DE PROTECCIÓN FAMILIAR (AAPF)
Aquero 1355
Buenos Aires 1425

Argentina
(54-1) 826-1216, 824-8416

CENTRO DE INVESTIGACIÓN, EDUCACIÓN Y SERVICIOS (CIES)
Calle Héroes del Acre #1778, Esquina Conchitas, Zona San Pedro
La Paz
Bolivia
(591-2) 36-3523, 41-0011, 36-1614

ASOCIACIÓN PRO-BIENESTAR DE LA FAMILIA ECUATORIANA (APROFE)
Letamendi 604 y Noguchii
Guayaquil
Ecuador

COLECTIVO FEMINISTA DE XALAPA, AC
Apartado Postal 107
Xalapa 91000
México

FUNDACIÓN MEXICANA PARA LA PLANIFICACIÓN FAMILIAR (MEXFAM)
Calle Juárez No208, Tlalpan 14000,
México DF
México
(52-5) 573-7070/573-7100/573-2318

INSTITUTO PERUANO DE PATERNIDAD RESPONSABLE (INPPARES)
Gregorio Escobedo No115, Jesús María,
Lima 11
Perú
(51-1) 463-3152/463-5965

ASOCIACIÓN DOMINICANA PRO-BIENESTAR DE LA FAMILIA (PROFAMILIA)
Socorro Sánchez No160, Zona 1
Santo Domingo
República Dominicana
(809) 689-0141/686-8276

ASOCIACIÓN URUGUAYA DE PLANIFICACIÓN FAMILIAR (AUPF)
Avenida Francisco Soca 1539
Montevideo
Uruguay
(598-2) 49-7883/71-6482

ASOCIACIÓN CIVIL DE PLANIFICACIÓN FAMILIAR
Calle Minerva, Quinta PLAFAM,
Urbanización Las Acacias, Caracas
Venezuela
(58-2) 661-2269/662-2461/661-2269

RECURSOS DISPONIBLES POR COMPUTADORA

GO ASK ALICE!
http://www.goaskalice.columbia.edu/index.html

Capítulo 19: Las enfermedades transmitidas por vía sexual

Además de los recursos específicos a los capítulos enumerados aquí, favor de consultar a la lista de recursos generales incluída en las páginas anteriores. Además de los recursos enumerados en este capítulo, por favor referirse a los recursos incluídos en el capítulo 20.

Eng, Thomas R., y William T. Butler, eds. *The hidden epidemic: confronting sexually transmitted diseases.* Washington DC: National Academy Press, 1997.

Pesce, Leda. *VIH/SIDA y enfermedades de transmisión sexual: por qué las mujeres somos más vulnerables?* Cuadernos de Salud 3. Buenos Aires: Taller Permanente de la Mujer. Centro Integral de Salud para Mujeres "Dra. Julieta Lanteri", 1994.

Vidal, Paulina, et al. *Manual capacitación de monitoras en prevención de ETS y SIDA.* Santiago: Instituto de la Mujer, 1993.

ORGANIZACIONES EN AMÉRICA LATINA

INSTITUTO DE FORMACIÓN FEMENINA INTEGRAL (IFFI)
Casilla 2916
Calle Jordán 732
Cochabamba
Bolivia
(591-42) 22-112/51-303/51-303

MAP INTERNACIONAL
Casilla 17-08-8184
Quito
Ecuador
(593-2) 45-2373/43-5500

ASOCIACIÓN NICARAGÜENSE PRO-DEFENSA DE LA MUJER (ASONICMU)
Centro de Mujeres ISNIN
Apartado C-175
Managua
Nicaragua
(505-2) 660169/660169

CLÍNICA DE ATENCIÓN A LA MUJER SAN JOSÉ
Apartado Postal 2548
Managua
Nicaragua
(505-2) 268-2341/268-2341

ASOCIACIÓN CIVIL NIÑA MADRE
Apartado 62598 Casilla 1078
Caracas
Venezuela
(56-2) 243-0672/681-2498

ORGANIZACIONES EN AMÉRICA DEL NORTE

AMERICAN SOCIAL HEALTH ASSOCIATION (ASHA)
PO Box 13827
Research Triangle Park NC 27709.
(919) 361-8400

HERPES RESOURCE CENTER
Servicio gratis, pero no la llamada.
(919) 3611-8488, de lunes a viernes, 9am a 7pm

NATIONAL SEXUALLY TRANSMITTED DISEASE (STD) HOT LINE
(800) 227-8922

Abierto lunes a viernes, 8 A.M. to 11 P.M., EST.

NATIONAL COALITION OF ADVOCATES FOR STUDENTS
Proyecto Nosotras Viviremos; Materiales de capacitación y comunicación para madres y hijas sobre sexualidad, salud reproductiva y prevención de SIDA.
Rosie Muños Lopez, Directora
100 Boylston Street, Suite 737
Boston, MA 02116
(617) 357-8507
Fax: (617) 357-9549
Email: vivirncas@aol.com

RECURSOS DISPONIBLES POR COMPUTADORA

GO ASK ALICE!
http://www.goaskalice.columbia.edu/index.html

Capítulo 20: SIDA, el Virus de Inmunodeficiencia Humano y la Mujer

Además de los recursos específicos a los capítulos enumerados aquí, favor de consultar a la lista de recursos generales incluída en las páginas anteriores. Además de los recursos enumerados en este capítulo, por favor referirse a los recursos incluídos en el capítulo 19.

LIBROS Y ARTÍCULOS

ACT UP/New York Women and AIDS Book Group. *La mujer, el SIDA y el activismo.* Boston: South End Press, 1993.

Agencia Latinoamericana de Información. *Cara socio-económica del SIDA.* Serie Aportes para el Debate 5. Quito: Agencia Latinoamericana de Información, 1997.

Banzhaf, Marion D., ed. *Pregnancy, HIV and you: a handbook for women with HIV.* New Brunswick, NJ: New Jersey Women and AIDS Network, 1997. (908) 846-4462.

Bascuán, Ana, y Elizabeth Guerrero. *Nosotras y el SIDA. Manual de prevención del SIDA en mujeres heterosexuales con pareja estable.* Viña del Mar, Chile: Instituto de la Mujer, 1996.

Corea, Gena. *The invisible epidemic: the story of women and AIDS.* New York: HarperCollins, 1992.

Farmer, Paul, et al. eds. *Women, poverty and AIDS: sex, drugs and structural violence.* Monroe ME: Common Courage Press, 1996.

Fenoy, Dolores, et al. *Sexualidad y SIDA: la mujer entre el placer y el riesgo.* Buenos Aires: Asociación de Especialistas Universitarias en Estudios de la Mujer, 1993.

Gómez, Adriana. "Mujer y SIDA: del riesgo a la prevención." *Revista mujer salud* 2/96 (1996).

La Red de Información del SIDA. *La guía de tratamientos experimentales: la guía de estudios clínicos del SIDA del estado de Nueva York.* New York: Primavera, 1997.

Laureano, Sandra M. *Poder y realidad: la relación heterosexual y el SIDA.* San Juan, Puerto Rico: Taller Salud, 1990.

Minkoff, Howard, et al. eds. *HIV infection in women.* New York: Raven Press, 1995.

National Women's Health Network. *Women and HIV/AIDS packet.* Washington DC: NWHN, 1999. Disponible del National Women's Health Network Clearinghouse, 514 10th Street NW, Suite 400, Washington DC 20004. (202) 628-7814.

Orlov, Lisando. *Cómo hablar del SIDA: ejes interpretativos y objetivos de la información.* Buenos Aires: Pastoral Ecuménica y Solidaria con los Afectados por el SIDA, 1995.

Panos Institute y Asociación Guatemalteca para la Prevención del SIDA. *Peligro oculto: la mujer y el SIDA en México, Centroamérica y el Caribe de habla hispana.* Washington DC: Panos Institute/Asociación Guatemalteca para la Prevención del SIDA, 1997.

Goméz, Adriana. *Mujeres, vulnerabilidad y VIH/SIDA: un enfoque desde los derechos humanos.* Cuadernos Mujer Salud 3. Santiago: Red de Salud de las Mujeres Latinoamericanas y del Caribe, 1996.

White, Edith. *Breastfeeding and HIV/AIDS: the research, the politics, the women's responses.* Jefferson NC: Mc Farland, 1999.

Zamora, Alicia. "Visibilidad e invisibilidad de las mujeres en prostitución y el VIH/SIDA." *Revista Casa de la Mujer* 5 (1994), pp.16-23. San José, Costa Rica: Universidad Nacional. Facultad de Filosofía y Letras. Instituto de Estudios de la Mujer.

ORGANIZACIONES EN AMÉRICA LATINA

PROYECTO CONTRA SIDA
Casilla Postal 14384
Calle Goita No 142
La Paz
Bolivia
(591-2) 37-6331/39-1503

FUNDACIÓN SIDA
G.P.O. Box 4842
San Juan, 00936-4842
Puerto Rico
(787) 782-9600
Fax: (787) 782-1411

INICIATIVA COMUNITARIA INC.
PO Box 366535
San Juan 009
Puerto Rico
(787) 250-8629/250-6817/753-4454

ORGANIZACIONES EN AMÉRICA DEL NORTE
Centers for Disease Control and Prevention
PO Box 6003
Rockville MD 20849-6003
(800) 458-5231
Web: www.cdc.nac.org
Email: aidsinfo@cdcnac.aspensys.org

NATIONAL MINORITY AIDS COUNCIL (NMAC)
1931 13th Street NW
Washington DC 20009-4432
(202) 483-6622

NEW JERSEY WOMEN AND AIDS NETWORK
5 Elm Row, Suite 112
New Brunswick NJ 08901
(908) 846-4462

SISTERLOVE WOMEN'S AIDS PROJECT
1132 West Peachtree Street, Room 111
Atlanta GA 30309
(404) 872-0600

PEOPLE OF COLOR AGAINST AIDS NETWORK
607 19th Ave. East
Seattle WA 98112
(206) 322-7061

SAN FRANCISCO AIDS FOUNDATION
(INCLUYE WOMEN AND AIDS NETWORK)
PO Box 426182
San Francisco CA 94142-6182
(415) 864-4376
(800) 863-AIDS
(800) FOR-AIDS (en North Carolina)

INFORMACIÓN SOBRE TRATAMIENTOS

AIDS TREATMENT DATA NETWORK
611 Broadway, Suite 613
New York NY 10012
(212) 268-4196
(800) 734-7104

PROJECT INFORM
1965 Market Street
San Francisco CA 94103
(415) 558-8669
Treatment Hotline: (800) 822-7422
Web: www.projinfo.org

RECURSOS PARA LOS ENCARCELADOS:

AIDS COUNSELING AND EDUCATION (ACE)
Bedford Hills Correctional Facility
247 Harris Road
Bedford Hills NY 10507
(914) 241-3100, ext. 260

SOCIAL JUSTICE FOR WOMEN
MCI Framingham Women and AIDS Project
108 Lincoln Street, 6th Floor
Boston MA 02111
(617) 482-0747

RECURSOS DISPONIBLES POR COMPUTADORA:

SAFER SEX
http://www.safersex.org

Capítulo 21: Si Piensas Que Estás Embarazada

Además de los recursos específicos a los capítulos enumerados aquí, favor de consultar a la lista de recursos generales incluída en las páginas anteriores.

LIBROS

Arms, Suzanne. *Adoption: a handful of hope*. Berkeley CA: Celestial Arts, 1990.

Arthur, S. *Surviving teen pregnancy: your choices, dreams and decisions*. Buena Park CA: Morning Glory Press, 1991.

Corporación de Salud y Políticas Sociales y Servicio Nacional de la Mujer. *Estrategia para la atención psicosocial de las jóvenes embarazadas*. Santiago: CORSAPS/SERNAM, 1994.

Riben, Marsha. *Shedding light on the dark side of adoption*. New York: Harlo Press, 1988.

Rillera, Mary Jo. *Adoption searchbook: techniques for tracing people*. Westminster CA: Pure, 1991.

Roles, Patricia. *Saying goodbye to a baby: a book about loss and grief in adoption*. Washington DC: Child Welfare League of America, 1989.

Singh, Susheela y Deirdre Wulf. *Adolescentes de hoy, padres del mañana: un perfil de las Américas*. New York: Alan Guttmacher Institute, 1990.

Solinger, Rickie. *Wake up little Susie: single pregnancy and race before Roe vs. Wade*. New York: Routledge, 1994.

ORGANIZACIONES

ADOPTION CONNECTION, HAPPENINGS
11 Peabody Square, Room 6
Peabody, MA 01960
(508) 532-1261

NATIONAL ADOPTION INFORMATION CLEARINGHOUSE
P.O. Box 1182
Washington, DC 20013-1182
(703) 352-3488
(888) 251-0075
Email: naic@calib.com

Capítulo 22: El Aborto

Además de los recursos específicos a los capítulos enumerados aquí, favor de consultar a la lista de recursos generales incluída en las páginas anteriores.

LIBROS

Aliaga, Sandra, y Ximena Machicao. *Aborto: una cuestión no sólo de mujeres*. La Paz: Centro de Información y Desarrollo de la Mujer, 1995.

Azize-Vargas, Yamila, y Luis Avilés. "Abortion in Puerto Rico: the limits of colonial legality." *Reproductive health matters* 9 (May 1997), pp.56-65.

Azize-Vargas, Yamila. *Realidad del aborto en Puerto Rico: investigar para educa*, de la Reunión "Mujeres y Políticas de Población" (Oaxtepec, México: 5-9 julio, 1993). Cayey, Puerto Rico: Colectivo Pro Mujer, 1993.

Barrig, Maruja, et al. *Aproximaciones al aborto*. Lima: SUMBI/The Population Council,; 1993.

Barzelatto, José, et al. *Aborto en Chile: elementos para el debate*. Santiago: Corporación de Salud y Políticas Sociales, 1996.

Bellucci, Mabel. "Women's struggle to decide about their own bodies: abortion and sexual rights in Argentina." *Reproductive Health Matters* 10 (November 1997), pp.99-106.

Campaña "28 de septiembre" por la Despenalización y la Legalización del Aborto en América Latina y el Caribe. *Memoria. Primer Encuentro latinoamericano de Periodistas sobre Derechos Sexuales y Reproductivos*. México DF: Forum Ediciones, 1997.

Cardich, Rosario, y Frescia Carrasco. *Desde las mujeres. Visiones del aborto: nexos entre sexualidad, anticoncepción y aborto*. Lima: Movimiento Manuela Ramos, 1993.

Católicas por el Derecho a Decidir. *Estrategias en salud y derechos reproductivos: la legalización del aborto en América Latina*, de la Conferencia Internacional de Legislación de Salud y Ética, 3 (Toronto: 19-23 julio, 1992). Montevideo: CDD, 1993.

Comité de América Latina y el Caribe para la Defensa de los Derechos de la Mujer. *Silencios públicos, muertes privadas*. Lima: CLADEM, 1998.

Cotidiano Mujer. *Yo aborto, tú abortas, todos callamos*. Montevideo: Ediciones Cotidiano Mujer, 1989.

Donoso, Myriam. *Urdiendo la trama de una vida propia: experiencia de sanción con mujeres que han vivido un aborto inducido*. Valparaíso, Chile: Casa de la Mujer, 1995.

Fried, Marlene Gerber, ed. *From abortion to reproductive freedom: transforming a movement*. Boston: South End Press, 1990.

González, Ana. "Crimen y castigo: el aborto en la Argentina," en Soledad González, comp. *Mujeres y la salud*. México DF: El Colegio de México. Programa Interdisciplinario de Estudios de la Mujer, 1995.

Grupo de Información en Reproducción Elegida. *Nuevas miradas al viejo tema del aborto*. México DF: GIRE, 1993.

Joffe, Carole. *Doctors of conscience: the struggle to provide abortions before and after Roe v. Wade*. Boston: Beacon, 1995.

Kaplan, Laura. *The story of Jane: the legendary underground feminist abortion service*. New York: Pantheon, 1995.

Movimiento Manuela Ramos y Centro de la Mujer Peruana "Flora Tristán". *Jornada científica: consideraciones médico sociales para el tratamiento del aborto incompleto*, Lima: Ediciones Manuela Ramos/Flora Tristán,1993.

Ortega, Renata. "Aborto: una responsabilidad individual?" en Teresa Valdés y Miren Busto, eds. *Sexualidad y reproducción: hacia la construcción de derechos*. Santiago: CORSAPS/FLACSO, 1994.

Red Nacional por la Salud de la Mujer. *Qué pensamos las mujeres sobre el aborto hoy*. Buenos Aires: Red Nacional por la Salud de la Mujer, 1993.

Rivas, Marta, y Ana Amuch stegui. *Voces e historias sobre el aborto*. México DF: EDAMEX, 1995.

The Population Council. Servicio de Información para el Desarrollo. *Aborto en Bolivia: mitos y realidades*. La Paz: SID/The Population Council, 1995.

Silva, Ana María, y Gloria Salazar. *Estudio de la opinión pública sobre el aborto inducido y sus matices*. Santiago: Instituto de la Mujer, 1994.

Singh, Susheela, et al. *Incidencia del aborto*, del Encuentro de Investigadores sobre Aborto Inducido en América Latina y el Caribe 1 (Santafé de Bogotá: 15-18 noviembre, 1994). s.e., Santafé de Bogotá, (1995).

Universidad Externado de Colombia. "Datos estadísticos para la ubicación adecuada del problema" en *Problema tica religiosa de la mujer que aborta*. Santafé de Bogotá: Universidad Externado de Colombia, 1994.

MATERIALES AUDIOVISUALES

Abortion: stories from north and south. 1984, 55 min. Disponible del Cinema Guild, 1697 Broadway, New York NY 10019. (202) 246-5522; Email: cinemag@aol.com Web: http://www.cinemaguild.com/

Back-alley Detroit: abortion before Roe v. Wade, 1992, 45 min. Disponible de Filmakers Library, 124 East 40th Street Suite 900, New York NY 10016; (202) 808-4980. Web: www.filmakers.com

Jane: an abortion service. 1994, 60 min. Disponible de Women Make Movies, 462 Broadway, Suite 500R, New York NY 10012, (212) 925-0606. Web: www.wmm.com

ORGANIZACIONES EN AMÉRICA LATINA

COMISIÓN POR EL DERECHO AL ABORTO
Casilla de Correo 62, suc. 2 B
1402 Buenos Aires
Argentina

MUJERES POR EL DERECHO A ELEGIR
Casilla de Correos 830
Neuquín 8300
Argentina

(54-99) 422-944/437-153/432-766

CATÓLICAS PELO DIREITO DE DECIDIR
Av. Brig. Luis Antonio, 993 / 706
São Paulo, SP 01317-001
Brasil
(55-11) 3107-9038
cddbr@ax.apc.org

CATÓLICAS POR EL DERECHO A DECIDIR
Santos Tornero 509
Playa Ancha
Valparaíso
Chile
(56-32) 241926
cddvalpo@itn.cl

CATÓLICAS POR EL DERECHO A DECIDIR
San Francisco 71
Coyoacan
Aptdo. Postal 21-264
México DF, CP 04021
México
(55-5) 544-748
cddmx@laneta.apc.org

CATÓLICAS POR EL DERECHO A DECIDIR
C.C. Central 1326
Salto 1267, Montevideo 11200
Montevideo
Uruguay
(598-2) 40-2026/48-5005/48-5005

ORGANIZACIONES EN AMÉRICA DEL NORTE

ABORTION ACCESS PROJECT OF MASSACHU-
SETTS
PO Box 686
Boston MA 02130
(617) 661-1161
Email: rcaap@aol.com

CATHOLICS FOR A FREE CHOICE (CFFC)
1436 U Street NW, Suite 301
Washington DC 20009
(202) 986-6093
Fax: (202) 332-7995
Email: cffc@igc.apc.org

INTERNATIONAL WOMEN'S HEALTH COALI-
TION
24 East 21st Street
New York NY 10010
(212) 979-8500
Email: iwhc@igc.apc.org

THE NATIONAL ABORTION AND REPRODUC-
TIVE RIGHTS ACTION LEAGUE (NARAL)
1156 15th Street NW, Suite 700
Washington DC 20005
(202) 973-3000
Email: naral@naral.org
Web: http://www.naral.org

THE NATIONAL LATINA HEALTH ORGANIZA-
TION (NLHO)
PO Box 7567
Oakland CA 94601
(510) 534-1362
(800) 971-5358
Web: http://clnet.ucr/edu/women/nhol/

THE WOMEN OF COLOR PARTNERSHIP PRO-
GRAM (WOCPP)
c/o Religious Coalition for Reproductive
Choice
1025 Vt. Avenue NW, Suite 1130
Washington DC 20002
(202) 628-7700
Email: info@rcrc.org

**RECURSOS DISPONIBLES POR COM-
PUTADORA**

ABORTION AND REPRODUCTIVE RIGHTS
INTERNET RESOURCES
http://www.caral.org/abortion.html

**Capítulo 23: Nuevas Tecnologías
Reproductivas**
Además de los recursos específicos a los
capítulos enumerados aquí, favor de consultar a la lista de recursos generales
incluída en las páginas anteriores.

LIBROS

Corea, Gena. *The mother machine: reproductive technologies from artificial insemi-
nation to artificial wombs*. New York:
Harper & Row, 1985.
Moncarz, Esther. *Crisis de infertilidad y las
técnicas de reproducción asistida*. Cuadernos de Salud 2. Buenos Aires: Taller Permanente de la Mujer. Centro Integral
de Salud para Mujeres "Dra. Julieta
Lanteri", 1994.
Rodríguez, Estela, y Yudith Graschinsky.
"Obsesión del 'hijo propio'" en *Mujeres,
trabajo y salud en la era tecnológica*.
Buenos Aires: Grupo Editor Latinoamericano, 1994.
Rothman, Barbara Katz. *Recreating motherhood: ideology and technology in a patriarchal society*. New York: W.W. Norton,
1989.
Sommer, Susana. "Debate de las tecnologías reproductivas." *Agenda salud* 8
(octubre-diciembre 1997).
Sommer, Susana, comp. *Procreación,
nuevas tecnologías: un enfoque interdisciplinario*. Buenos Aires: ATUEL, 1996.

ORGANIZACIONES

COUNCIL FOR RESPONSIBLE GENETICS
5 Upland Road, Suite 3
Cambridge MA 02140
(617) 868-0870
Email: crg@essential.org
Web: www.gene-watch.org

RECURSOS AUDIOVISUALES

On the eighth day: perfecting Mother Nature.
1992. *Part one: making babies; Part two:
making perfect babies*. Disponible de
Women Make Movies, 462 Broadway,
Suite 500, New York NY 10013. (212)
925-0606. Web: www.wmm.com

**Capítulo 24: Enfermedades Comunes
y No Comunes**
Además de los recursos específicos a los
capítulos enumerados aquí, favor de consultar a la lista de recursos generales
incluída en las páginas anteriores.

GENERAL

Giberti, Eva. *Cuando la sexualidad produce
síntomas*, de Jornadas de Obstetricia y
Ginecología, 13 (Buenos Aires: 16-19
mayo, 1994). Buenos Aires:). Sociedad
de Obstetricia y Ginecología, 1994.
National Women's Health Network. *Taking hormones and women's health: choices, risks and benefits*. Washington DC:
NWHN, 2000. Disponible del National
Women's Health Network, 514 10th St.
NW, Washington DC 20004. (202) 347-
1140
Ruzek, Sheryl Burt, et al., eds. *Women's
health: complexities and differences*.
Columbus: Ohio State University Press,
1997.
Worcester, Nancy, y Mariamne H. Whatley, eds. *Women's health: readings on
social, economic and political issues*.
Dubuque IA: Kendall/Hunt Publishing,
1994.

ARTRITIS

Lorig, Kate, y James F. Fries. *The arthritis
helpbook: a tested self-management program for coping with arthritis and
fibromyalgia*. Reading, MA: Addison-
Wesley, 1995.
Sobel, Dava. *Arthritis: what works*. New
York: St. Martin's Press, 1991.
National Institute on Arthritis, Muscu-
loskeletal and Skin Diseases. *Systemic
lupus erythematosus: handout on health*.
Bethesda MD: National Arthritis, Mus-
culoskeletal and Skin Diseases Information Clearinghouse, 1997. Disponible
del NAMSIC. (301) 496-8188

CÁNCER—GENERAL

Comunicación e Información de la Mujer.
Red por la Salud de las Mujeres. *Cáncer:
carpeta informativa*. México DF: CIMAC,
1995.

**CÁNCER DEL SENO E IMPLANTACIONES
DEL SENO**

Batt, Sharon. *Patient no more: the politics of
breast cancer*. Charlottetown PEI: Gyn-
ergy, 1994.
Clorfene-Casten, Liane. *Breast cancer: poi-
sons, profits and prevention*. Monroe ME:
Common Courage Press, 1996.
Laureano, Sandra y Mildred Quintero.
*Factores de riesgo: manifestaciones del
cáncer en los senos y el logro de la salud
integral*. San Juan, Puerto Rico: Taller
Salud, 1993.
Llanos, Guillermo. "Detección del cáncer
de mama en América Latina y el

Caribe." *Boletín de la Oficina Sanitaria Panamericana* 14:3 (marzo 1993), pp.259-264.

Love, Susan M., y Karen Linsey. *Dr. Susan Love's breast book.* 2nd ed. Reading MA: Addison-Wesley, 1995.

Taller Salud. *Auto examen del seno.* San Juan, Puerto Rico: Taller Salud, 1998.

Taller Salud. *Cáncer del seno: una oportunidad para vivir de manera diferente.* San Juan, Puerto Rico: Taller Salud, 1997.

Weed, Susun. *Breast cancer? Breast health!: the wise woman way.* Woodstock NY: Ash Tree, 1996.

CÁNCER DEL ÚTERO

Centro de la Mujer Peruana Flora Tristán. *Campaña de Papanicolau: como prevenir el cáncer al cuello del útero.* Lima: Flora Tristán, 1992.

Miller, A.B. *Programas de detección del cáncer cervicouterino: directrices de gestión.* Ginebra: OMS, 1993.

Patlatonalli, A.C. *Todas las mujeres pueden vencer el cáncer cervico uterino y mamario.* Jalisco, México: Impreso Guadalajara, 1998.

ORGANIZACIONES PARA CÁNCER EN AMÉRICA LATINA

INSTITUTO DE INVESTIGACIONES EN SALUD (INISA). UNIVERSIDAD DE COSTA RICA
2060 San Pedro de Montes de Oca, Universidad de Costa Rica
San José
Costa Rica
(506) 224-3668/207-5130

LIGA CONTRA EL CÁNCER
Carrera 4 #23-47
Pereira
Colombia

ORGANIZACIONES PARA CÁNCER EN EL NORTE Y EL SUR

BREAST CANCER ACTION
55 New Montgomery Street, Suite 323
San Francisco CA 94105
(415) 243-9301

CENTER FOR ALTERNATIVE MEDICINE RESEARCH IN CANCER, UNIVERSITY OF TEXAS
PO Box 20186, #434
Houston TX 77225
Web: www.sph.uth.tmc.edu/utcam

INSTITUTO NACIONAL DEL CÁNCER
(800) 4-CANCER
Web: www.nci.nih.gov

NATIONAL BREAST CANCER COALITION (NBBC)
1707 L Street NW, Suite 1060
Washington DC 20036
(202) 296-7477

ORGANIZACIONES DE DES

DES ACTION
1615 Broadway
Oakland CA 94612
(800) DES-9288
(510) 465-4011
Email: desact@well.com
Web: www.desaction.org

ORGANIZACIONES DE ENDOMETRIOSIS

ENDOMETRIOSIS ASSOCIATION
8585 North 76th Place
Milwaukee WI 53223
(800) 992-3636 (EEUU)
(800) 426-2363 (Canadá)

CIRCUMCISIÓN FEMENINA

RAINBO (RESEARCH ACTION AND INFORMATION NETWORK FOR BODILY INTEGRITY OF WOMEN)
915 Broadway, Suite 1109
New York NY 10010-7108
(212) 477-3318
Web: www.rainbo.org

ENFERMEDADES DEL CORAZÓN

Wenger, Nanette K. "Coronary heart disease in women 1996." *Seminars in reproductive endocrinology* 14:1 (1996), p 5.

INFECCIONES DE LA TRATA URINARIA Y CISTITIS

Chalker, Rebecca, y Kristene E. Whitmore. *Overcoming bladder disorders: compassionate, authoritative medical and self-help solutions for incontinence, cystitis, interstitial cystitis, prostate problems and bladder cancer.* New York: Harper and Row, 1990.

ORGANIZACIONES DE CISTITIS

INTERSTITIAL CYSTITIS ASSOCIATION (ICA)
PO Box 1553, Madison Square Station
New York, NY 10159-1553
(212) 979-6057
Web Site: http://www.ichelp.com

HISTERECTOMÍA

Payer, Lynn. "The operation every woman should question." *McCall's* (June 1995), pp. 54-56.

ORGANIZACIONES DE HISTERECTOMÍA

HYSTERECTOMY EDUCATIONAL RESOURCES AND SERVICES (HERS)
422 Bryn Mawr Avenue
Bala Cynwyd PA 19004
(610) 667-7757

VAGINA/VULVA

Schmunis, Gabriel. "Higiene e infección femeninas: síndrome de choque tóxico en la mujer," en Elsa Gómez, ed. *Género, mujer y salud en las Américas.* Publicación Científica 541. Washington DC: OPS, 1993.

PARTE V— PROCREANDO

Capítulos 25 y 26: El embarazo y el parto

LIBROS

Arms, Suzanne. *Immaculate deception II: a fresh look at childbirth.* Berkeley CA: Celestial Arts, 1994.

Brionm, Maria del Carmen. *El parto de la hembra humana.* Buenos Aires: Editorial Biblos, 1995.

Cavalleri, María, y Ana Ara. *Atención a la mujer en la comunidad: embarazo, parto, puerperio y planificación. Guía de aprendizaje y consulta.* Matagalpa: Colectivo de Mujeres de Matagalpa, 1995.

Cordero, Tatiana, ed. *De otros partos y nacimientos: historias y procesos de una experiencia de sistematización en salud con enfoque de género.* Quito: OMS/OPS/CEPAM/SENDAS, 1996.

DeVries, Raymond G. *Making midwives legal: childbirth: medicine and the law,* 2nd ed. Columbus OH: Ohio State University Press, 1996.

Ehrenreich, Barbara, y Deirdre English. *Witches, midwives and nurses.* Old Westbury NY: The Feminist Press, 1973.

Gómez, Adriana. "Hacia la humanización del parto." *Revista salud mujer* 4 (1993), pp. 32-54.

Klein, Susan. *Book for midwives: a manual for traditional birth attendants and community midwives.* Palo Alto CA: Hesperian Foundation, 1995.

Pfeufer-Kahn, Robbie. *Bearing meaning: the language of birth.* Urbana IL: University of Illinois Press, 1995.

Rothenberg, Karen H., y Elizabeth J. Thomson, eds. *Women and prenatal testing: facing the challenges of genetic technology.* Columbus OH: Ohio State University Press, 1994.

Rothman, Barbara Katz. *Recreating motherhood: ideology and technology in a patriarchal society.* New York: WW Norton, 1989.

Scully, Diana. *Men who control women's health: the miseducation of obstetrician-gynecologists.* New York: Teachers College Press, 1994.

Torres, Carmen. "Niñas madres." *Agenda salud* 9 (enero-marzo 1998).

Vargas, Rosana, y Paola Naccarato. *Allá, las antiguas abuelas eran parteras: etnografía de las parteras empíricas* Lima: Flora Tristán, 1995.

ARTÍCULOS

Pincus, Jane. "Advice books for childbearing women: choice or coercion?" Disponible de la autora: PO Box 72, Roxbury VT 05669.

Sakala, Carol. "Midwifery care and out-of-hospital birth settings: how do they reduce unnecessary cesarean section births?" *Social science and medicine* 37:10 (1993), 1233-250.

ORGANIZACIONES PARA EDUCACIÓN SOBRE EL EMBARAZO Y PARTO EN AMÉRICA LATINA

CENTRO COMUNAL "EL CARMEN" FE Y ALEGRÍA
Casilla de correo 4235
Canónigo Ayllón 1271 esquina Jorge de la Reza
La Paz
Bolivia
(591-2) 34-3901/35-2455

ASSOC. PARTEIRAS TRACIONAIS ESTADO DO MARANHÃO
Qd. 25 Casa 11
Alto da Esperanca
Anjo da Guarda
Sao Luis, MA 65085-970
Brasil

GRUPO CURUMIN. GESTACÃO E PARTO
Rua Sao Felix, 70, Bairro Campo Grande
Recife, PE 52031-060
Brasil
(55-81) 427-2023/427-9100

CASA DE LA MUJER
San Ignacio 487
Valparaíso, V Región
(56-32) 21-1846/23-8507/23-8507

CENTRO DE DESARROLLO DE LA MUJER (DOMOS)
El Estero 528, Paradero 10, Vicuña Mackenna Oriente, La Florida
Santiago
Chile
(56-2) 221-7042/283-2027/221-7042

PROGRAMA DE DESARROLLO DE LA MUJER Y LA FAMILIA
Rojas Magallanes 905
Santiago
Chile

PROCREAR. PROFESIONALES MÉDICOS AL SERVICIO DE LA MUJER, LA PAREJA Y EL NIÑO
Carrera 17, No. 93-85
Santafé de Bogotá
Bogotá
Colombia
(57-1) 256-6288/611-1689

CENTRO DE APOYO A LA MUJER, "MARGARITA MAGÓN" (CAM)
Colonia Doctores, Delegación Cuauhtemoc
Edificio Centauro, Depto. 204, Col. Doctor Lucio no102
México DF 06720
México

COLECTIVO DE ENCUENTRO ENTRE MUJERES (COLEM)
Apartado Postal 288
Rivera 5, Barrio Tlaxcala
San Cristóbal de las Chiapas, Chiapas

México
(52-967) 84-304/84-304

TICIME. CENTRO DE DOCUMENTACIÓN Y APOYO A LA PARTERÍA
Congreso 113, Edificio "E", Depto. 403, Col. La Joya, Tlalpan
México DF 14090
México
(52-5) 573-7626/663-0710/662-5376
ticime@laneta.apc.org

CASA DEL PARTO NATURAL "ALBERGUE MATERNO"
Productos Briomol 2 1/2 al este
Managua
Nicaragua

CASA MATERNA "CINUATLAMPA". AMNLAE JINOTEGA
Casa Materna, Frente al comedor Chavarría
Jinotega
Nicaragua
(505-63) 6322

CASA REGIONAL DE PREPARACIÓN PARA EL PARTO NATURAL
Del Complejo Municipal una cuadra al norte
Estelí
Nicaragua

MOVIMIENTO PRO-PARTO HUMANIZADO "AYIQUEEN"
Trabajo 2756/301
Montevideo, CP 11.300
Uruguay
(598-2) 79-7193/55-3411/77-3840

ORGANIZACIONES EN AMÉRICA DEL NORTE

AMERICAN COLLEGE OF NURSE-MIDWIVES (ACNM)
818 Connecticut Ave. NW, Suite 900
Washington DC 20006
(202) 728-9860

LA LECHE LEAGUE INTERNATIONAL
Liga Internacional de la Leche
9616 Minneapolis Ave.
Franklin Park, IL 60131
Hotline: (800) LA-LECHE

MATERNITY CENTER ASSOCIATION
48 East 92nd Street
New York NY 10128
(212) 777-5000

MIDWIVES ALLIANCE OF NORTH AMERICA (MANA)
PO Box 175
Newton KS 67114
(316) 283-4543
MANAinfo@aol.com

Capítulo 27: El Post-Parto

EJERCICIO

Noble, Elaine. *Essential exercises for the childbearing year.* Harwich MA: New Life Images, 1995.

AMAMANTANDO

Cooney, Kristin, et al., eds. "Lactancia como una cuestión de la mujer: la salud, la planificación familiar, el trabajo y el feminismo." *International Journal of Gynecology and Obstetrics* supp. 47 (1994), de la Conferencia "La Lactancia como una Cuestión de la Mujer: la Salud, la Planificación Familiar, el Trabajo y el Feminismo"(Washington DC: 13 septiembre, 1993).

Kitzinger, Sheila. *The experience of breastfeeding.* New York: Viking Penguin, 1990.

Liga Internacional de la Leche. *El arte femenino de amamantar.* New York: Penguin Books, 1991.

Pryor, Karen. *Nursing your baby.* New York: Pocket Books, 1991.

Winikoff, Beverly; et al. *Contraception during breastfeeding: a clinician's sourcebook.* New York: Population Council, 1997.

CUIDO DEL BEBÉ

Weed, Susun. *Wise woman herbal for the childbearing year.* Woodstock NY: Ash Tree Publishing, 1985.

MATERNIDAD

Videla, Mirta. *Maternidad: mito y realidad.* Buenos Aires: Nueva Visión, 1960.

Capítulo 28: La Infertilidad y la Pérdida del Embarazo

INFERTILIDAD—EMOCIONAL Y FÍSICA

Cooper, Susan Lewis y Ellen Sarasohn Glazer. *Choosing assisted reproduction: social, emotional and ethical considerations.* Indianapolis: Perspectives Press, 1998.

Resolve, Inc. *Environmental toxins and fertility.* Somerville MA: Resolve, 1995. Disponible de Resolve (617) 623-0744.

Resolve, Inc. *Infertility insurance advisor: an insurance counseling program for infertile couples.* Somerville MA: Resolve, 1994. Disponible de Resolve (617) 623-0744.

ADOPCIÓN (Vean recursos de Capitulo 21, Si Piensas que Estas Embarazada)

PÉRDIDA DE EMBARAZOS

Pantuthos, Claudia, y Catherine Romeo. *Ended beginnings: healing childbearing losses.* South Hadley MA: Bergin and Garvey, 1984.

ORGANIZACIONES EN AMÉRICA DEL NORTE

RESOLVE, INC.
1310 Broadway
Somerville MA 02144-1731
(617) 623-0744
Web: www.resolve.org

RECURSOS DISPONIBLES POR COMPUTADORA

HYGEIA: AN ONLINE JOURNAL FOR PREGNANCY AND NEONATAL LOSS
www.hygeia.org